Guia de
Medicina Hospitalar

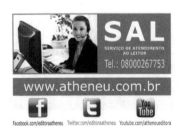

Guia de
Medicina Hospitalar

Editores

Aécio Flávio Teixeira de Góis

Alexandra Régia Dantas Brígido

Thais Carvalho Francescantonio Menezes

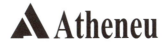

EDITORA ATHENEU

São Paulo	*Rua Jesuíno Pascoal, 30* *Tel.: (11) 2858-8750* *Fax: (11) 2858-8766* *E-mail: atheneu@atheneu.com.br*
Rio de Janeiro	*Rua Bambina, 74* *Tel.: (21) 3094-1295* *Fax: (21) 3094-1284* *E-mail: atheneu@atheneu.com.br*

CAPA: Equipe Atheneu
PRODUÇÃO EDITORIAL: MKX Editorial

CIP-BRASIL. CATALOGAÇÃO NA PUBLICAÇÃO
SINDICATO NACIONAL DOS EDITORES DE LIVROS, RJ

G971

Guia de medicina hospitalar / editores Aécio Flávio Teixeira de Góis, Alexandra Régia Dantas Brígido, Thais Carvalho Francescantonio Menezes. - 1. ed. - Rio de Janeiro : Atheneu, 2019.

Inclui bibliografia
ISBN 978-85-388-0936-4

1. Medicina. 2. Pacientes hospitalizados - Cuidado e tratamento. 3. Infecção hospitalar - Prevenção. 4. Hospitais - Medidas de segurança. I. Góis, Aécio Flávio Teixeira de. II. Brígido, Alexandra Régia Dantas. III. Menezes, Thais Carvalho Francescantonio.

18-53691

CDD: 610.6
CDU: 614.21

Leandra Felix da Cruz - Bibliotecária - CRB-7/6135
107/11/2018   12/11/2018

GÓIS, A.F.T.; BRÍGIDO, A.R.D.; MENEZES, T.C.F.
Guia de Medicina Hospitalar.

©*Direitos reservados à Editora ATHENEU – São Paulo, Rio de Janeiro, 2019*

Editores

Aécio Flávio Teixeira de Góis

PhD, FACP. Coordenador da Graduação de Medicina da Escola Paulista de Medicina da Universidade Federal de São Paulo (EPM/Unifesp). Professor Adjunto da Disciplina de Medicina de Urgência e Medicina Baseada em Evidências da Unifesp. Médico Coordenador da Residência de Clínica Médica da Unifesp. Clínico Geral. Cardiologista. Emergencista. Intensivista.

Alexandra Régia Dantas Brígido

Médica graduada pela Universidade Federal do Rio Grande do Norte (UFRN). Residência em Clínica Médica pela Escola Paulista de Medicina da Universidade Federal de São Paulo (EPM/Unifesp). Residente de Cardiologia no Instituto do Coração do Hospital das Clínicas da Universidade de São Paulo (InCor/HC-FMUSP).

Thais Carvalho Francescantonio Menezes

Médica graduada pela Faculdade de Medicina de São José do Rio Preto (FAMERP). Residência de Clínica Médica pela Escola Paulista de Medicina da Universidade Federal de São Paulo (EPM/Unifesp). Residente de Pneumologia na EPM/Unifesp.

Colaboradores

Adagmar Andriolo

Médico Patologista Clínico. Professor-Associado Livre-Docente da Disciplina de Clínica Médica e Medicina Laboratorial da Escola Paulista de Medicina da Universidade Federal de São Paulo (EPM/Unifesp). Chefe da Disciplina de Clínica Médica e Medicina Laboratorial da EPM/Unifesp. Editor Chefe do Brazilian Journal of Pathology and Laboratory Medicine. Coordenador da Comissão de Residência Médica da EPM/Unifesp.

Adriana Maria Porro

Professora Adjunta Doutora, Coordenadora do Setor de Dermatologia Hospitalar do Grupo de Dermatoses Bolhosas e do Ambulatório de Psoríase Grave do Departamento de Dermatologia da Escola Paulista de Medicina da Universidade Federal de São Paulo (EPM/Unifesp).

Alessandra Lima Santos

Médica. Residência em Cirurgia Geral no Hospital do Servidor Público Municipal de São Paulo (HSPM).

Alexandre Eiji Kayano

Médico graduado pela Faculdade de Ciências Médicas da Santa Casa de São Paulo (FCMSCSP). Residência em Clínica Médica pela Escola Paulista de Medicina da Universidade Federal de São Paulo (EPM/Unifesp). Preceptor da Residência de Clínica Médica da EPM/Unifesp.

Ana Cristina Gales

Docente da Disciplina de Infectologia do Departamento de Medicina da Escola Paulista de Medicina da Universidade Federal de São Paulo (EPM/Unifesp). Coordenadora Geral do Comitê Brasileiro de Teste de Sensibilidade a Antimicrobianos (BrCAST). Coordenadora do Comitê de Resistência Bacteriana da Sociedade Brasileira de Infectologia (SBI). Pesquisadora 1A do CNPq.

Ana Luísa Cardoso Rosa da Silva

Especialista em Clínica Médica pela Escola Paulista de Medicina da Universidade Federal de São Paulo (EPM/Unifesp). Residência Médica em Geriatria pela EPM/Unifesp.

Ana Rita Brito Medeiros da Fonseca

Residência em Clínica Médica e Hematologia e Hemoterapia pela Escola Paulista de Medicina da Universidade Federal de São Paulo (EPM/Unifesp). Residência em Transplante de Medula Óssea pelo Hospital Sírio-Libanês (HSL). Pós-Graduanda da Disciplina de Oncologia Clínica e Experimental da Unifesp.

André Castanho de Almeida Pernambuco

Médico-Assistente da Disciplina de Geriatria da Escola Paulista de Medicina da Universidade Federal de São Paulo (EPM/Unifesp). Coordenador da Interconsulta de Geriatria do Hospital Universitário da Unifesp. Coordenador da Enfermaria de Cuidafos Paliativos da Disciplina de Medicina de Urgência da Unifesp. Chefe de Plantão do Pronto-Socorro de Clínica Médica da Unifesp. Membro do Corpo Clínico do Hospital Israelita Albert Einstein (HIAE).

André Wajner

Membro Fundador e Atual Presidente da Sociedade Brasileira de Medicina Hospitalar (SOBRAMH). Especialista em Clínica Médica e Medicina de Urgência. Mestre em Avaliação de Tecnologia em Saúde e Epidemiologia e Doutorado em Cardiologia pela Universidade Federal do Rio Grande do Sul (UFRGS). *Fellow* em Epidemiologia pela Erasmus University e Netherlands Institute for Health Sciences (Rotterdam/Holanda). Preceptor da Residência de Medicina Interna do Hospital Nossa Senhora da Conceição (HNSC) e Coordenador do Programa de R3 de Medicina Interna (Ênfase em Medicina Hospitalar). Coordenador do Escritório de Gestão de Altas do Grupo Hospitalar Conceição (RS).

Anna Sun Hee Park

Dermatologista pela Escola Paulista de Medicina da Universidade Federal de São Paulo (EPM/Unifesp).

Antonio Haddad Tápias Filho

Graduado pela Escola Superior de Ciências da Santa Casa de Misericórdia de Vitória. Residente de Cardiologia do Instituto Dante Pazzanese de Cardiologia (IDPC). Residência de Clínica Médica na Escola Paulista de Medicina da Universidade Federal de São Paulo (EPM/Unifesp).

Arthur Alencar Arrais de Souza

Médico Residente em Endoscopia Avançada pelo Centro de Diagnóstico em Gastroenterologia do Hospital das Clínicas da Faculdade de Medicina da Universidade de São Paulo (HCFMUSP). Médico Gastroenterologista pelo HCFMUSP. Especialista em Clínica Médica pela Escola Paulista de Medicina da Universidade Federal de São Paulo (EPM/Unifesp). Graduado pela Universidade Federal do Ceará (UFC).

Bruna de Souza

Nutricionista. Pós-Graduada em Residência Multiprofissional em Urgência e Emergência na Universidade Federal de São Paulo (Unifesp).

Bruna Giusto Bunjes

Residência em Clínica Médica pela Escola Paulista de Medicina da Universidade Federal de São Paulo (EPM/Unifesp). Residente em Reumatologia pelo Hospital das Clínicas da Faculdade de Medicina Universidade de São Paulo (HCFMUSP).

Bruna Macêdo de Carvalho

Residência em Clínica Médica pela Universidade Federal de São Paulo (Unifesp). Residência em Geriatria pela Faculdade de Medicina da Universidade de São Paulo (FMUSP) em andamento.

Bruna Raphaeli Silva

Doutor em Ciências da Saúde pela Universidade Federal de São Paulo (Unifesp). Mestre em Fisiologia Humana pela Unifesp. Professor na Universidade Anhanguera. Enfermeiro de Clínica Médica no Hospital São Paulo da Unifesp.

Caio Sussumu de Macedo Motoyama

Doutorado em Ciências da Saúde pela Universidade Federal de São Paulo (Unifesp). Mestre em Fisiologia Humana pela Unifesp. Professor na Universidade Anhanguera. Enfermeiro de Clínica Médica no Hospital São Paulo.

Camila Arai Seque

Médica-Assistente e Vice-Coordenadora do Setor de Dermatologia Hospitalar do Departamento de Dermatologia da Escola Paulista de Medicina da Universidade Federal de São Paulo (EPM/Unifesp).

Camila Chaves Guanabara

Residência Multiprofissional em Urgência e Emergência do Hospital São Paulo da Escola Paulista de Medicina da Universidade Federal de São Paulo (EPM/Unifesp). Especialização em Nutrição Clínica Pediátrica pelo Instituto da Criança do Hospital das Clínicas da Faculdade de Medicina da Universidade de São Paulo (IC-HCFMUSP). Especialização Nutrição Esportiva pela USP. Graduação em Nutrição pela Unifesp.

Camilla de Almeida Martins

Médica Residente em Gastroenterologia pelo Hospital das Clínicas da Faculdade de Medicina da Universidade de São Paulo (HCFMUSP). Especialista em Clínica Médica pela Escola Paulista de Medicina da Universidade Federal de São Paulo (EPM/Unifesp). Graduada pela Universidade Federal do Ceará (UFC).

Cristiane Siviero Scorza

Nutricionista Clínica do Hospital São Paulo da Escola Paulista de Medicina da Universidade Federal de São Paulo (EPM/Unifesp). Especialista em Distúrbios Metabólicos e Risco Cardiovascular. Doutoranda em Neurociência pela Unifesp.

Cristina Hitomi Tagami

Coordenadora de Enfermagem das unidades de Clínicas Médicas do Hospital Universitário da Universidade Federal de São Paulo (Unifesp). Mestre em Ciência da Saúde pela Disciplina de Gastroenterologia Clínica pela Unifesp.

Débora de Moura Côrte Real

Médica graduada pela Universidade de Pernambuco (UPE). Residência em Clínica Médica pela Escola Paulista de Medicina da Universidade Federal de São Paulo (EPM/Unifesp). Residência em Hematologia e Hemoterapia pelo Hospital das Clínicas da Faculdade de Medicina da Universidade de São Paulo (HCFMUSP).

Desirée Mayara Nery Ferraro

Médica. Residência em Clínica Médica na Escola Paulista de Medicina da Universidade Federal de São Paulo (EPM/Unifesp). Residência em Hematologia, Hemoterapia e Terapia Celular na Universidade de São Paulo (USP).

Erika Yuki Yvamoto

Médica. Especialista em Clínica Médica/Medicina Interna pela Escola Paulista de Medicina da Universidade Federal de São Paulo (EPM/Unifesp). Instrutora do Advanced Cardiac Life Support (ACLS).

Eugênia Jatene Bou Khazaal

Graduada pela Escola Paulista de Medicina da Universidade Federal de São Paulo (EPM/Unifesp). Residência em Clínica Médica na EPM/Unifesp. Médica Residente em Geriatria na Faculdade de Medicina da Universidade de São Paulo (FMUSP).

Fabiana Stanzani

Pneumologista da Disciplina de Pneumologia da Universidade Federal de São Paulo (Unifesp).

Fábio Freire José

Ex-Chefe da Enfermaria de Clínica Médica do Hospital São Paulo da Escola Paulista de Medicina da Universidade Federal de São Paulo (EPM/Unifesp). Reumatologista pela Unifesp. Reumatologista do Hospital Alemão Oswaldo Cruz.

Felipe Augusto Folha Santos

Graduação em Medicina pela Universidade do Estado do Pará (UEPA). Médico Residente em Neurologia pela Universidade Federal de São Paulo (Unifesp). Mestrado Profissional pelo Programa de Mestrado Profissional Associado à Residência Médica da Unifesp.

Felipe Chaves Duarte Barros

Médico Neurologista pela Escola Paulista de Medicina da Universidade Federal de São Paulo (EPM/Unifesp). Mestrando em Neurologia Vascular pela EPM/Unifesp. Membro Titular da Academia Brasileira de Neurologia (ABN).

Felipe Mateus Teixeira Bezerra

Médico pela Faculdade de Medicina da Universidade Federal do Ceará (UFC) campus Fortaleza. Especialista em Clínica Médica pela Escola Paulista de Medicina da Universidade Federal de São Paulo (EPM/Unifesp).

Ferdinando Lima de Menezes

Graduação em Medicina pela Pontifícia Universidade Católica de São Paulo (PUC-SP). Médico Residente de Infectologia pela Universidade Federal de São Paulo (Unifesp).

Fernando de Meo Dulcini

Formado em Medicina pela Escola Paulista de Medicina da Universidade Federal de São Paulo (EPM/Unifesp). Residência de Clínica Médica pela EPM/Unifesp. Residente de Cardiologia no Instituto do Coração do Hospital das Clínicas da Faculdade de Medicina da Universidade de São Paulo (InCor-HCFMUSP).

Gabriel Mandarini Doho

Médico pela Faculdade de Medicina de São José do Rio Preto (FAMERP). Especialista em Clínica Médica pela Escola Paulista de Medicina da Universidade Federal de São Paulo (EPM/Unifesp). Residente de Cardiologia pelo Instituto do Coração do Hospital das Clínicas da Faculdade de Medicina da Universidade de São Paulo (InCor-HCFMUSP).

Gabriel Moreira de Souza

Médico pela Faculdade de Medicina da Universidade Federal do Ceará (UFC). Residência de Clínica Médica pela Escola Paulista de Medicina da Universidade Federal de São Paulo (EPM/Unifesp). Residente de Terapia Intensiva do Hospital das Clínicas da Faculdade de Medicina Universidade de São Paulo (HCFMUSP).

Gabriel Novaes de Rezende Batistella

Médico pela Universidade de Cuiabá (UNIC). Neurologista pela Escola Paulista de Medicina da Universidade Federal de São Paulo (EPM/Unifesp). Médico Associado ao Setor de Neuro-Oncologia Clínica da EPM/Unifesp. Departamento de Neurologia e Neurocirurgia.

Gabriel Teixeira Montezuma Sales

Médico Nefrologista. Graduado pela Universidade Federal do Ceará (UFC). Residência de Nefrologia pela Universidade Federal de São Paulo (Unifesp). Título de Especialista em Nefrologia pela Sociedade Brasileira de Nefrologia (SBN). Médico Assistente da Unidade de Terapia Intensiva (UTI) da Nefrologia do Hospital das Clínicas da Faculdade de Medicina da Universidade de São Paulo (HCFMUSP). Pós-Graduando (Mestrado) em Glomerulonefrites na Unifesp.

Gabriela Iervolino de Oliveira

Graduada em Medicina pelo Centro Universitário São Camilo (CUSC). Residência em Clínica Médica pela Escola Paulista de Medicina da Universidade Federal de São Paulo (EPM/Unifesp).

Gabriela Marsiaj Rassi

Médica Graduada pela Faculdade de Medicina da Universidade Federal de Goiás (UFG). Residência em Clínica Médica pela Escola Paulista de Medicina da Universidade Federal de São Paulo (EPM/Unifesp). Residente de Cardiologia no Instituto do Coração do Hospital das Clínicas da Faculdade de Medicina da Universidade de São Paulo (InCor-HCFMUSP).

Gabriela Tanajura Biscaia

Residente de Clínica Médica na Escola Paulista de Medicina da Universidade Federal de São Paulo (EPM/Unifesp).

Guilherme Benfatti Olivato

Especialista em Clínica Médica pela Escola Paulista de Medicina da Universidade Federal de São Paulo (EPM/Unifesp). Médico Plantonista da Unidade de Terapia Intensiva (UTI) da Disciplina de Clínica Médica do Hospital São Paulo. Instrutor Facultado pela American Heart Association (AHA) do Centro de Treinamento do Hospital do Coração (CETES-HCor). Residente de Terapia Intensiva do Hospital Israelita Albert Einstein (HIAE).

Guilherme Santos Duarte Lemos

Graduado em Medicina pela Universidade Federal de Uberlândia (UFU). Residência em Clínica Médica pela Escola Paulista de Medicina da Universidade Federal de São Paulo (EPM/Unifesp). Médico Residente em Medicina Intensiva no Hospital das Clínicas da Faculdade de Medicina da Universidade de São Paulo (HCFMUSP).

Hélio Penna Guimarães

Médico. Especialista em Medicina de Emergência pela Associação Brasileira de Medicina de Emergência e Associação Médica Brasileira (ABRAMEDE/AMB). Especialista em Medicina Intensiva pela Associação de Medicina Intensiva Brasileira (AMIB). Especialista em Cardiologia pelo Instituto Dante Pazzanese de Cardiologia (IDPC). Mestrado em Dirección Médica y Gestión Clínica (UNED) pelo Instituto Carlos III, Madri – Espanha. Master em Gestão de Serviços da Saúde (MBA) pela Fundação Getulio Vargas (FGV). Doutor em Ciências pela Universidade de São Paulo (USP). Diretor Científico do Instituto Paulista de Treinamento e Ensino (IPATRE). Professor Afiliado do Departamento de Medicina da Escola Paulista de Medicina da Universidade Federal de São Paulo (EPM/Unifesp). Médico Coordenador Técnico do Instituto de Ensino do Hospital do Coração (HCor). *International Fellow* pela American Heart Association (FAHA) e *Fellow* pelo American College of Physicians (FACP). Professor Titular das Disciplina de Medicina de Emergência e Medicina Intensiva do Centro Universitário São Camilo (CUSC).

Hugo Rodrigues Rosa

Graduado em Medicina pela Faculdade de Medicina de Marília (FAMEMA). Especialista em Clínica Médica pela Escola Paulista de Medicina da Universidade Federal de São Paulo (EPM/Unifesp). Residente de Nefrologia pela EPM/Unifesp.

Igor Gouveia Pietrobom

Graduação pela Universidade Federal Fluminense (UFF). Residência Médica em Clínica Médica e Nefrologia pela Escola Paulista de Medicina da Universidade Federal de São Paulo (EPM/Unifesp). Chefe Diarista da Unidade Semi-Intensiva do Pronto-Socorro do Hospital São Paulo da EPM/Unifesp. Vice-Supervisor do Programa de Residência Médica em Clínica Médica da EPM/Unifesp.

Ilana Levy Korkes

Graduada em Medicina na Escola Paulista de Medicina da Universidade Federal de São Paulo (EPM/Unifesp). Residência de Clínica Médica na EPM/Unifesp. Residente de Endocrinologia na EPM/Unifesp.

Jane Erika Frazão Okazaki

Graduação em Medicina pela Universidade Federal de Pernambuco (UFPE). Residência em Clínica Médica pelo Hospital Barão de Lucena, em Recife (SES-PE). Residência em Geriatria pela Universidade Federal de São Paulo (Unifesp). Título em Geriatria pela Sociedade Brasileira de Geriatria e Gerontologia e Associação Médica Brasileira (SBGG-AMB). Mestrado Profissional em andamento. Preceptora da Residência Médica de Geriatria da Escola Paulista de Medicina da Unifesp (EPM/Unifesp).

Jessica Anelise Parreira Alves

Médica pela Universidade Federal do Mato Grosso do Sul (UFMS). Residência de Clínica Médica na Universidade Federal de São Paulo (Unifesp). Residente de Geriatria na Unifesp.

João Antonio Gonçalves Garreta Prats

Infectologista do Grupo de Micologia Clínica e Doutorando em Infectologia pela Escola Paulista de Medicina da Universidade Federal de São Paulo (EPM/Unifesp). Coordenador da Unidade de Decisão Clínica do Hospital Beneficência Portuguesa de São Paulo. *Fellow* da The Resuscitation Leadership Academy.

João Roquette Fleury da Rocha

Médico Graduado pela Universidade Federal do Rio de Janeiro (UFRJ). Residência em Clínica Médica pela Universidade Federal de São Paulo (Unifesp). Residente em Cardiologia na Universidade Federal do Rio de Janeiro (UFRJ).

Joaquim Luiz de Figueiredo Neto

Médico pela Universidade Federal do Rio Grande do Norte (UFRN). Residência em Clínica Médica pela Escola Paulista de Medicina da Universidade Federal de São Paulo (EPM/Unifesp). Residente de Cardiologia pelo Instituto do Coração do Hospital das Clínicas da Faculdade de Medicina da Universidade de São Paulo (InCor-HCFMUSP).

Juliana de Oliveira Martins

Graduada em Medicina pela Escola Paulista de Medicina da Universidade Federal de São Paulo (EPM/Unifesp). Residente em Clínica Médica pela EPM/Unifesp.

Keydson Agustine Sousa Santos

Médico Especialista em Clínica Médica pelo Hospital Regional de Taguatinga – DF. Pneumologista pela Universidade Federal de São Paulo (Unifesp).

Klaus Nunes Ficher

Nefrologista. Médico pela Escola Paulista de Medicina da Universidade Federal de São Paulo (EPM/Unifesp). Residência Médica em Clínica Médica e Nefrologia pela EPM/Unifesp. Mestrado em Transplante Renal pela EPM/Unifesp. Nefrologista na Enfermaria de Transplante Renal do Hospital do Rim.

Laissa Cristina Alves Alvino

Médica graduada pela Universidade Federal do Rio de Janeiro (UFRJ). Residência em Clínica Médica pela Universidade Federal de São Paulo (Unifesp). Residente em Reumatologia na Universidade do Estado do Rio de Janeiro (UERJ).

Lana Catani Ferreira Pinto

Médica Internista. Graduada pela Universidade Federal do Rio Grande do Sul (UFRGS). Residência Médica em Medicina Interna no Hospital Nossa Senhora da Conceição (HNSC). Residência/R3 com área da atuação em Clínica Médica pelo HNSC. Mestre em Ciências Médicas – Endocrinologia da UFRGS. Doutorado em andamento no Programa de Pós-Graduação em Ciências Médicas – Endocrinologia da UFRGS. Médica Preceptora do Programa de Residência Médica em Medicina Interna do HNSC. Médica do Hospital de Clínicas de Porto Alegre.

Larissa Simão Gandolpho

Médica formada na Universidade de Mogi das Cruzes (UMC). Médica Residente de Infectologia pela Escola Paulista de Medicina da Universidade Federal de São Paulo (EPM/Unifesp)

Leila Blanes

Enfermeira Estomaterapeuta do Hospital São Paulo da Universidade Federal de São Paulo (Unifesp). Vice-Coordenadora do Curso de Mestrado Profissional em Ciência, Tecnologia e Gestão aplicadas à Regeneração Tecidual da Unifesp.

Letícia Sandre Vendrame

Médica Coordenadora da Unidade de Terapia Intensiva (UTI) de Clínica Médica do Hospital São Paulo da Escola Paulista de Medicina da Universidade Federal de São Paulo (EPM/Unifesp). Médica-Assistente da Disciplina de Clínica Médica da EPM/Unifesp. Vice--Supervisora do Programa de Residência Médica de Clínica Médica da EPM/Unifesp. Médica Coordenadora da UTI Adulto do Hospital Estadual Diadema/Associação Paulista para o Desenvolvimento da Medicina (SPDM).

Luciana de Carvalho Pereira
Clínica Médica. Graduação em Medicina pela Universidade Federal de Goiás (UFG). Residência Médica pela Universidade Federal de São Paulo (Unifesp).

Lydia Masako Ferreira
Professora Titular da Disciplina de Cirurgia Plástica da Escola Paulista de Medicina da Universidade Federal de São Paulo (EPM/Unifesp). Pesquisador CNPq 1A. Coordenador Medicina III Capes. Membro CA Medicina CNPq. Diretora do Departamento Científico da Sociedade Brasileira de Cirurgia Plástica (SBCP).

Márcia Valéria de Andrade Santana
Médica graduada pela Universidade Federal de Sergipe (UFS). Residência em Geriatria pela Universidade Federal de São Paulo (Unifesp). Título de Especialista em Geriatia pela Sociedade Brasileira de Geriatria e Gerontologia (SBGG). Especialização em Cuidados Paliativos pela Casa do Cuidar.

Marcos Alexandre Frota da Silva
Médico Especialista em Clínica Médica e Geriatria pela Escola Paulista de Medicina da Universidade Federal de São Paulo (EPM/Unifesp).

Martin Marcondes Castiglia
Médico-Assistente do Pronto-Socorro de Cirurgia do Hospital São Paulo da Escola Paulista de Medicina da Universidade Federal de São Paulo (EPM/Unifesp). Preceptor dos Residentes de Cirurgia Geral, Cirurgião Geral e Cirurgião Pediátrico pela Unifesp.

Martinho Gabriel Lima Nunes
Graduação em Medicina pela Universidade Federal do Piauí (UFPI). Especialista em Clínica Médica pela Escola Paulista de Medicina da Universidade Federal de São Paulo (EPM/Unifesp). Médico Chefe de Plantão da Unidade de Terapia Intensiva (UTI) da Clínica Médica do Hospital São Paulo da EPM/Unifesp.

Matheus Paiva Pacheco Reis Silveira
Graduação pela Universidade do Estado do Pará (UEPA). Residência de Clínica Médica pela Universidade Federal de São Paulo (Unifesp). Residente de Endocrinologia da Unifesp.

Murilo Santarsiere Etchebehere
Médico Infectologista pela Universidade Federal de São Paulo (Unifesp).

Patrícia Oliveira Costa
Médica graduada pela Universidade Federal de Sergipe (UFS). Residência em Clínica Médica pela Escola Paulista de Medicina da Universidade Federal de São Paulo (EPM/Unifesp). Residente do primeiro ano em Nefrologia pela EPM/Unifesp.

Paula Massaroni Peçanha Pietrobom

Graduada em Medicina pela Universidade Federal do Espírito Santo (UFES). Residente de Infectologia da Escola Paulista de Medicina da Universidade Federal de São Paulo (EPM/Unifesp).

Paulo Ricardo Gessolo Lins

Médico Nefrologista pela Escola Paulista de Medicina da Universidade Federal de São Paulo (EPM/Unifesp). Diarista do Pronto-Socorro de Clínica Médica do Hospital São Paulo da EPM/Unifesp.

Paulo Ricardo Mottin Rosa

Médico pela Universidade Federal do Rio Grande do Sul (UFRGS). Residência em Medicina Interna e Medicina Interna/R3 pelo Hospital Nossa Senhora da Conceição (HNSC). Mestrado em Epidemiologia pela UFGRS. Médico Preceptor e Contratado do Serviço de Medicina Interna do HNSC e Membro do Comitê de Bioética do Hospital Nossa Senhora da Conceição. Membro da Diretoria da Sociedade Brasileira de Medicina Hospitalar (SOBRAMH).

Priscila Dias Cardoso Ribeiro

Médica com Residência em Clínica Médica pela Escola Paulista de Medicina da Universidade Federal de São Paulo (EPM/Unifesp). Residente de Reumatologia na EPM/Unifesp.

Rachel Teixeira Leal Nunes

Endocrinologista pela Escola Paulista de Medicina da Universidade Federal de São Paulo (EPM/Unifesp).

Rafael Cavalcanti Tourinho Dantas

Médico Residente em Cardiologia pelo Instituto do Coração do Hospital das Clínicas da Faculdade de Medicina da Universidade de São Paulo (InCor-HCFMUSP). Residência em Clínica Medica pela Escola Paulista de Medicina da Universidade Federal de São Paulo (EPM/Unifesp).

Rafael Gois Campos

Médico pela Universidade Federal do Rio Grande do Norte (UFRN). Psiquiatra e Psicogeriatra pela Universidade Federal de São Paulo (Unifesp).

Renato Paladino Nemoto

Residência em Clínica Médica pela Escola Paulista de Medicina da Universidade Federal de São Paulo (EPM/Unifesp). Preceptor da Residência de Clínica Médica da EPM/Unifesp.

Ricardo Leal dos Santos Barros

Especialista em Clínica médica pela Escola Paulista de Medicina da Universidade Federal de São Paulo (EPM/Unifesp). Residente em Nefrologia pela EPM/Unifesp. Chefe de Plantão do Pronto-Socorro e da Unidade de Terapia Intensiva (UTI) do Pronto-Socorro do Hospital São Paulo da Escola Paulista de Medicina da Universidade Federal de São Paulo (EPM/Unifesp).

Roberto José de Carvalho Filho

Médico. Especialista em Clínica Médica, Gastroenterologia e Hepatologia. Doutor em Gastroenterologia pela Universidade Federal de São Paulo (Unifesp). Professor Adjunto da Disciplina de Gastroenterologia do Departamento de Medicina da Escola Paulista de Medicina da Unifesp (EPM/Unifesp).

Rodrigo José Nina Ferreira

Medicina pela Universidade para o Desenvolvimento do Estado e Região do Pantanal (UNIDERP). Cirurgia Geral pela Faculdade de Medicina de São José do Rio Preto (FAMERP). Cirurgia Torácica pela Universidade Federal de São Paulo (Unifesp). Broncoscopia pela Unifesp.

Sérgio Luis Alves de Morais Júnior

Doutor em Biotecnologia em Saúde. Mestre em Reabilitação e Inclusão Social. Especialista em Unidade de Terapia Intensiva (UTI), Urgência e Emergência, Saúde Pública e Docência para o Ensino Superior. Graduação em Enfermagem. Professor na Universidade Nove de Julho. Professor Convidado no Centro de Estudos de Enfermagem e Nutrição/Pontifícia Universidade Católica de Goiás (CEEN-PUC-GO) e na Universidade Estácio de Sá (RJ) nos Cursos de Especialização. Editor Chefe na Revista Saúde Coletiva Barueri (SP). Membro do Conselho Científico das Revistas Nursing (SP) e Enfermagem Atual (RJ).

Tauanny Aragão de Moura

Residente de Geriatria da Faculdade de Medicina da Universidade de São Paulo (FMUSP). Clínica Médica pela Escola Paulista de Medicina da Universidade Federal de São Paulo (EPM/Unifesp).

Victor Rebelo Procaci

Residente de Neurologia no Hospital Israelita Albert Einstein (HIAE). Residência em Clínica Médica pela Escola Paulista de Medicina da Universidade Federal de São Paulo (EPM/Unifesp).

Wallace Stwart Carvalho Padilha

Médico pela Universidade de Brasília (UnB). Residência em Clínica Médica pela Escola Paulista de Medicina da Universidade Federal de São Paulo (EPM/Unifesp). Residência em Nefrologia pela EPM/Unifesp.

William Queiroz Guimarães Wiegandt Ceglio

Médico pela Universidade Federal de Santa Catarina (UFSC). Especialista em Clínica Médica pela Escola Paulista de Medicina da Universidade Federal de São Paulo (EPM/Unifesp). Residente do Programa de Dermatologia da Faculdade de Medicina da Universidade de São Paulo (FMUSP).

Dedicatória

Dedico este livro à minha família, aos meus alunos e aos meus colegas, em especial a Alexandra Régia e Thais Menezes, pela competência e pelo carinho com que produziram essa obra.

À família Atheneu, também por toda competência e carinho dedicados às minhas obras, especialmente Dr. Paulo, Alexandre e Celinha, pelo apoio sempre incondicional.

A Marcelo Lessi de Mello, por estar presente em todos os momentos nesses últimos 15 anos da minha vida.

E a meu sobrinho querido, Artur Góis Levis.

Aécio Flávio Teixeira de Góis

Dedico este livro aos meus pais, Alexandre e Maria da Guia, pelo exemplo de vida, pelo amor e dedicação incondicionais, por partilharem dos meus sonhos e, sobretudo, por serem incansáveis em me apoiar para realizá-los.

A Vinícius, pela compreensão, pelo companheirismo e pelo incentivo perenes.

A Deus, por tornar tudo isto possível.

Aos Mestres e Professores, que inspiraram minha paixão pelo ensino e pela pesquisa, especialmente o Dr. Aécio Flávio Teixeira de Góis, pela confiança e honra do convite para a edição desta obra.

Ao meu irmão, Tiago, e a todos os amigos que também acompanharam e torceram por este projeto, que ora se concretiza.

Alexandra Régia Dantas Brígido

Dedico este livro aos meus pais, Paulo Sérgio e Ida Helena, e a minha avó, Dirce, que, com muito carinho e apoio, não mediram esforços para que eu chegasse até esta etapa da minha vida.

Ao Leonardo, que garantiu que as pausas entre um parágrafo e outro fossem descontraídas e revigorantes.

A Deus, por tornar tudo isto possível.

Ao Dr. Aécio Flávio Teixeira de Góis, pela confiança e oportunidade dada ao coordenar este projeto.

Aos amigos e ao meu irmão, pelo incentivo e apoio constantes.

Thais Carvalho Francescantonio Menezes

Prefácio

No mesmo ano em que a Society of Hospital Medicine (SHM) comemora, nos Estados Unidos, 20 anos de existência com consolidação do modelo em todo o território norte-americano e a Sociedade Brasileira de Medicina Hospitalar (SOBRAMH) comemora dez anos de existência no Brasil, impulsiona-se a discussão científica da medicina hospitalista com o lançamento do primeiro livro escrito por brasileiros, o *Guia de Medicina Hospitalar*.

A Medicina Hospitalar teve a sua definição inicial publicada em 1996, por Wachter e Goldman, em um editorial no *The New England Journal of Medicine*, no qual foi descrito o papel crescente de médicos que dedicavam a maior parte de sua atuação ao cuidado de pacientes hospitalizados. A crescente complexidade clínica dos pacientes foi determinante para a expansão dessa especialidade, uma vez que, com o aumento da idade populacional, os pacientes passaram a ter mais comorbidades, tornando o cuidado hospitalar mais complexo e, então, mais bem praticado pelo médico, cujo foco é o paciente hospitalizado em seu contexto agudo. Assim, com um crescimento sem precedentes na história das especialidades médicas dos EUA, o número de médicos hospitalistas saiu de menos de 5.000 em 1999 para mais de 40.000 em 2013 e mais de 53.000 em 2017, com melhorias expressivas na qualidade da assistência médico-hospitalar.

Já no Brasil, conforme publicação na revista *The Hospitalist*, o serviço de Medicina Interna do Hospital Nossa Senhora da Conceição, um hospital público geral do Sul do Brasil (Porto Alegre/RS), com 850 leitos clínico-cirúrgicos, foi o pioneiro na implantação da Medicina Hospitalar. Em pesquisa inédita acerca do panorama da Medicina Hospitalar no Brasil realizada pela SOBRAMH, com 22 hospitais em 2016, observamos que a preponderância dos serviços de Medicina Hospitalar ocorre nas regiões Sul e Sudeste, havendo na metade destes com anejo clínico-cirúrgico. Além disso, cerca de 3/4 dos médicos hospitalistas também realizam tarefas não assistenciais, como ensino/*round* multiprofissional, participação em comissões de qualidade e segurança, de controle de infecção ou de medicamentos, dentre outras funções.

A Universidade Federal de São Paulo (Unifesp), através da liderança do professor Aécio Flávio Teixeira de Góis, traz para o leitor um livro repleto de atualizações e temas extremamente contemporâneos, como o panorama da

Medicina Hospitalar no Brasil e no mundo, cuidados paliativos, segurança assistencial, tópicos relacionados com a infecção hospitalar, perioperatório e comanejo clínico-cirúrgico. Além disso, em uma abordagem inovadora, trata de temas hospitalares essenciais de forma bastante prática, por meio de seções relacionadas com a abordagem por sinais e sintomas, tópicos em prescrição e intercorrências aos pacientes hospitalizados.

André Wajner

Formado em Medicina pela Universidade Federal do Rio Grande do Sul (UFRGS). Residência Médica em Clínica Médica pelo Hospital Nossa Senhora da Conceição (HNSC). Residência-R3 com área da atuação em Urgência pelo Hospital de Clinicas de Porto Alegre (HCPA). Preceptor do Serviço de Medicina Interna com enfâse em Equipe de Perioperatório e Comanejo Clínico-Cirúrgico e Coordenador do Escritório de Gestão de Altas do HNSC. Mestre em Avaliação de Tecnologia em Saúde e Epidemiologia pela UFRGS. Doutor em Cardiologia pela UFRGS. *Fellow* em Epidemiologia pela Erasmus University e Netherlands Institute for Health Sciences (Rotterdam/Holanda). Membro fundador e atual Presidente da Sociedade Brasileira de Medicina Hospitalar.

Apresentação

É com grande satisfação que apresentamos a 1ª edição do *Guia de Medicina Hospitalar*, a primeira obra nacional inteiramente dedicada a essa especialidade médica, que ora se consolida em nosso país.

A Medicina Hospitalar vive no Brasil um momento de crescente reconhecimento da importância de sua atuação nos centros de saúde. Gestões públicas, filantrópicas e hospitais privados se expandem, melhoram a gestão e otimizam o fluxo assistencial sob a responsabilidade de hospitalistas.

O foco primário do hospitalista é o cuidado clínico integral de pacientes hospitalizados, buscando a qualidade de atendimento frente a necessidade de otimização de despesas e recursos do sistema hospitalar. Esse profissional também desempenha papel importante na integração das iniciativas multiprofissionais e de segurança do paciente.

Pensando nessa ampla área de atuação, este guia foi estruturado em sessões que visam auxiliar estudantes, médicos residentes e hospitalistas na sua prática diária. Nesse contexto, foram contemplados aspectos relativos à prescrição médica, ao manejo de intercorrências clínicas e comorbidades, à solicitação de exames, ao controle de infecção hospitalar, à segurança do paciente e prevenção de eventos adversos, à instituição de cuidados paliativos, à alta hospitalar, dentre outros, que são de extrema importância na atenção global do paciente hospitalizado.

Na redação dos capítulos, foram utilizadas as principais e mais atuais evidências para cada tema, sendo dada prioridade às estatísticas relativas a pacientes hospitalizados, embora ainda haja carência de dados nacionais, dada a fase inicial de expansão dessa especialidade no Brasil. Em cada capítulo, também foram elencadas as principais referências bibliográficas como sugestão de leitura, caso haja interesse do leitor em se aprofundar no assunto.

Tabelas e fluxogramas foram construídos, visando sistematizar a abordagem e simplificar a compreensão dos conhecimentos. No apêndice, foram disponibilizados guias de consulta rápida para situações rotineiras do hospitalista, como a correção de distúrbios hidroeletrolíticos, o ajuste de medicações para função renal, a periodicidade de necessidade de solicitação de exames, entre outros.

Esperamos que esta obra contribua para a prática clínica de todos os profissionais envolvidos na assistência hospitalar, a fim de promover um atendimento com enfoque na qualidade e segurança para o paciente hospitalizado.

Aécio Flávio Teixeira de Góis
Alexandra Régia Dantas Brígido
Thais Carvalho Francescantonio Menezes

Sumário

Seção 1 — A Medicina Hospitalar no Brasil e no Mundo

1. **O Surgimento e o Cenário da Medicina Hospitalar, *3***
   André Wajner
   Paulo Ricardo Mottin Rosa
   Lana Catani Ferreira Pinto

2. **O Papel do Hospitalista, *9***
   André Wajner
   Paulo Ricardo Mottin Rosa
   Lana Catani Ferreira Pinto

Seção 2 — Tópicos em Prescrição Médica

3. **Método FAST-HUG, *17***
   Anna Sun Hee Park
   Letícia Sandre Vendrame

4. **Terapia Nutricional, *25***
   Camila Chaves Guanabara
   Bruna de Souza
   Cristiane Siviero Scorza

5. **Hidratação e Balanço Hídrico, *33***
   Laissa Cristina Alves Alvino
   João Roquette Fleury da Rocha
   Paulo Ricardo Gessolo Lins

6. **Controle Glicêmico, *41***
   João Roquette Fleury da Rocha
   Laissa Cristina Alves Alvino
   Rachel Teixeira Leal Nunes

7. **Controle Anti-Hipertensivo, *49***
   Joaquim Luiz de Figueiredo Neto
   Aécio Flávio Teixeira de Góis

8. **Prevenção de Úlcera de Estresse, *53***
   Débora de Moura Côrte Real
   Roberto José de Carvalho Filho

9. **Profilaxia de Tromboembolismo Venoso, *55***
   Gabriel Moreira de Souza
   Igor Gouveia Pietrobom

10. **Corticoterapia, *59***
    Laissa Cristina Alves Alvino
    João Roquette Fleury da Rocha
    Fábio Freire José

11. **Terapia Imunossupressora, *65***
    Laissa Cristina Alves Alvino
    João Roquette Fleury da Rocha
    Fábio Freire José

12. **Suporte Transfusional, *71***
    Marcos Alexandre Frota da Silva
    Alexandra Régia Dantas Brígido
    Ana Rita Brito Medeiros da Fonseca

13. **Prevenção de Lesão por Pressão, *81***
    Leila Blanes
    Lydia Masako Ferreira

Seção 3	**Distúrbios Hidroeletrolíticos e Acidobásicos**

14. Distúrbios do Sódio, *89*
Wallace Stwart Carvalho Padilha
Igor Gouveia Pietrobom
Gabriel Teixeira Montezuma Sales

15. Distúrbios do Potássio, *93*
Wallace Stwart Carvalho Padilha
Igor Gouveia Pietrobom
Gabriel Teixeira Montezuma Sales

16. Distúrbios do Magnésio, *97*
Wallace Stwart Carvalho Padilha
Igor Gouveia Pietrobom
Gabriel Teixeira Montezuma Sales

17. Distúrbios do Cálcio e Fósforo, *101*
Wallace Stwart Carvalho Padilha
Igor Gouveia Pietrobom
Gabriel Teixeira Montezuma Sales

18. Distúrbios Acidobásicos, *105*
Wallace Stwart Carvalho Padilha
Igor Gouveia Pietrobom
Gabriel Teixeira Montezuma Sales

Seção 4	**Abordagem por Sinais e Sintomas**

19. Agitação Psicomotora, *117*
Victor Rebelo Procaci
Rafael Gois Campos

20. Alterações do Nível de Consciência, *123*
Bruna Macêdo de Carvalho
Aécio Flávio Teixeira de Góis

21. Cefaleia, *133*
Felipe Augusto Folha Santos
Gabriel Novaes de Rezende Batistella

22. Constipação Intestinal, *141*
Ilana Levy Korkes
Roberto José de Carvalho Filho

23. Crise Epiléptica, *145*
Victor Rebelo Procaci
Gabriel Novaes de Rezende Batistella

24. Delirium, *153*
Priscila Dias Cardoso Ribeiro
André Castanho de Almeida Pernambuco

25. Diarreia, *167*
Alexandra Régia Dantas Brígido
Thais Carvalho Francescantonio Menezes
Aécio Flávio Teixeira de Góis

26. Dispepsia, *175*
Débora de Moura Côrte Real
Roberto José de Carvalho Filho

27. Dispneia, *179*
Thais Carvalho Francescantonio Menezes
Fabiana Stanzani

28. Dor Abdominal, *189*
Rafael Cavalcanti Tourinho Dantas
Alexandra Régia Dantas Brígido
Martin Marcondes Castiglia

29. Dor Lombar, *199*
Luciana de Carvalho Pereira
Jane Erika Frazão Okazaki

30. Dor Torácica, *207*
Luciana de Carvalho Pereira
Aécio Flávio Teixeira de Góis

31. Edema, *217*
Alexandra Régia Dantas Brígido
Letícia Sandre Vendrame

32. Febre e Hipotermia, *223*
Gabriela Tanajura Biscaia
João Antonio Gonçalves Garreta Prats

33. Hemoptise, *231*
Gabriela Marsiaj Rassi
Fabiana Stanzani

34. Insônia, *235*
Gabriela Iervolino de Oliveira
Jane Erika Frazão Okazaki

35. Lesões Dermatológicas Agudas, *245*
Anna Sun Hee Park
Camila Arai Seque
Adriana Maria Porro

36. Náuseas e Vômitos, *251*
Matheus Paiva Pacheco Reis Silveira
Aécio Flávio Teixeira de Góis

37. Prurido, *257*
Renato Paladino Nemoto
Jane Erika Frazão Okazaki

38. Síncope, *263*
Bruna Macêdo de Carvalho
Aécio Flávio Teixeira de Góis

39. Soluços, *269*
Matheus Paiva Pacheco Reis Silveira
Márcia Valéria de Andrade Santana

40. Tontura e Vertigem, *273*
Priscila Dias Cardoso Ribeiro
Felipe Chaves Duarte Barros

Seção 5	Intercorrências no Paciente Internado

41. Abdome Agudo, *291*
Rafael Cavalcanti Tourinho Dantas
Alexandra Régia Dantas Brígido
Martin Marcondes Castiglia

42. Anafilaxia, *301*
Gabriela Marsiaj Rassi
Igor Gouveia Pietrobom

43. Anemia, *307*
Martinho Gabriel Lima Nunes
Alexandra Régia Dantas Brígido
Ana Rita Brito Medeiros da Fonseca

44. Arritmias Cardíacas, *317*
Antonio Haddad Tápias Filho
Hélio Penna Guimarães

45. Artrites, *339*
Laissa Cristina Alves Alvino
João Roquette Fleury da Rocha
Fábio Freire José

46. Ataque Isquêmico Transitório e Acidente Vascular Cerebral, *345*
Gabriel Mandarini Doho
Alexandra Régia Dantas Brígido
Felipe Chaves Duarte Barros

47. Cetoacidose Diabética e Estado Hiperosmolar Hiperglicêmico, *361*
Ilana Levy Korkes
Rachel Teixeira Leal Nunes

48. Endocardite Infecciosa, *367*
Paula Massaroni Pecanha
Alexandra Régia Dantas Brígido
Aécio Flávio Teixeira de Góis

49. Hemorragia Digestiva Alta e Baixa, *375*
Camilla de Almeida Martins
Arthur Alencar Arrais de Souza
Roberto José de Carvalho Filho

50. Hipotensão e Choque, *385*
Alexandre Eiji Kayano
Paulo Ricardo Gessolo Lins

51. Infecção de Corrente Sanguínea, *397*
Paula Massaroni Pecanha
Aécio Flávio Teixeira de Góis

52. Infecção do Trato Urinário, *403*
Eugênia Jatene Bou Khazaal
João Antonio Gonçalves Garreta Prats

53. Insuficiência Adrenal, *413*
Bruna Giusto Bunjes
Rachel Teixeira Leal Nunes

54. Insuficiência Cardíaca Aguda, *423*
João Roquette Fleury da Rocha
Laissa Cristina Alves Alvino
Hélio Penna Guimarães

55. Insuficiência Respiratória Aguda, *437*
Felipe Mateus Teixeira Bezerra
Igor Gouveia Pietrobom

56. Intercorrências no Paciente Oncológico, *443*
Gabriel Mandarini Doho
Alexandra Régia Dantas Brígido
Ana Rita Brito Medeiros da Fonseca

57. Intoxicações Medicamentosas, *451*
Ana Luísa Cardoso Rosa da Silva
Paulo Ricardo Gessolo Lins

58. Lesão Renal Aguda, 455
Alexandra Régia Dantas Brígido
Igor Gouveia Pietrobom

59. Neutropenia Febril, 461
Gabriela Tanajura Biscaia
Ana Rita Brito Medeiros da Fonseca

60. Parada Cardiorrespiratória, 469
Antonio Haddad Tápias Filho
Thais Carvalho Francescantonio Menezes
Aécio Flávio Teixeira de Góis

61. Plaquetopenia, 479
Martinho Gabriel Lima Nunes
Thais Carvalho Francescantonio Menezes
Ana Rita Brito Medeiros da Fonseca

62. Pneumonia Hospitalar e Pneumonia Associada à Ventilação Mecânica, 489
Hugo Rodrigues Rosa
Thais Carvalho Francescantonio Menezes
Paulo Ricardo Gessolo Lins

63. Sepse, 497
Bruna Raphaeli Silva
Thais Carvalho Francescantonio Menezes
Paulo Ricardo Gessolo Lins

64. Síndromes Coronarianas Agudas, 503
Fernando de Meo Dulcini
Alexandra Régia Dantas Brígido
Aécio Flávio Teixeira de Góis

65. Síndromes de Abstinência, 523
Patrícia Oliveira Costa
Rafael Gois Campos

66. Tromboflebite Superficial, 533
Gabriel Moreira de Souza
Igor Gouveia Pietrobom

67. Trombose Venosa Profunda e Tromboembolismo Pulmonar, 537
Gabriel Moreira de Souza
Igor Gouveia Pietrobom

68. Urgências e Emergências Hipertensivas, 547
Joaquim Luiz de Figueiredo Neto
Aécio Flávio Teixeira de Góis

Seção 6 — **Manejo Intra-Hospitalar de Comorbidades**

69. Asma, 555
Gabriela Marsiaj Rassi
Fabiana Stanzani

70. Cirrose Hepática, 563
Camilla de Almeida Martins
Arthur Alencar Arrais de Souza
Roberto José de Carvalho Filho

71. Doença Pulmonar Obstrutiva Crônica, 575
Gabriela Marsiaj Rassi
Fabiana Stanzani

72. Doença Renal Crônica, 583
Renato Paladino Nemoto
Alexandra Régia Dantas Brígido
Klaus Nunes Ficher

73. Enfermidades Neurológicas, 591
Felipe Augusto Folha Santos
Felipe Chaves Duarte Barros

74. Miocardiopatias e Insuficiência Cardíaca, 603
Alexandra Régia Dantas Brígido
Aécio Flávio Teixeira de Góis

75. Síndrome da Imunodeficiência Adquirida, 611
Paula Massaroni Pecanha
João Antonio Gonçalves Garreta Prats

76. Tuberculose, 623
Paula Massaroni Pecanha
João Antonio Gonçalves Garreta Prats

Seção 7 — Geriatria e Cuidados Paliativos

77. O Paciente Idoso, 631
Tauanny Aragão de Moura
André Castanho de Almeida Pernambuco

78. Critérios de Beers, 641
Desirée Mayara Nery Ferraro
Aécio Flávio Teixeira de Góis

79. Avaliação do Paciente em Cuidados Paliativos, 657
William Queiroz Guimarães Wiegandt Ceglio
André Castanho de Almeida Pernambuco

80. Controle de Sintomas, 663
William Queiroz Guimarães Wiegandt Ceglio
André Castanho de Almeida Pernambuco

81. Sedação Paliativa, 671
William Queiroz Guimarães Wiegandt Ceglio
André Castanho de Almeida Pernambuco

82. Assistência ao Fim da Vida, 675
William Queiroz Guimaraes Wiegandt Ceglio
André Castanho de Almeida Pernambuco

Seção 8 — Exames Complementares

83. Solicitação de Exames na Rotina de Pacientes Internados, 679
Desirée Mayara Nery Ferraro
Alessandra Lima Santos
Adagmar Andriolo

84. Fatores que Alteram Valores de Exames Laboratoriais, 683
Desirée Mayara Nery Ferraro
Alessandra Lima Santos
Adagmar Andriolo

85. Protocolo de Ajuste de TTPa, 693
Bruna Raphaeli Silva
Adagmar Andriolo

86. Protocolo de Vancocinemia, 695
Thais Carvalho Francescantonio Menezes
Aécio Flávio Teixeira de Góis

87. Preparos para Exames e Procedimentos, 699
Erika Yuki Yvamoto
Aécio Flávio Teixeira de Góis

Seção 9 — A Segurança na Assistência do Paciente

88. Segurança do Paciente e Prevenção de Quedas, 721
Caio Sussumu de Macedo Motoyama
Cristina Hitomi Tagami
Sérgio Luis Alves de Morais Júnior

89. Transporte Pré-Hospitalar e Intra-Hospitalar, 727
Caio Sussumu de Macedo Motoyama
Cristina Hitomi Tagami
Sérgio Luis Alves de Morais Júnior

90. Prevenção Quaternária, 733
João Roquette Fleury da Rocha
Laissa Cristina Alves Alvino
Márcia Valéria de Andrade Santana

91. Documentos Médicos, 737
Jessica Anelise Parreira Alves
Aécio Flávio Teixeira de Góis

92. Alta e Readmissão Hospitalar, 743
Guilherme Benfatti Olivato
Aécio Flávio Teixeira de Góis

Seção 10 — Aspectos do Controle de Infecção Hospitalar

93. Protocolos de Isolamento do Paciente Internado, 753
Ana Luisa Cardoso Rosa da Silva
Murilo Santarsiere Etchebehere
João Antonio Gonçalves Garreta Prats

94. Medidas para Profilaxia de Infecção Hospitalar, 767
Larissa Simão Gandolpho
João Antonio Gonçalves Garreta Prats

95. Manejo de Infecções por Bactérias Multirresistentes, *773*
Ferdinando Lima de Menezes
Ana Cristina Gales

96. Uso de Antimicrobianos no Ambiente Hospitalar: Como Melhorar esta Prática?, *785*
Ferdinando Lima de Menezes
Ana Cristina Gales

Seção 11   Perioperatório

97. Antibioticoprofilaxia Cirúrgica, *795*
Larissa Simão Gandolpho
João Antonio Gonçalves Garreta Prats

98. Avaliação Pré-Operatória e Risco Cirúrgico, *803*
Guilherme Santos Duarte Lemos
Aécio Flávio Teixeira de Góis

99. Características do Comanejo Clínico-Cirúrgico, *815*
André Wajner
Paulo Ricardo Mottin Rosa
Lana Catani Ferreira Pinto

100. Cuidados Pós-Operatórios, *821*
João Roquette Fleury da Rocha
Laissa Cristina Alves Alvino
Hélio Penna Guimarães

Seção 12   Procedimentos Diagnósticos e Terapêuticos

101. Acesso Venoso Central, *835*
Hugo Rodrigues Rosa
Letícia Sandre Vendrame

102. Artrocentese, *841*
Bruna Giusto Bunjes
Fábio Freire José

103. Ecocardiografia Beira-Leito, *847*
Ricardo Leal dos Santos Barros
Aécio Flávio Teixeira de Góis

104. Hipodermóclise, *855*
Thais Carvalho Francescantonio Menezes
Alexandra Régia Dantas Brígido
Jane Erika Frazão Okazaki

105. Intubação Orotraqueal e Outros Acessos à Via Aérea, *861*
Felipe Mateus Teixeira Bezerra
Keydson Agustine Sousa Santos

106. Paracentese, *867*
Gabriela Iervolino de Oliveira
Roberto José de Carvalho Filho

107. Punção Lombar, *875*
Thais Carvalho Francescantonio Menezes
Gabriel Novaes de Rezende Batistella

108. Sondagem Gástrica e Enteral, *881*
Patrícia Oliveira Costa
Aécio Flávio Teixeira de Góis

109. Sondagem Vesical, *885*
Eugênia Jatene Bou Khazaal
Aécio Flávio Teixeira de Góis

110. Toracocentese e Toracostomia com Drenagem em Selo D'Água, *893*
Marcos Alexandre Frota da Silva
Rodrigo José Nina Ferreira

111. Ultrassonografia Beira-Leito, *903*
Ricardo Leal dos Santos Barros
Paulo Ricardo Gessolo Lins

112. Ventilação Mecânica Invasiva e Não Invasiva, *913*
Alexandre Eiji Kayano
Paulo Ricardo Gessolo Lins

Seção 13   Apêndices

113. Correção de Medicações para Função Renal, *929*
Juliana de Oliveira Martins
Paulo Ricardo Gessolo Lins

114. Drogas Vasoativas, 933
Juliana de Oliveira Martins
Paulo Ricardo Gessolo Lins

115. Guia Prático para Correção de Distúrbios Hidroeletrolíticos, *935*
Wallace Stwart Carvalho Padilha
Gabriel Teixeira Montezuma Sales
Igor Gouveia Pietrobom

116. Medicações que Não Podem Ser Administradas por Sonda, *941*
Patrícia Oliveira Costa
Márcia Valéria de Andrade Santana

117. Intervalos de Referência Laboratorial, 945
Desirée Mayara Nery Ferraro
Alessandra Lima Santos
Adagmar Andriolo

Índice Remissivo, 959

A MEDICINA HOSPITALAR NO BRASIL E NO MUNDO

SEÇÃO

1

O Surgimento e o Cenário da Medicina Hospitalar

Capítulo 1

André Wajner
Paulo Ricardo Mottin Rosa
Lana Catani Ferreira Pinto

Introdução

A Medicina Hospitalar é a área de atuação da medicina especializada em otimizar o atendimento do paciente hospitalizado. O grande marco do início da especialidade foi em 1996, quando Wachter e Goldman descreveram em um editorial a atuação de médicos com foco no cuidado hospitalar. Tal modelo é diferente do clássico no qual o médico divide seu tempo entre consultório e hospital, atende em seu ambulatório e, conforme a necessidade, assiste pacientes hospitalizados.

O impacto da atuação dos hospitalistas foi sendo demonstrado paulatinamente. A crescente demanda dos hospitais por otimização da produtividade e diminuição do tempo de internação e dos custos hospitalares foi fator marcante nesse sentido. Assim, internações desnecessariamente prolongadas sob responsabilidade de médicos já sobrecarregados pelo atendimento ambulatorial foram se tornando menos atrativas tanto para pacientes quanto para profissionais e gestores. Simultaneamente, houve a publicação do livro *To Err Is Human: Building a Safer Health System* (Errar é humano: construindo um sistema de saúde mais seguro), com a estimativa de que anualmente até 98.000 pessoas morriam devido a erros médicos em hospitais dos EUA. Aliado a todos esses fatores, o envelhecimento populacional levou a um aumento das comorbidades apresentadas pelos pacientes e a um cuidado hospitalar mais complexo e mais bem realizado por um médico hospitalista. Nesse cenário, observou-se o crescimento de médicos hospitalistas nos EUA durante o final dos anos 1990 e princípio dos anos 2000.

Desse modo, o número de médicos hospitalistas nos EUA foi de menos de 5.000 em 1999 para acima de 40.000 em 2013, representando o maior crescimento de médicos especialistas norte-americanos na história da medicina moderna, conforme descrito na **Figura 1.1**. No Canadá, ocorreu um fenômeno semelhante: movidos por interesse dos gestores hospitalares e dos médicos da atenção primária, os hospitalistas ganharam espaço no sistema de saúde por meio da otimização dos custos hospitalares e diminuição no tempo de internação.

Eficiência da Medicina Hospitalar

O benefício da medicina hospitalar já foi questionado no que diz respeito à qualidade assistencial e à falta de longitudinalidade no cuidado dos pacientes por não ser avaliado pelo seu médico ambulatorial. No entanto, ao longo de duas décadas de crescimento, a medicina hospitalar demonstrou bons resultados, afastando tais dúvidas.

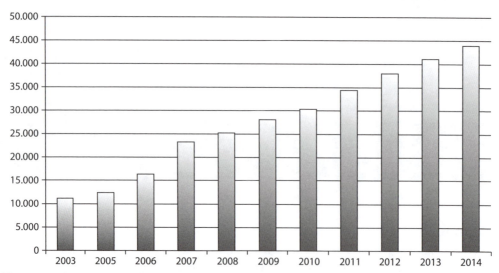

Figura 1.1 – Crescimento no número de hospitalistas de 2003 a 2014, expresso em número absoluto de profissionais, nas colunas, e por ano, na base, nos EUA. Adaptado de Messler et al.

Lindenauer et al. avaliaram dados de 2002 a 2005, comparando o cuidado de médicos internistas generalistas, médicos de família e médicos hospitalistas, e demonstraram que os hospitalistas assistiam mais pacientes por ano, apresentavam menores tempos de internação e reduziam os custos da hospitalização (**Tabela 1.1**). Revisões sistemáticas posteriores confirmaram os dados sobre a melhora da qualidade assistencial e da otimização de recursos hospitalares com os hospitalistas. Uma revisão de 19 estudos publicado no *JAMA* demonstrou que os hospitalistas reduzem em média 13,4% os custos de internação hospitalar e 16,6% o tempo de internação. Uma revisão publicada na *Mayo Clinic Proceedings* confirmou os benefícios, demonstrando que os custos são otimizados principalmente pela diminuição do tempo de internação em 30 dias após a alta hospitalar. É importante citar que a diminuição do tempo de internação não é acompanhada de um aumento na reinternação, como poderia ser questionado. A diminuição no tempo de internação é um indicador pouco sensível para medir a qualidade assistencial, porém reflete, de maneira indireta, a diminuição das complicações hospitalares e do tempo para iniciar uma terapia adequada e a otimização da alta hospitalar, por exemplo, desfechos que seriam difíceis e complexos de mensurar.

Tabela 1.1. Benefício dos médicos hospitalistas em relação a outros generalistas no cuidado do paciente internado

Especialidades Comparadas	Tempo de Estadia Relação**	p*	Custo Relação**	p*	Mediana de pacientes/ano/médico
Hospitalista versus Internista	0,88 (0,86 – 0,90)	< 0,001	0,95 (0,91 – 0,99)	0,02	75 pacientes/ano versus 30 pacientes/ano
Hospitalista versus Médico de família	0,88 (0,85 – 0,91)	< 0,001	0,98 (0,93 – 1,02)	–	75 pacientes/ano versus 20 pacientes/ano

*O valor de p demonstra a significância estatística da associação.
**A relação é uma razão entre os tempos de estadia ou custos médios nos grupos comparados.
Adaptado de Lindenauer et al.

Com a melhora assistencial progressivamente estabelecida ao longo das décadas de expansão da Medicina Hospitalar, hoje ao menos 75% dos hospitais dos EUA organizam um modelo de assistência baseado nesse modelo.

Comanejo Clínico-Cirúrgico

A prática implementada pelos médicos hospitalistas, focada em otimização de fluxos hospitalares, trouxe benefícios não apenas para os pacientes de enfermaria clínica, mas também para os pacientes cirúrgicos. O trabalho de avaliação, acompanhamento e manejo das comorbidades desses pacientes era, em grande parte, realizado pelos residentes de cirurgia. Entretanto, com a redução da carga horária de trabalho dos residentes nos EUA, foi necessário implantar um modelo que permitisse que os cirurgiões pudessem ter pacientes internados em enfermaria mantendo sua produtividade no Bloco Cirúrgico. Esse fator, associado à crescente complexidade dos pacientes cirúrgicos, gerou a demanda por um novo modelo de atendimento hospitalar, o Comanejo Clínico-Cirúrgico. Este caracteriza-se por hospitalistas trabalhando em equipe com as especialidades cirúrgicas, avaliando pacientes complexos, solicitando exames e prescrevendo-os em conjunto. O comanejo já foi amplamente adotado e vem sendo progressivamente mais utilizado nos EUA, mostrando benefício bem estabelecido com menor tempo de internação, menores taxas de reinternação, otimização dos custos hospitalares e, em pacientes mais graves, diminuição da mortalidade hospitalar. Ele está sendo amplamente adotado principalmente em pacientes internados na Ortopedia/ Traumatologia, Neurocirurgia e Cirurgia Vascular e, em menor escala, em pacientes gerais.

Medicina Hospitalar no Brasil

Ainda em processo de expansão, a Medicina Hospitalar ainda está em sua fase inicial no nosso país, representando uma possibilidade importante para os médicos interessados na área. Em 2007, ocorreu o primeiro evento científico de Medicina Hospitalar no Brasil, em Porto Alegre, com a parceria da Clínica Mayo. Nesse mesmo ano, foi fundado o capítulo Brasileiro da Society of Hospital Medicine (SHM). Em 2008, é criada a Sociedade Brasileira de Medicina Hospitalar (SOBRAMH), com a finalidade de congregar os médicos hospitalistas brasileiros. Desde o seu início, a Sociedade conta com a constante cooperação e parceria das instituições pioneiras e renomadas mundialmente por disseminar as práticas da Medicina Hospitalar nos EUA e no mundo: Clínica Mayo e American College of Physicians. No mesmo ano de criação da SOBRAMH, foi realizado o Primeiro Congresso Brasileiro de Medicina Hospitalar, em Gramado, Rio Grande do Sul. Desde então, foram promovidos diversos eventos pela Sociedade, sempre contando com a parceria desses centros de prestígio mundial.

Uma pesquisa realizada pela SOBRAMH em diversos estados brasileiros ajuda a vislumbrar o atual cenário da Medicina Hospitalar no Brasil. Foram avaliados 22 hospitais no Brasil, nos estados do Rio Grande do Sul, Santa Catarina, Paraná, São Paulo, Rio de Janeiro e Minas Gerais. Desses, 36,4% são filantrópicos, 31,8% privados, 22,7% públicos e 9,1% mistos. Cinquenta por cento desses hospitais têm entre 100 e 200 leitos, sendo 31,8% com mais de 200 leitos. Trinta e dois por cento têm entre dez e 50 leitos clínicos. Treze hospitais (54,5%) contam com menos de dez médicos hospitalistas, e oito (31,8%) contam com mais de dez. Quanto aos médicos hospitalistas, a maior parte (77,3%) está na faixa etária entre 31 e 40 anos, 65% são homens, 54,3% têm residência em Clínica Médica e 31,4% fizeram uma subespecialidade clínica. Metade desses hospitais oferecia aos pacientes cirúrgicos o comanejo realizado pelos hospitalistas, sendo as especialidades mais comuns Cirurgia

Oncológica, Cirurgia Geral, Traumatologia/Ortopedia, Neurocirurgia e Cirurgia Vascular. Em 15 desses centros (68,2%), os hospitalistas assistem pacientes em final de semana e 77,3% participam também de tarefas não assistenciais, como ensino/*round* multiprofissional, comissões de qualidade e segurança, de controle de infecção, de medicamentos e times de resposta rápida.

Conforme publicação na revista *The Hospitalist*, o serviço de Medicina Interna do Hospital Nossa Senhora da Conceição, um hospital público geral do Sul do Brasil (Porto Alegre/RS), com 850 leitos clínico-cirúrgicos, foi o pioneiro na implantação da Medicina Hospitalar no Brasil. Desse modo, além de realizar comanejo por meio da inserção de um hospitalista na enfermaria do Serviço de Cirurgia Vascular para avaliar e manejar os casos com maior complexidade, desde 2010 existem duas equipes com residentes e preceptores dedicados a prestar consultorias para os diversos serviços cirúrgicos. Esse serviço encontrou, por parte dos cirurgiões, uma demanda reprimida desconhecida até então: houve 793 pedidos de avaliação em 2011, 879 em 2012, chegando a 1.301 em 2015 e a 1.675 solicitações em 2016. No serviço, são realizadas tanto consultorias tradicionais quanto avaliações pré-operatória e de comanejo clínico-cirúrgico. Um problema importante do modelo adotado é que ele somente é acionado pelas próprias equipes cirúrgicas, e, portanto, os pacientes que mais se beneficiam do comanejo, isto é, os pacientes mais complexos, idosos e frágeis, podem não receber a intervenção no momento ideal.

Os dados do nosso hospital demonstram que os pacientes com solicitação de comanejo clínico-cirúrgico têm uma mortalidade hospitalar de 20%, sendo o tempo entre a internação na equipe cirúrgica e a solicitação do comanejo um preditor independente de mortalidade, com um aumento de mortalidade de 3% a cada dez dias de atraso nessa solicitação. Em outras palavras, esse modelo assistencial sugere que os cirurgiões pedem comanejo para pacientes com gravidade clínica evidente, muitas vezes com o desfecho já definido e de maneira tardia. Por esse motivo, está sendo estudado detecção em gatilhos que acionem a equipe de consultorias de modo automático por meio do sistema informatizado, dispensando, assim, a avaliação das equipes cirúrgicas já sobrecarregadas com a demanda por procedimentos no Bloco Cirúrgico.

Sugestão de Leitura

1. Barcellos GB, Wajner A, Waldemar FS. Brazil Blossoms. The Hospitalist, 2007. Disponível em: https://www.the-hospitalist.org/hospitalist/article/123341/brazil-blossoms. (Acesso em 12/9/2018)
2. Batsis JA, Melton LJ, Schleck CD, Larson DR, Huddleston PM, et al. Effects of a hospitalist care model on mortality of elderly patients with hip fractures. J Hosp Med. 2007;2(4):219-25.
3. Fisher AA, Davis MW, Rubenach SE, Sivakumaran S, Smith PN, Budge MM. Outcomes for older patients with hip fractures: the impact of orthopedic and geriatric medicine cocare. J Orthop Trauma. 2006;20(3):172-8; discussion 9-80.
4. Hinami K, Feinglass J, Ferranti DE, Williams MV. Potential role of comanagement in "rescue" of surgical patients. Am J Manag Care. 2011;17(9):e333-9.
5. Institute of Medicine Committee on Quality of Health Care in America. In: Kohn LT, Corrigan JM, Donaldson MS, editors. To Err is Human: Building a Safer Health System. Washington (DC): National Academies Press (US) Copyright 2000 by the National Academy of Sciences. All rights reserved.; 2000.
6. Lindenauer PK, Rothberg MB, Pekow PS, Kenwood C, Benjamin EM, Auerbach AD. Outcomes of care by hospitalists, general internists, and family physicians. N Engl J Med. 2007;357:2589-600.
7. McMahon LFJ. The hospitalist movement – time to move on. N Engl J Med. 2009.
8. Messler J, Whitcomb WF. A history of the hospitalist movement. Obstet Gynecol Clin North Am. 2015;42(3):419-32.

9. Monte Secades R, Romay Lema E, Íñiguez Vázquez I, Rabuñal Rey R, Pombo Vide B. Analysis of a comanagement clinical model with internists in a vascular surgery department. Galicia Clínica, ISSN 1989-3922, 2014;75(2):59-66.

10. Peterson MC. A systematic review of outcomes and quality measures in adult patients cared for by hospitalists vs nonhospitalists. Mayo Clin Proc. 2009;84(3):248-54.

11. Phy MP, Vanness DJ, Melton LJ, 3rd, Long KH, Schleck CD, Larson DR, et al. Effects of a hospitalist model on elderly patients with hip fracture. Arch Intern Med. 2005;165(7):796-801.

12. Rachoin JS, Skaf J, Cerceo E, Fitzpatrick E, Milcarek B, Kupersmith E, et al. The impact of hospitalists on length of stay and costs: systematic review and meta-analysis. Am J Manag Care. 2012;18(1):e23-30.

13. Rohatgi N, Loftus P, Grujic O, Cullen M, Hopkins J, Ahuja N. Surgical comanagement by hospitalists improves patient outcomes: A propensity score analysis. Ann Surg. 2016.

14. Sharma G, Kuo YF, Freeman J, Zhang DD, Goodwin JS. Comanagement of hospitalized surgical patients by medicine physicians in the United States. Arch Intern Med. 2010;170(4):363-8.

15. Siegal EM. Just because you can, doesn't mean that you should: A call for the rational application of hospitalist comanagement. J Hosp Med. 2008;3(5):398-402.

16. Tadros RO, Faries PL, Malik R, Vouyouka AG, Ting W, Dunn A, et al. The effect of a hospitalist comanagement service on vascular surgery inpatients. J Vasc Surg. 2015;61(6):1550-5.

17. Vazirani S, Lankarani-Fard A, Liang LJ, Stelzner M, Asch SM. Perioperative processes and outcomes after implementation of a hospitalist-run preoperative clinic. J Hosp Med. 2012;7(9):697-701.

18. Wachter RM, Goldman L. The emerging role of "hospitalists" in the American Health care system. N Engl J Med. 1996;335(7):514-7.

19. Wachter RM, Goldman L. The hospitalist movement 5 years later. JAMA. 2002;287(4):487-94.

20. Wachter RM. The State of Hospital Medicine in 2008. Med Clin North Am. 2008;92(2):265-73, vii.

21. Waldemar FS, Wajner A, Barcellos GB. Brazil's first hospital medicine congress offers promise, challenges. ACP Hospitalist, 2008. Disponível em: http://www.acphospitalist.org/archives/2008/08/brazil.htm.

22. Whinney C, Michota F. Surgical comanagement: a natural evolution of hospitalist practice. J Hosp Med. 2008;3(5):394-7.

23. www.sobramh.com.br.

24. Yousefi V, Maslowski R. Health system drivers of hospital medicine in Canada: Systematic review. Can Fam Physician. 592013. p. 762-7.

Capítulo

O Papel do Hospitalista

2

André Wajner
Paulo Ricardo Mottin Rosa
Lana Catani Ferreira Pinto

Introdução

O crescimento da medicina hospitalar nas duas últimas décadas foi acompanhado pela diminuição no tempo de internação dos pacientes, diminuição no custo de internação hospitalar e maior produtividade das equipes de hospitalistas. Isso se deu por meio do cuidado tanto de pacientes clínicos quanto cirúrgicos por médicos com especialização na otimização do cuidado de pacientes hospitalizados. Além disso, os grupos de hospitalistas que promoveram essa expansão são compostos por profissionais com características específicas: as principais são o trabalho em equipe e a busca constante pela melhoria na qualidade assistencial. Para definir as características tanto para explicar o sucesso do modelo quanto para servir de orientação para equipes em formação, foi sugerido um modelo ideal de Medicina Hospitalar (**Tabela 2.1**).

Tabela 2.1. Características de um grupo de medicina hospitalar. Adaptado de Cawley et al	
Liderança	Um integrante do grupo atua como coordenador e tem interface com coordenadores e diretores de outros setores. O plano de atuação do grupo é bem definido e conta com o apoio da administração hospitalar, com o orçamento e os insumos necessários.
Engajamento	O grupo se reúne com uma frequência regular para abordar aspectos relevantes da prática diária. É oferecido à equipe um *feedback* constante da sua atuação. Os valores da instituição são compreendidos pelos membros.
Recursos	A instituição oferece o suporte necessário em temas não clínicos. Todos os membros que atendem os pacientes, incluindo enfermagem, fisioterapia e nutrição, têm papéis bem definidos.
Planejamento	O grupo, em conjunto com a administração hospitalar, define um orçamento anual para cobrir o plano de atuação. Periodicamente, são produzidos relatórios com dados assistenciais que são apropriadamente interpretados e impactam em práticas diárias. O grupo segue algumas normas que são de fácil acesso.
Alinhamento institucional	O grupo entende a visão da instituição na qual atua e trabalha de modo a também atingir essas metas. Existe colaboração com a instituição em práticas que melhorem a qualidade assistencial e a segurança do paciente.
Coordenação do cuidado	Existe um sistema efetivo que fornece informações confiáveis sobre os pacientes, garantindo uma boa interface com médicos de outros setores em momentos de transição (internação, entrada na enfermaria, alta hospitalar).

Continua

Continuação

Tabela 2.1. Características de um grupo de medicina hospitalar. Adaptado de Cawley et al	
Liderança	Existe comprometimento em educar outros membros do hospital. São implementadas práticas baseadas em evidências para otimizar os recursos e a efetividade da atuação do grupo.
Atividades bem planejadas	Para atingir as metas da instituição e do grupo de hospitalistas, existe um plano bem definido de práticas. Os papéis dos membros tanto da equipe de medicina hospitalar quanto de outros setores, quando existe comanejo, são bem definidos.
Trabalho em equipe e centrado no paciente	Existe o cuidado em práticas de comunicação efetiva entre os membros da equipe. O grupo participa ativamente de decisões referentes a todos os profissionais envolvidos no cuidado do paciente. Os familiares e pacientes têm as informações necessárias sobre a situação do doente e os planos de tratamento.
Manutenção e recrutamento de profissionais qualificados	A remuneração dos membros do grupo é atraente para fixar os profissionais. Quando é necessário recrutamento de outros membros, a manutenção da qualidade assistencial é garantida. Para os novos integrantes, são fornecidas as devidas orientações e recomendações. Existe um processo contínuo de aperfeiçoamento e monitoramento da competência clínica.

Áreas Assistenciais de Atuação da Medicina Hospitalar

Conforme observado, diversos subgrupos de pacientes se beneficiam do modelo que adota o médico hospitalista. O impacto da Medicina Hospitalar em pacientes clínicos com determinadas doenças, pacientes cirúrgicos e pediátricos é explorado na **Tabela 2.2**. Esse benefício é importante tanto para os pacientes e familiares, pela diminuição na permanência, quanto para os gestores, que podem utilizar essa redução nos custos para gerir o hospital de modo mais eficiente.

A atividade de Medicina Hospitalar não é restrita a pacientes clínicos e adultos. Na Pediatria, o modelo que utiliza médicos com foco na qualidade e na segurança de crianças e adolescentes hospitalizadas também tem sido mais frequente. Diversas evidências surgem nesse cenário, com diminuição do tempo de internação e de custos hospitalares. Os benefícios são expostos na **Tabela 2.2**.

Tabela 2.2. Benefícios da medicina hospitalar em pacientes clínicos, pediátricos e cirúrgicos			
População	Benefício		
	Tempo de Internação*	Custos Hospitalares*	Outros desfechos*
Pacientes gerais	< 16,6%	< 13,4%	–
Pacientes com Pneumonia	5,6 *versus* 6,5 dias $p = 0,001$	< 13,19% $p = 0,03$	–
Pacientes com Insuficiêcia Cardíaca	–	–	< uso de consultorias 8% *versus* 16%; $p = 0,03$
Pediatria	< 6 – 14%	< 9 – 29%	
Pacientes Cirúrgicos Gerais	9,87 *versus* 5,28 dias	–	< mortalidade 1,27% *versus* 0,36%; $p = 0,0158$

Continua

Continuação

Tabela 2.2. Benefícios da medicina hospitalar em pacientes clínicos, pediátricos e cirúrgicos

População	Benefício		
	Tempo de Internação*	Custos Hospitalares*	Outros desfechos*
Pacientes Ortopédicos	< 2,2 dias[9,10]	< US$ 2.642-4.303/ paciente[11]	< mortalidade 4,7% *versus* 7,7%; p < 0,01[12]
Pacientes Neurocirúrgicos	< 25%[11]	< US$ 2.642-4.303/ paciente	< 14% nas complicações pós-operatórias.[11]
Cirurgia Vascular	5,1 *versus* 5,5 dias; p < 0,01[13]	–	< mortalidade 1,75% *versus* 0,37%; p = 0,016[13]

* Primeiro valor referente ao modelo tradicional e o segundo valor referente ao modelo de comanejo.

A área da Obstetrícia também passa atualmente por mudanças, com profissionais denominados *"Laborists"*, em inglês, com foco na atenção do paciente hospitalizado. O problema do modelo de acompanhamento ambulatorial e realização do parto no hospital é similar à já descrita dificuldade no acompanhamento de pacientes ambulatoriais no hospital pelo médico da atenção primária. Por ser mais cômoda, tanto para o paciente quanto para os médicos, a separação entre esses campos de atuação também vem sendo mais adotada. Os Centros Obstétricos organizam escalas com turnos de trabalho para as equipes que permanecem fixas no hospital e realizam os partos com pré-natal feito ambulatorialmente. Trata-se de uma opção atrativa para a atual geração de médicos obstetras pelo menor potencial de sobrecarga de trabalho.

Outras especialidades que estão com cada vez mais profissionais dedicando sua atuação exclusivamente para pacientes internados são: Cirurgia Geral, Neurologia, Gastroenterologia/ Hepatologia, Cardiologia, Ortopedia e Psiquiatria.

Uma pesquisa de 2006 realizada pela Society of Hospital Medicine descreveu as áreas de atuação dos hospitalistas, sumarizadas na **Tabela 2.3**. Trata-se de membros do grupo de Medicina Hospitalar que assumem tarefas dentro do hospital em colaboração com outros setores e com o apoio da administração hospitalar. Desse modo, a melhoria na qualidade assistencial é mais efetiva, visto que a gestão hospitalar é influenciada por médicos com responsabilidades diretas sobre os pacientes internados, que podem oferecer uma visão mais prática das mudanças institucionais necessárias.

Tabela 2.3. Atividades não assistenciais exercidas por médicos hospitalistas

Atividade	Porcentagem
Membros de comitês	92%
Comitês de qualidade assistencial	86%
Diretrizes Assistenciais	72%
Modelos de Informação/Prontuário	54%
Educação Continuada	51%

Comanejo Clínico-Cirúrgico

Devido à necessidade de manter a produtividade no Bloco Cirúrgico, os cirurgiões encontram dificuldade em manter um cuidado nos pacientes da enfermaria durante toda a sua estadia no hospital. Desse modo, os hospitalistas começaram também a atuar no cuidado desses pacientes em conjunto com os cirurgiões, prática denominada Comanejo Clínico-Cirúrgico. Além disso, a crescente complexidade dos pacientes que vão ser submetidos a procedimentos cirúrgicos demanda que médicos, com maior expertise no manejo clínico, estejam envolvidos em seu cuidado para otimizar recursos. De fato, o cuidado de pacientes internados em enfermaria cirúrgica é realizado cada vez em maior proporção por médicos hospitalistas.

Comanejo é definido como a divisão da responsabilidade, autoridade e referência entre o médico clínico/hospitalista e o cirurgião no cuidado dos pacientes internados em enfermarias cirúrgicas. O hospitalista e o cirurgião realizam o registro diário em prontuário, ajustam a prescrição e solicitam exames conforme necessário. Assim, é evidente que esse modelo requer comunicação efetiva e trabalho colaborativo. Para tanto, é importante determinar antecipadamente as responsabilidades de cada médico. As áreas cirúrgicas mais estudadas e seus respectivos benefícios com o modelo estão expostos na **Tabela 2.2**. De uma maneira geral, os pacientes que mais se beneficiam são os com maior número de comorbidades, mais frágeis e com idade avançada. É importante citar que pacientes pediátricos internados para a realização de cirurgias também têm tido o seu cuidado compartilhado com pediatras hospitalistas com os mesmos pressupostos já descritos. Esse modelo tem o potencial de melhorar a assistência também dessa população de pacientes.

Uso de Ultrassom à Beira do Leito

O treinamento de hospitalistas no uso apropriado da ultrassonografia faz parte do recurso disponível para melhorar a qualidade assistencial e a segurança do paciente. É bem estabelecido na literatura que procedimentos realizados sob orientação de ultrassom impactam positivamente na segurança do paciente por meio da diminuição nas taxas de complicação e diminuição dos custos hospitalares. As áreas de aplicação da tecnologia são:

- **Procedimentos:** paracentese, toracocentese, acesso venoso central, punção lombar e drenagem de coleções infectadas.
- **Abdome:** avaliação de ascite, aneurisma de aorta abdominal e avaliação renal (principalmente dilatação pielocalicinal);
- **Coração:** avaliação global da função cardíaca, detecção de derrame pericárdico e valvopatias;
- **Tórax:** avaliação de consolidação, derrame pleural, pneumotórax e sobrecarga hídrica;
- **Sistema Venoso:** mensuração da veia cava (sobrecarga volêmica ou desidratação), detecção de trombose venosa profunda extensa.

Conclusão

O modelo da medicina hospitalar já demonstrou diversos benefícios, tanto para gestores quanto para pacientes. No Brasil, o movimento para implantação desse sistema está aumentando progressivamente. Apresenta ampla atuação no cuidado do paciente internado, atuando na interface interequipes e ainda ampliando o uso de tecnologias à beira do leito que qualificam a qualidade do cuidado assistencial.

Sugestão de Leitura

1. Cawley P, Deitelzweig S, Flores L, Miller JA, Nelson J, Rissmiller S, et al. The key principles and characteristics of an effective hospital medicine group: an assessment guide for hospitals and hospitalists. J Hosp Med. 2014;9(2):123-8.
2. David Feinbloom M, Joseph Ming Wah Li M. The SHM 2005-2006 Survey: The Authoritative Source on the State of the Hospitalist Movement. 2016.
3. Fisher AA, Davis MW, Rubenach SE, Sivakumaran S, Smith PN, Budge MM. Outcomes for older patients with hip fractures: the impact of orthopedic and geriatric medicine cocare. J Orthop Trauma. 2006;20(3):172-8; discussion 9-80.
4. Huang J. Co-management of surgical patients. J Med Pract Manage. 2014;29(6):348-50.
5. Landrigan CP, Conway PH, Edwards S, Srivastava R. Pediatric hospitalists: a systematic review of the literature. Pediatrics. 2006;117(5):1736-44.
6. Lindenauer PK, Rothberg MB, Pekow PS, Kenwood C, Benjamin EM, Auerbach AD. Outcomes of care by hospitalists, general internists, and family physicians. N Engl J Med. 2007;357:2589-600.
7. Manicone PE, Beck J. Quality improvement and comparative effectiveness: a review for the pediatric hospitalist. Pediatr Clin North Am. 2014;61(4):693-702.
8. McCue B, Fagnant R, Townsend A, Morgan M, Gandhi-List S, Colegrove T, et al. Definitions of obstetric and gynecologic hospitalists. Obstet Gynecol. 2016;127(2):393-7.
9. Messler J, Whitcomb WF. A history of the hospitalist movement. Obstet Gynecol Clin North Am. 2015;42(3):419-32.
10. Mussman GM, Conway PH. Pediatric hospitalist systems versus traditional models of care: effect on quality and cost outcomes. J Hosp Med. 2012;7(4):350-7.
11. Peabody CR, Mandavia D. Deep needle procedures: Improving safety with ultrasound visualization. J Patient Saf. 2014.
12. Peterson MC. A systematic review of outcomes and quality measures in adult patients cared for by hospitalists vs nonhospitalists. Mayo Clin Proc. 2009;84(3):248-54.
13. Phy MP, Vanness DJ, Melton LJ, Long KH, Schleck CD, Larson DR, et al. Effects of a hospitalist model on elderly patients with hip fracture. Arch Intern Med. 2005;165(7):796-801.
14. Rohatgi N, Loftus P, Grujic O, Cullen M, Hopkins J, Ahuja N. Surgical comanagement by hospitalists improves patient outcomes: a propensity score analysis. Ann Surg. 2016.
15. Schaffzin JK, Simon TD. Pediatric hospital medicine role in the comanagement of the hospitalized surgical patient. Pediatr Clin North Am. 2014;61(4):653-61.
16. Sharma G, Kuo YF, Freeman J, Zhang DD, Goodwin JS. Comanagement of hospitalized surgical patients by medicine physicians in the United States. Arch Intern Med. 2010;170(4):363-8.
17. Siegal EM. Just because you can, doesn't mean that you should: A call for the rational application of hospitalist comanagement. J Hosp Med. 2008;3(5):398-402.
18. Soni NJ, Lucas BP. Diagnostic point-of-care ultrasound for hospitalists. J Hosp Med. 2015;10(2):120-4.
19. Swart E, Vasudeva E, Makhni EC, Macaulay W, Bozic KJ. Dedicated perioperative hip fracture comanagement programs are cost-effective in high-volume centers: An economic analysis. Clin Orthop Relat Res. 2016;474(1):222-33.
20. Tadros RO, Faries PL, Malik R, Vouyouka AG, Ting W, Dunn A, et al. The effect of a hospitalist co-management service on vascular surgery inpatients. J Vasc Surg. 2015;61(6):1550-5.
21. Vazirani S, Lankarani-Fard A, Liang LJ, Stelzner M, Asch SM. Perioperative processes and outcomes after implementation of a hospitalist-run preoperative clinic. J Hosp Med. 2012;7(9):697-701.
22. Wachter RM, Goldman L. The hospitalist movement 5 years later. JAMA. 2002;287(4):487-94.
23. Wachter RM. The state of hospital medicine in 2008. Med Clin North Am. 2008;92(2):265-73, vii.
24. Weinstein L. Laborist to obstetrician/gynecologist-hospitalist: An evolution or a revolution? Obstet Gynecol Clin North Am. 2015;42(3):415-7.
25. Whinney C, Michota F. Surgical comanagement: a natural evolution of hospitalist practice. J Hosp Med. 2008;3(5):394-7.

SEÇÃO

TÓPICOS EM PRESCRIÇÃO MÉDICA

2

Capítulo

Método FAST-HUG

3

Anna Sun Hee Park
Letícia Sandre Vendrame

Introdução

FAST-HUG é um mnemônico consagrado em 2004 por Jean-Louis Vincent, chefe do Depto. de Cuidados Intensivos do Erasmus Hospital (Bruxelas, Bélgica), com o objetivo de destacar sete aspectos-chave no cuidado geral do paciente na Unidade de Terapia Intensiva (UTI). Foi concebido para ser um *checklist* mental a ser realizado pelo médico sempre que revisar a prescrição de um paciente internado em uma unidade de terapia intensiva ou em visitas à beira-leito. Quando extrapolado para a rotina do hospitalista, este método visa assegurar que itens básicos relativos aos cuidados hospitalares sejam lembrados, conforme descritos na **Tabela 3.1**.

Tabela 3.1. Acrônimo FAST-HUG		Comentários	Terapêutica	Cuidados
F	**F**eeding (alimentação)	O objetivo deve ser evitar desnutrição durante a internação. Preferir dieta oral > enteral > parenteral Pacientes em *sepse* ou *trauma* e queimados requererem mais energia.	• Iniciar dieta enteral 24-48 h após a admissão em pacientes que não conseguem realizar ingesta voluntária • Iniciar em 18 kcal/kg/dia e depois, 25-30 kcal/kg/dia • Progredir nas próximas 48-72 h até a meta calórica • Necessidade proteica em UTI: 1,2-1,5 g/kg/dia; (0,8-1,2 g/kg/dia em doença leve a moderada, 2 g/kg/dia em grandes queimados) • Necessidade de água: 30-35 mL/kg/dia	Realimentação súbita em pacientes desnutridos em jejum superior a 7 dias corre risco de deflagrar a síndrome de realimentação (conjunto de alterações hidroeletrolíticas e metabólicas que desencadeiam sintomas neurológicos e respiratórios, arritmias e falência cardíaca).

Continua

Continuação

Tabela 3.1. Acrônimo FAST-HUG

		Comentários	Terapêutica	Cuidados
A	**A**nalgesia	Atenção a procedimentos de rotina como aspiração, troca de curativos, banho, que podem causar dor. Existe dificuldade de mensurar dor no paciente crítico; observar expressão facial, taquicardia, hipertensão, usar a Behavioral Pain Scale – BPS (Escala de Dor Comportamental).	• Analgésicos simples, AINEs, opioides (ex: tramadol, codeína, metadona, morfina, fentanil). • **Morfina** tem ação em 1 a 2 minutos e duração de 2-4 h. • **Fentanil** é 100 vezes mais potente que a morfina, tem a meia-vida curta (30-60 min) e é preferido no broncoespasmo e na instabilidade hemodinâmica; seu metabólito não tem excreção renal.	**Efeitos adversos de opioides:** depressão respiratória, náuseas e vômitos, constipação, hipotensão, liberação de histamina, principalmente em pacientes com insuficiência renal. Pode-se optar por administração contínua para dor forte e em *bolus* para dor leve a moderada ou pré-procedimentos.
S	**S**edação	Identificar a causa da agitação (ansiedade, dor, dispneia, *delirium*). Tratar a causa da agitação, tentar medidas não farmacológicas antes e individualizar para cada paciente. Pouca sedação leva a ansiedade e agitação, muita sedação causa aumento do tempo de ventilação mecânica, de internação em UTI, e aumento o risco de fenômenos trombóticos. Para atingir o nível de sedação ideal, use as escalas de Ramsay e RASS. Lembre-se de realizar o despertar diário, se recomendado.	• **Ansiedade:** benzodiazepínicos (midazolam, lorazepam, diazepam) • ***Delirium:*** neurolépticos (haloperidol) • ***Dispneia:*** identificar e tratar causa (exemplo: broncoespasmo – broncodilatadores) • **Dor:** opioides • **Sedação breve:** propofol (indicado também em casos de insuficiência hepática), quetamina e dexmedetomidina	• O alvo da sedação deve ser determinado antes do início da infusão das medicações e reavaliado periodicamente, conforme mudanças no quadro clínico. **Efeitos adversos Propofol:** • **Raros:** hipertrigliceridemia (uso > 50 mcg/kg/min) e hipotensão dose-dependente. • **Muito rara:** Síndrome da infusão do propofol (48 h após infusão: rabdomiólise, insuficiência renal, acidose metabólica e insuficiência cardíaca).

Continua

Continuação

Tabela 3.1. Acrônimo FAST-HUG

		Comentários	Terapêutica	Cuidados
T	Prevenção de Tromboembolismo Venoso	• **Baixo risco para tromboembolismo (< 1,5%):** paciente com menos de 40 anos, cirurgia de pequeno porte ambulatorial, sem fatores de risco. • **Risco moderado (3%):** cirurgia de pequeno porte com fatores de risco (ex.: TVP/TEP prévios), pacientes 40 a 60 anos sem fatores de risco submetidos a cirurgia de porte intermediário, pacientes < 40 anos submetidos a cirurgias de grande porte sem fatores de risco. • **Alto risco (3-6%):** cirurgias cardíacas, torácicas, pacientes que não se encaixam nas anteriores. • **Muito alto risco (> 6%):** cirurgias de grande porte (artroplastia de quadril, osteossíntese de fratura do quadril, cirurgia abdominal ou pélvica, principalmente oncológicas), TVP/TEP prévios.	• **Baixo:** mobilização precoce e compressão pneumática intermitente. • **Moderado e alto:** HNF 5000 U SC 12/12 h, início 1-2 h antes da cirurgia; OU: Enoxaparina 40 mg SC 1-2 h antes da cirurgia e 1 ×/dia no pós-operatório; OU: meia elástica ou compressão pneumática intermitente iniciadas logo antes da cirurgia e mantidas até a alta hospitalar (se contraindicação a profilaxia química). • **Muito alto:** HNF 5000 U SC 8/8 h, iniciando 1-2 h antes da cirurgia associada a CPI/meia elástica; OU: Enoxaparina 40 mg SC 1-2 h antes da cirurgia e 1 ×/dia no pós-operatório associada a CPI/meia elástica;	Pesar o benefício da profilaxia com o risco de sangramento.
H	*Head of the bed elevated*, (elevação da cabeceira do leito)	A elevação da cabeceira diminui a incidência de pneumonia nosocomial em pacientes submetidos à ventilação mecânica.	Decúbito elevado a 30-45 graus, para evitar aspiração, principalmente em pacientes recebendo nutrição enteral.	Quanto mais tempo em posição supina, maior o risco de aspiração.
U	Úlcera de estresse (profilaxia)	Pacientes internados na UTI têm risco aumentado de desenvolver úlcera de estresse, principalmente se ventilação mecânica por mais de 48 h e coagulopatias (plaquetas < 50.000, RNI > 1,5 ou TTPA > 2). As localizações mais frequentes são em fundo e corpo do estômago, identificados na endoscopia.	**Inibidores de bomba de prótons (IBP)** • **Omeprazol** 20 mg VO em jejum ou 40 mg EV - para pacientes com medicações via oral **Bloqueadores histamínicos H2** • **Ranitidina** 50 mg EV 8/8 h ou 150 mg VO 12/12 h – para pacientes com medicação apenas EV **Protetores de mucosa** • **Sucralfato** 1 g VO/SNE 6/6 h	Inibidores de bomba de prótons (IBP) mostraram-se superiores ou iguais aos bloqueadores histamínicos H2, que por sua vez são superiores ao sucralfato (complexo à base de polissacarídeo e hidróxido de alumínio).

Continua

Continuação

Tabela 3.1. Acrônimo FAST-HUG

		Comentários	Terapêutica	Cuidados
G	Glicemia	Patologias agudas severas aumentam a resistência periférica à insulina, o que implica um estado hiperglicêmico do paciente em estado crítico.	**Alvo glicêmico 140-180 mg/dL:** • 1 UI de insulina regular a cada 50 mg/dL de glicemia capilar acima de 150 mg/dL • 3 ampolas de glicose 50 % via oral caso glicemia capilar < 70 mg/dL e sintomático	A insulina e a hipoglicemia resultante também têm efeitos ruins (retenção de sódio, ativação simpática, ativação mitocondrial, neuroglicopenia), de difíceis diagnósticos em pacientes críticos intubados e sedados.

AINEs: anti-inflamatórios não esteroidais; TVP: trombose venosa profunda; TEP: tromboembolismo pulmonar; HNF: heparina não fracionada; EV: endovenoso; VO: via oral.

Considerações

Feeding (alimentação)

- Preferir a dieta enteral à parenteral (e a oral a ambas). Em relação à nutrição parenteral, a nutrição enteral reduz a morbidade infecciosa, principalmente a fungos, e reduz o tempo de internação em UTI em 24 h aproximadamente.
- A contraindicação absoluta à nutrição enteral é a obstrução mecânica completa do trato gastrointestinal.
- Contraindicações relativas importantes à nutrição enteral são: íleo paralítico prolongado, hemorragia digestiva alta, náuseas e vômitos refratários à medicação, instabilidade hemodinâmica, isquemia do TGI, fístula gastrointestinal de alto débito e anastomose gastrointestinal distal à infusão.
- As contraindicações à nutrição parenteral são: hiperglicemia importante, hiperosmolaridade e distúrbios hidroeletrolíticos importantes. Lembrar de assegurar uma via exclusiva do cateter venoso central para a nutrição parenteral.
- As situações em que a nutrição parenteral mostrou-se superior à enteral foram: síndrome do intestino curto e no pós-operatório de câncer de estômago e de esôfago. Não foram encontrados benefícios em pacientes com pancreatite aguda e doença inflamatória intestinal.
- Pacientes com mais de 30 dias de nutrição enteral ou que tenham essa perspectiva são candidatos a gastrostomia ou jejunostomia.

Analgesia

- Devemos sempre atentar a sinais indiretos de estímulo álgico resultantes da ativação simpática (taquicardia, hipertensão, fácies de dor). Priorize o conforto e busque atenuar os efeitos deletérios da resposta fisiológica à dor.
- O metabólito ativo da morfina produzido no fígado pode se acumular em casos de insuficiência renal, causando depressão respiratória e sedação excessiva, sendo necessária a correção de doses para ClCr < 30 mL/min.

- O fentanil é o analgésico opioide 100 vezes mais potente que a morfina, gera pouca liberação histamínica (sendo preferido no broncoespasmo e na instabilidade hemodinâmica) e sofre metabolização hepática em compostos inativos que são excretados via renal (portanto, parece ser uma droga segura na insuficiência renal).

Sedação

- As escalas de Ramsay e de RASS, descritas respectivamente na **Tabela 3.2** e na **Tabela 3.3**, são as mais utilizadas na prática diária para avaliação do nível de sedação.
- O objetivo é deixar o paciente calmo, confortável e colaborativo, sendo considerado nível de sedação adequado **Ramsay 2 a 3** ou **RASS 0 a -2**. Lembre-se do mnemônico CCC: *calmo, confortável e colaborativo.*"

Tabela 3.2. Escala de Ramsay: sedação adequada Ramsay 2 a 3

Pontuação	Nível de Sedação Obtido
1	Paciente acordado, ansioso, agitado ou inquieto
2	Paciente acordado, cooperativo, orientado e tranquilo
3	Paciente sedado, responsivo a comandos
4	Paciente sedado, com resposta rápida ao estímulo leve da glabela ou a estímulo auditivo alto
5	Paciente sedado com resposta lenta a estímulo físico da glabela ou a estímulo auditivo alto
6	Paciente sedado, sem respostas a estímulos

Tabela 3.3. Escala de RASS (Richmond Agitation-Sedation Scale): sedação adequada RASS 0 a -2

Pontuação	Classificação	Descrição
4	Combativo	Combativo, violento, representando risco para a equipe
3	Muito agitado	Puxa ou remove tubos ou cateteres, agressivo verbalmente
2	Agitado	Movimentos despropositados frequentes, briga com o ventilador
1	Inquieto	Apresenta movimentos, mas que não são agressivos ou vigorosos
0	Alerta e calmo	Paciente alerta, calmo
-1	Sonolento	Adormecido, mas acorda ao ser chamado (estímulo verbal) e mantém os olhos abertos por mais de 10 segundos
-2	Sedação leve	Despertar precoce ao estímulo verbal, mantém contato visual por menos de 10 segundos
-3	Sedação moderada	Movimentação ou abertura ocular ao estímulo verbal, mas sem contato visual
-4	Sedação intensa	Sem resposta ao ser chamado pelo nome, mas apresenta movimentação ou abertura ocular ao toque (estímulo físico)
-5	Não desperta	Sem resposta a estímulo verbal ou físico

Como realizar esta escala: Observar paciente. Se o paciente está alerta, inquieto, agitado, pontue (0 a +4). Se paciente não está alerta, chamar o nome do paciente e o oriente verbalmente a abrir os olhos e olhar para você. Se o paciente acorda e mantém contato visual, pontue (-1 ou -2). Se o paciente se movimenta ou abre ao olho ao estímulo verbal mas não contacta visualmente, pontue (-3). Se paciente não responde ao estímulo verbal, estimule-o sacudindo seu ombro ou pressionando o esterno. Se houver movimento ao estímulo físico, pontue (-4). Se não houver resposta, pontue (-5).

Prevenção de tromboembolismo

- A profilaxia é indicada em pacientes com idade igual ou superior a 40 anos, com mobilidade reduzida, ou seja, metade do tempo acamado, excluído o período de sono, ou sentado à beira do leito e pelo menos um dos fatores de risco: AVC, neoplasia, cateteres central e de Swan-Ganz, doença inflamatória intestinal, doença respiratória grave, doença reumatológica aguda, gravidez e pós-parto, história prévia de TEV, IAM, ICC classe funcional II a IV, idade maior ou igual a 55 anos, infecção (exceto, torácica), insuficiência arterial, internação em UTI, obesidade, paresia/paralisia em membros inferiores, quimioterapia ou hormonoterapia, reposição hormonal ou contraceptivos, síndrome nefrótica, trombofilia, varizes e insuficiência venosa crônica.
- Contraindicações à heparina: sangramento ativo, doença ulcerosa péptica ativa, hipertensão não controlada (níveis acima de 180×110 mmHg), coagulopatias (plaquetopenia ou RNI > 1.5), alergia ou plaquetopenia induzida por heparina, insuficiência renal (Clcr < 30 mL/min), neurocirurgia ou ocular recente (inferior a 2 semanas), coleta de líquido cefalorraquidiano recente (há menos de 24 horas).
- Os métodos mecânicos devem ser utilizados se a profilaxia estiver indicada e houver contraindicações à terapia farmacológica com heparina. A meia de compressão pneumática intermitente é uma alternativa de profilaxia em pacientes com alto risco de sangramento (ex.: pós-operatório de neurocirurgia ou pacientes com cateter peridural). As duas contraindicações ao método são presença de doença arterial periférica (risco aumentado de isquemia de membros inferiores) e pacientes acamados por mais de 72 horas sem receber nenhum tipo de profilaxia para TEV pelo risco aumentado de haver trombose levando a embolia pulmonar.
- É recomendado que o paciente clínico seja reavaliado constantemente (a cada 48 horas) para indicação ou suspensão da profilaxia para TEV. A profilaxia deve ser mantida por 6 a 14 dias pós-alta ou enquanto persistir o risco.

Elevação da cabeceira

- Hoje acredita-se que a causa mais provável de pneumonia nosocomial seja a aspiração de secreções de orofaringe. Quanto mais tempo em posição supina, maior o risco de aspiração.
- A elevação da cabeceira diminui a ocorrência de aspirações de conteúdo gástrico, além de diminuir a incidência de pneumonia nosocomial microbiologicamente confirmada.
- Assegurar uma sondagem gástrica pós-pilórica também diminui o risco de aspiração de conteúdo gástrico.

Profilaxia de úlceras de estresse

- As localizações mais comuns de úlceras de estresse são no fundo e corpo gástricos, porém pode ocorrer em antro, duodeno ou esôfago distal. Inicialmente são lesões superficiais por erosões gástricas, proximais na mucosa, que se tornam profundas e distais, sangrando em torno de 14 dias de permanência em UTI.
- A hemorragia digestiva alta em pacientes de terapia intensiva aumenta em cinco vezes a mortalidade e o tempo de internação do paciente. A dieta enteral diminui o risco de sangramento, mas recomenda-se a profilaxia adjuvante para os pacientes de alto risco.

- Os principais fatores de risco para úlceras de estresse são ventilação mecânica por mais de 48 h e coagulopatias (plaquetas < 50.000, RNI > 1,5, TTPA > 2). Outros fatores de risco importantes são: história de doença ulcerosa péptica ou de hemorragia digestiva alta, além de outros menores como: choque, sepse, insuficiência renal, insuficiência hepática, queimadura maior que 35% da superfície corporal, transplantes, trauma cranioencefálico dou raquimedular.

Controle da glicemia

- Recomenda-se tratar hiperglicemias resultantes de doenças críticas agudas, como a sepse.
- Alvo: 140-180 mg/dL. O estudo multicêntrico NICE-SUGAR de 2009 concluiu que o controle intensivo (80-110 mg/dL) aumentou a mortalidade, além de aumentar o risco de hipoglicemia.
- Não há regime de insulina definido por protocolos. Em pacientes não diabéticos que não estejam em uso de corticosteroides, pode-se deixar esquema de resgate com insulina regular 1 UI a cada 50 mg/dL acima de 150 mg/dL da glicemia capilar (ao menos quatro medidas ao dia: de manhã em jejum, após almoço, após jantar, às 22 h), e resgate para hipoglicemias com 3 ampolas de glicose via endovenosa para casos de hipoglicemias abaixo de 70 mg/dL e sintomáticas.

Sugestão de Leitura

1. Drakulovic MB, Torres A, Bauer TT, Nicolas JM, Nogue S, Ferrer M. Supine body position as a risk factor for nosocomial pneumonia in mechanically ventilated patients: a randomised trial. Lancet 1999 Nov 27;354(9193):1851-8.
2. Flacke JW, Flacke WE, Bloor BC, Van Etten AP, Kripke BJ. Histamine release by four narcotics: a double-blind study in humans. Anesth Analg. 1987 Aug;66(8):723-30.
3. Gramlich L, Kichian K, Pinilla J, Rodych NJ, Dhaliwal R, Heyland DK. Does enteral nutrition compared to parenteral nutrition result in better outcomes in critically ill adult patients? A systematic review of the literature. Nutrition. 2004 Oct;20(10):843-8.
4. Heyland DK, Dhaliwal R, Drover JW, Gramlich L, Dodek P. Canadian clinical practice guidelines for nutrition support in mechanically ventilated, critically ill adult patients. J Parenter Enteral Nutr. 2003 Sep-Oct;27(5):355-73.
5. Moore FA, Feliciano DV, Andrassy RJ, McArdle AH, Booth FV, Morgenstein-Wagner TB, Kellum JM Jr, Welling RE, Moore EE. Early enteral feeding, compared with parenteral, reduces postoperative septic complications. The results of a meta-analysis. Ann Surg 1992 Aug;216(2):172-83.
6. Nogueira FL, Sakata RK. Sedação paliativa do paciente terminal. Rev Bras Anestesiol., Campinas, v. 62, n. 4, p. 586-592, Aug. 2012.
7. Roberts SR, Kennerly DA, Keane D, George C. Nutrition support in the intensive care unit. Adequacy, timeliness, and outcomes. Crit Care Nurse. 2003 Dec;23(6):49-57.
8. Van den Berghe G, Wilmer A, Hermans G, Meersseman W, Wouters PJ, Milants I, Van Wijngaerden E, Bobbaers H, Bouillon R. Intensive insulin therapy in the medical ICU. N Engl J Med. 2006 Feb 2;354(5):449-61.
9. Van den Berghe G, Wouters P, Weekers F, Verwaest C, Bruyninckx F, Schetz M, Vlasselaers D, Ferdinande P, Lauwers P, Bouillon R. Intensive insulin therapy in the critically ill patients. N Engl J Med 2001 Nov 8;345(19):1359-67.
10. Vanhorebeek I, Langouche L, Van den Bergh G. Tight blood glucose control in the intensive care unit. Chest 2007; 132: 268-278.
11. Vincent JL. Give your patient a fast hug (at least) once a day. Crit Care Med 2005; 33: 1225-29.

Terapia Nutricional

Capítulo 4

Camila Chaves Guanabara
Bruna de Souza
Cristiane Siviero Scorza

Risco Nutricional

Segundo dados obtidos através do Inquérito Brasileiro de Avaliação Nutricional Hospitalar (Ibranutri), a prevalência de algum grau de desnutrição encontrava-se em 48,1%, em ambiente hospitalar, no ano de 1996. A **Figura 4.1** resume os principais fatores relacionados à ocorrência de desnutrição durante a internação hospitalar.

Para avaliação do risco nutricional, um instrumento simples e de fácil aplicabilidade é o Nutritional Risk Screening (NRS), que detecta o risco nutricional por meio de escore, levando em consideração a velocidade da perda de peso, o IMC, a baixa ingesta alimentar prévia, as patologias e a idade do paciente.

A primeira etapa do NRS 2002 consiste em realizar quatro perguntas:

(1) O IMC é < 20,5 kg/m²?

(2) A ingestão alimentar foi reduzida na última semana?

(3) Houve perda de peso recente?

(4) O paciente está gravemente doente?

Se a resposta for negativa para todas as perguntas, o paciente deverá ser novamente triado a cada 7 dias, até a alta hospitalar. Por outro lado, se a resposta for sim a alguma dessas quatro perguntas, o paciente deverá ser analisado conforme as **Tabelas 4.1** e **4.2** a seguir. Considera-se de risco nutricional pacientes que pontuaram maior ou igual a 3 no total.

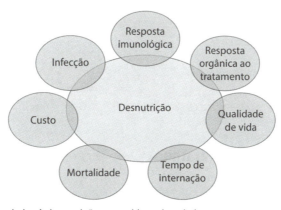

Figura 4.1 – Fatores associados à desnutrição em ambiente hospitalar.

Tabela 4.1. 2ª Etapa de avaliação do Nutritional Risk Screening (NRS 2002)			
Pontuação	Estado Nutricional	Pontuação	Gravidade da doença
Escore 1 Leve	Perda de peso > 5% em 3 meses. ou 50-75% das necessidades energéticas	Escore 1 Leve	Complicações Agudas de Doenças Crônicas ou DPOC ou HD (hemodiálise) ou Câncer
Escore 2 Moderado	Perda de peso > 5% em 2 meses. ou IMC 18,5 – 20,5 kg/m² ou 25 a 50% das necessidades energéticas	Escore 2 Moderado	AVC ou Cirurgia no TGI ou Abdominais ou Infecções Graves
Escore 3 Grave	Perda de peso > 5% em 1 mês ou perda de peso > 15% em 3 meses ou IMC < 18,5 kg/m² ou < 25% das necessidades energéticas	Escore 3 Grave	Neurocirurgia ou TMO (transplante de medula óssea) ou UTI (Apache > 10)

Tabela 4.2. Etapa final de avaliação do Nutritional Risk Screening (NRS 2002)				
	Estado nutricional	Gravidade da doença	Idade > 70 anos (Acrescentar 1 ponto)	Total
Valor				

Os pacientes são classificados com risco nutricional quando obtêm somatória >3 pontos. No caso de pontuação ≤ 3, repetir este escore semanalmente, até a alta hospitalar.
Fonte: Kondrup et al. (2003).

Vias de Alimentação

A fim de garantir uma terapia nutricional adequada aos pacientes em ambiente hospitalar, deve-se avaliar qual a melhor e mais segura via de alimentação de cada paciente. A **Figura 4.2** a seguir propõe um algoritmo para escolha da via de alimentação.

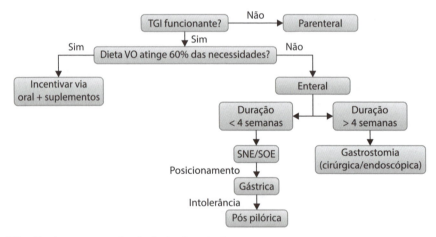

Figura 4.2 – Algoritmo para escolha de via de alimentação.
Fonte: Cuppari, 2011.

Padrão de Dietas Hospitalares
Via oral

Os padrões de dietas hospitalares e suas nomenclaturas podem sofrer alterações de acordo com o serviço hospitalar, mas a classificação quanto à consistência e à finalidade de uso, na maioria das referências, é descrita conforme a **Tabela 4.3**. A dieta ofertada também pode sofrer alterações de nutrientes a fim de atingir uma população específica, como exemplificado na **Tabela 4.4**.

Além da consistência, a dieta pode sofrer alterações de nutrientes a fim de atingir uma população específica.

Tabela 4.3. Tipos de dieta conforme consistência e finalidade de uso

Dieta	Alimentos	Indicação
Geral	Alimentos crus e cozidos, consistência sólida e líquida.	Não possui condição clínica que exija modificações
Branda	Alimentos cozidos com fibras abrandadas	Transição para a Geral (pós-operatório), dificuldade de mastigação, trato gastrointestinal (TGI) inflamado
Pastosa	Alimentos semissólidos, triturados e picados, cozidos e/ou crus e macios.	Dentição incompleta, insuficiência cardíaca ou respiratória (cansaço, dispneia)
Leve	Alimentos triturados e cozidos, de consistência macia ou líquida	Problemas de mastigação, preparação para exame, alterações no TGI, pós-anestesia geral
Pastosa liquidificada	Alimentos de consistência macia, liquidificados ou líquidos	Problemas de mastigação, inapetência por sólidos, preparo de exames, pré e pós-operatório
Pastosa geriátrica ou disfagia	Alimentos liquidificados e espessados na consistência de purês ou flans	Disfagia para líquidos, risco de broncoaspiração, introdução via oral após sacar SNE
Líquida	Alimentos líquidos e caldos	Preparo de exames, cirurgias do TGI
Líquidos via oral	Chás, sucos, água de coco ou gelatina	Preparo de exames, finalidade de hidratação

Tabela 4.4. Variações nutricionais da dieta para populações específicas

Especificação	Indicação
Com resíduos (aumento de fibras na dieta)	Constipação
Sem resíduos (redução de fibras, sacarose e alimentos fermentativos)	Diarreia, preparo de exames
Hipossódica	Hipertensão, retenção hídrica (edema), restrição de sódio
Pobre em vitamina K	Uso de anticoagulante
Diabetes	Restrição de açúcar
Restrição hídrica	Anúria, edema
Sem alimentos crus	Neutropenia
Hipogordurosa (ausência de adição de qualquer gordura no preparo)	Pancreatite, colecistite
Hipocalêmica	Potássio sérico elevado

Dietas enterais

Muito utilizada no paciente hospitalizado, especialmente em ambiente de terapia intensiva, pós-operatório e na população geriátrica, a dieta enteral pode ter composição variável conforme a indicação. Os tipos de dieta enteral e suas indicações estão descritas na **Tabela 4.5**.

Tabela 4.5. Tipos de dieta enteral e suas indicações		
Tipo de dieta	Composição	Indicação
Dieta de introdução (padrão)	Caloria: 1,2 kcal/mL Proteína: 0,044 g/mL Fibra: isento Osmolaridade: 360 mOsm/L	Paciente desnutrido, em jejum ou com baixa aceitação alimentar, pós-operatório (cirurgias grandes), sem patologias associadas que requeiram tratamento específico.
Dieta de seguimento (padrão)	Caloria: 1,46 Kcal/mL Proteína: 0,063 g/mL Fibra: 8 g/L Osmolaridade: 320 mOsm/L	Manutenção ou evolução, sem patologias associadas que requeiram tratamento específico.
Dieta normocalórica e hiperproteica	Caloria: 1,24 Kcal/mL Proteína: 0,065 g/mL Fibra: isento Osmolaridade: 391 mOsm/L	Paciente obeso, necessidade proteica aumentada
Dieta semielementar	Caloria: 1 Kcal/mL Proteína: 0,040 g/mL Fibra: 6 g (FOS/INULINA) Osmolaridade: 300 mOsm/L	Tempos prolongados em jejum, atrofia da mucosa intestinal, intolerância da terapia (distensão, diarreia, refluxo gastroesofágico)

• Manejo da diarreia na terapia nutricional enteral

Caracteriza-se diarreia quando ocorrem três ou mais episódios de evacuação líquida em 24 horas. A **Tabela 4.6** resume os pilares do manejo da diarreia no paciente que está recebendo terapia nutricional enteral.

Tanto a World Gastroenterology Organization (WGO, 2008) quanto as Diretrizes Brasileiras em Terapia Nutricional (Diten, 2011) consideram não haver evidências do benefício de probióticos e/ou simbióticos em pacientes críticos adultos no manejo da diarreia.

Tabela 4.6. Manejo da diarreia na terapia nutricional enteral
1. Checar história clínica e condições abdominais
2. Checar medicamentos procinéticos, osmóticos, antibióticos e laxativos
3. Pesquisar *Clostridium difficile*
4. Checar hipoalbuminemia
5. Diminuir a velocidade de administração da dieta
6. Checar fibra e osmolaridade da dieta

• Manejo do refluxo do paciente em terapia nutricional enteral

Deve-se verificar, de acordo com o quadro do paciente em terapia enteral, qual a forma mais segura de prosseguir com a dietoterapia. A avaliação do Volume de Resíduo Gástrico (VRG) é uma das formas de caracterizar a segurança de prosseguir com a infusão de dieta enteral, conforme proposto no algoritmo da **Figura 4.3**.

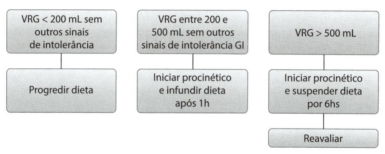

Figura 4.3 – Volume de Resíduo Gástrico (VRG) × Progressão de dietoterapia.
Fonte: Adaptado de Furuya, 2014.

Necessidades Nutricionais de acordo com o IMC

Os consensos indicam que, na ausência da calorimetria indireta e do balanço nitrogenado para mensurar individualmente as necessidades calóricas e proteicas dos pacientes, as fórmulas de bolso podem ser utilizadas de acordo com o Índice de Massa Corpórea (IMC), calculado pela fórmula peso (kg)/estatura^2 (m) de cada paciente. A **Tabela 4.7** descreve as recomendações de necessidades calóricas e proteicas conforme o IMC do paciente.

Tabela 4.7. Necessidades calóricas e proteicas × IMC

IMC	Necessidades calóricas	Necessidades proteicas
< 30 kg/m²	• 20 a 25 kcal/kg em pacientes críticos • 25 a 30 kcal/kg em pacientes crônicos	• 1,2 a 2,0 g/kg de peso ideal em pacientes críticos • 0,8 g a 1,0 g/kg em pacientes crônicos
Classes I e II (30 a 40)	11 a 14 kcal/kg de peso atual ou 22 a 25 kcal/kg de peso ideal	> 2,0 g/kg de peso ideal
Classe III > 40	11 a 14 kcal/kg peso atual	> 2,5 g/kg de peso ideal

Fonte: Aspen, 2009.

Dietoterapia nas Principais Patologias

A finalidade básica da dietoterapia é oferecer ao organismo debilitado os nutrientes adequados da forma que melhor se adapte ao tipo de condição patológica e às características físicas, nutricionais, psicológicas e sociais do indivíduo, recuperando-o. Assim, as estratégias em cada situação devem contemplar avaliações antropométricas constantes (a cada 7 a 10 dias) e parâmetros bioquímicos diários, quando necessários. A **Tabela 4.8** resume as principais orientações nas patologias mais frequentes no contexto do paciente hospitalizado.

Tabela 4.8. Características da dietoterapia recomendada de acordo com as principais patologias

Patologia	Necessidades calóricas	Necessidades proteicas	Nutrientes restritos	Nutrientes inseridos
Desnutrição	30-35 kcal/kg	1,2 a 1,5 g/kg	-	Aumento da densidade calórica nas refeições Fracionamento de dieta
Diabetes	De acordo com IMC	0,8 a 1,0 g/kg	Sacarose, frutose, xarope de glicose	Fibras

Continua

Continuação

Tabela 4.8. Características da dietoterapia recomendada de acordo com as principais patologias

Patologia	Necessidades calóricas	Necessidades proteicas	Nutrientes restritos	Nutrientes inseridos
Hipertensão	De acordo com IMC	0,8 a 1,0 g/kg	Sódio	-
Síndrome nefrótica	De acordo com IMC	0,8 g + proteinúria	Sódio	-
Doença renal crônica (DRC) não dialítica	De acordo com IMC	0,6 g/kg	Sódio, Potássio, Fósforo	Verificar suplementação de ferro e complexo B
DRC dialítica	Não obesos 30 a 35 kcal/kg Obesos até 25 kcal/kg	1,0 a 1,3 g/kg	Sódio Fósforo, Potássio Hidratação Ácidos Graxos saturados e trans	Verificar suplementação de ferro e complexo B
Lesão renal aguda (LRA)	25 a 30 kcal/kg	1,5 a 2,0 g/kg	Sódio	Avaliar perda de cromo, cobre, selênio, zinco, complexo B, vitamina C e vitamina E
Insuficiência cardíaca (IC)	De acordo com IMC	0,8 a 1,0 g/kg	Sódio Água	-
Oncologia (pacientes em quimio e/ou radioterapia)	• Desnutridos: 35 a 40 kcal/kg • Eutrofia: 25 a 30 kcal/kg • Obeso: 20 a 25 kcal/kg	• Sem complicações: 1,0 a 1,2 g/kg • Estresse moderado: 1,2 a 1,5 g/kg • Estresse grave: 1,5 a 2,0 g/kg	-	-
Transplantes	30 a 35 kcal/kg	1,5 g/kg	Alimentos crus que oferecem risco de contaminação Frutas e legumes de casca fina	-
Pancreatite	De acordo com IMC	0,8 a 1,0 g/kg	Gordura de adição Alimentos gordurosos Frituras	Na fase aguda, iniciar a dieta após amilase começar a diminuir e na ausência de dor. Inserir somente carboidratos e observar tolerância. Adicionar no segundo dia alimentos proteicos e observar. Manter dieta sem gordura.

Continua

Continuação

Tabela 4.8. Características da dietoterapia recomendada de acordo com as principais patologias

Patologia	Necessidades calóricas	Necessidades proteicas	Nutrientes restritos	Nutrientes inseridos
Encefalopatia Hepática	30 a 35 kcal/kg	• Graus I e II: 1,0 a 1,2 g/kg • Graus III e IV: 0,5 a 1,2 g/kg	Água Sódio Restringir proteínas de alto valor biológico (origem animal) nos graus III e IV	-
Cirrose Hepática	30 a 40 kcal/kg	1,0 a 1,5 g/kg	Sódio	Aumento dos AACR de origem vegetal e diminuição da proteína animal
Pacientes críticos	Fase ebb – jejum Fase *flow* – 25 a 30 kcal/kg	1,2 a 2,0 g/kg ou > 2,0 g/kg para obesos	-	-

Sugestão de Leitura

1. Clinical Nutrition: Official Journal of The European Society of Parenteral and Enteral Nutrition (Espen). Edinburgh: Churchill Livingstone, Bimestral. ISSN 0261-5614.
2. Mahan L, Strump K, Escott S. Krause: Alimentos, Nutrição e Dietoterapia. 12. ed. São Paulo: Elsevier, 2010.
3. McClave SA, Taylor BE, Martindale RG, Warren MM, Johnson DR, Braunschweig C, McCarthy MS, Davanos E, Rice TW, Cresci GA, Gervasio JM, Sacks GS, Roberts PR, Compher C. Society of Critical Care Medicine, American Society for Parenteral and Enteral Nutrition. Guidelines for the Provision and Assessment of Nutrition Support Therapy in the Adult Critically Ill Patient: Society of Critical Care Medicine (SCCM) and American Society for Parenteral and Enteral Nutrition (ASPEN). J Parenter Enteral Nutr. 2016 Feb;40(2):159-211.
4. Toledo D, Castro M. Terapia nutricional em UTI. São Paulo: Rubio, 2015. ISBN: 9788584110278.

Capítulo 5

Hidratação e Balanço Hídrico

Laíssa Alves Alvino
João Roquette Fleury da Rocha
Paulo Ricardo Gessolo Lins

Introdução

A água corporal total corresponde a 60% do peso de um adulto. Os dois principais compartimentos são o espaço intracelular, que corresponde a aproximadamente 2/3 do volume, e o espaço extracelular, que corresponde a aproximadamente 1/3 do volume.

O espaço extracelular é dividido, ainda, em três componentes: o espaço intersticial, o espaço intravascular e o terceiro espaço. Cerca de 80% do volume extracelular corresponde ao espaço intersticial e ao terceiro espaço, enquanto somente 20% compõem o espaço intravascular.

O manejo de fluidos intravenosos é uma tarefa comum e diária nos pacientes internados. Entretanto, erros são frequentes e passíveis de graves efeitos adversos, tais como edema pulmonar e hiponatremia grave, quando administrados em excesso, e lesão renal aguda quando realizados em escassez.

Fluidos intravenosos podem ser administrados em infusão em *bolus* para ressuscitação nas situações de choque circulatório e sob a forma de infusão contínua como manutenção quando a via enteral não for possível. A meta terapêutica consiste em preservar o volume extracelular e manter o equilíbrio eletrolítico.

Avaliação da Volemia

Não há ensaios clínicos randomizados e, consequentemente, evidências de alta qualidade que direcionem o tratamento com fluidos nas diversas situações clínicas. Por esse motivo, o conhecimento aprofundado da fisiopatologia dos fluidos corporais e dos diferentes tipos de soluções disponíveis e o adequado controle do balanço hídrico hospitalar são indispensáveis para a realização de um tratamento seguro e eficaz. Entretanto, não há dados totalmente fidedignos do *status* volêmico de um paciente, devendo-se utilizar de parâmetros clínicos e laboratoriais em conjunto para a decisão clínica, conforme descritos na **Tabela 5.1**.

Em situações de pacientes não críticos, uma maneira de avaliar a presença de hipovolemia é por meio da realização de prova volêmica com 500 mL de cristaloide, na qual se observam melhora da pressão arterial e queda da frequência cardíaca.

Tabela 5.1. Avaliação clínica do status volêmico

Hipervolemia		Hipovolemia	
Dispneia	Ortopneia	Sede	Perda de peso
DPN	Edema de MMII	Vômitos	Diarreia
Ganho de peso	Edema sacral	Turgor subcutâneo reduzido	Confusão mental/Sonolência
Ascite	Hepatomegalia	Mucosas secas	Tonteira
Hipertensão Arterial	Turgência jugular à 45°	Tempo de enchimento capilar (TEC) lentificado	Taquicardia
Estertor pulmonar	Terceira bulha	Hipotensão postural	Oligúria

Hipovolemia *versus* Desidratação

O grau de hidratação é uma avaliação do líquido intersticial, determinado, clinicamente, pelo turgor da pele e a umidade das mucosas. O estado volêmico, por sua vez, é a medida da perfusão tecidual, inicialmente avaliada pela frequência cardíaca, tempo de enchimento capilar, coloração das mucosas e pressão arterial.

É possível que ambas situações – hipovolemia e desidratação – coexistam. No entanto, há diferença na urgência de correção de cada caso. Considerando que o estado volêmico se relaciona com a perfusão tecidual e, portanto, também está diretamente relacionado ao metabolismo celular e ao grau de choque do paciente, ele deve ser prontamente corrigido com infusão de volume em *bolus* e avaliação da necessidade de suporte intensivo. Já a desidratação pode ser corrigida mais lentamente, conforme as necessidades diárias especificadas na **Tabela 5.2**. Os fluidos disponíveis para esse processo e suas composições estão descritos nas **Tabelas 5.3** e **5.4**, respectivamente.

Tabela 5.2. Necessidades diárias em condições normais

Água	25-30 mL/kg/dia (20-25 mL/kg/dia em idosos; insuficiência cardíaca ou renal)
Na^+/ K^+/ Cl^-	1 mmol/kg/dia
Glicose	100 g/dia

Tabela 5.3. Fluidos

Cristaloides	Coloides		
SF 0,9%	**Semissintéticos**		**Derivados plasmáticos**
Ringer Lactato Plasmalyte	Hidroxietilstarch	Dextranos	Gelatinas	Albumina

Coloides

São suspensões de moléculas em uma solução carreadora, relativamente incapazes de ultrapassar a membrana capilar semipermeável devido ao peso molecular de seus componentes. São considerados mais efetivos na expansão do volume intravascular por ficarem retidos neste espaço, exercendo pressão oncótica. Apresentam relação teórica de 1:3 com os cristaloides (ou seja, seria necessário 1 L de coloide para cada 3 L de cristaloide). No entanto, tal proporção, na prática clínica, é de 1:1,5 (conforme resultado de meta-análise).

Tabela 5.4. Tipos e composição dos fluidos

Plasma Humano		Coloides		Cristaloides		
		Albumina	HES 6%	SF 0,9%	Ringer Lactato	Plasma-lyte
Osmolaridade (mOsmol/L)	291	250	308	308	280	294
Na (mEq/L)	135-145	148	154	154	131	140
K (mEq/L)	4,5-5,0	-	-	-	5,4	5,0
Ca (mEq/L)	2,2-2,6	-	-	-	2,0	-
Mg (mEq/L)	0.8-1,0	-	-	-	-	3,0
Cl (mEq/L)	94-111	128	154	154	111	98
Acetato (mEq/L)	-	-	-	-	-	27
Lactato	1-2*	-	-	-	29**	-
Bicarbonato (mEq/L)	23-27	-	-	-	-	-

* mmol/L   **mEq/L

Cristaloides

Consistem em soluções iônicas livremente permeáveis cujas concentrações de sódio e cloreto determinam a tonicidade do fluido. Têm a vantagem de ser facilmente acessíveis e de baixo custo. Como desvantagem, relacionam-se mais frequentemente ao surgimento de edema intersticial. A **Tabela 5.5** traz os resultados dos principais estudos comparativos quanto à utilização de coloides e cristaloides.

Soro fisiológico 0,9%

O SF 0,9% é o principal cristaloide utilizado na hidratação venosa. Apresenta concentração similar de sódio e é isosmótico com o plasma, permanecendo no espaço extracelular, distribuído proporcionalmente entre o plasma e o fluido intersticial. No entanto, possui alta concentração de cloreto, produzindo hipercloremia e consequente aumento do aporte de cloreto na mácula densa. Isso provoca a redução da ativação do sistema renina angiotensina aldosterona (SRAA) e a menor excreção renal de H^+, justificando a ocorrência de acidose metabólica hiperclorêmica.

O maior fluxo de cloreto na mácula densa também promove o *feedback* tubuloglomerular que cursa com vasoconstrição da arteríola aferente, levando à redução da taxa de filtração glomerular (TFG). Além disso, o edema intersticial provoca hipertensão intracapsular renal, reduzindo sua perfusão. Esses mecanismos podem explicar a lesão renal decorrente do uso de SF 0,9%.

Ringer lactato

O Ringer Lactato (RL) é um tipo de solução salina balanceada e com composição eletrolítica similar ao fluido extracelular. Em comparação ao SF 0,9%, o RL é mais hipotônico, com menor concentração de cloro e excreção mais rápida. A ocorrência de edema intersticial é menor e não há associação com acidose metabólica e deterioração da função renal.

No entanto, seu uso pode cursar com alcalose metabólica e hipotonicidade sérica. Desse modo, evita-se o uso em pacientes com risco de edema cerebral (TCE, neurocirurgia, neuroinfecção), em portadores de hipercalemia (pela presença de potássio na solução) e em alcalose metabólica graves. Também não é recomendada a administração de RL com produtos sanguíneos que contêm citrato, pelo risco de coagulação, e com soluções de bicarbonato de sódio, pelo risco de formação de carbonato de cálcio (sal insolúvel).

O cristaloide de escolha para reposição volêmica, no entanto, permanece incerto na literatura. O único grande estudo comparando desfechos de morte e deterioração da função renal nos grupos SF0,9% *versus* solução salina balanceada não apresentou diferenças significativas.

Solução glicosada 5%

O SG é isosmótico em relação ao plasma (osmolaridade 277 mosm/kg) e possui 50 g/L de glicose. A glicose administrada é rapidamente metabolizada no fígado e a água livre remanescente é distribuída pelos compartimentos, sendo que apenas 100 mL de solução permanecem no espaço intravascular quando administrado 1 L de solução. Desse modo, essa solução pode ser utilizada como manutenção, porém não para o tratamento de hipovolemia.

A solução glicosada tem como efeitos adversos: (1) hipocalemia, pela estimulação de secreção de insulina, e (2) hiponatremia, por ser uma solução hipotônica, podendo causar diversos efeitos deletérios no SNC. É recomendada, portanto, a utilização de solução glicosada isotônica (SG 5% + SF 0,9%) para evitar tais efeitos.

Prescrição e Reavaliação de *Status* Volêmico (5 R's)

Ressuscitação

Em pacientes com choque não cardiogênico, a conduta é iniciar 500 mL de cristaloide (sódio 130-154) em 15 min e seguir avaliação com o ABCDE até um volume total de 2000 mL, caso necessário. No caso de sepse/choque séptico, a recomendação é repor 30 mL/kg de solução cristaloide nas primeiras 3 horas.

Rotina/manutenção

Em pacientes com via oral/enteral indisponível, deve-se utilizar a via endovenosa para administrar solução de manutenção. O uso da solução hipotônica (SG 5% associado à reposição de NaCl) é o mais prevalente. No entanto, de acordo com trabalhos recentes, há aumento do risco de hiponatremia quando comparado ao uso da solução isotônica (SG 5% + SF 0,9%), principalmente em pacientes com aumento nos níveis de ADH. A despeito de a maioria dos trabalhos ter sido realizada com poucos pacientes, a recomendação mais correta é administrar o aporte calórico necessário de glicose em solução isotônica, com SG 5% ou 10% associado a SF 0,9%, em uma taxa de 100 mL/h.

Redistribuição

A redistribuição do volume de manutenção ocorre para o terceiro espaço, o que gera edema importante, principalmente nos pacientes com comorbidades como ICC, insuficiência renal e insuficiência hepática. Para evitar tal complicação, o volume de manutenção deve ser reduzido.

Reposição

Pode ser necessário um aumento no volume de infusão da reposição volêmica, em casos de perda externas de líquidos, tais como diarreia, vômitos, fase poliúrica. Deve-se estimar a perda de volume e de eletrólitos para reposição volêmica adequada.

Reavaliação

Visando manter a normovolemia, a reavaliação deve ser feita, pelo menos, a cada 6 horas e pode ser realizada tanto pela avaliação clínica do *status* volêmico quanto pela avaliação de parâmetros indiretos com o auxílio da ultrassonografia à beira leito. Um exemplo, é a avaliação do índice de colapsabilidade da veia cava. Também é relevante o acompanhamento laboratorial da função renal e dos eletrólitos. A dosagem diária de cloreto é especialmente recomendada em fluidoterapia, com > 120 mmol/L de cloreto.

Tabela 5.5. Resultados comparativos de ensaios clínicos quanto ao uso de cristaloides *versus* coloides		
Nome	Comparação	Resultado
SAFE	Albumina 4% x SF 0,9% (proporção 1:1,4)	Sem diferença de mortalidade, parâmetros hemodinâmicos e impacto na função orgânica. OBS: análise do subgrupo de sepse teve como sugestão uma tendência a menor mortalidade nos pacientes que receberam albumina, porém esse resultado cruza o intervalo de confiança (0,74-1,02) No grupo com TCE, há aumento da mortalidade com o uso de albumina.
CHEST	HES 6% (130kD/0,4) x SF 0,9% no CTI (proporção 1:1,3)	Sem diferença de mortalidade, aumento de 21% de TRS no grupo HES 6%
CRISTAL	Coloide × Cristaloide no choque hipovolêmico na UTI	Sem diferença de mortalidade ou de necessidade TRS.
ALBIOS	Albumina 20% + Cristaloide × Cristaloide na sepse	Sem diferença de mortalidade. Análise do subgrupo de TCE, aumento da mortalidade com uso de albumina.
CRYSTMAS	HES x SF 0,9% na sepse	Sem diferença de mortalidade.
VISEP	HES 10% × RL na sepse	Sem diferença de mortalidade com 28 dias; tendência de maior mortalidade no grupo do HES com 90 dias (porém p:0,09). Maior taxa de lesão renal e mais dias em TRS no grupo HES 10%.
6S	HES × Ringer acetato na sepse	Maior mortalidade em 90 dias no grupo HES.
SPLIT Trial	SF 0,9% × Plasmalyte	Sem diferença de LRA (desfecho primário) nem de mortalidade (desfecho secundário).

Balanço Hídrico

É o resultado do balanço dinâmico entre o volume de água perdido pelo corpo e o volume ganho. O estado de euvolemia é uma constante do volume circulatório e se mantém por meio de mecanismos hormonais envolvendo o SNC, o sistema renal e o córtex adrenal.

O volume de água ganho, em geral, dá-se pela ingestão de líquidos (em torno de 1000-1600 mL/dia), de alimentos (700 mL/dia) e decorrente da síntese metabólica (em torno de 200 mL), que varia dependendo da atividade da respiração aeróbica. Já a perda de água ocorre por meio de perdas insensíveis, através da pele, do suor e pelos tratos respiratório e urinário (que representam o maior volume de perdas). A **Tabela 5.6** demonstra o volume estimado de ganhos e perdas de água através de cada sítio corporal.

Tabela 5.6. Balanço hídrico em condições normais			
Entrada		Saída	
Fonte	Volume (mL)	Sítio	Volume (mL)
Água	1000	Urina	1000
Alimento	650	Pele	500
Oxidação	350	Pulmões	400
Total	2000	Fezes	100
		Total	2000

Em quadros agudos, ocorre alteração no balanço de ganhos, por redução da ingesta, e de perdas, devido a vômitos, diarreia, poliúria, aumento das perdas insensíveis secundário a febre, taquipneia, ventilação mecânica, entre outros. Por outro lado, em situações como a sepse, há aumento importante da permeabilidade capilar, com maior perda para o terceiro espaço, gerando edema e redução do volume circulatório.

Desse modo, em 1965, a medida do balanço hídrico passou a ser recomendada como importante ferramenta para documentar a entrada e saída de fluidos. Essa variável é utilizada para o cálculo das necessidades de reposição ou restrição e, assim, garantir um balanço equilibrado.

Até a última década, a hidratação venosa vigorosa era amplamente recomendada sem dose determinada. Ao longo dos últimos anos, no entanto, foram observados piores desfechos nos pacientes que apresentavam balanço hídrico muito positivo. Existem diversos estudos sobre o assunto, e os mais importantes são estudos observacionais. Um estudo prospectivo com pacientes graves em UTI relacionou a sobrevida de quatro grupos estratificados a partir do valor de balanço hídrico. A conclusão foi que há um risco 35% maior de mortalidade no grupo com BH > 6 L, comparado ao grupo de balanço nulo.

Outro estudo de coorte prospectivo analisou o desfecho morte em pacientes no pós-operatório que necessitaram de cuidados em UTI. A conclusão desse estudo foi que, comparando os grupos sobrevivente x não sobrevivente, este último apresentava em média 2 L a mais de BH. Como outros desfechos, o grupo com maior BH também apresentou maior taxa de permanência na UTI e maiores taxas de complicações infecciosas, respiratórias e cardiovasculares.

Uma revisão retrospectiva que incluiu pacientes com sepse evidenciou que o grupo que apresentava um balanço hídrico mais positivo nas 24 h iniciais apresentou um risco maior de mortalidade intra-hospitalar, sendo o Odds Ratio progressivo a cada 6 L a mais no BH. A **Figura 5.1** resume as principais complicações orgânicas da sobrecarga volêmica.

Observa-se, portanto, que o controle do balanço hídrico, frequentemente negligenciado na prescrição de fluidos, fornece parâmetros para auxiliar na avaliação do estado volêmico do paciente, que, por sua vez, influencia diretamente no prognóstico desse paciente.

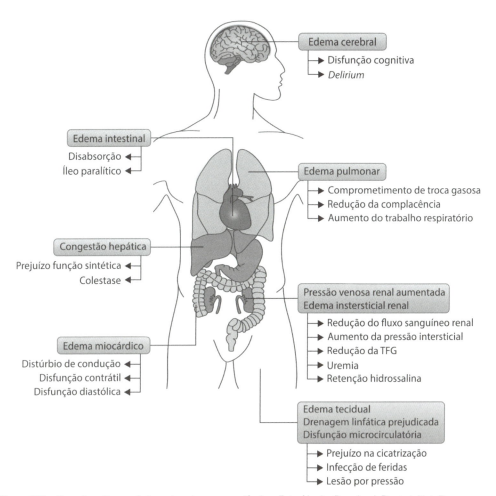

Figura 5.1 – Complicações orgânicas da sobrecarga volêmica. Extraída de: Prowle, J. R. et al. Nat. Rev. Nephrol. 6, 107–115 (2010); published online 22 December 2009; doi:10.1038/nrneph.2009.213.

Sugestão de Leitura

1. El Gkotmi N, Kosmeri C, Filippatos TD, Elisaf MS. Use of intravenous fluids/solutions: A narrative review. Current Medical Research and Opinion, 2016. doi: 10.1080/03007995.2016.1261819.
2. Rhodes A, Evans LE, Alhazzani W, Levy MM, Antonelli M, Ferrer R, et al. Surviving Sepsis Campaign: International Guidelines for Management of Sepsis and Septic Shock: 2016. Intensive Care Med. 2017 Mar;43(3):304-377. doi: 10.1007/s00134-017-4683-6. Epub 2017 Jan 18.
3. Intravenous fluid therapy for adults in hospital: summary of NICE guidance. Padhi S, Bullock I, Li L, Stroud M, Guideline Development Group. National Clinical Guideline Centre, Royal College of Physicians, London, UK: BMJ, 2013.
4. Gao X, Huang KP, Wu HY, Sun PP, Yan JJ, Chen J, Chen X. Inappropriate prescribing of intravenous fluid in adult inpatients-a literature review of current practice and research. J Clin Pharm Ther. 2015 Oct;40(5):489-495. doi: 0.1111/jcpt.12295. Epub 2015 Jun 11.
5. Frost P. Intravenous fluid therapy in adult inpatients. BMJ. 2015 Jan 6;350:g7620. doi: 10.1136/bmj.g7620.

6. Myburgh JA, Mythen MG. Resuscitation fluids. N Engl J Med. 2013 Sep 26;369(13):1243-51. doi: 10.1056/NEJMra1208627.

7. Moritz ML, Ayus JC. Maintenance Intravenous Fluids in Acutely Ill Patients. N Engl J Med. 2015 Oct;373(14):1350-60. doi: 10.1056/NEJMra1412877.

8. Sadaka F, Juarez M, Naydenov S, O'Brien J. Fluid resuscitation in septic shock: the effect of increasing fluid balance on mortality. J Intensive Care Med. 2014 Jul-Aug;29(4):213-7. doi: 10.1177/0885066613478899. Epub 2013 Feb 27.

9. Silva Jr JM, Oliveira AMRR, Nogueira FAM, Vianna PMM, Pereira Filho MC, Dias LF, et al. The effect of excess fluid balance on the mortality rate of surgical patients: a multicenter prospective study. Crit Care. 2013; 17(6): R288. Published online 2013 Dec 10. doi: 10.1186/cc13151 PMCID: PMC4057181 PMID: 24326085.

10. Lee J, de Louw E, Niemi M, Nelson R, Mark RG, Celi LA, Mukamal KJ, Danziger J. Association between fluid balance and survival in critically ill patients. J Intern Med. 2015 Apr;277(4):468-77. doi: 10.1111/joim.12274. Epub 2014 Jun 27.

11. McGloin S. The ins and outs of fluid balance in the acutely ill patient. Br J Nurs. 2015 Jan 8-21;24(1):14-8. doi: 10.12968/bjon.2015.24.1.14.

Capítulo

Controle Glicêmico

6

João Roquette Fleury da Rocha
Laissa Cristina Alves Alvino
Rachel Teixeira Leal Nunes

Introdução

O controle glicêmico de pacientes internados é de vital importância, visto que 25% de todos os internados possuem o diagnóstico de diabetes mellitus (DM), e cerca de 35% dos pacientes desenvolvem hiperglicemia durante a internação. Além disso, a relação entre hiperglicemia, em diabéticos ou não, e complicações intra-hospitalares já está bem estabelecida, principalmente no que diz respeito a maior tempo de internação e maior incidência de infecções.

À admissão de todo paciente internado deve-se questionar sobre o diagnóstico prévio de DM 1, DM 2 e DM gestacional, assim como aferir a glicemia capilar. Caso o paciente apresente antecedente de DM, ou glicemia superior a 140 à admissão, deve-se solicitar a dosagem de Hemoglobina Glicada (HbA1C), caso não o tenha sido feito nos 3 meses anteriores.

Situações em que se deve dosar glicemia por 24-48 horas:
- Glicemia > 140 à admissão ou DM prévio;
- Uso de glicocorticoides;
- Uso de dieta enteral ou parenteral;
- Uso de octreotide.

Os valores de glicemia capilar considerados alterados em um paciente internado são:
- Hiperglicemia: > 140 mg/dL;
- Hipoglicemia: < 70 mg/dL;
- Hipoglicemia grave: não há limite estabelecido; qualquer hipoglicemia associada a alteração cognitiva grave, que requer assistência externa para recuperação;
- Hipoglicemia clinicamente significativa: < 54 mg/dL (ADA 2017 – novo conceito).

Os alvos terapêuticos de glicemia descritos pelas principais sociedades neste tema estão descritas na **Tabela 6.1**.

A terapia de escolha para o controle glicêmico intra-hospitalar é, sem dúvida, a insulina. No dia anterior a alta, sugere-se retornar as medicações de uso domiciliar e avaliar o uso adequado pelo paciente.

Tabela 6.1. Alvos terapêuticos de glicemia (mg/dL)	
ADA 2017	140-180 (em qualquer medida) 80-180 (perioperatório)
Endocrine Society 2012	< 140 – pré-prandial (até 1 hora antes) < 180 – em qualquer momento do dia (< 200 em pacientes com alto risco de hipoglicemia, cuidados paliativos e graves comorbidades) 150 – perioperatório
Society of Hospital Medicine (SHM) 2015	100-180 (em qualquer medida) 100-150 (PO cirurgia cardíaca)
SBD 2016	140-180 (em qualquer medida) 110-140 (perioperatório)

Insulinoterapia

Estudos comprovam que a realização da insulinização plena do paciente internado em detrimento do uso da "escala de correção" ou esquema móvel (do inglês, *sliding scale*), que deve ser desencorajado por ser uma forma reativa e não-fisiológica de abordagem a hiperglicemia.

A seguir, um modelo de prescrição de insulinoterapia para o paciente internado:

1) Calcular a dose total diária de insulina (DTI):

* 0,3 UI/kg/dia: ≥ 70 anos; magros; TFG < 60 mL/min; dieta zero (insulinossensíveis);
* 0,4 UI/kg/dia: glicemia da admissão entre 140-200 (normossensíveis);
* 0,5 UI/kg/dia: obesos; em uso de corticosteroide; glicemia da admissão entre 201-400 (insulinorresistentes).

2) Prescrever 50% como Insulina Basal (Glargina 1 ×/dia ou NPH 2 diárias, antes do café e às 22 horas) e 50% como Insulina Prandial (*bolus*) dividida em 3 doses antes das refeições (Regular ou ultrarrápida).

3) Acrescentar Insulina de correção (Regular ou ultrarrápida) conforme resultado da glicemia capilar, de acordo com a sensibilidade à insulina (**Tabela 6.2**).

No caso de correção de hiperglicemia antes de deitar, sugere-se administrar metade da dose recomendada na tabela, uma vez que neste horário há maior sensibilidade à ação da insulina.

Tabela 6.2. Esquema de insulina de correção			
Glicemia capilar (mg/dL)	Insulinossensível	Normossensível	Insulinorresistente
141-180	2 UI	4 UI	6 UI
181-220	4 UI	6 UI	8 UI
221-260	6 UI	8 UI	10 UI
261-300	8 UI	10 UI	12 UI
301-350	10 UI	12 UI	14 UI
351-400	12 UI	14 UI	16 UI
> 400	14 UI	16 UI	18 UI

No caso do paciente manter glicemias acima de 140 mg/dL, mesmo com a correção utilizada, optar pela coluna à direita da prescrita (p. ex.: paciente considerado insulino-sensível mantendo glicemias superiores a 140 mg/dL, utilizar escala normo-sensível na correção).

Se o paciente apresentar hipoglicemia, utilizar coluna à esquerda da prescrita (exemplo: paciente considerado insulinorresistente apresentando episódio de hipoglicemia, utilizar escala normossensível de correção).

4) Ajustar DTI a cada 24 horas. Avaliar redução da dose diária se glicemia < 100 mg/dL.

Situações específicas

• Jejum: basal + correção

Basal:
- No dia que antecede o jejum (caso seja programado), administrar a DTI normalmente
- No dia do jejum: administrar 50% da DTI

Correção:
- Insulina regular SC 6/6 h (preferível) ou Insulina Ultrarrápida SC 4/4 h conforme a **Tabela 6.2**.

• Nutrição enteral contínua: basal +prandial + correção

Basal:
- 50% da DTI: NPH dividida em 2 doses diárias (antes do café e as 22 horas) ou insulina lenta em 1 dose diária pela manhã

Prandial:
- 1 UI de insulina para cada 10-15 g de carboidrato da dieta ou 50% da DTI, podendo ser insulina regular SC 6/6 h (preferível) ou Insulina Ultrarrápida SC 4/4 h

Correção:
- Realizar a correção das hiperglicemias conforme **Tabela 6.2** a cada 6 horas, no horário da aplicação das insulinas

• Nutrição enteral intermitente: basal + prandial + correção

Basal:
- 50% da DTI: NPH dividida em 2 doses diárias (antes do café e as 22 horas) ou insulina lenta em 1 dose diária pela manhã

Prandial:
- 50% da DTI (ou 1UI de insulina para cada 10-15g de carboidrato da dieta), podendo ser insulina regular SC ou insulina ultrarrápida SC (preferível) dividida em doses administradas antes de cada dieta

Correção:
- Realizar a correção das hiperglicemias conforme **Tabela 6.2** a cada 6 horas, no horário da aplicação das insulinas

• Nutrição parenteral: prandial + correção

Prandial:
- Adicionar 1 UI Insulina Regular IV para cada 10 g de carboidrato da dieta

Correção:
- Insulina regular SC 6/6 h (preferível) ou Insulina Ultrarrápida SC 4/4 h conforme a **Tabela 6.2**.

- Observações
  - Nos pacientes que não toleram dieta, tanto oral quanto enteral, deve-se suspender apenas a dose nutricional de insulina; caso esta já tenha sido administrada, pode-se ofertar soro glicosado 5% 75 mL/h para evitar hipoglicemia.
  - Nos pacientes em uso de insulina nutricional do tipo ultrarrápida tem-se a vantagem de avaliar a aceitação da dieta e administrar a quantidade proporcional à dieta (por exemplo: não aplicar insulina nutricional se o paciente ingerir < 50% da refeição, administrar metade da dose se ingerir 50%, aplicar dose total caso o paciente coma > 50% da refeição).
  - Nos pacientes em que se alcançou o alvo calórico, suspender aferição de glicemia após 24-48 horas sem necessidade de insulina.
  - A **Figura 6.1** traz um fluxograma proposto para manejo da hiperglicemia no paciente internado.

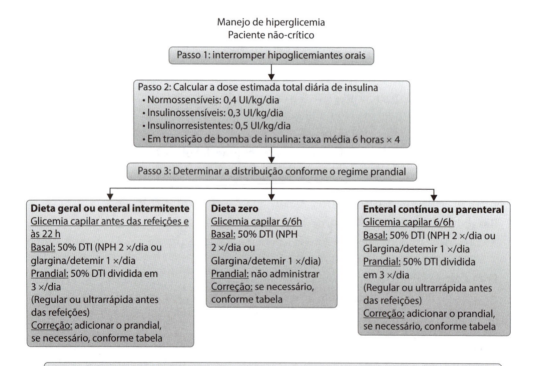

Figura 6.1 – Manejo de hiperglicemia.

Perioperatório

Hiperglicemia no perioperatório relaciona-se a maior tempo de internação hospitalar, incidência de infecção de ferida operatória e arritmias cardíacas.

Recomenda-se suspender qualquer hipoglicemiante oral e fazer controle com insulina.

• Manejo pré-operatório (Tabela 6.3)

Tabela 6.3. Insulina no manejo pré-operatório		
Insulina	Véspera da cirurgia	Dia da cirurgia
Longa ação	Sem alteração	80% da dose
NPH	75% da dose noturna	50% da dose matinal
Regular ou ultrarrápida	Sem alteração	Não administrar

• Manejo intraoperatório
  - **Administrar:**
    – Insulina Ultrarrápida apenas se glicemia > 200 (1-4 UI, visando alvo 100-180)

    ou

    Insulina Regular em bomba infusora (iniciar 1-2 UI/h) com SG5% a 75-100 mL/h visando alvo 100-180
    – Monitorizar glicemia capilar de 4-6 h/h enquanto em dieta zero.

• Manejo pós-operatório
  - Seguir conforme liberação de dieta (esquema padrão basal-prandial-correção ou esquema de jejum propostos anteriormente neste capítulo).
  - **Pacientes em uso de glicocorticoides:**
    – Observa-se hiperglicemia em 20-50% dos pacientes não diabéticos em corticoterapia. Visto que os glicocorticoides têm efeito predominantemente na glicemia pós-prandial, o ajuste da insulinoterapia deve ser feito primordialmente pela alteração da dose de insulina nutricional.

Transição de Insulina IV para Insulina SC

Nos pacientes sem história prévia de DM e em taxas de infusão ≤ 2U/h pode-se inicialmente utilizar apenas esquema de correção, e ajustar conforme a evolução, naqueles pacientes que estavam em insulinoterapia intravenosa por provável hiperglicemia do doente crítico, sem antecedente de diabetes ou crise hiperglicêmica.

Nos diabéticos e naqueles em uso de taxas de infusão superiores deve-se calcular dose total de infusão de insulina das últimas 6 horas e multiplicar por 4 (extrapolação para 24 horas), obtendo-se a DTI:

$$DTI = 80\% \text{ da dose total utilizada nas últimas 6 horas} \times 4$$

Deve-se fornecer 50% como insulina basal e 50% como insulina prandial. Recomenda-se aplicar a dose de insulina basal cerca de 1-2 horas antes de interromper a infusão, uma vez que a insulina regular administrada sob via intravenosa tem efeito por apenas 15-30 minutos após sua suspensão.

Hipoglicemia

Frequentemente, episódios de hipoglicemia são considerados de menor relevância no controle glicêmico de pacientes internados, chegando a ocorrer em até 5,1% destes.

Apesar da menor incidência em comparação aos episódios de hiperglicemia, também podem evoluir com complicações como convulsões, AVE, maior tempo de internação, maiores gastos hospitalares e morte. São consideradas complicações preveníveis na grande maioria dos casos, uma vez que 84% dos pacientes com hipoglicemia grave tiveram um episódio de hipoglicemia anterior.

O manejo frequentemente é dificultado, pois 78% dos episódios ocorrem de madrugada. Entretanto, 75% dos pacientes não têm sua dose de insulina corrigida após um episódio de hipoglicemia, fazendo com que 34% dos pacientes tenham hipoglicemia recorrente, com um tempo médio de resolução de 127 minutos. As **Tabelas 6.4** a **6.7** resumem os principais aspectos relativos à hipoglicemia no paciente internado.

Tabela 6.4. Apresentação clínica da hipoglicemia

Fome	Confusão	Tonteira
Cefaleia	Diaforese	Convulsão
Irritabilidade	Náuseas	AVE
Tremores	Agitação	Morte

Tabela 6.5. Fatores desencadeantes de hipoglicemia

Redução dose de glicocorticoide	Jejum
Alteração do estado mental	Dose de insulina em horário inapropriado
Redução da ingesta oral	Velocidade de infusão de glicose baixa
Vômitos	Interrupção inesperada da dieta

Tabela 6.6. Fatores de risco para ocorrência de hipoglicemia

Idade avançada	Desnutrição/IMC baixo/Caquexia
Cirrose	DRC estágio terminal
Sepse	Insuficiência cardíaca
Disfunção múltipla de órgãos	Neoplasia avançada

Tabela 6.7. Manejo terapêutico da hipoglicemia	
Estado Mental	Conduta
Alerta e capaz de ingerir	15-20 g de glicose VO (ex.: 150 mL de água com 1 colher de sopa de açúcar; 150 mL de suco de laranja; 150 mL de refrigerante)
Alerta incapaz de ingerir	20 mL de glicose a 50% IV + iniciar SG5% a 100 mL/h
Alteração de nível de consciência	30 mL de glicose a 50% IV + iniciar SG5% a 100 mL/h (nos pacientes sem acesso venoso, administrar 1 mg de Glucagon IM, no máximo 2 vezes)
Em todos os pacientes, repetir a glicemia capilar a cada 15 minutos até 2 aferições acima de 80 mg/dL	

Sugestão de Leitura

1. American Diabetes Association Standards of Medical Care in Diabetes – 2017. Diabetes Care January 2017; 40: 1.
2. The Glycemic Control Implementation Guide: Improving Glycemic Control, Preventing Hypoglycemia and Optimizing Care of the Inpatient with Hyperglycemia and Diabetes. Society of Hospital Medicine 2015.
3. Management of Hyperglycemia in Hospitalized Patients in Non-Critical Care Setting: An Endocrine Society Clinical Practice Guideline. J Clin Endocrinol Metab January 2012, 97(1):16–38.
4. Diretrizes da Sociedade Brasileira de Diabetes (2015-2016)/Adolfo Milech...[et. al.]. OliveiraJEP (Org.), Vencio S. São Paulo: A.C. Farmacêutica, 2016.
5. Management of Diabetes and Hyperglycemia in Hospitalized Patients. Disponível em https://www.ncbi.nlm.nih.gov/books/NBK279093/.
6. Basal PlusTrial. Diabetes Care 2013;36:2169-74.
7. Diabetes ebook 2.0. Sociedade Brasileira de Diabetes - Módulo 4, Capítulo 10. Disponível em www.diabetes.org.br/ebook/component/k2/item/61-controle-da-hiperglicemia-intra-hospitalar-em-pacientes-criticos-e-nao-criticos.

Controle Anti-Hipertensivo

Capítulo 7

Joaquim Luiz de Figueiredo Neto
Aécio Flávio Teixeira de Góis

Introdução

A hipertensão arterial sistêmica (HAS), apesar de ser um diagnóstico com manejo predominantemente ambulatorial, também é uma patologia muito frequente em pacientes hospitalizados. A despeito da ausência de dados epidemiológicos brasileiros e de ser um tema pouco estudado e abordado até mesmo por consensos e estudos internacionais, estatísticas americanas evidenciam que 35% dos pacientes do sexo masculino e 39% do sexo feminino têm alta com um diagnóstico secundário de hipertensão e que 50-72% dos pacientes internados apresentam picos hipertensivos ao longo de suas evoluções hospitalares. Nesse contexto, tais elevações da pressão arterial (PA) podem variar desde situações de urgência/emergências hipertensivas com potencial risco de morte a elevações transitórias leves a moderadas da PA de significado incerto, sendo que estas representam a maioria dos casos. Será abordado neste capítulo o manejo de situações não configuradas como urgência ou emergência hipertensiva.

Definição

Não há diretriz específica de definição/manejo de hipertensão nosocomial. O manejo anti-hipertensivo ao qual se propõe este capítulo aplica-se aos pacientes que não atingem as metas pressóricas preconizadas pelos consensos internacionais/nacionais e que não se enquadram em situações de emergência/urgência hipertensivas, as quais são definidas nas **Tabelas 7.1** e **7.2**.

Tabela 7.1. Metas pressóricas		
Meta Pressórica (mmHg)	**Guideline ESC/ESH 2018 para o manejo da hipertensão arterial**	
	Idade menor que 65 anos	Idade maior ou igual a 65 anos
	PAS 120-130 e PAD < 80	PAS 130-140 e PAD < 80
	7ª Diretriz Brasileira de Hipertensão Arterial	
	Hipertensos estágios I e II com risco CV baixo-moderado e hipertensos estágio III	
	140 × 90	

Tabela 7.2. Emergência hipertensivas

Definição	**Guideline ESC/ESH 2018 para o manejo da hipertensão arterial**
	PAS > 180 e/ou PAD > 110 + sinais e/ou sintomas de lesão aguda de órgão-alvo
	7ª Diretriz Brasileira de Hipertensão Arterial
	PAD > 120 com lesão aguda ou progressiva de órgão- alvo

Para mais detalhes, consultar capítulo de urgências/emergências hipertensivas.

Diagnóstico

Em geral, usam-se os controles de sinais vitais do paciente, nos quais se observam elevações de magnitudes e frequências variadas na pressão arterial. Deve-se atentar para o modo de aferição da PA (tipo de esfigmomanômetro usado, calibragem do mesmo, técnica de aferição) e a influência variável dos fatores mencionados anteriormente. Como parâmetro de referência, nos grandes consensos de HAS, extrapolam-se os níveis pressóricos considerados metas para populações específicas, tanto para pacientes previamente hipertensos quanto para os não hipertensos. Ademais, várias condições estão associadas a hipertensão intra--hospitalar, conforme descritas na **Tabela 7.3**.

Tabela 7.3. Condições associadas a níveis pressóricos elevados no ambiente hospitalar

Comorbidades	Outras variáveis
Hipertensão Arterial prévia	Dor/Febre/Hipertermia
Tabagismo/Etilismo	Condições do hospital (excesso de barulho, temperatura)
Diabetes Mellitus	Ansiedade
Doença Renal Crônica	Distensão Vesical
Doença Arterial Coronariana	Retirada abrupta de medicações anti-hipertensivas
Doenças do sistema nervoso central (TCE, AVE, neoplasias)	Hipervolemia
	Pós-operatório
	Medicações (corticosteroides, simpaticomiméticos – descongestionantes nasais, eritropoetina, ciclosporina, AINEs, contraceptivos orais, antagonistas do VEGF – bevacizumabe, inibidores da tirosina quinase – sunitinibe, sorafenibe)

Tratamento

Evidências disponíveis mostram que há uma tendência de os profissionais da saúde supervalorizarem elevações assintomáticas de pressão arterial e, consequentemente, tratarem excessivamente os pacientes, aumentando o risco de efeitos adversos do tratamento. Substituir por: As abordagens sugeridas diante da elevação de PA no paciente internado e conforme o nível pressórico estão descritas nos **Fluxogramas 7.1** e **7.2**, respectivamente.

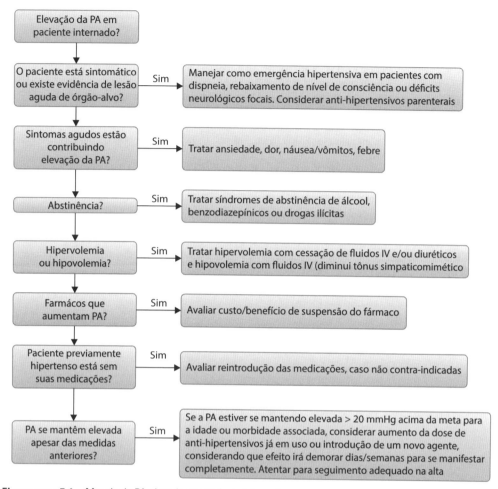

Fluxograma 7.1 – Manejo da PA elevada em paciente internado.
Adaptada de Herzog E; Frankenberger O; Aziz E; BangaloreS; Messerli FH; Balaram S et al., 2007.

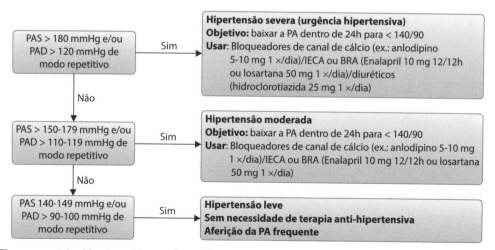

Fluxograma 7.2 – Manejo antihipertensivo conforme valor da pressão arterial.

Sugestão de Leitura

1. Axon RN, Cousineau L, Egan BM. Prevalence and management of hypertension in the inpatient setting: a systematic review. J Hosp Med 2011;6(7):417-22.
2. Axon RN, Nietert PJ, Egan BM. Antihypertensive medication prescribing patterns in a university teaching hospital. J Clin Hypertens 2010;12(4):246–52.
3. Axon RN, Turner M, Buckley R. An update on inpatient hypertension management. Curr Cardiol Rep 2015;17(11):1–8.
4. Herzog E, Frankenberger O, Aziz E, Bangalore S, Messerli FH, Balaram S, et al. A novel pathway for the management of hypertension for hospitalized patients. Critical Pathways in Cardiology, December 2007. Vol.6(4), pp:150-160.
5. Malachias MVB, Souza WKSB, Plavnik FL, Rodrigues CIS, Brandão AA, Neves MFT, et al. 7ª Diretriz Brasileira de Hipertensão Arterial. Arq Bras Cardiol 2016; 107(3Supl.3):1-83.
6. Patel R, Vitale MP. Blood pressure management during hospitalization. Hospital Medicine Clinics, October 2016, Vol.5(4), pp.529-541.
7. Weder AB. Treating acute hypertension in the hospital: a lacuna in the guidelines. Hypertension 2011;57(1):18–20.
8. Williams B, Mancia G, Spiering W, et al. 2018 ESC/ESH Guidelines for the management of arterial hypertension. Eur Heart J 2018; 39:3021.

Capítulo

Prevenção de Úlcera de Estresse

8

Débora de Moura Côrte Real
Roberto José de Carvalho Filho

Introdução

A lesão em mucosa gastrointestinal se inicia em algumas horas após trauma extenso ou doença crítica. Endoscopias realizadas em até 72 horas em pacientes grandes queimados ou com trauma cranioencefálico evidenciaram anormalidades agudas em mucosa em mais de 75% dos pacientes. A ulceração geralmente ocorre no fundo e corpo gástricos, mas também pode ocorrer em antro, duodeno ou esôfago distal.

Estimativas da incidência de hemorragia gastrointestinal clinicamente manifesta variam de 1,5 a 8,5% entre os pacientes em unidade de terapia intensiva (UTI), podendo chegar a 15% entre aqueles que não recebem profilaxia. A úlcera de estresse também pode causar perfuração, porém esta é uma complicação rara.

Úlcera de estresse deve ser suspeitada em pacientes que apresentarem hematêmese, melena ou anemia nos exames laboratoriais. O diagnóstico é confirmado por meio da visualização à endoscopia de erosões superficiais em mucosa gástrica.

Fatores de Risco

Um estudo de coorte multicêntrico prospectivo identificou dois fatores de risco maiores para sangramento gastrointestinal de importância clínica (instabilidade hemodinâmica ou necessidade de hemotransfusão) relacionados à úlcera de estresse:

- Ventilação mecânica por mais de 48 horas; e
- Coagulopatia.

Estudos menores evidenciaram outros fatores de risco como: choque, sepse, falência hepática, falência renal, politrauma, queimaduras em mais de 35% da superfície corporal, transplante de órgãos, trauma cranioencefálico, história de úlcera péptica e história de hemorragia gastrointestinal.

Corticoterapia é comumente citada como indicação de profilaxia de úlcera de estresse, porém não existem estudos conclusivos que a associem como fator de risco isolado. O uso de corticosteroides pode aumentar o risco de úlcera quando associado a outro fator de risco para ulceração gastrointestinal.

Indicações de Profilaxia

Com base em ensaios randomizados e recomendações da American Society of Health System Pharmacists, a profilaxia de úlceras gastroduodenais de estresse deve ser indicada para todos os pacientes criticamente doentes que possuem alto risco de sangramento gastrointestinal. Existem ainda discordâncias sobre a definição desse alto risco, porém a maior parte das fontes cita as condições listadas na **Tabela 8.1**.

Tabela 8.1. Indicações de profilaxia de úlcera gastroduodenal de estresse
Coagulopatia (plaquetas < 50.000/mm³, RNI > 1,5 ou TTPa > 2)
Ventilação mecânica por mais de 48 horas
História de ulceração ou hemorragia gastrointestinal no último ano
Lesão cerebral traumática, lesão traumática da medula espinhal ou queimadura extensa
Dois ou mais dos seguintes critérios menores: sepse, internação em UTI por mais de 1 semana, sangramento gastrointestinal oculto por 6 ou mais dias ou corticoterapia (> 250 mg de hidrocortisona ou equivalente)

RNI: relação normatizada internacional; TTPa: tempo de tromboplastina parcial ativada; UTI: unidade de terapia intensiva.

Esquemas de Profilaxia

Em pacientes críticos que estejam aptos a receber medicações por via enteral e que possuam indicação de profilaxia, um inibidor da bomba de prótons (IBP) é preferível a um outro agente alternativo (antagonista dos receptores H2 da histamina, sucralfato ou antiácidos), confor esquemas propostos na **Tabela 8.2**. Essa escolha é baseada em algumas evidências que sugerem que os IBPs são mais eficazes. Entretanto, pacientes que não toleram IBPs podem usar um antagonista dos receptores H2 como alternativa. Pacientes críticos não aptos a receber medicação enteral devem utilizar IBPs ou antagonista dos receptores H2 por via intravenosa.

Evidências em algumas coortes epidemiológicas indicam que, embora os IBPs e os antagonistas do receptores H2 sejam efetivos em reduzir a taxa de sangramento gastrointestinal em pacientes críticos, também podem estar associados a uma maior incidência de pneumonia nosocomial e infecção por *Clostridium difficile*, enquanto agentes profiláticos menos efetivos, como sucralfato, podem estar associados a menos complicações infecciosas. Entretanto, em geral, considera-se que o benefício da profilaxia supera o risco de infecções nosocomiais.

Tabela 8.2. Esquemas indicados para profilaxia de úlcera gastroduodenal de estresse	
Omeprazol	20 a 40 mg VO a cada 12 a 24 h 40 mg IV 24/24h
Ranitidina	150 mg VO/SNE 12/12 h 50 mg IV 6/6 h ou 8/8 h
Sucralfato	1 g VO 12/12 h

VO: via oral; SNE: sonda nasoenteral; IV: via intravenosa.

Sugestão de Leitura

1. Barkun AN, Bardou M, Pham CQ, Martel M. Proton pump inhibitors vs. histamine 2 receptor antagonists for stress-related mucosal bleeding prophylaxis in critically ill patients: a meta-analysis. Am J Gastroenterol 2012; 107:507.
2. Cook DJ, Fuller HD, Guyatt GH, et al. Risk factors for gastrointestinal bleeding in critically ill patients. Canadian Critical Care Trials Group. N Engl J Med 1994; 330:377.
3. Weinhouse GL. Stress ulcer prophylaxis in the intensive care unit. In: UpToDate, Post TW (Ed), UpToDate, Waltham, MA, 2015.

Profilaxia de Tromboembolismo Venoso

Capítulo 9

Gabriel Moreira de Souza
Igor Gouveia Pietrobom

Introdução

Há duas formas de profilaxia para o tromboembolismo venoso: primária e secundária. Os trabalhos mais recentes que abordam tal assunto e os dados coletados nos estudos referem-se à forma primária de profilaxia. Portanto, as informações descritas neste capítulo são relacionadas a essa forma de prevenção.

Quando um paciente é internado em algum setor hospitalar, calcula-se a probabilidade de esse indivíduo apresentar alguma forma de tromboembolismo venoso. No momento, não existe nenhuma ferramenta validada que calcule o risco de desenvolver TEP/TVP no paciente hospitalizado. Portanto, os escores que eventualmente são utilizados com esse objetivo, na verdade, servem apenas como sugestões. São eles:

- Padua Prediction score;
- IMPROVE risk score;
- GENEVA risk score;
- CAPRINI TVP risk assessment (indicado para pacientes cirúrgicos).

Pacientes candidatos à profilaxia também devem ser avaliados quanto ao risco de sangramento. De maneira semelhante ao citado no parágrafo anterior, não há uma ferramenta validada que calcule tal risco. Existe um escore que sugere a probabilidade de sangramento na vigência de internação hospitalar, denominado IMPROVE Bleeding risk score. Estudos recentes evidenciaram os três fatores de risco independentes mais intensos, que aumentam o risco de sangramento:

- Úlcera gastroduodenal ativa;
- Sangramento nos últimos 3 meses anteriores à admissão hospitalar; e
- Plaquetopenia < 50.000 céls/mL.

A decisão de realizar profilaxia primária baseia-se nos dados coletados (risco de sangramento e risco de tromboembolismo venoso). A **Tabela 9.1** sugere o método de profilaxia em algumas situações.

Tabela 9.1. Métodos de profilaxia		
Risco de TVP/TEP	Risco de Sangramento	Profilaxia
Baixo	Baixo	Deambulação precoce (associar método mecânico é opcional)
Moderado	Baixo	Método farmacológico
Alto	Baixo	Método farmacológico (avaliar a inclusão de método mecânico concomitante)
Qualquer	Alto	Métodos mecânicos

Método Farmacológico

Atualmente, existem três fármacos mais estudados que atuam na profilaxia de trombo-embolismo venoso: heparina de baixo peso molecular (HBPM), heparina não fracionada (HNF) e fondaparinux. Quando comparados os tipos de heparina, alguns estudos mostraram discreta superioridade da HBPM na prevenção de eventos tromboembólicos com igualdade nas taxas de sangramento. É importante salientar que aspirina e antagonistas da vitamina K não devem ser utilizados na profilaxia primária.

A **Tabela 9.2** mostra a posologia dos medicamentos e algumas orientações mais relevantes sobre o uso desses fármacos.

Tabela 9.2. Posologia		
Fármaco	Posologia	Comentários
HNF	5000 U de 12/12 h ou 8/8 h	Atentar para o risco de plaquetopenia induzida pela heparina (HIT) principalmente após 48 horas da administração da primeira dose
HBPM (Enoxaparina)	40 mg de 24/24 h	
Fodaparinux	2,5 mg de 24/24 h	Atentar para a função renal

Método Mecânico

Essa modalidade de profilaxia, como discutido previamente, está indicada nos pacientes com alto risco de sangramento ou naqueles com contraindicação absoluta à anticoagulação. A maioria dos trabalhos que suportam esse método coletou dados de pacientes cirúrgicos. O método de profilaxia mecânica mais utilizado é a compressão pneumática intermitente (contraindicada em pacientes com doença arterial periférica).

Atualmente, as meias de compressão gradual não são mais indicadas para profilaxia primária, visto que não houve benefício cientificamente comprovado. Um estudo realizado em pacientes que apresentaram acidente vascular encefálico (CLOTS) não evidenciou redução no risco de evento trombótico com o uso desse método mecânico profilático. Entretanto, esse mesmo estudo mostrou um aumento nas taxas de úlcera e lesões necróticas na pele ao utilizar meias compressivas.

É importante ressaltar que tais métodos mecânicos devem ser substituídos pela profilaxia farmacológica assim que possível.

Considerações

- Filtros de veia cava inferior não devem mais ser utilizados rotineiramente (na vigência de anticoagulação, não foi observado benefício extra com essa medida). Atualmente, essa estratégia é utilizada em situações mais específicas, por exemplo, nos pacientes que têm contraindicação à anticoagulação e nos casos de TEP recorrente na vigência de anticoagulação adequada.

- Meias compressivas na vigência de TVP não diminuem a incidência de síndrome pós--trombótica, apesar de contribuírem para melhora nos sintomas.

- Em relação aos anticoagulantes orais diretos, não existe comprovação de superioridade entre esses fármacos (igualmente eficazes).

- Há uma tendência em iniciar a anticoagulação em TVP de membros superiores se o acometimento da veia for proximal.

- Se o paciente apresentar novo episódio de TVP/TEP na vigência de anticoagulação adequada com AVK ou AOD, sugerem-se a troca do fármaco para HBPM e reavaliação em um mês. Nesses casos, é oportuno avaliar a adesão do paciente e pesquisar sítio de neoplasia. Se o tromboembolismo recorrente surgir na vigência de anticoagulação com HBPM, orienta-se aumentar a dose do fármaco em 1/4 a 1/3 da posologia total.

Sugestão de Leitura

1. Di Nisio M, Van Es N, Buller HR. Deep vein thrombosis and pulmonary embolism. Lancet June 30 2016; 1016/S0140-6736(16)30514-1. https://doi.org/10.1016/S0140-6736(16)30514-1.
2. Grant BJB, Leung LKL, Mandel J, Finlay G. Diagnosis of suspected deep vein thrombosis of the lower extremity. Uptodate 2015.
3. Jaber WA, Fong PP, Weisz G, Lattouf O, Jenkins J, Rosenfield K, Rab T, Ramee S. Acute pulmonary embolism with an emphasis on an interventional approach. Jounal of The American College of Cardiology 2016; 67: 8.
4. Kearon C, Akl EA, Ornelas J, Blaivas A, Jimenez D, Bounameaux H, et al. Antithrombotic therapy for VTE disease. CHEST Guideline and Expert Panel Report, 2016.
5. Konstantinides SV, Barco S, Lankeit M, Meyer G, Scovell S, Eidt JF, Mills JL, Collins KA. Management of pulmonary embolism (an update). Jounal of The American College Of Cardiology 2016; 678. Phlebitis and thrombosis of the superficial lower extremity veins. Uptodate 2016.
6. Pai M, Douketis JD, Leung LKL, Mandel J, Finlay G. Prevention of venous thromboembolic disease in acutely ill hospitalized medical adults. Uptodate 2016.
7. Thompson BT, Mandel J, Hockberger RS, Finlay G. Clinical presentation, evaluation, and diagnosis of the adult with suspected acute pulmonary embolism. Uptodate 2016.

Corticoterapia

Capítulo
10

Laíssa Alves Alvino
João Roquette Fleury da Rocha
Fábio Freire José

Introdução

Cerca de 12% dos pacientes internados estão em uso de altas doses de glicocorticoides. Por esse motivo, o conhecimento aprofundado das características da medicação é de extrema relevância.

Farmacocinética

Há certas particularidades na prescrição de glicocorticoides, frequentemente não valorizadas na prática clínica. O efeito destes depende de sua quantidade livre plasmática, tornando pacientes com baixos níveis proteicos plasmáticos mais suscetíveis aos efeitos clínicos e colaterais. Por exemplo, os pacientes cirróticos apresentam *clearance* reduzido em até 1/3, devendo-se avaliar a alteração da dose-padrão, diferentemente dos pacientes dialíticos, nos quais a hemodiálise filtra a prednisolona em quantidade insuficiente para modificar a dose.

Os glicocorticoides têm metabolismo hepático, desse modo sofrem interação medicamentosa, tendo concentração sérica reduzida por indutores da CYP3A4 (fenitoína, rifampicina, carbamazepina, fenobarbital) e aumentada por inibidores (cetoconazol, diltiazem, claritromicina, ritonavir, ACO), devendo-se atentar para o ajuste da dose.

Em gestantes, pela presença da enzima 1β-HSD placentária que os converte em formas inativas, as melhores opções são prednisona, prednisolona e metilprednisolona com menor ação fetal, devendo-se evitar altas doses no primeiro trimestre pelo risco, ainda que baixo, de lábio leporino. O uso de glicocorticoides em nutrizes, por sua vez, é considerado seguro, sendo recomendado interromper a lactação por 4 horas após sua administração.

As **Tabelas 10.1** e **10.2** descrevem, respectivamente, as características de cada glicocorticoide e os valores das doses de glicocorticoide (em equivalência com prednisona) conforme nível de intensidade. Vale ressaltar que não existem definições universalmente validadas para definir estas faixas de dose, sendo descritos neste capítulo os valores considerados na prática clínica.

Indicações de Início de Terapia
Emergências médicas

Uso de altas doses por 3 a 5 dias em forma de pulsoterapia, está indicado nos casos de: atividade lúpica grave (neurológica; renal classe III e IV; hematológica), mielite, glomerulonefrite, vasculite, neuromielite óptica, doença do enxerto/hospedeiro, artrite idiopática juvenil, artrite reumatoide, púrpura trombocitopênica imune, anemia hemolítica, entre outros.

Tabela 10.1. Características dos glicocorticoides

	Dose equivalente	Atividade glicocorticoide relativa	Atividade mineralocorticoide relativa	Ligação proteica	Meia-vida plasmática (h)	Meia-vida biológica (h)
Curta Ação						
Hidrocortisona	20	1	1	++++	1,5 - 2	8 - 12
Ação Intermediária						
Metilprednisolona	4	5	0,5	-	> 3,5	18 - 36
Prednisolona	5	4	0,6	++	2,1 - 3,5	18 - 36
Prednisona	5	4	0,6	+++	3,4 - 3,8	18 - 36
Triamcinolona	4	5	0	++	2 - > 5	18 - 36
Longa Ação						
Dexametasona	0,75	20 - 30	0	++	3 - 4,5	36 - 54
Betametasona	0,6	20 - 30	0	++	3 - 5	36 - 54

Tabela 10.2. Intensidades das doses de glicocorticoide (em equivalência com prednisona)

Intensidade	Dose
Baixa	≤ 7,5 mg prednisona ou equivalente por dia
Média	≥ 7,5 mg - ≤ 30 mg prednisona ou equivalente por dia
Alta	> 30 mg - ≤ 100 mg prednisona ou equivalente por dia
Muito Alta	> 100 mg prednisona ou equivalente por dia
Pulsoterapia	≥ 250 mg prednisona ou equivalente por dia por 1 dia ou por alguns dias

Uso crônico

Uso em doses baixas e intermediárias, principalmente em doenças autoimunes e doenças dermatológicas.

Formas de Administração

Oral

O glicocorticoide mais utilizado é a prednisona, cuja meia-vida é relativamente curta, sendo recomendada a administração como dose única pela manhã, devido à ausência de supressão de secreção do pico de cortisol da manhã seguinte. Desse modo, o paciente é exposto ao cortisol exógeno além do próprio cortisol endógeno. No entanto, tal efeito ainda é teórico.

Endovenosa

Pulsoterapia com a metilprednisolona, é a mais utilizada. Pode ser feita também com o uso de dexametasona.

Principais Efeitos Adversos

Os efeitos adversos dos glicocorticoides são mais comuns nos pacientes que receberam altas doses ou por longo período de tempo. Os glicocorticoides utilizados cronicamente não possuem efeito mineralocorticoide ou androgênico importante, portanto os principais efeitos adversos são síndrome de Cushing e insuficiência adrenal. A toxicidade é geralmente relacionada à dose média e cumulativa e à duração do uso. Diversas revisões retrospectivas evidenciaram que o uso a longo prazo, mesmo em doses baixas, é um preditor independente de efeitos adversos.

Pele e subcutâneo

Alterações na pele podem ocorrer em até 46% dos pacientes em uso de doses de prednisona 20 mg/dia por 3 meses. As alterações mais frequentes são atrofia cutânea e púrpura.

Síndrome de cushing

Redistribuição da gordura corporal, com acúmulo em região de tronco, corcova de búfalo, fácies em lua cheia. Estudos observacionais mostram frequência variável de cada característica com aumento da mesma quanto maiores a dose e o tempo de uso.

Alterações oculares

Catarata e glaucoma têm frequência aumentada com uso de glicocorticoides, sendo também dose e tempo-dependentes. Um estudo observacional com pacientes com AR evidenciou frequência de 15% de catarata no grupo com uso de dose média de 6 mg de prednisona, comparada a 4,5% no grupo controle.

Hipertensão arterial

A terapia com glicocorticoides pode levar a aumento da pressão arterial tanto nos pacientes previamente normotensos como em hipertensos de base. A fisiopatologia é multifatorial e ainda não completamente entendida. Acredita-se que haja aumento da sensibilidade na vasculatura aos agonistas adrenérgicos e aumento da produção de precursores de angiotensina pelo fígado. A prevalência de tal acometimento é amplamente variável, sendo mais presente quando utilizadas altas doses, porém em pacientes em uso de dose menores ou inferiores a 10 mg/dia é muito improvável a ocorrência de tal efeito.

Doença cardiovascular

O uso de glicocorticoides acelera a aterosclerose, elevando o risco cardiovascular, principalmente de IAM e insuficiência cardíaca. Um estudo comparando a taxa de IAM, angina, hospitalização por IC, AIT e AVC, entre pacientes em uso de glicocorticoides e grupo controle, ajustado por fatores de risco mensuráveis, evidenciou ser superior a frequência entre os usuários de > 7,5 mg/dia de prednisona, com diferença de risco absoluto de 59 eventos por 1.000 pacientes-ano.

Osteoporose

A incidência de fratura também é relacionada à dose e ao tempo de terapia. A relação entre dose de glicocorticoides e risco de fratura é de difícil avaliação por meio de estudos observacionais, já que doenças nas quais se faz uso crônico de corticosteroides (AR, LES, DII) têm, por si sós, risco aumentado para osteoporose. Um estudo de caso-controle (dose média de 8 mg de prednisona/dia por 7 anos) evidenciou aumento no risco de fratura de coluna, quadril e costela em pacientes com AR em uso de corticosteroide, cujo risco foi de 25% em comparação a 15% do grupo sem uso do medicamento. Outros estudos em pacientes com AR mostram risco em torno de 34-58% em usuários de 5 a 8 mg de prednisona/dia.

Risco de supressão do eixo HPA

- **(Provável) Ausência de supressão:** Uso de qualquer dose de glicocorticoide oral por menos de 3 semanas ou uso de dose fisiológica em dias alternados.

- **Supressão:** Uso de dose maior ou igual a 20 mg de prednisona por mais de 3 semanas ou qualquer um que apresente a clínica da síndrome de Cushing.
- **Supressão incerta:** Pacientes com uso de doses suprafisiológicas de corticosteroide por 3 a 6 semanas (de maneira consecutiva ou cumulativa). devendo-se investigar a presença de supressão por meio da dosagem de cortisol sérico matinal ou do teste de estimulação com corticotropina.

Nos pacientes com supressão adrenal incerta ou com sintomas sugestivos (fadiga, náuseas, vômitos, dor abdominal, mialgia, artralgia, hipotensão, hipoglicemia), recomenda-se investigar a presença dessa complicação por meio da dosagem de cortisol sérico matinal ou do teste de estimulação com corticotropina (ACTH). Tal investigação deve ser realizada a partir do momento em que a dose de glicocorticoide estiver em níveis fisiológicos (5-7,5 mg/dia de prednisona).

Precauções Infecciosas

Não há dose considerada segura para a ocorrência de estrongiloidíase disseminada, portanto, em todas as situações em que se inicie o tratamento com glicocorticoides deve-se prescrever profilaxia primária com Ivermectina 200 mcg/kg/dia por 2 dias, repetindo a dose 2 semanas após.

Atenção deve ser dada à alta incidência de pneumonia por *P. jirovecci* em usuários crônicos de corticosteroide (segunda causa após infecção por HIV). Embora inexista diretriz oficial para essa situação, diversos autores têm recomendado profilaxia com sulfa-trimetropima quando existir linfopenia ou CD4 menor que 200.

Esquemas de Corticoterapia

Exemplo de prescrição de pulsoterapia

- Metilprednisolona 500-1.000 mg: diluir em 150-200 mL de SG5% e administrar via Intravenosa em 2-3 horas; avisar da possibilidade de gosto metálico.
- Dexametasona 100-200 mg: diluir em 150-200 mL de SG5% e administrar via intravenosa em 2-3 horas; avisar da possibilidade de gosto metálico.

Precauções

Antes de iniciar a pulsoterapia:

- Paciente não deve apresentar nenhuma infecção sistêmica; infecções leves das vias aéreas superiores, do trato gastrointestinal e de pele não são contraindicações.
- Solicitar leucograma, glicemia, ureia, creatinina, sódio e potássio.

Durante e após a infusão:

- Aferir FC, FR e PA a cada 15-30 minutos.
- Se suspeita de arritmia, interromper a infusão e realizar ECG, dosar sódio, potássio, cálcio e magnésio.

Prescrição de prednisona em dose imunossupressora:

- 0,5 a 1 mg/kg/dia de prednisona VO.

Manejo do Usuário Crônico de Glicocorticoide ("Stress-dose Corticosteroids")

Frequentemente, pacientes hospitalizados estavam em uso crônico domiciliar de glicocorticoides por motivos diferentes daqueles que justificaram a internação. Nas situações em que os pacientes internados apresentam intercorrências leves (p. ex.: infecções sem gravidade), deve-se dobrar a dose do glicocorticoide em uso por apenas 2-3 dias e após retornar à dose habitual.

No entanto, nos quadros graves (p. ex.: choque séptico, ventilação mecânica, entre outros) recomenda-se a administração de glicocorticoides *stress-dose*, na qual se utiliza hidrocortisona 50-100 mg a cada 6-8 h. Caso o paciente evolua com melhora da fase aguda mais crítica em menos de 1 semana, deve-se realizar a retirada progressiva ("desmame") até a dose anterior, preferencialmente com medicação por via oral (reduzir 25 mg de hidrocortisona ou equivalente a cada 1-2 dias).

Apesar de frequentemente realizada, a *stress-dose* não apresenta evidência para seu uso no contexto perioperatório, com exceção dos pacientes portadores de insuficiência adrenal decorrente de doença primária do eixo hipotálamo-hipófise-adrenal, visando prevenir uma crise adrenal aguda.

Protocolo de Retirada

Há evidências escassas para guiar qualquer esquema específico de retirada de glicocorticoides, com algumas revisões apresentando trabalhos com o uso de diversos tipos de esquemas, porém sem nenhum trabalho comparando e avaliando qual seria o melhor deles para reduzir os riscos de insuficiência adrenal.

Um dos esquemas recomendados pela literatura médica está representado na **Tabela 10.3**.

Conclusão

Percebe-se que os glicocorticoides são frequentemente utilizados na prática clínica, apresentam inúmeros efeitos adversos, além de requererem diversos cuidados específicos relacionados à sua administração. Por esse motivo, é imprescindível o conhecimento aprofundado desses medicamentos tão amplamente utilizados no contexto intra-hospitalar.

Tabela 10.3. Retirada de glicocorticoides

Dose de prednisona (ou equivalente)	Redução
≥ 40 mg/dia	5-10 mg/dia a cada 1/2 semanas
20-40 mg/dia	5 mg/dia a cada 1/2 semanas
10-20 mg/dia	2,5 mg/dia a cada 2/3 semanas
5-10 mg/dia	2,5 mg/dia a cada 7 semanas
≤ 5 mg/dia	2,5 mg/dia a cada 7 semanas

Continua

Continuação

Tabela 10.3. Retirada de glicocorticoides

Exemplo de Redução ≤ 10 mg/dia

Segunda	Terça	Quarta	Quinta	Sexta	Sábado	Domingo
10	10	10	10	10	10	7,5
10	10	7,5	10	10	10	7,5
10	10	7,5	10	7,5	10	7,5
10	7,5	7,5	10	7,5	10	7,5
7,5	7,5	7,5	10	7,5	10	7,5
7,5	7,5	7,5	7,5	7,5	10	7,5
7,5	7,5	7,5	7,5	7,5	7,5	7,5

OBS: Nos pacientes que fizeram uso por até 3 semanas, não é necessário realizar esquema de retirada pelo baixo risco de indução de insuficiência adrenal.

Sugestão de Leitura

1. Buttgereit F, Silva JA, Boers M, et al. Standardised nomenclature for glucocorticoid dosages and glucocorticoid treatment regimens: current questions and tentative answers in rheumatology. Ann Rheum Dis 2002;61:718-722 doi:10.1136/ard.61.8.718.
2. Dhatariya K. Inpatient glucocorticoid use: beneficence vs non-maleficence. Br J Hosp Med (Lond). 2014 May;75(5):252-6. doi: 10.12968/hmed.2014.75.5.252.
3. Duru N, van der Goes MC, Jacobs JWG, et al. EULAR evidence-based and consensus-based recommendations on the management of medium to high-dose glucocorticoid therapy in rheumatic diseases. Ann Rheum Dis. Published online first: doi:10.1136/annrheumdis-2013-203249.
4. Hoes JN, Jacobs JWG, Boers M, et al. Eular evidence-based recommendations on the management of systemic glucocorticoid therapy in rheumatic diseases. Ann Rheum Dis 2007;66:1560–1567. doi:10.1136/ard.2007.072157 .
5. Lansang MC, Quinn SL. Adrenal suppression. BMJ Best Practice. Disponível em: http://bestpractice. bmj.com/bestpractice/monograph/863/treatment/step-by-step.html.
6. Marik PE, Varon J. Requirement of perioperative stress doses of corticosteroids. A systematic review of the literature. Archives Surgery 2008;143(12):1222-6. doi:10.1001/archsurg.143.12.1222.
7. Nieman LK. Pharmacological use of glucocorticoids. UpToDate, 2017. Disponível em: https://www. uptodate.com/contents/pharmacologic-use-of-glucocorticoids.
8. Saag KG, Furst DE. Major side effects of systemic glucocorticoids. UpToDate, 2018. Disponível em: https://www.uptodate.com/contents/major-side-effects-of-systemic-glucocorticoids.
9. Sinha A, Bagga A. Pulse steroid therapy. Indian Journal of Pediatrics. October 2008; 75.

Capítulo

Terapia Imunossupressora

11

Laíssa Alves Alvino
João Roquette Fleury da Rocha
Fábio Freire José

Introdução

Os imunossupressores são usados para suprimir rejeição em receptores de transplante de órgãos e para tratar uma variedade de doenças inflamatórias e autoimunes. As quatro classes principais de fármacos imunossupressores são os glicocorticoides, os inibidores da calcineurina, os agentes antiproliferativos e antimetabólitos e os anticorpos monoclonais.

Com o avanço do conhecimento sobre a fisiopatologia das doenças reumáticas e o consequente desenvolvimento de novos medicamentos para o tratamento destas, e por serem largamente utilizados em pacientes transplantados, o médico hospitalista frequentemente se depara com pacientes internados em uso de terapia imunossupressora. Desse modo, é relevante para esse profissional o conhecimento das principais indicações de início, manutenção ou suspensão dessas drogas, bem como dos efeitos adversos mais prevalentes e das interações medicamentosas possíveis mais importantes.

Outra particularidade ocorre devido ao estado de imunossupressão induzido por essas drogas. Os sinais e sintomas de infecção em pacientes que utilizam imunossupressores são frequentemente frustros, e, por isso, o médico hospitalista deve estar atento para realizar o diagnóstico precoce das infecções. Afinal, estas são complicações frequentes na vigência de terapia imunossupressora, e os agentes infecciosos implicados nesses casos podem diferir dos pacientes sem imunocomprometimento.

Neste capítulo, serão enfatizados os aspectos da terapia imunossupressora em pacientes portadores de enfermidades reumatológicas, dadas as peculiaridades relativas a essas comorbidades durante o período de hospitalização. Os glicocorticoides serão detalhados em capítulo específico.

Ciclofosfamida

A ciclofosfamida é considerada opção terapêutica para complicações graves de doenças reumáticas como: Nefrite Lúpica Classe IV, Granulomatose com Poliangeíte (GPA), Granulomatose Eosinofílica com Poliangeíte, entre outras.

Essa droga é um agente alquilante, considerado um pró-fármaco (sofre metabolização hepática para conversão em droga ativa), que atua por meio de ligação cruzada covalente em diversas macromoléculas como DNA, RNA e proteínas, interferindo, portanto, na replicação e transcrição do DNA, sendo o principal fator de risco para toxicidade em dose cumulativa.

Por esse motivo, nas situações em que é clinicamente possível, recomenda-se optar pela administração intravenosa intermitente em vez da administração oral diária, medida capaz de reduzir em até 60% a dose cumulativa.

A dose deve ser ajustada para função renal, com redução de 30% de *clearance* de creatinina < 30 mL/min/m^2 e de 50% se paciente em hemodiálise (devendo a dose ser feita após a sessão de hemodiálise). A dose também é ajustada conforme o resultado do leucograma, com redução de 20-25% caso leucócitos totais < 3.500/mm^3 e neutrófilos < 1.500/mm^3; e aumento em 20-25% da dose na ausência de remissão com leucócitos > 4.000/mm^3.

As **Tabelas 11.1** e **11.2** descrevem, respectivamente, as orientações para a prescrição da ciclofosfamida por via intravenosa intermitente ou por via oral diária e as recomendações no seu uso quanto aos exames a serem solicitados, as profilaxias necessárias, os possíveis efeitos adversos e interações medicamentosas, bem como, suas contraindicações.

Tabela 11.1. Prescrição de ciclofosfamida

Intravenosa Intermitente

SF 0,45% 1000 mL IV – correr em 2-4 horas antes da infusão
Prescrever antieméticos
Ciclofosfamida – diluir em 50-150 mL de SG5%, SF0,45%, SF0,9% ou RL e infundir em 1 hora
Ingerir 1 L de líquidos de 6/6 h durante 24 horas
Orientar a urinar antes de dormir

Via oral diária

Ciclofosfamida VO 2 mg/kg/dia – administrar pela manhã
Ingerir 2 L de líquidos por dia
Prescrever antieméticos
Orientar a urinar antes de dormir

Tabela 11.2. Recomendações no uso de ciclofosfamida

Exames Solicitados	• Hemograma (repetir 10/14 dias após dose IV e a cada 15 dias após) • Função renal e eletrólitos (a cada 15 dias) • Função hepática, aminotransferases e urina 1 (mensalmente) • Sorologia para HBV e HCV, prova tuberculínica ou IGRA • Raio X de Tórax, Beta-HCG, rastreio de neoplasias conforme grupo de risco.
Profilaxias	• Terapia anticoncepcional (pacientes em idade fértil, manter por 3 a 6 meses após término do tratamento). • Medidas para estoque de gametas (criopreservação de óvulos e gametas) • SMX-TMP 800 + 160 mg VO 3 ×/semana (redução de risco relativo de 85% na incidência de PCP, 83% na mortalidade por PCP sem, no entanto, redução da mortalidade global – evidência forte apenas nos casos com risco > 6,2% de PCP como: leucemia aguda, transplante de órgãos sólidos, TMO, assim como nos casos de GPA). • Imunização contra Hepatite A e Hepatite B. • Prescrição de MESNA (2-mercapto-heptano sulfonato sódico) não tem evidência de prevenção de cistite hemorrágica nos quadros reumáticos

Continua

Continuação

Tabela 11.2. Recomendações no uso de ciclofosfamida

Efeitos Adversos	• Náuseas e vômitos • Hematúria (na ausência de quadro compatível com glomerulonefrite, realizar cistoscopia), cistite hemorrágica e câncer de bexiga (pela ação da acroleína) • Infertilidade (até 50% dos pacientes), falência ovariana precoce (associação com idade do paciente) e teratogenicidade • Mielossupressão, Leucopenia (cerca de 5% dos casos) – Nadir de linfócitos no 7º dia, Nadir de granulócitos no 14º dia. • Infecções (até 77% dos pacientes, sendo grave em 20%), PCP e herpes-zóster (em até cerca de 30% dos casos) • Cardiotoxicidade, hepatotoxicidade, anafilaxia, fibrose pulmonar • Hiponatremia por SIAD, neoplasias hematológicas, câncer de pele
Contraindicações (relativas)	• Gestação, contracepção inadequada, lactação, infecção ativa, neutropenia (exceto imunomediada), cistite hemorrágica prévia.
Interações Medicamentosas	• Aumentam efeito: Carbamazepina, barbitúricos, fenitoína, rifampicina • Reduzem efeito: Clopidogrel, paroxetina, sertralina • Succinilcolina: maior tempo de bloqueio neuromuscular (ciclofosfamida reduz a atividade plasmática da pseudocolinesterase) • Anticolinérgicos: retardam esvaziamento vesical e aumentam tempo de exposição à acroleína

HBV: vírus hepatite B; HCV: vírus hepatite C; SMX-TMP: sulfametoxazol-trimetoprima; IGRA: Interferon Gamma Release Assay; PCP: pneumocistose pulmonar; TMO: transplante de medula óssea; SIAD: secreção inapropriada de hormônio antidiurético.

Glicocorticoides

Os glicocorticoides têm uso abrangente nas doenças reumáticas em pacientes internados. Visando o amplo conhecimento e manejo adequado desse tratamento, sugerimos a leitura do capítulo de Corticoterapia presente neste guia.

Micofenolato

O Micofenolato é uma pró-droga, com potente efeito inibidor da proliferação de linfócitos, por meio da inibição reversível da enzima inosina monofosfato desidrogenase, etapa limitante da síntese de purinas (nucleotídeos) dos linfócitos, com ligação preferencial pela isoforma tipo 2, expressa pelos linfócitos ativados. Esse fármaco é geralmente indicado nos casos de LES, esclerose sistêmica, vasculites e miopatias inflamatórias. A dose habitual consiste em 500-1500 mg, duas vezes ao dia.

Os principais efeitos adversos de seu uso são sintomas gastrointestinais, leucopenia, infecção pelo herpes-zóster e por CMV. Além disso, a medicação é considerada de categoria C na gestação, estando relacionada a abortos e a malformações congênitas, assim como possui excreção no leite materno, devendo ser evitada em gestantes e nutrizes.

As interações medicamentosas de maior relevância são com o aciclovir e o valaciclovir, que aumentam a concentração sérica do micofenolato, assim como com os antiácidos (15% de redução), sevelamer, colestiramina (40% de redução), inibidores de bomba de prótons e os suplementos de cálcio, ferro e magnésio, que reduzem a absorção do imunossupressor. O micofenolato propicia a redução da concentração sérica de anticoncepcionais orais, e a rifampicina reduz a concentração do micofenolato em duas-três vezes.

Imunobiológicos

O repertório de medicamentos imunobiológicos tem aumentado de modo exponencial nas últimas duas décadas, tornando-se cada vez mais disponível o uso dessas medicações na prática clínica.

Entretanto, ainda são drogas consideradas novas, e grande parte dos estudos que permitiram o seu emprego nas doenças reumáticas tem um número relativamente pequeno de pacientes para que possa permitir o conhecimento aprofundado dos efeitos adversos e cuidados necessários. Até o presente momento, muitas associações referentes a tais fármacos ainda são inconclusivas, aguardando confirmação em estudos maiores de farmacovigilância.

A imunossupressão causada por medicamentos biológicos, geralmente, não possui um padrão global, como no caso dos glicocorticoides, do metotrexate e da azatioprina.

Sabe-se que os agentes com ação nos linfócitos B costumam cursar com infecções por bactérias comuns, enquanto os fármacos que agem sobre os linfócitos T apresentam, geralmente, maior propensão à infecção por patógenos intracelulares e microrganismos oportunistas.

Devido ao maior uso nas doenças reumáticas no contexto nacional, abordaremos o uso de medicamentos com ação anti-TNF (dentre os quais se enquadra o Infliximabe) e com atividade anti-CD20 (Rituximabe).

Nos pacientes em que se planeja o uso de um imunobiológico anti-TNF deve-se realizar investigação para Tuberculose latente e avaliar o estado imunológico contra o vírus da Hepatite B. O risco de mielossupressão é considerado baixo, portanto é desnecessária a realização de hemogramas seriados, apesar de frequentemente realizados na prática. A despeito do aumento do risco de infecções, a principal recomendação nesse contexto não é o uso de profilaxias, e sim a orientação adequada do paciente para o reconhecimento de sinais e/ou sintomas sugestivos de infecção.

O principal efeito adverso são reações relacionadas à infusão (no caso do Infliximabe, de uso IV, cefaleia (20% dos casos) e náuseas (15% dos casos) são as principais, enquanto nos fármacos utilizados via subcutânea costumam ocorrer reações locais como *rash*). O aumento do risco de neoplasias e de doenças desmielinizantes é inconclusivo até o momento. No entanto, muito raramente pode ocorrer LES farmacoinduzido (< 1% dos pacientes). Estas medicações são consideradas de Categoria B na gestação.

Nas situações em que se indica o uso de Rituximabe, o médico hospitalista deve estar ciente das possíveis complicações relacionadas à medicação. Dentre elas, destaca-se a ocorrência de reações de hipersensibilidade e de edema generalizado, as quais são dose-dependentes, podendo ocorrer em até 46% dos casos na primeira infusão, porém com redução para menos de 10% a partir da segunda (pode-se reduzir a incidência com o uso de metilprednisolona antes da administração).

Além disso, os pacientes em uso dessa medicação apresentam o risco, ainda que baixo, de desenvolver a Leucoencefalopatia Multifocal Progressiva (doença fatal que decorre da reativação da infecção latente pelo vírus JC), assim como de apresentar infecções graves por CMV. Possuem, ainda, risco aumentado para neoplasias, primordialmente câncer de pele não melanoma. Por fim, devem-se dosar as imunoglobulinas IgA, IgG e IgM pelo risco de hipogamaglobulinemia.

Sugestão de Leitura

1. Clowse B, McCune J. General toxicity of cyclophosphamide in rheumatic diseases. UpToDate, 2018. Disponível em: https://www.uptodate.com/contents/general-toxicity-of-cyclophosphamide-in-rheumatic-diseases.
2. Firestein G, Budd R, Gabriel SE, McInnesIB, O'Dell J. Kelley & Firestein's Textbook of Rheumatology. Cap. 62-64. 10 ed. Elsevier, 2017.
3. Kirkham B. Tumor necrosis factor-alpha inhibitors: An overview of adverse effects. UpToDate 2018. Disponível em: https://www.uptodate.com/contents/tumor-necrosis-factor-alpha-inhibitors-an-overview-of-adverse-effects.
4. Kourbeti IS, Ziakas PD, Mylonakis E. Biologic therapies in rheumatoid arthritis and the risk of opportunistic infections: a meta-analysis. Clin Infect Dis. 2014 Jun;58 (12):1649-57. doi: 10.1093/cid/ciu185. Epub 2014 Mar 18.
5. McCune J, Clowse MB. General principles of the use of cyclophosphamide in rheumatic diseases. UpToDate 2018. Disponível em: https://www.uptodate.com/contents/general-principles-of-the-use-of--cyclophosphamide-in-rheumatic-diseasesGeneral toxicity of cyclophosphamide in rheumatic diseases.
6. Prophylaxis for Pneumocystis pneumonia (PCP) in non-HIV immunocompromised patients. Cochrane Gynaecological, Neuro-oncology and Orphan Cancer Group 1, October 2014.
7. Seo P. Mycophenolate: Overview of use and adverse effects in the treatment of rheumatic diseases. UpToDate 2017. Disponível em: https://www.uptodate.com/contents/mycophenolate-overview-of--use-and-adverse-effects-in-the-treatment-of-rheumatic-diseases.

Capítulo 12

Suporte Transfusional

Marcos Alexandre Frota da Silva
Alexandra Régia Dantas Brígido
Ana Rita Brito Medeiros da Fonseca

Concentrado de Hemácias (CH)

A decisão de transfundir um paciente não deve ser tomada com base apenas na contagem hematimétrica. Ela deve considerar a condição clínica, as comorbidades prévias e a escolha do paciente. Atualmente, uma estratégia restritiva (dar menos sangue, aceitar menores níveis e almejar menores incrementos na contagem final de hemoglobina) tende ser a mais adequada.

Características

- **Validade:** 35 e 42 dias
- **Volume/unidade:** 220-280 mL (hematócrito em torno de 70%)
- **Dose usual:** Variável, conforme alvo de hemoglobina
- **Velocidade de infusão:** 2-4 horas
- **Efeito:** Cada unidade de CH eleva o hematócrito em 3% e a hemoglobina em 1 g/dL. A avaliação pode ser feita 15 minutos após o término da transfusão.

Indicações

Para a maioria dos pacientes hemodinamicamente estáveis, a transfusão sanguínea é considerada quando a contagem de hemoglobina (Hb) é menor que 7 ou 8 g/dL, embora estudos recentes demonstrem maior benefício quando a decisão de transfundir é baseada na história clínica e no exame físico. A **Tabela 12.1** resume as indicações de transfusão sanguínea em adultos conforme nível de hemoglobina.

Tabela 12.1. Pontos de corte para transfusão sanguínea em adultos	
Cenário clínico	Nível de Hb (g/dL)
Paciente sintomático (isquemia miocárdica, hipotensão ortostática, taquicardia não responsiva a volume)	10*
Paciente hospitalizado	
Doença coronariana prévia	8*
Síndrome coronária aguda	8-10**
Insuficiência cardíaca	7-8**

Continua

Continuação

Tabela 12.1. Pontos de corte para transfusão sanguínea em adultos	
Cenário clínico	Nível de Hb (g/dL)
Paciente hospitalizado	
Terapia intensiva/sepse (paciente estável)	7*
Sangramento gastrointestinal (paciente estável)	7*
Cirurgias em geral	8*
Cirurgia cardíaca	7-8*
Paciente ambulatorial	
Paciente oncológico em tratamento	7-8**
Paciente paliativo	Tratar sintomas

*Baseado no resultado de ensaios clínicos. **Ausência de ensaios clínicos robustos nesse contexto. Opinião de especialistas.*

Pacientes com sangramentos ativos e hemodinamicamente instáveis devem ser transfundidos de acordo com a intensidade do sangramento e nossa capacidade de controlá-lo (endoscopia, cirurgia).

Concentrado de Plaquetas (CP)

O incremento plaquetário e efeito hemostático obtidos com plaquetas randômicas ou com plaquetas por aférese são comparáveis. Por serem obtidas de doador único, unidades por aférese reduzem o risco de infecção e aloimunização.

Características

- **Validade:** 5 dias
- **Volume/unidade:** 50-60 mL (CP randômicas) ou 200-300 mL (CP por aférese)
- **Dose usual:** 1 U/10 kg (CP randômicas) ou 1 U (CP por aférese)
- **Velocidade de infusão:** 20-30 minutos, não excedendo a velocidade de 20-30 mL/kg/h
- **Efeito:** Eleva 30.000-50.000/μL com pico nos primeiros 10 minutos e queda gradual nas próximas 72 horas. A avaliação é feita com nova contagem 1 hora após a transfusão.

Indicações

A transfusão plaquetária pode ser terapêutica, em casos de sangramento ativo ou antes de procedimentos com risco de sangramento, ou profilática, visando prevenção de sangramento espontâneo. As **Tabelas 12.2** e **12.3** definem os pontos de corte para transfusão terapêutica.

Tabela 12.2. Pontos de corte para transfusão terapêutica na vigência de sangramento ativo	
Sangramentos ativos em geral	Manter plaquetas em torno de 50.000/μL
Coagulação intravascular disseminada (CIVD) ou sangramento do sistema nervoso central (SNC)	Manter plaquetas em torno de 100.000/μL

Tabela 12.3. Pontos de corte para transfusão terapêuticas antes de procedimentos	
Procedimento	Nível desejado (/μL)
Neurocirurgia ou cirurgia oftalmológica	> 100.000
Procedimentos cirúrgicos em geral	> 50.000
Procedimentos endoscópicos	> 20.000; > 50.000 se procedimentos terapêuticos
Broncoscopia com lavado	> 20.000-30.000; > 50.000 se biópsia
Cateter venoso central	>20.000
Punção lombar	> 40.000-50.000; > 10.000-20.000 se câncer hematológico
Anestesia epidural	> 80.000
Aspirado/biópsia medular	> 20.000

Transfusão Profilática

Pacientes afebris com plaquetopenia < 10.000/μL merecem transfusão profilática. Durante estados febris ou sepse, apenas plaquetopenias < 20.000/μL devem ser transfundidas. Uma situação peculiar acontece no paciente com leucemia promielocítica aguda devido à coagulopatia associada à doença. Esses pacientes rotineiramente são transfundidos profilaticamente com qualquer contagem inferior a 50.000/μL.

Na trombocitopenia induzida por heparina (HIT) e na púrpura trombocitopênica trombótica (PTT) a transfusão plaquetária só está indicada no contexto de sangramento grave com risco de vida ou antes de procedimentos invasivos com risco de sangramento.

Nas plaquetopenias imunes (PTI, dengue) a conduta é transfundir apenas terapeuticamente, ou seja, na vigência de sangramento grave.

Plasma Fresco Congelado

Obtido a partir de uma unidade de sangue total, é constituído de água, proteínas (albumina, globulinas, fatores de coagulação), carboidratos e lipídios. Os componentes devem ser ABO-compatíveis, mas não necessariamente idênticos. O sistema Rh não precisa ser considerado.

Características

- **Validade:** 12 meses (entre -18 e -25 °C); 24 meses (< -25 °C)
- **Volume/unidade:** 180-250 mL (cada mL tem 1 U de fatores de coagulação)
- **Dose usual:** 10-20 mL/kg
- **Velocidade de infusão:** 1-3 mL/kg/h
- **Efeito:** A dose usual aumenta 20-30% o nível dos fatores de coagulação, atingindo níveis hemostáticos

Indicações

1. Sangramento grave associado a anticoagulação com varfarina e/ou deficiência de vitamina K;

2. Necessidade urgente (em menos de 24 h) de reversão da anticoagulação (p. ex., antes de procedimentos invasivos) - considerar RNI > 2,0;
3. Sangramento associado à deficiência de múltiplos fatores de coagulação (p. ex., hepatopatas, CIVD) quando TAP maior que 1,5 vez o ponto médio da variação normal e/ou o TTPa maior do que 1,5 vez o limite superior de normalidade;
4. No contexto de transfusão maciça;
5. Sangramento ou risco de sangramento por deficiência de fator de coagulação específico, quando indisponível o concentrado do fator de coagulação;
6. Líquido de reposição na plasmaférese terapêutica em pacientes com PTT.

A frequência de transfusão dependerá da vida média de cada fator a ser resposto (**Tabela 12.4**).

Tabela 12.4. Vida média dos fatores de coagulação	
Fator	Meia-vida sérica
Fibrinogênio	2-4 dias
Fator II	3-4 dias
Fator V	36 horas
Fator VII	4-6 horas
Fator VIII	10-14 horas
Fator IX	24 horas
Fator X	40-60 horas
Fator XI	40-70 horas
Fator XIII	11-14 dias
FvW	24 horas

Crioprecipitado

Composto praticamente de todo fibrinogênio, Fator VIII, FvW, Fator XIII e fibronectina obtidos a partir de uma unidade de plasma fresco congelado. Quando não houver disponibilidade de unidades ABO compatíveis, todos os grupos ABO serão aceitos, exceto em crianças.

Características

- **Validade:** 1 ano
- **Volume/unidade:** 10-20 mL
- **Dose usual:** 10 unidades (1,0-1,5 unidade/10 kg)
- **Velocidade de infusão:** 1-2 mL/min
- **Efeito:** Atingir nível hemostático de fibrinogênio (> 100 mg/dL) reavaliado a cada 2-4 dias

Indicações

1. Repor fibrinogênio em pacientes com CIVD e hipofibrinogenemia (< 100 mg/dL);
2. Repor fibrinogênio em pacientes com sangramento e deficiência isolada adquirida ou congênita quando da indisponibilidade do isolado de fibrinogênio industrial;

3. Sangramentos por deficiência de fator XIII ou fator VIII (hemofilia A), quando não houver disponibilidade de isolados industriais desses fatores;
4. Sangramentos refratários a DDAVP na indisponibilidade do concentrado de FvW ou fator VIII rico em multímeros de FvW em pacientes com doença de Von Willebrand.

Procedimentos nos Hemocomponentes

Irradiação

Os hemocomponentes celulares (hemácias e plaquetas) são submetidos à irradiação gama, impossibilitando a proliferação de linfócitos T. É realizada para a prevenção da doença do enxerto *versus* hospedeiro.

• Indicações:

- Portadores de imunodeficiências congênitas;
- Pós-transplante de medula óssea;
- Receptor de transplante de coração ou pulmão;
- Portadores de neoplasias hematológicas;
- Quando o receptor tiver qualquer grau de parentesco com o doador;
- Pacientes tratados com análogos de purina (fludarabina, cladribina, deoxico-formicina);
- Receptor de plaquetas HLA compatíveis.

Filtração (leucorredução)

Realizada através de filtros para a remoção de leucócitos de um componente sanguíneo celular (hemácias ou plaquetas). A finalidade é a prevenção de complicações relacionadas à exposição do receptor aos leucócitos do doador, por exemplo: reação febril, aloimunização e infecções virais (CMV, HTLV I/II, EBV).

• Indicações:

- Hemoglobinopatias;
- Pacientes cronicamente transfundidos;
- Pacientes submetidos a cirurgia cardíaca;
- Candidatos a transplante e transplantados;
- História de reação febril não hemolítica prévia;
- Pacientes soronegativos para CMV sob risco de doença grave (HIV, candidatos a transplante).

Lavagem

É a lavagem dos hemocomponentes celulares (hemácias e plaquetas) com solução salina com a finalidade de eliminar a maior quantidade possível de plasma.

• Indicações:

- Reações alérgicas;
- Deficiência de IgA e história prévia de anafilaxia durante transfusões.

Fenotipagem de antígenos eritrocitários

Realizada para evitar aloimunização em pacientes sem anticorpos eritrocitários que estão ou poderão entrar em esquema de transfusão crônica.

Aquecimento

Realizado em pacientes com fenômeno de Raynaud, nas transfusões maciças, pacientes que receberão sangue ou plasma em velocidade maior que 15 mL/kg/h por mais de 30 minutos. Não realizar em plaquetas, pois o aquecimento altera sua função.

Reações Transfusionais Imediatas

Quando suspeitar?

Em todo paciente com sinais e/ou sintomas que ocorram como consequência da transfusão sanguínea, durante ou até 24 horas após a mesma, dentre os quais:

- Elevação da temperatura corporal em valores iguais ou superiores a 1 °C associada à transfusão;
- Calafrios com ou sem febre;
- Dor no local da infusão;
- Dor torácica, abdominal ou lombar;
- Alterações agudas na pressão arterial, tanto hipertensão como hipotensão;
- Alterações respiratórias como dispneia, taquipneia, hipóxia, sibilos;
- Alterações cutâneas, tais como prurido, urticária, edema localizado ou generalizado;
- Náuseas com ou sem vômitos.

A ocorrência de hipotensão (e/ou falência cardíaca de alto débito) associada a febre e/ou calafrios sugere contaminação bacteriana, mas também pode acompanhar o quadro de hemólise aguda. A falência circulatória, sem febre e/ou calafrios, pode ser o dado mais sugestivo de anafilaxia. A alteração na coloração da urina pode ser o primeiro sinal de hemólise no paciente que está sob sedação, precedendo o surgimento de icterícia. Contudo, o efeito adverso transfusional mais comum é a reação febril não hemolítica, em que ocorre a alteração da temperatura corporal sem outro motivo relacionado.

Manejo inicial

A ocorrência de reações transfusionais está associada a diferentes causas, dentre as quais fatores de responsabilidade da equipe hospitalar como erros de identificação de pacientes, amostras ou produtos, utilização de insumos inadequados (equipos, bolsa etc.) e fatores relacionados ao receptor e/ou doador, como a existência de anticorpos irregulares não detectados em testes pré-transfusionais de rotina.

Caso haja suspeita de reação transfusional imediata, deve-se:

- Interromper imediatamente a transfusão;
- Manter acesso venoso com solução salina a 0,9%;
- Verificar à beira do leito todos os registros, formulários e identificação do receptor, visando identificar se o hemocomponente foi corretamente administrado ao paciente destinado;
- Verificar sinais vitais, débito urinário e manter vigilância cardiorrespiratória;
- Avaliar se ocorreu a reação e classificá-la, a fim de adequar a conduta específica, atentando para a possibilidade de reação hemolítica, TRALI, anafilaxia e sepse relacionada à transfusão, situações nas quais são necessárias condutas de urgência;
- Manter o equipo e a bolsa intactos e encaminhar esse material ao serviço de hemoterapia, que deverá ser notificado da reação;
- Se existir a possibilidade de alguma das reações supracitadas, coletar e enviar uma amostra pós-transfusional junto com a bolsa e os equipos (garantir a não contaminação dos equipos) ao serviço de hemoterapia, assim como amostra de sangue e/ou urina para o laboratório clinico. As amostras devem ser colhidas preferencialmente de outro acesso que não aquele utilizado para a transfusão. Em casos de reação urticariforme ou sobrecarga circulatória, não é necessário coleta de amostra pós- transfusional.

A **Figura 12.1** resume o manejo inicial diante da suspeita de uma reação transfusional imediata.

Manejo específico

A **Tabela 12.5** resume o manejo específico diante das principais reações transfusionais imediatas.

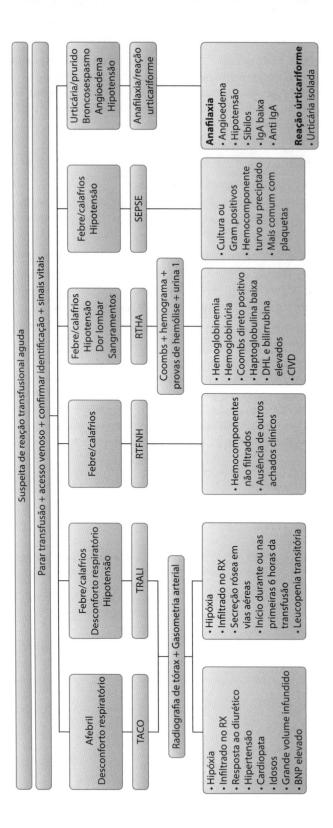

Figura 12.1. Manejo inicial diante de suspeita de reação transfusional.

TACO: sobrecarga circulatória relacionada à transfusão; TRALI: lnjúria pulmonar aguda relacionada à transfusão; RTFNH: reação transfusional febril não hemolítica; RTHA: reação transfusional hemolítica aguda

Tabela 12.5. Manejo específico das reações transfusionais

Reação	Quadro clínico	Conduta
RTHA (Incidência: 1:38. 000 1:70. 000)	Febre/calafrios, dor em flancos, hemoglobinúria, CIVD, instabilidade hemodinâmica	• Hidratação vigorosa com salina 0,9% (100-200 mL/h) e manter diurese 100-200 mL/h • Diuréticos se congestão (furosemida)
TACO (Incidência: < 1%)	Desconforto respiratório agudo, hipertensão, sinais de congestão sistêmica, infiltrado pulmonar bilateral Idosos, cardiopatas, nefropatas	• Diuréticos (furosemida) • Suporte ventilatório (VNI, VM)
TRALI (Incidência: 1:5.000- 190.0000 transfusões)	Desconforto respiratório agudo, febre/ calafrios, hipotensão, infiltrado pulmonar bilateral, leucopenia transitória	• Suporte ventilatório (VM)
Anafilaxia (Incidência: 1:20.000 1:50.000)	Hipotensão, broncoespasmo, urticária, angioedema	• Epinefrina 0,5 mg (IM) podendo ser repetida a cada 5 minutos • Difenidramina 50 mg (EV) • Metilprednisolona 125 mg (EV) • β2-agonista inalatório (fenoterol, salbutamol)
Urticária (Incidência: 1-3%)	Urticária sem sinais de anafilaxia	• Pausar temporariamente transfusão (30 minutos) e observar sinais de anafilaxia • Difenidramina 50 mg (EV) • A transfusão pode ser reiniciada se os sintomas cessarem
Sepse/Contaminação bacteriana (Incidência: Variável 1:3.000 - 1:1.230.000)	Hemocomponente com aspecto alterado (bolhas, turvação) Hipotensão, taquicardia, febre. Afastar hemólise e coletar cultura do componente e do receptor.	• Antibioticoterapia (vancomicina + cefepima ou piperacilina/tazobactam). Guiar pelo antibiograma após isolar agente
RTFNH (Incidência: Variável 0,5-1%)	Diagnóstico de exclusão, uma vez afastados sepse, TRALI e RTHA	• Antipiréticos (dipirona, paracetamol) • Meperidina (calafrios e rigidez refratários)

TACO: sobrecarga circulatória relacionada à transfusão; TRALI: Injúria pulmonar aguda relacionada à transfusão; RTFNH: reação transfusional febril não hemolítica; RTHA: reação transfusional hemolítica aguda; VNI: ventilação não invasiva; VM: ventilação mecânica

Sugestão de Leitura

1. Arthur J, Silvergleid AJ. Approach to the patient with a suspected acute transfusion reaction. Disponível em Up To Date 2017.
2. Arthur J, Silvergleid AJ. Clinical use of cryoprecipitate. Disponível em Up To Date 2017.
3. Arthur J, Silvergleid AJ. Clinical use of plasma components. Disponível em Up To Date 2017.
4. Carson JL, Guyatt G, Heddle NM, et al. Clinical practice guidelines from the AABB: Red blood cell transfusion thresholds and storage. JAMA 2016.
5. Carson JL, Stanworth SJ, Roubinian N, et al. Transfusion thresholds and other strategies for guiding allogeneic red blood cell transfusion. Cochrane Database Syst Rev 2016.
6. Guia de condutas hemoterápicas. Hospital Sírio-Libânes. 2 ed. 2010.

7. Ministério da Saúde, Secretaria de Atenção à Saúde, Departamento de Atenção Especializada. Guia para o uso de hemocomponentes. Brasília: Editora do Ministério da Saúde, 2010.
8. Shan Yuan S, Goldfinger D. Clinical and laboratory aspects of platelet transfusion therapy. Disponível em Up To Date 2017.

Capítulo 13

Prevenção de Lesão por Pressão

Leila Blanes
Lydia Masako Ferreira

Introdução

A lesão por pressão (LP) é definida como um dano localizado na pele e/ou tecidos moles subjacentes, geralmente sobre uma proeminência óssea ou relacionada ao uso de dispositivo médico ou outro artefato. A lesão pode se apresentar em pele íntegra ou como úlcera aberta, e pode ser dolorosa. Essa ferida é uma grave complicação gerada por múltiplos fatores e exerce importante impacto social e econômico, além de afetar de modo relevante a qualidade de vida desses pacientes. Estudos apontam que a LP é a segunda lesão mais prevalente no ambiente hospitalar, com incidências variando de 13,4% a 66,6% e prevalências de 10,3% a 37,41%, com maior ocorrência em unidades de terapia intensiva.

Classificação

As Lesões por Pressão são classificadas em quatro estágios:

- **Estágio 1:** Pele íntegra com eritema que não embranquece;
- **Estágio 2:** Perda da pele em sua espessura parcial com exposição da derme;
- **Estágio 3:** Perda da pele em sua espessura total;
- **Estágio 4:** Perda da pele em sua espessura total e perda tissular.

As LPs apresentam ainda outras categorias:

- **Lesão por Pressão Não Classificável:** perda da pele em sua espessura total e perda tissular não visível;
- **Lesão por Pressão Tissular Profunda:** descoloração vermelho-escura, marrom ou púrpura, persistente e que não embranquece;
- **Lesão por Pressão Relacionada a Dispositivo Médico**; e
- **Lesão por Pressão em Membranas Mucosas**.

Fatores de Risco

A gênese dessas lesões se dá principalmente por situações que impedem o paciente de realizar o alívio de pressão, total ou parcial, das regiões corpóreas. Constituem fatores de risco para o desenvolvimento das LPs: imobilidade, alterações no nível de consciência, distúrbios vasculares, déficit de oxigenação, desnutrição, umidade da pele, idade avançada, alterações hematológicas e queda importante no estado geral. Organizações internacionais voltadas ao estudo de lesões de pele afirmam que a identificação precoce da população de risco, a avaliação contínua da pele e a implementação de ações preventivas são os principais pilares para a redução das LPs.

Para identificar os pacientes em risco para desenvolver a LP é recomendado o uso de escalas. Dentre elas se destaca a Escala de Braden, que foi traduzida e validada no Brasil em 1999, e a partir de então tem sido amplamente utilizada.

A Escala de Braden é composta de seis subescalas que avaliam percepção sensorial, umidade da pele, atividade física, mobilidade, estado nutricional e fricção e cisalhamento. Todas as subescalas são pontuadas de 1 a 4, apenas fricção e cisalhamento é pontuada de 1 a 3. Os escores totais variam de 6 a 20, e um paciente adulto com escore de 18 ou menos é considerado de risco (**Tabela 13.1**).

Quanto à avaliação contínua da pele, é recomendado que todos os pacientes em risco tenham uma inspeção sistemática da pele pelo menos uma vez ao dia, prestando-se atenção particular às regiões de proeminências ósseas, no intuito de detectar precocemente alterações e utilizar de recursos tecnológicos para sua proteção.

É fundamental o desenvolvimento de protocolos de prevenção e implementação de ações preventivas. A seguir, serão apresentadas algumas medidas.

Tabela 13.1. Escala de Braden				
Descrição	1	2	3	4
Percepção sensorial	Totalmente limitada	Muito limitada	Levemente limitada	Nenhuma limitação
Umidade	Completamente molhada	Muito molhada	Ocasionalmente molhada	Raramente molhada
Atividade física	Acamado	Confinado a cadeira	Anda ocasionalmente	Anda frequentemente
Mobilidade	Totalmente imóvel	Bastante limitado	Levemente limitado	Não apresenta limitações
Nutrição	Muito pobre	Provavelmente inadequada	Adequada	Excelente
Fricção e cisalhamento	Problema com assistência moderada a máxima para mover-se	Problema em potencial que requer mínima assistência, pois move-se sem muito vigor	Nenhum problema, movendo-se sozinho.	—

Altíssimo risco: de 6 a 9 pontos; Alto risco: 10 a 12 pontos; Risco moderado: 13 a 14 pontos e Médio risco: de 15 a 18 pontos, Baixo risco: > 18 pontos

Intervenções

Cuidados com a pele

- Manter a pele limpa e hidratada;
- A pele deve ser higienizada com água morna e usar produtos de higiene que minimizem o ressecamento da pele;
- Utilizar para proteção da pele óleos, hidratantes, cremes de barreira ou dispositivos como filme transparente, espuma hidrocelular ou hidrocoloide;
- Evitar substâncias com álcool;
- Evitar procedimentos que causem fricção;
- Evitar massagens em proeminências ósseas;

- Prevenir fricção e cisalhamento durante o reposicionamento ou transferências;
- O microclima entre o paciente e a superfície de suporte (temperatura e umidade) deve manter níveis que minimizem lesões de pele como maceração;
- A cada eliminação deve ser realizada limpeza da pele e devem ser aplicados cremes de barreira.

Redução da pressão

O reposicionamento frequente tem como objetivo alternar os locais de apoio, e deve ser efetuado a cada 2 horas, utilizando todos os decúbitos de acordo com o estado geral e a doença de base do paciente. O decúbito lateral a 30° distribui a pressão, não apoiando o peso corporal diretamente sobre o trocânter.

Algumas superfícies de suporte, como colchões de espuma, ar, gel ou água e camas especiais, auxiliam na prevenção das lesões por pressão. Os pacientes de alto risco podem necessitar de superfícies que oferecem elevada redução da pressão, como a cama de baixa perda de ar e a cama de ar fluidizado. Estas também apresentam efeitos benéficos na cicatrização das lesões por pressão, porém têm um custo elevado. Além dos colchões, outras superfícies são os colchonetes, coxins e almofadas.

Os pacientes que permanecem em cadeira devem ser orientados ao reposicionamento a cada 15-20 minutos, e necessitam de almofadas especiais capazes de diminuir a pressão e proporcionar estabilidade e conforto. As almofadas em forma de anel devem ser evitadas, pois podem causar isquemia ao redor da lesão, intensificando-as.

Medidas preventivas de fricção e cisalhamento incluem manter a cabeceira da cama elevada a 30º, para evitar que o paciente escorregue, e o uso de protetores cutâneos como filme transparente, espuma hidrocelular e hidrocoloide, entre outros. Recomenda-se:
- Reposicionar o paciente no leito a cada 2 horas;
- Manter alinhamento corporal;
- Realizar atividades físicas, fisioterapia e terapia ocupacional;
- Evitar posicionar em regiões com lesões de pele;
- Utilizar o decúbito lateral a 30°;
- Se não houver contraindicação, manter cabeceira da cama elevada até 30°;
- Se o paciente conseguir permanecer em decúbito ventral, ele também pode ser utilizado;
- Uso de superfícies de suporte para aliviar a pressão (colchões, colchonetes, almofadas, coxins etc.). Alguns materiais são os mais utilizados no alívio e na distribuição da pressão: espuma, ar estático, ar dinâmico, gel ou água;
- Utilizar almofadas na panturrilha para elevar o calcâneo;
- Pacientes com alto risco de LP podem se beneficiar de superfícies de suporte com a capacidade de reduzir a pressão, fricção, cisalhamento e umidade;
- Esses produtos incluem o colchão de baixa perda de ar e as superfícies de ar fluidizado;
- Para cadeirantes, as superfícies devem aliviar a pressão nas tuberosidades isquiáticas, processo espinhal torácico, pés e calcâneos;
- As almofadas não devem ser em forma de anel, pois podem causar isquemia;
- Em cadeira de rodas, o paciente deve ser reposicionado a cada 15-20 minutos.

Nutrição

A nutrição é um importante fator na manutenção da integridade da pele. Deve-se avaliar cada paciente individualmente quanto a perda de peso, ingesta alimentar inadequada e diminuição de albumina sérica e transferrina.

É necessário desenvolver estratégias para pacientes que apresentam déficit nutricional, que envolvem avaliação por profissionais nutricionistas, nutrólogos, e adequar a dieta às necessidades corporais e preferências do paciente.

A desnutrição é um importante agravante da LP, por isso é essencial que o estado nutricional do paciente seja avaliado. Medidas antropométricas e dados laboratoriais devem ser obtidos. Os pacientes devem ter uma dieta prescrita rica em proteínas e calorias. Se as necessidades nutricionais do paciente não podem ser atingidas por suplementação oral, métodos alternativos devem ser considerados (dieta enteral ou parenteral).

Incontinência

Pacientes com incontinência urinária ou fecal devem ter adequada avaliação para identificar possíveis causas que podem ser resolvidas, por exemplo:

- Infecção do trato urinário;
- Medicações;
- Confusão;
- Constipação;
- Poliúria (glicosúria ou hipercalcemia);
- Mobilidade reduzida devido a contenção.

A umidade excessiva da pele causada por incontinência, sudorese e drenagem de feridas predispõe à sua maceração. Para prevenir maceração, deve ser realizada higiene adequada da pele e utilizados protetores cutâneos e cremes de barreira; no controle da incontinência urinária, utilizar dispositivo uretral externo (homens), fraldas e absorventes, assim como realizar avaliação e troca periódicas.

Avaliação e Documentação

A efetividade de medidas de proteção da pele em pacientes em risco para desenvolvimento de LP deve ser avaliada adequada e periodicamente, no intuito de garantir a manutenção da integridade da pele, assim como identificar as LPs em estágios iniciais. Ao ser observada a presença de LP estágio 1, as intervenções devem ser intensificadas.

A documentação deve ser feita regularmente e deve incluir:

- Avaliação do risco;
- Avaliação da pele;
- Descrição das condutas para proteção da pele;
- Resposta do paciente às medidas preventivas;
- Detecção de alterações;
- Avaliação dos resultados da implantação do programa de prevenção de LP.

Educação dos Cuidadores: Pacientes e Familiares

O envolvimento familiar e o apoio psicológico são fundamentais para o sucesso do tratamento e a prevenção de recidiva.

A responsabilidade da prevenção da LP é multiprofissional, composta por médicos, enfermeiros, fisioterapeutas, nutricionistas, terapeuta ocupacional, farmacêuticos, administradores, pelo próprio paciente e por seus familiares.

A educação desses grupos é fundamental na prevenção da LP. Programas educacionais direcionados aos *profissionais de saúde* devem ser realizados periodicamente e devem incluir:

- As características da pele saudável;
- Avaliação da pele;
- Características de lesões iniciais da pele;
- Aspectos nutricionais e prevenção de LP;
- Fatores de risco no desenvolvimento da LP;
- Uso de escalas de avaliação de risco e escolha de uma especifica para a população;
- Etiologia e estadiamento da LP;
- Técnicas de reposicionamento no leito ou cadeira;
- Uso de dispositivos ou superfícies de suporte para alivio de pressão;
- Uso de técnicas e produtos que eliminem a fricção;
- Documentação da avaliação da pele e descrição do programa instituído para cuidados com a pele.

Programas desenvolvidos para pacientes e/ou familiares devem incluir:

- Etiologia da LP;
- Inspeção da pele;
- Proteção da pele;
- Utilização de produtos de higiene e técnicas que não causem irritação ou fricção da pele;
- Redução do risco de LP;
- Avaliação e manutenção do estado nutricional adequado para prevenção de LP;
- Realização do reposicionamento;
- Garantia da técnica de reposicionamento correta;
- Utilização dos dispositivos de alívio de pressão adequados;
- Comunicação de alterações na pele e mudanças no estado de saúde aos profissionais de saúde.

Conclusão

A prevenção é a melhor solução para o problema da Lesão por Pressão. Além disso evita o sofrimento dos pacientes e de seus familiares, assim como custos desnecessários.

Sugestão de Leitura

1. Ayello EA, Braden B. How and why to do pressure ulcer risk assessment. Adv Skin Wound Care. 2002;15(3):125-31; quiz 132-33.
2. Cardoso JRS, Blanes L, Augusto Calil J, Ferreira Chacon JM, Masako Ferreira LM. Prevalence of pressure ulcers in a Brazilian hospital: results of a cross-sectional study. Ostomy Wound Manage. 2010;56(10):52-7.
3. Cuddigan , Berlowitz DR, Ayello EA. Pressure ulcers in America: Prevalence, incidence, and implications for the future. An executive summary of the national pressure ulcer advisory panel monograph. Adv Skin Wound Care. 2001; 14(4):208-15.
4. Galhardo VA, Garroni M M, Blanes L, Juliano Y, Masako Ferreira L. Health-related quality of life and depression in older patients with pressure ulcers. Wounds. 2010;22(1):20-6.
5. Gorecki C, Brown J, Nelson E, Briggs M, Schoonhoven L, Dealey C, et al. Impact of pressure ulcers on quality of life in older patients: A systematic review. J Am Geriatr Soc. 2009;57:1175–1183.
6. Moore ZE, Webster J. Dressings and topical agents for preventing pressure ulcers. Cochrane Database Syst Rev. 2013.18;8:CD009362. doi: 10.1002/14651858.CD009362.pub2.
7. National Pressure Ulcer Advisory Panel (NPUAP) [homepage na Internet]. NPUAP announces a change in terminology from pressure ulcer to pressure injury and updates the stages of pressure injury. Washington; c2016. [atualizado em 2016 abr. 13; citado 2016 jul. 3]. Disponível em: http://www.npuap.org/national-pressure-ulcer-advisory-panel-npuap-announces-a-change-in-terminology-from-pressure-ulcer-to-pressure-injury-and-updates-the-stages-of-pressure-injury/.

DISTÚRBIOS HIDROELETROLÍTICOS E ACIDOBÁSICOS

SEÇÃO

3

Capítulo

Distúrbios do Sódio

14

Wallace Stwart Carvalho Padilha
Igor Gouveia Pietrobom
Gabriel Teixeira Montezuma Sales

Hiponatremia

Definição

Sódio sérico < 135 mEq/L. Hiponatremia leve: 135-130 mEq/L, moderada: 129-125 mEq/L, grave < 125 mEq/L. Hiponatremia aguda: presente a < 48 h, crônica > 48 h ou por tempo indeterminado.

Causas

Ocorre quase sempre como resultado de retenção hídrica. Inicialmente deve ser classificada em relação à tonicidade sérica: baixa, normal ou aumentada.

Deve-se lembrar que o valor normal da osmolalidade sérica é de 280-290 mOsm/kg e que ela pode ser calculada da seguinte maneira: $2 \times [Na^+]$ + ureia (mg/dL)/6 + glicose (mg/dL)/18. No cálculo da osmolalidade efetiva não utilizamos a ureia, pois ela não é um osmol efetivo (ultrapassa livremente as membranas celulares).

- **Hiponatremia isosmolar:** também chamada de pseudo-hiponatremia. Ocorre em situações de excesso de triglicerídeos, colesterol ou paraproteínas no soro, como na hipercolesterolemia familiar e no mieloma múltiplo. São necessários valores muito altos de triglicerídeos ($\pm$ 1.000 mg/dL) e de proteínas (10 g/dL) para variações no sódio de 1 mEq/L, o que torna essa entidade pouco relevante na prática clínica. Pode ser evitado dependendo do método de aferição do sódio, sendo o eletrodo íon-específico por potenciometria direta o mais acurado (eletrólitos da gasometria arterial, por exemplo).

- **Hiponatremia hiperosmolar:** ocorre pela presença de solutos osmoticamente ativos no soro. Dentre eles, podemos citar a glicose, o manitol e a sucrose, presentes no contexto de cetoacidose diabética, hipertensão intracraniana e como veículo da imunoglobulina humana, respectivamente.

Lembrar que no contexto de hiperglicemia devemos realizar a correção do sódio sérico conforme a fórmula a seguir:

Na+ corrigido = Na+ sérico $\times$ [(Glicose - 100)/100 $\times$ 2,4] – Fórmula de Hillier.

- **Hiponatremia hiposmolar:** ou hiponatremia verdadeira. Deve ser classificada, conforme o *status* volêmico do paciente, em hipovolêmica, euvolêmica ou hipervolêmica (**Tabela 14.1**).

89

Tabela 14.1 Causas de Hiponatremia hiposmolar

Hipovolêmica	Euvolêmica	Hipervolêmica
Perdas renais	SIAD*	Cirrose hepática
Perdas extrarrenais	Drogas**	Insuficiência cardíaca
	Hipotireoidismo	Síndrome nefrótica
	Insuficiência adrenal	Doença renal crônica
	Baixa ingestão de solutos	

*Síndrome da antidiurese inapropriada. **Drogas: anti-inflamatórios não esteroidais, nicotina, clorpropamida, clofibrato, ciclofosfamida, morfina, barbitúricos, vincristina, carbamazepina, acetaminofeno, fluoxetina, sertralina, metanfetamina (ecstasy) etc.*

A principal representante da hiponatremia hiposmolar euvolêmica é a SIAD. Essa síndrome tem diversas causas (náusea, dor, cirurgia, doenças pulmonares e neurológicas), e seu diagnóstico é de exclusão. Suas principais características são:

- Na^+_u > 30 mEq/L, Osm_u > 100 mOsm/kg e Osm sérica < 275 mOsm/kg
- Ureia < 21 mg/dL, Ácido úrico < 4 mg/dL e ausência de melhora ou piora com SF 0,9%

Em relação à hiponatremia hiposmolar hipovolêmica, podemos investigar suas causas com base na medida do sódio urinário:

- \> 20 mEq/L: sugere perda renal
  - Excesso de diuréticos, insuficiência adrenal, nefropatia perdedora de sal, cetonúria, diurese osmótica, síndrome cerebral perdedora de sal;
- \< 20 mEq/L: sugere perda extrarrenal
  - Vômitos, diarreia, pancreatite, trauma, grandes queimados.

Manifestações Clínicas

As células mais afetadas são os neurônios, e a doença do sistema nervoso central é causada pelo edema cerebral. As queixas gastrointestinais incluem anorexia, náuseas e vômitos e costumam ser precoces, assim como cefaleia, cãibras musculares e fraqueza. Posteriormente o nível de consciência se altera, pode haver redução aos estímulos verbais e dolorosos, comportamento inadequado, alucinações e obnubilação. Nos casos graves ou agudos podemos ter convulsões, postura em decorticação ou descerebração, parada cardiorrespiratória e coma. Nos casos de hiponatremia crônica os sintomas costumam ser menores e mais leves, devido a mecanismos de adaptação (perda de osmólitos celulares).

A correção do sódio sérico muito rapidamente (> 10 mEq/L em 24 h) pode gerar uma síndrome neurológica devastadora, a síndrome de desmielinização osmótica (SDO), decorrente de destruição das bainhas de mielina dos neurônios da ponte, que resulta em quadriplegia flácida, disartria, disfagia, coma e morte. Não há tratamento disponível atualmente. Hepatopatas, mulheres na pós-menopausa, hipoxêmicos, hiponatremia muito grave (Na < 105 mEq/L) e etilistas são mais suscetíveis e podem ser acometidos mesmo com variações abaixo de 10 mEq/L.

Tratamento

O foco é na hiponatremia hiposmolar (na hiperosmoslar, basta suspender o agente causal). É dividido em etapas de acordo com a situação clínica:

- **Hiponatremia com sintomas graves:**
  - Infusão de salina hipertônica 3% em 20 min, pode ser repetido até duas vezes ou até aumento do Na^+ > 5 mEq/L na primeira hora;
- **Hiponatremia com aguda ΔNa+ > 10 mEq/L, sem sintomas graves:**
  - Administrar salina hipertônica 3% em 20 min;
- **Demais casos em pacientes hipovolêmicos (crônicos e/ou assintomáticos):** Fazer correção com base na fórmula de Adrogué ao longo de 24 h e pode-se utilizar do *clearance* de água livre de eletrólitos; entretanto, como há erros mesmo com as fórmulas, a monitorização mais frequente da natremia (2-3 vezes ao dia) se torna essencial.
- **Pacientes hipervolêmicos:**
  - Restrição hídrica;
  - Diuréticos.
- **SIAD:**
  - Restrição hídrica;
  - Furosemida + cloreto de sódio ou ureia;
  - Tratar causa se for secundária.
- **Pacientes hipovolêmicos:**
  - Infusão de solução salina.

Importante lembrar:
- A variação da concentração sérica de sódio segura em 24 h para evitar mielinólise pontina é de até 10 mEq/L/dia ou 18 mEq/L/48h;
- Para cálculo da água corporal: Água corporal = 0,6 × peso (kg) se homem ou 0,5 × peso (kg) se mulher; Idosos: homem 0,5 x peso e mulher 0,45 x peso;
- Além da correção sérica do sódio, sempre realizar tratamento para a etiologia da hiponatremia;
- Suspender fluidos não essenciais, medicações e outros fatores que possam estar contribuindo para hiponatremia;

- Fórmula de Adrogué-Madias = $\Delta[Na]$ solução (L) = $\dfrac{[Na] \text{ solução infundida} - [Na] \text{ sérico}}{\text{Água corporal} + 1}$

Utilizada para estimar o efeito sobre a concentração sérica de sódio utilizando 1 L de qualquer solução escolhida. A seguir temos algumas soluções e suas concentrações de sódio (**Tabela 14.2**).

Para mais detalhes das medicações utilizadas e suas doses, consulte no apêndice o "Guia prático de correção de eletrólitos".

Tabela 14.2 Concentração de sódio na solução	
Solução	Na (mEq/L)
Soro glicosado 5%	0
Solução salina hipertônica 3%	513
Soro fisiológico 0,9%	154
Solução salina hipotônica 0,45%	77
Ringer lactato	130

Hipernatremia

Definição

Sódio sérico > 145 mEq/L. Invariavelmente evolui com hiperosmolalidade e desidratação celular.

Causas

É mais comum em pacientes que não conseguem acesso a água quando ocorre aumento da osmolalidade plasmática (o que leva à sede), seja pela sua condição clínica subjacente, como demência avançada ou sequela de AVC, ou por fatores iatrogênicos em pacientes hospitalizados, como a não hidratação apropriada em pacientes com diarreia ou vômitos. Dentre outras causas, podemos citar:

- **Diabetes insipidus central:** Idiopático ou secundário (TCE, cirurgia ou neoplasia de SNC);
- **Diabetes insipidus nefrogênico:** Hereditário ou Adquirido (DRC, hipercalcemia, obstrução de vias urinárias e hipocalemia);
- **Drogas:** Etanol, fenitoína, lítio, demeclociclina, anfotericina B;
- **Defeitos de concentração urinária por outros motivos:** Anemia ou traço falciforme, polidipsia primária, restrição proteica rigorosa.

Manifestações clínicas

O principal sistema acometido é o nervoso central, pela maior suscetibilidade das células neuronais à variação da tonicidade plasmática, que quando aumentada leva a contração das células cerebrais pela desidratação celular. As primeiras manifestações são: agitação, letargia e irritação. Esses sintomas podem ser seguidos de espasmos musculares, hiper-reflexia, tremores, ataxia. Em casos agudos mais graves, podem ocorrer hemorragia subaracnoide e subcortical e trombose de seios venosos, podendo evoluir com convulsões, coma e morte. Ao contrário da hiponatremia, é pouco comum o aparecimento de mielinólise pontina.

Tratamento

Envolve a restauração da volemia e redução da tonicidade sérica. Primeiramente, devemos infundir soluções contendo sódio (salina isotônica) até atingirmos a euvolemia. Em seguida, utilizamos água livre via oral ou formulações endovenosas, como solução com dextrose 5% até atingir a redução desejada da concentração de sódio sérica (máximo de 10 mEq/dia). Para mais detalhes das medicações utilizadas e suas doses, consulte no apêndice o "Guia prático de correção de eletrólitos".

Capítulo
Distúrbios do Potássio
15

Wallace Stwart Carvalho Padilha
Igor Gouveia Pietrobom
Gabriel Teixeira Montezuma Sales

Hipercalemia
Definição
Potássio sérico > 5 mEq/L.

Causas

O primeiro cuidado que devemos ter é o de nos certificarmos de não se tratar de uma pseudo-hipercalemia, condição que ocorre nas seguintes situações: leucocitose > 100 mil, plaquetose > 1 milhão ou hemólise. Podemos dividir as causas de hipercalemia em dois grandes grupos: acúmulo corporal de potássio ou redistribuição do potássio corporal para o espaço extracelular. As principais causas são listadas na **Tabela 15.1**.

Tabela 15.1. Causas de hipercalemia	
Por Redistribuição	**Por Retenção**
Acidose metabólica	Doença renal crônica ou lesão renal aguda
Uso de betabloqueadores	Administração exógena de potássio
Hipoinsulinemia (Diabetes)	Liberação endógena: esmagamento ou hemólise (incluindo síndrome de lise tumoral)
Uso de succinilcolina	Uso de diuréticos poupadores de potássio (espironolactona, amilorida ou triantereno)
	Hipoaldosteronismo
Intoxicação digitálica	Insuficiência adrenal
	Ureterojejunostomia

Adaptado de Vieira Neto & Moysés Neto.

Manifestações clínicas

As manifestações clínicas são dependentes da velocidade de instalação do distúrbio e da gravidade do mesmo. Pode se apresentar de maneira assintomática, principalmente em pacientes com doença renal crônica avançada que toleram níveis mais altos de potássio devido a mecanismos de adaptação celular. Quando causa sintomas, as células excitáveis são as mais afetadas, o que inclui células miocárdicas e neuromusculares. Isso se traduz em fraqueza muscular, hiporreflexia e parestesias.

Em relação ao eletrocardiograma, à medida que o nível sérico de K$^+$ aumenta, as alterações eletrocardiográficas pioram. Os achados iniciais incluem onda T elevada e apiculada com encurtamento do intervalo QT, que podem ser seguidos de alargamento progressivo do intervalo PR e do complexo QRS, achatamento ou desaparecimento da onda P e, finalmente, alargamento do QRS com padrão de onda sinusoidal. A causa de morte nesses casos geralmente se dá por arritmias do tipo fibrilação ventricular, assistolia ou atividade elétrica sem pulso (lembrar que é uma das causas de parada cardiorrespiratoria em AESP segundo o ACLS).

Tratamento

A primeira medida, que visa evitar arritmias fatais, é a realização de um eletrocardiograma de 12 derivações. Caso este se encontre alterado (qualquer das alterações descritas previamente), devemos proceder com a administração de gluconato de cálcio para estabilização das membranas celulares. Lembrar que essa medida em nada altera a concentração sérica de potássio e deve ser repetida até a reversão das alterações eletrocardiográficas ou a realização de tratamento definitivo.

O segundo passo consiste no manejo do potássio propriamente dito, o que envolve redistribuição do potássio do extra para o intracelular e/ou aumento da excreção de potássio. Para mais detalhes das medicações utilizadas e suas doses, consulte no apêndice o "Guia prático de correção de eletrólitos".

Hipocalemia

Definição

Potássio sérico < 3,5 mEq/L.

Causas

Assim como na hipercalemia, as causas de hipocalemia envolvem tanto redistribuição do meio extracelular para o intracelular quanto depleção do potássio corporal total, ou ainda uma combinação de ambas.

• Redistribuição

- Alcalose metabólica ou respiratória, excesso de insulina (leva a captação celular principalmente por células hepáticas e musculares);
- Agonistas beta-2-adrenérgicos (seja por uso de medicações como fenoterol ou em decorrência de estresse);
- Paralisia periódica hipocalêmica (distúrbio genético autossômico dominante, leva a paralisia flácida recorrente);
- Hiperinsulinemia (secundária à administração exógena de insulina ou glicose, ou, mais raramente, tumores secretores de insulina, como insulinoma).

• Déficit corporal total

- Perdas gastrointestinais (vômitos, diarreia, drenagem por fístulas, abuso de laxativos);
- Perdas renais:
  - Síndromes hiper-reninêmicas (hipertensão renovascular, tumor de Wilms, adenocarcinoma renal);

- Síndromes hiporreninêmicas (secreção autônoma de aldosterona por adenomas ou hiperplasia de adrenal, síndrome de Cushing, síndrome de Liddle, excesso de ingestão de alcaçuz);
- Síndromes com hipobicarbonatemia (acidose tubular renal distal e proximal, cetoacidose diabética, uso de acetazolamida);
- Síndromes com hiperbicarbonatemia (síndromes de Bartter e de Gitelman, hipomagnesemia, excesso de diurético espoliador de potássio, como a furosemida).

Para diferenciarmos as perdas renais das extrarrenais (gastrointestinal), podemos lançar mão da quantificação de potássio em urina de 24h, que quando inferior a 20 mEq/dia sugere perda extrarrenal ou da relação K/creatinina em amostra isolada de urina (mais prática) e que quando menor que 13 mEq/g sugere perda extrarrenal. Outros métodos como gradiente transtubular de potássio e fração de excreção de potássio também podem ser utilizados, apesar de serem estudos com acurácia questionável.

Manifestações clínicas

As alterações cardíacas são as mais importantes. No eletrocardiograma veremos achatamento de onda T, aparecimento de onda U e prolongamento do intervalo QT. As arritmias mais observadas são extrassístoles atriais e ventriculares, bloqueio atrioventricular, taquicardia ventricular e fibrilação atrial.

Com relação às células musculares, podemos ter fraqueza muscular, geralmente de padrão ascendente e que pode progredir para paralisia. Em casos mais graves, observamos cãibras musculares e rabdomiólise. Fraqueza da musculatura respiratória pode acarretar insuficiência respiratória. Já o envolvimento da musculatura gastrointestinal frequentemente causa íleo paralítico, que está associado a queixas de distensão abdominal, anorexia, náuseas e vômitos. Nos rins, a hipocalemia pode levar a poliúria por incapacidade de concentrar a urina.

Tratamento

A reposição de potássio pode ser realizada por via oral ou venosa. Reserva-se o primeiro caso para hipocalemia leve, com níveis séricos de 3-3,5 mEq/L. Atentar para o fato de que muitas vezes as preparações orais são mal toleradas pelos pacientes por causarem irritação gástrica.

Para reposição venosa, a preparação mais utilizada é a ampola de KCl a 19,1%, em que cada mL contém 2,5 mEq. Devemos respeitar a velocidade de infusão da solução, que deve ser de 10-40 mEq/h (> 10 mEq/h exige monitorização cardíaca contínua durante a infusão). Com relação à concentração da solução (sempre devemos diluir a ampola), para veias periféricas não ultrapassar 40 mEq/L e para veia central ficar em torno de 60-80 mEq/L (em casos emergenciais pode-se chegar a 100 mEq/L) para evitar tromboflebite. Durante a reposição de potássio, o paciente deve preferencialmente estar com monitorização cardíaca.

Lembrar que é obrigatória a pesquisa de hipomagnesemia concomitante, principalmente em casos com resposta inadequada à reposição de potássio.

Distúrbios do Magnésio

Capítulo 16

Wallace Stwart Carvalho Padilha
Igor Gouveia Pietrobom
Gabriel Teixeira Montezuma Sales

Hipomagnesemia

Definição

Níveis séricos < 1,8 mg/dL. Ocorre em cerca de 12% dos pacientes hospitalizados. A dosagem do magnésio total reflete pouco o conteúdo corporal total do íon. A deficiência de magnésio é definida como uma redução no conteúdo corpóreo total do magnésio, enquanto a hipomagnesemia é uma redução na concentração sérica deste. Apenas 0,3% do total das reservas corporais de magnésio se encontra no soro.

Causas

A hipomagnesemia envolve dois mecanismos principais: perdas renais ou gastrointestinais (**Tabela 16.1**).

Tabela 16.1 Causas de hipomagnesemia	
Perdas renais (FEMg > 2%)	**Perdas gastrointestinais**
Diabetes descontrolado	Disabsorção, esteatorreia e diarreia
Etilismo	Pancreatite aguda
Hipercalcemia	Uso crônico de inibidor de bomba de prótons
Expansão do volume extracelular	Hipomagnesemia intestinal com hipocalcemia secundária, forma genética
Uso de diuréticos tiazídicos ou de alça	
Antimicrobianos: aminoglicosídeo, anfotericina e pentamidina	
Inibidores de calcineurina	
Tubulopatias adquiridas (p. ex.: recuperação de necrose tubular aguda)	
Desordens genéticas: síndromes de Gitelman/Bartter, mutações de transportadores iônicos	

> **Importante lembrar:**
> - Mais comum com diarreia do que com vômitos;
> - A causalidade com o uso de inibidores de bomba parece estar associada ao uso concomitante de diuréticos pelos pacientes;
> - A deficiência carencial, por baixa ingestão oral, costuma ser rara, salvo em casos de desnutrição grave;
> - Outras causas menos frequentes, por mecanismos diversos, incluem: uso de forcarnet para tratamento de citomegalovírus, por ação quelante; fome óssea, no contexto de paratireoidectomia; leptospirose.

Manifestações clínicas

Em relação às alterações eletrocardiográficas, podemos ter aumento do intervalo QT, infra de segmento ST e uma predisposição para arritmias ventriculares como *torsades de pointes*, além de potencialização da toxicidade digitálica.

Em níveis moderados ou graves, os pacientes apresentam fraqueza muscular generalizada, hiper-reflexia, espasmos musculares devido a hiperexcitabilidade, tremores e, raramente, tetania.

Tratamento

Envolve a suspensão, se possível, de medicações que causam espoliação renal e reposição do elemento. A via de administração dependerá dos níveis séricos e da velocidade de reposição que desejamos, devendo a via venosa ser reservada para casos moderados a graves ou cuja reposição oral não seja tolerada pelo paciente. Importante realizar a reposição venosa de modo lento, ao longo de 6-12 h, pois elevações séricas bruscas são compensadas com aumento da eliminação renal de magnésio. Para mais detalhes das drogas, formulações e formas de administração, consultar no apêndice deste livro a sessão "Guia prático para correção de eletrólitos".

Hipermagnesemia

Definição

Níveis séricos > 2,4 mg/dL.

Causas

A capacidade renal para responder às elevações séricas de magnésio e eliminá-lo na urina é tanta que a vigência de hipermagnesemia ocorre basicamente em dois contextos: disfunção renal ou administração de carga muito elevada de magnésio.

- **Disfunção renal:** À medida que a taxa de filtração glomerular vai declinando, os níveis séricos de magnésio se elevam. Em pacientes dialíticos, o nível sérico é determinado basicamente pela ingestão oral. Nesses pacientes até mesmo a carga de magnésio presente em antiácidos e laxativos pode ser excessiva, estando tais drogas contraindicadas;
- **Administração exógena:** Infusão em gestantes com pré-eclâmpsia ou eclâmpsia para diminuir excitabilidade neuromuscular; abuso de laxativos ou substancias com alto teor de magnésio que excedam a capacidade renal de excreção; enema retal à base de sulfato de magnésio.

- **Outras etiologias que causam elevação mais leve:** síndrome leite-álcali, cetoacidose diabética, síndrome de lise tumoral, ingestão de lítio.

Manifestações clínicas

Geralmente, é assintomática até níveis em torno de 3,5 mg/dL. Em níveis mais elevados, ocorre a redução ou perda dos reflexos osteotendíneos. O aumento progressivo poderá levar a paralisia da musculatura respiratória e hipotensão. As principais anormalidades de condução cardíaca incluem prolongamento do intervalo PR, duração do QRS e do intervalo QT, além de bloqueios completos e parada cardiorrespiratória.

Tratamento

Em paciente com função renal preservada, a principal medida consiste na suspensão da administração exógena. Na presença de níveis muito elevados, ou em pacientes com algum grau de disfunção renal, recomenda-se a administração de diuréticos de alça associados à infusão de solução salina isotônica, se necessário, para manter a euvolemia. No contexto de disfunção renal grave (TFG < 15 mL/min/1,73m²), ou sintomas neurológicos e cardiovasculares graves com TFG entre 15 e 45 mL/min/1,73m², o tratamento é diálise. Nos casos sintomáticos, a administração de gluconato de cálcio deve ser realizada. Para mais detalhes das drogas, formulações e formas de administração, consultar no apêndice deste livro a seção "Guia prático para correção de eletrólitos".

Distúrbios do Cálcio e Fósforo

Capítulo 17

Wallace Stwart Carvalho Padilha
Igor Gouveia Pietrobom
Gabriel Teixeira Montezuma Sales

Hipocalcemia

Definição

Cálcio total < 8,5 mg/dL. O valor da concentração plasmática total sofre influência principalmente dos níveis de proteínas plasmáticas. Para tentar corrigir esse efeito, utilizamos a fórmula de correção do cálcio total pela albumina:

$$\text{Cálcio total corrigido} = \text{cálcio total medido} + [(4 - \text{albumina}) \times 0,8]$$

No entanto, sempre que possível, preferir dosagem do cálcio ionizado, pois a correção do valor total pela albumina mostrou pouca correlação com a forma ionizada. Valores normais de cálcio iônico: 1,1-1,35 mmol/L (para converter mmol/L para mg/dL, dividir por 0,25).

Causas

Para facilitar no diagnóstico da etiologia, dividimos em hipocalcemia associada a hiper ou hipofosfatemia (**Tabela 17.1**).

Tabela 17.1. Causas de hipocalcemia	
Com hiperfosfatemia	Com hipofosfatemia
Hipoparatireoidismo: pós-operatório, pós-irradiação, por amiloidose, primário	Deficiência de vitamina D
Pseudo-hipoparatireoidismo tipo I ou II	Diminuição da geração de calcitriol* ou 25-hidroxivitamina D**
Doença renal crônica avançada	Resistência ao calcitriol
Injúria renal aguda fase oligúrica	Pancreatite aguda
	Deficiência de magnesio
	Síndrome da fome óssea

*calcitriol: forma ativa da vitamina D, após passagem renal.

**25-hidroxivitamina D: ou colecalciferol, é a forma da vitamina D após passagem hepática e antes da passagem renal.

Manifestações clínicas

Os sintomas mais comuns incluem fadiga e fraqueza muscular, irritabilidade, perda de memória e confusão mental. Nos casos agudos podemos ter ainda parestesias, cãibras, tetania e convulsões. Dentre os sinais clínicos mais famosos temos o sinal de Chvostek (contração do músculo facial após percussão de ramos do nervo facial) e sinal de Trousseau (contração generalizada dos músculos do antebraço com flexão de punho após aplicação do esfigmomanômetro de pressão cerca de 20 mmHg acima da pressão sistólica por 3 minutos). No eletrocardiograma podemos ver prolongamento do intervalo QT.

Tratamento

Corrigir causa subjacente e administrar gluconato de cálcio. Nas formas crônicas, inclui administrar vitamina D com sais de cálcio, associada ou não a diurético tiazídico, e corrigir hipomagnesemia, se presente. Para mais detalhes das drogas, formulações e formas de administração, consultar o "Guia prático para correção de eletrólitos" no apêndice deste livro.

Hipercalcemia

Definição

Cálcio total > 10,5 mg/dL.

Causas

As principais causas de hipercalcemia estão listadas na **Tabela 17.2** a seguir.

Tabela 17.2. Causas de hipercalcemia

Doença neoplásica	Endocrinopatias	Doenças granulomatosas	Medicações	Miscelânea
Linfomas e/ou Leucemias	Hiperparatireoidismo primário	Sarcoidose	Hipervitaminose A e/ou D	Imobilização
Mieloma	Hiperparatireoidismo terciário (DRC)	Tuberculose	Diuréticos tiazídicos	Síndrome leite-álcali
Câncer de mama	Hipertireoidismo	Histoplasmose	Lítio	Hipercalcemia hipocalciúrica familiar
Câncer de pulmão	Insuficiência adrenal aguda	Hanseníase	Teofilina	
Câncer renal	Acromegalia	Coccidioidomicose		
Câncer de tireoide	Feocromocitoma	Beriliose		

Adaptado de Johnson RJ. Nefrologia clínica: abordagem abrangente. 5. ed. Rio de Janeiro:Elsevier, 2016. p. 128.

Manifestações clínicas

Ocorrem principalmente quando há variações rápidas da concentração sérica. Os sintomas iniciais incluem astenia e fraqueza muscular, distração, nervosismo e sonolência. No trato gastrointestinal pode haver constipação, náuseas e vômitos e, mais raramente, pancreatite. Nos rins observamos poliúria, nefrolitíase e nefrocalcinose. Outros sintomas incluem alterações neuropsiquiátricas, com cefaleia, sonolência, estupor e coma. No eletrocardiograma podemos encontrar principalmente diminuição do intervalo QT.

Tratamento

A medida inicial é a rápida e vigorosa hidratação com solução salina isotônica para restabelecer a euvolemia. Se houver sinais de hipervolemia, associar diurético de alça. Cuidado no manejo do volume é essencial em paciente com ICC e DRC avançada, sendo a administração em alíquotas preferível. O uso de bifosfonatos é essencial, principalmente no contexto de hipercalcemia maligna (secundária a neoplasias). Utilizar com cautela em paciente com TFG abaixo de 30 mL/min. Outra medida é a administração de corticosteroides nas doenças granulomatosas (sarcoidose, tuberculose), nos linfomas e no mieloma para reduzir a síntese de vitamina D. Nos casos de hiperparatireoidismo o uso de calcimiméticos (cinacalcete) ou paratireoidectomia são indicados. Para mais detalhes das drogas, formulações e formas de administração, consultar no apêndice deste livro o "Guia prático para correção de eletrólitos".

Hipofosfatemia

Definição

Fósforo sérico abaixo de 2,5 mg/dL.

Causas

As principais causas de hipofosfatemia estão listadas na **Tabela 17.3** a seguir.

Tabela 17.3. Causas de hipofosfatemia

Absorção intestinal diminuída	Desvio para o meio intracelular	Excreção renal aumentada
Uso de quelantes de fósforo	Alcalose respiratória	Hiperparatireoidismo primário
Alcoolismo	Cetoacidose diabética	Deficiência de vitamina D
Ingestão dietética diminuída	Fome óssea	Síndrome de Fanconi
Nutrição parenteral total	Sepse	Diurese osmótica
	Síndrome de realimentação	Hepatectomia parcial
		Osteomalácia oncogênica
		Uso de diuréticos

Manifestações clínicas

Os paciente geralmente permanecem assintomáticos para níveis séricos de fósforo acima de 1 mg/dL. Abaixo desse valor, geralmente observamos fraqueza muscular (que se traduz em aumento de tempo de ventilação mecânica em paciente críticos ou falha de extubação), parestesias, hemólise, rabdomiólise, disfunção plaquetária e depressão da contratilidade miocárdica.

Tratamento

A primeira opção consiste no aumento do aporte oral sempre que possível, por meio de sais de fosfato ou produtos de leite (1 mg/mL). Em pacientes graves e/ou sintomáticos, assim como naqueles em ventilação mecânica, devemos realizar reposição endovenosa, em doses divididas ao longo das 24 h. Para mais detalhes das drogas, formulações e formas de administração, consultar o "Guia prático para correção de eletrólitos" no apêndice deste livro.

Hiperfosfatemia

Definição

Fósforo sérico acima de 4,5 mg/dL.

Causas

As principais causas de hiperfosfatemia estão listadas na **Tabela 17.4** a seguir.

Tabela 17.4. Causas de hiperfosfatemia		
Excreção renal diminuída	Oferta aguda de fósforo no meio extracelular	Pseudo-hiperfosfatemia
Doença renal crônica	Síndrome de lise tumoral	Hiperbilirrubinemia
Injúria renal aguda	Rabdomiólise	Hiperlipidemia
Hipoparatireoidismo	Hemólise grave	Hemólise da amostra
Tireotoxicose	Intoxicação por vitamina D	Paraproteinemia
Calcinose tumoral	Enema retal contendo fosfato de sódio	
Uso de bifosfonatos	Altas doses de anfotericina B lipossomal	

Manifestações clínicas

Em casos crônicos, a implicação mais importante é a deposição de fosfato e de cálcio nos tecidos moles e a calcificação vascular. Nos quadros agudos, não costuma dar sintomatologia nem alteração eletrocardiográfica. Quando ocorrem, geralmente são resultados da hipocalcemia associada.

Tratamento

Em quadros agudos, aumentar a excreção com administração de fluidos por via endovenosa. Se houver associação com disfunção renal, a hemodiálise é o jeito mais seguro para correção da hiperfosfatemia. De maneira similar ao que realizamos na hipercalemia, o uso de insulina com glicose aumenta o desvio do fósforo para o meio intracelular. Em quadros crônicos, nos doentes renais crônicos, devemos restringir o fósforo na dieta e prescrever quelantes de fosfato, com preferência por medicamentos sem cálcio, como o sevelamer, já que há algumas evidências mostrando associação com calcificação vascular. Para mais detalhes das drogas, formulações e formas de administração, consultar no apêndice deste livro o "Guia prático para correção de eletrólitos".

Capítulo

Distúrbios Acidobásicos

18

Wallace Stwart Carvalho Padilha
Igor Gouveia Pietrobom
Gabriel Teixeira Montezuma Sales

Introdução

Os distúrbios acidobásicos (DAB) são comuns no ambiente hospitalar e aparecem quando há um desequilíbrio entre a produção/administração e a excreção de ácidos e/ou bases. Alguns exemplos de doenças comumente associadas são: insuficiência renal, asma (hiperventilação), gastroenterite (vômitos e diarreia) e sepse (acidose láctica).

O diagnóstico preciso das alterações do equilíbrio do metabolismo ácido-base começa com uma boa história clínica e exame físico, que darão dicas para a correta interpretação da gasometria. Esses elementos são suficientes para o diagnóstico da maioria dos distúrbios simples. Os casos com mais de um DAB, chamados distúrbios mistos, ao contrário dos simples, apresentam frequentemente valores de pH dentro da faixa de normalidade, sendo importantes alto grau de suspeição e o uso de outros elementos que serão detalhados na **Tabela 18.1**, como o *anion gap* (AG) e o $\Delta AG/\Delta HCO_3^-$ para o diagnóstico exato.

Tabela 18.1. Valores de referência de parâmetros gasométricos	
Parâmetro	Valor de referência
pH	7,35-7,45
$PaCO_2$	35,0-45,0 mmHg
Bicarbonato (HCO_3^-)	22,0-26,0 mEq/L
Base excess (BE)	+ 2 a - 2 mEq/L

Para avaliar a acurácia dos valores fornecidos pela gasometria e estimar a variação necessária de cada componente para alcançar determinado pH, podemos utilizar a fórmula de Henderson-Hasselbach. Como o equilíbrio ácido-base se modifica com o aumento de qualquer dos elementos, essa estimativa pode não ser acurada (**Tabela 18.2).**

$$pH = 6,1 + \log (HCO_3^-/0,03 \times PaCO_2)$$

$$H^+ + HCO_3^- \Leftrightarrow H_2CO_3 \Leftrightarrow H_2O + CO_2$$

Tabela 18.2. Definições básicas em distúrbios acidobásicos	
Alcalemia	Estado de aumento anormal do pH do sangue com valores acima do limite de normalidade (pH > 7,45)
Alcalose	Processo patológico caracterizado pelo consumo de íons de hidrogênio, com consequente excesso de bases, sem presença obrigatória de alcalemia
Acidemia	Estado de redução anormal do pH do sangue com valores abaixo do limite de normalidade (pH < 7,35)
Acidose	Processo patológico caracterizado pelo aumento na produção de íons de hidrogênio (ácido), sem obrigatoriamente presença de acidemia
Anion gap	Diferença entre a quantidade de cátions e ânions mais prevalentes quantificados no sangue ou na urina

Um conceito clássico importante é que para todo distúrbio primário o corpo produz uma resposta compensatória para contrabalançar a variação do pH. Existem diversas fórmulas para prever o que seria uma resposta adequada. Usualmente, na presença de um distúrbio primário e um compensatório, o pH chega apenas a níveis pertos do normal, sem alcançá--lo, com exceção da alcalose respiratória crônica leve.

O diagnóstico de distúrbio misto depende do distúrbio primário. Nos casos de acidose metabólica, por exemplo, quando a $PaCO_2$ está abaixo do esperado temos uma alcalose respiratória associada, enquanto a $PaCO_2$ acima indica uma acidose respiratória. Na **Tabela 18.3** encontram-se as fórmulas para calcular a resposta compensatória.

Tabela 18.3. Fórmulas para estimar resposta compensatória em cada distúrbio acidobásico	
Acidose metabólica	$PaCO_2$ esperado = $1.5 \times HCO_3^- + 8 \pm 2$ (Fórmula de Winter)
Acidose respiratória aguda	HCO_3^- aumenta 1 mEq/L para cada 10 mmHg de aumento do $paCO_2$
Acidose respiratória crônica	HCO_3^- aumenta 3 mEq/L para cada 10 mmHg de aumento do $PaCO_2$
Alcalose metabólica	$\Delta PaCO_2 = \Delta HCO_3^- \times 0,6$
Alcalose respiratória aguda	HCO_3^- diminui 2 mEq/L para cada 10 mmHg de redução do CO_2
Alcalose respiratória crônica	HCO_3^- diminui 4-5 mEq/L para cada 10 mmHg de redução do CO_2

Acidose Metabólica

Definição

Presença de ácidos em excesso associada a uma redução primária de bicarbonato (HCO_3^- < 22 mEq/L), com tendência a valores de pH < 7,35.

Causas

São classificadas de acordo com seu mecanismo de ação. Quando existe o aumento no nível sérico de um ânion novo, como na cetoacidose diabética e na acidose láctica, chama-mos de acidose com *anion gap* aumentado ou normoclorêmica, já que não há necessidade de aumento compensatório do cloreto para manter a eletroneutralidade. Quando há perda de bicarbonato sem o acúmulo de ânions não usuais, como na diarreia, existe um aumento da absorção do cloreto, chamada de acidose hiperclorêmica ou com *anion gap* normal. Essa divisão facilita o diagnóstico diferencial em pacientes com quadro clínico mais complexo.

Anion gap

Por princípio, todos os líquidos corporais encontram-se em eletroneutralidade, cargas positivas em quantidade igual à de cargas negativas. Logo, a quantidade de ânions no nosso sangue é sempre igual à de cátions. O conceito de *anion gap* foi criado para facilitar o diagnóstico diferencial dos casos de acidose metabólica. Como fica inviável calcular todos os ânions e cátions do corpo, preferiu-se calcular a diferença entre os mais prevalentes. Quando se consideram apenas sódio, cloro e bicarbonato, sabe-se que o resultado é positivo nos pacientes saudáveis, o que significa que a quantidade de ânions não considerados na fórmula é maior do que a de cátions.

A partir desse raciocínio, *anion gap* alto é causado por acúmulo de ânion não mensurado (cetoácidos, sulfato, fosfato, lactato) e quando baixo pode ser causado por um excesso de algum cátion não mensurado (cálcio, magnésio, potássio, IgG) ou por uma intoxicação por brometo ou iodeto, que são calculados como cloreto em muitos dos métodos utilizados atualmente.

O valor normal de *anion gap* sofreu alteração nos últimos anos, devido a um método mais preciso para dosagem do cloreto, o eletrodo íon-específico. Devido à variação entre os valores de referência em diferentes laboratórios, o ideal é conhecer a referência no hospital onde o paciente está internado e se possível conhecer o valor basal do paciente, o que facilita a interpretação. Além disso, pacientes com hipocalcemia ou hipocalemia graves também podem apresentar AG alto.

Outra correção muito importante do AG é em relação à albumina, que é um dos principais ânions do sangue. Logo, pacientes com hipoalbuminemia grave podem ter um AG falsamente baixo. Aumenta-se 2,5 mEq/L no *anion gap* para cada 1 g/dL abaixo de 4,5 g/dL de albumina (**Figura 18.1**).

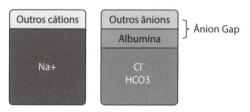

Figura 18.1. Desenho ilustrativo do *anion gap*.

Manifestações clínicas

A maioria dos sinais e sintomas dos pacientes com acidose tem relação direta com sua causa. Entretanto, algumas manifestações são específicas, podendo ser divididas de acordo com o tempo de evolução.

Nos casos agudos, a acidose inicialmente provoca aumento na contratilidade cardíaca e vasoconstrição. Quando o pH chega a valores menores que 7,2, iniciam-se efeitos deletérios, principalmente cardiovasculares e neurológicos. Os principais são inotropismo negativo, vasodilatação, resistência a catecolaminas exógenas e alteração de nível de consciência. Também há maior prevalência de arritmias ventriculares e de hipercalemia.

Em casos crônicos, a maioria dos efeitos é no sistema musculoesquelético, provocando atrofia muscular secundária a degradação proteica, redução de massa óssea e déficit de crescimento em crianças. Além disso, pacientes com doença renal crônica evoluem com perda mais rápida de função, quando a acidose não está controlada. Intolerância à glicose também pode estar presente.

Diagnóstico

Como já discutido, a avaliação clínica detalhada do paciente ajuda a desvendar a maioria dos DAB. A análise da gasometria arterial confirma a presença da acidose metabólica, com bicarbonato baixo associado a tendência a redução do pH e $PaCO_2$ baixa nos casos de distúrbio simples. Com o diagnóstico de acidose metabólica feito, o próximo passo é a avaliação do *anion gap*.

Se AG alto, o próximo passo é medir o $\Delta AG/\Delta HCO_3^-$. Esse cálculo é útil para avaliar a presença de distúrbios associados. A justificativa é que para cada ânion formado haja o consumo de um bicarbonato, o que é verdade na maioria dos casos. Alterações nessa proporção indicam alterações do equilíbrio ácido-base que induzam aumento ou redução extra do bicarbonato. Por exemplo, $\Delta AG/\Delta HCO_3^- < 1$ indica uma queda do bicarbonato maior do que a esperada, o que pode ser causado por associação com doença que cause acidose metabólica hiperclorêmica ou alcalose respiratória crônica, que são causas de redução de bicarbonato.

Nos pacientes de acidose com AG normal, o próximo passo é a medida do AG urinário. Essa é uma maneira indireta de estimar a quantidade de formação e excreção de amônia na urina, principal tampão urinário. Os pacientes que apresentam prejuízo no processo de acidificação urinária (doença renal crônica, acidose tubular renal) terão AG urinário inapropriadamente positivo. Os que apresentam causa extrarrenal (perda de bicarbonato por via intestinal) conseguem acidificar a urina adequadamente, resultando em resultado negativo, que representa maior quantidade de amônia (**Tabela 18.4**).

Tabela 18.4. Fórmulas úteis para diagnóstico diferencial de acidose metabólica		
Parâmetro	**Interpretação do resultado**	**Fórmula**
Anion gap sérico	$Na - (Cl + HCO_3^-)$	3-10 mEq/L
Anion gap estimado	2 x albumina (g/dL) + P (mg/dL)/2	No $\Delta AG/\Delta HCO_3$ preferível utilizar esse parâmetro do que o valor da normalidade laboratorial ($\sim$10)
Anion gap urinário	$(Na_u + K_u) - Cl_u$	< - 30 mEq/L = causa extrarrenal > 0-30 mEq/L = causa renal
Osmolalidade sérica	2xNa + Ur/6 + Gl/18	275-290 mOsm/kg
Gap osmolar	Osm sérica medida – calculada	> 10 mOsm/kg
$\Delta AG/\Delta HCO3-$	(AG paciente – AG normal)/ (HCO_3^-normal - HCO_3 paciente)	< 1 = acidose metabólica AG alto + AG normal ou alcalose respiratória 1 – 2 = Acidose metabólica com AG alto > 2 = Acidose metabólica com AG alto + alcalose metabólica ou acidose respiratória

Tratamento

As acidoses com *anion gap* aumentado têm o tratamento concentrado na reversão da causa de base, como hidratação e insulinoterapia nos casos de cetoacidose. Em pacientes com níveis de pH com risco de vida (< 7,1 a 7,0) ou com doses altas de catecolaminas (acidose induz resistência) o bicarbonato de sódio pode ser usado, mas não indiscriminadamente, por ser pouco efetivo nesses casos e pelos seguintes efeitos colaterais: hipernatremia, hipervolemia, hipocalcemia e acidose paradoxal (intracelular).

Ao utilizar o bicarbonato de sódio endovenoso, é importante seguir algumas recomendações:

- Otimização ventilatória, para excreção adequada do CO_2 produzido;
- Otimização hemodinâmica, para reduzir a produção de ânions como lactato e acetato;
- Infusão lenta e isotônica [150 mL de $NaHCO_3$ 8,4% (1 mEq/mL) em 850 mL de água destilada ou solução glicosada];
- Avaliar resposta ao tratamento. Coleta de gasometria 1-2 h após infusão, ponderando riscos e resposta para manter tratamento;
- Alvos de pH e bicarbonato individualizados para cada paciente. Etiologias como acidose láctica admitem pH > 7,2 como aceitável;

Várias fórmulas já foram descritas para estimar o déficit de bicarbonato, como abaixo:

- Déficit de bicarbonato = (HCO_3^- desejado - HCO_3^- medido) × volume de distribuição de HCO_3^-
- Volume de distribuição de HCO_3^- = $[0,4 + (2,6/HCO_3^-)]$ × peso

Em geral, essas fórmulas são pouco precisas. Uma maneira mais prática de tratar a acidose metabólica com AG aumentado é fazer a reposição de bicarbonato com 1-2 mEq/kg em 30-60 minutos e reavaliação após 1-2 h com gasometria.

Pacientes com acidose crônica também necessitam de tratamento. Em geral o alvo de bicarbonato sérico é a faixa normal, principalmente nos doentes renais crônicos. Para isso pode ser utilizado bicarbonato de sódio ou citrato de potássio por via oral. As doses estão descritas a seguir:

- $NaHCO_3$ pó (1 colher de chá ± 50 mEq de HCO_3^- ou 1 g = 12 mEq): 0,5-3,0 mEq/kg/dia
- Citrato de potássio (10 mEq = 1.080 mg = 1 cp): 10-30 mEq 3×/dia (dose máxima 100 mEq/dia).

Pacientes graves não responsivos a terapias não invasivas para melhora da acidose têm indicação de hemodiálise de urgência. Além disso, pacientes com risco muito elevado de efeitos colaterais com bicarbonato de sódio (cardiopatas, hipernatremias) também devem ser priorizados para terapia renal substitutiva, já que por meio dela é possível fazer a dissociação entre a oferta de bicarbonato e a de volume e sódio.

Acidose Respiratória

Definição

Alteração bastante comum na prática clínica caracterizada por aumento primário do CO_2 secundário a hipoventilação alveolar com redução de pH.

Causas

Patologias que aumentam o espaço morto pulmonar, reduzindo as áreas para troca gasosa, ou que diminuam a resposta pulmonar a estímulos para aumento da frequência respiratória, como doenças neuromusculares, sedativos e acidente vascular cerebral.

Manifestações clínicas

A hipercapnia pode provocar sintomas associados a hipertensão intracraniana, já que o dióxido de carbono é um vasodilatador cerebral. Esses sintomas são mais importantes quanto mais agudamente for instalado o problema. Eles variam de redução do nível de consciência e coma até a redução da contratilidade miocárdica e diafragmática, podendo levar a parada cardiorrespiratória. Em casos agudos os sintomas tornam-se mais graves a partir de $PaCO_2$ de 75 a 80 mmHg, e em casos crônicos podemos ter pacientes assintomáticos com níveis de até 90 mmHg.

O tempo de evolução pode ser diagnosticado pela gasometria, já que nos casos crônicos o rim tem tempo hábil para reabsorver mais bicarbonato, sendo comum encontrar níveis de pH próximos ao normal, mesmo com valores extremamente altos de CO_2. Já nos casos crônicos agudizados ou nas hipercapnias agudas, o pH encontra-se baixo. Assim como nas outras causas de acidose, também está associado a hipercalemia.

Tratamento

Deve-se aumentar o volume minuto do paciente, sendo, em casos mais graves, necessário o uso de ventilação mecânica, invasiva ou não invasiva. Ao contrário das acidoses metabólicas, não há resposta com tratamento com bicarbonato. Este aumenta os níveis de CO_2, podendo na verdade piorar a acidose, quando o sistema respiratório está acometido.

Alcalose Respiratória

Definição

Distúrbio ventilatório caracterizado por redução de níveis de CO_2 associado a tendência a aumento do pH.

Causas

Níveis baixos de $PaCO_2$ estão diretamente relacionados com aumento do volume minuto pulmonar. As patologias relacionadas são primariamente as associadas a taquipneia e sem um comprometimento grave o suficiente para prejudicar a troca gasosa. Elas podem ser divididas em causas respiratórias, como tromboembolismo pulmonar, asma e congestão pulmonar, e não respiratórias, como febre, dor e ansiedade generalizada.

Diagnóstico

Assim como a acidose respiratória, também pode ser classificada em aguda ou crônica, com o diagnóstico também pela gasometria. Pacientes que apresentam compensação do distúrbio, ou seja, valores de pH próximos da faixa normal, têm diagnóstico de alcalose respiratória crônica. Já os pacientes com alcalemia apresentam um processo agudo ou um processo crônico descompensado.

Manifestações clínicas

Assim como os outros distúrbios acidobásicos, têm associação direta com a causa. Sintomas especificamente observados na hipocapnia são tontura e confusão mental. A alcalose pode induzir hipocalcemia, por aumentar a fração de cálcio ligado a albumina, podendo então apresentar-se com parestesias e espasmos musculares. Também está associado a hipocalemia, devido à troca celular de potássio com hidrogênio.

Tratamento

Reverter a causa é o alicerce do tratamento. Para isso é necessário o diagnóstico exato da doença de base. Em casos associados a ansiedade generalizada, ou síndrome da hiperventilação, podem ser utilizados tratamento com psicoterapia e sedativos.

Alcalose Metabólica

Definição

Aumento primário do bicarbonato com tendência a aumento do pH.

Causas

O bicarbonato é filtrado livremente pelos glomérulos, e em condições normais mais de 90% são reabsorvidos em túbulo proximal. Logo, seria muito fácil para o rim compensar o excesso de base, simplesmente reduzindo a reabsorção. A partir desse raciocínio é possível deduzir que para a persistência da alcalose metabólica é necessária a presença de fatores que estimulem a reabsorção do HCO_3^-, como hipovolemia, hipocloremia, hipocalemia e disfunção renal.

A principal causa de alcalose metabólica intra-hospitalar é a alcalose de contração, consequência de estados associados a hipovolemia e a hipocloremia, que induzem reabsorção compensatória de sódio e bicarbonato em túbulo proximal. O exemplo clássico é o abuso de diuréticos de alça. Isso pode acontecer mesmo em pacientes hipervolêmicos, quando estes têm um baixo volume circulante efetivo, por uma má distribuição da água corporal, o que acontece comumente em pacientes com insuficiência cardíaca e cirrose hepática, por exemplo.

Outras causas são associadas a perda de ácidos, como vômitos e hiperaldosteronismo, ou a hipocalemia, que provoca o transporte de íons hidrogênio para o intracelular em troca de potássio. A administração de bases, como infusão de bicarbonato de sódio em pacientes acidóticos, é outra causa comum de alcalose metabólica, mas em geral está associada a outros fatores, como redução da filtração glomerular ou baixo volume circulante efetivo. Pacientes com acidose respiratória, quando têm o distúrbio rapidamente corrigido por ventilação mecânica, por exemplo, podem desenvolver uma entidade chamada alcalose pós-hipercapnia, o que ocorre devido à lentidão do ajuste renal para excreção de bicarbonato.

Manifestações clínicas

Como nos outros DAB, o quadro clínico é dependente da causa de base. Além disso, alterações laboratoriais comumente associadas a alcalose, como hipocalcemia e hipocalemia, podem contribuir com o quadro clínico, sendo comuns queixas de parestesias, tetania e fraqueza muscular. Alguns sintomas mais raramente associados diretamente a alcalose são agitação, desorientação e, em casos graves, convulsões e coma.

Diagnóstico

A história clínica e o exame físico são suficientes para o diagnóstico das principais causas de alcalose metabólica como vômitos e diureticoterapia. Casos sem causa óbvia são separados pelo valor de cloreto urinário. Amostras isoladas < 20 mEq/L sugerem alcalose de cloreto-sensível, devendo-se investigar uso inapropriado de diuréticos de alça ou laxativos. Importante lembrar que a furosemida bloqueia a reabsorção de cloro e sódio, o que aumenta o cloro urinário. Logo, se a coleta for feita em vigência de diurético, o cloro urinário pode vir alto, mesmo sendo relacionado a hipovolemia. Valores > 30 mEq/L sugerem hiperaldosteronismo e síndromes de Liddle, de Bartter e de Gitelman. Todas elas estão associadas à hipocalemia com K^+_u > 30 mEq/L. É possível diferenciá-las clinicamente pela pressão arterial sistêmica. Nas duas primeiras o paciente é hipertenso, enquanto nas últimas existe uma tendência à hipotensão.

Tratamento

Em casos de alcalose de contração deve-se diferenciar os casos de hipovolemia verdadeira dos estados edematosos com baixo volume circulante efetivo. O primeiro caso deve ser tratado com solução salina, com reposição de volume e cloreto. O segundo caso pode ser tratado com acetazolamida, que tem efeito diurético fraco, mas induz perda de bicarbonato. Ela também pode ser utilizada para o tratamento da alcalose pós-hipercapnia. Hipocalemia deve sempre ser corrigida, pois esta pode ser causa de perpetuação do distúrbio.

Diálise é uma opção bastante eficiente em pacientes com níveis muito altos de HCO_3^- e de pH, o que normalmente ocorre em vigência de algum grau de disfunção renal. Apesar de usualmente não haver disponíveis banhos com bicarbonato abaixo do limite da normalidade, nos métodos intermitente de TRS a diferença de gradiente entre o valor sérico elevado e o valor normal já é o suficiente para um bom *clearance*. Nos métodos contínuos existe flexibilidade maior na composição do banho, aumentando a sua eficiência nesses casos.

Em pacientes com sintomas graves, HCO_3^- > 45 mEq/L ou pH > 7,55 e sem TRS prontamente disponível há a opção de infusão de ácidos. Formulações com ácido clorídrico e cloreto de amônio estão disponíveis para esse fim, e a dose é baseada no déficit de bicarbonatos, considerando que o objetivo é reduzir os níveis séricos para reverter os sintomas e não normalizar o bicarbonato.

Déficit de bicarbonato = 0,5 × peso × (HCO_3^- medido - desejado)

Modo de preparo do HCl^-:
- Diluir 100 mL (1 mEq/mL) em 900 mL de soro fisiológico ou água destilada.
- Colocar solução em frasco de vidro e trocar equipo a cada 12 horas, devido a reação com plástico.
- Infundir através de acesso central (risco de necrose em caso de extravasamento).
- Infusão máxima por fase de 100 mEq (1 litro da solução) em velocidade de 0,2 mEq/kg/h.
- Reavaliar necessidade de novas doses a depender de resposta ao tratamento e evolução do paciente.

Sugestão de Leitura

1. Berend K, Vries APJ, Gans ROB. Physiological approach to assessment of acid-base disturbances. N Engl J Med. 2014;371,:1434-45, 2014.
2. Emmett M, Szerlip H. Clinical manifestations and evaluation of metabolic alkalosis. UpToDaTe. OutOct,. 2015.
3. Floege J, Johnson RJ, Feehally J. Comprehensive Clinical Nephrology 5 ed. St. Louis: Elsevier Saunders, 2015.
4. Spasovski G, Vanholder R, Allolio B, et al. Clinical practice guideline on diagnosis and treatment of hyponatraemia. European Journal of Endocrinology. BioScientifica Ltd. 2014.
5. Kraut JA, Madias NE. Differential diagnosis of nongap metabolic acidosis: value of a systematic approach. Clin J Am Soc Nephrol 2012;7, 671–679, 2012.
6. Kraut JA, Madias NE. Metabolic acidosis: pathophysiology, diagnosis and management. Nat Rev Nephrol. 2010;6, 274-285. 2010.
7. Mehta A, Emmett M. Treatment of metabolic alkalosis. UpToDaTe, March 2015.

8. Reilly R, Perazella M. Nephrology in 30 Days. US: McGraw-Hill Professional, 2013.
9. Schor N, Durão Junior M, Kirsztajn G. Lesão renal aguda: manual prático: uso diário ambulatorial e hospitalar. São Paulo: Livraria Balieiro, 2017.
10. Steddon S, Ashman N. Oxford Handbook of Nephrology and Hypertension. UK: Oxford University Press., 2014.
11. Neto OM, Neto M. Distúrbios do equilíbrio hidroeletrolítico. Medicina, Ribeirão Preto. abr./dez. 2003;36: 325-337.

ABORDAGEM POR SINAIS E SINTOMAS

SEÇÃO
4

Agitação Psicomotora

Capítulo 19

Victor Rebelo Procaci
Rafael Gois Campos

Introdução

A agitação pode ser definida como uma atividade motora e verbal excessiva associada a uma experiência subjetiva de tensão. Entendida como um quadro de excitação mental e atividade psíquica aumentada, pode levar a comportamentos imprevisíveis e, muitas vezes, violentos.

Essa sintomatologia pode ser secundária a várias etiologias (**Quadro 19.1**), tanto orgânicas como psiquiátricas, podendo ocorrer em qualquer local de atendimento hospitalar. O diagnóstico psiquiátrico primário deve ser diagnóstico de exclusão.

Quadro 19.1. Principais causas de agitação psicomotora	
Condições Médicas Gerais	Encefalopatia (renal ou hepática)
	Distúrbios metabólicos (p. ex.: hiponatremia, hipoglicemia, hipocalcemia)
	Endocrinopatias (p. ex.: doença tireoidiana, Cushing)
	Doenças infecciosas
	Doenças inflamatórias (p. ex.: LES)
	Deficiências vitamínicas (p. ex.: B12, folato, tiamina)
	Delirium
	Exposição a toxinas no ambiente
	Hipóxia
	Níveis tóxicos de medicações (p. ex., antiepilépticos, psiquiátricos)
	Intoxicação/abstinência (p. ex., álcool, cocaína, *ecstasy*, cetamina, metanfetaminas)
Causas Neuropsiquiátricas	Estados ictais, interictais, pós-ictais
	Encefalite, meningite ou outra infecção de SNC
	Demências (Pick, Alzheimer, HPN)
	Acidentes vasculares cerebrais
	Tumores do SNC
	Traumatismo cranioencefálico

Continua

Continuação

Quadro 19.1. Principais causas de agitação psicomotora

	Transtornos de humor (mania ou depressão)
	Transtornos de ansiedade (p. ex.: crises de pânico)
Transtornos Mentais	Transtornos psicóticos (esquizofrenia)
	Transtorno de personalidade
	Retardo mental

Estudos sobre a prevalência de agitação no paciente internado, seja em ala psiquiátrica ou demais, são escassos. Entretanto, estima-se que cerca de 2 milhões de visitas anuais no departamento de emergência sejam por agitação.

Quadro Clínico e Avaliação

Os quadros podem incluir desde uma leve alteração psicomotora até uma intensa agitação, podendo ter comportamentos verbal e motor auto e heteroagressivos. Uma das escalas que pode ser utilizada para avaliar o nível de agitação é a Escala de Avaliação da Atividade Comportamental (Behavioural Activity Rating Scale – BARS/**Quadro 19.2**). É uma escala simples, que não requer que o paciente responda perguntas.

Quadro 19.2. Escala de avaliação da atividade comportamental

1	Difícil ou impossível de despertar
2	Adormecido, mas responde normalmente a contato verbal e físico
3	Sonolento
4	Desperto e calmo (normal)
5	Sinais aparentes de atividade (verbal ou motora), acalma-se com instruções
6	Continuamente ou extremamente ativo, sem necessidade de contenção
7	Violento, com necessidade de contenção

É importante ficar atento aos preditores do comportamento violento (Jacintho, 2002): aumento de exigências, aumento do tom de voz, comentários pejorativos, irritabilidade e postura de desconfiança indicando comportamento paranoide, sentimento contratransferencial de medo apresentado pelo profissional de saúde e comportamento de permanecer em pé ou andando pela sala e desacato às orientações dadas pelo profissional.

Manejo Clínico

Diante de um paciente agitado, é preciso colher uma história objetiva e exame físico breve e sinais vitais se possível. O quadro quase sempre obriga a uma intervenção rápida para evitar progressão para quadros mais graves ou violentos, com base na observação e na avaliação de riscos. Dada a variabilidade de quadros, não existe um algoritmo estabelecido.

A avaliação inicial precisa ser dirigida a identificar condições graves ou que ameacem a vida do paciente (por exemplo, alteração nos sinais vitais, sinais neurológicos focais, intoxicação ou abstinência a substâncias etc.). Também é importante tentar identificar a causa base, quando possível (como alterações de septo nasal, hálito etílico ou lesões de pele indicando uso de seringas, que sugerem intoxicação por alguma droga).

Ao lidar com o paciente em tal situação, o médico deve adotar medidas para reduzir o risco de violência:

- Evitar movimentos bruscos;
- Olhar diretamente para o paciente e falar firme e pausadamente;
- Manter certa distância;
- Evitar fazer anotações;
- Apresentar-se e apresentar a equipe presente;
- Fazer perguntas claras e diretas;
- Manter flexibilidade na entrevista, mas sem barganhar (concordar ou "concordar para discordar");
- Impor limites de maneira objetiva, porém acolhedora;
- Não ameaçar, humilhar ou confrontar o paciente;
- Estimular o paciente a se expressar verbalmente;
- Assegurar ao paciente que pretende ajudá-lo.

As condutas iniciais podem incluir medidas não coercivas e coercivas. O objetivo primário é a tranquilização, tendo a sedação como objetivo secundário. Inicialmente devem ser sempre tentadas medidas não coercivas, dentre as quais:

- Manejo comportamental e intervenção verbal:
  - Tentar acalmar o paciente; Ter empatia e boa relação médico- paciente; Informar o paciente sobre medidas e pedir consentimento; Não ser provocativo; Escutar.
- **Manejo ambiental:**
  - Ambiente calmo e tranquilo; Remover objetos que possam ser usados como arma; Respeitar o espaço do paciente;
- **Tentar medicação voluntária.**

Contudo, medidas não coercivas podem ser necessárias, como realizar contenção mecânica e/ou medicação sem consentimento do paciente.

A contenção física ou mecânica pode ser utilizada quando o paciente estiver ameaçando a integridade física da equipe ou dos demais indivíduos presentes. A contenção física é realizada por meio da imobilização do paciente por profissionais treinados, enquanto a mecânica é realizada com o uso de faixas especiais ou lençóis em quatro ou cinco pontos, fixando o paciente ao leito. O paciente deve ser mantido, preferencialmente, em decúbito dorsal, com a cabeça levemente elevada e os braços em uma posição que permita realizar acessos venosos, se necessário. As técnicas de contenção física e mecânica devem ser usadas por breve período a fim de evitar complicações de tais medidas, como asfixia, trauma, trombose, rabdomiólise, entre outras. O paciente deve seguir monitorado e em observação durante todo o tempo possível.

O manejo farmacológico da agitação psicomotora tem como finalidade tranquilizar o paciente, a fim de seguir a investigação diagnóstica, evitando o risco de violência e os efeitos adversos inerentes à contenção física e mecânica. A **Tabela 19.1** mostra diversas medicações que podem ser usadas para esse fim.

Tabela 19.1. Medicações usadas para contenção química

Medicação	Dose inicial (mg)	Ação máxima	Repetir s/n em	Dose máxima 24 h (mg)
Via Oral				
Haloperidol[§] VO	5	30-60 min	15 min	20
Lorazepam VO	2	20-30 min	2 h	12
Olanzapina VO	5-10	6 h	2 h	20
Risperidona VO	2	1 h	2 h	6
Via Intramuscular				
Haloperidol[§] IM	5	30-60 min	15 min	20
Lorazepam IM	2	20-30 min	2 h	12
Olanzapina IM	10	15-45 min	20 min	30
Ziprasidona IM	10-20	15 min	10 mg 2/2 h 20 mg 4/4 h	40
Via Intravenosa				
Haloperidol[¶] IV	2-5	Imediato	4 h	10

[§] *Causa mais efeitos extrapiramidais que as outras drogas recomendadas.*
[¶] *Haldol IV aumenta o risco de prolongamento do intervalo QT.*
Adaptado de Western Journal of Emergency Medicine. 2012;13(1):3-10.

Além desses, podem ser usados ainda a clopromazina IM (25 a 50 mg) ou o midazolam IM (7,5 a 15 mg). O haloperidol pode ser associado a prometazina IM ou VO, aumentando o efeito sedativo e diminuindo a frequência de distonia aguda. Também pode ser associado ao midazolam IM.

Um estudo duplo-cego brasileiro, que comparou olanzapina, ziprasidona, haloperidol associado a prometazina, haloperidol associado a midazolam e haloperidol isoladamente, evidenciou que todas essas drogas foram efetivas no controle da agitação e da agressividade secundária a transtornos mentais. Entretanto, a associação haloperidol e midazolam demonstrou os piores resultados.

Na abordagem farmacológica deve-se atentar para causas específicas que indiquem ou contraindiquem certas medicações. Exemplos: na intoxicação alcoólica aguda, devem-se evitar benzodiazepínicos, enquanto na síndrome de abstinência alcoólica e/ou *delirium tremens* os benzodiazepínicos são a medicação de primeira escolha. Por outro lado, no *delirium* de causa orgânica também deve ser evitado o uso de benzodiazepínicos, dando-se preferência aos antipsicóticos.

Por fim, ressalta-se que, assim que possível, deve ser iniciada a abordagem diagnóstica de cada etiologia responsável pelo quadro de agitação, com anamnese melhor, exame físico completo e solicitação de exames necessários. Desse modo, será possível que o tratamento seja direcionado à causa base. O médico hospitalista deve ser capaz de afastar as causas orgânicas de agitação a fim de atuar na sua etiologia, e, uma vez excluídas, iniciar a investigação de um quadro psiquiátrico.

Sugestão de Leitura

1. Baldaçara L, Sanches M, Cordeiro DC, Jackoswski AP. Rapid tranquilization for agitated patients in emergency psychiatric rooms: a randomized trial of olanzapine, ziprasidone, haloperidol plus promethazine, haloperidol plus midazolam and haloperidol alone. Rev Bras Psiquiatr. 2011 Mar;33(1):30-9.
2. Mantovani C, Migon MN, Alheira FV, Del-Ben CM. Management of the violent or agitated patient. Rev Bras Psiquiatr. 2010 Oct;32 Suppl 2:S96-103.
3. Mavrogiorgou P, Juckel G. Acute agitation conditions. Nervenarzt. 2015; 86(9):1111-9.
4. Mohr WK, Petti TA, Mohr BD. Adverse effects associated with physical restraint. Can J Psychiatry. 2003 Jun;48(5):330-7.
5. Moore G, Pfaff JA. Assessment and emergency management of the acutely agitated or violent adult. UpToDate. 2016. Disponível em: https://www.uptodate.com.
6. Nordstrom K, Zun LS, Wilson MP, et al. Medical evaluation and triage of the agitated patient: Consensus Statement of the American Association for Emergency Psychiatry Project BETA Medical Evaluation Workgroup. Western Journal of Emergency Medicine. 2012;13(1):3-10.
7. San L, Marksteiner J, Zwanzger P, et al. State of acute agitation at psychiatric emergencies in Europe: The STAGE Study. Clinical Practice and Epidemiology in Mental Health : CP & EMH. 2016;12:75-86.
8. Wilson MP, Pepper D, Currier GW, Holloman GH, Feifel D. The psychopharmacology of agitation: Consensus Statement of the American Association for Emergency Psychiatry Project BETA Psychopharmacology Workgroup. Western Journal of Emergency Medicine. 2012;13(1):26-34.

Capítulo

Alterações do Nível de Consciência

20

Bruna Macêdo de Carvalho
Aécio Flávio Teixeira de Góis

Introdução

A consciência possui dois espectros que se entrelaçam: nível e conteúdo. Juntos, eles determinam o reconhecimento de si próprio e do ambiente, com respostas adequadas aos estímulos externos. Alterações do nível de consciência são apresentações comuns no ambiente hospitalar, e o médico responsável deverá estar apto a lidar com essa entidade clínica.

O Sistema Ativador Reticular Ascendente (SARA), localizado na parte dorsal do tronco encefálico, é o centro neuronal responsável pela indução e manutenção do estado de alerta, junto com suas conexões corticais e subcorticais. O Rebaixamento do Nível de Consciência (RNC) se dá no contexto de um insulto estrutural ou sistêmico-metabólico sobre o SARA com falha nos mecanismos de manutenção do nível de consciência.

Etiologia

As causas estruturais são divididas em supra ou infratentoriais, tendo como limite anatômico a tenda do cerebelo. Tais patologias causam RNC por meio do acometimento direto do SARA ou por serem lesões relevantes com repercussão indireta sobre o mesmo, sendo, portanto, hemisféricas bilaterais ou unilaterais com desvio de linha média. Tais lesões respondem pela minoria dos casos, e o tamanho e a velocidade de progressão da doença podem modificar sua apresentação clínica, e não serão o enfoque deste capítulo.

As causas metabólicas e sistêmicas respondem por mais de 75% das causas de RNC no ambiente hospitalar. A alteração do nível de consciência nesse interim ocorre por alterações na excitabilidade neuronal secundárias ao desequilíbrio entre oferta e demanda de oxigênio e substratos. A suspeita clínica é imprescindível, pois são causas potencialmente reversíveis quando precocemente diagnosticadas e tratadas. O primeiro e mais determinante passo para se chegar à etiologia (**Tabela 20.1**) é conhecer a história do paciente. Se o mesmo já está internado enfermaria, passou por todo processo admissional: histórica clínica, exame físico, exames laboratoriais e o prontuário deve ser revisado em busca de pistas diagnósticas.

Uma condição clínica relevante associada à alteração do nível de consciência em pacientes na enfermaria é o *delirium*, marcado pela alteração do pensamento e da atenção, de caráter agudo, curso flutuante e etiologia orgânica presumível. Será pormenorizado em capítulo específico deste livro, e sua leitura é recomendada.

Tabela 20.1. Diagnósticos diferenciais de RNC na enfermaria

Mecanismo	Diagnósticos críticos	Diagnósticos emergenciais
Neurológico	Hemorragias: • Subaracnóidea • Pontina • Cerebelar AVC isquêmico *Status* epiléptico Hidrocefalia aguda	Hematoma subdural ou epidural Hidrocefalia aguda Tumor craniano primário Doença metastática Trombose de seio venoso Vasculite Pseudotumor cerebral Crises convulsivas (limitadas) Concussão
Infeccioso	Meningite bacteriana Encefalite Choque séptico	Abscesso craniano Meningite viral Sepse
Metabólico	Hipoglicemia	Hiperglicemias- CAD, EHH Deficiência de tiamina - síndrome de Wernicke-Korsakoff Hipo ou hipernatremia Hipo ou hipercalcemia Hipofosfatemia Hipo ou hipermagnesemia Hipo ou hiperparatireoidismo Hiperamonemia Coma mixedematoso Tireotoxicose Uremia Porfiria
Tóxico	Cianeto* Opioide Betabloqueador BCC Digoxina Antidepressivo tricíclico	Benzodiazepínico Isoniazida Acetaminofeno Anticonvulsivantes Aspirina Lítio ISRS AINEs
Ambiental	*Delirium* Hipertermia • Síndrome neuroléptica maligna • Hipertermia maligna Hipotermia	-

Continua

Continuação

Tabela 20.1. Diagnósticos diferenciais de RNC na enfermaria

Mecanismo	Diagnósticos críticos	Diagnósticos emergenciais
Hipóxia	TEP Anafilaxia	Asma DPOC
Cardiovascular	IAM Dissecção de aorta Choque cardiogênico Tamponamento cardíaco Choque hipovolêmico Crise hipertensiva Arritmia	Insuficiência cardíaca descompensada Anemia

AVC: acidente vascular cerebral, CAD: cetoacidose diabética, EHH: estado hiperglicêmico hiperosmolar não cetótico, BCC: bloqueador de canais de cálcio, ISRS: inibidor seletivo da recaptação de serotonina, AINE: anti-inflamatório não esteroide, IAM: infarto agudo do miocárdio, DPOC: doença pulmonar obstrutiva crônica.

Cianeto*: Pacientes hospitalizados com uso prolongado de nitroprussiato de sódio podem ser acometidos de intoxicação pelo cianeto.

Adaptado de: Depressed Consciousness and Coma. Rosen's Emergency Medicine: concepts and clinical practice. Table-16-1. 16: 143,2014.

Graduação do Nível de Consciência

Quando falamos em RNC é essencial utilizar ferramentas para graduar o nível de consciência. Termos como sonolência, obnubilação e torpor devem ser evitados pela falta de consenso acerca do seu uso.

Escala de coma de Glasgow (ECG)

Escala desenvolvida inicialmente para avaliação no trauma encefálico, de uso atual irrestrito para pacientes com alteração do nível de consciência. Apresenta boa sensibilidade na predição de mortalidade, porém omite dados importantes em pacientes críticos, como alterações de pares cranianos (**Tabela 20.2**).

Tabela 20.2. Escala de Coma de Glasgow (ECG)

Abertura ocular	Espontânea	4 pts
	Estímulo verbal	3 pts
	Estímulo doloroso (pressionar o nervo supraorbitário ou ângulo da mandíbula de preferência)	2 pts
	Sem resposta	1 pt
Resposta verbal	Orientado	5 pts
	Confuso	4 pts
	Palavras inapropriadas	3 pts
	Sons incompreensíveis	2 pts
	Sem resposta	1 pt

Continua

Continuação

Tabela 20.2. Escala de Coma de Glasgow (ECG)

Resposta motora	Obedece a comandos	6 pts
	Localiza estímulos	5 pts
	Retirada inespecífica	4 pts
	Resposta em flexão (decorticação)	3 pts
	Resposta em extensão (descerebração)	2 pts
	Sem resposta	1 pt

Adaptada de UpToDate, 2017.

Escala FOUR (Full Outline of UnResponsiveness Score)

Escala desenvolvida recentemente que mostrou em vários estudos melhor correlação com a avaliação prognóstica e melhor valor preditivo para mortalidade no ambiente hospitalar em comparação com a ECG, em especial nos pacientes intubados ou em Unidades de Terapia Intensiva (UTI). A escala FOUR demonstrou maior concordância entre diferentes observadores e maior discriminação entre pacientes graves e não graves (**Tabela 20.3** e **Figura 20.1**).

Tabela 20.3. Escala de FOUR (Full Outline of UnResponsiveness Score)

Resposta Motora	Entende comandos (polegar, pulso ou paz)	4 pts
	Localiza dor	3 pts
	Flexão a dor	2 pts
	Extensão a dor	1 pt
	Nenhuma resposta ou mioclonias generalizadas	0 pt
Resposta Ocular	Olhos abertos, seguem comandos	4 pts
	Olhos abertos, não seguem comandos	3 pts
	Abertura ocular aos estímulos verbais	2 pts
	Abertura ocular aos estímulos dolorosos	1 pt
	Sem resposta	0 pt
Tronco Cerebral	Reflexos pupilar e corneano presentes	4 pts
	Uma pupila dilatada e fixa	3 pts
	Reflexo pupilar ou corneano ausente	2 pts
	Reflexos pupilar e corneano ausentes	1 pt
	Reflexos pupilar, corneano e nauseoso ausentes	0 pt
Respiração	Normal	4 pts
	Cheyne-Stokes	3 pts
	Padrão irregular	2 pts
	Paciente em ventilação mecânica com frequência respiratória maior que a do respirador	1 pt
	Apneia ou frequência do respirador	0 pt

Adaptada de UpToDate, 2017 .

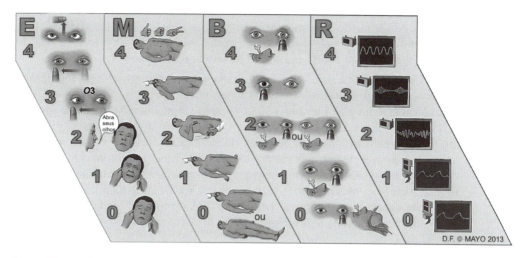

Figura 20.1. Parâmetros avaliados pela escala FOUR: E (*eye*): resposta ocular, M (*motor*): resposta motora, B (*brainstem reflexes*): reflexos de tronco, R (*respiration)*: padrão respiratório.
Adaptado de Wijidics EFM, et al. Comparision of the Full Outline UnResponsiveness Score and the Glasgow Coma Scale in predicting mortality in cirtical ill patients. Neurologic Critical Care, 2015.

Exame Físico

Na presença de alterações do nível de consciência o exame físico deve ser completo, uma vez que pode fornecer informações importantes sobre o diagnóstico topográfico e etiológico. São passos importantes:

1. **Graduar o nível de consciência (ECG/FOUR);**
2. **Avaliar a motricidade em busca de sinais focais;**
3. **Examinar as pupilas (resposta à luz, tamanho, simetria):** Vale a pena lembrar que o reflexo fotomotor direto tem dois componentes: via aferente (nervo óptico) e via eferente (nervo oculomotor). O reflexo fotomotor consensual advém do cruzamento parcial da via aferente no quiasma óptico e da integração dos reflexos no nível do núcleo de Edinger-Westphall no mesencéfalo. São padrões possíveis no exame das pupilas:
   - Pupilas mióticas com reflexo fotomotor presente: encefalopatia metabólica, intoxicação por opioide.
   - Pupilas midriáticas com reflexo fotomotor presente: intoxicação por simpaticomiméticos.
   - Pupila uncal: anisocoria com uma das pupilas midriática sem reflexo fotomotor (compressão do nervo oculomotor no mesencéfalo).
   - Pupila pontina: pupilas puntiformes com reflexo fotomotor quase imperceptível.
   - Midríase bilateral sem reflexo fotomotor: herniação bilateral ou encefalopatia anóxica.
4. **Realizar fundo de olho:** avaliar sinais de hipertensão intracraniana (papiledema, hemorragias);
5. **Avaliar a motricidade ocular extrínseca:** os núcleos do 3º, 4º e 6º pares cranianos estão localizados na ponte e mesencéfalo. Deve-se avaliar a movimentação conjugada pelo reflexo oculocefálico e pelo reflexo vestibulococlear:

- Reflexo oculocefálico: avalia a integridade do tronco pelo movimento dos olhos. Este teste é feito com a movimentação brusca da cabeça de um lado para o outro num plano de 180 graus. Nos casos de coma essa manobra provoca desvio do olhar conjugado para o lado oposto ao movimento.
- Reflexo vestibulococlear: o teste é feito pela estimulação calórica da membrana timpânica; é imprescindível a realização de otoscopia antes que o exame seja feito. A cabeça deve ser elevada a 30 graus, e são injetados 50 mL de água gelada ou morna através de um pequeno cateter com intervalo de 5 minutos entre o exame dos dois ouvidos para estabilização do sistema vestibular. Em pacientes com alteração do nível de consciência ou coma o paciente apresentará desvio tônico dos olhos para o lado ipsilateral se água gelada ou na direção contralateral se água morna. Alguns agentes podem falsear a prova de estimulação calórica: hipnóticos, anticonvulsivantes e antidepressivos tricíclicos. A resposta alterada à prova pode auxiliar na topografia da lesão (**Figura 20.2**).

6. **Ritmo respiratório**;
7. **Realizar pesquisa de sinais de irritação meníngea**.

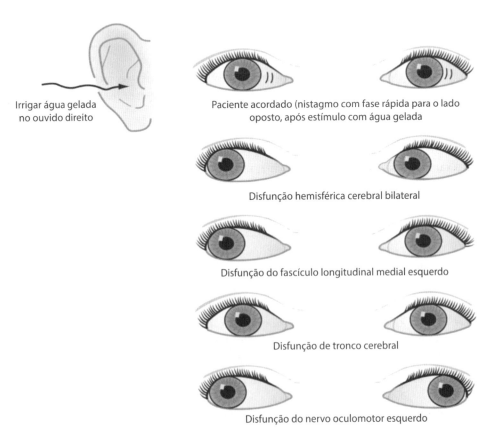

Figura 20.2. Reflexo vestibulococlear. (Adaptado de *Depressed Consciousness and Coma*. Rosen's Emergency Medicine: concepts and clinical practice. Figure 16-2. 8ª ed. 2014.)

Avaliação e Manejo Clínico do RNC

A investigação etiológica do RNC se torna mais prática pela presença da história clínica e exames prévios colhidos a partir da admissão. Tal história irá nos guiar na elucidação diagnóstica num trabalho minucioso de juntar peças. Não é incomum que em pacientes com internações prolongadas vários fatores contribuam para a alteração do nível de consciência do doente. O RNC que se dá no ambiente de enfermaria é uma clássica indicação de Unidade de Terapia Intensiva. O papel do médico, ainda assim, é relevante, pois é necessário saber identificar e tomar condutas iniciais que serão determinantes para a evolução do paciente.

O tratamento deve ser instituído de acordo com a etiologia, sempre iniciando pelo atendimento inicial com:

1. ABC: via área avançada se necessário (ECG ≤ 8), ventilação (manter $SaO_2 > 90\%$) e estabilização hemodinâmica (adquirir acesso venoso se não disponível e proceder a reposição volêmica com cristaloide se necessário);

2. Sinais vitais (aferição da pressão arterial, temperatura, frequência respiratória, frequência cardíaca, tempo de reenchimento capilar) e aplicação da ECG/FOUR;

3. Exames físico e neurológico;

4. Rever exames já realizados pelo paciente durante internação e coletar novos exames laboratoriais gerais: hemograma, função renal, eletrólitos (atenção especial ao cálcio e ao sódio) e gasometria arterial. Deve-se considerar a solicitação de exames específicos de acordo com a suspeição da causa (p. ex.: sepse → coleta de culturas);

5. Checar glicemia capilar;

6. Na suspeita de causa cardíaca o eletrocardiograma é fundamental, sempre tentando avaliar novos achados em comparação com o ECG de entrada do paciente no serviço;

7. Rever a prescrição é um item fundamental, uma vez que os medicamentos prescritos podem estar implicados na etiologia do RNC particularmente na população idosa (p. ex.: paciente oncológico com uso hospitalar de opioide para manejo da dor evolui com rebaixamento do nível de consciência. Na suspeita de intoxicação, a administração do antídoto – naloxona 0,4-2 mg IV - pode levar à completa resolução do quadro). É importante checar a presença de interações medicamentosas; existem ferramentas multimídias que auxiliam nessa avaliação (http://reference.medscape.com/drug-interactionchecker);

8. Para o seguimento do manejo clínico (**Tabela 20.4**) deve-se avaliar se o paciente preenche critérios para admissão em Unidade de Terapia Intensiva;

Tabela 20.4. Manejo clínico no RNC	
Pontos-chave da avaliação e suporte iniciais diante do paciente com RNC	• Monitorização não-invasiva • Verificar glicemia capilar • Suplementação de oxigênio, se necessário • IOT se ECG ≤ 8 • Puncionar acesso venoso • Suporte clínico • Infundir cristaloide, se necessário • Revisar história clínica em busca de etiologia

Adaptado de UpToDate, 2017 .

9. Pode-se considerar a solicitação de outros exames a depender do grau de suspeição (**Tabela 20.5**).

Tabela 20.5. Avaliação complementar no RNC		
	Exame	Quando solicitar
Avaliação Complementar	Punção lombar	Sinais de irritação meníngea RNC associada a febre de origem indeterminada
	Tomografia de crânio	Sinais neurológicos focais Alteração pupilar ou de MOE
	Exame	Quando solicitar
Avaliação Complementar	Tomografia de crânio	Sinais de irritação meníngea Crise convulsiva Queda na enfermaria Papiledema RNC de origem indeterminada
	EEG	Estado epiléptico não convulsivo RNC de origem indeterminada
	Outros	Culturas, teste das funções tireoidiana e adrenal.

MOE: movimentação ocular extrínseca. Adaptado de UpToDate, 2017.

Diagnósticos Diferenciais

- **Estado vegetativo:** há alteração do conteúdo da consciência, porém não há alteração do nível de consciência (paciente se mantém acordado, mas não interage com o meio). Quando esse período é superior a 1 mês diz-se que o estado vegetativo é persistente.
- **Estado minimamente consciente:** definido por grave alteração do nível e do conteúdo da consciência, porém o paciente mantém despertar cíclico e após receber estímulos. Quando está acordado, o paciente responde a perguntas e executa comandos simples.
- **Mutismo acinético:** caracterizado pela falta de resposta motora em um paciente acordado. Remete a lesão dos córtex pré-frontal e pré-motor, áreas responsáveis pelo início do movimento. Esse paciente segue com o olhar, mas não é capaz de obedecer a qualquer outro comando. Tônus e reflexos permanecem intactos nessa condição.
- **Síndrome do cativeiro (locked-in):** consequência da oclusão embólica da artéria basilar. A consciência é preservada, porém o paciente não consegue executar movimentos musculares exceto piscar os olhos e realizar movimentação vertical dos olhos. O exame neurológico é de essencial importância para a suspeição diagnóstica.
- **Catatonia:** síndrome que ocorre no contexto de doenças psiquiátricas (depressão maior, transtorno bipolar e esquizofrenia) e condições clínicas variadas como autismo. O paciente apresenta abertura ocular, porém não obedece a comandos.

Sugestão de Leitura

1. Andrade AF, et al. Coma e outros estados de consciência. Rev Med São Paulo, 2007.
2. http://reference.medscape.com/drug-interactionchecker. (Acesso em 25/11/2018)
3. Kramer AA, et al. A multicenter prospective study at interobserver agreement using the full outline of UnResponsiveness Score Coma Scale in the intensive care unit. Neurologic Critical Care. 2012; 40: 2671-6.
4. Lattanzi S, Provinciali L. Acute-onset sleepiness and decrease in consciousness. JAMA Neurology Online. 02/11/2015.
5. Martins MA, et al. Manual do Residente de Clínica Médica. Barueri:Manole, 2015.
6. Monti MM, et al. Willful modulation of brain activity in disorders of consciousness. NEJM. 2010; 362: 579-89.
7. Rosen's et al. Rosen's Emergency Medicine: concepts and clinical practice. 8ª ed. 16: 142-150, 2014.
8. Schettino G. Paciente crítico: diagnóstico e tratamento. Hospital Sírio-Libanês. 2ª ed. Barueri:Manole,. 2012.
9. Stupor and coma in adults. UpToDate, 2017 .
10. Wijidics EFM, et al. Comparison of the full outline UnResponsiveness Score and the Glasgow Coma Scale in predicting mortality in critical ill patients. Neurologic Critical Care, 2015; 43: 439-44.

Cefaleia

Capítulo 21

Felipe Augusto Folha Santos
Gabriel Novaes de Rezende Batistella

Introdução

A International Headache Society (IHS) classifica as cefaleias em primárias ou secundárias, sendo primárias aquelas em que a dor e os demais sintomas associados provêm do próprio distúrbio em si, enquanto as cefaleias secundárias são originadas por algum distúrbio subjacente, como tumores ou infecções intracranianas.

Estima-se que mais de 77% dos adultos terão cefaleia em algum momento da vida. Cefaleias primárias correspondem a pelo menos 90% de todas as cefaleias, com desfechos clínicos de bom prognóstico na maioria das vezes. Deve-se atentar para o fato de que alguns pacientes com cefaleia primária podem apresentar fatores de risco para cefaleia secundária, principalmente quando se trata de pacientes em enfermarias hospitalares. Desse modo, conhecer os sinais de alarme é fundamental para evitar que casos mais graves passem despercebidos e para que o médico assistente possa fazer a intervenção clínica adequada.

Sabe-se que há um grande percentual de pacientes que se apresenta com cefaleia durante a internação, seja primária ou secundária, nova ou recorrente, cabendo ao médico explorar as inúmeras possibilidades diagnósticas e as particularidades que esse contexto produz. Neste capítulo serão abordadas as condutas de maior evidência para a avaliação e manejo de um paciente que se apresenta com cefaleia na enfermaria.

Propedêutica Diagnóstica

> **Fique atento:** enquanto a maior parte das cefaleias se deve a causas benignas, uma pequena parcela apresentará sinais de possível causa secundária, com necessidade de investigação. A maioria dos pacientes com cefaleia intensa, porém, possui uma causa benigna subjacente.

Um quadro de cefaleia ocorrendo no ambiente intra-hospitalar possivelmente se deve a um dos fatores a seguir:

1. Cefaleia primária;
2. Um sintoma associado de uma doença sistêmica que levou o paciente à internação;
3. Cefaleia como complicação de um procedimento diagnóstico ou de uma terapia hospitalar.

As cefaleias secundárias são decorrentes de um distúrbio subjacente e requerem avaliação criteriosa para tratamento da causa base, podendo necessitar de condutas emergenciais. Raramente cefaleias primárias ocorrem pela primeira vez no ambiente hospitalar, demandando atenção para afastar a possibilidade de causas secundárias nos casos em que não há história prévia. Este é o primeiro passo a ser tomado, uma vez que o raciocínio diagnóstico e a abordagem terapêutica serão direcionados desse ponto de partida. Além disso, caracterizar a dor é fundamental para identificar possíveis causas graves para sua ocorrência, atentando para os sinais de alarme da cefaleia (**Tabela 21.1**).

Tabela 21.1. Sinais de alarme para cefaleia secundária

Sinais de alarme (*red flags*)	Diagnósticos possíveis
Lesão na cabeça ou no pescoço	Hemorragia intracraniana/Dissecção carotídea/vertebral
Piora ou mudança do padrão	Efeito de massa/hematoma subdural/abuso de medicação/meningoencefalite
Piora da dor ("pior dor da vida")	Hemorragia subaracnóidea/
Início súbito	Hemorragia intraparenquimatosa/Trombose venosa cerebral/apoplexia pituitária /Crise hipertensiva aguda/Síndrome de vasoconstrição cerebral reversível/Dissecção
Desencadeada por esforço (Valsalva, tosse, atividade sexual)	Hemorragia subaracnóidea/Dissecção/Malformação de Chiari/Feocromocitoma
Gravidez e Puerpério	Trombose de veia cortical/TVC/Apoplexia pituitária
Idade >50 anos	Tumor intracraniano/Arterite temporal/Doença cerebrovascular
Sinais neurológicos focais ou alteração do nível de consciência	Lesão com efeito de massa/Malformação arteriovenosa/meningoencefalite/Hipertensão intracraniana benigna
Sinais sistêmicos (febre, perda de peso, rigidez de nuca)	Infecção sistêmica/meningoencefalite/Carcinomatose meníngea/Doença de Lyme/Neoplasia maligna/
Câncer	Metástase intracraniana
HIV	Infecção oportunista

Entre as principais causas de cefaleia secundária com grave repercussão clínica estão a meningite, a hemorragia subaracnóidea, o hematoma extradural ou subdural (mais comuns devido a encefalopatia traumática), os tumores intracranianos, o glaucoma etc.

Após constatar que o paciente apresenta sinais de alarme, devemos direcionar nossa atenção para um possível quadro secundário. Saber de antemão as doenças atuais, comorbidades e medicações em uso pelo paciente é fundamental para orientar o raciocínio diagnóstico, visto que isso poupará tempo e será base para orientação do exame clínico direcionado.

Deve-se, de modo rotineiro e em todo paciente potencialmente grave, realizar verificação das vias aéreas, ventilação e circulação, analisando a necessidade de suporte ventilatório ou cardiovascular intensivo em leitos de UTI. Deve-se sempre realizar um exame neurológico direcionado, pois, somado à história clínica, diminuirá em grande parte a chance de erro na conduta. O exame da movimentação ocular extrínseca (III IV e VI nervos cranianos - NC), pupilas (II e III NC), mímica facial (VII NC) e alterações agudas do equilíbrio, sensibilidade e força muscular são parte básica do exame neurológico e devem ser pesquisados em todo paciente com sinais de alarme. É sempre necessário procurar déficits focais e realizar fundoscopia para avaliar a presença de papiledema ou outras alterações. A busca deve ser ativa por outros sinais clínicos que poderão auxiliar o diagnóstico, como palpação de artérias cerebrais pensando em arterite temporal, rotação da cabeça e palpação dos músculos supraespinhais e trapézio pensando em tensão muscular benigna.

Na maioria dos casos em que houver suspeita de cefaleia secundária, deve-se realizar um estudo de imagem direcionado para as principais hipóteses diagnósticas. Avaliação otorrinolaringológica e odontológica é fundamental, pois existe alta prevalência de associação de cefaleia com maus cuidados dentários ou infecções benignas do ouvido, nariz e garganta.

Quando o paciente está internado, a análise dos exames prévios, inclusive de imagem, pode ser mais acurada, a fim de avaliar a evolução clínica, radiológica e laboratorial durante o período de hospitalização. É importante também analisar diariamente os controles de enfermagem (sinais vitais, débito urinário, evacuação, controle glicêmico etc.) e atentar para a existência de história neurológica prévia, alto risco cardiovascular ou pressão ocular aumentada. Esses dados somados auxiliam a reconhecer um evento relevante novo para o paciente, visto que muitas vezes o exame físico é pouco revelador.

Os medicamentos em uso também podem ser a causa do sintoma, seja pelo próprio uso (correto ou incorreto) ou pela retirada dos mesmos, e, por isso, deve-se checar diariamente se todos os medicamentos prescritos foram administrados e se isso ocorreu no horário aprazado (**Tabela 21.2**).

Tabela 21.2. Medicamentos e intervenções associados à cefaleia de acordo com especialidade	
Cardiologia	Nitratos (cefaleia holocraniana latejante nos primeiros dias) Hidralazina, minoxidil (vasodilatadores). Bloqueadores do canal de cálcio
Endocrinologia	Retirada de glicocorticoides (cefaleia nova ou gatilho para enxaqueca prévia)
Gastroenterologia	Ranitidina e sulfasalazina
Hematologia	Imunoglobulina intravenosa (gatilho para enxaqueca prévia)
Oncologia	Quimioterapia (cefaleia inespecífica) Metotrexate intratecal (meningite aguda asséptica)
Infectologia	Sulfametoxazol-trimetoprim (efeito vascular direto ou meningite asséptica) Zidovudina (AZT) (mecanismo desconhecido nas primeiras semanas de tratamento)
Psiquiatria	Benzodiazepínicos (fase inicial)
Pneumologia	Teofilina, salbutamol, terbutalina
Nefrologia	Hemodialise (cefaleia recorrente indefinida, mais comum no fim da hemodiálise devido balanço osmótico)

Após a avaliação inicial, as principais hipóteses diagnósticas deverão ser analisadas cuidadosamente. Por exemplo, um paciente que apresente febre, confusão mental e cefaleia direcionará o exame para busca de sinais de irritação meníngea, por exemplo. Vale lembrar que, além de febre, também pode ser observada hipotermia em casos graves de septicemia. Embora os sinais meníngeos apresentem alta especificidade, apenas a punção lombar com análise do liquor confirma o diagnóstico. Contudo, não se deve atrasar a instituição do tratamento se houver dificuldade ou impossibilidade de coleta desse exame. Gopal et al. descreveram os quatro principais sinais que irão identificar pacientes de alto risco para complicações após punção lombar, a saber: o estado mental alterado, a observação de sinal focal ao exame neurológico, a presença de papiledema e a impressão clínica geral da equipe em relação ao paciente.

Além disso, a presença de idade > 60 anos, imunossupressão, história de doença do sistema nervoso central, crise epiléptica dentro de 1 semana e/ou alteração focal no exame neurológico são os principais preditores de que o paciente terá uma tomografia de crânio (TC) alterada. Se o paciente não possuir nenhum desses achados, em 97% das vezes apresentará uma TC de crânio normal.

A descrição de cefaleia originada de tumores intracranianos muitas vezes é vaga, apresentando-se com intensidade moderada, associada a náuseas e vômitos, e relato de piora com atividade física, sendo possível confundi-la com um quadro de enxaqueca. Apenas 30% dos pacientes com tumores cerebrais consideram a cefaleia a principal queixa. Alterações endócrinas associadas como galactorreia podem ser originadas em adenomas secretores de prolactina, assim como cefaleia nova em paciente sabidamente portador de câncer deve levantar a suspeita de metástase cerebral. Um ponto importante a revisar após serem descartadas causas de maior risco é a avaliação psicológica do paciente, visto que a depressão ou alterações do humor são suficientes para produzir no paciente a sensação de dor de cabeça.

A seguir um fluxograma (**Figura 21.1**) com os principais passos a serem realizados na abordagem do paciente com cefaleia.

Terapêutica

Após definida a causa da cefaleia, o tratamento poderá ser de fato efetivo. O sintoma, na maioria das vezes, irá persistir até que a doença de base seja tratada. Em grande parte dos casos, a queixa será decorrente de cefaleia primária tensional ou enxaquecosa, respondendo com o uso de analgésicos simples, antieméticos e/ou AINEs. Devido à alta prevalência, será dada ênfase ao tratamento da crise aguda de enxaqueca.

O tratamento do paciente com crise de enxaqueca pode ser realizado a partir de três abordagens principais. A abordagem estratificada é aquela na qual a escolha da medicação dependerá da intensidade da dor e do grau de incapacidade referidos pelo paciente. Desse modo, sintomas leves a moderados podem ser tratados com o uso de analgésicos simples como dipirona e paracetamol associado a AINEs; já sintomas mais severos podem ser tratados com o uso de triptanos, associados ou não a AINEs.

Por sua vez, a abordagem escalonada entre as crises é aquela em que a medicação inicial escolhida é mais segura, de menor custo e com menores efeitos colaterais. Nesta abordagem, no entanto, mesmo que o paciente não melhore completamente, apenas na próxima crise será realizada outra medicação de maior potência.

A terceira abordagem é aquela na qual a dor é inicialmente tratada com medicações de menor potência e, se não houver melhora, serão associados novos medicamentos ainda nessa mesma crise, até que haja redução significativa dos sintomas (**Tabela 21.3**).

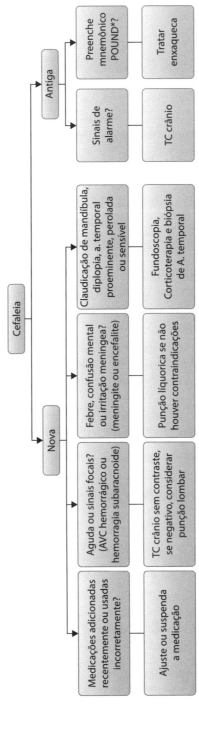

Figura 21.1 ***POUND**: **P**ulsátil, durando de 4 a 72 horas, **U**nilateral, com **N**áuseas, **D**isabling (incapacitante).

Tabela 21.3. Principais drogas utilizadas no tratamento da enxaqueca

Medicação	Dose
Paracetamol	Até 2 g na fase aguda – até 4 g/dia
AAS	Até 2 g na fase aguda – até 4 g/dia
Dipirona	Até 2 g na fase aguda
Ibuprofeno	Até 800 mg na fase aguda – até 2.400 mg/dia
Naproxeno	Até 875 mg na fase aguda – máx. 1.375 mg/dia
Diclofenaco	Até 100 mg na fase aguda – máx. 150 mg/dia
Di-hidroergotamina	0,5 mg máx 3 mg/dia
Ergotamina	Até 2 mg na fase aguda – máx. 6 mg/dia
Naratriptano	2,5 mg – máx. 5 mg/dia
Sumatriptano	Até 100 mg na fase aguda – máx. 200 mg/dia
Dexametasona	Até 10 mg na fase aguda
Clorpromazina	0,1 mg/kg

É importante ter em mente que alguns princípios devem ser seguidos para que se tenha maiores índices de eficácia no tratamento das crises de enxaqueca:

1. Quanto mais próximo ao início da crise forem administradas as medicações, maior a chance de recuperação completa da dor;

2. A resposta ao tratamento pode ser variável de acordo com cada paciente e não se espera que todos obtenham a mesma taxa de alívio sintomático, sendo necessário ajuste e amplificação das doses de modo individualizado, muitas vezes com uso das medicações em associação para aumentar o potencial analgésico;

3. A escolha das medicações deve ser baseada na intensidade, na variedade de sintomas e na velocidade de ação dos medicamentos disponíveis.

A seguir exemplo de tratamento sintomático para enxaqueca (este é um modelo que deve ser individualizado de acordo com as particularidades de cada paciente):

- Na crise aguda, diluir as medicações a seguir em 250 mL de SF 0,9%:
  - Dipirona 1 g IV
  - Metoclopramida 10 mg IV
  - Cetoprofeno 100 mg IV
  - Dexametasona 10 mg IV (se ausência de resposta ao esquema acima)

Sugestão de Leitura

1. Adams and Victor's Principles of Neurology. Chapter 10. Headache and Other Craniofacial Pains. In: Ropper AH, Samuels MA, Klein JP. eds. Adams & Victor's Principles of Neurology, 10th ed. New York, NY: McGraw-Hill, 2014.

2. Aminoff MJ, Douglas VC. Nervous System Disorders. In: Papadakis MA, McPhee SJ, Rabow MW. eds. Current Medical Diagnosis & Treatment. New York, NY: McGraw-Hill, 2017.

3. Becker WJ. Acute Migraine Treatment. Continuum: Lifelong Learning in Neurology 2015;21(4):19.

4. De Luca GC, Bartleson JD. When and how to investigate the patient with headache. Semin Neurol. 2010;30(02):131-44.

5. Goadsby PJ, Raskin NH. Headache. In: Kasper D, Fauci A, Hauser S, Longo D, Jameson J, Loscalzo J. eds. Harrison's™ Principles of Internal Medicine, 19th ed. New York, NY: McGraw-Hill, 2014.
6. Gopal AK, Whitehouse JD, Simel DL, Corey GR. Cranial computed tomography before lumbar puncture: a prospective clinical evaluation. Arch Intern Med. 1999:159;2681–5.
7. Hasbun R, Abrahams J, Jekel J, Quagliarello VJ. Computed tomography of the head before lumbar puncture in adults with suspected meningitis. N Engl J Med. 2001;345:1727–33.
8. Llinas RH. Principles and Practice of Hospital Medicine. Headache. In: McKean SC, Ross JJ, Dressler DD, Scheurer DB. eds. Principles and Practice of Hospital Medicine, 2nd ed. New York, NY: McGraw-Hill, 2016.
9. Migraine. In: Kumar N, Law A, Choudhry NK. eds. Teaching Rounds: A Visual Aid to Teaching Internal Medicine Pearls on the Wards. New York, NY: McGraw-Hill, 2016.
10. Stern SC, Cifu AS, Altkorn D. eds. Symptom to Diagnosis: An Evidence-Based Guide. 3rd ed. New York, NY: McGraw-Hill, 2014.
11. The International Classification of Headache Disorders, 3rd edition (beta version). Cephalalgia: An International Journal of Headache. 2013;33(9):629-808.

Constipação Intestinal

Capítulo 22

Ilana Levy Korkes
Roberto José de Carvalho Filho

Definição

O hábito intestinal considerado normal é a eliminação de fezes cilíndricas ou amórficas, sólidas ou pastosas, sem muco, pus, sangue ou restos alimentares e com frequência entre três vezes por dia até três vezes por semana, sem desconforto pélvico ou abdominal e com satisfação.

A constipação intestinal é a queixa digestiva mais comum na população geral, atingindo cerca de 20 a 30% dos indivíduos em algum momento da vida. Na maior parte das vezes, não debilita ou altera a mortalidade dos indivíduos, porém pode ser causadora de grande morbidade.

Não existe uma definição de abrangência universal para constipação. Baseando-se nas queixas frequentes dos pacientes, ela pode ser referida como fezes endurecidas, esforço excessivo para evacuar, evacuações infrequentes e sensação de evacuação incompleta.

Classificação

Em relação ao tempo de evolução, é classificada em aguda ou crônica, conforme duração inferior ou superior a 2 semanas, respectivamente.

Em função de sua etiologia, a constipação é classificada em:

- **Constipação funcional ou primária:** A constipação é o único ou principal sintoma, embora dor abdominal e síndrome gasosa (distensão abdominal e flatulência) também possam ocorrer (sem preencher critérios para síndrome do intestino irritável). Também chamada de constipação idiopática, é a forma mais prevalente na população. Vários são os fatores de risco, não necessariamente causais: gênero feminino, envelhecimento, sedentarismo, alimentação pobre em fibras, baixa renda e baixo nível educacional. A definição de constipação funcional pelo Consenso de Roma IV é mostrada na **Tabela 22.1**.
- **Constipação orgânica ou secundária:** Nesse caso, a constipação é um sintoma e consequência de alguma comorbidade ou cofator. Pode ter como causas: uso de medicamentos (**Tabela 22.2**), distúrbios psiquiátricos (depressão, transtorno bipolar), doenças neurológicas (acidente vascular encefálico, doença de Chagas, doença de Hirschsprung, doença de Parkinson), neoplasias, alterações endocrinológicas e metabólicas (diabetes, hipotireoidismo, hipercalcemia, desidratação), gravidez, endometriose e doenças inflamatórias intestinais (doença de Crohn, retocolite ulcerativa).

Tabela 22.1. Diagnóstico de constipação funcional pelo Consenso de Roma IV*

1. Dois ou mais dos seguintes:
   - Esforço evacuatório durante pelo menos 25% das defecações;
   - Fezes ressecadas ou endurecidas em pelo menos 25% das defecações;
   - Sensação de evacuação incompleta em pelo menos 25% das defecações;
   - Sensação de obstrução/bloqueio anorretal das fezes em pelo menos 25% das defecações;
   - Manobras manuais para facilitar pelo menos 25% das defecações (por exemplo, evacuação com manobras digitais, apoio do assoalho pélvico);
   - Menos de três evacuações por semana.

2. Fezes moles estão raramente presentes sem o uso de laxantes;

3. Critérios insuficientes para síndrome do intestino irritável.**

*Os critérios devem ser preenchidos nos últimos 3 meses e o início dos sintomas, pelo menos 6 meses antes do diagnóstico. ** Quando a dor abdominal é a principal queixa na vigência de constipação deve-se atentar para intestino irritável na forma constipada.

Tabela 22.2. Medicamentos que podem causar constipação intestinal

Analgésicos, principalmente opioides
Antiespasmódicos anticolinérgicos
Antidepressivos, principalmente tricíclicos, mirtazapina e lamotrigina
Antipsicóticos, principalmente clozapina, olanzapina e quetiapina
Antiácidos, principalmente os que contêm sais de alumínio
Suplementos de ferro
Anti-hipertensivos, principalmente os bloqueadores dos canais de cálcio

Abordagem Diagnóstica

Diante da queixa de constipação, deve-se fazer uma anamnese detalhada com o objetivo de excluir causas orgânicas para esse sintoma. Para isso, deve-se investigar o uso de medicações, sintomas associados, cirurgias prévias, histórico médico, histórico familiar de neoplasias, estilo de vida, característica das evacuações (presença de muco, sangue, pus), frequência evacuatória, entre outros dados relevantes da história do paciente. Diante do relato de diarreia, deve-se distinguir entre diarreia verdadeira e diarreia por transbordamento decorrente de impactação fecal.

Além da investigação causal, deve-se atentar para sinais e sintomas de alarme: sangramento retal (hematoquezia ou sangue oculto fecal), anemia, emagrecimento (perda ponderal > 10% nos últimos 3 meses), febre, constipação de instalação recente (sobretudo em pacientes com histórico familiar de neoplasias ou que nunca realizaram colonoscopia apesar de idade superior a 50 anos) e sintomas obstrutivos. Cólica e distensão abdominal, ausência de eliminação de gases e fezes, peristalse visível e ruídos hidroaéreos (RHA) aumentados e de timbre metálico sugerem a presença de obstrução mecânica. Sintomas semelhantes, porém com RHA reduzidos e num contexto de pós-operatório, sugerem a ocorrência do chamado íleo paralítico.

O exame físico geral deve ser complementado com o exame da região anal e toque retal. Seu principal objetivo está na busca de fissuras, hemorroidas ou outras lesões que poderiam levar a sangramentos e a constipação pelo comportamento de retenção e na exclusão de impactação fecal no reto.

A realização de exames laboratoriais e de imagem não está indicada em todos os casos e geralmente é usada quando há dúvidas diagnósticas ou diante de sinais de alarme e suspeita de complicações. Nesse contexto, hemograma, TSH, cálcio e creatinina séricos, pesquisa de sangue oculto fecal com teste imunológico e colonoscopia são os exames mais comumente solicitados.

Abordagem Terapêutica

Medidas gerais

Os casos de constipação secundária são manuseados com a correção e o tratamento da(s) causa(s) subjacente(s).

A maior parte dos casos de constipação funcional deve ser investigada e conduzida ambulatorialmente com medidas dietéticas e comportamentais eventualmente associadas a terapia medicamentosa, na ausência de resposta adequada. A decisão pela abordagem hospitalar dependerá do quadro clínico e da estabilidade do paciente, assim como da presença de impactação fecal e de sinais de alarme que exijam abordagem de urgência.

As principais medidas terapêuticas iniciais para a constipação funcional são:

- Suspensão ou substituição de eventuais medicamentos constipantes (**Tabela 22.2**);
- Estímulo à realização de exercícios regulares, como caminhadas e abdominais, desde que não existam contraindicações;
- Ingestão alimentar com conteúdo adequado de fibras (20 a 30 g/dia);
- Hidratação adequada (2 a 3 litros de líquidos/dia);
- Reeducação do hábito intestinal, com a adoção de tentativas diárias de evacuação (com duração máxima de 5 a 10 minutos), em geral, aproximadamente 30 minutos após a primeira refeição matinal; e
- Manutenção de postura com prensa abdominal durante as tentativas de evacuação, obtida com o auxílio de um suporte para manter os pés elevados na posição sentada.

Medidas farmacológicas

O uso de suporte terapêutico farmacológico é tipicamente indicado na ausência de resposta adequada às medidas iniciais adotadas por período mínimo de 4 a 8 semanas. Os principais fármacos usados para o manejo da constipação são descritos a seguir.

• Formadores de bolo fecal

Fibras alimentares naturais ou sintéticas cujo efeito laxativo se dá a partir do aumento do bolo fecal e da absorção de água, tornando a evacuação mais frequente e as fezes menos ressecadas. Apesar de apresentarem poucos efeitos colaterais e terem se mostrado uma boa opção para pacientes com constipação funcional, a sua efetividade é inconsistente na literatura existente. Início de efeito terapêutico: após 1 a 3 dias de uso. Exemplos: *Psyllium*, metilcelulose, policarbofila.

• Laxativos osmóticos

Devem ser considerados em pacientes cuja resposta a dieta e formadores de bolo fecal é insuficiente. Agem por meio da absorção de água para o lúmen intestinal. Muito empregados para o preparo da colonoscopia, no tratamento da encefalopatia hepática e no tratamento domiciliar de constipação crônica. Não há contraindicação para grávidas e idosos. Início de efeito terapêutico: após 3 a 6 horas de uso. Exemplos: lactulose, lactitol, sorbitol, manitol, polietilenoglicol, hidróxido de magnésio.

• Laxativos estimulantes ou irritantes

Esses agentes promovem estimulação sobre o plexo mioentérico, aumentando a contração da musculatura lisa intestinal, assim como a secreção de água pelo íleo e cólon. Apesar de boa eficácia demonstrada, o uso crônico deve ser evitado devido ao risco de destruição das terminações nervosas intestinais. Entretanto, exercem papel importante no tratamento de constipação induzida por opioides e na constipação decorrente de alterações neuronais como o megacólon. Início de efeito terapêutico: após 6 a 8 horas de uso. Exemplos: bisacodil (por via oral ou retal), *senne*, cáscara sagrada, picossulfato de sódio.

• Laxativos lubrificantes

Apesar de muito utilizados (por via oral ou retal, sob a forma de supositórios ou enemas) e de raramente causarem efeitos colaterais ou complicações, devem ser empregados com cautela por via oral em crianças e idosos devido ao risco de broncoaspiração e complicações respiratórias. Início de efeito terapêutico: após 3 a 6 horas de uso. Exemplos: óleo mineral, glicerina.

• Enemas

Usados geralmente em casos de constipação há vários dias e sem resposta com outros medicamentos, com o objetivo de prevenir impactação fecal. Também são usados em pacientes após desimpactação fecal, com o objetivo de esvaziamento do reto e cólon distal. O uso dos enemas com fosfato de sódio deve ser realizado com cautela, sobretudo em idosos, devido ao risco de distúrbios hidroeletrolíticos, desidratação e acometimento renal.

Impactação fecal

No caso da presença impactação fecal, indica-se a quebra manual do fecaloma por toque retal, seguida por enema de glicerina ou óleo mineral. Não existindo indícios de obstrução remanescente, laxantes osmóticos são então administrados por via oral ou por sonda (polietilenoglicol ou lactulose são os agentes preferenciais).

Na presença de indícios de obstrução e/ou perfuração, deverá ser solicitada avaliação cirúrgica.

Sugestão de Leitura

1. Chehter L. Como diagnosticar e tratar constipação intestinal. RBM 2013;70(8/9):287-292.
2. Mearin F, Lacy BE, Chang L, Chey WD, Lembo AJ, Simren M, Spiller R. Bowel disorders. Gastroenterology 2016;150(6):1393-1407.
3. Mendonza J, Legido J, Rubio S, Gisbert JP. Systematic review: the adverse effects of sodium phosphate enema. Aliment Pharmacol Ther 2007;26(1):9-20.
4. Soffer EE. Constipation: An approach to diagnosis, treatment, referral. Clev Clin J Med 1999;66(1):41-6.
5. Sweeney MA. Constipation, Diagnosis and treatment. Home Care Provider 1997;2(5):250-5.
6. Talley NJ, Lasch KL, Baum CL. A gap in our understanding: chronic constipation and it´s comorbid conditions. Clin Gastroenterol Hepatol 2009;7(1):9-19.

Crise Epiléptica

Capítulo 23

Victor Rebelo Procaci
Gabriel Novaes de Rezende Batistella

Introdução

Crises epilépticas estão entre as doenças neurológicas graves mais comuns. Estatísticas norte-americanas apontam que, anualmente, em torno de 150.000 adultos irão desenvolver uma primeira crise nos Estados Unidos. Dessas, 40 a 50% irão recorrer, sendo classificadas como epilepsia.

Tal condição ocorre com frequência em pacientes internados. De acordo com a Agency for Healthcare Research and Quality (EUA), epilepsia ou crises epilépticas foram identificadas em 1,4 milhão de internações em 2005, correspondendo a 3,6% das internações nesse país. Na **Tabela 23.1** é possível observar os diagnósticos principais associados às internações por tais condições.

Tabela 23.1. Diagnósticos mais comuns associados a epilepsia e crises epilépticas, 2005			
Epilepsia		**Crises epilépticas**	
Diagnóstico principal*	Porcentagem de internações relacionadas a epilepsia	Diagnóstico principal*	Porcentagem de internações relacionadas a crises epilépticas
1. Epilepsias/Crises epilépticas	53,3%	1. Epilepsias/Crises epilépticas	16.7%
2. Insuficiência respiratória	2,0%	2. Pneumonia	4.4%
3. Pneumonia	1,9%	3. AVC	3.1%
4. AVC	1,6%	4. Sepse	2.9%
5. Transtornos do humor	1,4%	5. Transtornos mentais relacionados ao álcool	2.5%
6. Pneumonite aspirativa	1,2%	6. Transtornos do humor	2.4%
7. Complicação de dispositivo, implante ou enxerto	1,1%	7. Infecção do trato urinário	2.1%
8. Sepse	1,1%	8. Distúrbio hidroeletrolítico	2.1%

Continua

Continuação

Tabela 23.1. Diagnósticos mais comuns associados a epilepsia e crises epilépticas, 2005			
Epilepsia		Crises epilépticas	
Diagnóstico principal*	Porcentagem de internações relacionadas a epilepsia	Diagnóstico principal*	Porcentagem de internações relacionadas a crises epilépticas
9. Cuidados de reabilitação	1,0%	9. Complicação de dispositivo, implante ou enxerto	2.0%
10. Complicações da gestação	1,0%	10. Pneumonite aspirativa	2.0%

Os diagnósticos principais são as condições responsáveis pela internação do paciente. A tabela acima é baseada na CID9, utilizado no período do estudo.
Fonte: AHRQ, Center for Delivery, Organization, and Markets, Healthcare Cost and Utilization Project (HCUP), HCUPnet, Nationwide Inpatient Sample (NIS), 2005. De: Hospitalizations for Epilepsy and Convulsions, 2005.

Crise epiléptica é definida como a ocorrência transitória de sinais e/ou sintomas resultantes de atividade neuronal anormal e excessiva no cérebro.

Epilepsia é uma doença neurológica definida por qualquer das condições a seguir:

1. Mínimo de duas crises não provocadas, ocorrendo num intervalo maior que 24 h
2. Uma crise não provocada com probabilidade de recorrência semelhante àquela após duas crises não provocadas (pelo menos 60%), nos próximos 10 anos
3. Diagnóstico de uma síndrome epiléptica

Crises provocadas são decorrentes de certos insultos, como distúrbios metabólicos, abstinência de drogas ou álcool, injúria neurológica aguda (meningoencefalite, AVC etc.). Nessa situação, o paciente não é portador de epilepsia, pois não haverá recorrência das crises na ausência do insulto.

Crises não epilépticas são definidas como ataques ou acessos recorrentes que se assemelham a epilepsia, mas que diferem por não serem consequentes a descargas elétricas cerebrais anormais.

Existem também as crises de origem hospitalar, quando o motivo da internação não é relacionado a crises ou epilepsia. Essas crises podem ocorrer em pacientes sem história prévia, podendo ser secundárias ao motivo da internação ou condições adquiridas durante a mesma, como AVC, infecções ou distúrbios metabólicos. Além disso, pacientes com epilepsia podem estar vulneráveis a exacerbações devido a estresse, medicações, privação de sono, febre ou outros fatores precipitantes.

Um estudo retrospectivo, publicado no *JAMA Neurology* em 2013, avaliou 218 pacientes que apresentaram crises de origem em hospital, concluiu que essas crises apresentam alta recorrência e mortalidade. As principais etiologias associadas a essas crises podem ser observadas na **Tabela 23.2**.

Quadro Clínico

A avaliação de uma crise epiléptica se inicia pela anamnese, e cabe ao médico determinar se o evento foi de fato uma crise, e, caso tenha sido, se foi a primeira. Deve-se obter detalhes relatados pelo paciente e testemunhas sobre o evento, sintomas que precederam e sucederam

Tabela 23.2. Etiologia das crises de origem hospitalar

Etiologia	Sem histórico de crises (n = 139)	Histórico de crises (n = 79)
1. AVC	32 (23%)	6 (8%)
2. Distúrbio metabólico*	35 (25%)	8 (10%)
3. Tumor cerebral	12 (9%)	14 (18%)
4. Etiologia incerta	22 (16%)	29 (37%)
5. Outros	38 (27%)	21 (27%)

*Definidos no estudo como: glicemia < 36 mg/dL ou > 450 mg/dL, natremia < 115 mEq/L, calcemia < 5,0 mg/dL, magnesemia < 0,4 mEq/L, nitrogênio ureico sanguíneo > 100 mg/dL (ureia > 214 mg/dL), creatinina > 10 mg/dL. Adaptado de JAMA Neurol. 2013;70(3):360-364

a crise. Deve-se também questionar sobre fatores precipitantes como fortes emoções, exercício intenso, música alta, luzes, febre, privação de sono etc. História de crises anteriores indica um diagnóstico de epilepsia e está associada a risco aumentado de recorrência do evento.

Crises são primeiramente categorizadas pelo tipo de início. Crises de início focal são definidas como originadas em um hemisfério, enquanto crises generalizadas são definidas por origem em algum ponto de redes distribuídas bilateralmente, envolvendo-as rapidamente. Crises de início desconhecido podem ser categorizadas como motoras, incluindo tônico-clônicas, não motoras ou não classificadas. O termo não classificadas inclui tanto crises com padrões que não se encaixam nas outras categorias como crises que apresentam informação insuficiente para permitir categorização (**Tabela 23.3**).

Tabela 23.3. ILAE 2017 – Classificação dos tipos de crises – versão Básica

Crises Focais	Crises Generalizadas	Crises Desconhecidas
Sem perda da consciência Com perda da consciência	Motora Tônico-clônica Outra motora Não motora (ausência)	Motora Tônico-clônica Outra motora Não motora
Motora Não motora		Não classificada
Focal para tônico-clônica bilateral (antiga tônico-clônica com generalização secundária)		

Adaptado de Fisher RS. An overview of the 2017 ILAE operational classification of seizure types, Epilepsy & Behavior 2017.

Crises focais podem se apresentar com ou sem perda da consciência. Na última, o paciente pode experimentar sintomatologia no início da crise, sendo essa denominada aura. Confusão, *déjà vu*, incontinência, *jamais vu*, movimentos mastigatórios, olhar fixo, perda de memória, tontura, tremores são alguns dos sintomas que podem ocorrer.

As manifestações clínicas nas crises são diversas e dependem da área do cérebro acometida. Crises que se iniciam no córtex motor resultarão em movimentos da face ou de extremidades, enquanto uma crise originada no opérculo frontal resultaria em salivação, deglutição, mastigação, aura epigástrica, medo e movimentos faciais clônicos.

Crises focais com perda de consciência são as mais comuns do adulto, podendo ser precedidas por uma crise focal sem perda da consciência. Os pacientes deixam de interagir e podem apresentar alguns automatismos (mastigação, gestos manuais, andar etc.). Após a crise, o indivíduo entra no período pós-ictal, manifestando, principalmente, sonolência, confusão e cefaleia.

Crises tônico-clônicas generalizadas (CTG), também chamadas de grande mal, se iniciam com perda de consciência e evoluem com rigidez, que pode durar em torno de 1 minuto, e então as extremidades se contraem por 1 a 2 minutos. Por fim, o paciente entra na fase pós-ictal, voltando à consciência gradualmente. Em estudo de crises de origem hospitalar, essas foram as mais evidenciadas.

Abordagem Diagnóstica

Anamnese, exames físicos geral e neurológico são os passos iniciais para se diagnosticar uma crise epiléptica. Entretanto, algumas condições podem se manifestar de maneira semelhante, entre elas: síncope, enxaqueca, intoxicação, transtornos mentais e distúrbios do sono.

Diante de uma crise no paciente internado, alguns exames podem ser úteis para determinar o diagnóstico, lembrando que é fundamental levar em consideração o motivo da internação, que pode direcionar a investigação:

- **Exames laboratoriais:** hemograma, glicemia plasmática (e capilar, no momento da crise), eletrólitos, funções renal e hepática, gasometria arterial.
- **Exames de neuroimagem:** a tomografia computadorizada (TC) é útil em detectar malformações grosseiras, calcificações, hemorragias e grandes tumores. A ressonância apresenta maior sensibilidade que a TC, e pode detectar lesões como esclerose hipocampal, displasia cortical, tumores, malformações, isquemia, sangramentos, encefalite, abscessos, granulomas e cistos.
- **Eletroencefalograma:** apresenta-se com alterações significativas em até 29% dos pacientes com uma primeira crise. Fundamental no diagnóstico de estado de mal epiléptico não convulsivo em paciente com rebaixamento do nível de consciência.
- **Punção liquórica:** indicada, principalmente, na suspeita de infecções do SNC (febre, rigidez de nuca, confusão mental).
- **Eletrocardiograma:** identificar alterações que indiquem arritmia cardíaca.

Em pacientes internados que já utilizavam anticonvulsivantes, faz-se necessário checar a prescrição, a fim de assegurar que a medicação está prescrita e/ou se está sendo administrada corretamente.

Tratamento

A maioria das crises termina em menos de 2 minutos, não havendo necessidade de iniciar tratamento com benzodiazepínicos nesse contexto.

Nos primeiros 5 minutos do início de uma crise, deve-se estabilizar o paciente (avaliar vias aéreas, ventilação, circulação etc.), cronometrar a crise, iniciar monitorização de sinais vitais e eletrocardiográfica, realizar glicemia capilar (se < 60 mg/dL, administrar 100 mg de tiamina IV e 50-100 mL de glicose 50% IV). A partir de 5 minutos, inicia-se o protocolo de tratamento de estado de mal epiléptico, que será discutido adiante.

Nas crises provocadas, deve-se tratar o distúrbio de base, e na maioria das vezes terapia antiepiléptica não será necessária. Entretanto, se o distúrbio metabólico responsável pela crise persistir ou na fase aguda de uma injúria neurológica aguda, tratamento de curta duração com anticonvulsivantes pode ser iniciado. A fenitoína é um agente muito utilizado em tais situações.

Pacientes que apresentam uma primeira crise não provocada têm uma chance de 21-45% de recorrência nos primeiros 2 anos. Injúria neurológica prévia como traumatismo cranioencefálico ou AVC, anormalidades eletroencefalográficas ou em exame de neuroimagem e crises noturnas são fatores associados a aumento da recorrência de crises.

A decisão de se iniciar terapia anticonvulsivante para pacientes com primeira crise não provocada depende de alguns fatores:

- O risco de recorrência das crises;
- Avaliar tratamento imediato × adiado até segunda crise (o imediato reduz para em média 35% o risco de recorrência nos próximos 2 anos, porém parece não alterar qualidade de vida ou mortalidade);
- Efeitos adversos dos medicamentos;
- Particularidades de cada paciente.

Por outro lado, numa segunda crise não provocada, já deve ser iniciado o tratamento, visto que esses pacientes já apresentarão o diagnóstico de epilepsia.

Pacientes com diagnóstico prévio de epilepsia podem necessitar de ajuste na dosagem do antiepiléptico, caso seja confirmada boa adesão terapêutica. Deve-se aumentar até a dose máxima tolerada, sem efeitos adversos, iniciando sempre em monoterapia. Faz-se necessário também descartar outros fatores desencadeantes como má adesão, infecções, interações medicamentosas, troca e nível sérico do antiepiléptico.

Nenhum dos antiepilépticos aparenta ser mais efetivo ou mais bem tolerado, sendo a escolha de tais medicamentos baseada em eficácia, efeitos adversos, farmacocinética e custo. A **Tabela 23.4** apresenta alguns dos antiepilépticos, as respectivas doses e principais indicações.

Medicamento	Dose diária (mg/dia)	Indicações	Meia-vida (h)	Nível sérico (µg/mL)
Ácido valproico	1.000-3.000	CTG, parcial, ausência, mioclônica	6-15	50-100
Fenitoína	300-400	CTG, parcial, ausência, mioclônica	12-36	10-20
Carbamazepina	600-1.200	CTG, parcial	14-25	4-12
Fenobarbital	90-200	CTG, parcial	40-120	15-40
Lamotrigina	300-500	Generalizada, parcial	15-60	2-7
Topiramato	400	CTG, ausência atípica, mioclônica, parcial	20-30	-
Clonazepam	2-10	Ausência, mioclônica	18-50	0,01-0,07

Adaptado de Adams and Victor's Principles of Neurology. 10th ed.

Estado de Mal Epiléptico

O estado de mal epiléptico é definido quando se observam 30 minutos ou mais das seguintes condições:

1. Crise epiléptica contínua; ou
2. Duas ou mais crises consecutivas, sem recuperação completa do nível de consciência entre elas.

O tempo para definição de estado de mal se deve à duração de crise necessária para causar dano neurológico permanente. Como a maioria das crises não ultrapassa o limite de 5 minutos, o protocolo de tratamento dessa condição se inicia nesse marco, pois é provável que uma crise que atinja essa duração irá durar 30 minutos ou mais.

A seguir, evidenciamos um protocolo de tratamento para o estado de mal epiléptico, baseado na diretriz da Academia Americana de Epilepsia (American Epilepsy Society):

- **Fase de estabilização (0-5 minutos)**
  - estabilizar o paciente (avaliar vias aéreas, ventilação, circulação etc.);
  - cronometrar a crise, iniciar monitorização de sinais vitais;
  - iniciar monitorização eletrocardiográfica e oximetria de pulso;
  - realizar glicemia capilar (se < 60 mg/dL, administrar 100 mg de tiamina IV e 50-100 mL de glicose 50% IV);
  - inserir acesso venoso, coletar exames (eletrólitos, hematológico, função renal etc.)
- **Fase inicial de terapia (5-20 minutos)**
  - Escolher um dos três benzodiazepínicos abaixo:
    - Diazepam IV (dose máxima: 10 mg – pode repetir 1×) ou
    - Lorazepam IV (0,1 mg/kg/dose - dose máxima: 4 mg - pode repetir 1x) ou
    - Midazolam IM (10 mg se > 40 kg e 5 mg entre 13 e 40 kg – dose única)
  - Na indisponibilidade dos medicamentos acima, utilizar:
    - Fenobarbital IV (15 mg/kg/dose – dose única)
- **Terapia de segunda fase (20-40 minutos) (Não há uma terapia de escolha baseada em evidências nesta fase)**
  - Escolher uma das opções abaixo:
    - Ácido valproico IV (40 mg/kg – dose máxima: 3.000 mg/dose – dose única) ou
    - Fosfenitoína* IV (20 mg PE**/kg – dose máxima: 1500 mg PE/dose – dose única) ou
    - Levatiracetam IV (60 mg/kg – dose máxima: 4.500 mg/dose – dose única)
  - Na indisponibilidade dos medicamentos acima, utilizar:
    - Fenobarbital IV (15 mg/kg/dose – dose única)
    - Fenitoína IV é menos bem tolerada que a fosfenitoína, porém parece não apresentar diferença na eficácia, podendo ser utilizada (15-20 mg/kg – pode repetir com 5-10 mg/kg – deve ser diluída em 250-500 de soro fisiológico – velocidade máxima de infusão: 50 mg/minuto)
- **Terapia de terceira fase (40-60 minutos) (Não há evidência clara para guiar a terapia nesta fase)**
  - Opções disponíveis
    - Repetir a terapia de segunda linha ou
    - Doses anestésicas de tiopental ou propofol ou pentobarbital ou midazolam.

*A fosfenitoína é um pró-fármaco que rapidamente é *convertido em fenitoína* pelas fosfatases do fígado e dos eritrócitos, com meia-vida de 8-15 min.

** PE significa "equivalentes de fenitoína", do inglês *phenytoin equivalents*. 75 mg de fosfofenitoína equivalem a 50 mg de fenitoína.

O estado de mal refratário é uma condição gravíssima e deve ser manejado em Unidade de Terapia Intensiva, de preferência com eletroencefalografia contínua.

Sugestão de Leitura

1. Berg AT, Berkovic SF, Brodie MJ, Buchhalter J, Cross JH, van Emde Boas W, et al. Revised terminology and concepts for organization of seizures and epilepsies: report of the ILAE Commission on Classification and Terminology, 2005-2009. Epilepsia. 2010 Apr;51(4):676-85.

2. Betjemann JP, Nguyen I, Santos-Sanchez C, Douglas VC, Josephson SA. Diagnostic yield of electroencephalography in a general inpatient population. Mayo Clin Proc. 2013 Apr;88(4):326-31.

3. Fields MC, Labovitz DL, French JA. Hospital-onset seizures: an inpatient study. JAMA Neurol. 2013 Mar 1;70(3):360-4.

4. Fisher RS, Acevedo C, Arzimanoglou A, Bogacz A, Cross JH, Elger CE, et al. ILAE official report: a practical clinical definition of epilepsy. Epilepsia. 2014 Apr;55(4):475-82.

5. Glauser T, Shinnar S, Gloss D, et al. Evidence-Based Guideline: Treatment of Convulsive Status Epilepticus in Children and Adults: Report of the Guideline Committee of the American Epilepsy Society. Epilepsy Currents. 2016;16(1):48-61.

6. Holmquist L, Russo CA, Elixhauser A. Hospitalizations for Epilepsy and Convulsions, 2005: Statistical Brief #46. 2008 Jan. In: Healthcare Cost and Utilization Project (HCUP) Statistical Briefs [Internet]. Rockville (MD): Agency for Healthcare Research and Quality (US); 2006. Disponível em: <https://www.ncbi.nlm.nih.gov/books/NBK56315/>.

7. Ko DY. Epilepsy and seizures. Medscape. 2016. Disponível em: <http://emedicine.medscape.com/article/1184846-overview>.

8. Krumholz A, Wiebe S, Gronseth G, et al. Practice Parameter: evaluating an apparent unprovoked first seizure in adults (an evidence-based review): report of the Quality Standards Subcommittee of the American Academy of Neurology and the American Epilepsy Society. Neurology. 2007 Nov 20;69(21):1996-2007.

9. Krumholz A, Wiebe S, Gronseth GS, Gloss DS, Sanchez AM, Kabir AA, et al. Evidence-based guideline: Management of an unprovoked first seizure in adults: Report of the Guideline Development Subcommittee of the American Academy of Neurology and the American Epilepsy Society. Neurology. 2015; 84(16):1705-13.

10. Kurcgant D, Ayres JRCM. Crise não epiléptica psicogênica: história e crítica de um conceito. História, Ciências, Saúde-Manguinhos. 2011;18(32):811-28.

11. Massengo SA, Ondze B, Bastard J, Guiziou C, Velmans N, Rajabally YA. Elderly patients with epileptic seizures: in-patient observational study of two French community hospitals. Seizure. 2011 Apr;20(3):231-9.

12. Robert S. Fisher, An overview of the 2017 ILAE operational classification of seizure types, Epilepsy & Behavior 2017.

13. Schachter SC. Evaluation of the first seizure in adults. UpToDate. 2016. Disponível em: https://www.uptodate.com.

14. Schachter SC. Overview of the management of epilepsy in adults. UpToDate. 2016. Disponível em: https://www.uptodate.com.

Delirium

Capítulo 24

Priscila Dias Cardoso Ribeiro
André Castanho de Almeida Pernambuco

Introdução

O *delirium* é considerado uma emergência geriátrica e está entre os transtornos mentais mais comuns em pacientes internados, especialmente entre os de idade mais avançada. Seu mecanismo fisiopatológico ainda não está bem definido, sendo algumas alterações em neurotransmissores o mecanismo mais provável. O *delirium* e a confusão mental estão associados a muitas condições médicas complexas subjacentes, o que os torna de difícil diagnóstico. Além disso, estão relacionados a períodos mais prolongados de hospitalização e conferem maiores taxas não só de mortalidade como também de institucionalização aos acometidos.

Historicamente, o tratamento dessas condições focava apenas nas suas causas primárias, porém, com o ganho de espaço da Geriatria e da Medicina Paliativa, mudaram-se os holofotes para as questões ligadas à funcionalidade do paciente, e viu-se que o *delirium*, mais do que um estado confusional transitório dos enfermos internados, é um distúrbio que frequentemente tem impacto permanente e independente tanto na funcionalidade do indivíduo como em morbidade e mortalidade. A abordagem, então, desses pacientes deve incluir a identificação de fatores predisponentes e precipitantes e envolver intervenções precoces, precisas e adequadas, a fim de minimizar as consequências danosas dessa condição.

Definição

Não há consenso quanto à distinção entre *delirium* e estados confusionais. O termo "estado confusional agudo" é, frequentemente, utilizado como sinônimo de *delirium*. No entanto, alguns autores definem *delirium* como um transtorno de base orgânica associado a alterações quantitativas de consciência que possibilita o desenvolvimento do "estado confusional".

O termo mais geral "confusão mental" é usado para indicar uma alteração mental em que o pensamento se torna incoerente. Pacientes confusos são incapazes de pensar com velocidade normal, clareza ou coerência, e a confusão é tipicamente associada a um sensório deprimido e a uma capacidade de atenção reduzida, sendo um componente essencial do *delirium*. Outro conceito a ser diferenciado é o de "delírio", que é definido como uma alteração mental relacionada à formação de juízos falsos (crenças inabaláveis e convicções subjetivamente irremovíveis) sem perturbação da consciência ou da inteligência, que tem origem na doença mental e que não se corrige por meios racionais.

Neste capítulo, o termo *delirium* será utilizado de acordo com a definição do DSM-V. Os componentes adicionais de agitação, tremor e alucinações são permitidos, mas não são características diagnósticas essenciais do *delirium* no uso do DSM-V. A confusão e outros estados de consciência alterada são abrangidos pela definição de *delirium* do DSM-V.

O Manual de Diagnóstico e Estatística da Associação Americna de Psiquiatria (American Psychiatric Association), 5ª edição (DSM-V), enumera cinco características-chave que caracterizam o *delirium*:

- Distúrbio na atenção (capacidade reduzida de dirigir, focar, sustentar e transferir a atenção) e concentração.

- O quadro se desenvolve em um curto período de tempo (geralmente de horas a dias), representa uma mudança em relação à linha de base do paciente e tende a flutuar durante o dia.

- Um distúrbio adicional na cognição (déficit de memória, desorientação, linguagem, habilidade visuoespacial ou percepção).

- Os distúrbios não são mais bem explicados por outra doença neurocognitiva preexistente, evolutiva ou estabelecida, e não ocorrem no contexto de um nível gravemente reduzido de consciência, como coma.

- Há evidências na história clínica, no exame físico ou em achados laboratoriais de que o distúrbio é causado por uma condição médica, intoxicação ou retirada de alguma substância ou retirada, ou efeito secundário de medicação.

As características adicionais que podem acompanhar o *delirium* incluem:

- Distúrbios comportamentais e/ou psicomotores, tais como hipoatividade ou hiperatividade, com aumento da atividade simpática e comprometimento da duração e arquitetura do sono.

- Distúrbios de humor variáveis, incluindo: medo, depressão, euforia ou perplexidade.

Epidemiologia

O *delirium* e a confusão mental foram estudados principalmente em ambientes hospitalares e são condições que, em geral, podem ser encontradas em qualquer paciente que apresente alguma enfermidade. Quase 30% dos pacientes hospitalizados de idade mais avançada apresentam *delirium* em algum momento durante a internação. Entre os pacientes cirúrgicos mais velhos, o risco de *delirium* varia de 10% a mais de 50%. Os números mais elevados estão associados a pacientes de maior fragilidade, como no caso daqueles com histórico de quedas e fraturas ósseas ou daqueles submetidos a procedimentos complexos, como cirurgias cardíacas.

Desde que as ferramentas padronizadas de triagem e diagnóstico começaram a ser aplicadas, estudos mostraram altas taxas de *delirium* em unidades de terapia intensiva (70%), em departamentos de emergência (10%), nas enfermarias (42%), e nas unidades de cuidados pós-operatórios (16%). Estima-se a ocorrência dessa condição em cerca de 87% dos pacientes em cuidados paliativos. As taxas de mortalidade em pacientes internados com *delirium* variam de 22 a 76%, podendo ser comparadas às de IAM ou sepse.

Fisiopatologia

O manejo do *delirium* exige uma boa compreensão da sua causalidade. É mais comum em pacientes hospitalizados, nos quais há uma confluência de predisposição subjacente e insultos precipitantes agudos. Sua fisiopatologia decorre da via final de diferentes mecanismos patogênicos, culminando na redução global do metabolismo oxidativo cerebral e falência da transmissão colinérgica. Estudos eletroencefalográficos demonstram redução de atividade cortical cerebral, não relacionada à doença de base. A principal hipótese para o desenvolvimento de *delirium* permanece focada no papel dos neurotransmissores, inflamação e estresse crônico. Atividade dopaminérgica em excesso também é apontada como fator contribuinte, possivelmente por seu papel regulador na liberação de acetilcolina. Evidências em relação aos outros neurotransmissores são pouco esclarecedoras.

Fatores de Risco e Precipitação

O *delirium* que tem etiologia única é exceção, de modo que a maioria dos casos envolve a interação de múltiplos fatores, muitas vezes sequenciais. Os fatores de risco mais comumente identificados são doenças cerebrais subjacentes, como demência, acidente vascular cerebral ou doença de Parkinson. Estes estão presentes em quase metade dos doentes idosos com *delirium*. Outros fatores que aumentam a vulnerabilidade ao *delirium* incluem idade avançada e deficiência sensorial (**Tabela 24.1**).

Tabela 24.1. Fatores e medicações predisponentes e precipitantes do *delirium*		
Fatores predisponentes	**Fatores precipitantes**	**Medicações**
Déficit cognitivo preexistente/Demência	Medicações, abuso ou abstinência de substância (álcool, drogas ilícitas)	Anticolinérgicos: Atropina, Difenidramina, Escopolamina, Tricíclicos.
Status funcional prévio ruim	Procedimentos médicos (clínicos ou cirúrgicos)	Antibióticos e Antivirais: Aciclovir, aminoglicosídeos, anfotericina B, antimaláricos, cefalosporinas, fluoroquinolona, isoniazida, interferon, linezolida, macrolídeos, metronidazol, ácido nalidíxico, penicilinas, rifampicina, sulfonamidas.
Idade acima de 65 anos	Privação de sono prolongada	Analgésicos: Opioides (em especial meperidina), AINEs
Desnutrição	Mudanças de ambiente ou restrição física	Anticonvulsivantes: Ácido valproico, carbamazepina, levetiracetam, fenitoína, vigabatrina.
Múltiplas comorbidades	Imobilização prolongada	Agonistas dopaminérgicos: Amantadina, bromocriptina, levodopa, pergolide, pramipexol.
Insuficiência Renal Crônica	Alterações de trocas gasosas: Hipoxemia ou hipercarbia	Sedativos e Hipnóticos: Barbitúricos e benzodiazepínicos.
Episódio prévio de *delirium*	Desidratação ou desnutrição	Hipoglicemiantes

Continua

Continuação

Tabela 24.1. Fatores e medicações predisponentes e precipitantes do *delirium*

Fatores predisponentes	Fatores precipitantes	Medicações
Desidratação	Distúrbios metabólicos (hipo/hiper-glicemia) e hidroeletrolíticos	Agentes gastrointestinais: Antieméticos, antiespasmódicos, bloqueadores receptor H2, loperamida.
Polifarmácia	Alterações físico-químicas: Hipotermia, hipertermia, queimaduras, choques elétricos	Drogas cardiovasculares: Antiarrítmicos, betabloqueadores, clonidina, digoxina, diuréticos, metildopa.
Hepatopatia	Quadros sistêmicos agudos: IAM, AVE, trauma, infecções, IRA etc.	Antidepressivos: Mirtazapina, ISRS, tricíclicos.
Doença terminal	Alterações em SNC (quadros epi-lépticos, encefalopatias, infecções, distúrbios psiquiátricos etc.)	Corticosteroides
Depressão	Equipamentos invasivos (sondas)	Relaxantes musculares: Baclofeno e ciclobenzaprina.
Déficits sensoriais	Distúrbios endocrinológicos (hormô-nios tireoidianos, paratireoidianos, cortisol etc.)	Outros: Dissulfiram, inibidores de colines-terase, interleucina-2, lítio, fenotiazinas.

Deve-se atentar ao fato de que algumas drogas operam como fatores tanto protetores como causais, a depender das circunstâncias e da magnitude da exposição. Os benzodiaze-pínicos, por exemplo, são um tratamento de primeira linha para o *delirium* da abstinência alcoólica, mas também são um fator de risco reconhecido para *delirium* em pacientes de UTI. Da mesma maneira, a toxicidade do opioide pode causar *delirium*, mas em pacientes cirúrgicos de quadril o *delirium* é nove vezes mais frequente se sua dor pós-operatória for subtratada. Um julgamento clínico cuidadoso alinhado com a missão de evitar a polifar-mácia e a prescrição de agentes potencialmente ofensivos e supérfluos pode permitir uma exposição ótima a fármacos deliriogênicos, sendo necessários revisão regular e ajustes de dose periódicos. Medicamentos complementares (por exemplo erva Jimson ou mandrágora) são muitas vezes percebidos como benignos apesar de suas propriedades anticolinérgicas e são facilmente negligenciados como um fator no *delirium*.

Quadro Clínico

Alteração qualitativa e quantitativa da consciência

Uma das primeiras manifestações do *delirium* é a mudança no nível de consciência e na capacidade de focar, sustentar ou transferir a atenção. Essas alterações são muitas vezes sutis e podem preceder sinais mais flagrantes de *delirium* por um dia ou mais. Portanto, deve-se dar importância à percepção familiar de pequenas mudanças no comportamento do paciente. É importante que o examinador seja sensível ao fluxo de pensamento do paciente e não atribua discurso tangencial ou desorganizado a idade, demência ou fadiga. Em casos mais avançados de *delirium* os pacientes aparecerão obviamente sonolentos, letárgicos ou mesmo semicomatosos. O extremo oposto, hipervigilância, também pode ocorrer em casos de abstinência alcoólica ou sedativa, mas tal apresentação é menos co-mum em pessoas idosas.

Cognição

Os indivíduos em *delirium* apresentam problemas cognitivos e perceptuais, incluindo perda de memória, desorientação e dificuldade com a linguagem e a fala. Testes formais do estado mental podem ser usados para documentar o grau de comprometimento, mas mais importante do que o escore do teste é a avaliação geral do paciente e de sua atenção ao tentar responder às perguntas. É importante verificar com os familiares, cuidadores ou outros informantes confiáveis o nível de funcionalidade do paciente antes do início do quadro, uma vez que a demência pode prejudicar a capacidade cognitiva e frequentemente está subjacente ao *delirium*. Distúrbios perceptivos tipicamente acompanham o *delirium*. Os pacientes podem identificar erroneamente o clínico ou acreditar que objetos ou sombras na sala representam uma pessoa. Vagas ilusões geralmente acompanham essas percepções equivocadas. As alucinações podem ser visuais, auditivas ou somatossensoriais, de modo que geralmente os pacientes acreditam que são reais. Alucinações podem ser simples, como sombras ou formas, ou complexas, como pessoas e rostos. Os sons também podem consistir em sons simples ou podem ser vozes com fala clara. Uma variedade de dificuldades de linguagem pode ocorrer. Os pacientes podem perder a capacidade de escrever ou falar uma segunda língua.

Curso temporal

O *delirium* se desenvolve ao longo de horas a dias e tipicamente persiste por dias a meses. A agudicidade da apresentação é a característica mais útil na diferenciação entre esse distúrbio e a demência. Além disso, as características do *delirium* são instáveis, geralmente se tornando mais graves nos períodos vespertino e noturno. Não é incomum que um paciente com *delirium* apareça relativamente lúcido durante as rondas matutinas, e os médicos são propensos a perder o diagnóstico se dependerem apenas de uma única avaliação pontual. Há muitas vezes uma fase prodrômica, especialmente em pacientes idosos, que depois se mistura em *delirium* hipoativo ou entra em um estado confusional de agitação. As características prodrômicas incluem queixas de fadiga, perturbações do sono (sonolência diurna excessiva ou insônia), depressão, ansiedade, inquietação, irritabilidade e hipersensibilidade à luz ou ao som. Com a progressão há distúrbios perceptivos e comprometimento cognitivo.

Avaliação do Paciente com Suspeita de *Delirium*/Diagnóstico

Avaliação

Há dois aspectos importantes para a avaliação diagnóstica do *delirium*: reconhecer que o transtorno está presente e descobrir a doença médica subjacente que o causou.

• Reconhecendo o distúrbio

Como mencionado anteriormente, há grandes impasses para o diagnóstico precoce do *delirium*, que é subdiagnosticado, segundo alguns relatos, em até 70% dos casos. Problemas comportamentais ou comprometimento cognitivo podem ser facilmente identificados, mas acabam sendo erroneamente atribuídos à idade do paciente, a demência ou a outros transtornos mentais. Em estudos recentes mais de 40% dos pacientes encaminhados a um consultório psiquiátrico para avaliação de quadro depressivo foram em última instância diagnosticados como em *delirium*.

• Confirmação clínica

Em caso de dúvida, devem ser realizados testes padronizados de avaliação do estado mental, tais como o Mini-Mental State Examination ou testes breves de atenção realizados à beira-leito, como os que seguem na **Tabela 24.2**. Testes simples, como citação dos meses do ano em ordem inversa, também costumam estar alterados e nos auxiliam nessa confirmação clínica.

Tabela 24.2. Testes de atenção e pensamento no *delirium*		
Teste	Aplicação	Pontuação/Conclusão
Digit spam Teste de atenção	Pedir ao paciente que escute e repita uma série aleatória de algarismos numéricos. Comece com uma sequência de dois dígitos e então aumente progressivamente essa contagem. Cite cada número com o mesmo tom de voz e numa velocidade de um dígito por segundo, tomando cuidado para não agrupar dígitos pares ou sequências que possam facilitar a repetição. Exemplo: 1. 5 9 2. 4 8 6 3. 7 3 0 9 4. 2 4 9 6 5 5. 3 4 1 8 2 7 (...)	A inabilidade de repetir uma sequência de pelo menos cinco dígitos indica provável prejuízo de atenção
Attention screening examination (ASE) ou Teste de vigilância auditiva ou visual do "A" Teste de atenção	Leia uma lista de 60 letras na qual a letra "A" aparece com maior frequência do que as demais randomizadas. Solicita-se ao paciente que indique (sugere-se um tapa na mesa) todas as vezes que a letra "A" for pronunciada pelo examinador. A lista deverá ser lida em tom normal, com uma velocidade de uma letra por segundo. O teste pode ser visual também, ao mostrarmos as letras uma a uma em vez de citá-las. Exemplo: L T P E A O A I C T D A L A A N I A B F S A M R A E O Z D P A K A L U C J T A E O E S N A Q P A I L E A G E A S C B A I	Conte os erros de omissões e confusões. Caso haja mais do que dois erros, o teste é considerado anormal.
Questões de organização do pensamento Teste de avaliação de pensamento	Questões a serem realizadas pausada e claramente, alternando perguntas do conjunto A e do conjunto B. Conjunto A: 1. Uma pedra pode flutuar na água? 2. Existem peixes no mar? 3. Um quilo pesa mais do que dois quilos? 4. Pode-se usar um martelo para pesar uma agulha? Conjunto B 1. Uma folha pode flutuar na água? 2. Existem elefantes no mar? 3. Dois quilos pesam mais do que um quilo? 4. Pode usar-se um martelo para cortar madeira?	Duas ou mais respostas incorretas das quatro questões e/ou incapacidade de obedecer ao comando de respondê-las denotam alteração da organização do pensamento.

• Anamnese

Algumas pistas sobre a etiologia subjacente do *delirium* e da confusão mental podem ser obtidas de familiares com informações como doença febril recente, história de falência de órgãos, lista de medicamentos, história de alcoolismo ou abuso de drogas ou depressão recente. Muitas vezes a coleta de informações é dificultada na ausência de acompanhantes competentes para tal ou diante de pacientes confusos e/ou não colaborativos, devendo-se então ampliar a investigação de outras maneiras (exame físico e laudos laboratoriais). Como um exemplo, comumente silencioso, o infarto do miocárdio pode causar um estado confusional importante o suficiente para que o paciente não comunique a precordialgia a outrem.

• Exame geral

Um exame físico completo é muitas vezes dificultado ou mesmo impossibilitado no paciente confuso ou não cooperativo. Deve-se, nesses casos, realizar uma avaliação focada concentrando-se nos sinais vitais, no estado de hidratação, na condição da pele e nos potenciais focos infecciosos. Uma avaliação grosseira muitas vezes pode sugerir algum diagnóstico, na apresentação de estigmas (insuficiência hepática ou renal) ou fácies de dor, por exemplo. Hálito (etílico, urêmico ou cetônico), cor dos lábios (vermelho cereja indica possível envenenamento por monóxido de carbono), sinais de abordagem com agulha pelos membros (drogadição endovenosa), sinais de trauma cranioencefálico (hematoma subdural), hemorragias retinianas (hemorragia intracraniana) são sinais de facil percepção e que, com sutileza, podem dar pistas sobre a real causa do *delirium*.

• Exame neurológico

O exame neurológico de um paciente em *delirium* é extremamente dinâmico e, portanto, deve ser realizado sistematicamente. Certos aspectos do exame podem ser difíceis ou não confiáveis em pacientes não cooperativos (por exemplo, testes sensoriais) ou refletem condições crônicas ao invés de agudas no sistema nervoso central. Entretanto, uma avaliação que enfatiza o nível de consciência, o grau de atenção ou desatenção, campos visuais e déficits cranianos e motores inequívocos é importante para identificar indivíduos com maior probabilidade de doença neurológica focal. Na ausência de uma causa óbvia para o *delirium*, estão indicados testes adicionais, incluindo neuroimagem, punção lombar e EEG.

• Instrumentos clínicos

O Método de Avaliação da Confusão (CAM) é uma ferramenta simples que pode ser usada para identificar quando o *delirium* é o diagnóstico mais provável. Em ambientes hospitalares o CAM tem uma sensibilidade de 94-100% e uma especificidade de 90-95%. O CAM tornou-se um dispositivo padrão de triagem em estudos clínicos de *delirium*, realizado em várias configurações e locais, incluindo salas de emergência e instituições de longa permanência. Leva 5 minutos para ser administrado e pode ser particularmente útil quando incorporado na avaliação de cabeceira de rotina. Uma revisão de 11 instrumentos de cabeceira utilizados para identificar a presença de *delirium* em adultos concluiu que a melhor evidência apoia o uso do CAM, e apontou o Mini Exame do Estado Mental como o teste menos exato para tal fim. O instrumento CAM-ICU (**Figura 24.1**) foi desenvolvido e validado para identificação de *delirium* na Unidade de Terapia Intensiva. Em pacientes ventilados mecanicamente que não conseguem se comunicar verbalmente, o instrumento considera comportamentos observados e respostas não verbais a perguntas simples, bem como tarefas de reconhecimento visual e auditivo. Um outro instrumento, o ICDSC, também foi validado no diagnóstico de *delirium* na UTI e teve altos índices de concordância com a CAM-UTI em outros estudos.

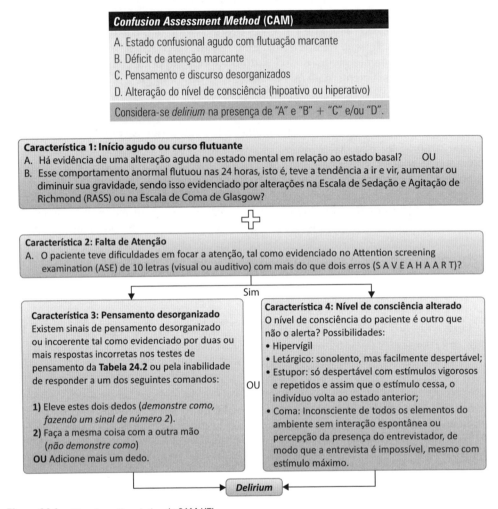

Figura 24.1 – Algoritmo diagnóstico do CAM-UTI.

Para diagnóstico de *delirium*, é preciso associar a monitorização da sedação e do *delirium*, por meio do método de duas etapas para avaliação da consciência. A abordagem em duas etapas do CAM-ICU é adequada para a maior parte dos pacientes que não consegue se comunicar com o avaliador. O primeiro passo se refere à avaliação da sedação, que é quantificada pela Escala de Agitação e Sedação de Richmond (The Richmond Agitation and Sedation Scale – RASS). Se o RASS for superior a -4 (de -3 até +4), deve-se então seguir para o segundo passo, que é a avaliação do *delirium*. Os pacientes que não progridem para o passo número 2, por exemplo, aqueles com nível de sedação RASS -4 a -5, não são testados com o restante da avaliação CAM-ICU. Para aqueles que atingem o passo 2 e apresentam abertura dos olhos apenas com estimulação verbal, a incapacidade para realizar ou completar os componentes do teste de atenção é atribuída à falta de atenção.

• Revisão da medicação

A toxicidade medicamentosa é responsável por aproximadamente 30% de todos os casos de *delirium*. Assim, o passo inicial mais importante é uma revisão sistemática de todas as medicações utilizadas pelo paciente. Deve-se ter cuidado para não negligenciar os medicamentos de venda livre, medicamentos prescritos por outros médicos ou medicamentos pertencentes a outros membros da família. Um procedimento de diagnóstico simples, mas de alto rendimento, é pedir a um membro da família para limpar o armário de remédios e trazer todo o seu conteúdo para revisão.

• Exames laboratoriais

Podem ser considerados vários testes laboratoriais em doentes com *delirium*. No entanto, o desejo de completar o diagnóstico pode aumentar os custos e, possivelmente, atrasar o tratamento imediato de transtornos mais evidentes. Testes direcionados são mais apropriados na maioria dos casos.

- Os eletrólitos séricos, creatinina, glicose, cálcio, hemograma completo, Urina I e cultura de urina são razoáveis para a maioria dos pacientes quando uma causa não é imediatamente óbvia.

- Os níveis séricos das drogas de uso contínuo devem ser requeridos quando apropriado. No entanto, deve-se ressaltar que o *delirium* pode ocorrer mesmo com níveis "terapêuticos" de agentes como digoxina, lítio ou quinidina.

- Exame toxicológico de sangue e urina deve ser obtido de pacientes com *delirium* agudo ou confusão quando uma causa não é imediatamente óbvia. Novamente, os clínicos devem estar cientes de que alguns medicamentos comuns (por exemplo, a risperidona) não são avaliados nas telas de laboratório de rotina. Por conseguinte, a sobredosagem desses fármacos não pode ser excluída por resultados negativos de uma tela tóxica.

- A gasometria arterial é frequentemente útil. Em doentes com hiperventilação, a alcalose respiratória é mais comumente causada por sepse precoce, insuficiência hepática, intoxicação por salicilatos precoces ou causas cardiopulmonares. A acidose metabólica geralmente reflete uremia, cetoacidose diabética, acidose láctica, fases tardias de sepse ou intoxicação por salicilato ou toxinas, incluindo metanol e etilenoglicol. É plausível a realização de uma radiografia de tórax.

- Testes adicionais, como testes de função hepática ou marcadores de necrose miocárdica, devem se basear na história e no exame clínico. Um relatório de lento declínio cognitivo ao longo de vários meses, por exemplo, irá aumentar a importância de avaliar a função da tireoide e os níveis de vitamina B12. Pacientes com múltiplos fatores de risco para doença cardiovascular também devem ser triados para síndrome coronariana aguda.

• Neuroimagem

A realização de uma neuroimagem como a tomografia (TC) de crânio pode ser seletiva ao invés de rotineira na grande parte dos casos de *delirium*, fazendo-se, porém, necessária sempre que nenhuma causa óbvia é aparente na primeira avaliação. Tal decisão deve ser guiada pela história do paciente e pelos achados no exame neurológico. A neuroimagem ainda pode ser necessária se o *delirium* não melhorar apesar de tratamento adequado ao problema médico subjacente atribuído como causa. Além disso, deve ser considerada se o exame neurológico der origem a confusão por conta da diminuição da resposta do paciente ou da cooperação. Não há até o momento estudos prospectivos que avaliem de modo fidedigno o rendimento da neuroimagem em doentes com *delirium*. Anormalidades na TC de crânio são comumente observadas, mas geralmente representam condições crônicas que predispõem ao *delirium*, ao invés de causas agudas e tratáveis. Em pacientes com *delirium* de causa desconhecida e TC de crânio negativa, a ressonância magnética (RNM) pode ser útil para excluir lesão inflamatória aguda ou subaguda e lesões inflamatórias multifocais (por exemplo, como visto na síndrome da encefalopatia posterior reversível e na encefalomielite aguda disseminada).

• Punção lombar

Pacientes mais idosos com meningite bacteriana têm maior probabilidade de apresentar *delirium* do que a clássica tríade de febre, cefaleia e meningismo. A meningite bacteriana é um distúrbio incomum, e a avaliação de rotina do líquido cefalorraquidiano (LCR) pode não ser necessária em todos os pacientes febris ou sépticos mais idosos, desde que outros focos infecciosos sejam óbvios. No entanto, a análise do LCR pode ser a única ferramenta de diagnóstico que identificará meningite e encefalite bacterianas ou assépticas, então não deve ser negligenciada. Em um estudo retrospectivo de 81 pacientes idosos que foram admitidos no hospital para avaliação da febre e mudanças no estado mental, as culturas de LCR foram negativas para o crescimento bacteriano em 80 de 81 pacientes. No entanto, um caso de meningite bacteriana e um caso de meningite asséptica foram diagnosticados por achados do LCR. Deve-se também usar precocemente desse recurso diante de pacientes febris com alteração aguda do estado mental, mesmo quando houver condições explicativas alternativas para o *delirium*. A neuroimagem deve ser obtida antes da punção lombar em pacientes com coma, sinais focais, papiledema ou suspeita de aumento da pressão intracraniana por causa do risco muito baixo, mas real, de precipitar a herniação transtentorial. Se a punção lombar estiver dificultosa ou atrasada e a suspeita de meningite bacteriana for alta, o tratamento antibiótico empírico deve ser considerado.

• Eletroencefalografia

A eletroencefalografia (EEG) é útil em pacientes com alteração de consciência a fim de:

- Excluir quadros epilépticos, especialmente não convulsivos ou subclínicos;
- Confirmar o diagnóstico de certas encefalopatias metabólicas ou encefalites infecciosas que apresentam padrões EEG característicos.

O estado epiléptico não convulsivo pode causar comprometimento contínuo ou flutuante da consciência, e o EEG é o único método que pode fazer o diagnóstico. Um relatório avaliou 198 EEGs realizados por indicação de alteração da consciência sem convulsões e encontrou estado epiléptico definitivo ou provável não convulsivo em 74 deles (37%). Em outro estudo, a monitorização contínua do EEG foi realizada para diminuição inexplicada da consciência em 570 pacientes críticos. O padrão epiléptico foi detectado em 110 pacientes (19%), e as crises foram exclusivamente não convulsivas em 92% desses indivíduos. Pacientes comatosos frequentemente requerem mais de 24 horas de monitoramento para detecção de crises epilépticas eletroencefalográficas.

As encefalopatias metabólicas podem mostrar um alentecimento bilateral difuso do ritmo de fundo e amplitude de onda moderada ou alta. As ondas trifásicas estão associadas à encefalopatia hepática, mas podem ser observadas em outros distúrbios metabólicos graves, incluindo encefalopatia urêmica e séptica. A encefalite viral está tipicamente associada a uma desaceleração de fundo difusa e a uma atividade epileptiforme ocasional. A encefalite herpética pode estar associada a complexos periódicos de alta amplitude nos lobos temporais. Desse modo, a avaliação do EEG deve ser obtida para qualquer paciente com consciência alterada de etiologia desconhecida. Pacientes com história remota ou recente de traumatismo craniano, AVC, convulsões ou lesões cerebrais focais podem estar em maior risco de crises epilépticas convulsivas e não convulsivas. No entanto, no estudo citado, nem os sinais clínicos nem a história anterior previram quais dos 198 EEGs mostrariam estado não convulsivo.

Diagnóstico Diferencial

Deve-se atentar às principais características do *delirium*, como o início agudo, o curso flutuante, a alteração de nível e conteúdo de consciência e o declínio cognitivo, que corroboram esse diagnóstico, em detrimento de outros, como depressão, doença psicótica ou demência. Quando houver dúvida, o ideal é que se assuma que é um caso de *delirium* e que se complemente a investigação para as etiologias médicas mais comuns. Isso se aplica mesmo para pacientes com doença psiquiátrica conhecida (incluindo demência), uma vez que esses pacientes também são extremamente suscetíveis ao *delirium* quando agudamente enfermos.

Sundowning

O *delirium* deve ser distinguido do *sundowning*, um fenômeno frequente, mas mal compreendido, de deterioração comportamental no período noturno, típico em pacientes dementes e institucionalizados. O *sundowning* deve ser presumido como *delirium* diante de mudanças em seu padrão habitual. Pacientes com *sundowning* estabelecido e nenhuma doença crônica limitante causal podem estar sofrendo os efeitos da regulação circadiana prejudicada ou fatores noturnos no ambiente institucional (por exemplo, mudança de turno, ruídos, redução de assistência).

Síndromes focais

A confusão mental ou o *delirium* secundários a lesões cerebrais focais agudas ou subagudas, como AVC ou inflamação multifocal da substância branca, podem ocorrer sem déficits focais no exame. Um estudo retrospectivo de 127 consultas consecutivas de neurologia em pacientes com alteração de estado mental aguda isolada encontrou o AVC como causa em 7% dos pacientes, e, destes, 2,7% com acidente vascular não tinham achados neurológicos focais. Os fatores de risco para *delirium* no cenário de acidente vascular cerebral incluem comprometimento cognitivo preexistente, infecção, AVC em hemisfério direito e AVC de maior extensão e gravidade.

Uma série de síndromes neurológicas lobares ou focais pode mimetizar o *delirium*. Pacientes com afasia de Wernicke, por exemplo, podem parecer em *delirium* por não compreenderem ou obedecerem a comandos e parecerem confusos. No entanto, o problema é restrito à linguagem, enquanto outros aspectos da função mental estão intactos e devem ser testados. A síndrome de Anton, cegueira cortical e confabulação, pode ser confundida com *delirium*, mas, com um exame neurológico cuidadoso, pode-se perceber uma perda visual associada. Pacientes com lesões bifrontais (por exemplo, de um tumor ou trauma) frequentemente mostram mutismo acinético, falta de espontaneidade, falta de senso crítico, problemas com memória recente ou de trabalho, respostas emocionais embotadas ou instáveis e incontinência. Estas características podem assemelhar-se muito ao *delirium*. A neuroimagem pode ser necessária para diferenciar lesões frontais de estados delirantes e confusões em casos difíceis.

Estado epiléptico não convulsivo

O estado epiléptico não convulsivo é um quadro subdiagnosticado, particularmente em doentes idosos, especialmente por requerer um EEG pontual para detecção e um EEG contínuo para manejo e controle. Muitas vezes os pacientes não apresentam características ictais clássicas, mas as seguintes características devem sugerir a possibilidade de convulsões: espasmos faciais bilaterais proeminentes, movimentos oculares nistagmoides inexplicados durante períodos isolados, estado de rebaixamento de nível de consciência característico de um período pós-ictal prolongado, automatismos (labial ou de deglutição) e afasia aguda ou negligência sem lesão estrutural. O estado epiléptico não convulsivo também deve ser considerado na ausência desses achados quando a etiologia de um estado confusional permanece obscura.

Demência

Em contraste com o *delirium*, a mudança cognitiva na doença de Alzheimer é tipicamente insidiosa, progressiva, sem grandes flutuações, e ocorre durante um período muito mais longo (meses a anos). A atenção é relativamente intacta, assim como as memórias remotas nos estágios iniciais. A demência com corpúsculos de Lewy (DLB) é semelhante à doença de Alzheimer, mas pode ser mais facilmente confundida com *delirium*, porque flutuações e alucinações visuais são comuns e proeminentes. As alucinações na demência por corpúsculos de Lewy, no entanto, são tipicamente mais bem detalhadas e caracterizadas.

Doenças psiquiátricas primárias

O *delirium* é diagnosticado erroneamente como depressão com alta frequência. Ambos são associados a alterações no sono e a déficits de atenção e/ou concentração. No entanto, a depressão é associada a disforia, e há menos flutuação do que no *delirium*. A mania pode ser confundida com *delirium* hiperativo mediante períodos de agitação, delírios e comportamento psicótico. É de ressaltar, porém, que o transtorno afetivo bipolar (mania ou hipomania) é geralmente associado a episódios prévios semelhantes de mania ou depressão. Na esquizofrenia os delírios são em geral altamente sistematizados e a história é de mais longa data.

Conduta

O manejo do *delirium* requer uma análise cuidadosa de quando investir em intervenções farmacológicas e conta com a aplicação de múltiplas estratégias não medicamentosas.

Tratamento não farmacológico

Tal etapa deve ser aplicada a todo paciente acometido por *delirium*. Nessa fase podem ser usadas estratégias de reorientação e intervenção comportamental, como permitir a presença de familiares como acompanhantes, orientações ao paciente e transferência de paciente para quarto privado, mais calmo ou mais próximo à equipe de enfermagem para melhor supervisão e suporte. Contato pessoal e comunicação são fundamentais, utilizando-se instruções verbais simples, orientações e contato ocular. O uso de acessórios para audição e visão deve ser encorajado. Estimular a mobilidade, o autocuidado e a independência para atividades é importante. Restrição física como contenção no leito deve ser evitada, pois piora a agitação e é causa potencial de trauma. Uso de calendários, relógios e esquema de horários deve ser disponibilizado para auxiliar na orientação do paciente.

Evitar a mudança no ambiente e mesmo da equipe de atendimento também é indicado. Permitir sono tranquilo com redução de ruído e ajuste de horários das medicações para evitar horários noturnos e terapias de relaxamento como musicoterapia e técnicas de massagem pode ser efetivo.

Tratamento farmacológico

Embora não exista uma droga oficialmente indicada para o tratamento do *delirium*, sugere-se o uso de haloperidol (por via oral ou venosa) como fármaco de escolha para esses quadros, especialmente quando há evidência de agitação psicomotora, delírios ou alucinações. Tipicamente são administrados 0,5 a 1,0 mg de haloperidol (via oral, intravenosa, intramuscular ou subcutânea), com doses repetidas a cada 45 a 60 minutos, ajustadas de acordo com os sintomas. Baixas doses são geralmente eficazes para agitação, paranoia e medo. No entanto, estudos preliminares sugerem que na prática clínica os médicos prescrevem doses inadequadas de neurolépticos para tratar os sintomas do *delirium*, antes nem sequer de testar esse limiar mínimo da dose para resposta. Os doentes mais idosos em especial se beneficiam de doses mais baixas, que muitas vezes já lhes são efetivas, para evitar efeitos secundários, incluindo sintomas extrapiramidais.

O haloperidol deve ser considerado uma medida paliativa, enquanto outras estratégias, como uma mudança no tipo de opioide no tratamento da dor, hidratação ou o manejo de complicações metabólicas ou infecciosas, são introduzidas. Os sintomas hiperativos melhoram dentro de 3 a 5 dias na maioria dos pacientes se a etiologia subjacente for corrigida. Se não for observada resposta dentro de 24 a 48 horas da administração de doses completas de haloperidol, outros neurolépticos mais sedativos como a olanzapina ou a clorpromazina são alternativas potenciais em pacientes com sinais e sintomas persistentes de *delirium* refratário.

Os antipsicóticos atípicos como a risperidona, a olanzapina e a quetiapina estão disponíveis apenas na forma oral, porém geram com menos frequência efeitos extrapiramidais. Quanto à eficácia terapêutica, não há diferença entre os fármacos. No caso de *delirium* secundário a abstinência de álcool ou benzodiazepínicos, o tratamento é feito com benzodiazepínico, dando-se preferência ao lorazepam, por sua meia-vida curta e menor quantidade de metabólitos ativos. A **Tabela 24.3** resume as opções terapêuticas do tratamento farmacológico do *delirium*.

Tabela 24.3. Tratamento farmacológico do *delirium*			
Classe do fármaco	Fármaco	Doses e vias	Observações
Antipsicótico	Haloperidol	0,5 a 1,0 mg VO 2 vezes ao dia, com dose adicional a cada 4 horas se necessário (efeito máximo em 4 a 6 horas); 0,5 a 1,0 mg IM (observar 30 a 60 minutos e repetir se necessário; efeito máximo em 20-40 minutos).	Em geral é o fármaco de escolha. Dose máxima 5 mg/dia; como manutenção, deve-se deixar metade da dose inicial fracionada. Efeitos piramidais potenciais ocorrem com doses acima de 3 mg. Deve-se evitar via endovenosa pela curta duração de ação e possível indução de arritmias (QT longo).

Continua

Continuação

Tabela 24.3. Tratamento farmacológico do *delirium*

Classe do fármaco	Fármaco	Doses e vias	Observações
Antipsicóticos atípicos	Risperidona	0,5 a 1,0 mg 2 ×/dia VO	Eficácia semelhante e menos efeitos extrapiramidais do que o haloperidol. Aumento do intervalo QT também é possível (equiparável a baixas doses de haloperidol).
	Olanzapina	2,5 a 5,0 mg 1 ×/dia VO	
	Quetiapina	12,5 a 25 mg 2 ×/dia VO	
Benzodiazepínicos	Lorazepam	0,5 a 1,0 mg VO; pode-se repetir a cada 4 horas.	Uso em abstinência alcóolica ou de benzodiazepínicos. Causa sonolência.
Antagonista do receptor 5HT	Trazodona	25 a 150 mg VO à noite	Causa sonolência.

Os pacientes que não melhoram com pelo menos a combinação de dois agentes neurolépticos diferentes podem se beneficiar de sedação parenteral agressiva, incluindo o uso de infusões subcutâneas de midazolam. Esse benzodiazepínico altamente lipossolúvel é muito potente e tem uma meia-vida curta, permitindo uma titulação rápida. Em geral, o midazolam deve normalmente ser considerado uma medida de curto prazo para pacientes em *delirium*, enquanto outras causas de *delirium* reversível são investigadas e tratadas. Diante de causas incuráveis ou irreversíveis, pode-se optar também pela sedação paliativa, por sua vez mais prolongada.

Sugestão de Leitura

1. Cerqueira, GLC. Delirium e Delírio. Psicologia da Faculdade Maurício de Nassau, 2015: http://www.psicologia.pt/artigos/textos/A0931.
2. Fabbri, RMA. Delirium. Tratado de Geriatria e Gerontologia. Rio de Janeiro: Guanabara Koogan, 2016. cap. 20, pags pp. 256-264.
3. Francis Jr J, . Delirium and acute confusional states: Prevention, treatment, and prognosis. UpToDate, Ago Aug 22, 2014.
4. Lôbo RR, Silva Filho SRB, Lima NKC, Ferriolli E, Moriguti JC. Delirium. Medicina (Ribeirão Preto) 2010;43(3): 249-57 http://www.fmrp.usp.br/revista.
5. Meagher D, Leonard M. The active management of delirium: improving detection and treatment. Advances in Psychiatric Treatment (2008), ; vol. 14 : 292–301. doi: 10.1192/apt.bp.107.003723.
6. Pessoa RF, Nácul FE. Delirium em pacientes críticos. Revista Brasileira de Terapia Intensiva Abril-Junho, 2006;18:2. Diaponível em http://www.scielo.br/pdf/rbti/v18n2/a13v18n2.pdf.

Diarreia

Capítulo 25

Alexandra Régia Dantas Brígido
Thais Carvalho Francescantonio Menezes
Aécio Flávio Teixeira de Góis

Introdução

Define-se diarreia como três ou mais episódios de fezes malformadas por pelo menos um dia, ou por um aumento significativo na frequência de evacuações, além do hábito intestinal normal do paciente. A diarreia nosocomial, por sua vez, se caracteriza pelo surgimento de diarreia aguda, em um paciente que não apresentava este sintoma à admissão, após 3 ou mais dias de internação hospitalar. Clinicamente, essa definição é útil porque a probabilidade de gastroenterite viral, bacteriana ou parasitária oriunda da comunidade após o terceiro dia de hospitalização é baixa. Assim, a avaliação clínica e propedêutica complementar podem focar em causas mais prováveis em pacientes hospitalizados.

A diarreia é uma complicação comum em pacientes hospitalizados. Estudos indicam que 12 a 32% dos pacientes hospitalizados desenvolvem esse quadro, sendo que quando são avaliados grupos de alto risco (por exemplo, pacientes pós-transplante de medula óssea) as taxas de incidência de diarreia nosocomial atingem valores tão altos quanto 80%. Embora a infecção por *Clostridium difficile* seja frequentemente lembrada pela equipe médica como a principal causa, tais estudos demonstram que menos de 20% dos casos são causados por esse agente. Na maioria das vezes, os episódios diarreicos durante a internação hospitalar ocorrem devido ao uso de medicamentos, alimentação enteral ou associados à doença subjacente.

A significância clínica dos quadros diarreicos é frequentemente subestimada durante a hospitalização. Estudos demonstram que a ocorrência de diarreia está associada a aumento do risco de infecções nos pacientes, entre as quais infecção de ferida operatória, de corrente sanguínea relacionada ao cateter femoral e do trato urinário, além de promover quebra de barreira mucosa que pode levar à translocação bacteriana. Entre outros efeitos deletérios, a diarreia está relacionada ainda a anormalidades hidroeletrolíticas e a deficiência nutricional.

A presença de diarreia contribui também para elevação da morbimortalidade intra-hospitalar e aumenta o tempo de hospitalização e, por conseguinte, seu custo. Ademais, pode afetar negativamente outros aspectos do manejo intra-hospitalar do paciente, limitando o uso de tratamentos necessários, como antibióticos, nutrição enteral, imunossupressores e antineoplásicos. A diarreia induzida por quimioterapia, por exemplo, pode levar à necessidade de ajuste da terapia oncológica, o que pode diminuir as taxas de cura e contribuir para a mortalidade. Da mesma maneira, a diarreia em pacientes submetidos a transplante de órgãos sólidos tem sido associada a aumento das taxas de rejeição aguda e de perda de enxerto, bem como a redução da sobrevida, presumivelmente devido à modificação do regime imunossupressor.

Etiologia

A diarreia nosocomial difere da diarreia comunitária de várias maneiras. Em primeiro lugar, ao contrário da diarreia oriunda da comunidade, que é frequentemente infecciosa, relativamente poucos casos, em hospitais, são atribuíveis a infecções durante períodos não epidêmicos. Em segundo lugar, o diagnóstico da etiologia infecciosa em pacientes hospitalizados é dificultado pelas altas taxas de transmissão assintomática (por exemplo, do *C. difficile*) e pela falta de testes diagnósticos prontamente disponíveis para avaliar outras possíveis causas infecciosas. Ademais, o reconhecimento imediato de causas infecciosas, especialmente *C. difficile* e norovírus, é desejável para limitar a transmissão para outros pacientes hospitalizados.

O *Clostridium difficile* é o agente infeccioso mais comum da diarreia nosocomial, representando 10 a 20% dos casos. Ele é tipicamente associado a história de uso prévio de antibióticos, mas outras exposições que também alterem a microbiota podem tornar o hospedeiro suscetível a esse agente. Por sua vez, a *Klebsiella oxytoca* é responsável por 50 a 80% dos casos que evoluem com colite hemorrágica após uso de antibióticos e que são negativos para *C. difficile*.

Outras etiologias infecciosas de diarreia nosocomial são menos frequentes, como o *Clostridium perfringens* (causa estabelecida de intoxicação alimentar), o *Staphylococcus aureus* (especialmente as cepas resistentes à oxacilina, que produzem toxinas) e algumas espécies de *Salmonella* (causa rara de colite pseudomembranosa). Por outro lado, o *norovírus*, que é causa relevante de gastroenterite infecciosa na comunidade, representa até 5 a 30% dos pacientes que se apresentam com diarreia em clínicas e hospitais de modo sazonal e é uma causa importante de surto no ambiente hospitalar.

Em pacientes imunocomprometidos, a diarreia é geralmente mais longa e mais grave, mas a existência de portadores assintomáticos também é comum. Além do *C. difficile*, *citomegalovírus* e vírus gastrointestinais (por exemplo, rotavírus, adenovírus, norovírus) também podem causar morbidade significativa em pacientes transplantados, sendo que o último tem sido associado a sintomas prolongados. Finalmente, parasitas e bactérias tipicamente associados a diarreia adquirida na comunidade (por exemplo, *Giardia*, *Cryptosporidium*, *Strongyloides*, *Campylobacter*) foram relatados em pacientes transplantados com diarreia nosocomial e podem ser considerados quando fatores de risco estão presentes na história clínica.

Em relação às causas não infecciosas, estima-se que mais de 700 medicamentos têm diarreia como efeito colateral, além de 15% a 40% dos pacientes com alimentação enteral apresentarem diarreia. Nesse cenário, essas etiologias representam a maioria dos casos de diarreia em pacientes hospitalizados, especialmente em unidades de terapia intensiva e nas populações de pacientes transplantados ou com câncer.

A alimentação enteral é uma causa potencial de diarreia que pode ser reduzida por infusão contínua e ajuste da fórmula e teor de fibra, embora persista em 10% a 15% dos pacientes. Os antibióticos (especialmente os betalactâmicos, clindamicina e fluoroquinolonas), por sua vez, são estimados como responsáveis por 25% da diarreia induzida por drogas, mas outros medicamentos também induzem diarreia comumente, inclusive podendo ter padrão inflamatório. Dentre eles destacam-se: acarbose, digoxina (toxicidade), carvedilol, anticolinérgicos (donepezila, piridostigmina), colchicina, quimioterápicos citotóxicos (irinotecano, fluoracil), imunossupressores (micofenolato, tacrolimo, azatioprina), metformina, drogas contendo magnésio, octreotida, soluções orais para reposição de eletrólitos, carboidratos de pobre absorção oral (lactulose, sorbitol, probióticos), misoprostol, sertralina, ticlodipino, inibidores da tirosina quinase. A diarreia iatrogênica devido a sobredosagem de laxante também é comum.

Uma ampla gama de condições crônicas, como intolerância à lactose, doença inflamatória intestinal, síndrome do intestino irritável e enteropatia diabética, pode contribuir para a diarreia em hospitais, mas raramente se apresentam como diarreia nosocomial. A isquemia colônica é uma causa importante de diarreia sanguinolenta aguda associada a dor abdominal, devendo ser considerada especialmente em pacientes vasculopatas e idosos. Outras causas incluem abstinência de substâncias de abuso e diarreia associada a impactação fecal. Em pacientes criticamente doentes, a hipoalbuminemia tem sido associada a diarreia, mas não está claro se essa é uma causa primária ou um marcador da gravidade da doença e da desnutrição. A doença do enxerto contra o hospedeiro é uma causa comum em pacientes submetidos a transplante de medula óssea alogênico.

Quadro Clínico e Fisiopatologia

A maioria das diarreias nosocomiais não relacionadas ao *C. difficile* apresenta-se de maneira leve ou moderada e, na maioria das vezes, se resolve após alguns dias. Exceções a essa evolução são, por exemplo, as cepas produtoras de toxina de *Clostridium perfringens* e *Klebsiella oxytoca*, que causam sintomas graves ou colite, e a infecção por norovírus, que é classicamente associada à doença de curta duração na comunidade, mas pode ser prolongada e grave, especialmente em pacientes transplantados, conforme mencionado anteriormente. Além disso, a diarreia associada a drogas também pode ser grave, e a induzida por quimioterapia pode ser indistinguível do *C. difficile.*

Com relação à classificação, os esforços tradicionais para categorizar a diarreia como osmótica, secretora ou inflamatória, com base na descrição do quadro clínico, provavelmente simplificam demais a fisiopatologia em pacientes hospitalizados. Estes, muitas vezes, têm múltiplos fatores que contribuem simultaneamente para a diarreia, incluindo doenças subjacentes, trauma, inflamação, infecção, dieta alterada, medicamentos e disfunção de células epiteliais.

Atualmente, o foco da fisiopatologia da diarreia está no papel desempenhado pela microbiota intestinal, que, no estado saudável, interage de modo mutuamente benéfico com o hospedeiro, participando na digestão, no metabolismo, na homeostase imune e na resistência à infecção. Nesse cenário, antibióticos, especialmente os de amplo espectro e que atingem altas concentrações no trato gastrointestinal, e outras intervenções podem causar diarreia por alterarem a microbiota e sua interação normal com o hospedeiro. Além disso, as diferenças específicas no material genético de cada agente microbiano também podem desempenhar papel relevante na predisposição de pacientes a diarreia, infecção ou doença severa.

Diagnóstico

O primeiro passo na avaliação de um paciente com suspeita de diarreia nosocomial é caracterizar a presença de diarreia e avaliar o início, a duração e a gravidade dos sintomas. A frequência, a consistência e o volume de fezes devem ser determinados, e quaisquer sinais ou sintomas de desidratação, infecção ou sepse devem ser observados. Cólicas abdominais de forte intensidade sugerem processo inflamatório, mas não são específicas para infecção. O vômito também é inespecífico, mas quando presente deve-se levar em consideração o norovírus como etiologia infecciosa. As fezes sanguinolentas ocorrem raramente e podem estar associadas à *K. oxytoca*.

A infecção por *Clostridium difficile* deve ser excluída em todos os pacientes com diarreia clinicamente significativa, independentemente da exposição a antibióticos. É importante que o hospitalista conheça o tipo de teste que é usado para detectar *C. difficile* em sua instituição local, sendo a pesquisa de toxinas A e B o método mais disponível.

A história médica deve ser revisada por condições preexistentes que podem contribuir para a diarreia (por exemplo, doença inflamatória intestinal), e as causas iatrogênicas, como a sobredosagem de laxante, devem ser excluídas. Se a diarreia persistir, pode ser indicada avaliação adicional, dependendo da presença ou ausência de sangue nas fezes, do estado imune do hospedeiro e da gravidade dos sintomas. A prescrição deve ser revisada em busca de medicações que induzam diarreia. Se o paciente estiver recebendo nutrição enteral, a taxa da infusão e a fórmula da dieta devem ser reavaliados e otimizados.

A pesquisa de leucócitos fecais é inespecífica e não deve ser realizada rotineiramente. Por outro lado, os testes de lactoferrina fecal e outros marcadores inflamatórios são potencialmente úteis em casos selecionados, mas existem dados inadequados em pacientes com diarreia nosocomial para suportar seu uso de rotina neste momento.

Em pacientes infectados com vírus da imunodeficiência humana ou pacientes transplantados com fatores de risco para bactérias ou parasitas adquiridos na comunidade ou história de diarreia antes da admissão, coprocultura e protoparasitológico de fezes podem ser considerados, mas não devem ser realizados rotineiramente. Testar uma única amostra é suficiente, a menos que o paciente seja de uma região endêmica para o parasita.

Pacientes com diarreia significativa e persistente e resultados de testes negativos podem ser considerados para colonoscopia. A isquemia colônica deve ser excluída em pacientes com diarreia sanguinolenta. O teste geralmente não está disponível para cepas produtoras de enterotoxinas de *C. perfringens*, *K. oxytoca* e *S. aureus*. A **Figura 25.1** resume a propedêutica da diarreia nosocomial.

Tratamento

Os laxantes devem ser descontinuados e o *C. difficile* deve ser tratado quando presente. Os medicamentos não essenciais que são comumente associados à diarreia devem ser interrompidos e a nutrição enteral, se possível, deve ser otimizada. A terapia de suporte deve ser administrada, incluindo fluidos orais ou intravenosos e reposição de eletrólitos, conforme necessário. Os agentes antidiarreicos não foram avaliados sistematicamente em diarreia nosocomial, mas podem ser úteis em casos selecionados de *C. difficile*.

Pacientes imunocomprometidos e pacientes com diarreia grave requerem monitoramento frequente e intervenção mais precoce e agressiva. Para esses pacientes, uma avaliação mais extensa para causas infecciosas pode ser indicada, e os medicamentos devem ser cuidadosamente revisados para identificar aqueles que possam estar contribuindo para sintomas. O isolamento de indivíduos infectados por norovírus ou *C. difficile* deve ser prontamente instituído e raramente ser justifica nos surtos de outros agentes infecciosos, como *C. perfringens* toxigênicos ou vírus transmissíveis.

A segurança e a eficácia do uso de probióticos na diarreia em adultos hospitalizados não são comprovadas, e particularmente em pacientes com imunidade ou mucosa intestinal comprometidas devem ser usados com cautela. Afinal, existe um risco aumentado de translocação intestinal desses agentes, e casos raros de liberação de bactérias ou fungos na corrente sanguínea e de óbito por estirpes probióticas foram relatados.

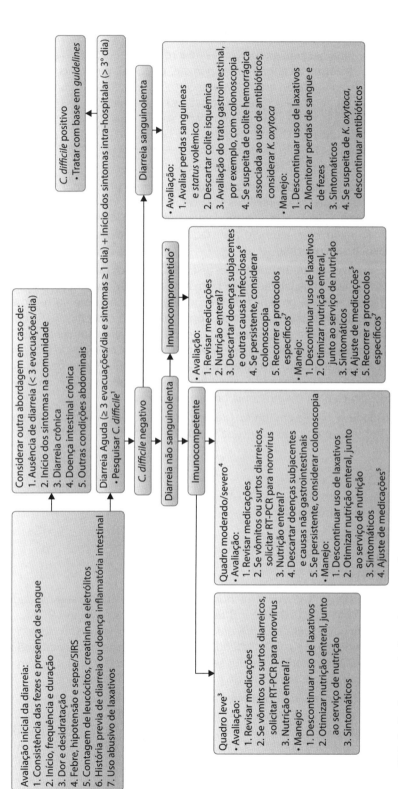

Figura 25.1. Avaliação e manejo de pacientes com diarreia nosocomial.

[1] É importante conhecer o método de pesquisa do C. difficile para analisar o valor preditivo do resultado. [2] Pacientes submetidos a transplante de órgãos sólidos ou medula óssea, neutropênicos, portadores de HIV/aids. [3] ≤ 6 evacuações/dia, desidratação leve, contagem de leucócitos e creatinina normal, estabilidade hemodinâmica. [4] ≥ 7-10 evacuações/dia, hipotensão, SIRS, leucocitose ou elevação da creatinina, ou necessidade de UTI. [5] Descontinuar uso de medicações não essenciais e considerar o ajuste de medicações essenciais associadas a diarreia (imunossupressores e quimioterápicos não devem ser ajustados sem o auxílio de especialista). [6] Outras infecções gastrointestinais devem ser aventadas em pacientes submetidos a transplante de medula óssea e de órgãos sólidos, devendo-se considerar etiologias virais como CMV, norovírus, rotavírus, adenovírus, e, se houver fatores de risco, avaliar a possibilidade de envolvimento de bactérias causadoras de gastroenterite na comunidade, bem como de parasitas). Em pacientes com HIV/aids, por sua vez, devem ser consideradas todas as causas infecciosas. [7] Por exemplo, diretrizes para manejo de diarreia induzida por terapias oncológicas, conforme adequado ao contexto do paciente.

Diarreia Associada ao *Clostridium Difficile*

O *Clostridium difficile* é uma bactéria gram-positiva anaeróbia que coloniza o ambiente hospitalar. Ela se transmite de forma fecal-oral por esporos e, em geral, passa a colonizar o trato intestinal após o uso de antibióticos. Estima-se que cerca de 20 a 50% dos adultos em hospitais e instituições de longa permanência sejam portadores dessa bactéria. As estatísticas mostram que o número de casos dobrou na última década, sendo mais comum em indivíduos com idade superior a 65 anos, usuário de inibidores de bomba de prótons e pacientes hospitalizados e/ou portadores de condições de base graves. A diarreia por *C. difficile* apresenta também mortalidade considerável (6% dentre os acometidos).

Entre os antibióticos mais frequentemente associados à diarreia por *C. difficile* estão as fluoroquinolonas, a clindamicina, as penicilinas e as cefalosporinas de terceira e quarta gerações. Outros, como macrolídeos, trimetoprim, sulfonamidas, ocasionalmente podem estar relacionados e, mais raramente, também associados aminoglicosídeos, tetraciclinas, clorafenicol, metronidazol e vancomicina.

O espectro clínico é variável, desde os portadores assintomáticos aos que se apresentam com diarreia associada a colite, caracterizando-se por grande frequência de evacuações, raramente com fezes sanguinolentas, presença de leucocitose fecal, síndrome da resposta inflamatória sistêmica, dor abdominal e, na sigmoidoscopia, colite não específica e eventualmente pseudomembranas. Pequena porcentagem dos pacientes evolui com colite fulminante, que se apresenta como diarreia intensa, íleo paralitico ou megacólon toxico (> 7 cm de diâmetro em radiografia). Esse quadro simula abdome agudo, podendo haver perfuração e choque séptico. A realização de tomografia computadorizada deve ser considerada, visto que não há estabilidade clínica para colonoscopia ou sigmoidoscopia.

A avaliação de gravidade se baseia em um escore de pontos, sendo grave quando soma dois ou mais pontos. Atribui-se um ponto para cada um dos seguintes:

- \> 60 anos;
- Temperatura > 38,3 °C;
- Albumina < 2,5;
- Leucograma > 15.000 em 48 h.

Atribuem-se dois pontos para:

- Presença de pseudomembranas;
- Necessidade de UTI.

Para detecção do *C. difficile*, a PCR seria o melhor exame, devido a sua alta sensibilidade e especificidade. O teste ELISA para toxinas A e B tem sensibilidade razoável (60-95%) e é o mais realizado, com o inconveniente de apresentar muitos falsos negativos. A detecção do antígeno (glutamato desidrogenase – GDH) identifica qualquer cepa, embora nem todas sejam toxigênicas. A cultura é o método de maior sensibilidade e especificidade, porém o tempo prolongado para obtenção de seu resultado poderia retardar o tratamento.

Os exames de imagem também são importantes na propedêutica diagnóstica. Na radiografia é possível visualizar dilatação de alças quando ocorre megacólon tóxico, enquanto na tomografia computadorizada, além deste achado, evidencia-se espessamento da parede colônica, sendo indicado o uso de contraste oral para aumentar a sensibilidade. O exame endoscópico, por sua vez, está indicado somente se houver alta suspeita clínica com testes laboratoriais negativos, necessidade de rápido diagnóstico ou falência terapêutica para outras infecções.

O tratamento da diarreia por *C. difficile* precisa ser feito por via oral/enteral e consiste em metronidazol 500 mg 8/8 h ou 250 mg 6/6 h, por 10 a 14 dias ou, como alternativa, vancomicina 125 mg 6/6 h por 10 a 14 dias. Em casos graves, recomenda-se o uso de vancomicina 500 mg 6/6 h por 10 a 14 dias. É importante ressaltar que não existe vancomicina em formulação oral no Brasil, e, para obtê-la, reconstituem-se 500 mg de pó em 10 mL de água destilada, de modo que cada 2,5 mL tem 125 mg. O produto é estável em temperatura ambiente por 24 horas e, para ser ingerido, podem ser acrescentados 30 mL de água destilada.

A diarreia por *C. difficile* é uma condição potencialmente grave e fatal, além de ser frequente em pacientes internados, e por isso o hospitalista deve ser capaz de reconhecê-la prontamente e manejá-la de maneira adequada.

Sugestão de Leitura

1. Dubberke ER, Reske KA, Yan Y, Olsen MA, McDonald LC, Fraser VJ. Clostridium difficile — associated disease in a setting of endemicity: identification of novel risk factors. Clin Infect Dis. 2007 Dec 15;45(12):1543-9
2. Lo Vecchio A, Zacur GM. Clostridium difficile infection: an update on epidemiology, risk factors, and therapeutic options. Curr Opin Gastroenterol. 2012;28:1–9.
3. Polage CR, Solnick JV, Cohen SH. Nosocomial diarrhea: evaluation and treatment of causes other than Clostridium difficile. Clin Infect Dis. 2012;55:982–9.
4. Reintam Blaser A, Deane AM, Fruhwald S. Diarrhoea in the critically ill. Curr Opin Crit Care. 2015;21:142–53.

Capítulo 26

Dispepsia

Débora de Moura Côrte Real
Roberto José de Carvalho Filho

Definição e Etiologia

Dispepsia é definida como a presença de um ou mais dos seguintes sintomas:

- Empachamento pós-prandial;
- Saciedade precoce;
- Dor epigástrica;
- Queimação epigástrica.

Pode ser causada por uma série de condições mórbidas (**Tabela 26.1**), com um extenso diagnóstico diferencial, sendo a causa mais comum a dispepsia funcional (cerca de 75% dos casos). Entretanto, aproximadamente 25% dos pacientes com dispepsia possuem uma doença orgânica subjacente.

Tabela 26.1. Causas de dispepsia

Dispepsia funcional

Dispepsia decorrente de doença orgânica:
- Doença ulcerosa péptica
- Doença do refluxo gastroesofágico
- Colelitíase
- Câncer esofágico ou gástrico
- Gastroparesia
- Pancreatite crônica
- Síndrome de má absorção
- Parasitoses intestinais: giardíase, estrongiloidíase
- Medicamentos: suplementos com potássio, digitálicos, ferro, teofilina, antibióticos orais (especialmente ampicilina e eritromicina), anti-inflamatórios não esteroidais, corticosteroides, niacina, genfibrozila, narcóticos, colchicina, quinidina, estrógenos, levodopa, alendronato, entre outros
- Gastropatias específicas: doença de Crohn, sarcoidose, tuberculose
- Doenças metabólicas: diabetes mellitus, tireoidopatias e disfunções das paratireoides, distúrbios hidroeletrolíticos
- Câncer pancreático
- Hepatocarcinoma
- Doença coronariana
- Colagenoses

Diagnóstico e Tratamento

Anamnese e exame físico detalhados são necessários para guiar o diagnóstico. A identificação dos sinais e sintomas de alarme (**Tabela 26.2**) é fundamental para a investigação diagnóstica, já que sua presença aumenta a probabilidade de causa neoplásica.

Tabela 26.2. Sinais de alarme em pacientes com dispepsia
Idade > 55 anos
História familiar de neoplasia do trato intestinal alto
Perda de peso não intencional
Sangramento gastrointestinal
Disfagia progressiva
Odinofagia
Anemia ou deficiência de ferro
Vômitos persistentes
Massa abdominal palpável ou linfonodomegalias
Icterícia

A abordagem diagnóstica e terapêutica é baseada na presença ou ausência de sinais de alarme, na idade do paciente e na prevalência de infecção pelo *Helicobacter pylori* (HP) na população-alvo (**Figura 26.1**).

Pacientes com idade superior a 55 anos e/ou que apresentem sinais de alarme devem ser submetidos a endoscopia digestiva alta (EDA), preferencialmente em até 2 semanas. Pacientes jovens, com predomínio de sintomas de doença do refluxo gastroesofágico (pirose, regurgitação) ou dispepsia induzida por anti-inflamatórios não esteroidais (AINEs), devem

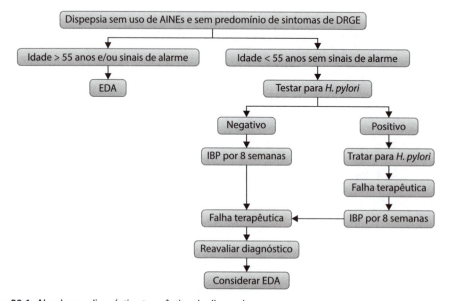

Figura 26.1. Abordagem diagnóstica terapêutica da dispepsia.

ser tratados com suspensão dos mesmos e com o uso de inibidor da bomba de prótons (IBP) por pelo menos 8 semanas (**Tabela 26.3**).

Tabela 26.3. Dose-padrão recomendada de inibidores da bomba de prótons nas dispepsias	
Droga	Dose oral para adultos*
Esomeprazol	20 a 40 mg/dia
Lansoprazol	15 a 30 mg/dia
Omeprazol	20 a 40 mg/dia
Pantoprazol	20 a 40 mg/dia
Rabeprazol	20 mg/dia

*Todas as doses administradas diariamente 30 minutos antes do café da manhã; se necessário, uma segunda dose poderá ser administrada 30 minutos antes da refeição noturna.

Como a prevalência da infecção pelo HP no Brasil é alta, pacientes com idade inferior a 55 anos e sem sinais de alarme devem ser testados de modo não invasivo (teste respiratório com ureia ou pesquisa de antígeno fecal). Em caso de teste positivo, devem ser submetidos a tratamento empírico de erradicação da bactéria (**Tabela 26.4**). Em caso de teste negativo ou se os sintomas forem persistentes após a erradicação, deve-se indicar EDA ou terapia empírica com IBP por 4 a 8 semanas. Em pacientes com sintomas de dispepsia persistentes após uso de IBP e erradicação do HP, EDA deve ser realizada.

Tabela 26.4. Tratamento de erradicação da infecção pelo *Helicobacter pylori*		
Medicamento	Dose	Duração
Primeiro tratamento		
Inibidor da bomba de prótons	20 a 40 mg* 12/12h	7 dias
Amoxicilina	1.000 mg 12/12 h	7 dias
Claritromicina	500 mg 12/12 h	7 dias
Segundo ou terceiro tratamento		
Inibidor da bomba de prótons	20 a 40 mg* 12/12 h	7 a 10 dias
Furazolidona	200 mg 12/12 h	7 a 10 dias
Levofloxacino	250 mg 12/12 h ou 500 mg/dia	7 a 10 dias
ou		
Inibidor da bomba de prótons	20 a 40 mg* 12/12 h	10 dias
Amoxicilina	1.000 mg 12/12 h	10 dias
Levofloxacino	250 mg 12/12 h ou 500 mg/dia	10 dias
ou		
Inibidor da bomba de prótons	20 a 40 mg* 12/12 h	10 a 14 dias
Furazolidona	200 mg 12/12 h	10 a 14 dias
Amoxicilina (ou doxiciclina)	1.000 mg 12/12 h (ou 100 mg 12/12 h)	10 a 14 dias
Subcitrato de bismuto coloidal	240 mg 12/12 h	10 a 14 dias

*Dependendo do fármaco utilizado (ver Tabela 26.3).

Avaliação adicional para diagnósticos alternativos deve ser considerada de acordo com os sintomas do paciente. Monitorização contínua do pH intragástrico ("pHmetria" de 24 horas), manometria esofágica, impedanciometria e exames cintilográficos poderão ser eventualmente indicados para esclarecimento diagnóstico.

Pacientes com sintomas contínuos de dispepsia por 3 meses ou mais, com o início dos sintomas há pelo menos 6 meses antes do diagnóstico, e sem evidências de doença estrutural que explique os sintomas, devem ser encaminhados para avaliação especializada com gastroenterologista, com a hipótese diagnóstica de dispepsia funcional.

Sugestão de Leitura

1. Coelho LG, Maguinilk I, Zaterka S, Parente JM, Passos MCF, Moraes-Filho JP. 3rd Brazilian Consensus on Helicobacter pylori. Arq Gastroenterol 2013;50(2). pii: S0004-28032013005000113.
2. Crowe SE. Treatment regimens for Helicobacter pylori. In: UpToDate, Post TW (Ed.). UpToDate, Waltham, MA, 2016.
3. Longstreth GF, Lacy BE. Approach to the adult with dyspepsia. In: UpToDate, Post TW (Ed.). UpToDate, Waltham, MA, 2014.
4. Stanghellini V, Chan FK, Hasler WL, Malagelada JR, Suzuki H, Tack J, Talley NJ. Gastroduodenal disorders. Gastroenterology 2016;150(6):1380-92.
5. Talley NJ. American Gastroenterological Association medical position statement: evaluation of dyspepsia. Gastroenterology 2005; 129:1753.

Dispneia

Capítulo 27

Thais Carvalho Francescantonio Menezes
Fabiana Stanzani

Definição

A dispneia é um sintoma clínico, ou seja, uma experiência subjetiva de desconforto respiratório percebida e relatada apenas pelo paciente. Também pode ser expressa como uma inabilidade de respirar confortavelmente. Desse modo, diferentes sensações são descritas na literatura. Aperto no peito, sufocamento, falta de ar, incapacidade de encher o pulmão exemplificam a variedade qualitativa dessa queixa.

A dispneia pode fazer parte do quadro clínico da doença que trouxe o paciente ao hospital ou ter início após sua internação. Qualquer que seja a situação, é importante lembrar que, embora as doenças cardiopulmonares estejam frequentemente relacionadas a esse sintoma, outras condições podem explicar a dispneia, como doenças musculares, anemias, extravasamento de líquido para o terceiro espaço (como em decorrência das insuficiências renal e hepática ou de hipoalbuminemia), distensões abdominais das mais diversas etiologias e até psicopatias.

Assim como a dor, devido ao intenso desconforto e ao impacto emocional provocados pela dispneia, ela merece ser bem documentada e acompanhada durante toda a internação. Para isso, atualmente, diversos centros se utilizam de escalas, estando a melhora do sintoma relacionada à qualidade e à eficiência do atendimento multiprofissional dispensado ao doente.

Recente estudo prospectivo americano, realizado em uma enfermaria geral, utilizou escala visual analógica pontuando a dispneia de 0 a 10 em quatro momentos da internação: admissão, 24 e 48 horas após a admissão e na alta hospitalar. O sintoma foi categorizado da seguinte maneira: 0 = nenhum; 1-3 = leve; 4-7 = moderada; 8-10 = intensa. As principais etiologias da dispneia dos 295 doentes participantes foram doença pulmonar obstrutiva crônica - DPOC (39,3%), insuficiência cardíaca - IC (31,9%) e pneumonia (13,2%). A média do escore de dispneia na admissão foi de 9. Vinte e quatro horas após, já era de 4. Na alta, essa média havia caído para 2,75. Portadores de DPOC tiveram pontuação mais alta na admissão comparada à de outras causas de dispneia, e portadores de IC apresentaram a maior queda do escore após 24 horas de internamento. Na alta hospitalar, os portadores de DPOC tinham mais dispneia residual do que os portadores de IC. Isso pode ser explicado pela maior eficiência dos diuréticos em equilibrar a pressão hidrostática capilar do que as terapias anti-inflamatórias em controlarem a exacerbação da DPOC. Na conclusão, os autores ressaltam a importância da quantificação da dispneia para uma avaliação mais objetiva e uniforme da recuperação do doente diante de equipe multiprofissional.

Epidemiologia

Entre os pacientes internados em hospitais terciários, a dispneia tem prevalência de 50%. No que diz respeito a consultas ambulatoriais, representa um quarto dos atendimentos. Dispneia é responsável por 3,5% das visitas ao serviço de emergência nos Estados Unidos. É um importante fator limitante da qualidade de vida e constitui um relevante preditor de mortalidade entre pacientes internados.

Abordagem no Paciente Internado

As manifestações clinicas serão dependentes da causa da dispneia. Por isso, a história e os achados no exame físico são os mais diversos. Quando bem realizados, ajudam na identificação etiológica em mais da metade dos casos. A partir daí, é possível guiar tanto a solicitação de exames complementares necessários quanto o tratamento.

Geralmente, os primeiros exames complementares que poderão colaborar nessa investigação são radiografia de tórax PA e perfil, eletrocardiograma, medida da saturação periférica de oxigênio (SpO$_2$), hemograma, ureia, creatinina, transaminases e NT-pró-BNP. Gasometria arterial deve ser solicitada quando SpO$_2$ < 90%.

Neste capítulo, serão abordados as principais causas de dispneia aguda em pacientes internados e seus respectivos manejos, uma vez que o seguimento dessa condição clínica depende, prioritariamente, da sua causa de base. É importante lembrar que os pacientes com dispneia crônica que apresentam piora repentina também devem ser investigados para novas causas coexistentes de dispneia.

Quando surge alguns minutos ou horas antes do momento da avaliação do paciente, costuma ser decorrente de um número restrito de condições. Primeiramente, o médico assistente deve avaliar continuamente os sinais de alarme (**Tabela 27.1**) utilizando o monitoramento cardiovascular não invasivo e a SpO$_2$ e proceder as medidas necessárias para garantir a estabilidade hemodinâmica e respiratória. Então, a partir daí, deve buscar os diagnósticos diferenciais que sejam ameaçadores à vida, naquele momento.

De uma maneira didática, dividiremos as diferentes causas de dispneia em sistemas.

Tabela 27.1. Sinais de alarme
Frequência cardíaca > 120 bpm
Frequência respiratória > 30 ipm
Saturação periférica de oxigênio < 92% em ar ambiente
Uso de musculatura acessória
Fala entrecortada
Presença de estridor
Diaforese
Cianose
Alteração do nível de consciência

Acometimento das vias aéreas e/ou do parênquima pulmonar

• Corpo estranho

- Apresenta uma distribuição epidemiológica bimodal, sendo mais comum nos extremos de idade (< 15 anos e >75 anos).

- Quadro clínico (**Tabela 27.2**): depende da localização do corpo estranho na via aérea do paciente, portanto tende a ser bastante variado. Geralmente são quadros mais insidiosos e raramente há apresentação aguda, como asfixia. Usualmente a tosse é seca e tem duas fases: muito intensa e frequente nos primeiros dias e mais branda e esporádica após.

Tabela 27.2. Sintomatologia na aspiração de corpo estranho
Tosse aguda ou crônica (sintoma mais comum)
Febre
Hemoptise
Expectoração de odor fétido
Dispneia (menos comum)
Pneumonias de repetição

- Diagnóstico e tratamento: o diagnóstico por ser realizado de modo indireto por meio da perda da coluna aérea ou da presença de atelectasia na radiografia ou tomografia de tórax e, de modo direto, por meio da visualização do(s) corpo(s) estranho(s) na via aérea. É utilizada a laringoscopia quando estão acima das cordas vocais. A broncoscopia é útil principalmente quando estão localizados nas vias aéreas inferiores (flexível ou rígida). O tratamento consiste na remoção do corpo estranho, sendo a broncoscopia o método mais utilizado. Quando não há sucesso, pode-se proceder à abordagem cirúrgica.

> **ATENÇÃO**
> Nos casos de "engasgos" com asfixia e ameaça imediata à vida, deve-se proceder ao atendimento inicial do paciente crítico: Basic Life Suport (BLS) e Advanced Life Suport (ACLS).

• Anafilaxia

Define-se como uma reação alérgica potente, de acometimento generalizado, desencadeada pelo contato com um alérgeno.

O diagnóstico dessa condição é clínico e definido pela presença de qualquer critério descrito a seguir:

- Doença de início agudo (minutos a várias horas) com envolvimento da pele, tecido mucoso ou ambos e pelo menos um dos seguintes:
  - Comprometimento respiratório (p. ex.: dispneia, sibilância/broncoespasmo, estridor, redução do pico de fluxo expiratório, hipoxemia);
  - Redução da pressão arterial ou sinais de má perfusão de órgãos (p. ex.: hipotonia [colapso], síncope, incontinência);

- Ocorrência rápida após a exposição a provável alérgeno para um determinado paciente (segundos ou várias horas) de dois ou mais dos seguintes:
  - Envolvimento de pele/mucosa (urticária generalizada, prurido e rubor, edema de lábio-língua-úvula);
  - Comprometimento respiratório (dispneia, sibilância/broncoespasmo, estridor, redução do PFE, hipoxemia);
  - Redução da pressão sanguínea ou sintomas associados (p. ex.: hipotonia, síncope, incontinência);
  - Sintomas gastrointestinais persistentes (p. ex.: cólicas abdominais, vômitos).
- Redução da pressão sanguínea após exposição a alérgeno conhecido para determinado paciente (minutos ou várias horas):
  - Em adultos, a redução da PA é definida por PAS menor que 90 mmHg ou queda maior do que 30% do seu basal;
  - Lactentes e crianças: pressão sistólica baixa (idade específica) ou queda de mais de 30% na pressão sistólica;
- O tratamento inicial deve ser instituindo imediatamente após a identificação da anafilaxia. Procede-se à estabilização clínica do paciente com monitoramento eletrocardiográfico, PA não invasiva, oximetria de pulso, garantia de via aérea pérvia e estabilidade hemodinâmica, oferta de oxigênio complementar, se necessário, e retirada do agente causal. Os detalhes do tratamento estão descritos no capítulo correspondente.
- Doentes graves, com possibilidade de evolução para qualquer tipo de instabilidade, como necessidade de via aérea artificial (como intubação orotraqueal ou cricotireoidostomia) e/ou hipotensão grave, devem ser transferidos para unidade de terapia intensiva a fim de que os devidos cuidados sejam aplicados em ambiente apropriado.

• Pneumopatias obstrutivas crônicas

Pneumopatias obstrutivas crônicas são caracterizadas pela limitação ao fluxo expiratório do ar inalado. No diagnóstico diferencial dessas condições estão a asma e a DPOC.

○ Asma

A asma ainda não possui uma fisiopatologia bem determinada na literatura. No entanto, sabe-se que ocorre uma inflamação crônica na via aérea do indivíduo com sintomatologia intermitente, caracterizada por períodos de surtos e de remissão.

O diagnóstico inicial, geralmente, é realizado na infância, pelo pediatra. Desse modo, em pacientes adultos hospitalizados com início recente de dispneia e sem história prévia de asma, deve ser, obrigatoriamente, investigado para os demais diagnósticos diferenciais. Por outro lado, a presença de sintomas respiratórios (como dispneia, tosse, sibilos, aperto torácico) em paciente com diagnóstico prévio deve ser encarada como exacerbação (**Tabela 27.3**).

Diante de um quadro de exacerbação, primeiramente devemos classificá-la quanto à gravidade (**Tabela 27.4**) . Quadros graves e muito graves devem ser abordados de maneira agressiva e, preferencialmente, encaminhados a unidade de terapia intensiva.

○ Doença pulmonar obstrutiva crônica (DPOC)

É uma doença que causa alterações estruturais e fisiológicas nas vias aéreas inferiores e/ou nos alvéolos. Tais alterações são secundárias à exposição crônica a partículas ou gases nocivos e, portanto, pode ser prevenível.

Tabela 27.3. Exames iniciais na suspeita de exacerbação da asma

Pico de fluxo expiratório (PFE)	Obrigatório em qualquer suspeita de exacerbação para avaliação da gravidade
Radiografia de tórax	Obrigatória em qualquer suspeita de exacerbação para exclusão de quadro infecciosos, pneumotórax e edema pulmonar
Exames laboratoriais gerais (p. ex.: hemograma, proteína C reativa)	Solicitar os exames necessários em concordância com o quadro clinico do paciente
Gasometria arterial	Em pacientes com dispneia persistente, a despeito da terapia broncodilatadora inicial, cujo PFE está < 25% do normal ou abaixo de 200 L/min ou quando há sinais e sintomas de hipercapnia e de uso excessivo da musculatura respiratória, como: diminuição do nível de consciência, bradipneia ou mioclonia

Tabela 27.4. Gravidade dos casos de asma

Achado	Leve a moderada	Grave	Insuficiência respiratória
Clínica	Sem alterações	Sem alterações	Cianose, sudorese excessiva, exaustão
Estado mental	Sem alterações	Sem alterações ou Agitação	Agitação, confusão ou rebaixamento da consciência
Dispneia	Ausente ou Leve	Moderada	Grave
Fala	Sem alterações	Frases incompletas	Frases curtas ou monossilábicas
Musculatura acessória	Retrações leves/ausentes	Retrações acentuadas	Retrações acentuadas
Sibilância	Ausente ou localizada ou difusa	Localizada ou difusa	Tórax silencioso
FR (ipm)	Normal ou Aumentada	Aumentada	Aumentada
FC (bpm)	≤ 110	> 110	> 140 ou bradicardia
PFE (%previsto)	> 50	30-50	< 30
$SatO_2$ (%)	> 95	$91 - 95$	≤ 90
PaO_2 (mmHg)	Normal	Ao redor de 60	< 60
$PaCO_2$ (mmHg)	< 40	< 45	≥ 45

O paciente portador de DPOC apresentará sintomas respiratórios crônicos, limitação ao fluxo aéreo e predisposição a infecções recorrentes de via aérea inferior (como pneumonia) e internações hospitalares. A doença tende a ser progressiva, principalmente na vigência de exposição das vias aéreas agases e partículas tóxicas e/ou na falta de terapia adequada. Desse modo, acarreta uma grande morbimortalidade ao paciente, e com grande impacto econômico.

Considerando um paciente internado que apresente dispneia ainda sem diagnóstico, deve-se considerar a DPOC quando ele se enquadrar nas características apresentadas no **Tabela 27.5**. Nesses pacientes, desde que não estejam em vigência de infecção ou descompensação da dispneia basal, está indicada a realização de espirometria. O diagnóstico é firmado quando há $FEV_1/CVF < 0,70$ após uso de broncodilatador na espirometria.

Quadro 27.5. Sinais e sintomas sugestivos de DPOC

Dispneia:
- Progressiva
- Pior à realização de atividade física
- Crônica

Tosse crônica:
- Pode ser intermitente e não produtiva
- Associada a sibilos recorrentes

Infecções recorrentes de trato respiratório inferior

Fator de risco:
- Exposição ao tabagismo
- Exposição à queima de biomassa (p. ex.: fogão a lenha) ou a outras poeiras ocupacionais

História familiar de DPOC

• Pneumopatia aspirativa

Broncoaspiração de conteúdo gástrico ou da orofaringe pode ocorrer em doentes com comprometimento do nível de consciência por qualquer motivo, durante indução/recuperação anestésica ou secundariamente a doenças que cursam com incoordenação da motricidade, como a doença de Parkinson e o pós-acidente vascular cerebral (AVC).

Embora tenha sua real prevalência desconhecida, uma vez que frequentemente o momento da aspiração não é presenciado, a doença não é rara e é observada com mais frequência em idosos.

O quadro clínico e a gravidade dessa pneumopatia estão relacionados ao volume aspirado num determinado intervalo do tempo. Pode variar entre a hiper-responsividade brônquica até a consolidação de um pulmão inteiro, com grave insuficiência respiratória aguda.

Não existe apresentação radiológica típica, e pneumonia nosocomial é o diagnóstico diferencial mais importante. Na presença de fatores de risco para aspiração, é prudente associar cobertura para agentes anaeróbios.

Medidas preventivas são reabilitação fonoaudiológica durante internação, higiene oral adequada e decúbito elevado durante o sono.

Acometimento cardiovascular

• Tromboembolismo pulmonar

Tromboembolismo pulmonar (TEP) é a complicação mais temida da "trombose venosa profunda". Acredita-se que um desequilíbrio na conhecida tríade alteração do fluxo sanguíneo (estase) e/ou injúria do endotélio vascular e/ou estado de hipercoagulabilidade (tríade de Virchow) predisponha à formação de um coágulo, com obstrução, parcial ou completa, de uma veia profunda.

TEP é uma importante condição a ser lembrada nos doentes internados, uma vez que o paciente agrega outros fatores de risco além da causa da internação e de comorbidades pregressas, como a imobilidade reduzida (p. ex.: isolamento de contato ou respiratório, pacientes em contenção física ou acamados) e as condições associadas ao período perioperatório.

A **Tabela 27.6** mostra os sinais e sintomas geralmente presentes no TEP e sua prevalência.

Tabela 27.6. Prevalência de sintomas e sinais no TEP

Sintomas		Sinais	
Dispneia	73%	Taquipneia	54%
Dor pleurítica	66%	Sinais de TVP	47%
Tosse	37%	Taquicardia	24%
Ortopneia	28%	Crepitações	18%
Sibilância	21%	Redução do murmúrio vesicular	17%
Hemoptise	13%	Distensão de veias jugulares	14%

O diagnóstico definitivo é realizado com exame de imagem, a angiotomografia de tórax. A decisão por esse exame é feita em pacientes com maior probabilidade, ou seja, aqueles com alta pontuação nos escores validados (descritos no capítulo de Tromboembolismo pulmonar agudo deste livro) ou com alta suspeita clínica e D-dímero elevado e pontuação intermediária nos escores.

É importante ressaltar que o D-dímero, por ser um produto de degradação da fibrina, é altamente sensível e se eleva em diversas situações, tais como câncer, insuficiência renal, doença vascular periférica, sepse e doenças inflamatórias. Portanto, o D-dímero não é devidamente validado para uso em pacientes internados, principalmente aqueles em UTIs.

• Insuficiência cardíaca (IC)

Outra causa comum de dispneia entre pacientes hospitalizados e com múltiplas comorbidades é a IC descompensada.

A insuficiência cardíaca é uma comorbidade tratável e prevenível, que acarreta prejuízos importantes à qualidade de vida dos indivíduos, frequentes hospitalizações e alta mortalidade.

O diagnóstico é clínico e dependerá de qual ou quais câmeras cardíacas são acometidas. A identificação de tosse, dispneia de piora progressiva associada a ortopneia e dispneia paroxística noturna, edema de piora progressiva, podendo chegar a anasarca, principalmente em pacientes com diagnóstico prévio de IC ou com fatores de risco positivos, permite o início da terapêutica.

No primeiro momento, deve-se identificar e tratar a causa da descompensação. Algumas causas que devem ser lembradas no paciente hospitalizado estão descritas na **Tabela 27.7**.

Diante da gravidade e do quadro clínico inespecífico de algumas causas citadas acima, os exames complementares descritos na **Tabela 27.8** se tornam fundamentais.

Tabela 27.7. Causas de descompensação da IC

Não aderência a dieta hipossódica
Uso incorreto das medicações prescritas
Terapêutica para IC inadequada
Equivalente isquêmico (SCA)
Sobrecarga de volume
Tromboembolismo pulmonar

Continua

Continuação

Tabela 27.7. Causas de descompensação da IC
Urgência hipertensiva
Lesão renal aguda ou descompensação de doença renal crônica
Vigência de infecção e/ou anemia

Tabela 27.8. Exames complementares na avaliação da causa de descompensação da IC	
Eletrocardiograma	Para avaliação de SCA
Ecocardiograma	Para diagnóstico, classificação e prognóstico da IC
Radiografia de tórax	Auxilia na identificação de possível quadro infeccioso e congestão
Ureia e creatinina	Para avaliação da função renal
Enzimas cardíacas	Para avaliação de SCA
Gasometria arterial	Indicada nos casos de dessaturação, para avaliação de hipoxemia
Hemograma	Auxilia nos possíveis diagnósticos de anemia e/ou infecção que podem ser causa da descompensação

Causas Iatrogênicas

A passagem de sondas e cateteres e o volume de líquidos ofertado (principalmente os endovenosos) são as principais causas dispneia de origem iatrogênica. Assim, após a passagem ou mesmo após a punção frustrada de um acesso venoso profundo, deve-se vigiar o paciente nas 6 a 12 horas seguintes. Distúrbios da coagulação podem impedir a formação de um coágulo, levando a perda substancial de volume sanguíneo. Após punção torácica, deve-se realizar sempre radiografia de tórax. Eventualmente, pode ocorrer também pneumotórax tardio.

Nesse cenário, orienta-se que antes de iniciar a infusão venosa, deve ser verificado se o cateter está dentro do sistema vascular. Ademais, o início da dieta enteral também só deve ocorrer após a certificação de que a sonda se encontra em local adequado.

Sugestão de Leitura

1. Shorr AF, Thomas SJ, Alkins SA, Fitzpatrick TM, Ling GS. D-dimer correlates with proinflammatory cytokine levels and outcomes in critically ill patients. Chest. 2002 Apr;121(4):1262-8.
2. Ray P, Birolleau S, Lefort Y, Becquemin MH, Beigelman C, Isnard R, et al. Acute respiratory failure in the elderly: etiology, emergency diagnosis and prognosis. Crit Care. 2006;10(3):R82. Epub 2006 May 24.
3. DiNino E, Stefan MS, Priya A, Martin B, Pekow OS, Lindenauer PK. The trajectory of dyspnea in hospitalized patients. J Pain Symptom Manage 2016; 51 (40): 682-9.
4. Laviolette L, Laveneziana P. Research Seminar Faculty. Dyspnea: a multidimensional and multidisciplinary approach. Eur Respir J. 2014 Jun;43(6):1750-62. doi: 10.1183/09031936.00092613. Epub 2014 Feb 13.
5. Faresin SM, Santoro IL, Llarge CM, Perfeito JAJ. Guia de Pneumologia - Coleção Guias de Medicina Ambulatorial e Hospitalar EPM-Unifesp. 2ª ed. Barueri:Manole, 2013.
6. Lindenfeld J, Albert NM, et al. Heart Failure Society of America - HFSA 2010 - Comprehensive Heart Failure Practice Guideline. J Card Fail 2010; 16:e1.

7. Konstantinides SV, Barco S, Lankeit M, Meyer G. Management of Pulmonary Embolism: An Update. J Am Coll Cardiol. 2016 Mar 1;67(8):976-90. doi: 10.1016/j.jacc.2015.11.061.

8. Kearon C, Akl EA, Ornelas J, Blaivas A, Jimenez D, Bounameaux H, et al. Antithrombotic therapy for VTE disease. CHEST Guideline and Expert Panel Report, 2016.

9. Rafanan AL, Mehta AC. Adult airway foreign body removal. What's new? Clin Chest Med. 2001 Jun;22(2):319-30.

10. Shorr AF, Thomas SJ, Alkins SA, Fitzpatrick TM, Ling GS. D-dimer correlates with proinflammatory cytokine levels and outcomes in critically ill patients. Chest. 2002;121(4):1262-1268. doi:10.1378/chest.121.4.1262.

11. Simons FE. Anaphylaxis. J Allergy Clin Immunol. 2010;125:S161–81. doi: 10.1016/j.jaci.2009.12.981.

12. Boyd M, Chatterjee A, Chiles C, Chin R Jr. Tracheobronchial foreign body aspiration in adults. South Med J. 2009 Feb;102(2):171-4. doi: 10.1097/SMJ.0b013e318193c9c8.

13. The Asthma Network (GAN). The Global Asthma Report 2014. Auckland (NZ). Disponível em: http://www.globalasthmareport.org.

14. Ware LB, Matthay MA. Clinical practice. Acute pulmonary edema. N Engl J Med. 2005; 353:2788.

Dor Abdominal

Capítulo 28

Rafael Cavalcanti Tourinho Dantas
Thais Carvalho Francescantonio Menezes
Martin Marcondes Castiglia

Introdução

A dor abdominal constitui ainda hoje um grande desafio diagnóstico e terapêutico para a maioria dos médicos, devido à imensa gama de causas que podem gerá-la. Abrange desde causas benignas (dispepsia, gastroenterite aguda etc.) a causas potencialmente graves e fatais (isquemia mesentérica, ruptura de aneurisma de aorta abdominal etc.).

Classificação

A dor pode ser classificada usualmente em três grandes grupos, conforme sua origem:

1. **Dor visceral:** Corresponde à dor originada de órgãos intra-abdominais (vísceras ocas e a cápsula dos órgãos sólidos). Devido à inervação desses órgãos por fibras não mielinizadas do tipo C, a correlação entre o local da dor e a víscera afetada é pouco sensível.

2. **Dor somática:** Relacionada à irritação do peritônio parietal e da pele, que é inervada por fibras mielinizadas do tipo A^δ, dando melhor correlação entre o local da dor e o segmento envolvido. A dor da irritação peritoneal sempre é agravada pela compressão ou por alterações na tensão do peritônio.

3. **Dor referida:** Sensação de dor em local distante da fonte do estímulo, sendo observada como:
   - Dor sentida no abdome de origem extra-abdominal. Ex.: infarto agudo do miocárdio de parede inferior, pneumonia de bases.
   - Dor sentida em local extra-abdominal de origem abdominal. Ex.: dor em ombro em razão da irritação diafragmática por um abscesso intra-abdominal.

Avaliação

A dor abdominal é uma queixa bastante frequente e geralmente engloba causas benignas e autolimitadas, e a identificação das causas potencialmente graves, que vão necessitar de intervenção imediata, é o principal objetivo da avaliação inicial. Tal avaliação é feita por meio de anamnese e exame físico, que auxiliarão tanto na formulação das hipóteses diagnósticas quanto na decisão dos exames complementares que serão solicitados.

Anamnese

- **Início, intensidade e progressão:** Não existe na literatura um tempo exato para classificar a dor abdominal em aguda, subaguda e crônica. Na prática clínica, vale o julgamento racional acerca do tempo de início do sintoma. Além disso, é relevante questionar se a dor é constante ou intermitente e se a sua intensidade aumenta ao longo do tempo. Dores intensas com origem súbita ou que evoluem com aumento de intensidade podem indicar uma causa grave, com possível necessidade de abordagem cirúrgica. Por sua vez, dores constantes, que não aumentam de intensidade, não sugerem causas cirúrgicas.

- **Localização e irradiação:** A correlação da dor e do local acometido nem sempre é exata, mas a divisão do abdome do ponto de vista embriológico pode ser útil na avaliação da dor. O intestino anterior, que engloba duodeno, pâncreas, baço, fígado e vesícula biliar, é inervado pelo plexo celíaco e geralmente tem suas patologias referidas como dor em abdome superior; o intestino médio, constituído por apêndice, ceco, cólon ascendente e 1/3 proximal do transverso, é inervado pelo plexo mesentérico superior e tem sua dor referida em mesogástrio ou difusa. Já o intestino posterior, que compreende os 2/3 distais do transverso, sigmoide e 1/3 superior do reto, é inervado pelo plexo mesentérico inferior, tendo a dor referida em hipogástrio. A relação mais comum do local da dor com as possíveis patologias se encontra na **Tabela 28.1**.

  Além da localização, a irradiação da dor ajuda no seu diagnóstico diferencial. A pancreatite, por exemplo, costuma irradiar para o dorso, enquanto a colecistite aguda pode ter irradiação para o ombro e a escápula direita.

- **Fatores de alívio e piora:** Também auxiliam no diagnóstico diferencial da dor. Deve-se avaliar, por exemplo, se a dor se inicia ou piora com a alimentação, como na isquemia mesentérica e nas colecistopatias, ou com o exercício, no caso de hematomas ou laceração de reto abdominal.

- **Sintomas associados e episódios prévios:** Questionar sobre a presença de sintomas como febre, perda ponderal, ritmo intestinal (diarreia ou constipação), sangramento

Tabela 28.1. Topografia das principais causas de dor abdominal	
Quadrante superior direito	Vesícula biliar (litíase ou infecção) Fígado (hepatite, abscesso) Pancreatite Pneumonia/Empiema Abscesso subdiafragmático
Epigástrio	Estômago (doença ulcerosa péptica, gastrite) Esôfago (DRGE, esofagite) IAM Pancreatite Ruptura de aneurisma de aorta
Quadrante superior esquerdo	Baço (infarto, ruptura, abscesso) Estômago (gastrite, úlcera gástrica) Pancreatite Pneumonia de base esquerda IAM Abscesso subdiafragmático

Continua

Continuação

Tabela 28.1. Topografia das principais causas de dor abdominal

Quadrante inferior direito	
	Apendicite
	Diverticulite (cecal, de Meckel)
	Cálculo ureteral/infecção urinária
	Linfadenite mesentérica
	Abscesso de psoas
	Tiflite
	Gravidez ectópica
	Torção ou ruptura de cisto ovariano
	Doença inflamatória pélvica/ endometriose
	Hérnia Inguinal
	Afecções de íleo distal (tuberculose, linfoma, doença inflamatória intestinal)
	Hematoma da parede abdominal
Quadrante inferior esquerdo	
	Diverticulite
	Gravidez ectópica
	Torção ou ruptura de cisto ovariano
	Doença Inflamatória pélvica/endometriose
	Cálculo ureteral/infecção urinária
	Doença inflamatória intestinal
	Abscesso de psoas
	Hérnia inguinal
	Hematoma de parede abdominal
Difusa	
	Cetoacidose diabética
	Dissecção ou ruptura de aneurisma de aorta
	Obstrução intestinal
	Peritonite
	Gastroenterite
	Isquemia mesentérica

digestivo (hematêmese, melena, hematoquezia), sintomas urinários (disúria, colúria, hematúria) é bastante relevante na construção diagnóstica. Deve-se verificar se há presença de náuseas e vômitos, se eles precedem (p. ex.: gastrenterite) ou ocorrem após a dor (p. ex.: apendicite) e suas características (claros, biliosos).

Em mulheres, faz-se necessário questionar sobre a última menstruação, uso de métodos anticoncepcionais e sintomas vaginais (sangramento e corrimento). Em homens, devem ser buscadas queixas em órgãos genitais. Também é importante verificar se há relato de episódios prévios semelhantes de dor, que são especialmente importantes nas patologias biliares e vasculares abdominais.

- **História médica pregressa:** A pesquisa sobre história de cardiopatias (fibrilação atrial, valvulopatias) ajuda na suspeita de uma possível isquemia mesentérica aguda ou até mesmo de um infarto agudo do miocárdio. O histórico de cirurgias abdominais prévias é importante para avaliar tanto a possibilidade de recorrência da doença que levou à cirurgia quanto a presença de bridas causando obstrução.

- **Medicamentos:** Essa avaliação é especialmente relevante em pacientes internados ou que iniciaram novas medicações. O uso de anti-inflamatórios não hormonais, por exemplo, é fator de risco para gastrite e doença ulcerosa péptica, antibióticos podem levar a colite pseudomembranosa e uma grande lista de medicações induz constipação intestinal, como os opioides. Além disso, alguns medicamentos podem desencadear processos inflamatórios agudos como pancreatite e hepatite. Em pacientes em uso de anticoagulantes, estar sempre atento para o risco de sangramento ou de formação de hematomas, a exemplo do hematoma de reto abdominal.
- **História social:** Deve-se questionar sobre uso de álcool e drogas e também sobre exposição ocupacional.

Exame físico

• Sinais vitais e impressão geral

- Os sinais vitais, além de serem importantes para identificar pacientes potencialmente graves, podem auxiliar no diagnóstico. A presença de hipoxemia, por exemplo, pode ser um indício de alguma patologia pulmonar/cardíaca como causa da dor abdominal, enquanto a presença de febre sugere origem infecciosa/inflamatória.

  Deve-se observar sempre a fácies e a postura do paciente no leito. Pacientes com peritonite tendem a ficar imóveis, enquanto pacientes com cólica biliar e ureteral tendem a ficar bastante inquietos, sem posição de alívio. Além disso, a avaliação das mucosas do paciente, não somente para verificar o grau de hidratação, mas também buscando icterícia, pode contribuir para identificação de patologias hepáticas e biliares.

• Exame pulmonar/cardíaco

- Importante sempre verificar se há sinais de doenças pulmonares e cardíacas, principalmente em pacientes com sintomas que sugerem esses quadros, visto que são causas importantes de dor referida em abdome.

• Abdome

- **Inspeção e ausculta:** Deve-se avaliar se há sinais de aumento do volume abdominal (distensão, ascite etc.), se há presença de cicatriz cirúrgica (obstrução intestinal ou recidiva da doença operada), se existem hematomas periumbilical ou em flancos (pancreatite necro-hemorrágica). A ausculta do abdome pode nos dar informações úteis no quadro de dor abdominal, podendo esses hematomas estar exaltados nos casos de uma gastroenterite ou obstrução intestinal e reduzidos ou ausentes no caso de peritonite e íleo paralítico.
- **Percussão:** Relevante na detecção de ascite e de hepatomegalia/esplenomegalia. Podem produzir ruído exaltado (hipertimpanismo) nos casos de obstrução intestinal e reduzido (macicez) na presença de uma massa ou de um aumento de um órgão sólido. Pacientes com peritonite podem apresentar dor à mínima percussão do abdome (sinal de Blumberg em miniatura).
- **Palpação:** A palpação deve ser realizada para avaliar a rigidez/reatividade abdominal e a presença de massas e aumentos de órgãos. Importante sempre iniciar o exame da palpação abdominal pelo local mais distante da dor e sempre pela palpação mais superficial, aprofundando à medida que o paciente não apresenta dor.

  Abdome tenso ou com reação à palpação podem indicar peritonite. Importante salientar que, em processos inflamatórios localizados sem peritonite (p.ex.: diverticulite, apendicite não complicada), pode ser identificada tensão/reação localizada em apenas uma região abdominal.

É importante sempre tentar diferenciar rigidez voluntária de involuntária, visto que a própria dor, ansiedade ou mesmo simulação podem gerar dúvidas se há ou não sinais de peritonite. Para isso, podemos usar de alguns artifícios como conversar com o paciente durante o exame ou flexionar-lhe a coxa. Durante a palpação das regiões inguinal, femoral e umbilical, principalmente em idosos, é necessário avaliar se existem hérnias e a presença de possíveis complicações.

- ● Exame proctológico
  - ● Importante na busca de obstrução mecânica (p. ex.: fecaloma, tumores) e de sangramento intestinal (hematoquezia e melena). A presença de dor intensa ao toque retal pode ser sinal de processo inflamatório baixo (p. ex.: apendicite retrocecal, diverticulite etc.).

- ● Exame ginecológico/urológico
  - ● Avaliar a necessidade desses exames a depender da sua suspeita.

- ● Ultrassonografia à beira-leito
  - ● Importante ferramenta complementar ao exame físico, podendo fornecer rapidamente o diagnóstico de várias condições, além de excluir algumas causas potencialmente fatais (líquido livre em cavidade, aneurisma de aorta, pneumoperitônio), em paciente com sinais de gravidade.

Exames Complementares

Os exames complementares devem ser guiados pelas suspeitas diagnósticas formuladas por meio da anamnese e do exame físico; solicitar de exames de maneira indiscriminada poderá confundir mais que ajudar no diagnóstico.

Exames laboratoriais

- ● **Hemograma:** O valor do leucograma deve ser interpretado com cautela. Apesar de as causas inflamatórias agudas (p. ex.: apendicite, diverticulite, pancreatite etc.) normalmente cursarem com leucocitose, o exame normal não as exclui. Por outro lado, a presença de anemia ou queda nos valores da hemoglobina podem sugerir sangramento ou perdas ocultas.
- ● **Urina:** Relevante na avaliação da presença de leucocitúria, cristais e hematúria, que podem dar pistas sobre a presença de alguma patologia urológica (p. ex.: ITU, nefrolitíase). Contudo, leucocitúria e hematúria também podem estar presentes em patologias não urinarias como apendicite e ruptura de aneurisma de aorta abdominal, respectivamente.
- ● **Amilase e lipase:** Na suspeita de pancreatite, estes são importantes marcadores diagnósticos. A lipase é mais específica para inflamação pancreática, e sua elevação três vezes acima do limite superior da normalidade é altamente indicativa de pancreatite. A amilase, por sua vez, pode se elevar em outras condições que também produzem dor abdominal, como isquemia mesentérica, doença ulcerosa péptica etc.
- ● **Transaminases, bilirrubinas e fosfatase alcalina:** Devem ser solicitadas em casos de suspeita de doença hepática ou biliar, embora as bilirrubinas também tenham papel

no cálculo do *Sequential Organ Failure Assessment* (SOFA) Score, atualmente utilizado para diagnóstico de sepse.

- **Glicemia:** Importante nos pacientes diabéticos, principalmente nos mal controlados, visto que cetoacidose diabética é uma causa de dor abdominal importante que pode simular abdome agudo cirúrgico. Se glicemia > 250, deve-se complementar com pesquisa de cetonúria e gasometria arterial para corroborar o diagnóstico.

- **Eletrólitos e função renal:** Avaliar a presença de distúrbio hidroeletrolítico é de extrema relevância, visto que é uma complicação comum das patologias que levam a dor abdominal e a não correção do mesmo piora o prognóstico do paciente.

  A função renal, por sua vez, é importante, pois além de verificar se há sinais de insuficiência renal, que pode estar presente em quadros mais graves, grande parte dos pacientes com dor abdominal irá precisar de exame contrastado.

- **Beta-HCG:** Deve ser realizado em todas as mulheres em idade fértil, uma vez que complicações da gestação, como gravidez ectópica e abortamento, são causas de dor abdominal.

- **Parasitológico de fezes e pesquisa de *C. difficile*:** Considerar solicitar esses exames se a diarreia for um componente do quadro.

- **Outros:** Enzimas cardíacas devem ser solicitadas na suspeita de IAM. Gasometria arterial deve ser realizada em todos os pacientes com sinais de gravidade e hipoperfusão, sendo o lactato um parâmetro especialmente importante na isquemia mesentérica aguda.

Exames de imagem

- **Radiografia:** A radiografia de abdome é simples e bastante útil como exame inicial e deve ser realizada preferencialmente em três incidências: ortostase, decúbito e cúpulas. Esse exame em algumas situações pode até confirmar suspeitas diagnósticas e definir conduta. A visualização de pneumoperitônio, por exemplo, fala a favor de ruptura de víscera oca, uma das emergências cirúrgicas da dor abdominal. Também é possível avaliar a presença de calcificações, sendo que 10% dos cálculos em vesícula biliar e 90% dos cálculos renais são radiopacos, bem como identificar distensão abdominal, possibilitando a diferenciação de obstrução de delgado e cólon. A radiografia de tórax se torna relevante na suspeita de patologias pulmonares, já que pode identificar a presença de consolidações e derrames pleurais.

- **ECG:** Obrigatório se a suspeita for de dor abdominal de origem extra-abdominal como infarto agudo do miocárdio e pericardite. Pode ainda revelar arritmias como a fibrilação atrial, que aumenta o risco de embolia para vasos mesentéricos.

- **Ultrassonografia:** Exame rápido e de baixo custo, bastante acurado na identificação de patologias hepáticas, vesículas biliares e de líquidos intra-abdominais (sangue, pus, secreção). Também é útil na identificação de nefrolitíase, apendicite, pancreatite e aneurisma de aorta, embora menos acurada que a tomografia computadorizada nesses casos. Em mulheres, esse exame pode ser realizado também por via transvaginal para avaliar gravidez ectópica e patologias ovarianas.

- **Tomografia computadorizada:** Constitui o método mais acurado para avaliação da dor abdominal, capaz de fazer diagnóstico em até 95% das condições não obstétricas, e especialmente importante na população idosa, que possui sintomatologia inespecífica. Há necessidade de uso de contraste iodado na maioria dos casos, sendo necessário avaliar se a função renal do paciente permite o exame e se há história de alergia a iodo.

Esse exame é capaz de diagnosticar com precisão condições importantes que levam a dor abdominal como: apendicite, pancreatite, diverticulite e suas complicações, trombose de mesentérica, sangue e líquido livres na cavidade, laceração esplênica e hepática, litíase renal, abscessos intra-abdominais.

- **Outros:** A ressonância magnética é um método cada vez mais utilizado, com papel especial na avaliação de pâncreas, fígado e vias biliares. Atualmente é uma alternativa para os casos de alergia ao iodo ou insuficiência renal (ClCr > 30 mL/min/1,73 m²), com o inconveniente de ter uma execução mais lenta, custo alto e ser indisponível em grande parte dos serviços. Por sua vez, a laparoscopia é uma ferramenta de grande valor diagnóstico e terapêutico nos casos em que nenhum dos outros exames utilizados obteve sucesso.

Situações Especiais

Os idosos em geral devem ser sempre submetidos a uma avaliação mais minuciosa. Essa população pode apresentar quadros graves sem sinais clínicos evidentes, além de quadros infecciosos sem febre e sem alterações laboratoriais, dificultando o estabelecimento do diagnóstico preciso.

Os pacientes com obesidade grau 3 ou mais são outro grupo de difícil avaliação da dor abdominal, pois, em geral, os achados de peritonite são tardios e discretos, levando a progressão para quadros graves de modo súbito. Além disso, os exames complementares muitas vezes são comprometidos pela impossibilidade de realizar TC e RM, quando a circunferência ou o peso do paciente ultrapassam o limite do aparelho. Desse modo, alto grau de suspeição e baixo limiar para exploração cirúrgica devem ser mantidos, sendo a laparoscopia uma ferramenta diagnóstica valiosa nesse grupo.

Outro subgrupo populacional que merece atenção é o dos pacientes com síndrome da imunodeficiência humana adquirida (aids), cujo espectro de patologias que produzem dor abdominal é amplo e pode ser resultado de infecções oportunistas. Reação medicamentosa, tuberculose intestinal e diarreia infecciosa são causas relevantes de dor abdominal nesses pacientes.

Tratamento

Inicialmente todo paciente deve ser abordado no intuito de afastar causas potencialmente fatais que necessitarão de cirurgia de emergência, como, por exemplo, perfuração de vísceras ocas, ruptura de aneurisma, isquemia mesentérica. Devem ser avaliados também quanto à presença de sinais de instabilidade clínica, e, se presentes, deve-se iniciar monitorização hemodinâmica, obter dois acessos venosos calibrosos, e se necessário, suplementar oxigênio, além de avaliar a necessidade de reposição volêmica e/ou hemotransfusão. Em caso de refratariedade à reposição volêmica, deve ser considerado início de droga vasoativa e solicitada vaga em unidade de terapia intensiva. A avaliação do especialista (cirurgião geral, ginecologista, obstetra) deve ser solicitada prontamente, a depender da hipótese diagnóstica, a fim de definir a melhor conduta.

Paralelamente à exclusão dos quadros potencialmente fatais e à estabilização do paciente, a analgesia pode ser iniciada de acordo com a escala analgésica da dor. No geral, os opioides são medicações excelentes para serem usadas em casos não obstrutivos, podendo se associar com a *Hioscina* em caso de cólicas abdominais. Os anti-inflamatórios não hormonais não devem ser usados rotineiramente em pacientes internados, podendo ser considerados nas doenças ginecológicas e nas cólicas uretral e biliar. Em pacientes com queixas dispépticas, podemos considerar o uso de inibidores de bomba de próton ou antagonistas dos receptores H2. Além disso, nos pacientes com náuseas e vômitos, devem ser utilizados antieméticos. A *metoclopramida* é bem tolerada, sendo possível associar a *ondasentrona* em caso de sintomas refratários. Deve-se também realizar correção de distúrbios hidroeletrolíticos, principalmente nos pacientes que apresentam perdas importantes (diarreia e vômitos).

A **Tabela 28.2** mostra a dose das principais drogas utilizadas no manejo sintomático da dor abdominal. O tratamento específico para as condições mais importantes de dor abdominal será discutido no capitulo de Abdome agudo.

Tabela 28.2. Doses das principais drogas sintomáticas na dor abdominal	
Drogas	**Dose**
Análgésicos	
Dipirona	500-1.000 mg, VO, IV, SC ou IM, a cada 6 horas
Paracetamol (acetaminofeno)	500-1.000 mg, VO, a cada 4-6 horas (máx.: 4 g/dia)
Tramadol	50-100 mg, VO, 4-6 ×/dia (máx.: 400 mg/dia) 50-100 mg, IV, SC ou IM, a cada 6 horas
Codeina	30-60mg, VO, a cada 4-6 horas (máx.: 360 mg/dia) 30mg, IM ou SC, a cada 4-6 horas
Morfina	10-30mg, VO, a cada 4 horas 2,5-5mg, IV, SC ou IM, a cada 4 horas *Obs.: pacientes em uso de opioides podem necessitar de doses iniciais mais altas.*
Antiespasmódico	
Hioscina (escopolamina)	0,4-0,6 mg/kg ou 20-40 gotas/dose, 3-4 ×/dia 20 mg/kg, IV ou IM, 3 ×/dia (máx.: 60 mg/dia)
Antieméticos	
Metoclopramida	10 mg, VO, IV, SC ou IM, a cada 4-6 horas
Ondasentrona	4-8 mg, VO ou IV, 3 ×/dia
Dimenidrato	50-100 mg, VO, IV ou IM, a cada 4-6 horas (máx.: 400 mg/dia)
Haloperidol	1-2 mg, dose única, SC
Bromoprida	10 mg/dose, VO, IM ou IV, 3× ao dia (máx.: 60 mg/dia)
Antissecretores	
Omeprazol	40 mg, VO ou IV, 1 ×/dia
Ranitidina	150 mg/dia, VO, IV ou IM

VO: Via oral; IV: Intravenoso; IM: Intramuscular; SC: Subcutâneo

Sugestão de Leitura

1. Jacobs DO, Silen W. Abdominal pain. In: Harrison's principles Principles of internal Internal Medicine. 19. ed. New York: McGraw-Hill, 2015. pp. 103-7.
2. Makrauer FL, Greenberger NJ. Acute abdominal pain: Basic principles & current challenges. In: Current Diagnosis and Treatment - Gastroenterology, Hepatology, and Endoscopy. 3 ed. New YorlYork: McGraw-Hill, 2016. pp. 1-13.
3. Martins HS. Dor abdominal em: Medicina de Emergência: Abordagem prática. 11. ed. rev. e atual. Baueri-SP: Manole, 2016. pp.428-38.
4. Mayumi T, et al. The practice guidelines for primary care of acute abdomen 2015. Jpn J Radiol, 2015.
5. McQuaid KR. Approacha to the patient with gastrointestinal disease. In: Goldman's Cecil Medicine. 25. ed. Philadelphia: Elsevier, 2016. pp. 850-66.
6. Penner RM, Majumdar SR. Diagnostic approach to abdominal pain in adults. Disponível em www.uptodate.com. UpToDate, 2016.
7. Postier RG. Squires RA. Acute abdomen. In: Sabiston Textbook of Surgery. 18th ed. Philadelphia:Elsevier, 2008. pp. 1108-25.

Dor Lombar

Capítulo 29

Luciana de Carvalho Pereira
Jane Erika Frazão Okazaki

Introdução

A dor lombar é extremamente prevalente na população geral e é uma das queixas mais comuns dos pacientes que procuram atendimento médico. Uma revisão sistemática publicada em 2012 estimou em 11,9% a prevalência de dor lombar na população geral, com limitação para atividades diárias e duração de pelo menos 1 dia.

Em 2010, o CDC (Centers for Disease Control and Prevention) publicou que cerca de 80% das pessoas apresentam dor lombar ao longo da vida e que esse foi o quarto motivo mais comum para visitas a médicos nos Estados Unidos.

Fatores de Risco

Condições associadas a dor lombar incluem: idade, obesidade, sexo feminino, tabagismo, trabalho físico extenuante, sedentarismo, baixa escolaridade e fatores psicológicos como somatização, estresse psicológico, ansiedade e depressão.

Etiologia

Na avaliação da etiologia da dor lombar é importante caracterizar o tipo de dor. A dor nociceptiva pode ser somática (musculoesquelética, inflamatória ou mecânica/compressiva) – como no caso das fraturas e metástases – ou visceral – como no caso da nefrolítíase. A dor neuropática, que pode ser central ou periférica, decorre da ativação neuronal anormal e pode se apresentar como hiperalgesia, alodinia, queimor, choque e parestesias; e tem como representante a radiculopatia por compressão discal. A dor disfuncional é aquela em que não existe um estímulo nocivo identificável e tem como exemplo a fibromialgia. Quando há presença de mais de uma síndrome dolorosa ao mesmo tempo, como a dor neuropática e nociceptiva, temos a dor mista. Já a dor psicogênica é aquela causada, agravada ou prolongada por fatores mentais, emocionais ou comportamentais e é um diagnóstico de exclusão.

De modo mais simples, as causas de dor lombar podem, ainda, ser divididas em três categorias: doenças mecânicas da coluna vertebral, doenças não mecânicas da coluna vertebral e doenças viscerais que causam dor lombar. Dentre as causas mecânicas, estão a hérnia do disco intervertebral, a estenose de canal vertebral, osteoporose e fraturas. As doenças não mecânicas incluem condições sistêmicas, tais como neoplasias, infecções e condições inflamatórias (espondilite anquilosante). Já dentre as doenças viscerais, temos endometriose, prostatite, nefrolitíase, pielonefrite e aneurisma de aorta.

No diagnóstico diferencial de dor lombar, temos as causas benignas como as mais comuns. Um estudo americano encontrou que, dentre todos os pacientes com dor lombar avaliados, apenas 4% receberam o diagnóstico de fratura por compressão, 3% de espondilolistese, 0,7% de um tumor ou metástase, 0,3% espondilite anquilosante e apenas 0,01% apresentaram infecção. Porém, é importante ressaltar que, apesar de raras, as causas não benignas cursam com significativas morbidade e mortalidade, de modo que o seu diagnóstico é fundamental.

Dentre as causas mecânicas, a hérnia discal tem pico de incidência entre 30 e 55 anos. Já a estenose de canal vertebral pode ser causada por alterações ósseas (hipertrofia facetária), de tecidos moles (disco herniado ou ligamento amarelo espessado) ou por ambos e é mais comum após os 60 anos.

Considerando-se as causas sistêmicas, o câncer é mais frequente em pacientes com mais de 50 anos, histórico prévio de câncer, perda de peso inexplicada e falha em melhora com 1 mês de tratamento. Os tumores que mais causam metástases em coluna são os de mama, pulmão e próstata.

A fratura lombar como causa da dor é mais comum acima dos 70 anos. Usuários crônicos de corticosteroides que desenvolvem dor lombar também têm grandes chances de apresentarem uma fratura lombar.

Classificação

A dor lombar pode ser classificada em:

- **Aguda:** duração menor de 4 semanas;
- **Subaguda:** duração de 4 a 12 semanas;
- **Crônica:** duração maior que 12 semanas.

Na maior parte dos pacientes com dor lombar aguda, não é identificada uma causa clara subjacente, e muitos casos podem estar relacionados a trauma ou desordens musculares e apresentam resolução espontânea. Pacientes com dor lombar crônica, em geral, apresentam menor resposta à analgesia e estão sob risco de limitação da funcionalidade.

Propedêutica Diagnóstica

A anamnese e o exame físico devem ser capazes de dividir os pacientes em três categorias: dor lombar inespecífica, dor lombar potencialmente associada a radiculopatia ou estenose de canal vertebral e dor lombar potencialmente associada a desordens sistêmicas. A **Figura 29.1** resume o algoritmo da propedêutica diagnóstica diante de um paciente com queixa de dor lombar".

Anamnese

A história deve abordar as características da dor (localização, duração, irradiação, sintomas associados), a realização de tratamentos prévios e a resposta a esses tratamentos. Devemos avaliar também a presença de sintomas constitucionais associados, a presença de sintomas neurológicos, história recente de infecção e procedimentos cirúrgicos ou uso de corticosteroides e drogas injetáveis.

Algumas diretrizes orientam o uso dos chamados *red flags* para a identificação da dor lombar secundária, que indicam a necessidade de investigação com exames complementares, como ilustrado na **Tabela 29.1**.

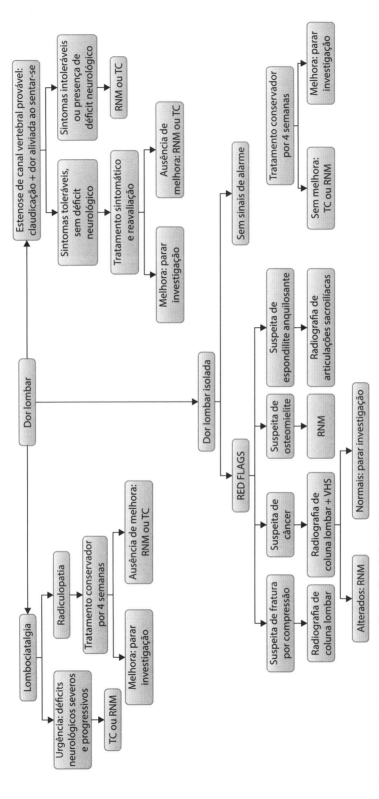

Figura 29.1. Algoritmo para propedêutica diagnóstica da dor lombar.

Tabela 29.1 - *Red flags*

Idade de início da dor lombar ≤ 20 anos ou ≥ 55 anos
História recente de trauma
Dor constante, progressiva, não mecânica (não aliviada pelo repouso)
Dor torácica
Antecedente de tumor maligno
Uso prolongado de corticosteroides
Abuso de drogas, imunossupressão (HIV)
Mal-estar severo
Perda de peso não intencional
Sintomas neurológicos extensos
Febre

Adaptado de Koes et al., 2010.[11]

Infecções crônicas são comumente acompanhadas por febre, sudorese noturna, fadiga, perda de peso. O uso de drogas venosas ou infecção recente (do trato urinário ou da pele) podem estar associados a osteomielite.

A dor de origem neoplásica é persistente, progressiva, não aliviada pelo repouso e, comumente, pior à noite, acordando o paciente. A dor é focal ao nível da lesão e pode se acompanhar de fraqueza nos membros inferiores. Uma massa na coluna vertebral pode causar sintomas neurológicos comprimindo a medula espinal ou as raízes dos nervos ou, ainda, por meio de fraturas patológicas.

Nos pacientes com fraturas por compressão devido a osteoporose a história de trauma é pouco expressiva, como uma queda de própria altura. Entre os fatores de risco para fraturas por compressão, além da osteoporose, estão idade avançada e o uso de corticosteroides.

Rigidez matinal, idade jovem, melhora da dor com exercícios são sintomas que podem estar relacionados à espondilite.

Exame físico

O exame físico deve incluir inspeção e palpação, que podem identificar alterações anatômicas que predispõem a dor lombar (como cifose, escoliose ou lordose) ou identificar alterações na sensibilidade da coluna vertebral ou tecidos moles adjacentes, muitas vezes sugestivos de infecção, fratura ou metástase. Em seguida, é necessário definir se há sinais e sintomas de envolvimento neurológico, assim como a presença de déficits focais severos e de rápida progressão, incluindo déficit motor em mais de um nível, incontinência fecal ou disfunção vesical.

O exame neurológico inclui avaliação dos reflexos, força, sensibilidade e marcha. Para pacientes com suspeita de radiculopatia deve ser procedido exame neurológico com foco em alterações relacionadas às raízes nervosas L5 e S1, as mais comumente afetadas.

A **Tabela 29.2** resume as principais alterações relacionadas às raízes L1 a S4.

Tabela 29.2 - Características das lesões nervosas da coluna lombossacra

Raiz	Dor	Perda sensorial	Fraqueza	Redução do reflexo
L1	Região inguinal	Região Inguinal	Raramente flexão do quadril	Nenhuma
L2-L3-L4	Dor lombar com irradiação para região anterior da coxa e algumas vezes para região medial e distal da perna	Região anterior da coxa e ocasionalmente parte inferior e medial da coxa	Flexão do quadril, abdução do quadril e extensão do joelho	Tendão patelar
L5	Dor lombar com irradiação para nádega e região lateral da coxa, região lateral da panturrilha, dorso do pé e hálux	Região lateral da panturrilha, dorso do pé e espaço entre o primeiro e segundo pododáctilos	Abdução do quadril, flexão do joelho, dorsiflexão do pé, extensão e flexão do pé, inversão e eversão do pé	Tendões semitendinoso e semimembranoso (isquiotibiais internos)
S1	Região lombar com irradiação para nádega ou região lateral e posterior da coxa, região posterior da panturrilha, e região plantar ou lateral do pé	Região posterior da panturrilha e região lateral ou plantar do pé	Extensão do quadril, flexão do joelho, flexão plantar do pé	Tendão de aquiles
S2-S3-S4	Região sacral ou nádega com irradiação para a região posterior da perna ou períneo	As regiões medianas da nádega, períneo e perianal	A fraqueza pode ser mínima, com incontinência urinária e fecal, bem como disfunção sexual	Bulbocavernoso e anal

Adaptado de Gelb, DJ. The neurologic examination. In: Introduction to Clinical Neurology. Woburn, MA: Butterworth Heinemann, 2000.[12]

O primeiro indício de alteração neurológica é a lombociatalgia, descrita como dor aguda ou em queimação com irradiação para a face posterior ou lateral do membro inferior, frequentemente acompanhada de dormência ou parestesia. A dor pode ser reproduzida no exame físico com a elevação entre 30 a 60° do membro inferior afetado completamente estendido (Lasègue).

A evolução da radiculopatia para a síndrome da cauda equina (compressão da cauda equina por um disco intervertebral herniado), deve ser suspeitada quando ocorrem retenção urinária e anestesia em sela (acomete nádegas, porção posterossuperior das coxas e região perianal). A síndrome constitui-se em uma emergência cirúrgica.

Já na estenose canal vertebral, a história é característica de claudicação neurogênica: dor nos membros inferiores e ocasionalmente déficits neurológicos que ocorrem após deambulação. A dor é tipicamente aliviada quando o paciente se senta.

Exames complementares

Pacientes que se apresentam com déficits neurológicos severos e progressivos devem ser submetidos a TC ou RNM devido à necessidade de diagnóstico rápido. Para pacientes com fatores de risco para câncer, mas sem sinais de compressão medular, é possível realizar inicialmente apenas uma radiografia simples e dosagem de VHS. No entanto, essa estratégia não é consensual. O aumento do VHS ocorre em neoplasias e em processos infecciosos, embora seja pouco específico.

Pacientes com dor lombar persistente ($\geq$ 4 semanas) ou com sinais e sintomas de radiculopatia ou estenose do canal vertebral só devem ser submetidos a TC ou RNM se forem potenciais candidatos a abordagem cirúrgica ou a injeção epidural de esteroides.

• Radiografia de coluna lombar

A radiografia não consegue detectar hérnias discais, já que não visualiza partes moles. A estenose de canal vertebral, por sua vez, só é detectada se a alteração for óssea.

Entretanto, a radiografia permite avaliar as articulações sacroilíacas, que se encontram alteradas na espondilite anquilosante. As incidências oblíquas têm uma maior sensibilidade para detectar a sacroileíte. A erosão precede a esclerose, que é seguida pela anquilose óssea (fusão dos componentes osteocartilaginosos da articulação). Osteíte, sindesmófitos (ossificação envolvendo o ânulo fibroso) e erosões ósseas são as alterações marcantes na radiografia da espondilite anquilosante.

O raio X também é capaz de identificar fraturas por compressão na osteoporose, mas não permite diferenciar fraturas agudas de crônicas. É o primeiro exame de imagem a ser pedido em pacientes com alto risco para fraturas por compressão.

Para boa parte das causas sistêmicas de dor lombar a radiografia não é um exame adequado.

• Tomografia computadorizada (TC)

A TC pode ser usada no diagnóstico da hérnia de disco. Ela consegue detectar compressão nervosa no trajeto foraminal e extraforaminal das raízes nervosas. Tem ainda melhor sensibilidade na detecção de fraturas do que a RNM.

• Ressonância magnética (RNM)

A RNM, assim como a TC, está entre os métodos de escolha para diagnóstico de estenose do canal vertebral. Esse exame permite visualizar melhor do que a TC a compressão nervosa intratecal e é o de melhor acurácia para avaliação de tumores da coluna. Demonstra a invasão da medula óssea por células tumorais, bem como massas de tecidos moles dentro e ao redor da coluna. É também importante no diagnóstico de infecções da coluna vertebral, caracterizando bem sua extensão. As alterações na RNM podem ajudar a diferenciar doenças degenerativas e neoplásicas da osteomielite vertebral.

Abordagem Terapêutica

O tratamento deve ser direcionado de acordo com a etiologia específica da dor lombar e respeitar a intensidade da dor, podendo ser guiado pela escada analgésica da OMS.

No tratamento da dor lombar inespecífica os AINEs e o paracetamol são os mais indicados. Em caso de dor grave ou debilitante, está indicado o uso de opioides. Os relaxantes musculares (ciclobenzaprina, baclofeno) podem ser usados, mas por um curto período de tempo, devido a seus efeitos colaterais, incluindo dependência física e psicológica. Já os antidepressivos tricíclicos fazem parte das estratégias de tratamento da lombalgia crônica. É importante ressaltar que corticosteroides sistêmicos e repouso absoluto não são eficazes no tratamento da dor lombar e podem, inclusive, ser prejudiciais.

Sugestão de Leitura

1. Deyo RA, Mirza SK, Martin BI. Back pain prevalence and visit rates: estimates from U.S. National Surveys, 2002. Spine (Phila Pa 1976). 2006;31(23):2724-7. doi:10.1097/01.brs.0000244618.06877.cd.
2. Hoy D, Bain C, Williams G, et al. A systematic review of the global prevalence of low back pain. Arthritis Rheum. 2012;64(6):2028-37. doi:10.1002/art.34347.
3. National Center for Health Statistics. FastStats. Natl Ambul Meical Care Surv 2010 Summ Tables. 2010:Tables 1,9,13. http://www.cdc.gov/nchs/fastats/physician-visits.htm.
4. Chou R. In the clinic. Low back pain. Ann Intern Med. 2014;160(11):ITC6-1. doi:10.7326/0003-4819-160-11-201406030-01006.
5. AGS Panel on Persistent Pain in Older Persons. The management of persistent pain in older persons. J Am Geriatr Soc. 2002;50(6):S205-S224.
6. Deyo RA, Rainville J, Kent DL. What can the history and physical examination tell us. Ration Clin Exam. 1992;268(6):760-765.
7. Siemionow K, Steinmetz M, Bell G, Ilaslan H, McLain RF. Identifying serious causes of back pain: cancer, infection, fracture. Cleve Clin J Med. 2008;75(8):557-566. http://www.ncbi.nlm.nih.gov/pubmed/18756836.
8. Chou R, Qaseem A, Snow V, Casey D, Shekelle JTP, Owens DK. Clinical Guidelines Diagnosis and Treatment of Low Back Pain: A Joint Clinical Practice Guideline from the American College of Physicians and the American. 2007.
9. Koes BW, Tulder MW Van, Thomas S, van Tulder MW. Clinical review. Diagnosis and treatment of low back pain. Br Med J. 2006;332(June):1430-1434. doi:10.1136/bmj.332.7555.1430.
10. Koes B, Van Tulder M, Lin C, Macedo L, McAuley J, Maher C. An updated overview of clinical guidelines for the management of non-specific low back pain in primary care. Eur Spine J. 2010;19(12):2075-2094. doi:10.1007/s00586-010-1502-y.
11. Gelb D. The neurologic examination. In: Introduction to Clinical Neurology, 2000.
12. Chou R, Qaseem A, Owens DK, Shekelle P, Guidelines C. Clinical Guideline Diagnostic Imaging for Low Back Pain : Advice for High-Value Health Care From the American College of Physicians. Ann Intern Med. 2011;154(November 2010):181-190. doi:10.7326/0003-4819-154-3-201102010-00008.
13. Henschke N, Maher CG, Refshauge KM. Screening for malignancy in low back pain patients: a systematic review. Eur Spine J. 2007;16(10):1673-79. doi:10.1007/s00586-007-0412-0.
14. Jarvik JG, Deyo RA. Diagnostic evaluation of low back pain with emphasis on imaging. Ann Intern Med. 2002;137(7):586-97. http://www.ncbi.nlm.nih.gov/pubmed/12353946.
15. Kreiner DS, Hwang SW, Easa JE, et al. An evidence-based clinical guideline for the diagnosis and treatment of lumbar disc herniation with radiculopathy. Spine J. 2014;14(1):180-91. doi:10.1016/j.spinee.2013.08.003.
16. Katz JN, Harris MB. Clinical practice. Lumbar spinal stenosis. N Engl J Med. 2008;358(8):818-25. doi:10.1056/NEJMcp0708097.
17. WHO Expert Committee on Cancer Pain Relief and Active Supportive Care. Cancer pain relief and palliative care. Geneva World Heal Organization. 1996:63. doi:924120804X.

Capítulo

Dor Torácica

30

Luciana de Carvalho Pereira
Aécio Flávio Teixeira de Góis

Introdução

A dor torácica é um sintoma frequente na enfermaria, abrangendo condições variadas. Algumas apresentam prognóstico benigno, enquanto outras podem levar a complicações graves e potencialmente fatais. Desse modo, o diagnóstico diferencial desses distúrbios é essencial, embora muitas vezes desafiador.

Dentre as causas mais graves de dor torácica destacam-se a síndrome coronariana aguda (SCA), a dissecção de aorta, o tromboembolismo pulmonar (TEP) e o pneumotórax. Dentre as causas benignas, por sua vez, destacam-se os distúrbios gastrointestinais (sendo a doença do refluxo gastroesofágico – DRGE – a mais prevalente), as doenças musculoesqueléticas, (como síndromes costocondral e condroesternal), o herpes-zóster e mesmo causas psiquiátricas, como a síndrome do pânico.

Epidemiologia e Fatores de Risco

No contexto do paciente internado, um estudo americano evidenciou a prevalência de 11,2% de infarto intra-hospitalar em pacientes hospitalizados por outras causas. Já a incidência de TEP em hospitais terciários, segundo alguns estudos, está em torno de 0,3-0,4%. Os fatores de risco para tromboembolismo venoso profundo (principal causa de TEP) nos pacientes hospitalizados podem incluir idade avançada, obesidade, imobilidade, tromboembolismo venoso profundo prévio, insuficiência cardíaca, doença respiratória grave, doença inflamatória grave (lúpus sistêmico, doença inflamatória intestinal), câncer ativo, doença infecciosa grave (sepse), trombofilias, cirurgia recente.

A dissecção de aorta é um importante diagnóstico diferencial nesses casos e deve ser sempre considerada. Os pacientes com maior risco são aqueles hipertensos, com doenças hereditárias do tecido conjuntivo (síndrome de Marfan e síndrome de Ehlers-Danlos) e as grávidas.

O pneumotórax intra- hospitalar, no que lhe concerne, pode ter diferentes causas. Ainda que possível, o pneumotórax espontâneo representa uma minoria dos casos. Já as causas iatrogênicas são diversas, como passagem de um cateter venoso central em veia jugular interna ou veia subclávia, toracocentese, traqueostomia, intubação, ventilação mecânica, procedimentos relacionados à manipulação de marca-passo, broncoscopia.

Achados Clínicos

Ainda que não atuem como critério de exclusão, os sinais e sintomas são importantes para direcionar o diagnóstico. Inicialmente, deve ser feita anamnese procurando caracteri-

207

zar a dor: intensidade, localização, caráter, irradiação, duração e sintomas associados. No exame físico, além da ausculta cardíaca, a palpação dos pulsos nos membros superiores e inferiores e a inspeção e palpação do local indicado também são importantes. Achados positivos, como a diferença de pulso entre os membros ou a reprodução da dor à palpação, auxiliam na determinação diagnóstica.

- **SCA:** A dor torácica típica da síndrome coronariana aguda, geralmente, se localiza na região retroesternal e é descrita como uma sensação de peso, aperto ou em queimação com irradiação para o pescoço, mandíbula, os dentes, braços ou ombros. Como sintomas associados podem ocorrer dispneia, palidez, sudorese, náuseas e vômitos.

- **Dissecção aguda de aorta:** A dissecção de aorta torácica ascendente, por sua vez, ocasiona dor na linha média na porção anterior do tórax. A dor da dissecção é intensa e atinge sua intensidade máxima logo no início. Além disso, pode irradiar para a região dorsal interescapular, conforme progressão da dissecção para a porção descendente da aorta torácica. De acordo com o comprometimento do fluxo das artérias que se originam da aorta, a dissecção pode resultar em perda de pulso de um ou de ambos os braços, acidente vascular encefálico, paraplegia e mesmo infarto agudo do miocárdio ao atingir as coronárias.

- **TEP:** A dor torácica é um sintoma frequente no tromboembolismo pulmonar (TEP). A dor pode ser pleurítica em cerca de 39% dos casos, secundária à irritação pleural causada pelo infarto pulmonar. Já a dor torácica retroesternal ocorre no TEP maciço, possivelmente pela isquemia de VD, e está presente em 15% dos eventos de TEP. Em geral, está associada a dispneia (sintoma mais comum). No caso de embolia maciça, podem ocorrer, ainda, hipotensão, síncope e sinais de insuficiência cardíaca direita.

- **Pneumotórax:** O pneumotórax frequentemente se manifesta com dor pleurítica e dispneia. Ao exame físico, podem ocorrer redução da movimentação da parede torácica, timpanismo à percussão, frêmito toracovocal reduzido e murmúrio vesicular reduzido ou abolido do lado acometido. Taquicardia, hipotensão e cianose devem levantar a suspeita de pneumotórax hipertensivo.

- **Causas benignas:** A dor torácica não cardíaca compreende um grupo de doenças que se manifesta de modo similar à angina, mas não apresenta origem cardíaca. Tem prevalência de 25% na população geral. A causa mais comum dessa manifestação é a doença do refluxo gastroesofágico (DRGE). A piora do sintoma após as refeições, a resolução após o uso de antiácidos e a associação com sintomas típicos tais como queimação retroesternal, disfagia, odinofagia e regurgitação falam a favor da DRGE. Distúrbios da motilidade do esôfago, como o esôfago em quebra-nozes, podem se apresentar como causa de dor torácica não cardíaca, porém são causas bem menos comuns quando comparadas à DRGE.

  Nas síndromes costocondral e condroesternal, a dor é secundária à compressão das junções costocondral e condroesternal. Esse sintoma geralmente é agudo e transitório. Em alguns casos, é possível notar tumefação, calor e eritema nessas articulações, caracterizando a síndrome de Tietze.

  Os dermátomos torácicos são comumente acometidos no herpes-zóster. A dor ocorre cerca de 4 dias antes do surgimento da lesão de pele, o que pode dificultar o diagnóstico. A presença de sensibilidade ou hiperestesia local e a localização da dor envolvendo um dermátomo corroboram o diagnóstico dessa condição.

Nas síndromes psiquiátricas, as características da dor são altamente variáveis. Pode ser referida, por exemplo, como sensação de aperto visceral ou dor contínua que persiste por mais de 30 minutos.

Exames Complementares

Eletrocardiograma (ECG)

O ECG é o exame principal e mais acessível no diagnóstico diferencial da dor torácica.

- **SCA:** O achado mais típico da SCA é o supradesnivelamento do segmento ST presente em pelo menos duas derivações seguidas. É importante lembrar que o infradesnivelamento do segmento ST nas derivações precordiais direitas V1-V4 também pode corresponder a um infarto transmural posterior e o supradesnivelamento correspondente só aparece nas derivações V7-V9 não presentes no ECG tradicional de 12 derivações.

- Um novo infradesnivelamento de segmento ST maior que 0,5 mm em duas derivações contíguas ou inversão de onda T maior que 1 mm em duas derivações subsequentes com onda R proeminente ou índice R/S maior que 1 também são diagnósticos de SCASST.[14]

- **TEP:** No TEP, as alterações inespecíficas de segmento ST e de onda T são as mais frequentes. Já no TEP maciço, o ECG pode apresentar inversão de onda T nas derivações V1-V4, bloqueio de ramo direito completo ou incompleto e o padrão S1Q3T3. No entanto, são achados pouco sensíveis. Assim como no TEP, na dissecção aórtica aguda, as alterações inespecíficas de segmento ST e onda T são os achados mais comuns, podendo ocorrer, inclusive, supradesnivelamento de ST nas derivações DII, DIII e AVF (de modo semelhante ao infarto agudo de parede inferior).

Troponina

- **Infarto agudo do miocárdio (IAM):** Para o diagnóstico do IAM sem supra de ST, atualmente, a troponina é medida no tempo 0 de suspeita diagnóstica e 2 horas após. A presença de IAM é definida com base em um padrão de variação (aumento ou queda) da troponina, medida em ensaios de alta sensibilidade, com pelo menos um dos valores acima do percentil 99 para indivíduos saudáveis. A variação depende do ensaio de troponina utilizado.

- **TEP:** No TEP, a troponina não tem valor diagnóstico, no entanto valores elevados correlacionam-se com pior prognóstico a curto prazo.

D-Dímero

- **TEP:** Na suspeita de TEP em pacientes com baixa a moderada probabilidade pré-teste, é um importante exame devido ao seu alto valor preditivo negativo.

Radiografia de tórax

- **TEP:** No TEP, normalmente a radiografia de tórax encontra-se alterada, mas as alterações mais comuns, tais como atelectasia, derrame pleural e aumento de opacidade do parênquima, são inespecíficas. Alterações mais específicas, como o sinal de Westemark (área de oligoemia distal ao vaso ocluído), são incomuns.

- **Dissecção aguda de aorta:** Na dissecção aórtica, cerca de 61,6% dos pacientes apresentam um alargamento de mediastino. A radiografia é também utilizada no diagnóstico do pneumotórax, visto como uma linha de pleura visceral afastada da parede torácica na incidência posteroanterior.

Ecocardiografia (ECO)

- **SCA:** Na SCA, o ECO atua como exame complementar ao ECG. A disfunção segmentar de parede vista ao ECO precede as alterações do ECG. Na suspeita de TEP, em pacientes hemodinamicamente instáveis, o encontro de sobrecarga do ventrículo direito no ECO associado à impossibilidade de realização de uma angiotomografia justifica a reperfusão de emergência.
- **Dissecção aguda de aorta:** O ECO transesofágico (ETE) pode ser usado no diagnóstico de dissecção da aorta e é particularmente útil em pacientes hemodinamicamente instáveis. O achado mais importante é a presença de um *flap* intimal dentro do lúmen aórtico, diferenciando o lúmen verdadeiro do falso.

Ultrassonografia (USG)

- **TEP:** Em pacientes com suspeita de TEP nos quais não é recomendada a realização de tomografia (p. ex., renais crônicos e grávidas), a ultrassonografia dos membros inferiores com doppler venoso sugestiva de trombose venosa profunda (TVP) autoriza a anticoagulação.
- **Pneumotórax:** O USG é um excelente método para detecção do pneumotórax. Considerando um examinador qualificado, torna-se mais sensível do que a radiografia de tórax.

Tomografia (TC)

- **SCA:** Recentemente, a angiotomografia de coronárias ganhou destaque como substituta do ECG e da troponina na triagem de pacientes de risco intermediário para SCA. Isso porque esse exame tem alto valor preditivo negativo para descartar a presença de SCA.
- **Dissecção aguda de aorta:** Juntamente com o ETE e a RNM, a angiotomografia faz parte dos principais métodos diagnósticos não invasivos da dissecção de aorta.
- **TEP:** A angiotomografia pulmonar tem uma sensibilidade de 83% e uma especificidade de 96% na detecção de TEP, constituindo-se no principal método diagnóstico de imagem para essa patologia.

Abordagem do Paciente com Dor Torácica

A abordagem inicial básica será, sempre, a anamnese e o exame físico já citados. A partir daí, é importante a exclusão das causas graves de dor torácica.

- **SCA:** Na suspeita de SCA, a estratificação de risco é fundamental. Entre os vários escores de risco validados estão o Escore TIMI risk e o Escore GRACE (**Tabelas 30.1** e **30.2**). O próximo passo será a realização de um ECG e a coleta de troponina cardíaca.

  Em pacientes com baixo risco de SCA (TIMI risk 0-1 ou GRACE<140), sem alterações sugestivas de isquemia ao ECG e com troponina de 0 e 2h abaixo do valor da normalidade esse diagnóstico está, praticamente, excluído.

  A confirmação diagnóstica de SCA, por sua vez, é feita nos casos com pelo menos uma troponina acima do valor de referência e variação entre as duas medidas. Se a

Tabela 30.1. Escore TIMI Risk modificado

Idade ≥ 65 anos

≥ 3 fatores de risco para DAC[*]:
1. História familiar dos seguintes eventos com menos de 55 anos de idade
   • Angina - Infarto agudo do miocárdio
   • Morte cardíaca súbita sem uma causa óbvia
2. Dislipidemia 3. Diabetes 4. Hipertensão 5.Tabagista atual

DAC conhecida (Investigação positiva ou procedimento para DAC):
• Cateterismo cardíaco
• Colocação de *stent*
• Angiografia positiva
• Teste ergométrico positivo

Uso de AAS nos últimos 7 dias

≥ 2 episódios de angina nas últimas 24h

Marcar 1 ponto para cada resposta positiva e 0 ponto para cada resposta negativa

Tabela 30.2. Escore GRACE

Cálculo (pontuação total) = Classificação de Killip + PAS + FC + Cr + Idade + Outros fatores de risco

Classificação de Killip	Pontos	PAS[3] (mmHg)	Pontos	FC[4] (bpm)	Pontos	Cr[5] (mg/dL)	Pontos	Idade (anos)	Pontos
Killip I	0	≤80	58	≤50	0	0-0,39	1	≤30	0
Killip II	20	80-99	53	50-69	3	0,40-0,79	4	30-39	8
Killip III	39	100-119	43	70-89	9	0,80-1,19	7	40-49	25
Killip IV	59	120-139	34	90-109	15	1,20-1,59	10	50-59	41
		140-159	24	110-149	24	1,60-1,99	13	60-69	58
Outros fatores de risco	**Pontos**	160-199	10	150-199	38	2-3,99	21	70-79	75
PCR[1] à admissão	39	≥200	0	≥200	46	≥4,0	28	80-89	91
Desvio do segmento ST	28							≥90	100
MNM[2] elevado	14								

Killip I: Sem sinais de descompensação cardíaca; Killip II: Presença de estertores crepitantes, terceira bulha e hipertensão venosa. Killip III: Insuficiência cardíaca severa, edema pulmonar agudo; Killip IV: Choque cardiogênico, incluindo PAS ≥ 90, evidência de vasoconstrição como oligúria, cianose e diaforese. [1]Parada Cardiorrespiratória. [2]Marcadores de necrose miocárdica. [3]Pressão arterial sistólica. [4]Frequência cardíaca. [5]Creatinina.

troponina for acima do valor de referência, mas não houver variação entre as duas medidas, deve-se procurar um diagnóstico diferencial.

• **TEP:** Nos casos com alta suspeita de TEP, é recomendada a realização da angiotomografia (angioTC) contrastada para confirmação diagnóstica. Caso a suspeita seja frustra, é possível solicitar D-dímero. Entretanto, o uso desses exames é limitado no contexto de pacientes internados. Uma alternativa ao exame contrastado é o USG doppler de membros inferiores, como citado anteriormente.

- **Dissecção aguda de aorta:** Para a investigação de dissecção aórtica, a American Heart Association classifica os pacientes, a partir das comorbidades, clínica e exame físico, em riscos baixo, intermediário e alto. Nos pacientes de baixo risco, a abordagem do caso deve ser voltada para os diagnósticos diferenciais. Os pacientes de risco intermediário devem realizar estudo de imagem da aorta (ETE, RNM ou TC), caso a radiografia de tórax e os achados clínicos não forem fortemente sugestivos de outra

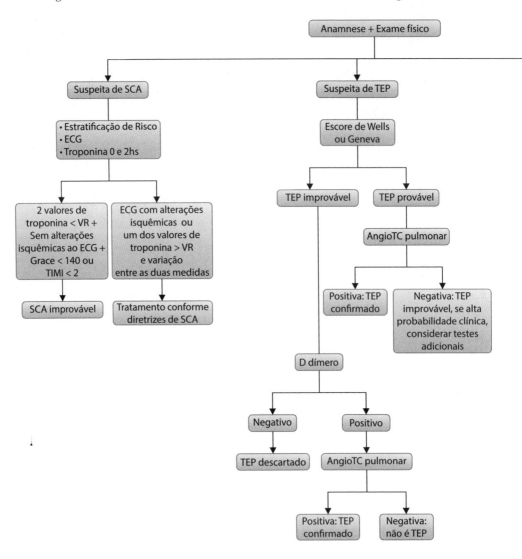

Figura 30.1. Algoritmo diagnóstico de dor torácica

doença. Já os pacientes de alto risco devem ser imediatamente submetidos aos exames de imagem mais acurados.

- **Pneumotórax:** O diagnóstico de pneumotórax usualmente não traz dificuldades. O exame físico costuma ser bastante sugestivo, e a confirmação normalmente é feita com USG ou radiografia de tórax. A TC raramente é necessária.

A **Figura 30.1** traz o algoritmo diagnóstico proposto diante de um paciente com queixa de dor torácica.

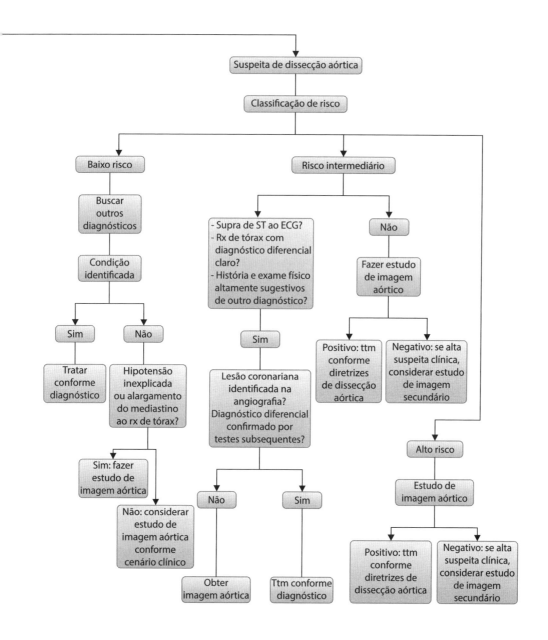

Sugestão de Leitura

1. Alrajab S, et al. Pleural ultrasonography versus chest radiography for the diagnosis of pneumothorax: review of the literature and meta-analysis. Critical Care 2013;17.5: 1.
2. Amsterdam EA, et al. 2014 AHA/ACC guideline for the management of patients with non–ST-elevation acute coronary syndromes: a report of the American College of Cardiology/American Heart Association Task Force on Practice Guidelines. Journal of the American College of Cardiology 2014;64.24: e139-e228.
3. Becattini et al. Prognostic value of troponins in acute pulmonary embolism. Circulation 2007; 116: 427-33.
4. Erhardt L, Herlitz J, Bossaert L, Halinen M, Keltai M, Koster R, Marcassa C, Quinn T, Van Weert H. Task force on the management of chest pain. European Heart Journal Aug 2002, 23 (15) 1153-76; DOI: 10.1053/euhj.2002.3194.
5. Fass R, and Navarro-Rodriguez T. Noncardiac chest pain. Journal of Clinical Gastroenterology 2008; 42.5: 636-46.
6. Golledge J, Kim AE. Acute aortic dissection. The Lancet 2008;372.9632: 55-66.
7. Haasenritter J, Stanze D, Widera G, et al. Does the patient with chest pain have a coronary heart disease? Diagnostic value of single symptoms and signs – a meta-analysis. Croatian Medical Journal. 2012;53(5):432-441. doi:10.3325/cmj.2012.53.432.
8. Hagan PG, Nienaber CA, Isselbacher EM, et al. The International Registry of Acute Aortic Dissection (IRAD): new insights into an old disease. JAMA 2000;283.7: 897-903.
9. Hiratzka LF, et al. 2010 ACCF/AHA/AATS/ACR/ASA/SCA/SCAI/SIR/STS/SVM guidelines for the diagnosis and management of patients with thoracic aortic disease. Journal of the American College of Cardiology 2010;55.14: e27-e129.
10. Hoffmann U, et al. Coronary CT angiography versus standard evaluation in acute chest pain. New England Journal of Medicine 2012;367.4: 299-308.
11. Hollander JE, Han M, Mueller C. State-of-the-art evaluation of emergency department patients presenting with potential acute coronary syndromes. Circulation. 2016;134:547-564, originally published August 15, 2016 http://dx.doi.org/10.1161/CIRCULATIONAHA.116.021886.
12. Hollander JE, Than M, and Mueller C. State-of-the-art evaluation of emergency department patients presenting with potential acute coronary syndromes. Circulation 134.7 (2016): 547-64.
13. Khan IA, Chandra KN. Clinical, diagnostic, and management perspectives of aortic dissection. Chest Journal 122.1 (2002): 311-28.
14. Konstantinides S, et al. 2014 ESC guidelines on the diagnosis and management of acute pulmonary embolism. European Heart Journal 2014: ehu283.
15. Libby P, Bonow RO, Mann DL, Zipes DP (eds). Braunwald: Tratado de doenças cardiovasculares. 9a. ed. Philadelphia: Saunders/Elsevier; 2013.
16. Longo, DL, et al. Medicina interna de Harrison. 18.ed. Porto Alegre: AMGH, 2013. 2 v.
17. Maynard C, Lowy E, Rumsfeld J, et al. The prevalence and outcomes of in-hospital acute myocardial infarction in the Department of Veterans Affairs Heath System. Arch Intern Med. 2006; 166(13): 1410-6.
18. Muir J, Yelland M. Skin and breast disease in the differential diagnosis of chest pain. Med Clin N Am 2010;94: 319-25.
19. NikusK, et al. Eletrocardiographic classification of acute coronary syndromes: a review by a Committee of the International Society for Holter and Non-Invasive Eletrocardiology. Journal of Eletrocardiology 2010;43.2: 91-103.
20. Richter JE. Typical and atypical presentations of gastroesophageal reflux disease. The role of esophageal testing in diagnosis and management. Gastroenterol Clin North Am 1996; 25:75.
21. Sahn SA, HeffnerJE. Spontaneous pneumothorax. New England Journal of Medicine 2000;342.12: 868-74.
22. Stein P, Terrin M, Hales C, et al. Clinical, laboratory, roentgenographic, and electrocardiographic findings in patients with acute pulmonary embolism and no pre-existing cardiac or pulmonary disease. Chest 1991;100:598-603.
23. Stein PD, Beemath A, Olson RE. Trends in the incidence of pulmonary embolism and deep venous thrombosis in hospitalized patients. The American Journal of CardiologyJune 15, 2005; 95.

24. Stevens SM, Douketis JD. Deep vein thrombosis prophylaxis in hospitalized medical patients: current recommendations, general rates of implementation and initiatives for improvement. Clin Chest Med 2010; 31: 675-89.
25. Than M, et al. 2-Hour accelerated diagnostic protocol to assess patients with chest pain symptoms using contemporary troponins as the only biomarker: the ADAPT trial. Journal of the American College of Cardiology 2012;59.23 (2012): 2091-8.
26. Thygesen K, Alpert JS, Jaffe AS, Simoons ML, Chaitman BR, White HD. ESC/ACCF/AHA/WHF. Third universal definition of myocardial infarction. Circulation 2012; 2020-35.
27. Torbicki A, Agnelli G, Danchin N, Fitzmaurice D, Galiè N, Humbert M, et al. ESC Guidelines on the Diagnosis and Management of Acute Pulmonary Embolism Authors/Task Force Members. European Heart Journal Aug 2014, ehu283; DOI: 10.1093/eurheartj/ehu283.
28. Tschopp J-M, et al. ERS task force statement: diagnosis and treatment of primary spontaneous pneumothorax. European Respiratory Journal 2015;46.2: 321-35.
29. Wells PS, et al. Excluding pulmonary embolism at the bedside without diagnostic imaging: management of patients with suspected pulmonary embolism presenting to the emergency department by using a simple clinical model and d-dimer. Annals Of Internal Medicine 2001;135.2: 98-107.
30. Worsley DF, Alavi A, Aronchick JM, Chen JT, Greenspan RH, Ravin CE. Chest radiographic findings in patients with acute pulmonary embolism: observations from the PIOPED Study. Radiology 1993;189.1: 133-6.

Edema

Capítulo 31

Alexandra Régia Dantas Brígido
Letícia Sandre Vendrame

Introdução

Edema é o acúmulo palpável de líquido que resulta de um aumento do volume de fluido intersticial e, quando massivo e generalizado, denomina-se anasarca. O edema generalizado não se torna clinicamente aparente até que o volume intersticial tenha aumentado em pelo menos 3 L, quantidade semelhante ao volume total plasmático.

Dentre as principais condições clínicas associadas à presença de edema generalizado no paciente internado destacam-se a insuficiência cardíaca (IC), a cirrose hepática e a síndrome nefrótica, sendo também relevantes as doenças venosas e as linfáticas, que em geral produzem edema localizado, o qual é limitado a um órgão particular ou a um leito vascular. Nesse contexto, destaca-se também o angioedema, quando há acúmulo de líquido na derme profunda, no tecido subcutâneo ou submucoso, devido a extravasamento vascular. Este, embora raro como condição hereditária, pode aparecer no paciente internado mais comumente associado a reações alérgicas.

Os dados estatísticos associados à incidência e à prevalência de edema durante a internação hospitalar são escassos, visto que ele pode estar associado a diversas patologias, podendo ser parte da síndrome que motiva a internação (p. ex.: edema generalizado da síndrome nefrótica), surgir como complicação durante a internação (p. ex.: edema da trombose venosa profunda) ou ser achado de exame físico atribuível a uma doença de base não relacionada ao motivo da internação (p. ex.: edema da insuficiência venosa em uma internação de causa infecciosa).

Causas e Mecanismos

O edema é produzido por um ou mais dos seguintes mecanismos: aumento da pressão hidrostática, diminuição da pressão oncótica e/ou aumento da permeabilidade dos capilares, bem como retenção renal de sódio e água.

A **Tabela 31.1** resume as principais causas de edema de acordo com a fisiopatologia envolvida.

Diagnóstico

A presença de edema no paciente internado, especialmente a anasarca, requer investigação etiológica, uma vez que pode estar associado a condições graves. A anamnese e o exame físico são fundamentais na investigação inicial da etiologia do edema.

Tabela 31.1. Principais causas de edema de acordo com sua fisiopatologia

Pressão hidráulica capilar aumentada

Aumento do volume plasmático por retenção de sódio

- Insuficiência cardíaca, incluindo *cor pulmonale*
- Retenção renal primária de sódio (doença renal, incluindo síndrome nefrótica; medicações (p. ex.: AINEs, corticos-teroides, bloqueadores de canal de cálcio, vasodilatadores, tiazolidinedionas); cirrose hepática inicial.
- Gravidez e edema pré menstrual
- Edema idiopático, quando induzido por diurético
- Sobrecarga de sódio ou volume: Antibióticos parenterais ou outras medicações contendo sódio, bicarbonato de sódio ou reposição rápida de volume.

Obstrução ou insuficiência venosa

- Cirrose ou obstrução venosa hepática
- Edema pulmonar agudo
- Obstrução venosa local (trombose venosa; estase venosa)
- Insuficiência venosa crônica (síndrome pós-trombótica)

Vasodilatação arteriolar

- Medicações (frequentes – vasodilatadores, como hidralazina, minoxidil, bloqueadores de canal de cálcio di--hidropiridínicos; menos frequentes – alfa-1- bloqueadores, metildopa, bloqueadores de canal de cálcio não di-hidropiridínicos)
- Edema idiopático

Hipoalbuminemia

Perda de proteínas

- Síndrome nefrótica
- Enteropatia perdedora de proteínas

Síntese reduzida de albumina

- Doença hepática
- Desnutrição

Aumento da permeabilidade vascular

- Edema idiopático
- Queimaduras, trauma, inflamação ou sepse
- Reações alérgicas, incluindo certas formas de angioedema
- Síndrome da angústia respiratória do adulto
- Diabetes mellitus
- Terapia com interleucina-2
- Ascites malignas

Obstrução linfática ou aumento da pressão oncótica intersticial

- Dissecção linfodonal
- Aumento linfonodal por malignidade
- Hipotireoidismo
- Ascites malignas

Continua

Continuação

Tabela 31.1. Principais causas de edema de acordo com sua fisiopatologia

Outras drogas, principalmente em pacientes que já apresentam redução de débito cardíaco, doença renal preexistente e/ou recebendo altas doses dessas drogas (mecanismo incerto)

- Anticonvulsivantes (gabapentina, pregabalina)
- Quimioterápicos (docetaxel, cisplatina)
- Antiparkinsonianos (pramipexol)

Adaptada de UpToDate, 2017.

A caracterização do edema é o primeiro passo na determinação de sua causa, e os seguintes aspectos devem ser sempre abordados:

- **Início e localização:** Geralmente, surge de modo ascendente devido à ortostase, acometendo inicialmente pés e pernas. A região sacral também deve ser avaliada em pacientes que permanecem em decúbito dorsal no leito a maior parte do tempo. Quando acomete face, sugere etiologia renal, mas o edema facial localizado também pode ser causado por angioedema ou obstrução da veia cava superior. O edema de bolsa escrotal pode fazer parte de quadros de anasarca, mas, quando isolado, deve ser aventada a possibilidade de escroto agudo.

- **Evolução:** Costuma ser progressivo, de longa duração, com períodos de agudização quando há descompensação do quadro de base. Pode ser intermitente, por exemplo, em mulheres, caracterizando-se como sintoma pré-menstrual comum.

- **Distribuição:** Os membros inferiores são as regiões mais acometidas. O edema de extremidade unilateral é geralmente devido a obstrução venosa ou linfática (p. ex., trombose venosa profunda, obstrução tumoral, linfedema primário) ou associado a estase venosa. O edema bilateral das extremidades inferiores pode ter causas localizadas (p. ex., obstrução da veia cava inferior, compressão devido a ascite e massa abdominal) ou estar associado a quadros de edema generalizado.

- **Intensidade:** Quantificado pela compressão digital sobre estrutura rígida por pelo menos 5 segundos (sinal de Godet, sinal do cacifo), pelo peso diário do paciente ou pela medida do perímetro da região edemaciada. A graduação em 1+ a 4+ (leve a severo) não tem uma padronização específica, mas pode também ser útil para acompanhamento da evolução do quadro e avaliação de resposta terapêutica. A presença de desproporção entre ascite (volumosa) e edema discreto a moderado de extremidades sugere hepatopatia ou carcinomatose peritoneal.

- **Superfície, consistência e elasticidade:** O edema mole e facilmente depressível é resultado de uma retenção hídrica de menor duração, com infiltração do subcutâneo por água, e costuma ser de textura lisa. O edema duro e espesso, por outro lado, traduz a proliferação fibroblástica que ocorre nos edemas de longa duração ou que se acompanham de repetidos surtos inflamatórios. Os edemas inflamatórios são acompanhados por dor e calor local e, em geral, apresentam elasticidade, propriedade que é ausente no mixedema secundário ao hipotireoidismo e nos quadros de obstrução linfática. Quando apresenta superfície enrugada, sugere estado de reabsorção.

- **Alteração de coloração:** Palidez sugere distúrbios da circulação; cianose sugere alteração da oxigenação local, e hiperemia sugere processos inflamatórios. A presença de dermatite ocre pode sugerir insuficiência venosa como etiologia.

Quando o edema é generalizado, é importante também questionar sobre sintomas associados, fatores de risco (hipertensão, doença coronariana, hepatite viral, uso de álcool), história familiar ou outros achados do exame físico que possam ajudar a diferenciar uma possível doença cardíaca ou hepática subjacante, bem como sobre o uso de drogas que podem estar associadas ao surgimento de edema, conforme demonstrado na **Tabela 31.1**. Achados como ortopneia, dispneia paroxística noturna, turgência jugular patológica ou refluxo hepatojugular presente estão geralmente associados a IC, enquanto aranhas vasculares, eritema palmar, icterícia, ascite, circulação colateral abdominal e edema generalizado discreto apontam para um quadro de cirrose hepática.

Nos quadros de insuficiência cardíaca, o exame físico também pode auxiliar a determinar a etiologia com base na localização do edema. Pacientes com insuficiência cardíaca com disfunção ventricular esquerda tipicamente apresentam congestão pulmonar, enquanto aqueles com cardiomiopatia podem ter envolvimento equivalente dos ventrículos direito e esquerdo, muitas vezes levando ao aparecimento simultâneo de edema pulmonar e periférico. Quando a doença afeta principalmente o ventrículo direito ou o retorno venoso ao coração, o edema tem distribuição predominantemente periférica.

Embora as patologias cardíacas sejam a principal causa de edema pulmonar, ele também pode ser resultado de estados hipervolêmicos secundários à retenção primária de sódio (p. ex., em glomerulonefrites agudas) ou por aumento da permeabilidade capilar (p. ex., na síndrome do desconforto respiratório agudo). Hipoalbuminemia isolada e cirrose não complicada não estão associadas a edema pulmonar. Na cirrose hepática, a dispneia tende a aparecer por restrição do diafragma devido a ascites volumosas e/ou à formação de hidrotórax.

Por outro lado, pacientes com edema idiopático se comportam como se estivessem depletados em volume, com redução excessiva do volume plasmático na ortostase, mecanismo que é exacerbado pelos diuréticos. O diagnóstico de edema idiopático é de exclusão e deve ser considerado em mulheres em idade fértil que têm uma concentração normal de albumina plasmática, pressão venosa jugular normal e nenhuma evidência de doença cardíaca, hepática ou renal.

Exames complementares

Na investigação inicial de um quadro edemigênico, os exames complementares também podem auxiliar na definição etiológica:

- **Função renal (ureia e creatinina):** A elevação desses marcadores sugere insuficiência renal, que pode ser a causa primária do edema generalizado ou complicação secundária a disfunção cardíaca ou hepática. Está frequentemente normal na síndrome nefrótica ou nefrítica.

- **Fração de excreção de sódio:** < 1 em quadros de retenção de sódio, como IC, cirrose, síndrome nefrótica e estados hipovolêmicos; > 1 quando há aumento do volume circulante, por exemplo, infusão excessiva de água e sódio, diminuição da função renal ou uso de diuréticos.

- **Proteínas totais e frações:** Quando reduzidas, especialmente à custas de albumina, por eliminação (enteropatia perdedora de proteínas ou síndrome nefrótica) ou por diminuição da produção (cirrose ou desnutrição proteicocalórica), favorecem a formação de edema.

- **Colesterol e triglicerídeos:** Observa-se dislipidemia acentuada na síndrome nefrótica.

- **Eletrólitos (sódio e potássio):** Costumam estar alterados devido ao uso de diuréticos. Hipercalemia acentuada sugere insuficiência renal ou uso de diuréticos poupadores de potássio ou inibidores da enzima conversora de angiotensina, enquanto a hiponatremia é marcador de mau prognóstico da IC e na cirrose.
- **Transaminases e função hepática (bilirrubinas totais e frações, TAP, albumina):** Alterações sugerem hepatopatia.
- **NT-pró-BNP:** Útil para sugerir IC como etiologia para o edema generalizado.
- **Urina tipo 1:** Proteinúria acentuada sugere síndrome nefrótica, devendo o diagnóstico ser complementado com proteinúria de 24h ou relação proteína/creatinina urinária. Hematúria associada a proteinúria leve a moderada e hipertensão sugerem síndrome nefrítica.
- **ECG:** Ocorre diminuição da amplitude em pacientes anasarcados. Em cardiopatas, pode demonstrar sinais de sobrecarga de câmaras, arritmias ou infartos prévios (zonas inativas).
- **RX de tórax:** Pode apresentar cardiomegalia e/ou congestão pulmonar.
- **Ecocardiograma:** Melhor exame para confirmar disfunção cardíaca.
- **Ultrassonografia com doppler venoso:** Pode demonstrar sinais de insuficiência venosa ou confirmar uma trombose venosa profunda.
- **Ultrassonografia de rins e vias urinárias:** Estima o tamanho e a ecodensidade renal.

Tratamento

O tratamento do edema consiste em reverter a causa subjacente (se possível), restringir sódio da dieta para minimizar retenção hídrica e, na maioria dos pacientes, instituição de diureticoterapia. Se possível, os agentes com toxicidade cardíaca, hepática ou renal devem ser substituídos e tratados os fatores que podem estar relacionados à descompensação (infecções, distúrbios hidroeletrolíticos ou acidobásicos, arritmias, infarto agudo do miocárdio ou piora de disfunções orgânicas prévias). A restrição hídrica em torno de 1.000-1.500 mL/dia associada à redução de sódio na dieta é importante em doentes renais crônicos e em pacientes com insuficiência cardíaca, enquanto cirróticos se beneficiam mais da restrição do consumo de sal (< 2 g/dia).

O edema pulmonar é uma forma de edema que apresenta risco imediato para o paciente e requer tratamento rápido, assim como o angioedema da anafilaxia, sendo que o tratamento deste será mais bem discutido no capítulo Anafilaxia deste livro. Outros estados edematosos, especialmente os quadros de anasarca, devem ser corrigidos de maneira mais lenta.

A remoção de fluidos pode reduzir o volume sanguíneo arterial efetivo e reduzir a perfusão tissular, e, por isso, pacientes em diureticoterapia devem ter sua função renal monitorizada (marcador de perfusão renal), visando manter a estabilidade da mesma. Em geral, objetiva-se uma redução de fluidos de 1 L/dia, exceto para pacientes cirróticos com ascite e sem edema periférico, nos quais deve ser mobilizado um máximo de 300-500 mL/dia. Pacientes em uso de diuréticos, especialmente os de alça, devem ser monitorizados também com coleta de gasometria arterial e dosagem de eletrólitos, pela possibilidade de alcalose metabólica, hipocalemia e hiponatremia, bem como devem ser avaliados sinais ou sintomas de hipoperfusão.

Em pacientes com cirrose a combinação de espironolactona e um diurético de alça é o regime inicial preferido, enquanto nas outras causas de edema generalizado os diuréticos de alça, como a furosemida, são preferidos.

Na síndrome nefrótica, os pacientes podem necessitar de doses maiores para obter resposta. A resposta diurética máxima em uma determinada dose em pacientes estáveis é geralmente vista com a primeira dose.

Em quadros de insuficiência venosa, linfedema e ascite maligna, os diuréticos devem ser usados com cautela e rigorosa monitorização da função renal. O melhor tratamento para o edema secundário a estase venosa consiste em elevação dos membros inferiores e meias elásticas de compressão acima do joelho.

Alguns raros casos de edema idiopático são induzidos por diurético. Nesses casos, o tratamento consiste em suspender a diureticoterapia por pelo menos 2-3 semanas. Em contrapartida, pacientes com edema generalizado por qualquer causa e resistente à diureticoterapia inicial podem requerer altas doses de diuréticos de alça em combinação com diuréticos que agem em um sítio distinto, tipicamente diuréticos tiazídicos, como a hidroclorotiazida.

Sugestão de Leitura

1. Kasper DL, Fauci AS, Hauser SL, Longo DL, Jameson JL, Loscalzo J. Harrison's Manual of Medicine: 19th edition. New York, McGraw-Hill, 2016.
2. Sterns RH. Clinical manifestations and diagnosis of edema in adults. UpToDate, 016. Disponível em: https://www.uptodate.com/contents/clinical-manifestations-and-diagnosis-of-edema-in-adults.
3. Sterns RH. General principles of the treatment of edema in adults. UpToDate, 2015. Disponível em: https://www.uptodate.com/contents/general-principles-of-the-treatment-of-edema-in-adults.

Febre e Hipotermia

Capítulo 32

Gabriela Tanajura Biscaia
João Antonio Gonçalves Garreta Prats

Introdução

A temperatura corporal varia ao longo do dia e de acordo com os estímulos externos. O centro termorregulador hipotalâmico é o responsável por ajustar o nível em que temperatura deve ser mantida, equilibrando a produção e a perda de calor do corpo. Em geral, ocorre uma variação de cerca de 0,6 °C ao longo do dia.

Existem diversos locais possíveis para aferição da temperatura corporal, e os principais são: cavidade oral, reto, oco axilar, tímpano, artéria pulmonar, esôfago, nasofaringe e bexiga. Entre os métodos menos invasivos, as medidas através da membrana timpânica e do reto seriam as que apresentam maior correlação com a temperatura central, apesar de não terem grande aceitação na prática clínica. No Brasil, utilizamos o oco axilar como principal local de aferição. No entanto, este é o local que detecta a febre mais tardiamente e, muitas vezes, pode estar subestimado pela vasoconstrição periférica. De modo geral, a temperatura axilar normal varia em torno de 35,5 a 37 °C, sendo a média de 36 a 36,5 °C. Já a temperatura oral normal é esperada que varie de 36 a 37,4 °C e a temperatura retal, de 36 a 37,5 °C, em média 0,5 °C maior do que a temperatura axilar.

Febre

A febre é um sinal extremamente comum na prática médica e geralmente está associada a outros sinais e sintomas, configurando uma síndrome. É, ainda, considerada uma complicação comum em pacientes hospitalizados, estando presente em cerca de 2 a 31% das internações hospitalares. Esse número pode chegar a 70% quando avaliados os pacientes internados em unidade de terapia intensiva.

Definições

O aumento da temperatura corporal pode ter diferentes significados:

- **Febre:** Elevação da temperatura corporal acima das variações basais secundária ao aumento do *set point* do centro termorregulador hipotalâmico. Alguns autores já consideram uma temperatura axilar acima de 37,2 °C como alterada, mas tradicionalmente define-se febre como temperatura axilar acima de 37,8 °C.
- **Hiperpirexia:** Termo utilizado para a febre com temperatura acima de 41,5 °C. É uma condição mais comumente observada em pacientes com hemorragia no sistema nervoso central e, muito raramente, em infecções graves.
- **Hipertermia:** O aumento da temperatura corporal sem que haja alteração no centro termorregulador hipotalâmico. Geralmente é causada por uma elevação da tempe-

ratura superior à capacidade de dissipação do calor, como pela exposição excessiva ao calor externo ou produção endógena exacerbada. A diferenciação clínica entre febre e hipertermia inicialmente pode ser difícil, mas é importante para a abordagem terapêutica.

- **Febre no idoso:** Sabe-se que a temperatura basal do idoso é mais baixa quando comparada à população de adulto jovem e muitos idosos não apresentam febre mesmo em vigência de infecção. A febre no idoso pode ser definida quando há um aumento persistente da temperatura corporal em pelo menos 1,1 °C acima da temperatura basal (independentemente da técnica de aferição); temperatura oral isolada acima de 37,8 °C; temperatura oral repetidamente acima de 37,2 °C ou temperatura retal acima de 37,5 °C. Em geral, temperaturas acima de 38 °C em idosos estão associadas a infecções mais graves.
- **Febre nosocomial:** Febre que ocorre após 48h da admissão em pacientes que não apresentam história prévia de febre.
- **Febre de origem indeterminada (FOI):** Febre maior ou igual a 37,8 °C em várias ocasiões, com duração superior a 3 semanas (definição clássica) ou ausência de diagnóstico após 3 dias de investigação hospitalar ou, ainda, após três consultas ambulatoriais. Já a FOI nosocomial é caracterizada por temperaturas maiores ou iguais a 37,8 °C em várias ocasiões nos pacientes internados, na ausência de um diagnóstico de infecção ou doença incubada à admissão e ausência de diagnóstico após 3 dias de investigação adequada (incluindo pelo menos 48h de culturas).

Etiologia

De modo geral, a febre tem diversas etiologias, as quais envolvem doenças infecciosas e não infecciosas (**Tabelas 32.1** e **32.2**). Quando se avalia a febre em pacientes hospitalizados, as doenças infecciosas ainda se sobrepõem às etiologias não infecciosas, sendo responsáveis por cerca de 54 a 76% dos casos. As doenças não infecciosas ocorrem em cerca de 14 a 31% dos pacientes desse grupo e geralmente estão relacionadas às causas inflamatórias, isquêmicas, endócrinas, neoplásicas e relacionadas a drogas. Sabe-se ainda que 10% das bacteremias nosocomiais ocorrem na ausência de febre.

Tabela 32.1. Causas infecciosas da febre nosocomial
Causas infecciosas mais comuns
Relacionada aos dispositivos intravasculares: infecção de corrente sanguínea, endocardite, tromboflebite supurativa
Colite por *Clostridium difficile*: associada ao uso recente de antibióticos. Pode estar presente mesmo em pacientes sem diarreia e é a principal causa de reação leucemoide em pacientes internados.
Trato respiratório: pneumonia hospitalar; pneumonia aspirativa; pneumonia associada à ventilação mecânica
Infecção do trato urinário: associada à cateterização ou pós procedimento (ex: cistoscopia)
Infecção de ferida operatória
Úlcera de pressão infectada
Causas infecciosas menos comuns
Gastrointestinal: Colangite, diverticulite, abscesso intra-abdominal
Sinusite: principalmente em pacientes em uso de sonda nasoenteral/nasogástrica

Continua

Continuação

Tabela 32.1. Causas infecciosas da febre nosocomial

Causas infecciosas menos comuns
Sistema nervoso central: meningite, abscesso epidural
Pele e tecido subcutâneo: celulite, fasceíte necrotizante
Relacionada a transfusão de hemoderivados: infecções bacterianas, virais, fúngicas
Infecção de próteses
Celulite

Tabela 32.2: Etiologias não infecciosas da febre nosocomial

Causas não infecciosas mais comuns
Drogas
Hematomas
Reação transfusional
Pós-operatório imediato
Eventos tromboembólicos: trombose venosa profunda, tromboembolismo pulmonar; tromboflebite não infecciosa
Causas não infecciosas menos comuns
Endócrinas: tempestade tireoidiana, insuficiência adrenal
Cardíacas: infarto agudo do miocárdio
Neurológicas: convulsões, acidente vascular hemorrágico/isquêmico, hematoma subdural
Vasculites
Neoplasias sólidas e hematológicas
Doenças inflamatórias: hepatites não virais, gota
Abstinência

Apesar de essa distinção ser difícil na prática, a magnitude da febre pode representar pistas no diagnóstico:

- **Temperatura oral/retal variando entre 38,3 °C e 38,8 °C:** pode ter origem infecciosa ou não infecciosa.
- **Temperatura oral/retal 38,9 a 41 °C:** geralmente ocorre por etiologia infecciosa.
- **Temperatura oral/retal maior ou igual a 41,1 °C:** geralmente tem etiologia não infecciosa e está, na maior parte das vezes, relacionada a febre induzida por drogas, reação transfusional, tempestade tireoidiana, hipertermia da malignidade ou síndrome neuroléptica maligna.

A febre induzida por drogas é geralmente um diagnóstico de exclusão, e a principal pista diagnóstica é o desaparecimento da febre após interrupção da medicação. Existem vários mecanismos envolvidos (**Tabela 32.3**), e virtualmente qualquer droga pode estar relacionada, sendo as classes mais comuns os antibióticos e anticonvulsivantes. A febre pode ser acompanhada de *rash* cutâneo, eosinofilia e outros sinais e sintomas, mas também pode ocorrer como manifestação isolada. O tempo médio entre a administração da droga e o início da febre é de cerca de 8 dias, mas pode variar de horas a meses, tornando um diagnóstico difícil na prática médica.

Tabela 32.3. Principais fármacos indutores de febre e mecanismos relacionados

Mecanismo	Drogas	Observações
Reação de hipersensibilidade	Alopurinol, heparina, metildopa Antibióticos: betalactâmicos, sulfonamidas, nitrofurantoína Anticonvulsivantes: carbamazepina, fenitoína Antiarrítmicos: procainamida, quinidina	Mais comum. Dias a semanas após introdução do fármaco
Alteração termorregulação	Ação anticolinérgica: anti-histamínicos, atropina, antidepressivos tricíclicos, fenotiazinas. Cimetidina, levotiroxina, inibidores da monoamina oxidase.	–
Administração da droga	Anfotericina B, vancomicina, cefalosporinas Bleomicina Vacinas e extratos alérgicos	Horas após a administração
Farmacológico da droga	Quimioterapia Penicilina: reação de Jarisch-Herxheimer Heparina, varfarina	Secundária a lise celular ou bacteriana

As causas de hipertermia diferem um pouco das causas de febre. Dentre as principais destacam-se a hiperpirexia e disfunção do sistema nervoso central (SNC) (p. ex.: *delirium*, convulsões, coma) associadas a aumento de temperatura ambiental que não consegue ser dissipada; hipertermia da malignidade; síndrome neuroléptica maligna; síndrome serotoninérgica. As quatro últimas apresentam importante relação com reação idiossincrásica a medicamentos.

Abordagem diagnóstica

Na abordagem ao paciente com aumento da temperatura corporal, o primeiro passo é tentar diferenciar clinicamente febre e hipertermia. História de exposição a droga ou substância ilícitas e, no exame físico, pele quente e vasodilatação cutânea visível sugerem hipertermia. Pode haver sudorese, mas em alguns casos a pele pode estar seca pelo uso de drogas que bloqueiam a produção do suor. Os pacientes com febre geralmente apresentam calafrios e vasoconstrição periférica.

Na avaliação da síndrome febril, é importante sempre revisar a história e os sintomas associados e realizar um exame físico completo:

- **Reavaliar história:** Comorbidades prévias (incluindo doenças que possam levar a imunossupressão), uso de dispositivos protéticos, uso recente de antibióticos, alergias, procedimentos invasivos recentes, transfusão de hemocomponentes, investigação ativa de sintomas associados.

- **Exame físico completo e minucioso em busca de possível foco:** A avaliação dos sinais vitais é de primordial importância para auxiliar na definição da gravidade do quadro, assim como a avaliação da curva térmica em busca de algum padrão específico que possa trazer auxílio no diagnóstico etiológico. A pele deve ser examinada em toda a sua extensão à procura de exantemas, hiperemias, úlceras de pressão, além da avaliação dos locais de inserção de cateter (periféricos ou centrais). Outros achados que são importantes armas na definição da etiologia são: novo sopro cardíaco, alteração na ausculta respiratória, dor abdominal, hepatoesplenomegalia, artrite, sinais de irritação meníngea e alterações no exame físico neurológico.

Os exames complementares devem sempre ser individualizados e baseados nas hipóteses diagnósticas formuladas a partir da avaliação clínica do paciente. No entanto, em pacientes internados, infecção deve ser sempre inicialmente descartada. A investigação inicial deve conter:

- Hemograma.
- Urina tipo 1.
- Culturas: hemoculturas (em geral, dois pares), urocultura, culturas de sangue de cateter. Avaliar necessidade de coprocultura e cultura de secreção de ferida operatória.
- Radiografia ou tomografia de tórax.
- Ecocardiograma.
- Imagem abdominal (USG ou TC).
- Marcadores inflamatórios: proteína C reativa, velocidade de hemossedimentação e pró-calcitonina.

Outros exames complementares podem ser necessários, dependendo da história e do exame físico.

Tratamento

O principal e mais importante ponto no tratamento da febre é o tratamento da causa de base e de suas complicações, seja ela infecciosa ou não infecciosa. Os estudos de FOI demonstram que a introdução empírica de antimicrobianos não tem impacto no prognóstico. Desse modo, a antibioticoterapia deve ser reservada para populações especiais (p. ex.: neutropênicos) e pacientes com evidência de deterioração ou instabilidade.

Em relação ao manejo da temperatura do paciente febril, o primeiro passo é diferenciar febre e hipertermia. A febre tem como principal terapêutica os antitérmicos, os quais diminuem o *set point* hipotalâmico, e essas medicações têm pouca ou nenhuma ação na hipertermia (**Tabela 32.4**).

Tabela 32.4. Medicações antitérmicas		
Medicação	Posologia	Observações
Dipirona	• VO: 500mg-1g, em geral até 6 vezes ao dia. Dose máxima 7 g/dia • IM ou IV: 1 a 2g, IM ou IV até 6 vezes ao dia. Dose máxima 7 g/dia • Retal (supositório): 300 mg até 4 vezes ao dia	• Pouco descrita na literatura estrangeira • Analgésico potente
Paracetamol	• VO: 500 mg a 1.000 mg até de 6/6h	• Não ultrapassar 4 g/dia pelo risco de hepatotoxicidade
Ácido acetilsalicílico (AAS)	• VO: 325 a 600 mg 4/4h ou 975 mg 6/6h Dose máxima 4 g/dia Retal: 300 a 600 mg 4/4h	• Menos utilizado devido aos efeitos colaterais: plaquetopenia, sangramento do trato gastrointestinal e lesão renal.
Naproxeno	• VO: 200mg 8/8g ou 12/12h. Dose máxima 600 mg/dia	
Ibuprofeno	• VO: 400 mg 4/4h ou 6/6h. Dose máxima 3,2 g/dia	

*AINEs: anti-inflamatórios não esteroidais.

Atualmente, sabe-se que o tratamento da febre não tem impacto negativo sobre o prognóstico das infecções. O manejo da febre ajuda a controlar os sintomas associados e a reduzir o consumo de oxigênio, que se encontra elevado por conta do aumento de temperatura, situação deletéria principalmente nos pacientes com doenças crônicas.

Em caso de dificuldade no controle da temperatura, é possível intercalar algumas das drogas descritas. A combinação de AAS com paracetamol é mais efetiva quando comparada ao seu uso isolado. Nos casos de hiperpirexia, podem ser usados cobertores frios associado aos antitérmicos, mas nunca medidas físicas isoladas. Nessa situação, os antitérmicos auxiliam na queda do *set point* hipotalâmico, enquanto as demais medidas ajudam na dissipação do calor.

No caso da febre induzida por droga, é indicado descontinuar a medicação sempre que possível. A resolução da febre geralmente ocorre em 48 a 72h, mas pode continuar por algumas semanas.

Já o tratamento da hipertermia é baseado apenas em medidas físicas. A redução da temperatura pode ser realizada por meio de banho resfriado (20 °C), mas não gelado, utilizando esponjas úmidas. Evitar a submersão na água, uma vez que isso pode ocasionar um prejuízo na perda de calor pela evaporação. O uso de álcool não apresenta benefício. Deve-se ter cuidado com o uso de cobertores frios, pois eles podem aumentar a vasoconstrição periférica e diminuir a perda de calor através da pele. A reposição volêmica deve ser iniciada no intuito de tratar/evitar desidratação. Se optado pelo uso de fluidos resfriados, não administrar por meio de cateter venoso central com via de saída próxima ao coração. O tratamento específico da hipertermia deve ser realizado de acordo com a causa.

Hipotermia

A hipotermia é definida como temperatura corporal abaixo de 35 °C e é uma condição associada a elevada morbidade e mortalidade. A presença de hipotermia à admissão hospitalar em pacientes infectados está associada a aumento da mortalidade quando comparada a normotermia ou febre.

Definições

A hipotermia pode ser classificada em intencional (induzida) e acidental (não induzida), esta última dividida em primária e secundária. A hipotermia acidental primária é aquela relacionada à exposição ambiental, ocorre quando há um desequilíbrio entre a produção de calor e a exposição excessiva ao frio, principalmente em situações em que há depleção dos estoques corporais energéticos. Já a hipotermia acidental secundária está relacionada às diversas causas predisponentes (**Tabela 32.5**), geralmente em pessoas com alguma doença ativa ou comorbidade, e pode acontecer em ambientes quentes.

A hipotermia pode ainda ser classificada de acordo com sua gravidade em leve (32 a 35 °C), moderada (28 °C a 31,9 °C) e grave (< 28 °C). Essa classificação auxilia na definição do método de reaquecimento.

Etiologia

Levando em consideração o contexto de pacientes internados em uma unidade hospitalar, a hipotermia acidental secundária é a de maior probabilidade de ocorrer. A infecção é a

Tabela 32.5. Condições associadas à hipotermia secundária

Prejuízo na termorregulação

- Alterações SNC: anorexia nervosa; acidente vascular cerebral; TCE*; disfunções hipotalâmicas; neoplasias, alterações metabólicas; doença de Parkinson; efeitos farmacológicos; hemorragia subaracnóidea;

- Alterações periféricas: transecção de medula; diminuição da produção de calor; neuropatias

- Endócrinas: álcool; cetoacidose diabética; insuficiência adrenal; hipopituitarismo; hipotireoidismo; acidose láctica

- Produção energética: esforço físico extremo; hipoglicemia; desnutrição

- Neuromuscular: incapacidade de produzir tremores

Aumento da perda de calor

- Alterações dermatológicas: queimaduras; medicamentosas

- Iatrogênicas: parto de emergência; infusão de fluidos frios; tratamento da insolação.

- Outros: carcinomatose; doenças cardiopulmonares; infecções (bacteriana, viral, parasitária); choque.

*Adaptado de: N Engl J Med 367;20 nejm.org November 15, 2012. *TCE: trauma cranioencefálico*

principal causa de hipotermia em pacientes institucionalizados, principalmente em idosos, e os principais focos são pulmonar e urinário.

Quadro clínico

As manifestações clínicas variam de acordo com a gravidade da hipotermia, e no início do quadro o paciente pode estar assintomático. Não é esperado que em um contexto de hipotermia secundária, principalmente em pacientes hospitalizados, a queda da temperatura seja tão brusca, mas mesmo assim vale a pena destacar as principais alterações clínicas encontradas.

- **Hipotermia leve:** diurese fria; tremores; ataxia; alteração leve do estado mental; onda J de Osborn no eletrocardiograma; amnésia; dificuldade de aferição da pressão arterial.

- **Hipotermia moderada:** estupor, dilatação pupilar; cessação dos tremores; arritmias cardíacas; rebaixamento do nível de consciência; arreflexia.

- **Hipotermia grave:** distúrbios acidobásicos; ausência de resposta à dor; edema pulmonar; hipotensão; ausência de reflexo corneopalpebral; parada cardiorrespiratória; atividade isoelétrica no eletrocardiograma.

Tratamento

Do mesmo modo que na febre, o tratamento da hipotermia secundária deve ser direcionado para sua causa de base. A abordagem específica, por sua vez, é determinada pela gravidade do quadro.

A temperatura central deve ser usada para guiar a escolha da terapia ideal, e, quando não confiável ou indisponível, deve-se utilizar o Swiss Staging System (**Tabela 32.6**). Esta classificação, no entanto, é mais utilizada em ambiente extra-hospitalar.

Métodos menos invasivos de reaquecimento são preferíveis, uma vez que nesses pacientes há elevado risco de complicações, como eventos hemorrágicos e tromboembólicos.

Tabela 32.6. Estadiamento e conduta na hipotermia acidental

Classificação	Sintomas	Temperatura Central	Tratamento
HT I	Consciente; tremores	32 a 35 °C	Ambiente quente; roupas e cobertores quentes; incentivar movimentação
HT II	Prejuízo da consciência; ausência de tremores	28 a 32 °C	Monitorização cardíaca, movimentos mínimos e cautelosos para evitar arritmias, posição horizontal e imobilização, cobrir toda a superfície corpórea; técnicas minimamente invasivas de reaquecimento: ambiente quente, bolsas aquecidas ou cobertores; fluidos parenterais aquecidos (38 a 42 °C)
HT III	Inconsciente, sinais vitais presentes	24 a 28 °C	Conduta do HT II associado a manejo de via aérea. Em caso de instabilidade hemodinâmica refratária a medidas farmacológicas, avaliar ECMO e CPB
HT IV	Sinais vitais ausentes	< 24 °C	Condutas HTII e HT III associadas a RCP com reaquecimento (ECMO ou CPB se disponível).

Adaptado: N Engl J Med 367;20 nejm.org November 15, 2012

ECMO: oxigenação por membrana extracorpórea; CPB: bypass cardiopulmonar; RCP: ressuscitação cardiopulmonar.

Sugestão de Leitura

1. Arbo MJ, Fine MJ, Hanusa BH, Sefcik T, Kapoor WN. Fever of nosocomial origin: etiology, risk factors, and outcomes. Am J Med. 1993 Nov;95(5):505-12.
2. Brown DJA, Brugger H, Boyd J, Paal P. Accidental hypothermia.N Engl J Med November 15, 2012; 367:1930-8.
3. Henriksen DP et al. Hospitalized acute patients with fever and severe infection have lower mortality than patients with hypo- or normothermia: a follow-up study. QJM. 2016 Jul;109(7):473-9.
4. High KP, Bradley SF, Gravenstein S, Mehr DR, Quagliarello VJ, Richards C, Yoshikawa TT. Clinical practice guideline for the evaluation of fever and infection in older adult residents of long-term care facilities: 2008 Update by the Infectious Diseases Society of America. Clin Infect Dis. 2009 Jan 15;48(2):149-71.
5. Kaul DR, Flanders SA, Beck JM, Saint S. Brief report: incidence, etiology, risk factors, and outcome of hospital-acquired fever: a systematic, evidence-based review. J Gen Intern Med. 2006 Nov;21(11):1184-7.
6. Leggett J. Approach to fever or suspected infection in the normal host. In: Goldman's-Cecil Medicine. 24th ed. Philadelphia: Elsevier, 2014. pp. 1768-74.
7. Longmore M, Wilkinson IB, Baldwin A, Wallin E. Oxford Handbook of Clinical Medicine. 9th ed. Oxford, Oxford University Press 2014.
8. MacLaren G, Spelman D. Fever in the intensive care unit. Disponível em www.uptodate.com UpToDate, 2016.
9. McDonald M, PhD, Sexton DJ. Drug fever. Disponível em www.uptodate.com UpToDate, 2016.
10. Patel RA, Gallagher JC. Drug fever. Pharmacotherapy. 2010 Jan;30(1):57-69.
11. Porat R, Dinarello CA, Pathophysiology and treatment of fever in adult. Disponível em www.uptodate.com UpToDate, 2016.
12. Porto CC. Semiologia Médica. 7ª ed. Rio de Janeiro: Guanabara Koogan, 2014.
13. Schlossberg D. Clinical Infectious Diseases. 2nd ed. United Kingdom:Cambridge University Press; Cambridge, 2015.
14. Seman AP, Golim V, Gorzoni M. Estudo da hipotermia acidental em idosos institucionalizados. Rev. Assoc. Med. Bras. São Paulo 2009; 55:6.

Capítulo

Hemoptise

33

Gabriela Marsiaj Rassi
Fabiana Stanzani

Introdução

A hemoptise consiste na expectoração de sangue do parênquima pulmonar ou das vias aéreas inferiores. O sangramento originado em vias aéreas superiores é excluído dessa definição. Pode-se manifestar como escarro com laivos, filamentos hemáticos ou até a eliminação de sangue vivo.

O termo "hemoptise maciça" é reservado para os casos ameaçadores à vida, cuja definição de quantidade varia de 100 a 600 mL de sangue em um período de 24 horas.

É importante ter conhecimento de que apenas 150 mL de sangue são suficientes para causar inundação alveolar e, portanto, grave hipoxemia e morte. Assim, o volume de sangue exteriorizado pode enganar o médico, dando a impressão de que a hemoptise não é grave. Exemplo bastante comum é a hemorragia alveolar causada pela capilarite das doenças autoimunes.

Por outro lado, quando mais de 200 mL de sangue são exteriorizados, sinais de hipovolemia podem estar presentes.

O doente não deve receber alta do pronto-socorro sem que a causa da hemoptise, mesmo que de pequena monta, tenha sido esclarecida. O **Quadro 33.1** resume as principais causas de hemoptise.

Quadro 33.1. Principais etiologias de hemoptise	
Doenças infecciosas	Abscesso
	Bronquite (aguda ou crônica) Bronquiectasia
	Infecção fúngica
	Infecção parasita
	Pneumonia
	Tuberculose/Micobactéria não tuberculosa
Doenças cardiovasculares	Estenose mitral
	Malformação arteriovenosa
	Aneurisma arterial brônquico
	Fístula broncovascular
	Insuficiência cardíaca congestiva
	Tromboembolismo pulmonar
	Hipertensão pulmonar
	Endocardite de câmaras direitas

Continua

Continuação

Quadro 33.1. Principais etiologias de hemoptise	
Doenças neoplásicas	Adenoma brônquico Metástase pulmonar Câncer pulmonar primário
Vasculites e doenças autoimunes	Doença de Behçet/Síndrome de Hughes-Stovin Pneumonite lúpica Arterite de Takayasu Granulomatose de Wegener Rejeição aguda de transplante pulmonar Síndrome do anticorpo antifosfolipídio Síndrome de Goodpasture Púrpura de Henoch- Schönlein Capilarite pulmonar isolada Poliarterite microscópica Crioglobulinemia mista
Outras	Doença pulmonar obstrutiva Drogas ilícitas, principalmente o *crack* Corpo estranho Iatrogênico (p. ex.: cateter de Swan-Ganz) Fibrose intersticial Contusão pulmonar Endometriose pulmonar Trauma Hemoptise criptogênica
Doenças da coagulação	Iatrogênica (anticoagulantes/agentes trombolíticos) Coagulopatias

Fonte: Adaptado de Larici AR et al. Diagnosis and management of hemoptysis. Diagnostic and Interventional Radiology 20.4 (2014).

Propedêutica Diagnóstica e Terapêutica

A avaliação inicial da hemoptise consiste em determinar a gravidade do sangramento, por intermédio dos sintomas e sinais de comprometimento respiratório ou hemodinâmico. Deve-se sempre excluir a possibilidade de pseudo-hemoptise (sangramento proveniente de vias aéreas superiores ou do trato gastrointestinal). A investigação da intensidade do sangramento e da sua etiologia deve ocorrer paralelamente.

No caso de hemoptise maciça, deve-se garantir proteção de vias aéreas, ventilação e estabilidade hemodinâmica. O **Quadro 33.2** descreve o manejo inicial diante de um paciente com hemoptise.

Exames laboratoriais

Devem ser direcionados para a suspeita clínica:

- Hemoglobina e hematócrito (avaliar severidade e cronicidade de sangramento);
- Leucócitos e diferenciais (avaliar possibilidade de infecção);
- Urina 1 e função renal (*screening* para síndrome pulmão-rim);

Quadro 33.2. Manejo inicial da hemoptise
Monitorização (ECG, PA não invasiva).
Oximetria de pulso.
Garantir controle de vias aéreas – IOT se necessário.
Acesso venoso calibroso para a infusão de cristaloides (considerar transfusão de concentrado de hemácias).
Uso de vasopressores se necessário.
Uso de plasma ou concentrado protrombínico se coagulopatia.
Se o lado do sangramento for conhecido, posicionar o paciente em decúbito lateral com o pulmão afetado para baixo (para evitar que o sangramento se espalhe para o pulmão não afetado).

- Função hepática;
- Perfil de coagulação (excluir trombocitopenia ou outra coagulopatia);
- Cultura de escarro;
- Provas reumatológicas;
- NT-pró-BNP.

• Radiografia de tórax

É geralmente o primeiro exame a ser solicitado. É rápido, barato e de fácil acesso. Pode evidenciar acometimento focal ou difuso, além de detectar anormalidades parenquimatosas e pleurais, como massas, pneumonia, DPOC, doença cavitária e opacidades alveolares devido à hemorragia.

Contudo, sua sensibilidade é baixa, e, portanto, o doente com hemoptise que apresente o radiograma de tórax normal deve ser submetido a outros exames diagnósticos, como angiotomografia de tórax, para afastar tromboembolismo.

• Broncoscopia

A broncoscopia flexível é o procedimento diagnóstico inicial de escolha na grande maioria dos pacientes com hipoxemia grave e/ou instabilidade hemodinâmica. Não deve ser protelada, pois ajuda na localização do sangramento e auxilia no controle de hemostasia por meio de tamponamento com balão, lavagem com salina gelada, medicamentos tópicos, terapia a *laser* e eletrocauterização. Além disso, pode auxiliar a intubação orotraqueal no caso de sangramento abundante em vias aéreas.

• Tomografia multidetector de tórax

Permite uma avaliação abrangente do parênquima pulmonar, vias aéreas e vasos torácicos por meio do uso de contraste. Geralmente é realizada em pacientes cuja broncoscopia não é diagnóstica e naqueles cujo sangramento cessou e a arteriografia não é necessária.

• Arteriografia com embolização endovascular

A arteriografia geralmente é feita em casos de sangramento persistente mesmo após broncoscopia. A embolização endovascular é considerada o procedimento mais eficaz e minimamente invasivo para o manejo da hemoptise maciça e recorrente em quase todos os outros casos. Pode constituir uma terapia definitiva ou pode ser utilizada como uma ferramenta para estabilizar o paciente antes da cirurgia.

• Cirurgia

Atualmente, a cirurgia é o tratamento de escolha apenas em casos selecionados, como trauma torácico e ruptura iatrogênica da artéria pulmonar. É também indicada nos casos de hemoptise maciça refratária a outras medidas.

Sugestão de Leitura

1. Earwood JS, Thompson TD. Hemoptysis: evaluation and management. Am Fam Physician. 2015;91:243-9.
2. Ingbar DH. Overview of massive hemoptysis. Disponível em UpToDate, 2017, www.uptodate.com.
3. Larici AR, et al. Diagnosis and management of hemoptysis. Diagnostic and Interventional Radiology 2014;20.4: 299–309. PMC. Web. 15 Mar. 2017.

Insônia

Capítulo 34

Gabriela Iervolino de Oliveira
Jane Erika Frazão Okazaki

Introdução

A insônia é uma queixa clínica muito comum na prática médica e é o distúrbio do sono mais prevalente na população geral, podendo atingir de 30 a 50% da população. Pode ser caracterizada por dificuldade em iniciar ou manter o sono, ou ainda como uma percepção de sono não reparador, mesmo que a quantidade de horas dormidas não esteja reduzida. É frequentemente acompanhada de sintomas como fadiga, sonolência, irritabilidade, ardência nos olhos, dificuldade de concentração e até redução do desempenho. A insônia pode coexistir com depressão, dor crônica, estresse agudo ou crônico, outras doenças clínicas, ou ser um sintoma isolado.

Há um aumento da prevalência desse distúrbio com a idade: pessoas acima de 65 anos tem 1,5 vez mais probabilidade de apresentar insônia que os mais jovens. Também é mais frequente entre mulheres, divorciados, viúvos e indivíduos com baixo nível socioeconômico e educacional.

Os adultos jovens costumam se queixar mais de dificuldades para iniciar o sono, enquanto indivíduos de meia-idade e idosos estão mais propensos a apresentar dificuldades com a manutenção do sono e despertares precoces nas primeiras horas da manhã.

No diagnóstico diferencial de insônia, no entanto, precisamos estar atentos à insônia secundária, a qual tem como causas principais as ilustradas na **Tabela 34.1**.

Definição e Classificação

A Classificação Internacional de Distúrbios do Sono (ICSD) conceitua a insônia como um distúrbio do início ou da manutenção do sono associado a consequências negativas na vida diária que não podem ser atribuíveis a circunstâncias ambientais ou à ausência de oportunidades adequadas para dormir. A terceira edição (ICSD-3) reconhece três tipos principais de insônia:

- **Insônia de curto prazo:** também chamada de insônia de ajuste, aguda, transitória ou relacionada ao estresse. É assim classificada quando o transtorno persiste por menos de 3 meses, porém vem associada a sintomas importantes, os quais podem estar relacionados temporalmente a um estressor identificável.

- **Insônia crônica:** esta pode ser primária, secundária ou associada a comorbidades. Os sintomas ocorrem pelo menos três vezes por semana durante 3 meses ou mais e não estão relacionados a uma oportunidade inadequada para o sono (não relacionado com a restrição de sono) ou a um ambiente de sono inadequado. Em geral,

Tabela 34.1 - Causas comuns de insônia secundária

Medicações não-controladas	Cafeína, pílulas de dieta (que contêm pseudoefedrina e efedrina) e nicotina
Medicações prescritas	Betabloqueadores, teofilina, albuterol, quinidina, estimulantes (metilfenidato e dextroanfetamina), descongestionantes nasais (fenilefrina e efedrina), hormônios tireóideos, corticosteroides, inibidores da recaptação da serotonina, inibidores da monoamino oxidase, metildopa, fenitoína, antineoplásicos e benzodiazepínicos
Condições médicas	Transtornos primários do sono (apneia do sono e mioclonia noturna), dor, intoxicação ou abstinência de álcool e de drogas, tireotoxicose, dispneia, doenças neurológicas (Parkinson e Alzheimer, acidente vascular cerebral, tumor cerebral, cefaleia tipo migrânea, cefaleia tipo hemicrania paroxística), enfermidades médicas agudas ou crônicas (gastrite, doença cardiovascular ou gastrointestinal, asma e doença pulmonar obstrutiva crônica, artrite, fibromialgia, dor crônica, hipertireoidismo, noctúria, diabetes, câncer, menopausa, urticária)
Causas psicológicas	Depressão, ansiedade, estresse pós-traumático, mania ou hipomania, causas ambientais, barulho, mudança de fuso horário, cochilos durante o dia, trabalho noturno, alimentação e/ou exercício antes de dormir, consumo de álcool ou de cafeína

Adaptado de: Doghramji PP. Detection of insomnia in primary care. J Clin Psychiatry 2001; 62 (suppl 10): 18-26.

deve incluir uma latência de sono (período de tempo que é preciso para realizar a transição da vigília para o sono total) superior a 20 a 30 minutos, associada ou não a dificuldade em manter o sono com períodos subjetivos maiores que 20 a 30 minutos em que o indivíduo permanece desperto após iniciar o sono. As queixas de despertar da manhã são substanciadas pelo término do sono pelo menos 30 minutos antes do tempo desejado.

* **Outras insônias:** dificuldade para iniciar ou manter o sono, mas que não cumprem todos os critérios para insônia de curto prazo ou crônica.

A insônia pode, ainda, ser classificada como primária (sem associação a nenhuma doença) ou secundária (associada a alguma comorbidade, como SAOS). Outras classificações são exemplificadas na **Tabela 34.2**.

Tabela 34.2. Classificação da insônia

Pela comorbidade	Quanto à duração	Quanto à gravidade
• Relacionada com um transtorno psiquiátrico (insônia não orgânica)	• Transitória (2 a 3 dias)	• Leve, poucas noites, associado com pouca ou nenhuma evidência de prejuízo social ou ocupacional
• Relacionada com um fator orgânico (uma condição médica geral)	• Curto prazo (menos de 3 meses)	• Moderada, quase todas as noites, prejuízo leve a moderado, com sintomas associados
• Relacionada com o uso ou com o abuso de substâncias	• Longo prazo (mais de 3 meses)	• Grave, todas as noites, prejuízo severo, inquietação significativa, fadiga, irritabilidade e ansiedade
• Insônia primária		

Adaptado de Holbrook AM, Crowther R, Lotter A, Cheng C, King D. The diagnosis and management of insomnia in clinical practice: a practical evidence-based approach. CMAJ 2000; 162: 216-20.

Segundo o *Manual Diagnóstico e Estatístico de Transtornos Mentais* (DSM V), a insônia pode ser classificada, ainda, como inicial, de manutenção ou terminal. A insônia inicial envolve a dificuldade em conciliar o sono na hora de dormir. Insônia de manutenção ou intermediária caracteriza-se por despertares frequentes ou prolongados durante a noite e é o sintoma isolado mais comum de insônia. Já a insônia terminal envolve o despertar antes do horário habitual e a incapacidade para retomar ao sono. A apresentação geral mais comum da insônia, no entanto, é a combinação de dificuldade em manter o sono e a dificuldade em conciliar o sono.

Diagnóstico

Segundo o DSM V, a insônia é caracterizada pela insatisfação com a quantidade ou a qualidade do sono e por queixas de dificuldade para iniciá-lo ou mantê-lo, acompanhadas de sofrimento ou prejuízo no funcionamento social ou profissional do indivíduo. Essa perturbação pode ocorrer associada a outro transtorno mental, outra condição médica ou de modo independente. Assim, os critérios diagnósticos seriam:

1. Queixas de insatisfação predominantes com a quantidade ou a qualidade do sono associadas a um (ou mais) dos seguintes sintomas:
   - Dificuldade para iniciar o sono;
   - Dificuldade para manter o sono, que se caracteriza por despertares frequentes ou por problemas para retornar ao sono depois de cada despertar;
   - Despertar antes do horário habitual com incapacidade de retornar ao sono.
2. A perturbação do sono causa sofrimento clinicamente significativo e prejuízo no funcionamento social, profissional, educacional, acadêmico, comportamental ou em outras áreas importantes da vida do indivíduo.
3. As dificuldades relacionadas ao sono ocorrem pelo menos três noites por semana.
4. As dificuldades relacionadas ao sono permanecem durante pelo menos 3 meses.
5. As dificuldades relacionadas ao sono ocorrem a despeito de oportunidades adequadas para dormir.
6. A insônia não é mais bem explicada ou não ocorre exclusivamente durante o curso de outro transtorno do sono-vigília (p. ex., narcolepsia, transtorno do sono relacionado à respiração, transtorno do sono-vigília do ritmo circadiano, parassonia).
7. A insônia não é atribuída aos efeitos fisiológicos de alguma substância (p. ex., abuso de drogas ilícitas, medicamentos).
8. A coexistência de transtornos mentais e de condições médicas não explica adequadamente a queixa predominante de insônia.

Já o ICSD-3 considera diagnóstico de insônia quando se cumprem os seguintes critérios:
- O paciente relata dificuldade em adormecer ou manter o sono, ou mesmo refere acordar muito cedo. Em crianças ou indivíduos com demência, o distúrbio do sono pode manifestar-se como resistência a ir para a cama no momento apropriado ou dificuldade em dormir sem assistência do cuidador.
- As dificuldades do sono ocorrem apesar das oportunidades e circunstâncias adequadas para o sono.

- O doente descreve perturbações diurnas atribuíveis às dificuldades do sono. Isso pode incluir: fadiga ou mal-estar; dificuldade de manter a atenção, concentração ou mesmo comprometimento da memória; disfunção social, disfunção vocacional ou mau desempenho escolar; perturbação do humor ou irritabilidade; sonolência diurna; redução da motivação, energia ou da iniciativa; erros ou acidentes de trabalho ou durante a condução; preocupações acerca do sono.
- Não pode estar relacionada a restrição de tempo de sono, ambiente inapropriado para dormir ou estar associada a outras doenças clínicas (insônia secundária).

O diagnóstico é, então, predominantemente clínico, sendo necessário em geral apenas o histórico de sono do paciente para confirmar ou excluir a doença. Os registros do sono auxiliam na análise subjetiva do sintoma, no diagnóstico e na avaliação da eficácia do tratamento. Trazemos um exemplo desse registro na **Tabela 34.3**.

Tabela 34.3. Diário do sono

Perguntas:

1. Há quanto tempo ocorre a insônia?

2. Que horas você tentou ir dormir?

3. Duração do tempo até pegar no sono?

4. Número de despertares enquanto dormia.

5. No total, quanto tempo todos esses despertares no meio do sono duraram?

6. a) Que horas você finalmente acordou?

   b) Depois que você acordou, quanto tempo demorou tentando dormir novamente?

   c) Você acordou mais cedo do que o planejado? (respostas possíveis: sim ou não)

   d) Se sim, quanto tempo mais cedo?

7. Que horas você realmente levantou da cama?

8. Quanto tempo você dormiu no total?

9. Como você classificaria a qualidade do seu sono: muito ruim/ruim/indiferente/boa/muito boa.

10. Quão descansado você se sentiu nos primeiros minutos após acordar definitivamente: ainda bem cansado/vagamente descansado/descansado/bem descansado/muito bem descansado?

11. a) Quantas vezes você cochilou?

    b) Por quanto tempo cochilou no total?

12. a) Quantos copos de bebida alcoólica você ingeriu (possível resposta pode ser também que nenhuma bebida foi ingerida).

    b) A que horas foi seu último copo de bebida alcoólica?

13. a) Quantas bebidas à base de cafeína você ingeriu (café, chá, refrigerante, bebidas energéticas)? Possível: resposta pode ser também que nenhuma bebida foi ingerida.

    b) A que horas foi sua última bebida com cafeína?

14. Você ingeriu alguma medicação que o auxiliasse a dormir?
    Sim (caso seja sim, liste a medicação, a dose e o horário em que foi ingerida).
    Não.

Continua

Continuação

Tabela 34.3. Diário do sono

Perguntas:

15. Comentários, se aplicáveis (exemplo: se apresentava gripe no período).

As questões de 1 a 10 devem ser preferencialmente respondidas até 1h após levantar-se da cama. As questões de 11-15 devem ser respondidas antes de ir para a cama.

É necessário que esse diário do sono seja respondido diariamente, anotando a data correspondente.

Caso o paciente esqueça de preenchê-lo uma vez, é orientado a deixar em branco aquele dia. É esclarecido que os termos "dia" e "cama" no questionário representam respectivamente a hora em que o paciente está acordado e o local onde ele habitualmente dorme.

Em pacientes ambulatoriais podemos questionar também sobre qual o ambiente em que costuma dormir, se apresenta sintomas diurnos associados (como fadiga, estresse) e a duração deles.

Pacientes que não conseguem descrever o histórico acima ou apresentam uma variabilidade não confiável das respostas são orientados a completá-lo por 1 ou 2 semanas.

Adaptado de: Carney CE, Buysse DJ, Ancoli-Israel S, et al. The Consensus Sleep Diary: Standardizing Prospective Sleep Self-monitoring. Sleep 2012; 35:287. Copyright 2012 American Academy of Sleep Medicine.

No seguimento da investigação dos transtornos do sono, utilizam-se, além da avaliação clínica, algumas medidas objetivas e subjetivas. Dentre as medidas objetivas, há os exames complementares, e o principal representante é a polissonografia. Já os instrumentos para medidas subjetivas (questionários) podem ser utilizados tanto na rotina clínica quanto em protocolos de pesquisa e serão mais bem abordados em seguida.

Avaliação Subjetiva dos Transtornos do Sono

Instrumentos de medida subjetiva podem ser utilizados tanto para fins diagnósticos quanto na monitorização da resposta aos tratamentos instituídos. Dentre os que avaliam o sono em seus aspectos gerais (qualidade do sono, os aspectos comportamentais associados, presença de despertares e a sonolência diurna excessiva – SDE) podemos citar: o Sleep Disorders Questionnaire (SDQ), com questões de avaliação quantitativa e qualitativa; o Mini-Sleep Questionnaire (MSQ), que avalia a frequência das queixas; o Basic Nordic Sleep Questionnaire (BNSQ), que analisa as queixas mais comuns em termos de frequência e intensidade nos últimos 3 meses; e o Sleep Apnea Quality Life Index (SAQLI), que avalia especificamente a qualidade de vida relacionada a transtornos respiratórios do sono. A seguir entraremos em mais detalhes acerca de dois questionários amplamente utilizados e já validados para a língua portuguesa: a Escala de Sonolência Diurna de Epworth (ESS-BR) e o Índice de qualidade de Sono de Pittsburgh (PSQI-BR).

Escala de sonolência de Epworth (ESS-BR)

A Epworth Sleepiness Scale (ESS) foi publicada em 1991 por Murray Johns. É um questionário de preenchimento rápido autoadministrado e se refere à possibilidade de cochilar em oito situações cotidianas (**Tabela 34.4**). Para graduar essa probabilidade, o indivíduo utiliza uma escala de 0 (zero) a 3 (três), em que 0 corresponde a nenhuma e 3, a grande probabilidade de cochilar. Utilizando uma pontuação total > 10 como ponto de corte, é possível identificar indivíduos com grande possibilidade de SDE. Pontuações maiores de 16 são indicativas de sonolência grave e são mais comuns nos pacientes com SAHOS moderada ou grave, narcolepsia ou hipersonia idiopática.

Tabela 34.4. Escala de sonolência diurna de Epworth

Qual a probabilidade de você cochilar ou dormir, e não apenas se sentir cansado, nas seguintes situações (Considere o modo de vida que você tem levado recentemente. Mesmo que você não tenha feito algumas destas coisas recentemente, tente imaginar como elas o afetariam. Escolha o número mais apropriado para responder cada questão):

0 = nunca cochilaria; 1 = pequena probabilidade de cochilar;
2 = probabilidade média de cochilar; 3 = grande probabilidade de cochilar

SITUAÇÃO	Probabilidade de cochilar			
	0	1	2	3
Sentado e lendo				
Assistindo TV				
Sentado, quieto, em um lugar público (por exemplo, em um teatro, reunião ou palestra)				
Andando de carro por uma hora sem parar, como passageiro				
Ao deitar-se à tarde para descansar, quando possível				
Sentado conversando com alguém Sentado quieto após o almoço sem bebida de álcool				
Em um carro parado no trânsito por alguns minutos				

Adaptado de Bertolazi, 2008.

Índice de qualidade de sono de Pittsburgh (PSQI-BR)

O Pittsburgh Sleep Quality Index (PSQI) foi elaborado em 1989 por Buysse et al., objetivando uma medida da qualidade do sono padronizada, fácil de ser respondida e interpretada, e que discriminasse os pacientes entre "bons dormidores" e "maus dormidores". Avalia a qualidade do sono em relação ao último mês, com uma combinação de informações quantitativas e qualitativas sobre o sono. O questionário consiste em 19 questões autoadministradas agrupadas em sete componentes, com pesos distribuídos numa escala de 0 a 3, e mais cinco questões respondidas por seus companheiros de quarto, as quais são utilizadas somente para informação clínica. Esses componentes do PSQI são a qualidade subjetiva do sono, a latência para o sono, a duração do sono, a eficiência habitual do sono, os transtornos do sono, o uso de medicamentos para dormir e a disfunção diurna. As pontuações são somadas para produzir um escore global que varia de 0 a 21, em que quanto maior a pontuação, pior a qualidade do sono. Um escore global do PSQI > 5 indica que o indivíduo está apresentando grandes dificuldades em pelo menos dois componentes, ou dificuldades moderadas em mais de três componentes.

Exames complementares

Exames adicionais não são necessários na maioria dos pacientes, devendo estar restritos a pacientes selecionados com suspeita de insônia secundária ou transtornos mais graves do sono. Dentre eles temos:

- **Polissonografia:** é indicada se presença de transtorno respiratório - como na suspeita de apneia obstrutiva do sono (apresentando sensibilidade e especificidade próximas de 95%) - ou naqueles casos de insônia crônica ou refratária ao tratamento. O estudo polissonográfico de noite inteira, realizado no laboratório, é o método padrão-ouro para o diagnóstico de grande parte dos transtornos do sono.

- **Teste de latência múltiplas do sono:** indicado quando se suspeita de narcolepsia (cerca de 80% de sensibilidade e especificidade).

- **Actigrafia:** é um método de avaliação do ciclo atividade-repouso, que permite o registro da atividade motora por meio dos movimentos dos membros nas 24h (com sensibilidade e especificidade por volta de 80% a 90%). Assim, podemos obter uma estimativa do tempo total de sono, do tempo total acordado e do número de despertares. Esse método pode ser usado para seguimento e para avaliação de eficácia clínica, assim como para calcular a latência do sono e a eficiência do sono. A principal indicação é no estudo de indivíduos que não toleram dormir em laboratório.

Tratamento

Medidas não farmacológicas

O tratamento da insônia deve sempre incluir as medidas não farmacológicas, com intervenções educacionais, comportamentais e farmacológicas. A higiene do sono é uma das principais orientações e tem como objetivo evitar comportamentos e/ou aliviar condições incompatíveis com o sono reparador e estabelecer um hábito regular de sono. Essa medida inclui: adequar o ambiente onde se dorme (silencioso e escuro); ter um horário rotineiro para deitar e levantar; não realizar exercícios extenuantes antes de deitar; evitar o uso do tabaco após o anoitecer; evitar o uso crônico de medicações para a insônia; evitar cochilos diurnos, entre outros.

A terapia de controle de estímulos (TCE) está baseada na premissa de que a insônia é exacerbada ou mantida por uma resposta condicionada e mal-adaptativa do paciente ao ambiente do dormitório e/ou à rotina associada ao ato de dormir. A TCE propõe duas regras que devem ser seguidas de maneira consistente: a primeira regra é que o paciente deve ir para a cama apenas quando estiver sonolento, e a segunda instrui o paciente a não ficar frustrado com o fato de ter dificuldades para dormir. Ele deve, após 15 a 20 minutos de insucesso, levantar-se, realizar atividades tranquilizadoras em outro aposento até que a sonolência retorne (essa estratégia visa associar a cama a um início rápido de sono e pode ser repetida sempre que necessário).

A terapia de restrição de sono enfoca apenas a quantidade total de tempo despendida na cama e propõe ao paciente que ele permaneça deitado apenas durante o tempo em que esteja ocorrendo realmente um sono efetivo.

As técnicas de relaxamento visam reduzir a estimulação cognitiva e/ou fisiológica que interfere no ato de dormir. Auto-hipnose, relaxamento progressivo, exercícios de respiração profunda e meditação são efetivos apenas quando levam o paciente a um estado de relaxamento, porém possuem menor eficácia que outras abordagens não farmacológicas.

Terapia medicamentosa

Quando o paciente insone não responde às medidas não farmacológicas, várias classes de medicamentos são utilizadas no tratamento desse transtorno, incluindo os agonistas do receptor benzodiazepínico, os antidepressivos, os anti-histamínicos, os antipsicóticos e os chamados compostos naturais.

Em pacientes adultos e idosos, alguns princípios básicos norteiam a farmacoterapia:

- Na insônia de curta duração prescrever medicações por um curto período de tempo (uso regular por no máximo 3 a 4 semanas);
- Prescrever, sempre que possível, um único fármaco (para reduzir os custos e o risco de interação medicamentosa) e na menor dose efetiva;
- Em pacientes idosos, iniciar o tratamento com doses menores e evitar medicações com meia-vida longa;
- Descontinuar a medicação de modo gradual (para evitar sintomas de abstinência) ou, antes da suspensão, substituir um fármaco de curta ação por um de ação intermediária ou longa (ficar alerta para a insônia de rebote, que pode se seguir à descontinuação abrupta dos fármacos);
- Utilizar, sempre que possível, agentes com meia-vida de eliminação mais curta (para diminuir a sedação diurna).

Tanto os benzodiazepínicos (BDZs) (clonazepam, lorazepam, flunitrazepam) como os não benzodiazepínicos (não-BDZs) (zolpidem, zopiclona e zaleplon) costumam ser colocados como primeira escolha no tratamento da insônia primária de curto prazo. Essas medicações têm efeito na redução da latência para o início do sono e do número de despertares noturnos e no aumento da duração e da qualidade do sono. Não existe evidência de diferenças significativas entre os BDZs e os novos compostos não BDZs em termos de eficácia, ainda que os últimos pareçam provocar menos insônia de rebote, efeitos residuais mínimos (psicomotores e cognitivos) e colaterais (depressão respiratória) e menores taxas de tolerância e de abuso.

Antidepressivos: podem ser utilizados se há diagnóstico de depressão associada. Já os anti-histamínicos como difenidramina, hidroxizina têm mostrado sua eficácia sedativa subjetiva em pacientes saudáveis, porém não foram demonstradas sua eficácia e segurança no uso a longo prazo, portanto não são indicados como tratamento terapêutico. No tratamento da insônia secundária é necessária uma intervenção que atue na condição médica ou psicológica que a mantém.

Em 2016 a Academia Americana de Medicina do Sono publicou uma diretriz acerca do tratamento farmacológico da insônia. Essa força-tarefa não orienta o uso das medicações difenidramina, melatonina ou trazodona para esse fim. As recomendações estão resumidas na **Tabela 34.5**.

Tabela 34.5. Terapia medicamentosa recomendada	
Recomendações para o tratamento de Insônia Inicial	
Ramelteon 8 mg	Latência do sono: redução média de 9 minutos em comparação com placebo (IC 95%: redução de 6 a 12 min). Nenhuma melhoria na qualidade do sono em comparação com o placebo
Temazepam 15 mg	Latência do sono: redução média de 37 min em comparação com placebo (IC 95%: redução de 21 a 53 min). Pequena melhora na qualidade do sono em comparação com o placebo
Triazolam 0,25 mg	Latência do sono: redução média de 9 minutos em comparação com placebo (IC 95%: redução de 4 a 22 min). Melhoria moderada da qualidade do sono em comparação com o placebo

Continua

Continuação

Tabela 34.5. Terapia medicamentosa recomendada

Recomendações para o tratamento de Insônia Inicial	
Zaleplon 5 mg e 10 mg	Latência do sono: redução média de 10 minutos em comparação com placebo (IC 95%: redução de 0 a 19 min). Nenhuma melhoria na qualidade do sono em comparação com o placebo
Zolpidem 10 mg	Latência do sono: redução média de 5 a 12 minutos em comparação com placebo (IC 95%: redução de 0 a 19 min). Moderada melhoria na qualidade do sono em comparação com o placebo
Recomendações para o tratamento de Insônia de Manutenção	
Doxepina 3 mg e 6 mg	Tempo total de sono: melhora média de 26-32 minutos em comparação com placebo (IC 95%: melhora de 18 a 40 min). Despertar após o início do sono: a redução média foi de 22-23 min em comparação com placebo (IC 95%: redução de 14 a 30 min). Pequena a moderada melhoria na qualidade do sono comparado ao placebo
Temazepam 15 mg	Tempo total de sono: melhora média de 99 min em comparação com placebo (IC 95%: melhoria de 63 a 135 min). Despertar após o início do sono não relatado. Pequena melhora na qualidade do sono em comparação com o placebo
Zolpidem 10 mg	Tempo total de sono: melhoria média de 29 min comparado com placebo (IC 95%: melhora de 11 a 47 minutos). Despertar após o início do sono: redução média de 25 min em comparação com o placebo (IC 95%: redução de 18 a 33 min). Moderara melhoria na qualidade do sono em comparação com o placebo

Adaptado de Sateia et al., 2016.

Sugestão de Leitura

1. Berlim MT, Inês M, Gus G. Diretrizes e algoritmo para o manejo da insônia. 2005.
2. Bertolazi AN. Tradução, Adaptação Cultural e Validação de Dois Instrumentos de Avaliação do Sono: Escala de Sonolência de Epworth e Índice de Qualidade. Tradução, Adaptação Cultural e Validação de Dois Instrumentos de Avaliação do Sono : Escala. Neurologia. 2008:92.
3. Buysse DJ, Ancoli-Israel S, Edinger JD, Lichstein KL, Morin CM. Recommendations for a standard research assessment of insomnia. Sleep. 2006;29(9):1155-1173. http://www.ncbi.nlm.nih.gov/pubmed/17040003.
4. Carney CE, Buysse DJ, Ancoli-Israel S, et al. The consensus sleep diary: standardizing prospective sleep self-monitoring. Sleep. 2012;35(2):287-302. doi:10.5665/sleep.1642.
5. Costa LM, Germano RM. Insônia em idosos hospitalizados: fatores relacionados e cuidados de enfermagem. 2004:28-34.
6. De Crescenzo F, Foti F, Ciabattini M, et al. Comparative efficacy and acceptability of pharmacological treatments for insomnia in adults : a systematic review and network meta-analysis (Protocol). 2016;(9). doi:10.1002/14651858.CD012364.www.cochranelibrary.com.
7. Diagn M, Mentais SDET. Transtornos Depressivos - DSM - 5.; 2013. doi:10.1176/appi.books.9780890425596.744053.
8. Doghramji PP. Detection of insomnia in primary care. J Clin Psychiatry. 2001;62 Suppl 1:18-26. http://www.ncbi.nlm.nih.gov/pubmed/11388586.
9. Holbrook AM, Crowther R, Lotter A, Cheng C, King D. The diagnosis and management of insomnia in clinical practice: A practical evidence-based approach. CMAJ. 2000;162(2):216-220.
10. Macêdo PJOM, Neves GSML, Poyares DLR, Gomes MM. Insomnia current diagnosis: an appraisal. Rev Bras Neurol. 2015;51(3):62-68.
11. Lammers GJ. Sleep in 2016: methodological issues and progress. Lancet Neurol. 2017;16(1):15-17. doi:10.1016/S1474-4422(16)30337-4.

12. Monk TH, Reynolds CF, Kupfer DJ, Buysse DJ, Coble PA, Hayes AJ, et al. The Pittsburgh Sleep Diary. J Sleep Res. 1994;3(2):111-120. http://www.ncbi.nlm.nih.gov/pubmed/10607115.
13. Ohayon MM. Epidemiology of insomnia: what we know and what we still need to learn. Sleep Med Rev. 2002;6(2):97-111. http://www.ncbi.nlm.nih.gov/pubmed/12531146.
14. Sateia M. International Classification of Sleep Disorders. Chest J. 2014;(September):687-701. doi:10.1007/s13311-012-0145-6.
15. Sateia MJ, Buysse D, Krystal AD, Neubauer DN, Heald JL. Clinical practice guideline for the pharmacologic treatment of chronic insomnia in adults: An American Academy of Sleep Medicine Clinical Practice Guideline. J Clin Sleep Med JCSM Off Publ Am Acad Sleep Med. 2016;13(2):307-349. doi:10.5664/jcsm.6470.
16. Sateia MJ. International classification of sleep disorders-third edition highlights and modifications. Chest. 2014;146(5):1387-1394. doi:10.1378/chest.14-0970.
17. Schutte-Rodin S, Broch L, Buysse D, Dorsey C, Sateia M. Clinical guideline for the evaluation and management of chronic insomnia in adults. J Clin Sleep Med. 2008;4(5):487-504.
18. Togeiro SMGP, Smith AK. Métodos diagnósticos nos distúrbios do sono. Rev Bras Psiquiatr. 2005;27(SUPPL. 1):8-15. doi:10.1590/S1516-44462005000500003.
19. Wong ML, Ting Lau KN, Espie C, Luik AI, Kyle SD, Ying Lau EY. Psychometric properties of the Sleep Condition Indicator and Insomnia Severity Index in the evaluation of insomnia disorder. Sleep Med. 2016. doi:10.1016/j.sleep.2016.05.019.
20. Zucconi M, Ferri R. Assessment of sleep disorders and diagnostic procedures. Eur Sleep Res Soc. 2014:120-121.

Lesões Dermatológicas Agudas

Capítulo 35

Anna Sun Hee Park
Adriana Maria Porro
Camila Arai Seque

Farmacodermias

As reações adversas a drogas ocorrem em cerca de 30% dos pacientes hospitalizados, 2% a 3% dos quais apresentam reações cutâneas (farmacodermias). São consideradas formas graves de farmacodermia: síndrome de Stevens-Johnson (SSJ), necrose epidérmica tóxica (NET), reação à droga com eosinofilia e sintomas sistêmicos (DRESS) e pustulose exantemática generalizada aguda (PEGA). A prevalência de reações cutâneas adversas graves à droga é estimada em 1/1.000 pacientes hospitalizados, e as formas fatais ocorrem em 0,1% dos pacientes clínicos e em 0,01% dos pacientes cirúrgicos.

Síndrome de Stevens-Johnson (SSJ)

SSJ e NET são parte do mesmo espectro clínico, com gravidade crescente. A SSJ caracteriza-se por descolamento epidérmico de até 10% da superfície corpórea, enquanto na NET o acometimento é superior a 30%; nos valores intermediários, há sobreposição de ambas.

A incidência anual de SSJ, sobreposição SSJ/NET e NET é de 2 a 7 casos por milhão de habitantes ao ano. SSJ é desencadeada em aproximadamente 75% dos casos por medicamentos, e os mais frequentes são: *alopurinol, carbamazepina, fenitoína, fenobarbital, lamotrigina, minociclina, nevirapina, sulfametoxazol-trimetroprim, quinolonas* e *anti-inflamatórios não hormonais,* iniciados há até 2 meses. Outros fatores desencadeantes são infecções, vacinação e uso de contraste.

O quadro clínico caracteriza-se por lesões maculopapulares, inicialmente na região anterior do tórax, face e porções proximais dos membros, que evoluem para bolhas de conteúdo seroso, deixando áreas desnudas de pele ao se romperem. O acometimento de mucosas é característico, em 90% dos casos há presença de lesões exulceradas e crostosas em pelo menos duas mucosas (oral, genital ou ocular), que devem ser sempre examinadas. O quadro cutaneomucoso pode ser precedido em 1 a 3 dias por sintomas inespecíficos como febre, odinofagia, tosse, queimação ocular e cefaleia.

O diagnóstico baseia-se nas manifestações clínicas cutaneomucosas e sistêmicas. São achados histológicos compatíveis: necrose de queratinócitos, degeneração hidrópica da camada basal e clivagem sub ou intraepidérmica.

O tratamento baseia-se em suspender o medicamento suspeito, evitar aqueles desnecessários e realizar suporte clínico. Corticoterapia sistêmica (prednisona 0,5 a 1 mg/kg) pode ser indicada preferencialmente nas primeiras 48 a 72 horas do início do quadro. O seguimento oftalmológico para a prevenção de sequelas é imprescindível.

Necrose epidérmica tóxica (NET)

É a forma mais grave do espectro clínico SSJ/NET. Na NET, o descolamento epidérmico atinge mais de 30% da superfície corpórea, o que predispõe a perda da termorregulação, distúrbios hidroeletrolíticos, infecção secundária, entre outros.

Os medicamentos mais frequentemente associados e o quadro clínico inicial e histológico são semelhantes aos da SSJ. Pela maior possibilidade de acometimento sistêmico, devem-se solicitar hemograma, ureia, creatinina, eletrólitos, bicarbonato, glicemia e enzimas hepáticas e gasometria arterial.

No primeiro dia de internação hospitalar, a gravidade do quadro deve ser avaliada pelo cálculo de um escore denominado SCORTEN (**Tabelas 35.1** e **35.2**).

Tabela 35.1. Fatores de risco e pontuação do escore SCORTEN		
Fatores de risco	0	1
Idade	< 40 anos	> 40 anos
Neoplasia concomitante	Não	Sim
Frequência cardíaca	< 120 bpm	> 120 bpm
Ureia plasmática	< 28 mg/dL	> 28 mg/dL
Superfície cutânea acometida	< 10%	> 10%
Bicarbonato sérico	> 20 mEq/L	< 20 mEq/L
Glicemia plasmática	< 250 mg/dL	> 250 mg/dL

Adaptado de Bastuji-Garin et al., 2000.

Tabela 35.2. Taxa de mortalidade de acordo com a pontuação do SCORTEN	
Pontuação	Mortalidade
0-1	3%
2	12%
3	35%
4	58%
≥5	>90%

Além da suspensão da droga suspeita e de evitar novos medicamentos desnecessários, o paciente deve ser transferido para unidade de queimados ou unidade de terapia intensiva. Terapia de suporte envolve controle de temperatura do ambiente entre 28-32 °C (evitar hipotermia), suporte nutricional com passagem de sonda nasogástrica, analgesia com derivados de opioides, profilaxia para trombose venosa, reposição volêmica e manutenção do volume urinário em 0,5-1 mL/kg/h. Deve-se monitorar função respiratória e instituir suplementação com oxigênio, intubação orotraqueal e ventilação mecânica são necessários. Recomenda-se evitar trocas frequentes de curativos em lesões de pele e preferir os curativos não aderentes, bem como, realizar higiene oral, quando houver lesões mucosas, com clorexidina aquosa a 0,12% duas vezes ao dia. Antibioticoterapia profilática deve ser evitada, porém recomenda-se rigoroso controle infeccioso. Diante de suspeita de infecção, colher culturas e instituir antibioticoterapia empírica até o resultado. Não existe consenso sobre o tratamento sistêmico. Corticoterapia pode ser instituída (prednisona 1 mg/kg/dia), preferencialmente nas primeiras 48 horas. Em casos refratários pode ser indicada imunoglobulina intravenosa (2 g/kg divididos em 3 a 5 dias). Há também relato do uso de ciclosporina.

DRESS (Reação a droga com eosinofilia e sintomas sistêmicos)

É uma reação medicamentosa grave com envolvimento de *múltiplos órgãos*, cuja mortalidade pode atingir 30%, sendo a *insuficiência hepática* a principal causa. Herpesvírus tipos 6 e 7 podem estar envolvidos na etiopatogenia, porém é associada principalmente ao uso de medicações, como carbamazepina, fenitoína, fenobarbital, alopurinol, nevirapina, abacavir, minociclina, lamotrigina, anti-inflamatórios não hormonais, dapsona, sulfametoxazol--trimetoprim, sulfassalazina, entre 2 a 12 semanas do início dos sintomas.

O quadro clínico compreende *exantema generalizado, edema facial, linfonodomegalia reacional, febre, eosinofilia e/ou linfocitose atípica, disfunção hepática (acometimento sistêmico mais frequente), renal, cardíaca, pancreática e/ou tireoidiana.* Um escore classifica os casos suspeitos entre definitivo, provável, possível e não DRESS por meio de critérios clínicos e histológicos, como na **Tabela 35.3**. A análise histológica da biópsia de pele pode favorecer o diagnóstico de farmacodermia, mas é inespecífica para DRESS.

Tabela 35.3. Escore diagnóstico para DRESS

Escore	-1	0	1	2
Febre ≥ 38,5 °C	Não	Sim	–	–
Linfonodomegalia	–	Não	Sim	–
Eosinofilia	–	Não	700-1499/μL	> 1.500/μL
Eosinófilos se leucócitos < 4.000/μL	–	–	10%-19,9%	≥ 20%
Linfócitos atípicos	–	Não	Sim	–
Erupção cutânea extensa (% superfície corporal)	–	Não	> 50%	–
Erupção cutânea sugerindo DRESS	Não	–	Sim	–
Biópsia sugerindo DRESS	Não	Sim	–	–
Envolvimento hepático	–	Não	Sim	–
Envolvimento renal	–	Não	Sim	–
Envolvimento cardíaco/muscular	–	Não	Sim	–
Envolvimento pancreático	–	Não	Sim	–
Envolvimento de outro órgão	–	Não	Sim	–
Resolução ≥ 15 dias	–	Não	Sim	–

Escore final < 2: DRESS negativo; 2-3: possível DRESS; 4-5: provável DRESS; > 5: DRESS definitivo.

Recomendam-se para investigação laboratorial inicial: hemograma com diferencial da série branca, TGO, TGP, FA, gama GT, bilirrubina total e frações, creatinina e ureia. Após confirmação do diagnóstico é indicada complementação da investigação com ecocardiograma, CK, troponina, amilase, lipase, TSH e T4 livre.

O tratamento consiste em:

1. suspender a medicação suspeita;
2. corticoterapia sistêmica: prednisona 1 a 1,5 mg/kg/dia via oral ou equivalente até melhora dos sintomas e normalização dos exames. Após este período, realizar redução gradual em 6 a 8 semanas até suspensão;
3. imunoglobulina intravenosa (2 g/kg divididos em 3 a 5 dias).

Em casos não responsivos às medidas acima, em progressão para insuficiência hepática, o transplante hepático pode ser indicado.

Pustulose exantemática generalizada aguda (PEGA)

Reação cutânea a medicação rara (1 a 5 casos por milhão de pessoas ao ano), em 90% dos casos é desencadeada pelo uso de medicações sistêmicas, especialmente antibióticos (*penicilina, quinolonas, macrolídeos, carbapenêmicos*), mas também relacionada ao uso de hidroxicloroquina, sulfonamidas, terbinafina, diltiazem, cetoconazol, fluconazol e omeprazol, entre outros.

O quadro clínico caracteriza-se por abrupto surgimento de *dezenas a centenas* de pequenas pústulas não foliculares e estéreis sobre base eritematosa, preferencialmente nas áreas intertriginosas e tronco, pruriginosas, entre 24 a 48 horas após a exposição à medicação. Pode haver febre, leucocitose e neutrofilia. É raro o envolvimento de mucosas (quando presente, restringe-se a uma área específica, como os lábios) ou órgãos internos (fígado, pulmão, rim). O diagnóstico é clínico e pode ser auxiliado pela histologia (presença de pústulas intracórneas, subcórneas e/ou intraepidérmicas e edema da derme papilar com infiltrado de neutrófilos e eosinófilos).

O principal tratamento é a suspensão da droga suspeita, o que leva a melhora espontânea e completa do quadro em alguns dias: pústulas e eritema involuem, culminando em descamação nas áreas afetadas. Devem-se evitar antibióticos tópicos e sistêmicos profiláticos, porque as pústulas da PEGA são estéreis, exceto se houver evidências clínicas e laboratoriais de infecção bacteriana sobreposta. Em casos mais resistentes, corticosteroides tópicos podem ser utilizados (valerato de betametasona 0,1% em creme 1 a 2 vezes por dia sobre as lesões até a resolução completa). No entanto, não há evidências de que o uso de corticosteroide sistêmico reduza a duração e a intensidade das lesões na PEGA. Hospitalização é indicada somente nos casos de acometimento cutâneo extenso, alteração do estado geral e envolvimento sistêmico.

Eritrodermias

Define-se por eritema e descamação generalizados em pelo menos 90% da superfície corpórea. Constitui-se num diagnóstico sindrômico com múltiplas etiologias possíveis, que podem ser divididas entre:

- **Dermatoses preexistentes – exemplos:** psoríase, dermatite atópica, dermatite seborreica, dermatite de contato, fotodermatites;
- **Reações medicamentosas:** por alopurinol, betalactâmicos, carbamazepina, fenobarbital, fenitoína, sulfassalazina, sulfonamidas;
- **Neoplasias:** 25 a 40% dos casos linfomas de células T, como a *micose fungoide* e sua variante sistêmica, a síndrome de Sèzary; e outras neoplasias como leucemias;

- **Miscelânea – exemplos:** doença do enxerto contra o hospedeiro, aids, sarcoidose, colagenoses, dermatomiosite, imunodeficiências primárias, mastocitose, paraneoplasias; e
- **Idiopática:** em 9 a 47% dos casos a causa não é elucidada após investigação, porém deve-se manter acompanhamento, pois a eritrodermia pode ser somente a manifestação inicial de outras condições acima citadas.

O quadro clínico compreende presença de eritema e descamação em pelo menos 90% da superfície corpórea. Há prurido, liquenificação, hiperpigmentação, queratodermia palmoplantar, ectrópio, linfadenopatia generalizada e fibroelástica. A progressão pode ser abrupta, em 2 a 6 dias (dermatoses preexistentes), ou insidiosa, por semanas a meses (linfomas). Em dermatoses preexistentes, lesões específicas colaboram: placas eritematodescamativas na pele e couro cabeludo e onicodistrofias na psoríase, liquenificação nas flexuras – áreas preferenciais da dermatite atópica, bolhas ou exulcerações que podem sugerir pênfigo foliáceo etc.

Sinais clínicos como linfonodomegalia e hepatoesplenomegalia contribuem para o diagnóstico de linfoma cutâneo. Pode haver repercussões sistêmicas como queda do estado geral, taquicardia, hipertermia ou hipotermia, perda de peso, distúrbios hidroeletrolíticos. Alterações laboratoriais são inespecíficas e incluem: anemia, leucocitose, linfocitose, eosinofilia, aumento da velocidade de hemossedimentação (VHS), hipoalbuminemia e elevação dos níveis de IgE.

O diagnóstico é realizado por meio de anamnese detalhada, exames físico e dermatológico completos. Os seguintes passos podem auxiliar na abordagem diagnóstica inicial:

1. História detalhada de dermatose preexistente, uso de medicações e antecedentes familiares.
2. Exame clínico e dermatológico completo, incluindo exame das mucosas e unhas, palpação de linfonodos, organomegalias.
3. Múltiplas biopsias de pele para estudo histológico, imuno-histoquímico e de imunofluorescência diante de suspeita de neoplasia ou doença bolhosa autoimune, respectivamente.
4. Considerar biópsia de linfonodo suspeito, hemograma, esfregaço de sangue periférico e investigação para doença linfoproliferativa. Considerar sorologia para HIV e outras doenças virais, provas reumatológicas, RX de tórax, teste de contato. Se toda investigação resultar negativa, manter seguimento clínico para rastreamento de outras doenças sistêmicas.

O tratamento é de suporte clinico, com hidratação, monitoramento dos sinais vitais, correção de distúrbios hidroeletrolíticos, prevenção de hipotermia. Orienta-se manter a pele hidratada, evitar escoriações e evitar o uso de tópicos, *incluindo* corticosteroides, uma vez que a permeabilidade cutânea está alterada, e evitar medicações desnecessárias. Se houver prurido intenso, podem ser prescritos anti-histamínicos para o controle dos sintomas. O tratamento sistêmico é quase sempre necessário, mas deve ser indicado de acordo com a etiologia do quadro. Nos casos idiopáticos pode-se considerar tratamento empírico com corticosteroides sistêmicos, metotrexate, ciclosporina, micofenolato de mofetila e acitretina, sendo estes tratamentos de exceção.

Sugestão de Leitura

1. Bastuji-Garin S, Fouchard N, Bertocchi M, Roujeau JC, Revuz J, Wolkenstein P. SCORTEN: a severity-of-illness score for toxic epidermal necrolysis. J Invest Dermatol. 2000 Aug;115(2):149-53.

2. Criado PR, Criado RFJ, Avancini J, Santi CG. Reação a drogas com eosinofilia e sintomas sistêmicos (DRESS)/Síndrome da hipersensibilidade induzida por droga (DIHS): revisão dos conceitos atuais. An Bras Dermatol. 2012;87(3):427-51.
3. Rothe MJ, Bernstein ML, Grant-Kels JM. Life-threatening erythroderma: diagnosing and treating the "red man". Clin Dermatol. 2005 Mar-Apr;23(2):206-17.
4. Schwartz RA, McDonough PH, Lee BW. Toxic epidermal necrolysis part I and II. J Am Acad Dermatol. 2013 Aug;69(2): 173.e1-13/187.e1-16.
5. Szatkowski J, Schwartz RA. Acute generalized exanthematous pustulosis (AGEP): A review and update. J Am Acad Dermatol. 2015 Nov;73(5):843-8.

Capítulo

Náuseas e Vômitos

36

Matheus Paiva Pacheco Reis Silveira
Aécio Flávio Teixeira de Góis

Introdução

Náuseas e vômitos, sintomas presentes em uma gama diversa de condições, estão entre as principais queixas referidas pelos pacientes durante a hospitalização. Deste modo, é importante que o médico que atua nesse ambiente esteja familiarizado com os aspectos que envolvem a abordagem do paciente com esses sintomas.

As implicações desses sintomas também assumem importância no cenário atual, pois representam frequente causa de afastamento de atividades laborativas, com impacto socioeconômico, além de gerarem diversas alterações no organismo que, se não identificadas e tratadas de modo adequado, podem levar o indivíduo ao óbito.

Define-se náusea como sensação subjetiva, desagradável, referida na garganta e/ou epigástrio, que geralmente precede o vômito. Já vômito representa a exteriorização de conteúdo do trato digestivo alto pela cavidade oral, devendo ser diferenciado de regurgitação, em que não há exteriorização desse conteúdo.

Fisiopatologia

Existem diversas conexões entre o sistema digestivo e o sistema nervoso central para a ocorrência desses sintomas. Destacam-se, além dos próprios órgãos do sistema digestivo envolvidos por esses sintomas (esôfago, estômago e intestino delgado), a área postrema no assoalho do quarto ventrículo, o núcleo do trato solitário localizado na medula, o córtex superior e o labirinto.

Diversos gatilhos humorais, inflamatórios, toxinas ou mesmo subjetivos como dor, olfato ou visão podem influenciar alguma dessas áreas e culminar com o reflexo do vômito via centro do vômito localizado no bulbo.

Esse reflexo consiste em uma sequência de eventos que levam à expulsão do conteúdo gástrico pela cavidade oral. Inicia-se com o relaxamento do esfíncter gástrico e do esôfago inferior, seguido de contração retrógrada do duodeno proximal e do antro gástrico, contração da musculatura abdominal, contração cricofaríngea inicial seguida de seu relaxamento, para então ocorrer a ejeção do conteúdo pela cavidade oral.

Há cinco diferentes receptores que medeiam o vômito. São eles: M1 muscarínico, dopamina D2, histamina H1, 5-hidroxitriptamina (HT)-3-serotonina (5-HT3) e Neurokinin 1 (NK1) substância P. Isso é importante, pois as medicações atuam nesses receptores para o controle dos sintomas.

Etiologia

Uma infinidade de causas pode estar relacionada à presença de náuseas e vômitos, e elas podem ser distribuídas do seguinte modo:

- **Medicamentoso:** Quimioterápicos, analgésicos, anti-inflamatórios, anti-hipertensivos, anticonvulsivantes, xantinas etc.
- **Infecciosas:** Gastroenterite aguda (viral ou bacteriana), otites, meningite, pielonefrite etc.
- **Centrais:** Migrânea, hipertensão intracraniana, doenças desmielinizantes, doenças psiquiátricas, labirintopatias.
- **Distúrbios metabólicos e endocrinológicos:** Gestação, cetoacidose diabética, hiperparatireoidismo, hipotireoidismo, doença de Addison etc.
- **Outras:** Vômitos pós-operatórios, síndrome dos vômitos cíclicos, infarto agudo do miocárdio, pancreatite aguda etc.

Dentre essas causas, a gastroenterite aguda tem grande importância. Isso porque ela é a segunda principal causa de absenteísmo. Outra causa importante, que ganha grande destaque no contexto do paciente internado, é a medicamentosa e, por isso, é sempre bom listar as medicações de uso contínuo ou recente pelo paciente.

Propedêutica Diagnóstica e Terapêutica

A abordagem do paciente com náuseas e vômitos é dividida em três passos (**Quadro 36.1**). Inicialmente deve-se buscar a etiologia dos sintomas, seguido pela identificação e correção das complicações relacionadas, terminando com o tratamento adequado do sintoma e, se causa identificável, desta também.

Quadro 36.1. Abordagem do paciente com náuseas e vômitos no departamento de emergência	
Etapa	**Abordagem**
Busca da etiologia	Anamnese bem detalhada Descartar causas de emergência
Identificação e correção das complicações	Exame físico: sinais vitais; sinais de desidratação Exames laboratoriais à procura de distúrbios hidroeletrolíticos (quando indicado)
Tratamento	Não medicamentoso: • Hidratação venosa, fracionamento de dieta, evitar alimentos gordurosos. • Passagem de SNG (indicada em casos específicos) Medicamentoso: Antieméticos (dimenidrinato, escopolamina, metoclopramida, ondasentrona, dexametasona, haloperidol) Procinéticos (domperidona, metoclopramida)

Fontes: Hasler et al.,[1] Metz et al.,[2] Skolnik et al.,[3] Ausiello et al.,[8] Cecilia.[9]

Detalhes da história, exame físico e exames complementares podem ser essenciais para estabelecer o diagnóstico correto. É importante uma anamnese bem detalhada destacando os antecedentes pessoais, as medicações de uso contínuo recente, a ingesta de alimentos não usuais, a presença de pessoas próximas com sintomas semelhantes, sua frequência e sintomas associados.

Deve-se detalhar, também, a composição dos vômitos, se há conteúdo biliar, sanguinolento ou fecal presente. Esses dados podem auxiliar no diagnóstico etiológico do sintoma. Acredita-se que na maioria dos casos a causa desses sintomas pode ser determinada pela história e exame físico e testes adicionais não são necessários.

No ambiente de urgência, é imprescindível descartar causas emergentes como etiologia da náusea e vômito. Todos os pacientes devem ser investigados quanto à presença de isquemia mesentérica aguda, síndromes coronarianas agudas, pancreatite aguda e abdome agudo obstrutivo, e, caso diagnosticados, necessitam de tratamento específico e ágil.

Ainda em relação à abordagem, como segunda etapa, deve-se identificar e corrigir as complicações desses sintomas. Os pacientes podem apresentar-se com diferentes graus de desidratação ou com distúrbios hidroeletrolíticos importantes. Tanto anamnese e exame físico como análise das mucosas e mensuração dos sinais vitais, incluindo procura de alteração ortostática da pressão arterial, auxiliam nessa identificação, e exames complementares são necessários somente em casos específicos.

O tratamento não medicamentoso envolve a administração de fluidos nos pacientes desidratados, fracionamento da dieta, evitar alimentos gordurosos e a passagem de sonda nasogástrica para aliviar a distensão gástrica, indicada em casos específicos como abdome agudo obstrutivo, suboclusão intestinal, íleo paralítico.

Já o tratamento medicamentoso (**Quadro 36.2**) utiliza medicações com propriedades pró-cinéticas e antieméticas distribuídas em diversas classes. Na prática, a escolha da medicação para controle dos sintomas é feita a partir da experiência clínica, dos custos, da segurança e das características do serviço, já que ensaios clínicos randomizados sobre a melhor terapia são escassos.

Quadro 36.2. Classe de drogas com seus principais receptores alvos e efeitos colaterais		
Classe de Drogas	Principal Receptor	Efeitos Colaterais
Anticolinérgicos (escopolamina)	Muscarínico – M1	Boca seca, tontura, retenção urinária e taquicardia
Anti-histamínicos (dimenidrinato, meclizina, cinarizina)	Histamina – H1	Sedação
Antagonista dopaminérgicos (metoclopramida, haloperidol e clorpromazina)	Dopamina – D2	Manifestações extrapiramidais, ginecomastia, hiperprolactinemia
Antagonistas de receptores da serotonina (ondasentrona)	5-hidroxitriptamina (HT)-3-serotonina (5-HT3)	Cefaleia, constipação e fadiga

As classes de agentes antieméticos são: anticolinérgicos, anti-histamínicos, antagonistas dopaminérgicos, antagonistas dos receptores de serotonina e outras classes, incluindo corticosteroides, benzodiazepínicos e antidepressivos.

Dos anticolinérgicos com ação nos receptores muscarínicos centrais, destaca-se a escopolamina, que apresenta eficácia moderada em relação ao controle dos vômitos. Além de agirem nos receptores M1 centrais, também têm alta afinidade por receptores dopaminérgicos e histaminérgicos. Os principais efeitos adversos dessa classe são boca seca, tontura, retenção urinária e taquicardia. Estão contraindicados em pacientes com megacólon e *miastenia gravis*.

Com ação predominante no núcleo do trato solitário, os anti-histamínicos podem ser utilizados para controle das náuseas e vômitos. Difenidramina, dimenidrinato, meclizina e cinarizina são opções dessa classe. Apresentam a sedação como efeito adverso principal e são muito utilizados em náuseas e vômitos associados a alterações vestibulares ou durante a gestação.

Os antagonistas dopaminérgicos, por atuarem nos receptores D2 da dopamina, também são utilizados no controle das náuseas e vômitos. Dentro dessa classe existem três subclasses: as fenotiazinas, as butirofenonas e as benzamidas. O principal exemplo das fenotiazinas é a clorpromazina, e essa subclasse, além de antagonizar os receptores D2, também têm atividade bloqueadora dos receptores M1 e H1. O haloperidol, por sua vez, é o principal representante das butirofenonas e é muito utilizado no controle de vômitos induzidos por quimioterapia e na obstrução intestinal maligna. Das benzamidas destaca-se a metoclopramida, com propriedades antiemética e pró-cinética, que apresenta ação antidopaminérgica central e periférica. Como efeito adverso principal tem-se as manifestações extrapiramidais, e seu uso crônico pode levar a ginecomastia e hiperprolactinemia.

No Brasil, a ondasentrona é o antagonista dos receptores de serotonina mais utilizado. Atua nos receptores 5HT3 e é a mais eficaz no tratamento de náuseas e vômitos induzidos por quimioterapia. Cefaleia, constipação e fadiga são seus principais efeitos colaterais.

Outras classes medicamentosas utilizadas no controle das náuseas e vômitos são os corticosteroides, sendo a dexametasona seu principal representante, com boa eficácia tanto no tratamento quanto na profilaxia. Pode ser utilizada previamente à infusão dos quimioterápicos. Os benzodiazepínicos também podem ser utilizados, e, embora pouco efetivos quando utilizados isoladamente, podem controlar náuseas e vômitos associados a alterações emocionais.

Até mesmo antibióticos podem ser utilizados com o objetivo de controle desses sintomas. A eritromicina, um análogo do receptor da motilina intestinal, pode ser utilizada com efeito pró-cinético. Essa medicação possui uma janela terapêutica estreita e pode melhorar o esvaziamento gástrico sem interferir no tratamento da náusea. Metanálise recente dos ensaios clínicos utilizando eritromicina no tratamento da gastroparesia revelou que todos os estudos eram metodologicamente fracos e que a melhora ocorreu em menos de 50% dos pacientes.

Alguns pacientes apresentam quadro de náusea crônica funcional que não preenche padrão de síndrome dos vômitos cíclicos ou outra desordem. Nesse tipo de paciente, drogas antieméticas são usualmente inefetivas sendo a abordagem de psicoterapia associada a terapia antidepressiva mais indicada para o tratamento. A escolha do antidepressivo deve ser individualizada para cada paciente, já que não há dados na literatura que mostram o melhor fármaco para esse fim.

Sugestão de Leitura

1. Ausiello D, Goldman L. Cecil - Tratado de Medicina Interna. 23ª ed. Rio de Janeiro: Elsevier, 2010.
2. Cecilia HT. Náuseas e vômitos. In: Vários autores e coordenadores. Manual do Residente de Clínica Médica. 1ª ed. Barueri: Editora Manole, 2015. pp. 42-4.
3. Hasler WL, Chey WD. Nausea and vomiting. Gastroenterology 2003; 125:1860.

4. Lang IM, Sarna SK, Dodds WJ. Pharyngeal, esophageal, and proximal gastric responses associated with vomiting. Am J Physiol 1993; 265:G963.
5. Metz A, Hebbard G. Nausea and vomiting in adults – a diagnostic approach. Aust Fam Physician 2007; 36:688.
6. Olden KW, Chepyala P. Functional nausea and vomiting. Nat Clin Pract Gastroenterol Hepatol 2008; 5:202.
7. Skolnik A, Gan TJ. Update on the management of postoperative nausea and vomiting. Curr Opin Anaesthesiol 2014; 27:605.
8. Tura P, Erdur B, Aydin B, et al. Slow infusion metoclopramide does not affect the improvement rate of nausea while reducing akathisia and sedation incidence. Emerg Med J 2012; 29:108.
9. Wolf FH, Brandão ABM. Antieméticos e procinéticos. In: Fuchs FD, Wannmacher L. Farmacologia Clínica – Fundamentos da Terapêutica Nacional. 4ª ed. Rio de Janeiro: Guanabara Koogan, 2010. pp. 979-91.

Capítulo 37

Prurido

Renato Paladino Nemoto
Jane Erika Frazão Okazaki

Introdução

Prurido é definido como uma perturbação sensitiva na pele que leva ao desejo de coçá-la. É um sintoma extremamente comum na prática clínica, que pode ser referido pelo paciente como comichão ou coceira. O prurido crônico ocorre quando o sintoma dura mais de 6 semanas. Estudos epidemiológicos chegam a encontrar a prevalência de prurido crônico em torno de 16% na população geral, com aumento da frequência nos idosos.

Fisiopatologia

As vias neurológicas que levam à coceira não são totalmente compreendidas. No entanto, é aceito que as fibras nervosas C periféricas não mielinizadas estão envolvidas, tanto as sensíveis à histamina quanto as não sensíveis. Tais fibras possuem uma velocidade de condução lenta e extensa ramificação terminal. Aquelas sensíveis à histamina têm um papel importante na coceira aguda da urticária, enquanto as não histamínicas têm um papel significativo na transmissão da maioria dos tipos de prurido crônico, o que pode explicar a má resposta aos anti-histamínicos orais.

Classificação

O prurido crônico pode ser classificado de diversas maneiras. A **Tabela 37.1** resume as principais.

Tabela 37.1. Classificação do prurido crônico		
Classificação Neuroanatômica (baseada na origem anatômica do prurido)	Pruritoceptivo: prurido que surge na pele	
	Neuropático: prurido resultante de lesão do nervo periférico	
	Neurogênico: mediadores ativam o SNC, provocando sensação de prurido sem lesão nervosa	
	Psicogênico	
Classificação Clínica	Com base no quadro clínico	Grupo I: Prurido em pele doente (pele inflamada)
		Grupo II: Prurido em pele sadia (não inflamada)
		Grupo III: Prurido com lesões de pele crônicas secundárias ao ato de coçar, como escoriações, crostas, liquenificação, pápulas e nódulos.

Continua

Continuação

Tabela 37.1. Classificação do prurido crônico		
Classificação Clínica	Com base na doença subjacente potencial	Doenças dermatológicas
		Doenças neurológicas
		Doenças sistêmicas
		Doenças psicossomáticas/psicogênicas
		Transtornos mistos
		Outros (causa desconhecida)

Adaptado de Ständer et al., 2007.[4,5]

No grupo I da classificação clínica proposta pelo Fórum Internacional de Estudo de Prurido de 2007 estão as desordens dermatológicas como etiologia principal. A biópsia da área afetada, portanto, pode ser útil na definição diagnóstica. Já os outros grupos têm etiologias sistêmicas e neurológicas.

Avaliação Inicial: Anamnese e Exame Físico

É importante avaliar a data de início do sintoma, localização, fatores de exacerbação e de alívio, assim como a presença ou ausência de lesões cutâneas primárias. Pesquisar sobre sintomas em outros membros da família pode ser útil para o diagnóstico de doenças infecciosas ou de componente ambiental. Os seguintes componentes da história do paciente também podem ser úteis para o diagnóstico:

- História de doenças da tireoide, doença hepática, doença renal, infecção pelo HIV ou malignidade;
- Presença de sintomas constitucionais (p. ex.: febre, perda de peso, suores noturnos);
- Histórico de uso de medicamentos;
- Histórico de viagens;
- História de doença psiquiátrica e abuso de substâncias.

Na ausência de achados cutâneos primários, o exame físico deve buscar evidências de doença sistêmica, tais como esplenomegalia, estigmas de hepatopatia, linfonodomegalia, icterícia ou palidez conjuntival.

Exames Complementares

A avaliação inicial, em geral, não deve incluir uma extensa investigação laboratorial, reservada para pacientes sem evidência de doença de pele e que não respondem a um curto período de terapia antipruriginosa (**Figura 37.1**). Em caso de refratariedade do sintoma, a avaliação subsequente pode incluir, a depender da história clínica:

- Hemograma com diferencial (busca evidências de doença mieloproliferativa ou deficiência de ferro);
- Bilirrubina sérica, transaminases e fosfatase alcalina (avaliação de doença hepática e colestase);
- TSH (avalia função tireoidiana);
- Função renal (prurido urêmico);

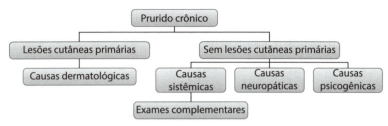

Figura 37.1. Fluxograma de Avaliação do Prurido Crônico
Adaptado de Yosipovitch e Bernhard, 2013.[2]

- Teste de anticorpos contra HIV em pacientes com histórico de fatores de risco para infecção pelo HIV;
- Raio X de tórax para avaliação de adenopatia.

Etiologias

O prurido pode ser originado de desordens dermatológicas, neuropáticas, psicogênicas, sistêmicas ou mistas. Dentre as causas dermatológicas temos, entre outras: eczema atópico, psoríase, xerodermia, escabiose, dermatite de contato e líquen plano. Nesse caso, o prurido costuma ser generalizado e com alterações visíveis na pele.

Já os pruridos localizados e sem alteração de pele podem ser secundários a desordens neuropáticas, como o prurido braquiorradial – que ocorre na área do dermátomo de C6 – e a notalgia parestética (síndrome pruriginosa interescapular ou síndrome prurítica disestésica) – que ocorre no dorso e pode apresentar máculas hipercrômicas. Nesse grupo também está o prurido pós-herpético, que pode ser acompanhado de máculas arroxeadas na região do dermátomo acometido. Geralmente, estão associados sintomas como queimação, dor ou perda sensorial.

O prurido psicogênico é um diagnóstico de exclusão muitas vezes desencadeado por ansiedade, estresse e fadiga. Pode ser, algumas vezes, de alucinações táteis e patologias somatiformes e dissociativas.

As causas sistêmicas serão mais bem descritas na **Tabela 37.2**.

Tabela 37.2. Causas sistêmicas de prurido	
Doença renal crônica	O prurido urêmico pode ser generalizado ou mais acentuado no dorso, braços, abdome e face. e geralmente é pior à noite. A fisiopatologia não é bem compreendida, porém os sistemas imunológicos e de opioidérgicos parecem estar implicados. Estudos observacionais encontraram associação com diálise inadequada, hiperparatireoidismo, produto cálcio x fósforo elevado, xerose (pele seca causada por atrofia das glândulas sudoríparas) e concentrações séricas elevadas de magnésio e alumínio. O uso de emolientes, capsaicina, tacrolimo 0,03% 2 vezes ao dia ou fototerapia com raios UVB pode ser útil no tratamento do prurido nesse grupo de pacientes. Naltrexona (por hiperatividade de receptores Mu) e gabapentina em baixas doses após a diálise são outras opções. Corrigir a anemia e tratar o hiperparatireoidismo secundário também auxiliam no manejo desse sintoma.
Colestase	O prurido costuma ser pior à noite e na região das mãos, pés e em áreas de contato com as roupas. Uma curiosidade é que a intensidade segue o ritmo circadiano. A sensação de "picada" é geralmente referida e o ato de coçar em geral não diminui o incômodo. Naltrexona é o medicamento que tem maior benefício nesse tipo de prurido. Outra medida importante é a administração de substâncias que diminuam o nível de bilirrubina, como a colestiramina.

Continua

Continuação

Tabela 37.2. Causas sistêmicas de prurido

Deficiência de ferro	Suplementação de ferro tende a curar o sintoma.
Infecção pelo HIV	Em pacientes com HIV, infecções na pele, xerose e eventualmente linfoma de células T cutâneo podem causar prurido.
Hipertireoidismo	Prurido generalizado é comumente visto em pacientes com tireotoxicose, particularmente em casos de doença de Graves. Os mecanismos possíveis incluem a redução do limiar mediado pela vasodilatação, bem como a ativação de vias de cininas secundárias ao aumento da taxa metabólica.
Neoplasias	As neoplasias malignas mais comumente acompanhadas de prurido incluem linfoma de Hodgkin, linfoma não Hodgkin, micose fungoide, policitemia vera, leucemias, discrasias de células plasmáticas e tumores carcinoides gástricos. Embora o prurido generalizado possa ser um sintoma inicial em neoplasias hematológicas, essa associação não é tão forte em tumores sólidos. O prurido também pode ocorrer como uma característica das doenças cutâneas para-neoplásicas, como a ceratose seborreica eruptiva, a acantose nigricans maligna, a dermatomiosite, o eritroderma e a dermatose acantolítica transitória (doença de Grover).	**Linfoma de Hodgkin:** Das neoplasias malignas esta é a que mais gera prurido como sintoma e este pode ser generalizado e ocorrer de meses a até um ano antes do diagnóstico. Anti-histamínicos geralmente produzem alívio do sintoma. **Policitemia vera:** O prurido ocorre em geral após banhos com água muito quente. Desse modo, reduzir a temperatura da água e manter a pele seca podem ser efetivos. Anti-histamínicos, antidepressivos e fototerapia podem auxiliar no manejo do sintoma. **Carcinoide gástrico:** Enquanto o rubor cutâneo intermitente dos carcinoides intestinais não costuma ser acompanhado de prurido, o rubor intermitente associado a carcinoides gástricos atípicos tende a ser pruriginoso.

Adaptado de Tarikci et al. 2015[2,3]

Tratamento Tópico

Nos casos com prurido localizado e nas lesões dermatológicas secundárias, o uso de emolientes é indicado. Esses fármacos melhoram a função de barreira da pele, a qual está prejudicada nas doenças inflamatórias e pelas lesões de coçadura.

Mentol tópico alivia o prurido ativando fibras que induzem a sensação de frio. Concentrações menores (1 a 5%) são mais eficazes e menos propensas a causar irritação.

A capsaicina pode ser utilizada com estratégia de dessensibilização de fibras nervosas periféricas. No entanto, lesões na pele devem ser tratadas antes, pois ela pode piorar a sensação de queimação causada no início do uso dessa medicação. A dose é de 0,025 a 0,1%, sendo mais efetiva em prurido por DRC e causas neuropáticas.

Corticosteroides tópicos podem ser úteis em patologias inflamatórias, como eczema tópico, psoríase e líquen plano. No entanto, devem ser utilizados apenas por curtos períodos (1 semana) pelo risco de provocar foliculite e pela absorção sistêmica da medicação.

Os inibidores da calcineurina como o tacrolimo (creme 0,03% a 0,1%) e pimecrolimo (creme 0,1%), podem ser usados principalmente para eczemas e psoríase.

Tratamento Sistêmico

Anti-histamínicos com propriedades sedativas são muito utilizados. Contudo, só há evidência de eficácia para o uso em quadros de urticária ou outras doenças relacionadas ao aumento de níveis de histamina. O benefício nas demais comorbidades não mediadas por histamina parece estar no efeito sedativo que auxilia o paciente a dormir e suportar a sensação de prurido. Hidroxizina 25 a 50 mg até 4 vezes ao dia e difenidramina 25 a 100 mg até 4 vezes ao dia são as mais utilizadas.

Os anticonvulsivantes gabapentina (100 a 1200 mg até 3 vezes ao dia) e pregabalina (25 a 200 mg até 2 vezes ao dia) foram, em estudos, mais eficientes que placebo para controle de prurido de etiologia renal ou neuropática.

Estudos com antagonistas opioides, principalmente a naltrexona (12 a 50 mg 1 vez ao dia), demonstraram eficácia em casos de urticária, eczema atópico e colestase. Já em casos de prurido urêmico os resultados ainda são inconsistentes.

Os antidepressivos inibidores seletivos da recaptação da serotonina, como a paroxetina (10 a 40 mg 1 vez ao dia) e a sertralina, demonstraram ser mais eficazes que placebo em casos psicogênicos e colestáticos.

A fototerapia com raios UVB pode ser usada principalmente em pacientes com contraindicações a terapias medicamentosas e naqueles com prurido refratário. Deve ser evitada em pacientes em uso de inibidores da calcineurina.

Sugestão de Leitura

1. Metz M, Ständer S. Chronic pruritus – Pathogenesis, clinical aspects and treatment. J Eur Acad Dermatology Venereol. 2010;24(11):1249-1260. doi:10.1111/j.1468-3083.2010.03850.x.
2. Pereira MP, Ständer S. Assessment of severity and burden of pruritus. Allergol Int. 2016:1-5. doi:10.1016/j.alit.2016.08.009.
3. Ständer S, Schäfer I, Phan NQ, et al. Prevalence of chronic pruritus in Germany: results of a cross--sectional study in a sample working population of 11,730. Dermatology. 2010;221(3):229-235. doi:10.1159/000319862.
4. Ständer S, Weisshaar E, Mettang T, et al. Clinical classification of itch: A position paper of the International Forum for the Study of Itch. Acta Derm Venereol. 2007;87(4):291-294. doi:10.2340/00015555-0305.
5. Tarikci N, Kocatürk E, Güngör Ş, Topal IO, Can PÜ, Singer R. Pruritus in systemic diseases: A review of etiological factors and new treatment modalities. Scientific World Journal. 2015;2015:803752. doi:10.1155/2015/803752.
6. Yosipovitch G, Bernhard JD. Chronic pruritus. N Engl J Med. 2013;17368(25):1625-1634. doi:10.1056/NEJMcp1208814.

Capítulo

Síncope

38

Bruna Macêdo de Carvalho
Aécio Flávio Teixeira de Góis

Definição

Síncope é a perda transitória do nível de consciência com incapacidade de manutenção do tônus postural. É caracterizada por ter início rápido, curta duração (< 1 minuto), resolução espontânea e como causa base, hipoperfusão cerebral transitória.

Classificação (Figura 38.1)

Conforme sua etiologia, a síncope pode ser classificada como:

- **Síncope reflexa:** vasovagal, situacional, sinocarotídea, neuralgia glossofaríngea, neuropatia periférica ou atípica.
- **Hipotensão ortostática:** droga-induzida, disfunção autonômica ou depleção de volume.
- **Cardiovascular:** arritmia, doença cardíaca estrutural ou tromboembolismo pulmonar.

Definir a causa da síncope, no entanto, é desafiador em uma parcela expressiva dos casos e, para tal distinção, os dados da anamnese são cruciais. Na história pessoal e familiar é importante atentar para a idade do paciente, patologias prévias, medicações em uso e história de morte súbita na família. Em relação à história atual, deve-se pormenorizar o episódio buscando fatores desencadeantes e predisponentes.

No ambiente das enfermarias, a síncope secundária à hipotensão ortostática (HO) é uma das principais causas de síncope, especialmente na população idosa. A HO clássica é definida pela queda da PAS em 20 mmHg e da PAD em 10 mmHg após 3 minutos em posição ortostática.

Exame Físico

O exame físico deve ser completo e deve abranger exame neurológico. Nesse contexto, são pontos importantes:

- Aferição de sinais vitais;
- Avaliação da pressão arterial nas posições supina e após 3-5 minutos em ortostase;
- Avaliação da cavidade oral em busca de mordedura de língua para o diagnóstico diferencial de crise epiléptica;
- Exame neurológico: déficits residuais falam a favor de acidente vascular cerebral, lesão estrutural ou distúrbio metabólico. Na síncope, o exame neurológico será normal;
- Exame cardiológico em busca de arritmias. Deve ser complementado com ausculta das carótidas.

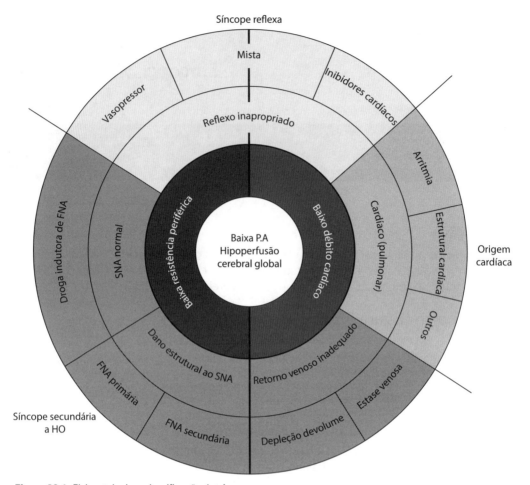

Figura 38.1. Fisiopatologia e classificação da síncope.
FNA: falha nervosa autônoma; SNA: sistema nervoso autônomo; PA: pressão arterial; HO: hipotensão ortostática. Adaptado de Syncope: ESC Clinical Practice Guideline, 2018.

Exames Laboratoriais
- **Glicemia capilar;**
- **Eletrocardiograma:** exame rápido e de baixo custo, capaz de identificar a etiologia da síncope em 7% dos casos. Um ECG normal tem um valor preditivo negativo para isquemia miocárdica como causa da síncope superior a 99%. Ele também pode identificar a presença de arritmias, evidências de síndrome coronariana aguda (SCA), prolongamento de intervalo QT, hipertrofia ventricular, síndrome de Wolf-Parkinson-White, síndrome de Brugada, e pode corroborar na suspeita de tromboembolismo pulmonar (TEP), p. ex.: padrão S1Q3T3, inversão de onda T anterosseptal. Monitorização cardíaca está indicada na suspeita de síncope cardiogênica. Na suspeita de doença cardíaca estrutural conhecida pode-se solicitar um ecocardiograma.
- **Rotina laboratorial:** não é custo-efetiva e não tem suporte pela medicina baseada em evidências. Distúrbios eletrolíticos devem ser pesquisados em pacientes critica-

mente doentes, na suspeita de hipovolemia (p. ex.: diarreia, vômitos), fraqueza muscular e com anormalidades eletrolíticas recentes. Na suspeita de hemorragia deve-se considerar a solicitação de hematócrito.

- **Exames de imagem:** não há benefício na solicitação de exames de neuroimagem. Estes devem ser solicitados apenas se a história e o exame físico forem sugestivos de ataque isquêmico transitório, crise convulsiva nova, acidente vascular cerebral ou hemorragia subaracnóidea (HSA). Na suspeita de HSA, ainda que a imagem esteja normal pode-se considerar a realização de punção lombar. A imagem da artéria carótida não é recomendada na avaliação de rotina de pacientes com síncope na ausência de achados neurológicos focais que apoiem uma avaliação posterior. Na suspeita de TEP, após cálculo de escore de probabilidade clínica pré-teste (Wells ou Genebra), deve-se considerar a solicitação de angiotomografia. O D-dímero perde validade para pacientes internados.

Estratificação de Risco

O EGSYS (Evaluation of Guidelines in Syncope Study) é uma ferramenta que não somente avalia a probabilidade de a síncope ter origem cardíaca, mas também estima a mortalidade do paciente em 2 anos (**Tabela 38.1**). Um escore acima de 3 pontos tem 92% de sensibilidade e 62% de especificidade para síncope cardiogênica. A literatura dispõe de outros escores validados de emergência para avaliação de desfechos negativos na síncope (a citar: regra de São Francisco, OESIL score).

Tabela 38.1. EGSYS (Evaluation of Guidelines in Syncope Study)	
Palpitação precede a síncope	4 pontos
Doença cardíaca ou alteração eletrocardiográfica (bradicardia sinusal, BAVT ou BAV Mobitz 2, bloqueio de ramo, sinais de isquemia aguda ou pregressa, taquicardia supraventricular ou ventricular, sinais de hipertrofia de VD ou VE, pré-excitação, QT longo, Brugada)	3 pontos
Síncope durante esforço	3 pontos
Síncope em posição supina	2 pontos
Precipitantes ou predisponentes (calor, locais lotados, ortostase prolongada, dor, medo)	- 1 ponto
Pródromo de náuseas e vômitos	- 1 ponto

$\geq$ 3 pontos: 21% mortalidade em 2 anos; < 3pontos: 2% mortalidade em 2 anos.

Diagnósticos Diferenciais

- **Crises convulsivas:** importante diagnóstico diferencial de síncope. Sugeridas pela história pessoal de epilepsia, início abrupto associado a trauma cranioencefálico, mordedura de língua (particularmente na lateral), idade inferior a 45 anos, relato de aura, alteração do *status* mental após recuperação do nível de consciência (p. ex.: sonolência no pós-ictal), liberação esfincteriana urinária ou fecal e descrição de movimentos tônico-clônicos. É importante destacar que mioclonias são comuns após a ocorrência de síncope neurologicamente mediada.
- **Distúrbios metabólicos:** hipoglicemia, hipóxia, hiperventilação com hipocapnia.
- **Acidente vascular cerebral/Ataque isquêmico transitório vertebrobasilar:** o exame físico e a história pessoal de patologias prévias podem auxiliar na distinção com síncope. Déficits focais devem ser pesquisados no exame neurológico.

- **Trauma cranioencefálico (TCE):** no contexto do ambiente hospitalar, em especial na população idosa, tem como principal causa a ocorrência de quedas. É importante caracterizar o evento e avaliar a ocorrência de sintomas associados, bem como, o mecanismo do trauma para a tomada de decisões.
- **Outros:** cataplexia, quedas ou psicogênica.

Manejo Clínico

Para o adequado manejo clínico alguns passos devem ser seguidos:

1. Realizar anamnese detalhada e caracterizar: Foi um episódio de síncope ou não?
2. Analisar cuidadosamente história patológica pregressa, história familiar, exame físico e achados eletrocardiográficos e definir: O diagnóstico etiológico está determinado?
3. Realizar a estratificação de risco com o uso de escores validados.
   - **Alto risco:** avaliação precoce e tratamento.
   - **Baixo risco com síncopes recorrentes:** testes para confirmação da causa podem ser feitos em nível ambulatorial. Adiar o tratamento guiando-se pela documentação eletrocardiográfica.
   - **Baixo risco, episódio único:** sem mais avaliações.
4. Estabelecer tratamento de acordo com a causa.
   - **Síncope reflexa:** manobras de contrapressão são validadas no tratamento da síncope reflexa com pródromos. Para sua correta execução é necessário o treinamento dos pacientes. As manobras mais extensamente estudadas são cruzar as pernas e *hand-grip*.
   - **Hipotensão ortostática (HO):** se droga-induzida, deve-se suspender a medicação. Um exemplo muito comum em enfermarias é o uso de hiclorotiazida e anlodipino em idosos. É importante o estímulo à ingestão hídrica e salina adequada (2-3 L de água/dia, 10 g de NaCl/dia, respeitando as contraindicações). A ingestão rápida de água gelada combate a HO e a hipotensão pós-prandial. Para pacientes idosos com HO é recomendada cabeceira elevada a 10º durante a noite com o objetivo de manter uma melhor distribuição de fluidos corporais e evitar poliúria noturna.
   - **Disfunção autonômica:** o uso de α-agonistas é validado.
     - Midodrina 5-20 mg 3x/dia
     - Fludrocortisona 0,1-0,3 mg 1x/dia
   - **Cardíaca (Figura 38.2)**

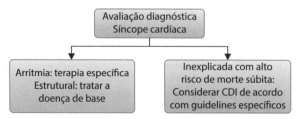

Figura 38.2. Manejo da síncope cardíaca.

Investigação Adicional

- **Holter:** tem maior validade nos casos de síncope recorrente. Sua realização rotineira, não é custo-efetiva, exceto para casos selecionados.
- **Monitor de eventos cardíacos (*loop event recorder*):** dispositivos externos ativados pelo paciente quando os sintomas ocorrem. Esse dispositivo possibilita o resgate do ECG pré-ativação em 5-15 minutos. Indicado para pacientes que têm clínica ou achados no ECG sugestivos de síncope por arritmia.
- **Tilt teste:** tem como objetivo que o estresse ortostático seja o gatilho para deflagração reflexa. Está indicado diante de síncope única sem etiologia definida em caso de implicações ocupacionais (p. ex.: piloto de avião) ou alto risco de injúria física, síncopes recorrentes na ausência de doença cardíaca orgânica ou quando uma causa cardiovascular foi excluída apesar da presença de doença cardíaca orgânica. Existem diversos protocolos para sua realização, e os mais utilizados são o protocolo de Westminter (sem provocação farmacológica) e o teste de provocação com isoproterenol e com nitroglicerina oral. Este teste visa diagnosticar síncope reflexa, porém também pode ser positivo em pacientes com doença do nó sinusal.

Prognóstico

A mortalidade em 1 ano de pacientes com síncope cardiogênica se aproxima dos 30%, e nos pacientes com insuficiência cardíaca é ainda maior. A síncope de origem neurogênica é uma condição de grande morbidade, especialmente quando recorrente. Fraturas e acidentes de trânsito foram relatados por 6% dos pacientes, lacerações e contusões, por 29%. A morbidade é particularmente alta em idosos, pois causa perda da autoconfiança, depressão e fraturas, com institucionalização subsequente.

Síncope recorrente tem sérios efeitos sobre a qualidade de vida. O impacto físico da síncope é comparável ao de doenças crônicas como artrite crônica, depressão e doença renal crônica. Causas iatrogênicas (p. ex.: droga-induzidas) são comuns e devem ser prontamente revistas.

Síncope e TEP

Em recente estudo multicêntrico italiano PESIT (2016) com 2.584 pacientes cujo alvo era investigar a prevalência de TEP em pacientes hospitalizados por síncope, 1 em cada 6 pacientes recebeu o diagnóstico de TEP. Trata-se, portanto, de uma condição que deve ser lembrada e a partir da suspeição algoritmos pode ajudar a chegar ao diagnóstico. Tal assunto será discutido em capítulo específico deste livro.

Sugestão de Leitura

1. Brignole M, Moya A, de Lange FJ. ESC Scientific Document Group. 2018 ESC Guidelines for the diagnosis and management of syncope. European Heart Journal, 2018.
2. Brignole M, Hamdan MH. New concepts in the assessment of syncope. JACC 2012.
3. David ML. Evaluation of syncope in the emergency department. AJCM2010.
4. Prandoni P, et al. Prevalence of pulmonary embolism among patients hospitalized for syncope. NEJM 2016.
5. Michelle CF, et al. A patient with syncope. NEJM 2013.

Capítulo 39

Soluços

Matheus Paiva Pacheco Reis Silveira
Márcia Valéria de Andrade Santana

Introdução

Define-se soluço como uma contração involuntária do diafragma e dos músculos intercostais resultando em súbita inspiração e terminando com o fechamento abrupto da glote. Pode ter grande variabilidade em relação à frequência, variando de 4 a 60 vezes em um minuto.

É um sintoma extremamente comum e afeta praticamente todas as pessoas em algum momento da vida. Sua persistência, porém, ganha importância clínica por levar a complicações como perda de peso, desidratação e insônia, comprometendo a qualidade de vida.

Quanto à epidemiologia, nenhum estudo conseguiu estabelecer associação entre características físicas e a prevalência de soluços. Sabe-se, no entanto, que o sintoma não é incomum em pacientes com câncer avançado, nos quais a prevalência é de 3,9 a 4,5%..

Classificação e Etiologia

Quanto à etiologia, a principal classificação adotada em relação aos soluços é a sua duração, podendo ser agudo, persistente e intratável. Soluços agudos, transitórios ou autolimitados são aqueles com duração de até 48 horas. Soluços que duram entre 48 horas e 1 mês são chamados de soluços persistentes. Já os soluços intratáveis são aqueles com duração superior a 1 mês. Essa classificação é importante por estar relacionada à abordagem terapêutica.

Uma infinidade de causas pode estar relacionada à ocorrência de soluços destacando-se as causas gastrointestinais como distensão gástrica, doença do refluxo gastroesofágico e neoplasias de esôfago e estômago; e também desordens do sistema nervoso central como malformações arteriovenosas, quadros infecciosos como meningite ou encefalite e até mesmo devido a lesões estruturais como neoplasias ou hidrocefalia.

Dentre as causas, existem, ainda, as de fundo psicogênico como ansiedade, estresse, excitação e simulação, bem como as de causa metabólica, sendo a uremia importante uma das causas relacionadas com soluços incoercíveis. Medicações, irritação do nervo frênico e do nervo vago, além de insuflação gástrica durante a endoscopia, também são causas de soluços.

Em relação à frequência, as causas mais comuns são a distensão gástrica consequente a alimentação copiosa, a mascar chicletes ou ao ato de fumar, excessiva ingestão alcóolica e causas psicogênicas.

Abordagem Diagnóstica

Detalhes da história, exame físico e exames complementares podem ser essenciais para estabelecer o diagnóstico correto. Em relação à história, deve-se sempre perguntar os antecedentes patológicos, interrogar o uso de medicações (**Tabela 39.1**), a duração da crise e se há ou não persistência dos soluços durante o sono, sugerindo assim uma causa orgânica como diagnóstico.

Se os soluços forem referidos como queixa principal do paciente, deve-se reservar a investigação e o tratamento dos soluços apenas quando estes forem persistentes. Nesses casos, orienta-se a sempre investigar a presença de outras queixas que possam indicar alguma causa específica. Muitos casos, no entanto, permanecem sem causa definida.

Tabela 39.1. Principais medicações que podem levar ao soluço

Medicações que podem causar soluços		
Benzodiazepínicos (diazepam, midazolam)	Alfametildopa	Corticosteroides (dexametasona, metilprednisolona)
Quimioterápicos (etoposídeo)	Barbitúricos	Nicotina

Fonte: Launois et al., 1993.[14]

Quanto ao exame físico, além da análise geral com avaliação de sinais vitais, estado geral e ausculta cardíaca e respiratória, deve-se realizar otoscopia bilateral observando se há infecção ou corpo estranho que estejam irritando a membrana timpânica. Realizar um detalhado exame da cabeça e do pescoço, procurando massas, desvios, cicatrizes, e também exame neurológico completo, com o objetivo de descartar causas do sistema nervoso central.

Os exames complementares devem ser solicitados após minuciosa avaliação clínica do paciente e estabelecimento das hipóteses diagnósticas. Exames gerais como hemograma, eletrólitos, função renal, função hepática e amilase/lipase podem auxiliar o diagnóstico.

Tratamento

As evidências quanto ao tratamento dos soluços baseiam-se em estudos observacionais, relatos de caso e pequenas séries, ainda faltando grandes ensaios randomizados que indiquem opções terapêuticas com forte evidência. Porém, em todos esses estudos relata-se que o tratamento sempre deve focar a causa base, como o uso de inibidor de bomba de próton se o paciente apresentar doença do refluxo gastroesofágico.

Após investigação, se os soluços permanecem sem causa identificável, terapia empírica com manobras consiste na primeira linha de tratamento, devendo-se reservar o uso de medicações para quando houver persistência do soluço após as manobras. Estas incluem manobra de Valsalva ou prender a respiração após inspiração, interrompendo a função respiratória normal; bebidas geladas, gargarejo com água ou engolir uma colher de chá de açúcar seco, estimulando a nasofaringe e a úvula; puxar os joelhos e pressioná-los contra o tórax para tentar conter a irritação do diafragma.

Falhas sucessivas no uso das manobras indicam a terapia medicamentosa para tratamento dos soluços (**Tabela 39.2**). Uma variedade de classes de medicamentos tem sido usada, como antipsicóticos, anticonvulsivantes e antagonistas dopaminérgicos.

Tabela 39.2. Principais drogas utilizadas no tratamento de soluços no departamento de emergência

Opção terapêutica	Mecanismo de ação	Dose
Clorpromazina	Antipsicótico típico com ação antagônica dopaminérgica	Via oral Inicial: 25 mg 8/8h Máximo: 50 mg 6/6h
Metoclopramida	Antagonista dopaminérgico e procinético	10 mg 8/8h ou 6/6h
Baclofeno	Relaxante muscular – agonista do receptor GABA	Inicial: 5 mg 8/8h

Fonte: Kolodzik et al.;[2] Calsina-Berna A et al.[3]

Indicado como terapia inicial, o antipsicótico clorpromazina é um dos medicamentos mais utilizados no tratamento de soluços, sendo a única droga aprovada pela FDA (Food and Drug Administration) para uso em soluços, com boa resposta dos pacientes, mesmo com doses baixas. A dose inicial é de 25 mg com intervalo de 8 horas e duração de 7 a 10 dias, podendo essa dose ser elevada até 50 mg 4 vezes ao dia. O uso intravenoso de clorpromazina pode ser mais efetivo, porém essa droga deve ser infundida associada a grande quantidade de solução cristaloide para evitar hipotensão. Os efeitos adversos mais importantes são sonolência e distonias. A droga é contraindicada em pacientes idosos com demência.

Outra opção medicamentosa é a metoclopramida, um antagonista dopaminérgico e pró-cinético. A dose usual é de 10 mg 3 a 4 vezes ao dia por 7 a 10 dias, e seu efeito adverso é a discinesia tardia. Ainda para ser usado no tratamento de soluços persistentes tem-se o baclofeno, um relaxante muscular esquelético, com sonolência e tontura como efeitos adversos.

Outras opções incluem, ainda, solução de lidocaína, antidepressivos tricíclicos e anticonvulsivantes como gabapentina, pregabalina e carbamazepina, devendo o tratamento ser seguido com um médico experiente.

Pacientes com soluços intratáveis e refratariedade às medicações usadas podem ser abordados com o uso de técnicas cirúrgicas, incluindo esmagamento do nervo frênico ou bloqueio desse nervo com o uso de anestésicos locais. Vale ressaltar, ainda, que a medicina alternativa e complementar pode ter benefício naqueles pacientes com soluços intratáveis. Há descrição de boa resposta em pacientes com o uso de acupuntura e/ou hipnose.

Sugestão de Leitura

1. Calsina-Berna A, García-Gómez G, González-Barboteo J, Porta-Sales J. Treatment of chronic hiccups in cancer patients: a systematic review. J Palliat Med 2012; 15:1142.
2. Cardoso MCAF, Xavier ACF. Soluço – características e possibilidades fonoterapêuticas. Arq. Int. Otorrinolaringol./Intl. Arch. Otorhinolaryngol., São Paulo - Brasil, jan/fev/março 2011; 15(1): p. 89-95.
3. Kang JH, Bruera E. Hiccups during chemotherapy: What should we do? J Palliat Med 2015; 18:572.
4. Kobayashi Z, Tsuchiya K, Uchihara T, et al. Intractable hiccup caused by medulla oblongata lesions: a study of an autopsy patient with possible neuromyelitis optica. J Neurol Sci 2009; 285:241.
5. Kolodzik PW, Eilers MA. Hiccups (singultus): review and approach to management. Ann Emerg Med 1991; 20:565.
6. Launois S, et al. Hiccup in adults: an overview. Eur Respir J 1993; 8: 583-575.
7. Longatti P, Basaldella L, Moro M, et al. Refractory central supratentorial hiccup partially relieved with vagus nerve stimulation. J Neurol Neurosurg Psychiatry 2010; 81:821.
8. Matsuki Y, Mizogami M, Shigemi K. A case of intractable hiccups successfully treated with pregabalin. Pain Physician 2014; 17:E241.
9. Petroianu GA. Treatment of hiccup by vagal maneuvers. J Hist Neurosci 2015; 24:123.

10. Porzio G, Aielli F, Verna L, Aloisi P, Galetti B, Ficorella C. Gabapentin in the treatment of hiccups in patients with advanced cancer: a 5-year experiente. Clin Neuropharm. 2010. 33:179-180.
11. Smith HS, Busracamwongs A. Management of hiccups in the palliative care population. Am J Hosp Palliat Care 2003; 20:149.
12. Thompson AN, Ehret Leal J, Brzezinski WA. Olanzapine and baclofen for the treatment of intractable hiccups. Pharmacotherapy 2014; 34:e4.
13. Wang T, Wang D. Metoclopramide for patients with intractable hiccups: a multicentre, randomised, controlled pilot study. Intern Med J 2014; 44:1205.
14. Yamazaki Y, Sugiura T, Kurokawa K. Sinister hiccups. Lancet 2008; 371:1550.

Tontura e Vertigem

Capítulo 40

Priscila Dias Cardoso Ribeiro
Felipe Chaves Duarte Barros

Introdução

A vertigem é um sintoma de movimento ilusório que pode ser uma sensação de balanço ou inclinação. Alguns percebem automovimento, enquanto outros percebem o movimento do ambiente. Quase todo mundo já experimentou a vertigem de modo transitório imediatamente após movimentos cefálicos rápidos e repetidos. A vertigem é um sintoma (não um diagnóstico), que surge por conta de uma assimetria no sistema vestibular após lesões vestibulares ou disfunção do labirinto, do nervo vestibular ou de estruturas vestibulares centrais no tronco encefálico. A vertigem é apenas um tipo de tontura. Outras desordens que se apresentam com tonturas incluem sensação pré-sincopal, desequilíbrio e tonturas inespecíficas ou mal definidas. A abordagem inicial para o paciente que se queixa de tontura é localizar a causa do sintoma em uma dessas categorias amplas.

Etiologias Periféricas

É costumeira a organização das causas de vertigem em transtornos periféricos e centrais (**Tabela 40.1**).

Tabela 40.1. Causas periféricas e centrais de vertigem	
Causas periféricas	**Causas centrais**
Vertigem posicional paroxística benigna (VPPB)	Migrânea vestibular
Neurite periférica	Isquemia de tronco cerebral
Herpes-zóster otológico ou síndrome de Ramsay Hunt	Infarto ou hemorragia cerebelar
Doença de Ménière	Malformação de Chiari
Concussão labiríntica	Esclerose múltipla
Fístula perilinfática	Ataxia episódica tipo 2
Deiscência de canal semicircular	
Síndrome de Cogan	
Vestibulopatia recorrente	
Neuroma acústico	
Otite média	
Toxicidade por aminoglicosídeo	

Ambas as categorias de etiologias têm características clínicas distintivas, mas com alguma sobreposição entre si. Causas periféricas de vertigem geralmente compreendem cerca de 80% dos casos, sendo que a vertigem posicional paroxística benigna (VPPB), a neurite vestibular e a doença de Ménière as causas mais comuns (**Tabela 40.2**).

Vertigem posicional paroxística benigna

A vertigem posicional paroxística benigna (VPPB) é a causa de vertigem mais comumente diagnosticada. A VPPB é geralmente atribuída a detritos otolíticos dentro de um canal semicircular. Na VPPB classicamente os pacientes descrevem uma breve sensação de giro provocada ao virar na cama ou inclinar a cabeça para trás para olhar para cima. A tontura é bastante breve, geralmente segundos, raramente minutos. Pode ser grave o bastante para parar as atividades ao longo dessa duração. Os pacientes podem sentir náuseas, mas raramente vomitam. Otalgia, perda auditiva e zumbido estão ausentes. O diagnóstico de VPPB é sugerido pela história clínica e confirmado pela manobra de Dix-Hallpike. A história natural da VPPB é de surgimento de episódios vertiginosos repetidos e breves que são previsivelmente provocados por certos movimentos e que persistem por semanas ou meses.

Neurite vestibular

A neurite vestibular, também conhecida como neuronite vestibular e labirintite, é considerada um transtorno inflamatório viral ou pós-viral que afeta a porção vestibular do oitavo nervo craniano. A neurite vestibular é caracterizada pelo rápido aparecimento de uma vertigem grave e persistente associada a náuseas, vômitos e instabilidade da marcha. Os achados do exame físico são consistentes com um desequilíbrio vestibular periférico agudo: nistagmo vestibular espontâneo, teste de impulso de cabeça positivo e instabilidade da marcha sem perda da capacidade de deambular. Na neurite vestibular pura, a função auditiva é preservada; quando esta síndrome é combinada com perda auditiva unilateral, é chamada de labirintite. O diagnóstico de neurite vestibular é geralmente baseado em informações clínicas. As características clínicas de um AVC isquêmico ou hemorrágico cerebelar podem ser semelhantes às da neurite vestibular e uma neuroimagem é, portanto, muitas vezes necessária para descartar esse diagnóstico. Os pacientes com neurite vestibular geralmente sofrem de sintomas vestibulares graves por alguns a vários dias, seguidos por uma diminuição gradual dos sintomas e um retorno do equilíbrio. A recuperação pode ser melhorada com a terapia com corticosteroides.

Herpes-zóster ótico

Também denominada síndrome de Ramsay Hunt, acredita-se que represente a ativação da infecção latente por herpes-zóster do gânglio geniculado. Além de vertigem aguda e/ou perda auditiva, paralisia facial ipsilateral, otalgia e vesículas no canal auditivo e aurícula são características típicas. Terapia com corticosteroides ou aciclovir deve ser considerada, embora não sejam de valor comprovado.

Doença de Ménière

A doença de Ménière é uma desordem vestibular periférica atribuída ao excesso de pressão do fluido endolinfático, que causa disfunção episódica da orelha interna. Pacientes afetados apresentam vertigem episódica espontânea com duração de minutos a horas, ge-

Tabela 40.2. Causas de vertigem

Condição	Curso de tempo	Clínica sugestiva	Sintomas auditivos	Associação de sintomas neurológicos	Nistagmo	Outros achados
VPPB	Recorrente, episódios breves (segundos)	Presença de posições ou movimentos cefálicos precipitantes	Nenhum	Nenhum	Nistagmo periférico	Manobra de Dix-Hallpike apresenta achados característicos
Neurite vestibular	Episódio único, início agudo, dura dias	Síndrome viral pode acompanhar ou preceder a vertigem	Usualmente nenhum	Paciente cai para o lado da lesão; sem sinais de lesão em tronco cerebral	Nistagmo periférico	*Head thrust test* usualmente anormal
Doença de Meniere	Episódios recorrentes, pode durar de minutos a horas	Início espontâneo, sem fatores desencadeantes	Sensação de plenitude aural ou otalgia, zumbido e baixa acuidade auditiva unilateral	Nenhum	Nistagmo periférico	Há perda auditiva neurossensorial unilateral vista na audimetria
Migrânea vestibular	Recorrente, dura vários minutos a horas	História de migrânea	Usualmente nenhum	Cefaleia migranosa e/ou outros sintomas migranosos (visuais, sensitivos) acompanhando a vertigem	Nistagmo periférico ou central podem estar presentes	Entre os episódios, os testes usualmente não apresentam anormalidades
AIT Vertebrobasilar	Episódio único ou episódios recorrentes durante vários minutos a horas	Pacientes mais idosos, com alto risco cardiovascular e/ou com trauma cervical	Usualmente nenhum	Há frequentemente outros sintomas de tronco cerebral	Nistagmo central	*Head thrust test* usualmente normal
AVC de tronco cerebral	Início súbito, sintomas persistentes de dias a semanas	Pacientes mais idosos, com alto risco cardiovascular e/ou com trauma cervical	Usualmente nenhum; exceção se faz na síndrome da artéria cerebelar anterior inferior	Há frequentemente outros sintomas de tronco cerebral, especialmente sinais de lesão medular lateral	Nistagmo central	A RNM pode demonstrar lesão em tronco cerebral
Infarto ou hemorragia cerebelar	Início súbito, sintomas persistentes de dias a semanas	Pacientes de mais idade com risco cardiovascular, em especial hipertensão arterial sistêmica	Nenhum	O comprometimento da marcha é proeminente. Dor de cabeça, dismetria de membros e disfagia podem ocorrer	Nistagmo central	RNM ou TC de crânio de urgência demonstrarão lesão cerebelar

ralmente associada a zumbido unilateral, perda auditiva e plenitude aural. A vertigem associada à doença de Ménière é frequentemente grave e associada a náuseas e vômitos e desequilíbrio incapacitante. O desequilíbrio pode durar vários dias. O nistagmo horizontal é tipicamente visto no exame físico durante uma crise. O diagnóstico da doença de Ménière é sugerido pela história clínica. Uma perda auditiva neurossensorial de baixa frequência na audiometria e uma resposta vestibular reduzida unilateral na eletronistagmografia ajudam a confirmar o diagnóstico. A condição pode entrar em remissão espontânea ou com tratamento e pode recorrer.

Etiologias Centrais

Causas centrais de vertigem geralmente compreendem 20% dos casos, e, destes, a enxaqueca vestibular e as etiologias vasculares são as mais comuns. A vertigem central pode resultar de lesões que afetam o tronco encefálico ou o cerebelo, e é raro que a vertigem resulte de lesões que afetam o córtex vestibular.

Enxaqueca vestibular

A enxaqueca é cada vez mais reconhecida como uma causa de vertigem recorrente. No entanto, o mecanismo pelo qual a enxaqueca causa vertigem não é compreendido, e o diagnóstico permanece um pouco controverso. A enxaqueca vestibular pode apresentar manifestações vestibulares centrais e periféricas. A gravidade da vertigem é variável, assim como sua duração, com alguns pacientes queixando-se de sintomas fugazes, de 2 segundos, como é característico da VPPB. Episódios com duração de vários minutos a algumas horas, porém, são mais típicos. Um diagnóstico de enxaqueca vestibular baseia-se na história da vertigem, na qual pelo menos algumas das crises de vertigem estão associadas a cefaleia do tipo migrânea ou a outro fenômeno migranoso (aura visual, fotofobia ou fonofobia). Episódios de enxaqueca vestibular geralmente ocorrem, espontaneamente, mas, de modo semelhante à enxaqueca, podem ser desencadeados por certos alimentos, estímulos sensoriais ou condições, como privação de sono.

Isquemia do tronco encefálico

As oclusões embólicas e ateroscleróticas do sistema arterial vertebrobasilar levam à isquemia do tronco encefálico. Embora a vertigem possa dominar a apresentação clínica nesses casos, raramente é a única manifestação. Deve-se sempre excluir a possibilidade de etiologia cerebrovascular nos pacientes que apresentam vertigem recidivante se houver envolvimento de fatores de risco cardiovasculares, uma vez que há o risco de AVCs recorrentes.

Acidente vascular isquêmico transitório

Embora o AVC produza sintomas sustentados que melhoram ao longo de vários dias e semanas, os ataques isquêmicos transitórios (AIT) envolvendo o tronco encefálico costumam durar vários minutos, talvez algumas horas. É debatido se a vertigem sem sintomas do tronco encefálico pode ocorrer com isquemia vertebrobasilar; entretanto, segundo alguns autores, é razoável considerar o diagnóstico em pacientes mais velhos ou com fatores de risco cardiovasculares. A ressonância magnética (RM) com difusão ponderada de imagem pode ser útil, mas a sua sensibilidade é inferior a 50%. A angiografia por ressonância magnética (ARM) pode demonstrar doença arterial oclusiva na circulação posterior.

Avaliação do Paciente com Vertigem
História

A história deve permitir ao clínico distinguir a vertigem de outros tipos de tontura e fazer uma hipótese sobre o local e o tipo de lesão. É costume organizar causas de vertigem em transtornos periféricos e centrais, os quais têm características clínicas distintivas, mas com alguma sobreposição.

Quadro clínico

A abordagem da queixa de vertigem se mostra extremamente dificultosa. Como explicitado anteriormente, alguns pacientes experimentam vertigem como uma ilusão de movimento, que é interpretada ora como automovimento, ora como movimento do ambiente. A ilusão de movimento mais comum é a sensação de giro, a qual, porém, não é necessária. A vertigem também pode ser uma sensação de balanço ou inclinação. Sendo assim, nem todos os pacientes são capazes de descrever sua vertigem em termos tão concretos. Uma vaga sensação de rotação, desequilíbrio ou desorientação pode eventualmente ser decorrente de um problema vestibular. Por outro lado, alguns pacientes com pré-síncope às vezes interpretam o sentimento como uma sensação de giro. Desse modo, um sintoma de vertigem não é perfeitamente sensível ou específico para uma disfunção vestibular. Os seguintes pontos devem ser considerados durante a avaliação:

Magnitude dos sintomas

A vertigem grave pode ocorrer com lesões centrais e periféricas agudas. No entanto, quando os sintomas são menos pronunciados, particularmente quando há pronunciado nistagmo fora de proporção com a gravidade da vertigem, isso sugere fortemente lesões de tronco cerebral em detrimento de causas periféricas.

• Náuseas e vômitos

Náuseas e vômitos são tipicamente associados a vertigem aguda, exceto em casos em que seja leve ou muito breve, como na VPPB. Os vômitos podem ser graves, causando desidratação e desequilíbrio eletrolítico, e costumam ser mais comuns em lesões periféricas do que nas lesões centrais.

• Instabilidade postural e da marcha

A estabilidade postural pode ser afetada em pacientes com vertigem. Os efeitos das lesões unilaterais do aparelho vestibular sobre a estabilidade postural são variáveis, mas, em geral, a vertigem de origem central prejudica a marcha e a postura em maior grau do que a vertigem de origem periférica, provavelmente porque as etiologias centrais também prejudicam outras vias do sistema nervoso central envolvidas no equilíbrio e na postura. Os pacientes com vertigem de origem periférica são geralmente capazes de caminhar, mas podem ser muito relutantes em se mover por conta das outras queixas.

• Ilusão de inclinação

Uma ilusão de inclinação em que os pacientes sentem que eles e seu ambiente são inclinados com relação à gravidade, mesmo ao ponto de estar de cabeça para baixo, geralmente reflete danos aos órgãos otolíticos (utrículo e sáculo) ou a suas conexões centrais. A disfunção do otólito pode também causar lateropulsão ou a tendência para cair ao lado da lesão.

• Drop attacks

Os *drop attacks* são quedas repentinas e espontâneas de pacientes em geral de idade mais avançada enquanto estão de pé ou andando, com recuperação completa em segundos ou minutos. Geralmente não há perda reconhecida de consciência e o evento é lembrado. Pacientes com *drop attacks* de origem vestibular muitas vezes têm uma sensação de serem empurrados ou puxados para o chão. Trata-se de um sintoma, não de um diagnóstico, e pode ter diversas causas, sendo frequentemente atribuídos a uma súbita perda de tônus muscular mediada por reflexos vestibuloespinais. Também conhecidos como crises otolíticas Tumarkins, são uma característica incomum da doença de Ménière e geralmente vistos apenas em casos avançados. A deiscência superior do canal semicircular e a toxicidade aminoglicosídica também estão associadas a essa apresentação.

• Desorientação espacial

Uma desorientação espacial fugaz pode permanecer depois que o paciente se recuperou de uma crise aguda de vertigem, especialmente ao movimento que gira a cabeça para o lado da lesão.

• Oscilopsia

Oscilopsia, uma ilusão visual de movimento de ida e volta no ambiente associada a visão turva diante do movimento cefálico, é manifestação de um reflexo vestíbulo-ocular prejudicado. Pacientes afetados referem a percepção de que o arredor balança quando estão andando ou dirigindo em pavimento acidentado, tendo muitas vezes que permanecer parados para ler placas e sinais.

• Equilíbrio alterado sem vertigem

Essa é uma manifestação comum de perda vestibular bilateral simultânea aguda, como a que ocorre com a toxicidade de antibióticos aminoglicosídicos. A vertigem não ocorre porque não há assimetria vestibular marcada. A maioria dos pacientes tem oscilopsia e o desequilíbrio é mais marcado no escuro, quando o auxílio visual para percepção da posição no espaço não está disponível. A toxicidade por aminoglicosídeos é a etiologia identificada mais comum da vestibulopatia bilateral, seguida pela doença de Ménière e pela meningite, mas a maioria dos casos, no entanto, é de origem criptogênica. Essa apresentação também é característica das lesões agudas cerebelares da linha média ou da deficiência de tiamina.

Curso de tempo

A vertigem nunca é um sintoma permanente e contínuo. Mesmo quando a lesão vestibular é permanente, o sistema nervoso central se adapta ao defeito de modo que a vertigem diminui ao longo de dias ou semanas. A tontura constante que dura meses não é vestibular. No entanto, alguns pacientes descrevem vertigem constante, o que na verdade significa que têm uma suscetibilidade constante à tontura episódica frequente. A vertigem pode ocorrer como episódios únicos ou recorrentes e pode durar segundos, horas ou dias. Esse curso de tempo dos sintomas fornece uma das melhores pistas para a fisiopatologia subjacente da vertigem (**Tabela 40.2**).

- Vertigem recidivante com menos de 1 minuto de duração é geralmente vertigem posicional paroxística benigna.

- Um único episódio de vertigem de vários minutos a horas pode ser devido a enxaqueca ou a isquemia transitória do labirinto ou tronco cerebral.
- Os episódios recorrentes de vertigem associados à doença de Ménière ou vestibulopatia recorrente também normalmente duram horas, mas podem ser mais breves.
- Episódios mais prolongados e mais graves de vertigem que ocorrem com neurite vestibular podem durar dias. Isso também é característico para vertigem originária de esclerose múltipla ou infarto do tronco cerebral ou cerebelo.

Exame Físico
Nistagmo

O nistagmo é o grande elemento semiológico do labirinto. Ele se origina em virtude de um desequilíbrio de informações aferentes dos labirintos. O nistagmo vestibular é bifásico, com uma componente lenta e outra rápida. A componente lenta se origina no órgão vestibular periférico, e a rápida, no tronco cerebral, entre os núcleos oculomotores do III par e os núcleos vestibulares, com mediação pelo sistema reticular. Uma lesão periférica unilateral diminui o potencial de ação que chega ao SNC, resultando em diminuição da atividade no núcleo vestibular ipsilateral e uma diminuição no tônus do nervo oculomotor, produzindo movimentos oculares contralaterais. Por exemplo, se o labirinto esquerdo é afetado, passa a haver uma diferença de tônus entre os lados, com aumento relativo do tônus do labirinto direito (não patológico), e essa informação chega ao sistema nervoso central. Com isso, ocorre situação semelhante à rotação da cabeça para a direita, com movimento ocular lento para a esquerda e fase rápida para a direita; também há sensação de queda para o lado direito. Como por convenção o sentido do nistagmo é dado pela fase rápida, temos que o nistagmo bate para o lado contralateral ao da lesão (**Tabela 40.3**).

Tabela 40.3. Características do nistagmo em vertigens perifericas e centrais		
Nistagmo	Periférico	Central
Direção	Unidirecional, componente rápido apontando para o lado preservado; nunca muda a direção.	Pode mudar a direção quando o paciente olha para a direção do componente lento.
Tipo	Horizontal com um componente de torção, nunca puramente torcional ou vertical.	Pode ser de qualquer tipo e direção.
Efeito da fixação visual	Nistagmo suprimido	Não suprimido.
Outros achados neurológicos	Ausentes	Frequentemente presentes.
Instabilidade postural	Instabilidade unidirecional, marcha preservada	Instabilidade severa; quedas comuns ao caminhar.
Surdez ou zumbido	Podem estar presentes	Ausentes.

Outros sinais neurológicos

Um exame neurológico cuidadoso deve ser realizado uma vez que a presença de anormalidades neurológicas adicionais sugere fortemente a presença de uma lesão central. A pesquisa deve ser feita para anormalidades do nervo craniano, alterações motoras ou sensoriais, dismetria e reflexos anormais.

Testes de audição no consultório

Testes de audição à beira-leito e exame da membrana timpânica podem ser úteis para distinguir a etiologia da vertigem. O exame otoscópico provê evidência de otite média aguda ou crônica. O examinador pode facilmente testar a audição por vários métodos:

- Suavemente sussurrar em cada orelha do paciente e, em seguida, pedir a ele que repita o que foi sussurrado.
- Segurar as mãos do examinador ao lado das orelhas do paciente, mas fora da sua visão. O examinador, em seguida, esfrega os dedos juntos de um lado, com um movimento de fricção falsa no lado oposto, e pede ao paciente para relatar quando o som for escutado e de que lado ocorreu.
- Outro método é vibrar um diapasão de 512 Hz, colocando-o perto de uma orelha e, em seguida, da outra em rápida sucessão, para que o paciente possa comparar o volume.
- Os testes de Weber e de Rinne são utilizados para distinguir a perda auditiva condutiva e neurossensorial.
    - No teste de Weber, um diapasão vibratório é colocado na testa na linha média. Com audição normal, o som é ouvido igualmente em ambas as orelhas. Com perda auditiva neurossensorial, o som se localiza na orelha normal. Com perda auditiva condutiva, o som localiza-se na orelha afetada.
    - O teste Rinne, por sua vez, procura a perda auditiva condutiva. O diapasão é colocado sobre o osso mastoide por trás da orelha do lado afetado, a fim de testar a condução óssea do som. A vibração do diapasão é então colocada a cerca de 2,5 cm da orelha para testar a condução do ar. Normalmente, a condução aérea do som é melhor do que a condução óssea, e o som é ouvido mais alto junto ao ouvido do que quando colocado sobre a mastoide. Com a perda auditiva condutora, o diapasão é ouvido menos ou nada quando o diapasão é adjacente à orelha. Com a perda auditiva neurossensorial, a condução aérea e óssea pode ser quantitativamente diminuída, mas a condução aérea permanece melhor do que a condução óssea.

A perda auditiva neurossensorial unilateral sugere uma lesão periférica; audiometria é necessária para confirmação. Se nenhuma causa óbvia de perda auditiva neurossensorial unilateral (por exemplo, doença de Ménière) tiver sido identificada pela história, é necessária uma ressonância magnética (RM) ou tomografia computadorizada da fossa posterior e do canal auditivo interno. Embora a perda auditiva associada aponte fortemente para uma origem periférica de vertigem, a ausência de perda auditiva tem menor valor de localização da lesão.

Manobra de Dix-Hallpike

As manobras de posicionamento são projetadas para reproduzir vertigem e provocar nistagmo em pacientes com história de tonturas posicionais. Essas manobras são mais úteis em pacientes que não apresentam sintomas ou nistagmo em repouso. A manobra de Dix-Hallpike é feita para avaliação da canalitíase do canal semicircular posterior, que é a causa mais comum de vertigem posicional paroxística benigna (VPPB). Outras manobras são usadas para provocar o nistagmo de variantes menos comuns da VPPB (canal anterior, canal horizontal).

- **Como fazer:** Com o paciente sentado, o pescoço é estendido e é feita a rotação cefálica para um lado. O paciente é então colocado rapidamente em decúbito supino, de modo que a cabeça paira sobre a borda da cama. O paciente é mantido nessa posição por até 30 segundos se não houver nistagmo. O paciente é então devolvido à posição vertical, observado por mais 30 segundos para o nistagmo, e a manobra é repetida com a cabeça virada para o outro lado.
- **Interpretação:** A manobra de Dix-Hallpike normalmente provoca vertigem paroxística e nistagmo se a disfunção do canal posterior estiver presente. O nistagmo e a vertigem costumam aparecer após uma latência de alguns segundos e durar menos de 30 segundos. O nistagmo tem uma trajetória típica, para cima e rotatória, com os polos superiores dos olhos batendo em direção ao chão. Após o paciente se sentar, o nistagmo voltará, mas na direção oposta. A manobra deve ser repetida para o mesmo lado, e com cada repetição a intensidade e a duração do nistagmo diminuirão, confirmando a natureza fatigável do fenômeno. No entanto, a repetição da manobra pode interferir com a capacidade de executar imediatamente uma manobra de reposicionamento de partículas terapêuticas, e, portanto, a repetição pode ser adiada quando isso está sendo considerado.
- **Validade do teste:** A latência, a transitoriedade e a fatigabilidade, aliadas à direção mista horizontal e rotatória típica, são importantes para diagnosticar a vertigem posicional paroxística benigna. O desvio dessas características pode ocorrer com tipos mais raros de vertigem posicional periférica, mas também deve levantar suspeita de lesão central. A sensibilidade da manobra de Dix-Hallpike (**Figura 40.1**) em pacientes com VPPB do canal posterior está estimada em até 88%.

Teste de impulso da cabeça (Head thrust test) (Figura 40.2)

- **Como fazer:** O examinador senta na frente do paciente e pede a ele que mantenha os olhos no nariz do examinador ou em algum alvo fixo, enquanto estiver usando seus óculos de prescrição habituais, se for o caso. O examinador segura com as duas mãos a cabeça do paciente pela região temporal-zigomática, inclinando-a em cerca de 30° para manter o plano do canal horizontal paralelo ao solo. O examinador então rapidamente gira a cabeça do paciente no plano horizontal alternando direções ao acaso, e observa a capacidade do paciente de manter os olhos fixos no alvo. A rotação não precisa ser grande (apenas 5 a 10° são suficientes), mas deve ter uma aceleração elevada, além de direção e *timing* imprevisíveis.
- **Interpretação:** A resposta normal é os olhos permanecerem no alvo a despeito do movimento. A resposta anormal é os olhos serem arrastados para fora do alvo pela rotação da cabeça (na mesma direção da rotação), seguida de uma sacada ocular corretiva em direção ao alvo, que compõe o fim do movimento da cabeça. Essa resposta indica um reflexo vestíbulo-ocular deficiente (VOR), implicando uma lesão vestibular periférica (orelha interna ou nervo vestibular) no lado da rotação. O uso da videonistagmografia pode auxiliar na interpretação e precisão desse teste.
- **Validade do teste:** Para distinguir a disfunção vestibular de tonturas não periféricas, o teste de impulso de cabeça é relatado como tendo uma maior especificidade (82 a 100%) do que sensibilidade (34 a 39%). No entanto, o uso de testes calóricos realizados como padrão-ouro nos estudos que renderam esses dados pode não ser apropriado e pode subestimar a sensibilidade. Um teste de impulso de cabeça anormal é relatado como um teste útil para distinguir entre vertigem central e periférica, particularmente no cenário de vertigem prolongada aguda, quando o examinador está

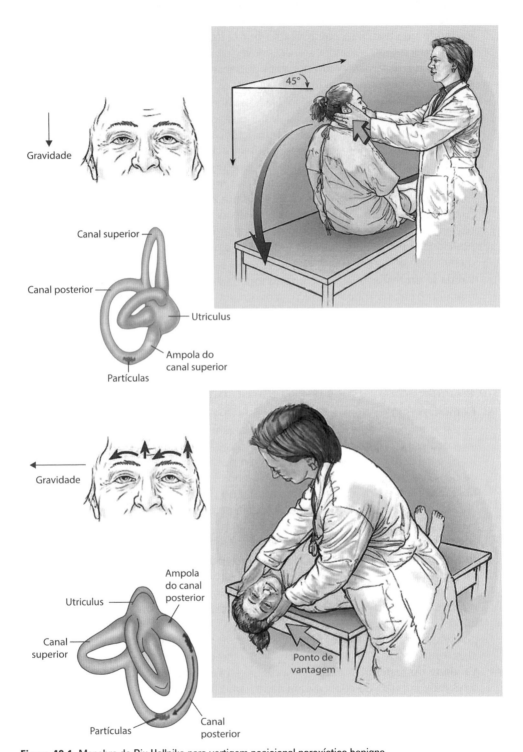

Figura 40.1. Manobra de Dix-Hallpike para vertigem posicional paroxística benigna.
Adaptado de Furman JM; Cass SPC. Primary care: benign paroxysmal positional vertigo. New England Journal of Medicine 1999.

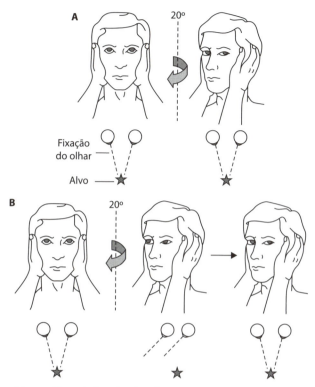

Figura 40.2. Head thrust test ou Teste do impulso da cabeça.
Adaptado de Head thrust test - an important test for vertigo. Disponível em: http://northlandent.blogspot.com.br/2012/11/head-thrust-test-important-test-for.html.

tentando diferenciar entre neurite vestibular e infarto cerebelar. O teste de impulso de cabeça é normal na maioria dos pacientes com lesões cerebelares isoladas (31 de 34% em um estudo em série).

Testes de Diagnóstico e Imagem

Testes que podem ser úteis em pacientes com vertigem incluem imagenologia cerebral, eletronistagmografia (ENG) e videonistagmografia (VNG), potenciais evocados miogênicos vestibulares, audiometria e potenciais evocados auditivos do tronco encefálico. As indicações para este teste mais especializado (bem como indicações para referências especializadas) não são precisas. A prevalência relativamente baixa de distúrbios graves deve ser ponderada em relação às suas implicações prognósticas e terapêuticas ao decidir se esses testes devem ser solicitados.

Neuroimagem

A ressonância magnética do sistema nervoso central é indicada em pacientes selecionados quando a história e o exame sugerem uma causa central de vertigem ou um schwannoma vestibular (neuroma acústico). A tomografia computadorizada é significativamente menos sensível para o diagnóstico de AVE e para patologias que afetam o tronco encefálico ou o nervo vestibular. Em um paciente com vertigem aguda sustentada, muitas vezes é difícil distinguir entre um evento vascular envolvendo o cerebelo e neurite vestibular. Embora esta última tenha um curso benigno, o primeiro pode ser agudamente ameaçador. Um paciente mais jovem com vertigem aguda e sustentada, sem outros sinais ou sintomas neurológicos, e com nistagmo e um exame condizente com uma origem periférica (supressão com fixação visual, queda em sentido oposto ao nistagmo, nistagmo horizontal ou torcional), não necessita de imagenologia imediata se houver melhora dentro de 48 horas. No entanto, a neuroimagem é indicada se o exame não for totalmente condizente com uma lesão periférica, se houver fatores de risco proeminentes para acidente vascular cerebral, se houver sinais ou sintomas neurológicos ou se houver uma nova dor de cabeça acompanhando a vertigem. O procedimento de escolha é RM, que pode detectar infarto na fossa posterior no primeiro dia. A tomografia computadorizada (CT) com cortes finos através do cerebelo é uma alternativa quando a ressonância magnética não está disponível ou em pacientes com implantes metálicos.

Tratamento da Vertigem

O tratamento da vertigem pode ser dividido em três categorias: as específicas à doença vestibular subjacente, as destinadas a aliviar os sintomas da vertigem e as destinadas a promover a recuperação.

Tratamentos específicos da doença

A vertigem pode ter inúmeras causas, e, em alguns casos, o tratamento da condição subjacente melhora a vertigem. Em outros, o tratamento não melhora os sintomas, mas pode ser importante para o prognóstico geral do doente. Na doença de Ménière, o uso de hidroclorotiazida na dose de 50-100 mg por dia, em dose única, costuma melhorar a vertigem, mas não tem efeito sobre o zumbido e a perda auditiva. O tratamento farmacológico com sintomáticos na VPPB, por sua vez, é desnecessário devido ao curto tempo que duram as crises. Ele deve ser usado com parcimônia e por um breve período de tempo devido à sua interferência na compensação que ocorre naturalmente por parte do SNC, especialmente em quadros vertiginosos que duram mais do que alguns dias, e deve ser retirado gradualmente dentro de poucos dias. Quadros vertiginosos que duram mais do que alguns dias são sugestivos de dano vestibular permanente, sendo necessário interromper as medicações a fim de favorecer a compensação por parte do SNC.

O tratamento da doença subjacente pode diminuir os sintomas de vertigem ou alterar o curso da doença nas seguintes condições:

- Neurite vestibular;
- Enxaqueca vestibular;
- Vertigem posicional paroxística benigna;
- Doença de Ménière;
- Esclerose múltipla;
- Isquemia vertebrobasilar;
- Herpes-zóster;
- Fístula perilinfática;
- Schwannoma vestibular (neuroma acústico);
- Deiscência de canal superior;
- Ataxia episódica tipo 2;
- Síndrome de Cogan.

Tratamento sintomático (Tabela 40.4)

Tabela 40.4. Tratamento sintomático			
Medicação	Dosagem	Efeitos colaterais comuns	Grau de recomendação em gestantes
Tontura			
Midodrine	10 mg VO 3x ao dia	Hipertensão, aumento da frequência miccional ou retenção, *rash*	-
Fludrocortisona	0,1 mg VO 1x ao dia;	Hipertensão, edema, hiperglicemia, hipocalemia	-
Vertigem			
Meclizina* (Meclin®)	25-100 mg VO diários, em doses divididas	Sonolência, boca seca	B
Dimenidrinato* (Dramavit®, Dramin®, Emebrid®, Neodrin®)	25-100 mg VO cada 4-8h	Sonolência, boca seca, náusea e vômitos.	B
Diazepam (Valium®)	2-10 mg VO ou IV cada 4-8h	Tontura, sonolência, boca seca, visão turva, fraqueza muscular, instabilidade	D
Lorazepam (Ativan®)	1-10 mg VO cada 8-12h	Tontura, sonolência, boca seca, visão turva, fraqueza muscular, instabilidade	D
Náusea associada			
Metoclopramida (Reglan®, Plasil®)	5-10 mg VO ou IV (lento) cada 6h	Tontura, sonolência, cefaleia, sintomas gastrointestinais, diarreia, efeitos extrapiramidais	B
Ondansetrona (Vonau®, Zofran®)	4 mg VO cada 8h	Dor de cabeça, fadiga, constipação, mal-estar	D
Proclorperazina (Compazine®)	5-19 mg VO ou IM cada 6-8h; 2,5-10 mg IV (lento) a cada 2 minutos; 25 mg supositório	Tontura, sonolência, boca seca, constipação, tremores musculares, agitação psicomotora, ganho de peso, efeitos extrapiramidais	C
Prometazina (Fenergan®)	12,5-25 mg VO, IM, IV ou retal cada 4-6h	Tontura, sonolência, boca seca, constipação	C

Três classes gerais de drogas são as mais usadas para suprimir o sistema vestibular:

- **Anti-histamínicos:** meclizina, dimenidrinato, difenidramina;
- **Benzodiazepínicos:** diazepam, clonazepam, alprazolam;
- **Antieméticos:** proclorperazina, prometazina, metoclopramida, domperidona, ondansetrona.

Esses medicamentos são eficazes na melhoria da vertigem, especialmente na configuração aguda, quando a preocupação com efeitos colaterais não é primordial. As respostas são geralmente relacionadas à dose. Os anti-histamínicos são as drogas de escolha na maioria dos pacientes, enquanto a meclizina é a droga de escolha na gravidez. Os benzodiazepínicos podem ser sedativos e são utilizados quando os anti-histamínicos não são adequadamente eficazes. Os antieméticos fenotiazínicos (p. ex.: proclorperazina, prometazina) também são mais sedativos e geralmente reservados para pacientes com vômitos graves. Para além da sedação, que pode ser dose-limitante, os efeitos secundários são geralmente mínimos. Sintomas extrapiramidais são um risco com antieméticos fenotiazínicos e metoclopramida, mas menos presentes no uso da domperidona, um antagonista dopaminérgico periférico que não atravessa a barreira hematoencefálica.

Tratamentos sintomáticos devem ser interrompidos o mais rapidamente possível após sintomas graves e vômitos cessarem (geralmente dentro de 1 ou 2 dias) para evitar comprometer a longo prazo a adaptação à perda vestibular pelo sistema nervoso central. Alguns estudos em modelos animais demonstraram que o uso desses medicamentos (benzodiazepínicos e antieméticos, em particular) está associado a diminuição da compensação vestibular central.

• Classes de medicamentos usadas no tratamento

- **Anti-histamínicos:** Reduzem a atividade neural vestibular, atuando como sedativo desde as células ciliadas até os núcleos vestibulares. Todos os três receptores de histamina (H1, H2 e H3) são expressos no núcleo vestibular e em sua periferia, sendo H1 e H2 pós-sinápticos e o H3 pré-sináptico. A maioria dos anti-histamínicos usados como supressores vestibulares é de bloqueadores H1 e tem também ação anticolinérgica (dimenidrinato, meclizina e prometazina). Seu principal efeito colateral é a sonolência. Não devem ser usados em asmáticos, portadores de enfisema, doença pulmonar obstrutiva crônica (DPOC) ou hiperplasia prostática benigna. A meclizina e o dimenidrinato são considerados seguros para uso em grávidas.

- **Benzodiazepínicos:** São agonistas do GABA, o principal inibidor dos sistemas vestibular periférico e central. São bastante efetivos no controle da ansiedade relacionada à tontura. O alprazolam (0,25 a 0,5 mg, 2 a 3 vezes ao dia), o clonazepam (0,5 mg à noite ou 2 vezes ao dia), o cloxazolam (1 a 2 mg à noite ou 2 vezes ao dia) e o diazepam (2 a 10 mg por dia) podem ser empregados. Caso sejam utilizados por longos períodos, deverão ser retirados lentamente, visto que a suspensão abrupta desses medicamentos leva a sintomas que simulam novo evento labiríntico, e, com isso, o paciente pode apresentar cefaleia, vômitos, náusea e tontura. É importante ressaltar que o diazepam está contraindicado no primeiro trimestre de gestação, pelo risco de malformação fetal, e também em lactantes, pois o metabolismo desse remédio é reduzido em neonatos, podendo ocasionar a toxicidade do bebê. Os benzodiazepínicos promovem sedação, prejuízo de memória, aumento do risco de quedas, tolerância e dependência.

- **Bloqueadores dos canais de cálcio:** Possuem ação supressora vestibular, tendo atuações anticolinérgica, anti-histamínica e bloqueadora dopaminérgica. Promovem regulação da homeostase do cálcio na orelha interna e vasodilatação secundária à sua ação na musculatura lisa dos vasos, promovendo maior aporte de oxigênio e de glicose. Predispõem ao parkinsonismo, tremores, depressão, obesidade, constipação, boca seca e distúrbios de metabolismo de glicose, devendo ser evitados em idosos e crianças. São benéficos nas enxaquecas. Dentre os bloqueadores de canal de cálcio, podem-se utilizar a flunarizina (Vertix®), na dose de 5 a 10 mg à noite, a cinarizina, na dose de 12,5 mg a 25 mg 3 vezes ao dia ou comprimidos de cinarizina de 75 mg como dose única à noite. Em um artigo de Ganança et al. (2007) concluiu-se que o uso dos bloqueadores de canais de cálcio na doença de Ménière e em algumas vestibulopatias periféricas é mais eficaz do que o não uso da medicação. Ainda assim, recomenda-se evitar o uso indiscriminado e, quando indicado, usá-lo pelo menor período possível, especialmente em pacientes idosos, pelo risco já citado de indução de parkinsonismo. Nesses casos, prefere-se o dimenidrato, na dose de 50 mg, 2 a 4 vezes ao dia.

- **Anticonvulsivantes:** São sedativos vestibulares. A carbamazepina inibe as descargas neuronais repetitivas e reduz a propagação sináptica dos impulsos excitatórios em neurônios despolarizados por meio do bloqueio dos canais de sódio. A gabapentina promove aumento do GABA no sistema nervoso central, redução do glutamato e bloqueio dos canais de sódio e de cálcio nos neurônios. O ácido valproico age bloqueando os canais de sódio e inibindo a GABA-transaminase, ação esta que promove acúmulo do GABA na fenda sináptica. Como efeitos colaterais, podem ocorrer náuseas, vômitos, anorexia, sonolência, ataxia e tremores. O ácido valproico pode levar a aumento das enzimas hepáticas, e a carbamazepina tem como efeito adverso a toxicidade hematológica, reações de hipersensibilidade, diplopia e visão turva.

- **Histaminérgicos:** Seu principal representante é a beta-histina, um análogo da L-histidina, precursor da histamina. Por meio de sua ação antagonista do receptor H3 nos neurônios pré-efetores, promove aumento da síntese de histamina nos núcleos vestibulares, reduzindo a descarga de repouso da ampola e estimulando o fluxo coclear na estria vascular. Promove ainda aumento do fluxo vertebrobasilar, melhorando a oxigenação coclear. Os principais efeitos colaterais são broncoespasmo, perturbações gastrointestinais, cefaleia e *rash* cutâneo. É considerada uma droga facilitadora da compensação central e promove significativa melhora na doença de Ménière.

- **Hemorreológicos:** São consideradas drogas facilitadoras da compensação central. Promovem modulação do fluxo na microcirculação, aumentando a irrigação tissular e a permeabilidade capilar. Diminuem a viscosidade do sangue e possuem efeito antirradical livre, o que ativa o metabolismo energético tissular e melhora seu desempenho durante a hipóxia. Alguns trabalhos relatam melhora do desempenho mental com seu uso. Fazem parte desse grupo a pentoxifilina (reduz a viscosidade sanguínea e aumenta a deformidade eritrocitária, além de ter ação anti-inflamatória), o *gingko biloba* (o extrato EGB 761 é o único com efeito comprovável) e o piracetam. Pacientes com problemas vasculares associados, especialmente idosos, são os mais beneficiados com sua utilização. Como efeitos colaterais, a pentoxifilina pode desencadear rubor facial e cefaleia.

- **Antidepressivos:** Indicados no tratamento da tontura crônica subjetiva, migrânea vestibular ou depressão associada ao quadro. São consideradas drogas facilitadoras da compensação central. Existem vários tipos que podem ser usados, e sua escolha é dada pelo perfil do paciente, associado aos possíveis efeitos colaterais, sendo os mais comuns ganho de peso, cefaleia, ansiedade, redução da libido e outros, a depender da droga escolhida. Os antidepressivos mais frequentemente utilizados em otoneurologia são a amitriptilina, a sertralina, a fluoxetina, a paroxetina, a venlafaxina e o escitalopram.

Reabilitação vestibular

Em pacientes com quadros agudos, pode-se orientar repouso, especialmente nos idosos, a fim de evitar quedas. Na doença de Ménière orienta-se uma dieta hipossódica (1 a 2 g de sal por dia). A reabilitação vestibular é uma importante ferramenta terapêutica em pacientes com vertigem, podendo ser indicada em diversos casos, como vertigem postural, cinetose, vertigens crônicas e no déficit sensorial múltiplo em idosos. Esses exercícios costumam ser individualizados para cada paciente e o uso concomitante de medicamentos sintomáticos pode diminuir sua eficácia, atrasando o processo de compensação.

Sugestão de Leitura

1. Bertol E, Rodrigues CA. Da tontura à vertigem: uma proposta para o manejo do paciente vertiginoso na atenção primária. Rev. APS jan./mar. 2008; 11 (1): 62-73.
2. Furman JM, Cass SP. Benign paroxysmal positional vertigo. N Engl J Med 1999; 341:1590.
3. Furman JM, Cass SPC. Primary care: benign paroxysmal positional vertigo. New England Journal of Medicine 1999.
4. Joseph M Furman, Jason JS Barton. Vertigo. Uptodate, June 10, 2015.
5. Kerber KA, Brown DL, Lisabeth LD, et al. Stroke among patients with dizziness, vertigo, and imbalance in the emergency department: a population-based study. Stroke 2006; 37:2484.
6. Mano P. Abordagem e complicações medicamentosas na tontura. Departamento de Otorrinolaringologia; Hospital das Clínicas – Universidade de São Paulo, São Paulo, Brasil. Revista Hospital Universitário Pedro Ernesto jan-mar 2015; 14: 1.
7. Medeiros WF, et al. Síndrome de Cogan: relato de caso. Departamento de Oftalmologia do Hospital das Clínicas da Faculdade de Medicina da Universidade de São Paulo, São Paulo - SP. Arq Bras Oftalmol. 2005;68(6):850-2.
8. Rang HP, et al. Fármacos antibacterianos. In: Rang & Dale. Farmacologia. Tradução da sexta edição. Rio de Janeiro: Elsevier, 2008. Seção 5, cap. 46. pp. 670-1.

INTERCORRÊNCIAS NO PACIENTE INTERNADO

SEÇÃO

5

Capítulo

Abdome Agudo

41

Rafael Cavalcanti Tourinho Dantas
Alexandra Régia Dantas Brígido
Martin Marcondes Castiglia

Definição

O abdome agudo, apesar de apresentar várias definições a depender da referência, pode ser entendido, de modo geral, como qualquer condição abdominal aguda, geralmente manifestada por sinais e sintomas de dor e sensibilidade no abdome que interferem na capacidade laborativa do indivíduo, requerendo uma resposta diagnóstica e terapêutica rápida.

É importante salientar que nem todas as causas de abdome agudo são cirúrgicas. Muitas doenças, algumas das quais não são intra-abdominais, não irão necessitar de intervenção cirúrgica.

De modo geral, nos jovens, a causa mais comum de abdome agudo é a apendicite, já na população mais idosa, causas como diverticulite, doença biliar, obstrução intestinal e isquemia mesentérica tornam-se também relevantes.

Classificação

Uma classificação prática em abdome agudo é dividir as causas em cirúrgicas e não cirúrgicas. As causas cirúrgicas podem, ainda, ser subdivididas em causas hemorrágicas, perfurativas, isquêmicas, obstrutivas e infecciosas. Já as não cirúrgicas são divididas em causas abdominais e não abdominais.

As **Tabela 41.1** e **41.2** ilustram a divisão, exemplificando a doença de cada grupo.

Propedêutica Diagnóstica e Tratamento

A propedêutica diagnóstica inicial, bem como a terapêutica primária do quadro de dor, já foram devidamente detalhadas no capítulo "Dor abdominal" desse livro. Nesse tópico, discutiremos a propedêutica e tratamentos específicos das principais causas de abdome agudo nos pacientes internados.

Apendicite aguda

A principal causa de abdome agudo, a apendicite aguda, sempre foi definida como uma inflamação do apêndice cecal, causada pela obstrução do lúmen do órgão e evolução para condição infecciosa. No entanto, novas teorias a respeito da patogênese da apendicite tem ganhado importância, como: lesão bacteriana ou viral da mucosa do órgão, alteração da resposta inflamatória fisiológica do organismo ou alteração da microbiota intestinal.

Tabela 41.1. Causas cirúrgicas de abdome agudo

Hemorrágicas	Infecciosas
Aneurisma de aorta abdominal roto	Apendicite
Trauma de órgão sólido	Colecistite
Ruptura espontânea do baço	Diverticulite de Meckel
Gravidez ectópica rota	Abscesso hepático
Pancreatite hemorrágica	Abscesso diverticular
	Abscesso do psoas
Obstrutivas	**Isquêmicas**
Volvo do sigmoide ou do ceco	Trombose ou embolia mesentérica
Obstrução por brida (aderência)	Colite isquêmica
Hérnia encarcerada	Hérnias estranguladas
Doença inflamatória intestinal	Torção do ovário
Neoplasia maligna gastrointestinal	Torção testicular
Intussuscepção	Volvo do sigmoide ou do ceco
Perfurativas	
Úlcera gastrointestinal perfurada	
Câncer gastrointestinal perfurado	
Síndrome de Boerhaave	
Divertículo perfurado	

Tabela 41.2. Causas não cirúrgicas de abdome agudo

Abdominais	Não abdominais
Diverticulite não complicada	Intoxicação por chumbo
Pancreatite não complicada	Cetoacidose diabética
Colangite	Uremia
Íleo paralítico e síndrome de Ogilve	Porfiria intermitente aguda
Linfadenite mesentérica	Crise álgica falcêmica
	Abstinência de narcótico
	Transtorno psiquiátrico
	Infarto agudo do miocárdio

Nessa condição, há um padrão clássico de progressão de sintomas conhecido como *sequência de Murphy* (dor epigástrica ou periumbilical, seguida por anorexia, com progressão para fossa ilíaca direita), pode ocorrer, também, alteração do hábito intestinal e náuseas/vômitos. A febre, quando presente, é baixa e aparece em fase mais tardia. Ao exame físico, podemos encontrar o clássico sinal de Blumberg que pode constituir na dor ou piora da mesma à compressão e descompressão súbita do ponto de *McBurney*. É importante salientar que, devido à variância da localização do apêndice, a apendicite pode apresentar-se de modo atípico em algumas situações.

O diagnóstico é essencialmente clínico, porém os exames complementares são cada vez mais usados para corroborar o diagnóstico, reduzindo, assim, o número de intervenções desnecessárias, além de auxiliar, em casos de dúvidas e na avaliação da extensão do quadro. O laboratório pouco ajuda, geralmente há leucocitose com desvio à esquerda e urina com leucocitúria ou hematúria, podendo confundir com infecção urinária em alguns casos. Para aumentar a precisão desse diagnóstico, vários escores e critérios já foram utilizados, sendo o mais difundido o critério de Alvarado, demonstrado na **Tabela 41.3**.

Tabela 41.3. Critérios de Alvarado	
Migração da dor	1
Anorexia	1
Náuseas/vômitos	1
Defesa de parede no quadrante inferior direito	2
Dor à descompressão	1
Elevação da temperatura	1
Leucocitose	2
Desvio à esquerda	1
0-4: Negativo para apendicite; 5-6: apendicite possível; 7-8: apendicite provável; 9-10: apendicite	

Dentre os exames de imagem, a ultrassonografia é excelente com sensibilidade e especificidade de 85 e 90% respectivamente, tendo como fator limitante a distensão abdominal e o fato de ser dependente do operador. No entanto, o exame considerado de escolha para o diagnóstico é a tomografia computadorizada (TC) com contraste, também com sensibilidade e especificidade elevadas (80 e 90% respectivamente), tendo como achados sugestivos o diâmetro do apêndice > 7 mm e espessamento da parede.

O tratamento é preferencialmente cirúrgico, porém, existe a possibilidade de pacientes selecionados (jovens e sem comorbidades importantes) com quadro não complicado serem tratados em regime hospitalar de modo clínico, sabendo que esses indivíduos apresentarão risco de recorrência. O manejo inicial é dieta zero, hidratação venosa e antimicrobiano. A antibioticoterapia deve ser iniciada no pré-operatório e é suspensa no pós-operatório nos casos simples. Nos quadros complicados (perfuração, abscesso ou peritonite), deve ser mantida ou por, no mínimo, 3 a 5 dias, ou até a normalização do leucograma e período de 24-48 horas afebril. Os esquemas propostos preconizam o uso de cefoxitina ou associação de um anaerobicida (clindamicina ou metronidazol) com aminoglicosídeo ou cefalosporina de 3ª geração.

Colecistite aguda

Condição inflamatória aguda da vesícula biliar, provocada por obstrução do ducto cístico ou infundíbulo, pode ser litiásica (90-95%) ou alitiásica.

O quadro clássico é descrito como dor abdominal inicialmente epigástrica e mal localizada que progride para dor em hipocôndrio direito, com duração prolongada (> 24 h), associada a anorexia, náuseas, vômitos e febre baixa a moderada (38-39,5°C). Ao exame físico, podemos encontrar sinal de Murphy, dor causada pela inspiração enquanto se aplica pressão no abdome superior direito e, nos casos complicados, massa dolorosa palpável na região (plastrão). É importante salientar que, geralmente, o quadro não se apresenta com icterícia, se presente deve-se pensar em uma coledocolitíase ou síndrome de Mirizzi associados.

Nos exames laboratoriais, geralmente, há leucocitose com discreto desvio para esquerda e um aumento das transaminases, amilase, fosfatase alcalina e gama-GT, sendo que o aumento das duas últimas levanta a possibilidade de obstrução da via biliar concomitantemente. O exame para confirmação diagnóstica é o US de abdome, com sensibilidade e especificidade de 85% e 95% respectivamente. Apesar de ser o mais acurado, a cintilografia hepatobiliar com Tc-99m marcado com análogos de ácido iminodiacético (HIDA ou DISIDA) não é utilizada na prática, ficando a tomografia computadorizada como estratégia em caso de dúvidas diagnósticas ou suspeita de complicação.

Após a confirmação, o paciente deve ter sua dieta suspensa, iniciado hidratação venosa e analgesia. A antibioticoterapia é iniciada conforme a gravidade do quadro, para pacientes com doença leve a moderada iniciar com cefalosporina de 3ª geração, já nos quadros graves devemos prescrever antibióticos de maior espectro, como meropenem, piperacilina + tazobactam ou uma fluoroquinolona associada a metronidazol. Paralelamente a isso, deve-se chamar o cirurgião para decidir sobre o melhor momento da abordagem.

Relevante salientar que os pacientes diabéticos e idosos podem desenvolver um quadro grave denominado colecistite enfisematosa, causado por uma bactéria anaeróbia produtora de gás (Clostridium welchii). Esse diagnóstico pode ser confirmado por meio de radiografia simples de abdome, que mostra ar no interior e em volta da vesícula.

Diverticulite aguda

Consiste em inflamação de um ou mais divertículos com reação inflamatória pericolônica associada, é causada por obstrução mecânica do mesmo. A diverticulite não pode ser confundida com doença diverticular, ou seja, com a simples presença de divertículos no cólon (mais comum no sigmoide), geralmente assintomáticos.

O quadro clínico mais comum é dor no flanco inferior esquerdo e/ou hipogástrio, que irradia para a região suprapúbica e, raramente, para o flanco. Pode ocorrer febre com calafrios e alteração no hábito intestinal (constipação ou diarreia) associadas ao quadro. No exame físico, pode ser palpada massa no quadrante acometido (fleimão ou abscesso) e ao toque retal pode ser encontrado uma massa dolorosa. Nos casos de perfuração livre do divertículo, os sinais clássicos de peritonite podem estar presentes.

O laboratório, na maioria dos casos, demonstra sinais de inflamação/infecção com leucocitose com desvio à esquerda; a proteína C reativa guarda relação com a presença das complicações do quadro. O exame de escolha para confirmar a diverticulite é a tomografia computadorizada com contraste, com aumento da acurácia com o uso de triplo contraste (oral, retal e venoso). Com esse exame, é possível identificar espessamento da parede colônica (> 4 mm), abscesso peridiverticulares, fístulas e coleções peridiverticulares. Vale ressaltar que a colonoscopia e o enema contrastado não devem ser realizados na fase aguda pelos riscos de perfuração e extravasamento de contraste. No entanto, ambos devem ser considerados após resolução do processo agudo para rastreio de possíveis fatores predisponentes (p. ex., neoplasia).

A definição do tratamento dependerá da presença de complicações, como peritonite, abscesso, fístula ou obstrução, e sinais de gravidade (sepse, imunossuprimido, febre alta, leucocitose importante, peritonite ou dor abdominal importante, idade avançada etc.). No geral, diverticulite não complicada e sem sinais de gravidade pode ser tratada via ambulatorial com dieta líquida sem resíduos e antibioticoterapia oral com espectro para gram-negativos e anaeróbios (ciprofloxacino + metronidazol) por 7 a 10 dias, garantindo, nesse caso, que o paciente tenha a possibilidade de retorno ao sistema de saúde para reavaliação ou em caso de aparecimento de sinais de gravidade.

Na presença de sinais de gravidade com evidência de inflamação exuberante (febre, leucocitose com desvio, descompressão dolorosa), o paciente deve ser internado, ter sua dieta suspensa, iniciar hidratação venosa e antibioticoterapia parenteral (cefalosporina de 3ª geração e metronidazol) e avaliação da equipe cirúrgica. É importante ratificar que no primeiro episódio de diverticulite não complicada não se indica cirurgia, exceção a imunossuprimidos. A intervenção cirúrgica começa a ser considerada a partir do 2-3º episódio.

Na presença de complicações, o cirurgião deve ser prontamente convocado visto que alguma intervenção deverá ser realizada a depender do tipo:

1. **Abscesso > 4 cm:** drenagem guiada por TC + antibioticoterapia. Colectomia eletiva (após 6 semanas).
2. **Fístula:** a mais comum é a fistula sigmoide-vesical, mais frequente em homens, que se apresenta como fecalúria, pneumatúria e infecção urinária de repetição. O exame diagnóstico de escolha é a TC, sendo que o tratamento consiste em esfriamento do processo infeccioso com antibioticoterapia e posterior realização de colonoscopia para excluir câncer e doença de Crohn. Somente após essas etapas, a cirurgia é realizada para retirada do segmento acometido com correção da fístula.
3. **Peritonite (fecal ou purulenta):** ressuscitação volêmica + antibioticoterapia + laparotomia de urgência.

Pancreatite aguda

Inflamação aguda do tecido pancreático com ou sem envolvimento da região peripancreática e órgãos a distância. A litíase biliar e o consumo de bebidas alcoólicas correspondem à etiologia de 70% dos casos, nos pacientes internados, por sua vez, medicamentos e causas metabólicas (hipertrigliceridemia e hipercalcemia) também devem ser lembradas.

A história clínica clássica é dor abdominal intensa, de início súbito, localizada em epigástrio ou abdome superior com irradiação para o dorso, acompanhada de náuseas e vômitos, sendo esse último um sintoma bastante marcante do quadro. Ao exame físico o paciente costuma estar agitado, podendo apresentar icterícia e febre. É importante buscar ativamente sinais de gravidade (hipotensão, taquipneia, alteração do nível de consciência), já que a pancreatite em 10-20% dos casos pode ser potencialmente grave. Nos casos avançados (pancreatite necro-hemorrágica) pode ocorrer equimose periumbilical (sinal de Cullen) em flancos (sinal de Gray-Turner) e em região inguinal/base do pênis (sinal de Fox).

Segundo o consenso de Atlanta de 2012, o diagnóstico é determinado pela presença de dois dos seguintes critérios: dor abdominal característica, aumento de amilase ou lipase três vezes o limite superior e achados radiológicos característicos de pancreatite aguda. O exame de imagem de escolha tanto para o diagnóstico, quanto para avaliação da gravidade e presença de complicações é a TC de abdome com contraste (VO seguida de contraste EV), podendo ser utilizado também a US e/ou a ressonância magnética de abdome.

O tratamento da pancreatite é realizado em passos: o primeiro passo consiste em estabilização do paciente com hidratação venosa vigorosa, considerando sempre a idade e as comorbidades presentes, analgesia com opioide, e antieméticos. Segundo passo, é a definição da gravidade do quadro, para isso pode ser utilizado diversos: escore de Ranson ≥ 3 (em desuso), APACHE II ≥ 8; Sofa ≥ 3; Marshall modificado ≥ 2. De modo prático, no geral, considera-se pancreatite grave aquela associada a uma disfunção orgânica com mais de 48 h ou complicação local (necrose), sendo a PCR (proteína C reativa) um bom indicador de gravidade nas primeiras horas. Após a classificação do quadro em pancreatite leve ou grave, inicia-se o tratamento de modo direcionado:

1. **Pancreatite leve:** além das medidas iniciais, o paciente deve ficar em dieta zero e ter seus distúrbios hidroeletrolíticos corrigidos. A analgesia deve ser realizada com opioide. A alimentação oral deve ser iniciada com cautela, preferencialmente naqueles pacientes que não estão mais necessitando de analgesia, apresentem peristalse e estão com apetite preservado.

2. **Pancreatite grave:** além das medidas mencionadas acima, o paciente deve ter sua reposição volêmica monitorizada visando uma diurese de 0,5 mL/kg/hora e uma vaga em UTI deve ser providenciada. O suporte nutricional iniciado, de preferência, com nutrição enteral assim que possível. A antibioticoterapia profilática não é mais reco-mendada, o uso de antibióticos deve ser reservado para a suspeita de necrose pancre-ática infectada. Nessa situação, preferencialmente realizar uma punção guiada por US ou TC para análise do material, com cultura, e iniciado o tratamento antibiótico: car-bapenêmico (imipenem + cilastina), fluoroquinola + metronidazol ou cefalosporina de 3ª geração + metronidazol. A avaliação do quadro pelo cirurgião é imprescindível, apesar da abordagem cirúrgica está reservada apenas para casos específicos, como a presença de necrose infectada ou em casos de síndrome compartimental abdominal refratária às medidas iniciais.

Por fim, é importante estabelecer a etiologia da pancreatite e, então, iniciar o tratamento específico da causa, na tentativa de retirar o agente agressor.

Obstrução intestinal

Esse quadro constitui uma das grandes causas de abdome agudo em pacientes interna-dos, já foi descrito de modo detalhado no capítulo de constipação, deste livro.

Isquemia intestinal

Existem três formas clínicas de isquemia intestinal: a isquemia colônica, a isquemia me-sentérica aguda e a isquemia mesentérica crônica, sendo que as duas primeiras podem levar a um quadro de abdome agudo.

• Isquemia colônica

É o tipo mais comum de isquemia intestinal, onde há acometimento dos vasos mais distais próximos ao cólon. Mais frequente na população idosa, com diversas causas (p. ex., doença aterosclerótica, causas de hipotensão transitória, cirurgia de aorta etc.). A grande maioria dos casos é transitória, com acometimento apenas de mucosas e submucosa, sendo que os locais mais acometidos são a junção retossigmoide e a flexura esplênica.

O quadro deve ser suspeitado nos pacientes com fatores de risco que desenvolvem peritonite e gangrena. Observa-se sinais de defesa abdominal, leucocitose e acidose meta-bólica. O diagnóstico exige uma alta suspeição clínica e pode ser corroborado por exames de imagem. A radiografia de abdome característica mostra um sinal bastante específico da doença, o "sinal da impressão digital" (*thumbprint*). Apesar do risco de ruptura, o melhor exame para mostrar o aspecto da mucosa intestinal é a endoscopia baixa, normalmente a retossigmoidoscopia flexível. O fator limitante desse exame é não mostrar a extensão do acometimento, que pode ser visto pela tomografia computadorizada com contraste. Importante salientar que por ser uma doença de pequenos vasos, a arteriografia tem pouco valor diagnóstico.

A grande maioria dos casos resolve espontaneamente, o paciente deve ser colocado em dieta zero, com suporte volêmico, antibioticoterapia (cefalosporina de 3ª geração com metronidazol) e retirada de fatores potencialmente nocivos (p. ex., digital, AINEs etc.). O tratamento cirúrgico é raramente necessário, sendo que o especialista deve ser chamado nos quadros agudos com peritonite, sangramento maciço ou colite fulminante universal e nos subagudos quando o paciente é sintomático, ou com colopatia perdedora de proteínas após 2-3 semanas de tratamento, ou naqueles que apresentam episódios recorrentes de sepse e, por fim, nos quadros crônicos com estenose ou colite crônica sintomática.

• Isquemia mesentérica aguda

Consiste em obstrução aguda dos vasos mesentéricos, principalmente da artéria mesentérica superior. O paciente normalmente apresenta-se grave, sendo uma patologia com alta mortalidade (60-80%), que necessita na maioria dos casos de conduta cirúrgica.

Existem quatro causas que podem levar a esse quadro e a definição é importante para o manejo terapêutico:

• Embolia de artéria mesentérica (40-50%)

Mais comuns em pacientes com cardiopatia emboligênica (FA, valvulopatias etc.), sendo que mais de 20% das isquemias embólicas são múltiplas. O paciente apresenta-se geralmente com dor súbita, contínua, intensa, desproporcional ao exame. O exame inicial a ser solicitado é a angiotomografia de abdome, sendo o padrão-ouro, a angiografia.

O paciente deve ser estabilizado, iniciado heparinização para evitar progressão do trombo, correção da acidose, com uso de bicarbonato de sódio, se refratária à reposição volêmica e antibioticoterapia parenteral para cobertura de translocação bacteriana (ceftriaxona ou ciprofloxacino + metronidazol). O tratamento definitivo é cirúrgico (laparotomia + embolectomia). Em casos selecionados, a trombólise *in situ* através da cateterização da artéria mesentérica pode ser tentada.

• Trombose da artéria mesentérica (20-35%)

Geralmente, é uma isquemia crônica que agudiza, sendo a aterosclerose a principal causa. O paciente normalmente apresenta-se de modo semelhante ao quadro de origem embólica, com dor abdominal intensa desproporcional ao exame físico. Alguns pacientes podem apresentar história de dor abdominal crônica (angina mesentérica), bem como outros sinais de aterosclerose (p. ex., angina *pectoris*, claudicação intermitente).

No laboratório costuma ocorrer leucocitose importante com desvio à esquerda, acidose metabólica, e elevação importante do lactato sérico. A angiotomografia de abdome pode confirmar o diagnóstico, sendo a arteriografia mesentérica realizada em casos de dúvidas.

O tratamento é eminentemente cirúrgico, com mortalidade de 100% sem a cirurgia. O paciente deve ser estabilizado, com correção dos distúrbios hidroeletrolíticos, início de antibioticoterapia parenteral e heparinização plena. Após a cirurgia, o paciente deve iniciar o uso de antiagregantes plaquetários para reduzir o risco de recorrência.

• Vasoconstricção (20-30%)

Conhecida também como isquemia mesentérica não oclusiva, está associada a situações de baixo fluxo como IAM, ICC, insuficiência aórtica, diálise, sepse e drogas (p. ex., digital, diuréticos, cocaína). O quadro clínico costuma ser mais insidioso, a dor abdominal, geralmente, não é o sintoma inicial e não é muito intensa, hemorragia digestiva baixa pode estar presente. É um quadro de difícil diagnóstico, por isso devemos ter alta suspeição clínica naqueles pacientes de risco, sendo a angiografia o método utilizado para confirmar o mesmo.

O tratamento inicial é suspender as drogas potencialmente danosas (p. ex., digitálico, diuréticos, vasopressores) e iniciar a infusão intra-arterial de papaverina (30 a 60 mg/hora) por cateter angiográfico colocado na artéria mesentérica superior com ou sem heparina. No tratamento de manutenção, o uso de antiplaquetário deve ser prescrito. A cirurgia está indicada nos casos de sinais de peritonite, angiografia com sinais de infarto intestinal ou dúvida diagnóstica.

• Trombose de veia mesentérica (5-15%)

É a principal causa de isquemia de delgado em jovens, principalmente mulheres em uso de anticoncepcional oral. As condições geralmente associadas são: trombofilia, traumatismo e inflamação local. O paciente costuma apresentar um quadro insidioso com dor abdominal progressiva ao longo de semanas, podendo estar associado a diarreia sanguinolenta e distensão abdominal.

O diagnóstico é realizado pela angiotomografia de abdome que tem sensibilidade de 90%. A angiografia seletiva da artéria mesentérica superior deve ser realizada em casos de dúvida. A laparotomia é indicada quando, mesmo com os exames citados, ainda não foi possível uma definição diagnóstica.

O tratamento consiste em ressecção do segmento infartado, trombectomia e heparinização (no pré e no pós-operatório), seguida de anticoagulação por 6 meses.

Úlcera péptica perfurada

É umas das complicações da úlcera gástrica e da doença ulcerosa péptica, 90% das perfurações localizam-se na parede anterior da 1ª porção do duodeno. A perfuração pode ser livre, levando à peritonite e pneumoperitônio, tamponada, com formação de fístulas, ou penetrante (tamponada pelo tecido pancreático).

Os pacientes geralmente apresentam sintomas dispépticos prévios, ou possuem fatores de risco (p. ex., uso de AINH, infecção pelo *H. pylori*, alcoolismo, tabagismo), evoluindo em dor abdominal com duração de algumas horas e piora aguda, já podendo apresentar sinais de instabilidade hemodinâmica. Ao exame físico encontra-se sinais de irritação peritoneal e o sinal de Joubert (timpanismo em hipocôndrio direito, desaparecendo a macicez hepática).

O diagnóstico é dado por radiografia de rotina de abdome agudo ou tomografia computadorizada de abdome (mais sensível), com a identificação do pneumoperitônio. O tratamento para úlceras perfuradas livres é cirúrgico, já nas úlceras tamponadas com mais de 24 horas é permitido realizar tratamento clínico com uso de antibiótico de amplo espectro, antissecretores, sonda nasogástrica e hidratação. É relevante salientar que todas as úlceras gástricas devem ser biopsiadas em algum momento para excluir câncer.

A **Tabela 41.4** apresenta a dose e a diluição dos antibióticos mais utilizados no abdome agudo.

Tabela 41.4. Dose e diluição dos antibióticos utilizados no abdome agudo		
Antibiótico	Dose	Diluição
Ceftriaxona	1-2 g, IV ou IM, a cada 12-24 h	50 a 100 mL de SF 0,9% ou SG 5%
Cefotaxima*	1-2 g, IV ou IM, a cada 8 h	50 a 100 mL de SF 0,9% ou SG 5%
Cefoxitina*	1-2 g, IV ou IM, a cada 6-8 h	50 a 100 mL de SF 0,9% ou SG 5%
Metronidazol	500 mg, VO ou IV, a cada 8 h	-
Clindamicina	150-450 mg/dose, cada 6-8 h	-
Ciprofloxacino*	200-400 mg, IV, a cada 12 h 250-750 mg, VO, a cada 12 h	-
Gentamicina*	5,1 mg/kg, em 24 horas	Cada 40 mg em 50 mL de SF 0,9% ou SG 5%
Piperacilina + tazobactan	4,5 g, IV, a cada 6 h 3,375 g, IV, a cada 4 h	50 a 100 mL de SF 0,9% ou SG 5%
Meropenem	1 g, IV, a cada 8 h	50 a 100 mL de SF 0,9% ou SG 5%
Imipenem + cilastina*	250-500 mg, IV ou IM, a cada 6 h	100 mL de SF 0,9%

Necessitam de correção para a função renal; VO: via oral; IV: intravenoso; IM: intramuscular; SF: soro fisiológico; SG: soro glicosado.

Sugestão de Leitura

3. Andrade GM, Queiroz NSF. Abdome Agudo Inflamatório. In: Manual do residente de clínica médica. Barueri-Sp: Manole 2015; 487-93.
4. Bhangu A, et al. Acute appendicitis: modern understanding of pathogenesis, diagnosis, and management. Lancet 2015; 386: 1278-87.
5. Clair DG, Beach JM. Mesenteric ischemia. N Eng J 2016; 374; 959-68.
6. Jacobs DO. Clinical practice: diverticulitis. Practitioner 2012; 256: 21-23.
7. Lankisch PG, et al. Acute pancreatitis. Lancet 2015; 386: 85-96.
8. Mayumi T, et al. The practice guidelines for primary care of acute abdomen 2015. Jpn J Radiol; 2015.
9. Penner RM, Majumdar SR. Diagnostic approach to abdominal pain in adults. Disponível em www.uptodate.com, UpToDate, 2016.
10. Postier RG, Squires RA. Acute abdomen. In: Sabiston textbook of surgery. 18th ed. Elsevier; 2008. p 1108-25.
11. Soreide K, et al. Perforated peptic ulcer. Lancet 2015; 386: 1288-98.
12. Strasberg SM. Clinical practice: acute calculous cholecystitis. N Eng J Med 2008; 358: 2804-11.

Capítulo

Anafilaxia

42

Gabriela Marsiaj Rassi
Igor Gouveia Pietrobom

Introdução

A anafilaxia é uma reação alérgica generalizada, de evolução rápida e potencialmente fatal. Seu diagnóstico pode ser difícil, visto que pode mimetizar outras condições e possui apresentação clínica variável.

Trata-se de uma enfermidade classicamente existente nos setores de emergência de um pronto socorro, porém também apresenta grande importância no contexto da medicina hospitalar.

Epidemiologia

A prevalência da anafilaxia por todas as causas varia entre 0,05 a 2% na população geral e essa taxa de ocorrência tem aumentado a cada ano, especialmente na população jovem. A obtenção de dados precisos relativos às estatísticas de anafilaxia é difícil, uma vez que é uma condição subdiagnosticada na população e até 2006 não havia um consenso sobre seus critérios diagnósticos.

Fatores de Risco

Algumas populações específicas apresentam fatores de risco para o desenvolvimento de anafilaxia e podem apresentar desfechos piores. Pacientes idosos e que apresentem comorbidades, como doenças cardiovasculares ou DPOC, possuem importante fator de risco para anafilaxia grave, podendo evoluir com hospitalização prolongada e fatalidade.

Medicamentos amplamente utilizados para a prevenção de doenças cardiovasculares, tais como betabloqueadores e inibidores da enzima de conversão da angiotensina (ECA), parecem aumentar o risco ou a gravidade da anafilaxia. Entretanto, suas interações e mecanismos de ação ainda não estão completamente compreendidos.

Etiologia

Diversas são as causas de anafilaxia. A maioria dos episódios possui um mecanismo imunológico mediado por IgE. Em crianças, a ingestão de alimentos é o fator causal mais comum. Em adultos, as principais causas são medicamentosas e picadas de insetos.

Diante do contexto de uma enfermaria hospitalar, deve-se ficar atento ao uso de medicações, transfusões de hemocomponentes, anestésicos e uso de contraste para realização de exames. A administração de qualquer droga por qualquer via pode induzir uma reação anafilática.

Os agentes causais mais frequentes estão representados na **Tabela 42.1**.

Tabela 42.1. Principais alérgenos envolvidos nos quadros de anafilaxia

Grupos gerais	Agente etiológico
Alimentos	Leite de vaca, trigo, ovo, crustáceos, frutas, legumes, sementes
Venenos de insetos	Abelhas, vespas, formigas
Medicamentos	Antibióticos, AINEs, hormônios, agentes diagnósticos, anestésicos gerais
Outros agentes terapêuticos	Membranas de diálise, plasma e plaquetas, imunoglobulinas EV, anticorpos monoclonais, extratos alergênicos, vacinas
Físicos	Exercício, exercício dependente de alimento, frio
Produtos industrializados	Látex
Ocupacionais	Enzimas, aranhas, veneno de cobras

Sinais e Sintomas

Os sinais e sintomas mais comuns estão descritos na **Tabela 42.2**.

A morte pela anafilaxia geralmente é resultado de asfixia secundária à obstrução de vias respiratórias ou choque cardiogênico.

Tabela 42.2. Apresentação clínica dos quadros de anafilaxia

Topografia acometida	Frequência	Manifestação clínica
Pele e mucosas	> 90%	• Urticária generalizada • Prurido ou rubor facial • Edema de lábios, língua ou úvula • Edema periorbital • Edema conjuntival
Respiratório	> 70%	• Laringe: prurido e aperto na garganta, disfonia, rouquidão, tosse seca, estridor, sensação de prurido no canal auditivo externo. • Pulmões: respiração curta, dispneia, aperto no peito, sibilância • Nariz: prurido, congestão nasal, rinorreia, espirros
Cardiovascular	> 45%	• Hipotonia • Síncope • Incontinência fecal ou urinária • Tontura • Taquicardia, bradicardia ou arritmia • Hipotensão
Gastrointestinal	> 45%	• Náuseas e vômitos • Dor abdominal • Diarreia • Disfagia

Diagnóstico

Atualmente, o diagnóstico é baseado em uma lista de critérios conforme a apresentação clínica do paciente (**Tabela 42.3**), sendo a anafilaxia altamente provável quando um deles estiver presente. Vale ressaltar que diversas condições podem mimetizar uma reação anafilática. As mais comuns incluem: urticária generalizada isolada, angioedema isolado, exacerbação aguda de asma, síncope, ataque de pânico e transtorno de ansiedade.

Conduta
Manejo inicial

- ABC (*airway, breathing, circulation*):
    - Manejo de vias respiratórias:
        - Intubação orotraqueal imediata se presença de estridor ou parada respiratória.
        - Preparação de material pra IOT se presença de edema de vias respiratórias superiores.
        - Cricotireoidostomia pode ser necessária em uma minoria dos casos.
- Retirada do agente causal, se possível (suspender infusão de medicação suspeita, por exemplo).
- Oxigênio suplementar sob máscara.
- Dois acessos venosos periféricos calibrosos.

Tabela 42.3. Critérios diagnósticos da anafilaxia
A anafilaxia é altamente provável quando *qualquer um* dos três critérios abaixo for preenchido
1. Doença de início agudo (minutos a várias horas) com envolvimento da pele, tecido mucoso ou ambos (p. ex., urticária generalizada, prurido ou rubor facial, edema de lábios, língua e úvula) e pelo menos um dos seguintes:
• Comprometimento respiratório (p. ex., dispneia, sibilância/broncospasmo, estridor, redução do pico de fluxo expiratório, hipoxemia).
• Redução da pressão arterial ou sinais de má perfusão de órgãos (p. ex., hipotonia [colapso], síncope, incontinência).
2. Dois ou mais dos seguintes que ocorrem rapidamente após a exposição a provável alérgeno para um determinado paciente (segundos ou várias horas):
• Envolvimento de pele/mucosa (urticária generalizada, prurido e rubor, edema de lábio-língua-úvula).
• Comprometimento respiratório (dispneia, sibilância/broncospasmo, estridor, redução do PFE, hipoxemia).
• Redução da pressão arterial ou sintomas associados (p. ex., hipotonia [colapso], síncope, incontinência).
• Sintomas gastrintestinais persistentes (p. ex., cólicas abdominais, vômitos).
3. Redução da pressão arterial após exposição a alérgeno conhecido para determinado paciente (minutos ou várias horas):
• Em adultos, a redução da PA é definida por PAS menor que 90 mmHg ou queda maior do que 30% do seu basal
• Lactentes e crianças: pressão sistólica baixa (idade específica) ou queda mais que 30% na pressão sistólica
1 mês a 1 ano – PAS < 70mmHg 1 a 10 anos – PAS < (70 + [2 × idade]) 11 a 17 anos – PAS < 90 mmHg

- Em adultos normotensos, a solução salina isotônica (0,9%) deve ser infundida a uma taxa de 125 mL/hora para manter o acesso venoso.
- Monitorização eletrocardiográfica, PA não invasiva, oximetria de pulso.

Droga de escolha
- Adrenalina IM – vasto lateral da coxa.
  - Ampola padrão 1 mL (diluição 1 mg/mL) → 0,01 mg/kg (dose máxima 0,5 mg).
  - Pode ser repetida a cada 5-15 minutos.
- Se sintomas graves, preparar solução para infusão IV – iminência de parada cardiorrespiratória, choque ou refratariedade:
  - Diluir uma ampola padrão de 1 mL em 9 mL de SF 0,9%.
  - Dose IV: 50 a 100 mcg (0,05–0,1 mg) lentamente.

Reanimação volêmica
- Deve ser iniciada imediatamente em pacientes que apresentem hipotensão ortostática ou resposta incompleta à IM adrenalina.
- 1 a 2 litros de soro fisiológico com infusão rápida nos primeiros minutos de tratamento. Podem ser necessários grandes volumes de líquidos.

Glucagon
- Nos casos de refratariedade à adrenalina, especialmente para pacientes em uso prévio de betabloqueadores.
- 1 a 5 mg IV em 5 min, seguido de infusão contínua a 5 a 15 mcg/min.

Anti-histamínicos
- Anti-histamínicos aliviam coceira e urticária. Não aliviam a obstrução de vias respiratórias superiores ou inferiores, hipotensão ou choque.
- **Difenidramina** 25-50 mg IV de 4/4h ou 6/6h.
- **Ranitidina** 50mg IV de 8/8h.

Glicocorticoides
- Não aliviam sintomas agudos. Apesar de controverso, são utilizados empiricamente para prevenir reações tardias.
- Metilprednisolona 1 a 2 mg/kg/dia IV.

Broncodilatadores
- Agonistas beta-2-adrenérgicos de curta duração (p. ex., Salbutamol) podem ser usados para alívio de broncospasmo.

Sugestão de Leitura

1. Aires ST. Anafilaxia. Revista de Pediatria SOPERJ. 2012; 13(2): 21-28.
2. Bernd LAG, et al. Practical guide to the management of anaphylaxis – 2012. Rev Bras Alerg Imunolpatol. 2012;35(2):53-70.
3. Campbell RL, Li JT, Nicklas RA, Sadosty AT. Emergency department diagnosis and treatment of anaphylaxis: a practice parameter. Ann Allergy Asthma Immunol. 2014;113:599–608.
4. Sampson HA, Muñoz-Furlong A, Campbell RL, Adkinson Jr NF, Bock A, Branum A, et al. Second symposium on the definition and management of anaphylaxis: Summary report – Second National Institute of Allergy and Infectious Disease/Food Allergy and Anaphylaxis Network symposium. J Allergy Clin Immunol. 2006;117:391-7.
5. Simons FE, Ebisawa M, Sanchez-Borges M, et al. 2015 Update of the evidence base: World Allergy Organization anaphylaxis guidelines. World Allergy Organ J. 2015;8:32.
6. Simons FE. Anaphylaxis. J Allergy Clin Immunol. 2010;125:S161–81. doi: 10.1016/j.jaci.2009.12.981.

Anemia

Capítulo 43

Martinho Gabriel Lima Nunes
Alexandra Régia Dantas Brígido
Ana Rita Brito Medeiros da Fonseca

Introdução

A anemia é definida como uma redução da massa de eritrócitos, sendo essa medida mais facilmente avaliada por meio da concentração de hemoglobina (Hb), do hematócrito (Ht) ou da contagem de hemácias. De acordo com a Organização Mundial de Saúde, o valor de corte usado para definição de anemia é Hb < 13,0 g/dL em homens e Hb < 12,0 g/dL em mulheres. Contudo, esses valores podem não determinar a faixa de normalidade em alguns subgrupos, como atletas, moradores de regiões de grandes altitudes, fumantes, afro--americanos, portadores de doenças crônicas, dentre outros.

Vale ressaltar também que os valores de Hb, Ht e contagem de hemácias são dependentes tanto da massa de glóbulos vermelhos, quanto do volume plasmático, uma vez que refletem medidas de concentração. Desse modo, seus valores estarão reduzidos se a massa de glóbulos vermelhos for reduzida e/ou o volume plasmático estiver aumentado, e estarão aumentados quando há hemoconcentração. Em pacientes com sangramentos agudos, por exemplo, somente após 36 a 48 horas do evento, com a movimentação de líquido do extra para o intravascular, esses índices passarão a refletir a perda sanguínea.

Epidemiologia

Em pacientes hospitalizados, a anemia é uma condição muito comum, com prevalência variando de 28 a 62%, a depender da população estudada e dos valores de corte utilizados. Estudos demonstram que sua presença na admissão ou durante a hospitalização é variável preditora de mortalidade, especialmente em idosos e pacientes portadores de doença renal crônica, neoplasias ou insuficiência cardíaca. Em pacientes cirúrgicos, a despeito da presença de comorbidades, a redução dos valores de hemoglobina no pós-operatório também se correlacionou com aumento de mortalidade.

Um estudo demonstrou que 65% dos pacientes experimentaram queda de 1 g/L ou mais durante a internação, sendo que 49% desenvolveu anemia. A ocorrência de anemia subsequente à hospitalização, em um paciente sem história pregressa desta condição, é usualmente multifatorial. Sangramentos após procedimentos invasivos ou cirurgias, perdas sanguíneas ocultas, retirada de grandes volumes de sangue para realização de testes diagnósticos e hemodiluição por infusão de líquidos intravenosos, além de alteração na resposta eritropoiética em pacientes críticos, são algumas das causas de anemia associada à internação hospitalar.

Quadro Clínico

Os sintomas relacionados à anemia podem resultar de dois fatores: diminuição da administração de oxigênio aos tecidos e, em pacientes com sangramento agudo, devido ao *status* induzido de hipovolemia. Quando ocorre resposta compensatória adequada levando ao aumento da frequência cardíaca e, por conseguinte, do débito cardíaco, a entrega de oxigênio em repouso pode ser mantida com uma concentração de hemoglobina tão baixa quanto 5 g/dL, desde que o volume intravascular seja mantido.

Os sintomas ocorrerão quando a concentração de hemoglobina cair abaixo deste nível em repouso, em concentrações mais elevadas de hemoglobina durante o esforço, ou quando a compensação cardíaca é prejudicada por causa da doença cardíaca subjacente. Os sintomas incluem dispneia aos esforços, dispneia em repouso, graus variados de fadiga e sinais e sintomas do estado hiperdinâmico, como palpitações e zumbido pulsátil. Anemias com níveis ainda mais baixos de Hb podem levar à letargia, confusão e complicações potencialmente fatais, como insuficiência congestiva, angina, arritmia e/ou infarto do miocárdio.

A anemia induzida por sangramento agudo está associada à complicação adicional da depleção de volume intracelular e extracelular. Os sintomas incluem fatigabilidade aos pequenos esforços e cãibras musculares, que podem progredir para tonturas relacionadas a mudanças posturais, letargia, síncope e, em casos graves, hipotensão persistente, choque e morte.

Diagnóstico Diferencial

A anemia é um achado clínico que indica a existência de doença subjacente e deve ser sempre investigada. Além da história clínica e exame físico detalhados, buscando dados que corroborem as principais hipóteses diagnósticas para a anemia do paciente hospitalizado, existem duas abordagens principais para realizar o diagnóstico diferencial da causa da anemia, que se baseiam em exames complementares de baixo custo e fácil acesso. A abordagem guiada pela morfologia dá enfoque ao tamanho dos glóbulos vermelhos, calculado ou medido por contadores automatizados, enquanto a centrada na fisiopatologia avalia a relação entre a produção e a destruição das hemácias. Nesse contexto, os índices hematimétricos (**Tabela 43.1**) e a contagem de reticulócitos (**Tabela 43.2**) podem ser utilizados para guiar a investigação etiológica.

Tabela 43.1. Índices hematimétricos

VCM (volume corpuscular médio) – VR: 80-96 fL	Representa a média do tamanho (volume) das hemácias. É o índice utilizado na abordagem morfológica.
HCM (hemoglobina corpuscular média)	Representa a média do conteúdo de hemoglobina dentro das hemácias. Quando seu valor está reduzido, associa-se ao achado de hipocromia no esfregaço de sangue periférico.
CHCM (concentração de hemoglobina corpuscular média)	É a média da concentração de hemoglobina por cada hemácia. Os valores de CHCM muito baixos são típicos da anemia por deficiência de ferro, enquanto os muito altos geralmente refletem esferocitose ou aglutinação de hemácias.
RDW (índice de anisocitose) – VR: 11,5-14,5%	É a medida da variação do tamanho das hemácias. RDW elevado pode ser visto em várias anemias, incluindo deficiência de ferro, síndrome mielodisplásica e hemoglobinopatias, bem como em pacientes com anemia que receberam transfusões.

Legenda: VR: valor de referência.

Tabela 43.2. Contagem de reticulócitos

% reticulócitos: [(número de reticulócitos/número de hemácias) $\times$ 100] – VR: 0,5-2,0%	A contagem de reticulócitos também pode ser expressa em número absoluto (em mm^3) – VR: 25.000 a 75.000. Na presença de anemia, a % reticulócitos deve ser corrigida pelo hematócrito.
Índice de reticulócitos corrigido (IR): % reticulócitos $\times$ (hematócrito observado/hematócrito normal para sexo e idade)	Quando elevado, reflete uma resposta eritropoiética aumentada, secundária à hemólise ou perda de sangue contínua. No entanto, essas situações podem ser associadas a uma baixa contagem de reticulócitos se houver um distúrbio concomitante que prejudique a produção de hemácias (p. ex., infecção, quimioterapia prévia ou outras causas para a supressão da medula óssea).
Índice de produção de reticulócitos: [(IR) $\times$ (1/tempo de maturação)	Tal fórmula corrige o IR para o grau de imaturidade dos reticulócitos, levando em conta a velocidade de liberação desses na circulação e o tempo necessário para sua maturação. Para porcentagens de hematócrito entre 35 e 45, usa-se tempo de maturação de 1 dia; entre 25 e 35 (1,5 dia); entre 15 e 25 (2 dias); e abaixo de 15 (2,5 dias).

Legenda: VR: valor de referência.

Abordagem morfológica

De acordo com o VCM, é possível classificar as anemias em microcíticas (VCM < 80), normocíticas, ou macrocíticas (VCM > 100). A **Tabela 43.3** resume as principais causas de anemia, conforme o tamanho das hemácias. A anemia ferropriva é a principal causa de anemia microcítica em nosso meio e, diante do achado de microcitose, deve ser realizada avaliação laboratorial dos estoques de ferro. Outros exames complementares como o esfregaço de sangue periférico, provas de hemólise, funções hepática, renal e tireoidiana, dosagem de B12 e folato sérico, podem ser úteis na definição de causas de anemia normocítica ou macrocítica, conforme apresentado na **Figura 43.1**.

Tabela 43.3. Causas de anemia de acordo com o VCM

Tipo	Causas
Anemia microcítica VCM < 80	• Deficiência de ferro • Talassemias • Anemia de doença crônica (em fase tardia) • Anemia sideroblástica • Deficiência de cobre, intoxicação por zinco
Anemia normocítica VCM normal	• Sangramento agudo • Deficiência de ferro (fase precoce) • Anemia de doença crônica • Supressão medular (infiltração ou aplasia) • Doença renal crônica • Endocrinopatia (hipotireoidismo)
Anemia macrocítica VCM > 100	• Presença de reticulocitose • Deficiência de vitamina B12 e folato • Anemia fármaco-induzida (hidroxiureia, zidovudina) • Síndrome mielodisplásica, leucemia aguda • Etilismo, doença hepática, hipotireoidismo

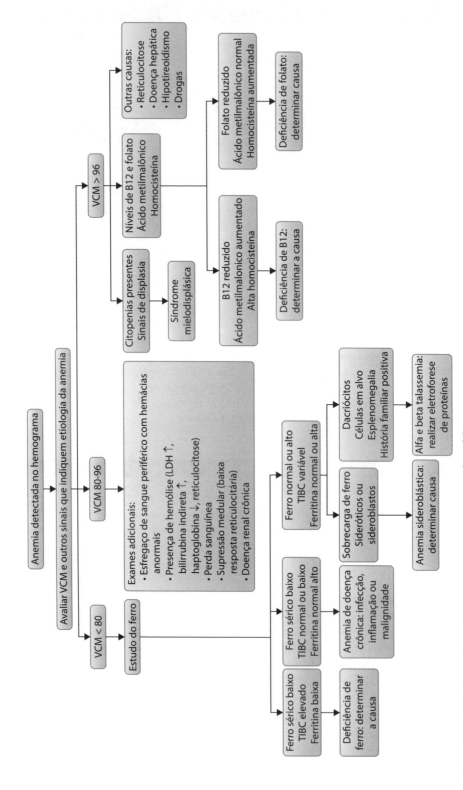

Figura 43.1 – Abordagem de anemia com base no volume corpuscular médio.

Abordagem fisiopatológica

A anemia pode ser resultado da redução da eritropoiese (anemias hipoproliferativas), ou redução de sobrevida das hemácias (anemias hiperproliferativas), sendo a contagem de reticulócitos determinante para esta classificação. O elemento-chave da eritropoiese é a existência de uma medula óssea funcional, que utiliza ferro, folato e vitamina B12 para produzir reticulócitos, em resposta a um aumento do nível de eritropoetina (EPO) produzida pelos rins, na presença de hipóxia. Em circunstâncias normais, cerca de 1% do total de hemácias circulantes é produzido para substituir as antigas que duram, em média, 120 dias e são então degradadas por macrófagos no sistema reticuloendotelial.

A anemia hipoproliferativa é o tipo mais comum de anemia, e sua marca registrada é a redução na contagem de reticulócitos. É mais comumente causada por deficiência de ferro (manifestando-se com microcitose), mas também pode ser causada por deficiência de folato ou vitamina B12 (que se apresenta com macrocitose), por dano à medula óssea ou por ausência de incremento na eritropoiese por alteração na produção da EPO, como na anemia de doença crônica.

As anemias hiperproliferativas, por outro lado, também são relevantes no contexto hospitalar, uma vez que esses pacientes podem ter risco aumentado de anemia por perdas (p. ex., por flebotomias repetidas para exames). A anemia relacionada à coleta de amostras sanguíneas é bem descrita na literatura e se calcula que a cada 100 mL de sangue retirado, os níveis de hemoglobina caem em média 0,7 g/dL. Um estudo com pacientes que sofreram infarto agudo do miocárdio demonstrou ainda que a cada 50 mL de sangue coletado, o risco de anemia iatrogênica aumenta em 18%.

No contexto do paciente hospitalizado, especialmente em anemias agudas sem exteriorização de sangramentos ou em pacientes que apresentem doenças de base associadas a ocorrência de hemólise (p. ex., anemia falciforme, deficiência de G6PD, lúpus eritematoso sistêmico com atividade hematológica), a anemia hemolítica também deve ser lembrada dentre as causas de hiperproliferação medular. Esta pode estar associada a defeitos intrínsecos ou extrínsecos às hemácias, conforme discriminado na **Tabela 43.4**, que determina as principais causas de anemia de acordo com a abordagem fisiopatológica.

Propedêutica Diagnóstica e Terapêutica
Anemia por deficiência de ferro

O diagnóstico é dado como descrito na **Figura 43.1** e segue os seguintes parâmetros corroborados por quadro clínico compatível:

- Geralmente anemia hipocrômica e microcítica;
- Ferritina sérica: < 15 ng/mL;
- Saturação de transferrina < 16%;
- Não é necessário ferro sérico baixo para estabelecer o diagnóstico e a redução isolada deste parâmetro também não confirma a anemia por deficiência de ferro. É importante ter em mente que esse diagnóstico está intimamente relacionado à saturação de transferrina.

Após o diagnóstico, deve ser procedida a investigação da etiologia da deficiência, sendo a história clínica capaz de direcionar essa investigação:

- Sinal de exteriorização: vaginal, gastrointestinal (hematêmese e melena), hematúria;
- Uso de AINEs ou anticoagulantes;
- História familiar de câncer de colo, doença celíaca ou sangramento espontâneo;
- Revisão de procedimentos eventualmente realizados.

Tabela 43.4. Causas de anemia de acordo com a contagem de reticulócitos

Anemias hipoproliferativas (reticulócitos baixos < 2%)

- Anemias carenciais (deficiência de ferro, folato e/ou vitamina B12)
- Anemia de doença crônica
- Anemia da doença renal
- Efeito de drogas e toxinas
- Anemias diseritropoiéticas congênitas
- Anemia sideroblástica
- Insuficiência medular (aplasia de medula, aplasia pura de série vermelha, síndromes mielodisplásicas, infiltração de medula óssea)

Anemias hiperproliferativas (reticulócitos aumentados > 2%)

Anemia por perdas sanguíneas

Anemia hemolítica

Defeitos intrínsecos às hemácias	Hemoglobinopatias (anemia falciforme, talassemias)
	Doenças da membrana eritrocitária (como a esferocitose hereditária)
	Eritroenzimopatias (p. ex., deficiência de G6PD)
	Hemoglobinúria paroxística noturna
Defeitos extrínsecos às hemácias	Anemias hemolíticas autoimunes
	Fragmentação eritrocitária (hemólise microangiopática)
	Infecções
	Toxinas (aranhas, cobras e insetos)
	Agentes físicos (estenose aórtica, valva protética) e químicos (p. ex., chumbo, cobre e substâncias como dapsona, ribavirina, rifampicina, interferona alfa, imunoglobulina intravenosa)

Quando não é possível direcionar a investigação pela história e exame clínico, deve-se proceder investigação para sangramento gastrointestinal oculto, por meio de endoscopia digestiva alta seguida ou não de colonoscopia, uma vez que sangramento gastrointestinal atribuível a causas como o câncer colorretal é bastante prevalente na população adulta. O uso de anticoagulantes, por sua vez, pode contribuir para o sangramento, mas não exclui a investigação do sítio primário.

O tratamento é indicado para todos os pacientes e este deve ser realizado até a completa reposição dos estoques de ferro.

- **Prescrição:**
  - **Oral:** sulfato ferroso 300 mg, via oral, 1 comprimido 3 vezes ao dia:
    - Corresponde a 180 mg de ferro elementar.
    - Administrar 30 minutos antes das refeições.
    - Principal efeito adverso: intolerância gastrointestinal.
  - **Venosa (60 kg, Hb: 6 g/dL):** Noripurum® 10 mL, via endovenosa, 3×/semana por 3 semanas:
    - Concentração do Noripurum®: (20 mg/mL); Ampola: 5 mL.
    - Fazer máximo de 200 mg/dia e 3×/semana.
    - Fazer até a dose total de deficiência de ferro calculada.

- **Cálculo:**
  - Deficiência total de ferro (mg) = [P (kg) × DHb (g/dL) × 2,4] + 500 (mg)
  - Volume de medicação indicada (mL) = deficiência total de ferro (mg)/C (mg/mL)

Legenda: DHb = [Hb: diferença entre Hb ideal para idade (15 g/dL) com Hb medido]; 2,4 = 0,34% (porcentagem de ferro em cada molécula de hemoglobina) × 7% (volume percentual aproximado de sangue no organismo); 500 = reservas de ferro desejadas em paciente acima de 35 kg; C = concentração da ampola da medicação.

Anemia por deficiência de vitamina B12 e ácido fólico

O diagnóstico pode ser frequentemente estabelecido pelos seguintes achados:

- Geralmente anemia macrocítica.
- Dosagem de vitamina B12 e folato séricos.
- Dosagem dos metabólitos intermediários (ácido metilmalônico e homocisteína):
  - Quando ambos estão elevados, o achado é sugestivo de deficiência de Vitamina B12.
  - Quando apenas a homocisteína está elevada, o achado é sugestivo de deficiência de ácido fólico.
  - Estes testes devem ser reservados a casos de alta suspeição com dosagem sérica de vitamina B12 e ácido fólico em valores inconclusivos. A **Tabela 43.5** traz os níveis de referência para avaliação destes exames.
- Teste terapêutico com vitamina B12 pode ser feito quando os dados laboratoriais acima são conflitantes com o quadro clínico.

Tabela 43.5. Exames para avaliação de anemia por deficiência de vitamina B12 e ácido fólico

Exame	Valores de referência
Vitamina B12	> 300 pg/mL – valor normal 200-300 pg/mL – valor inconclusivo < 200 pg/mL – valor reduzido
Ácido fólico	> 4 ng/mL – deficiência de folato afastado < 2 ng/mL – deficiência muito provável, na ausência de anorexia
Ácido metilmalônico	70-270 nanomol/L – valor normal
Homocisteína	5-15 micromol/L – valor normal

O tratamento deve ser indicado para os pacientes com níveis séricos reduzidos, além de pacientes que seguem com alta suspeita mesmo com níveis séricos normais ou desconhecidos, devendo ser realizado do seguinte modo:

Prescrição do ácido fólico:

- Ácido fólico 5 mg, 1 cp, via oral, 1 vez/dia, durante 1 a 4 meses.

Prescrição da vitamina B12:

- Vitamina B12 1.000 mcg, via intramuscular, 1 vez/dia, por 7 dias seguido de
- Vitamina B12 1.000 mcg, via intramuscular, 1 vez/semana, por 4 semanas seguido de
- Vitamina B12 1000 mcg, via intramuscular, 1 vez/mês enquanto a causa da deficiência existir

- Altas doses de vitamina B12 oral (1.000 a 2.000 mcg), diariamente, e de modo contínuo são tão eficazes quanto a formulação intramuscular tanto para corrigir anemia quanto para distúrbios neurológicos.

Anemia hemolítica

O diagnóstico de anemia hemolítica é fundamentado nos achados clínicos, principalmente marcados pela síndrome anêmica já que geralmente há queda abrupta do Hb, além de provas de hemólise:

- Reticulocitose.
- Aumento de bilirrubina indireta e DHL.
- Redução de haptoglobina.

A partir do momento que a hemólise é confirmada, deve-se afastar o uso de medicações que podem estar associadas ao quadro, além de investigar a possibilidade de anemia hemolítica por mecanismo autoimune, conforme **Figura 43.2**.

A maioria dos casos de anemia hemolítica autoimune (AHAI) é mediada por autoanticorpos quentes. Na AHAI a quente, a temperatura ótima de reatividade dos autoanticorpos é 37°C e, usualmente, a classe da imunoglobulina é IgG, ocorrendo hemólise por destruição pelo sistema reticuloendotelial. Por outro lado, a AHAI a frio é geralmente causada por IgM, cuja reatividade máxima ocorre a 4°C, podendo levar à aglutinação de eritrócitos na circulação sanguínea, e, ao ser ativado o sistema complemento, desencadear hemólise. Na forma mista, os dois tipos de autoanticorpos coexistem.

Para diferenciar AHAI a quente e a frio, faz-se necessária a identificação do anticorpo ligado à superfície das hemácias (realizada no teste de Coombs). Na AHAI a quente, o exame usualmente revela IgG ligada às hemácias; na AHAI das aglutininas a frio, em geral revela C3 ligado às hemácias, sugerindo a presença de anticorpo da classe IgM. A pesquisa de autocrioaglutininas (crioaglutininas ou aglutinação a frio) é usualmente positiva nas AHAIs das aglutininas a frio.

A diferenciação entre a AHAI a quente e a frio é essencial, pois o prognóstico e as estratégias terapêuticas são distintos. Enquanto na AHAI a quente podem ser indicados corticosteroides, esplenectomia e até imunossupressores (p. ex., ciclofosfamida) ou anticorpo monoclonal anti-CD20 (rituximab), na AHAI a frio o prognóstico é significativamente melhor e o tratamento consiste principalmente em medidas de proteção contra o frio. Na doença das aglutininas a frio, corticosteroides e esplenectomia em geral não são efetivos, podendo ser indicados agentes citotóxicos associados ou não a plasmaferese, a depender da gravidade do caso.

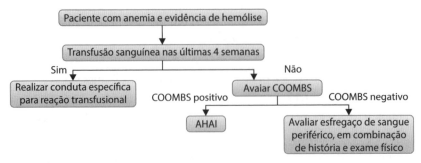

Figura 43.2 – Investigação de anemia hemolítica.

A AHAI também pode ser classificada com base em sua etiologia. A AHAI idiopática ou primária não apresenta correlação com a doença de base. A secundária está associada a doenças linfoproliferativas, imunodeficiências, uso de medicamentos ou neoplasias. As doenças linfoproliferativas são responsáveis por mais da metade dos casos de AHAI secundária.

Anemia de doença crônica

Em geral, a suspeita ocorre em pacientes que apresentam processos infecciosos (agudo ou crônicos), doenças inflamatórias ou neoplasias. Embora se apresentem sob diferentes manifestações, os achados laboratoriais mais característicos são:

- Ferro sérico reduzido.
- Baixa saturação de transferrina.
- TIBC normal ou baixo.
- Ferritina sérica normal ou alta.

A dosagem do receptor solúvel da transferrina fornece uma medida quantitativa da atividade eritropoiética, uma vez que sua concentração sérica é diretamente proporcional à taxa de eritropoiese e inversamente proporcional à disponibilidade de ferro do tecido. Consequentemente, a mensuração deste marcador é normal em pacientes com anemia de doença crônica, estando aumentado em pacientes com anemia ferropriva.

O foco do tratamento desta condição é o estabelecimento do tratamento da doença de base quando possível. Em alguns casos, quando a gravidade da anemia promove sintomas ou quando não é possível resolver a condição primária, é possível o uso de suporte com terapia transfusional ou eritropoetina.

Indicação de Suporte Transfusional

Em diversas situações, a anemia é grave o suficiente de modo que, antes de ser estabelecida a etiologia ou instituído seu tratamento específico, deve-se proceder tratamento de suporte com transfusão de concentrado de hemácias. Segundo a AABB (*American Association of Blood Banks*) a indicação de transfusão ocorre do seguinte modo:

- Hemoglobina < 6 g/dL – transfusão recomendada, exceto em casos especiais.
- Hemoglobina entre 6 e 7 g/dL – transfusão provavelmente recomendada.
- Hemoglobina entre 7 e 8 g/dL – transfusão pode ser apropriada em pacientes com angina estável, além daqueles em perioperatório de cirurgia ortopédica e cardíaca.
- Hemoglobina entre 8 e 10 g/dL – transfusão geralmente não recomendada, exceto em certas situações, como anemia sintomática e plaquetopenia com risco de sangramento.
- Hemoglobina > 10 g/dL – transfusão não recomendada, exceto em casos excepcionais.

Sugestão de Leitura

1. Auerbach M, Adamson JW. How we diagnose and treat iron deficiency anemia. Am J Hematol 2016; 91:31.
2. Carson JL, Guyatt G, Heddle NM, et al. Clinical Practice Guidelines From the AABB: Red Blood Cell Transfusion Thresholds and Storage. JAMA 2016; 316:2025.
3. Koch CG, Li L, Sun Z, et al. Hospital-acquired anemia: prevalence, outcomes, and healthcare implications. J Hosp Med 2013; 8:506.

4. Kurniali PC, Curry S, Brennan KW, et al. A retrospective study investigating the incidence and predisposing factors of hospital-acquired anemia. Anemia 2014; 2014:634582.
5. Sally P. Stable, Vitamin B12 Deficiency. N Engl J Med 2013; 368:149-160.
6. Shander A, Javidroozi M, Naqvi S, et al. An update on mortality and morbidity in patients with very low postoperative hemoglobin levels who decline blood transfusion (CME). Transfusion 2014; 54:2688.

Arritmias Cardíacas

Capítulo 44

Antonio Haddad Tápias Filho
Hélio Penna Guimarães

Introdução

As arritmias cardíacas correspondem a distúrbios do ritmo cardíaco com amplo espectro de apresentação clínica e tratamento. O objetivo deste capítulo é a abordagem diagnóstica e terapêutica diante de uma arritmia cardíaca no contexto do paciente internado em enfermaria, reconhecendo sua gênese multifatorial, especialmente neste cenário.. Para isso, o capítulo será dividido em bradiarritmias e taquiarritmias.

Critérios de Instabilidade Hemodinâmica nas Arritmias

Antes de abordar os ritmos cardíacos, é importante que os critérios de instabilidade hemodinâmica sejam citados, tendo em vista que implicará em mudança na terapêutica.

Dentre tais critérios, inclui-se: hipotensão e sinais e sintomas de choque, dor precordial (do tipo isquêmica/angina), insuficiência cardíaca aguda e alteração do nível de consciência (ainda que transitória, como síncope ou lipotímia).

A presença de qualquer um dos critérios acima define instabilidade. Habitualmente, a repercussão hemodinâmica das arritmias se apresenta com frequência cardíaca (FC) abaixo de 50 bpm (bradiarritmias) ou acima de 150 bpm (taquiarritmias).

Em qualquer situação de instabilidade, indica-se a monitoração do ritmo e frequência cardíaca, pressão arterial (PA), e oximetria de pulso; ofertar oxigênio sob baixo ou alto fluxo se houver hipoxemia; obter acesso venoso e coletar exames com potencial poder de elucidação diagnóstica ou de conduta terapêutica.

Bradiarritmias

As bradicardias ou bradiarritmias são caracterizadas por redução da FC. As bradicardias absolutas são aquelas que apresentam uma FC < 60 bpm. Entretanto, existem as bradicardias relativas, em que a FC está > 60 bpm, porém diante a situação clínica do paciente (choque hipovolêmico, sepse etc.) se esperaria uma FC mais elevada do que a encontrada.

Convém citar que nem sempre as bradicardias são patológicas. É comum em pacientes com bom preparo físico (como os atletas), a FC de repouso estar em torno de 50 bpm, sem gerar qualquer repercussão ao organismo.

Dentre os sintomas de bradicardia, encontram-se: dispneia, sonolência, angina, tontura, pré-síncope, síncope, intolerância ao exercício e cansaço.

Dentre os sinais de bradicardia, estão: congestão pulmonar, insuficiência cardíaca, hipotensão arterial, choque, infarto agudo do miocárdio e rebaixamento do nível de consciência.

Pacientes com queixas que possam ter origem cardiológica (como os sintomas citados acima) ou com FC alterada ao exame físico devem ser submetidos ao eletrocardiograma (ECG) de 12 derivações imediatamente.

Especial atenção ao ECG deve ser dada, buscando-se:
- Presença ou não da onda P, sua frequência e morfologia;
- Intervalo PR;
- Correlação entre ondas P e complexos QRS, ou seja, correlação entre a sístole atrial e a sístole ventricular;
- Presença de bloqueios de ramo ou de hemibloqueios.

Tipos mais frequentes de ECG encontrados em pacientes com bradicardia

1. **Bradicardia sinusal:** ritmo frequente em adultos jovens e em atletas, sendo nesses casos fisiológica. Nesse tipo de bradicardia, a onda P tem sua origem no nó sinusal e ocorre antes de cada complexo QRS (**Figura 44.1**). Só é considerada patológica quando associada a sintomas clínicos. Pode ocorrer por quadros vasovagais (onde há aumento do tônus vagal ou diminuição do tônus simpático, como durante vômitos). Outras causas desse tipo de bradicardia são: efeito de drogas, alterações anatômicas do nó sinusal e diversas condições sistêmicas (meningite, cirurgia ocular, tumores intracranianos, elevação da pressão intracraniana, mixedema e hipotermia). Vale ressaltar que a bradicardia faz parte da tríade de Cushing, encontrada em alguns pacientes com hipertensão intracraniana (bradicardia, hipertensão arterial e alteração no padrão respiratório – "arritmia respiratória").

2. **Bloqueios atrioventriculares (BAV's):** para se observar esse distúrbio de condução, deve-se atentar no ECG para a relação entre as ondas P e os complexos QRS, além do intervalo PR. A falha de condução elétrica que ocorre nessa patologia pode se caracterizar por atraso na condução do estímulo, falha contínua ou intermitente, ou mesmo interrupção total da condução atrioventricular (AV) – essas alterações podem ser temporárias ou permanentes. Os BAV's são classificados em 3 tipos: 1º, 2º (subdividido em Mobitz I e II) e 3º grau.
    - **BAV de 1º grau (Figura 44.2):** cada onda P é seguida de um QRS no ECG, porém o intervalo PR está aumentado (> 0,20 segundos). Por ser considerado BAV "alto", costuma ter boa resposta à atropina e bom prognóstico.
    - **BAV de 2º grau Mobitz I (Figura 44.3):** caracteriza-se por um aumento progressivo do intervalo PR até ocorrer falha total da estimulação ventricular (ausência do com-

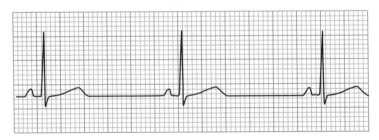

Figura 44.1 – ECG com bradicardia sinusal.

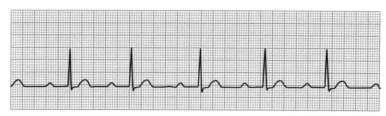

Figura 44.2 – BAV de 1º grau.

plexo QRS após a onda P), fenômeno conhecido como Wenckebach. Também faz parte do que se considera BAV "alto", e assim como o de 1º grau, em geral possui boa resposta à atropina e bom prognóstico.

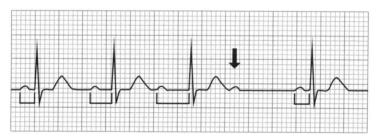

Figura 44.3 – BAV de 2º grau Mobitz I.

- **BAV de 2º grau Mobitz II (Figura 44.4):** caracteriza-se por interrupção súbita da condução AV, não precedida por aumento do intervalo PR. É considerado um BAV "baixo", devido ao acometimento infranodal, o que gera pior prognóstico, podendo evoluir para BAV total e instabilidade hemodinâmica. Em geral, sem resposta à atropina, por menor influência do sistema parassimpático na região infranodal do coração.
- **BAV de 3º grau (BAV total – BAVT):** caracteriza-se por completa dissociação atrioventricular, com manutenção dos intervalos PR e RR, porém sem qualquer relação entre si (**Figura 44.5**). Assim como o BAV de 2º grau Mobitz II, o acometimento do sistema de condução é infranodal, resultando em pior prognóstico, sendo que o bloqueio pode ser irreversível. Em conjunto com o BAV de 2° grau Mobitz II, formam os chamados "BAV's avançados", por se tratar dos tipos de BAV mais graves.

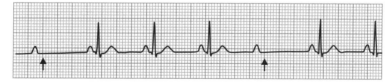

Figura 44.4 – BAV de 2º grau Mobitz II.

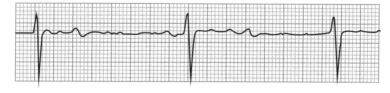

Figura 44.5 – BAV de 3º grau.

Diagnóstico diferencial (eventuais causas reversíveis de bradicardia)

1. **Medicamentos:** dentre as medicações que podem causar bradicardia, incluem-se: betabloqueadores, bloqueadores de canais de cálcio não diidropiridínicos (verapamil, diltiazem), antiarrítmicos (amiodarona, propafenona), antidepressivos tricíclicos, digitálicos (digoxina). Os digitálicos atuam bloqueando o sistema de condução por efeito vagotônico e, assim, não agem em corações denervados (como os transplantados). A intoxicação digitálica sempre deve ser lembrada quando se pensar em bradicardia medicamentosa.

2. **Hipoxemia:** Esta pode ser uma causa de bradicardia. Lembre-se que nesses casos, por se tratar de uma bradicardia secundária, a prioridade deve ser tratar a causa primária (hipoxemia). Em geral, a bradicardia se resolverá com o tratamento da hipoxemia.

3. **Reflexo vagal:** a bradicardia pode ser desencadeada em alguns casos por reflexo vagal ou por aumento do tônus parassimpático. Em geral, respondem bem à atropina.

4. **Infarto agudo do miocárdio (IAM):** no IAM, a arritmia mais frequente é a bradicardia sinusal. No IAM de parede anterior, se o paciente apresenta um BAV agudo, significa que uma área mais extensa do miocárdio foi acometida, resultando em maior mortalidade pela extensão do IAM. No IAM de parede inferior, pode ocorrer isquemia do sistema de condução, isso porque o nó atrioventricular é irrigado em 90% dos casos pela A. coronária direita e em 10% pela A. circunflexa. Em aproximadamente 90% dos casos, esses BAV's revertem espontaneamente em até 15 dias, sem necessidade de marca-passo definitivo.

5. **Doenças do sistema de condução:** as mais frequentes são a doença de Chagas e a doença do nó sinusal (degeneração senil do sistema de condução). Em ambas, há acometimento de múltiplos níveis do sistema de condução, podendo o BAV estar associado a bloqueios de ramo ou fasciculares. Nessas doenças, pelo acometimento direto do sistema de condução, o quadro torna-se irreversível, com necessidade de marca-passo definitivo.

6. **Distúrbios eletrolíticos:** atentar para estes, principalmente em pacientes com disfunção renal ou em uso de fármacos que podem causar tais alterações.

7. **Cirurgia cardíaca e endocardite:** principalmente quando as valvas aórtica ou mitral são manipuladas, pode ocorrer alteração no sistema de condução (temporária ou definitiva). E em quadros de endocardite com abscesso de anel valvar pode haver comprometimento da condução elétrica do coração.

Tratamento bradicardias instáveis

- **Bomba de infusão contínua de dopamina (2-20 mcg/kg/minuto):** efeito predominantemente beta-1-adrenérgico) ou adrenalina (2-10 mcg/minuto) endovenosas.

- Outra opção para tratamento inicial seria o marca-passo provisório transcutâneo (MP-TC). Esse último, em geral, exige alto nível de analgesia ao paciente para evitar ou amenizar o desconforto torácico a cada estímulo gerado pelo MP-TC. Em geral pode-se realizar fentanil (2 mcg/kg EV) ou midazolam (3-5 mg EV) para evitar tal desconforto.

- **Detalhes sobre o MP-TC:** os eletrodos devem ser aplicados no paciente (autoadesivos, com gel condutor). A frequência de disparo geralmente se inicia entre 70-80 bpm. A energia aplicada varia de 30-200 mA, em geral se iniciando com 20-30 mA, e aumentando-se gradativamente até que cada QRS seja gerado pelo disparo do marca-passo, com pulso palpável. Esse nível de energia é chamado de limiar de estimulação, devendo-se sempre manter um nível de energia acima para que não se perca o estímulo do MP sobre o paciente. O pulso deve ser palpado na artéria femoral uma vez que as contrações musculares induzidas pelo MP-TC geram interferência nos pulsos carotídeos.

O modo de estimulação do MP-TC pode ser em demanda ou fixo. No modo em demanda, o estímulo é disparado apenas quando a FC do paciente estiver abaixo da frequência do MP-TC, evitando estímulos desnecessários e evitando que o MP aplique o estímulo elétrico sobre uma onda T de batimento espontâneo do paciente ("fenômeno de R sobre T"), o que gera uma arritmia ventricular. Como no modo fixo o MP dispara o estímulo independentemente da FC espontânea do paciente, só é utilizado em situações de transporte ou quando o paciente está muito agitado (pois nesses casos o MP pode interpretar oscilações ou interferências musculares como batimentos cardíacos espontâneos do paciente). No modo fixo, há risco de ocorrer o fenômeno "R sobre T".

- Após uma das medidas acima ser adotada (MP-TC ou BIC de adrenalina ou BIC de dopamina), deve-se programar a passagem do MP provisório transvenoso.

- **Marca-passo provisório transvenoso (MP-TV):** o local ideal para passagem do mesmo é a sala de hemodinâmica onde, por meio de radioscopia, se visualiza o local de impactação do eletrodo, que é introduzido por um acesso venoso central. Sua instalação depende da experiência do médico e é um procedimento mais sujeito a complicações.

O acesso venoso em que a locação do eletrodo se torna mais simples é o jugular posterior direito. O local em que o eletrodo deve se posicionar é na ponta do ventrículo direito, na parede inferior, fazendo ângulo de aproximadamente 30° com o plano horizontal.

A estimulação nunca deve ser < 3 vezes a do limiar, devido à reação inflamatória que ocorre na região de impactação do eletrodo, que dificulta a condução do estímulo elétrico após alguns dias. Outro modo de se guiar a passagem do MP transvenoso, quando não há radioscopia disponível, é com o eletrocardiograma. A introdução do eletrodo será realizada do mesmo modo, porém sem a orientação visual, o que torna o procedimento mais complexo.

O MP-TV pode ser mantido por até 15 dias, sem gerar dor para o paciente, além de possibilitar que o paciente se movimente livremente, uma vantagem em relação ao MP-TC. As desvantagens desse método é que requer um profissional habilitado para sua passagem, riscos de infecção, complicações durante a passagem (hemotórax, pneumotórax, punção arterial com hematomas), arritmias e perfurações de vasos ou de câmaras cardíacas.

Uma vez instalado o MP-TV, o paciente deve ser mantido monitorizado para imediata identificação de qualquer perda de comando do MP-TV sobre o ritmo cardíaco.

Em vigência de bradicardia e síndrome coronariana aguda, o paciente deve ser submetido à passagem de MP transvenoso. Deve ser indicada a revascularização precoce e reavaliar, posteriormente, se haverá indicação de MP definitivo.

- A **Figura 44.6** propõe um algoritmo para manejo das bradicardias.

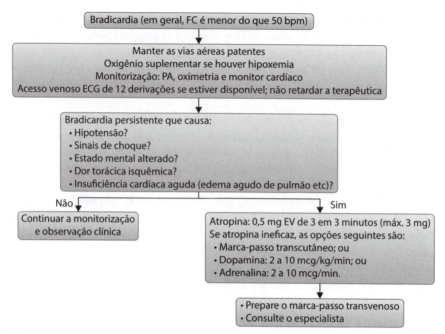

Figura 44.6 – Algoritmo de abordagem das bradicardias.

Detalhes sobre como prescrever a bomba de infusão contínua (BIC) de adrenalina e de dopamina

- Exemplo de BIC de dopamina
    - **Dopamina ampola – 10 mL (50 mg);**
    - **Dose:** 2-10 mcg/kg/minuto (efeito predominantemente B1-adrenérgico).
    - **Soluções-padrão:**
        - Dopamina 50 mL + SG 5% 200 mL (1.000 mcg/mL).
        - Dopamina 100 mL + SG 5% 150 mL (2.000 mcg/mL).

- Exemplo de BIC de adrenalina
    - **Adrenalina ampola – 1 mg (1 mL).**
    - **Dose:** 2-10 mcg/minuto;
    - **Soluções-padrão:**
        - Adrenalina 2 mL + SG 5% 248 mL (8 mcg/mL).
        - Adrenalina 10 mL + SG 5% 190 mL (50 mcg/mL).
        - Adrenalina 20 mL + SG 5% 180 mL (100 mcg/mL).
        - Adrenalina 20 mL + SG 5% 80 mL (200 mcg/mL).

E a atropina na bradicardia instável? Devo utilizar?

Em muitas situações, a atropina é a primeira medicação na bradicardia instável pela disponibilidade, rapidez e facilidade na sua administração, sem necessidade de diluição. Caso opte-se por utilizá-la, a dose é de 0,5 mg, podendo ser repetida a cada 3 minutos até o máximo de 3 mg endovenosa. Vale ressaltar que nos BAV's avançados (BAV 2º grau Mobitz II e BAVT) a atropina, em geral, não gera nenhuma resposta na FC do paciente. Logo, enquanto se prepara as medidas citadas acima, primordiais na bradicardia instável, pode-se utilizar a atropina, porém sem retardar a terapêutica crucial.

Em bradicardias estáveis, alguns serviços praticam o chamado "teste de atropina", para avaliar o potencial de reversibilidade da bradicardia, principalmente quando associada ao uso de medicações cronotrópicas negativas. O teste consiste em se aplicar 1-2 mg de atropina EV e aguardar por 5 minutos. Caso haja reversão da bradicardia e normalização da condução atrioventricular, infere-se que existe potencial de reversão e que parte do mecanismo da bradicardia está relacionado com a ação de medicações. Nesses casos, o uso de dopamina em BIC deve ser efetivo em garantir a elevação da FC. Nos casos em que não houve resposta à atropina, a passagem de marca-passo transvenoso pode ser necessária.

Tempo de washout de medicações potencialmente causadoras de bradicardia

- **Betabloqueadores:** 48 horas.
- **Bloqueadores de canais de cálcio:** 72 horas.
- **Digital (digoxina):** 7-14 dias.
- **Amiodarona:** 30-60 dias.

Lembre-se que nas situações de bradicardia medicamentosa, o "teste de atropina" costuma ser positivo, apresentando reversão, pelo menos temporária, do efeito da medicação. Nesses casos, deve-se aguardar o washout da medicação para que se reavalie a indicação de MP definitivo.

É importante atentar para o fato de que, no caso específico da digoxina, sua dosagem sérica pode ser obtida, e quando estiver em níveis terapêuticos ou acima do valor recomendado, significa ação plena da medicação e potencial de reversão presente. Se estiver subterapêutica, considera-se que a bradicardia não tem relação com o uso do medicamento.

Nos casos de suspeita de bradicardia causada por betabloqueador ou bloqueadores dos canais de cálcio, deve-se utilizar o glucagon EV para reversão do efeito. A dose do glucagon a ser utilizada é de 5 mg EV podendo ser repetida em 10-15 minutos (dose de ataque), seguida de 2-5 mg/hora em BIC, nos respondedores à dose de ataque.

Taquiarritmias

As taquiarritmias são alterações do ritmo cardíaco caracterizadas por um aumento da frequência cardíaca. Dentre as taquicardias, podemos subdividi-las em 2 grupos: taquicardias supraventriculares e as ventriculares.

Taquicardias supraventriculares

Dentre as taquicardias supraventriculares, encontram-se: fibrilação atrial (FA), *flutter* atrial, taquicardia sinusal, taquicardia atrial uni ou multifocal e a taquicardia supraventricular por reentrada nodal (TSVRN).

• Exemplos de ECG das taquicardias supraventriculares

- **Taquicardia sinusal (Figura 44.7):** observam-se as ondas P sinusais seguidas por um complexo QRS estreito. Em geral, não causa instabilidade hemodinâmica, devendo-

-se tratar a causa primária da taquicardia (infecção, febre, dor intensa, anemia, hipovolemia, hipertireoidismo, feocromocitoma, abstinência, drogas etc.).
- **Taquicardia atrial (uni ou multifocal):** caracteriza-se por ondas P com aspecto único (unifocal) ou diverso (multifocal), porém com morfologias diferentes da sinusal, seguidas pelos complexos QRS estreitos (**Figura 44.8**). Podem apresentar intervalos RR distintos (ritmo irregular). A presença de taquicardia atrial associada a um BAV variável sugere intoxicação digitálica. Em geral, as taquicardias atriais são secundárias a doenças extracardíacas, como pneumonia e doença pulmonar obstrutiva crônica.
- **Taquicardia supraventricular por reentrada nodal (Figura 44.9):** caracterizada pela ausência de onda P antes dos complexos QRS estreitos, com ritmo regular (intervalos RR iguais). Pode apresentar ondas P negativas após o complexo QRS em D2, simulando uma pseudo-S e uma onda P positiva em V1 simulando um pseudo-R.
- **Flutter atrial (Figura 44.10):** caracterizado por apresentar uma onda F, em geral negativas na parede inferior (D2, D3 e AVf). Conforme se dê a relação entre as ondas F e o complexo QRS, classifica-o em 2:1 (2 ondas F para 1 QRS), 3:1 etc.
- **Fibrilação atrial (Figura 44.11):** caracterizada por ausência de ondas P e ritmo irregular (intervalos RR irregulares). Por ser a arritmia mais frequente da prática clínica, será abordada com maiores detalhes posteriormente neste capítulo.

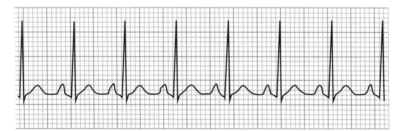

Figura 44.7 – ECG de taquicardia sinusal.

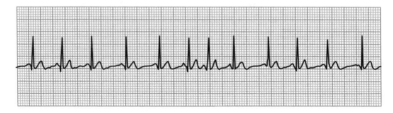

Figura 44.8 – ECG de taquicardia atrial.

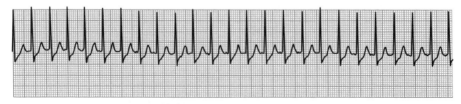

Figura 44.9 – ECG de taquicardia supraventricular por reentrada nodal.

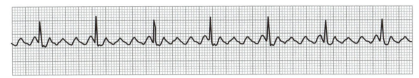

Figura 44.10 – ECG de *flutter* atrial 3:1.

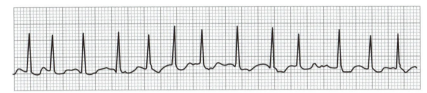

Figura 44.11 – ECG de fibrilação atrial.

Taquicardias ventriculares (TV)

Estas arritmias podem ser classificadas quanto à morfologia dos complexos QRS "como monomórficas" (complexos QRS iguais na mesma derivação) "ou polimórficas." Além disso, classifica-as como sustentadas (quando duram mais de 3 segundos) ou não sustentadas (quando duram menos do que 3 segundos). Em qualquer uma das situações acima, o complexo QRS no ECG estará alargado (> 120 ms) (**Figura 44.12 - A**). Há um tipo de TV polimórfica denominado *Torsades de Pointes,* em que durante o ritmo sinusal se observa um QT longo (> 440 ms) e durante a taquiarritmia observa-se um traçado "em fusos", como se as pontas da tira do ECG fossem torcidas (**Figura 44.12 - B**).

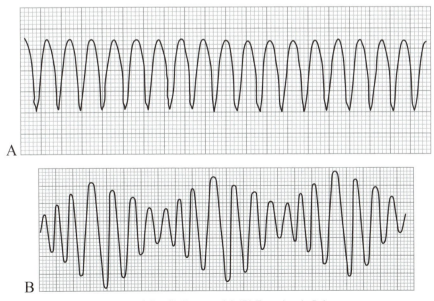

Figura 44.12 – (**A**) ECG de TV monomórfica fibrilação atrial. (**B**) *Torsades de Pointes*.

Tratamento das taquiarritmias instáveis

Em geral, para que a taquiarritmia seja a causa da instabilidade hemodinâmica, a FC deve estar acima de 150 bpm. Os critérios de instabilidade foram citados no início deste capítulo, e caso presentes, indicam que a cardioversão elétrica sincronizada (CVE) deve ser realizada, independentemente da taquiarritmia.

A CVE consiste em se aplicar uma corrente elétrica sobre o tórax do paciente, através das pás do cardioversor elétrico, o que despolariza todo o miocárdio e permite que as células de maior automatismo (nó sinusal) reassumam o ritmo cardíaco. Tal medida é menos eficaz nas arritmias por automatismo, em que as células com maior automatismo não são as do nó sinusal.

A CVE se diferencia da desfibrilação pelo sincronismo do choque com os complexos QRS. O objetivo do choque sincronizado é: evitar o fenômeno "R sobre T", pois se o choque é aplicado sobre a onda T, parte das fibras ventriculares está repolarizada e parte não está permitindo a ocorrência de fibrilação ventricular.

Quando se considerar a realização de CVE, todo o material necessário para uma intubação orotraqueal e o atendimento de parada cardiorrespiratória devem estar preparados e disponíveis. Além disso, o paciente deve ter suas próteses dentárias removidas, deve estar monitorizado, com suporte de oxigênio e com acesso venoso calibroso testado. Caso seja necessário, a tricotomia e a limpeza da pele no local do choque devem ser realizadas, para que se retire gordura e substâncias que podem atrapalhar a condução elétrica.

Antes de realizar a CVE, deve-se realizar a analgesia e sedação do paciente. Um bom parâmetro para se verificar o nível de sedação é a perda do reflexo ciliar.

- **Analgesia:** morfina (1 a 2 mg EV) ou fentanil (1 a 2 mcg/kg EV).
- **Sedação:**
  - **Etomidato (2 mg/mL):** 20 mg (1 ampola – 10 mL) EV em *bolus*. Efeito muito rápido, não causa depressão cardiovascular.
  - **Quetamina (50 mg/mL):** 0,2 a 1 mg/kg em 30-60 segundos; dose adicional de 0,25 a 05 mg/kg pode ser realizada. Efeito muito rápido, não causa depressão cardiovascular. Tem efeito sedativo e analgésico.
  - **Propofol (ampolas de 1%: 10 mg/mL):** 30-50 mg (3-5 mL) em *bolus*. Efeito muito rápido; pode causar hipotensão.
  - **Midazolam (ampolas 5 mg/mL):** 3-5 mg em *bolus*. Seu efeito pode ser prolongado por até 4 horas, e pode ser revertido com flumazenil; pode causar hipotensão.

Após a sedação e analgesia, aplica-se o gel nas pás e realiza o choque propriamente dito. O choque será sincronizado, o que é demonstrado pela marcação acima dos complexos QRS no monitor. Atenção deve ser dada porque após a realização de um choque, o aparelho pode desmarcar a sincronização para um posterior segundo choque.

As pás serão colocadas sobre o tórax do paciente, colocando a pá inferior à direita do esterno (nunca sobre o esterno) e a pá ápice sobre o *apex cordis*, sobre a linha axilar anterior esquerda. Deve-se aplicar uma pressão de 13 kg sobre as pás no momento do choque, pois essa pressão melhora o contato das pás com a pele.

> **Atenção:** no momento do choque, nenhum integrante da equipe deve estar encostado no paciente ou na maca do paciente, portanto, na iminência do choque deve-se avisar em voz alta.

Após o sinal de carga completa no cardioversor elétrico, aplicam-se os botões de disparo simultaneamente, mantendo-os pressionados até que o choque seja aplicado. Após o choque, deve-se confirmar a reversão da arritmia. Lembre-se que há uma pequena possibilidade de FV após a cardioversão, e deve-se estar preparado para a necessidade de uma eventual desfibrilação (choque não sincronizado) imediata, com carga máxima do aparelho. Após a cardioversão elétrica eficaz, deve-se fornecer para o paciente um suporte ventilatório e hemodinâmico, se necessário, até a completa reversão do efeito da anestesia.

• E em pacientes com marca-passo (MP) definitivo? Qual a posição das pás?

Nestes, deve-se traçar uma linha imaginária entre o MP e o eletrodo de VD. Caso essa linha esteja na mesma direção da linha entre as pás do cardioversor, deve-se modificar a posição das pás. As outras opções de posição seriam: pá esterno à direita da margem inferior do esterno e a pá ápice subclavicular esquerda (posição que traça uma linha perpendicular à posição tradicional). Uma outra posição possível seria a frente/trás do coração, com o paciente em decúbito lateral direito.

• Quanto deve ser utilizado de carga para cada arritmia?

- **Flutter atrial/TSVRN ("arritmias de QRS estreito e regular"):** 50 J.
- **TV monomórfica ("arritmia de QRS largo e regular"):** 100 J.
- **Fibrilação atrial ("arritmia de QRS estreito e irregular"):** 120-200 J. Caso seja aparelho monofásico, utiliza-se 200 J.
- **TV polimórfica ("arritmia de QRS largo e irregular"):** desfibrilação (carga máxima do aparelho) – não sincronizar o aparelho.

• Existem contraindicações à cardioversão elétrica?

As contraindicações relativas para cardioversão elétrica são:

1. **Hipertireoidismo:** pacientes devem estar eutireóideos, para reduzir a chance de recorrência da arritmia.
2. Taquicardia atrial multifocal ou outras arritmias por automatismo.
3. **Intoxicação digitálica:** na suspeita de intoxicação digitálica diante de uma FA ou *flutter* atrial, a cardioversão elétrica deve ser evitada.
4. **Taquicardias repetitivas de curta duração:** devido a sua recorrência, deve-se suspeitar de alteração estrutural, requerendo controle farmacológico, evitando-se assim a cardioversão elétrica.

• Os marcadores de necrose miocárdica se elevam após a CVE?

Em geral, ocorrem aumentos nos níveis séricos de CPK e elevação de CK-MB em até 12% nos pacientes submetidos à CVE. Já a troponina I não apresenta elevação após CVE com até 400 J.

Particularidades no tratamento da taquicardia supraventricular por reentrada nodal (TSVRN) estável

Para o tratamento da TSVRN, a medicação de escolha é a adenosina, administrada na dose de 6 mg EV *em bolus,* seguida de um *flush* de 20 mL de água destilada ou soro fisiológico 0,9%, com elevação do membro superior. Caso seja utilizado um acesso venoso central, deve-se utilizar a metade da dose acima. É necessário reduzir a dose da adenosina nos pacientes que utilizam carbamazepina ou dipiridamol. Caso não haja reversão da arritmia com a primeira dose da adenosina, repete-se a infusão da droga com dose dobrada (12 mg EV).

A adenosina atua bloqueando o nó AV, podendo auxiliar no diagnóstico de arritmias supraventriculares, por facilitar a identificação de ondas P, ao reduzir a FC. Seus efeitos colaterais incluem broncoespasmo, FA e assistolias breves. São drogas pouco eficazes em pacientes que utilizam xantinas (teofilina, café, aminofilina etc.). Portanto, não se deve utilizar a adenosina em pacientes com história de asma.

Manejo da fibrilação atrial

A FA é a arritmia mais frequente da prática clínica, e possui algumas particularidades no manejo do quadro estável.

Essa arritmia pode ser classificada em paroxística (quando reverte espontaneamente em menos de 48 h, algumas com duração de até 7 dias), persistente (com duração > 7 dias), persistente de longa data (FA persiste há mais de um ano, quando opta-se por uma estratégia de controle de ritmo) e permanente (quando médico e paciente optam por não se tentar o controle do ritmo).

A conduta diante de uma fibrilação atrial instável segue o que foi escrito acima: CVE. A observação que se faz necessária é se a instabilidade é pela arritmia ou por uma condição associada (hemorragia, infecção etc.). Em geral, as taquiarritmias para gerarem instabilidade possuem FC acima de 150 bpm. Se a instabilidade não for pela FA, não se deve realizar a CVE.

• Controle de ritmo × controle de FC

Diante de uma FA estável, alguns fatores devem ser avaliados. O primeiro deles é: deve-se manter em FA controlando a FC ou deve-se controlar o ritmo?

Em pacientes com menos de 65 anos, com o 1º episódio de FA ou com FA prévia, mas, estando por longo tempo em ritmo sinusal, e com menos de 48 horas de FA, cogita-se realizar o controle do ritmo, com cardioversão química ou elétrica. Além disso, considera-se o controle do ritmo naqueles pacientes com sintomas persistentes apesar do controle adequado da FC, na incapacidade de um controle adequado da FC ou quando há preferência do paciente por essa abordagem.

Já nos pacientes com FA recorrente, com mais de 48 horas de FA, com idade avançada (> 65 anos) e com alívio rápido dos sintomas com o controle da FC, deve-se optar pelo controle da FC. No controle da FC, o objetivo é uma FC < 110 bpm.

• Como realizar o controle da FC?

As medicações que devem ser utilizadas no controle da FC na FA podem variar se o quadro for agudo ou crônico.

Para se realizar o controle agudo da FC na FA, a preferência é pelos betabloqueadores e pelo diltiazem ou verapamil, em detrimento do digitálico, isso porque eles têm uma ação mais rápida e atuam reduzindo o elevado tônus simpático. No entanto, para a escolha da medicação ideal, deve-se avaliar o paciente e suas comorbidades. Em pacientes com insuficiência cardíaca com fração de ejeção reduzida (ICFER), betabloqueador e/ou digitálico devem ser as escolhas. Em pacientes críticos, com grave disfunção sistólica de VE, amiodarona EV pode ser utilizada. As **Figuras 44.13** e **44.14** trazem os algoritmos propostos para controle de FC na FA aguda e na FA há longo prazo, respectivamente.

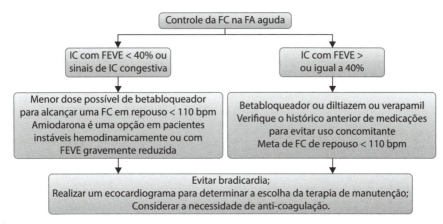

Figura 44.13 – Algoritmo do controle de FC na FA aguda – com base em algoritmo do Guideline do ESC 2016 de FA. FEVE: fração de ejeção de ventrículo esquerdo reduzida; IC: insuficiência cardíaca; FA: fibrilação atrial; FC: frequência cardíaca.

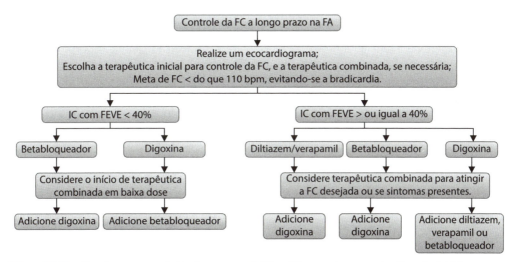

Figura 44.14 – Algoritmo para controle a longo prazo da FC na FA – com base em algoritmo do Guideline do ESC 2016 de FA. FEVE: fração de ejeção de ventrículo esquerdo reduzida. IC: insuficiência cardíaca. FA: fibrilação atrial. FC: frequência cardíaca.

- Doses das medicações para controle da FC na FA aguda
  - **Amiodarona:** 300 mg, diluídos em 250 mL de soro glicosado 5%, infundir EV em 30-60 minutos (preferencialmente via cateter venoso central).
  - **Diltiazem:** 25 mg EV, lento.
  - **Metoprolol:** 5 mg EV (dose máxima de 15 mg).

Para se realizar a manutenção do controle da FC na FA, a droga de primeira linha são os betabloqueadores, pela boa tolerabilidade em todas as idades, ao adequado controle da FC e aos poucos efeitos colaterais. Vale ressaltar que no paciente com ICFER, os betabloqueadores são as drogas de escolha, porém o benefício no prognóstico do paciente com ICFER e FA é menor do que no paciente com ICFER em ritmo sinusal. Os bloqueadores de canais de cálcio não diidropiridinicos (verapamil e diltiazem) devem ser evitados em pacientes com

ICFER, pelo seu efeito inotrópico negativo. A digoxina pode ser utilizada como opção para auxiliar no controle de FC no paciente com ICFER, associada ao betabloqueador. A amiodarona deve ser utilizada para controle da FC apenas como último recurso, após não se atingir o alvo de FC com terapia combinada (betabloqueador com digoxina, por exemplo), pela variedade de efeitos adversos extracardíacos associados a esta droga.

- Doses das medicações para manutenção de controle da FC na FA
  - **Amiodarona:** 200 mg VO por dia.
  - **Diltiazem:** 60 mg VO 3 vezes ao dia (até dose máxima de 360 mg/dia).
  - **Metoprolol:** 100-200 mg VO 1 vez ao dia.
  - **Carvedilol:** 3,125-50 mg 2 vezes ao dia.
  - **Digoxina:** 0,0625-0,25 mg VO 1 vez ao dia.

- Como realizar o controle do ritmo? (Figura 44.15)

Para se realizar uma restauração aguda ao ritmo sinusal, pode-se realizar uma cardioversão elétrica (a qual é mais efetiva e mais rapidamente efetiva do que a farmacológica) ou a farmacológica (a qual não requer sedação e jejum).

A propafenona é um antiarrítmico efetivo para cardioversão química, porém seu uso deve ser evitado em pacientes com doença cardíaca estrutural. A amiodarona pode ser utilizada em pacientes com insuficiência cardíaca e em pacientes com doença cardíaca isquêmica. Esta droga diminui a FC em 10-12 bpm, após 8-12 horas de seu uso EV. A amiodarona se mostra mais efetiva do que o sotalol em restaurar o ritmo sinusal.

Existe uma abordagem para controle do ritmo da FA chamada *Pill in the pocket*, a qual pode ser utilizada em pacientes com episódios infrequentes de FA paroxística sintomáticos. Nessa abordagem, o paciente utiliza em domicílio a propafenona 450-600 mg, dose única, para retorno ao ritmo sinusal. Tal medida só deve ser orientada após a segurança e o perfil do paciente serem bem estabelecidos em um ambiente hospitalar. Essa abordagem é menos eficaz do que a cardioversão hospitalar, porém é prática e segura em pacientes selecionados.

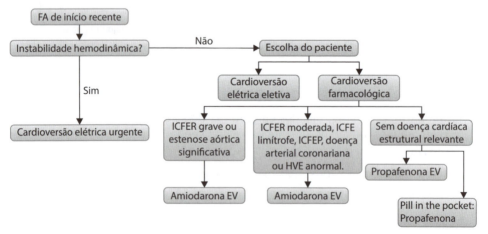

Figura 44.15 – Algoritmo para controle agudo do ritmo na FA – com base em algoritmo do Guideline do ESC 2016 de FA. ICFER: insuficiência cardíaca com fração de ejeção de ventrículo esquerdo reduzida; FA: fibrilação atrial; HVE: hipertrofia de ventrículo esquerdo; ICFEP: insuficiência cardíaca com fração de ejeção preservada.

Caso opte-se pela cardioversão elétrica (CVE) para controle do ritmo, o pré-tratamento com amiodarona (por poucas semanas) ou sotalol aumenta a eficácia dessa terapêutica. Efeito similar é percebido com o uso de propafenona pré-cardioversão elétrica. O uso de beta-bloqueador, digoxina, diltiazem ou verapamil não aumenta a eficácia desse procedimento. Quando uma terapia antiarrítmica é planejada após a CVE, deve-se iniciar a droga 1-3 dias antes da cardioversão elétrica (no caso da amiodarona poucas semanas antes), para que o fármaco atinja nível sérico adequado após o procedimento.

Em pacientes que não estão anticoagulados, a cardioversão gera risco de acidente vascular cerebral (AVC), o que é reduzido com a administração de anticoagulantes previamente à CVE. Em pacientes com FA por mais de 48 horas, deve-se iniciar a anticoagulação oral 3 semanas antes da CVE, e manter tal medida por 4 semanas após o procedimento (naqueles pacientes que não tem indicação de anticoagulação de longa data). Quando há necessidade de cardioversão elétrica precoce, deve-se realizar um ecocardiograma transesofágico para avaliar se há trombo no átrio esquerdo e, caso não tenha, permite-se a realização da CVE, independente da anticoagulação prévia.

Em pacientes instáveis hemodinamicamente devido a FA, deve-se proceder imediatamente a cardioversão elétrica sincronizada, com carga elétrica de 120-200 J, conforme explicado em maiores detalhes anteriormente neste capítulo.

- **Doses das medicações para cardioversão química na FA**
    - **Amiodarona:** 5-7 mg/kg EV em 1-2 h (dose inicial), seguida de 50 mg/hora (dose de manutenção máxima: 1 g em 24 horas).
    - **Propafenona:** 450-600 mg via oral ou 1,5-2 mg/kg EV em 10 minutos. Não há dose de manutenção.

> **Exemplo de bomba de infusão de amiodarona:**
> - Ampola de amiodarona: 150 mg em 3 mL.
> - Amiodarona 900 mg (6 ampolas) + SG 5% 232 mL EV. Iniciar em 14 mL/hora – aproximadamente 50 mg/hora.

- **Controle do ritmo em longo prazo (Figura 44.16)**

A escolha de um antiarrítmico para ser utilizado a longo prazo deve levar em consideração alguns fatores, como o seu frequente efeito pró-arrítmico ou efeito extracardíaco. A

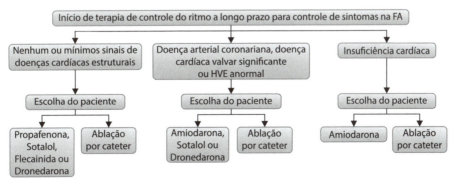

Figura 44.16 – Algoritmo para controle do ritmo a longo prazo na FA – com base em algoritmo do Guideline do ESC 2016 de FA. FA: fibrilação atrial. HVE: hipertrofia de ventrículo esquerdo.

eficácia para manter o ritmo sinusal desses fármacos é modesta; o sucesso clínico dessas drogas reduz ou elimina a recorrência de FA. Se um antiarrítmico falhar, pode-se conseguir uma resposta clinicamente aceitável com outro antiarrítmico.

Para reduzir os riscos de efeitos colaterais dessas drogas, deve-se utilizar uma terapia com curta duração. Além da terapêutica antiarrítmica, o controle de condições cardiovasculares associadas pode reduzir a frequência de sintomas na FA e facilitar a manutenção do ritmo sinusal. Tais medidas incluem perda de peso, controle da pressão arterial, tratamento da IC, atividade física, entre outros fatores.

Eletrocardiograma (ECG) de 12 derivações deve ser realizado em todos os pacientes previamente ao início de tratamento com antiarrítmico, a fim de se avaliar o risco de efeito pró-arrítmico naquele paciente. Atenção aos intervalos PR, QT e a duração dos complexos QRS. Uma monitorização sistemática nos dias 1-3 do uso de propafenona e sotalol deve ser realizada com ECG, para identificar o risco de efeito pró-arrítmico.

Particularidades dos Antiarrítmicos

Amiodarona

Devido aos inúmeros efeitos extracardíacos associados a essa droga, é terapia de segunda linha nos pacientes em que outros fármacos podem ser utilizados. Devido a sua meia-vida biológica longa, é menos adequada para uma terapia de curta duração. É segura em pacientes com insuficiência cardíaca (IC).

Dronedarona

Esta droga aumenta a mortalidade em pacientes com IC descompensada recentemente, e em pacientes com FA permanente – os quais não tiveram o ritmo restaurado para sinusal. Pode aumentar moderadamente a creatinina sérica (por piora da função renal e por reduzir a excreção renal da creatinina).

A dronedarona previne hospitalização cardiovascular (principalmente por causa FA) e a mortalidade cardiovascular em pacientes com *flutter* atrial ou FA paroxística e persistente, que tenham pelo menos uma comorbidade cardiovascular relevante.

Propafenona e flecainida

Esses fármacos não devem ser utilizados em pacientes com IC ou com doença cardíaca isquêmica significativa, para se evitar o risco de arritmias ventriculares.

Sotalol

Risco elevado de *Torsades de Pointes*. Seu uso está associado a aumento de mortalidade nos pacientes com disfunção de VE após infarto agudo do miocárdio, provavelmente devido a arritmias ventriculares.

• Doses dos antiarrítmicos

1. **Amiodarona:** via oral 600 mg/dia nas primeiras 4 semanas, seguido de 400 mg/dia nas próximas 4 semanas, e posteriormente 200 mg/dia.
2. **Dronedarona:** via oral 400 mg 2 vezes ao dia.
3. **Propafenona:** via oral 150-300 mg 3 vezes ao dia.
4. **Sotalol:** via oral 80-160 mg 2 vezes ao dia.

Anticoagulação na FA (Figura 44.17)

Para avaliar a necessidade de início de anticoagulação na FA, deve-se avaliar o risco de acidente vascular cerebral (AVC –por meio do escore CHADS-VASc) e comparar com o risco de sangramento (avaliado por meio do escore HAS-BLED). Caso o paciente apresente 1 ponto ou mais (nos homens) e 2 pontos ou mais (nas mulheres) no escore CHADS-VASc (**Tabela 44.1**), há benefício de se iniciar a anticoagulação. O sexo feminino isoladamente, sem outros fatores de risco trombóticos associados, não aumenta o risco de AVC. Não se recomenda antiagregação plaquetária na FA.

Caso o paciente apresente um HAS-BLED ≥ 3 (**Tabela 44.2**), há um alto risco de sangramento nesse paciente, evitando-se, caso seja possível, a anticoagulação.

- Qual o anticoagulante de escolha na FA?

Pode-se utilizar os antagonistas de vitamina K (varfarina) ou os novos anticoagulantes não antagonistas de vitamina K (apixabana, rivaroxabana, dabigatrana e edoxabana) na FA. Os novos anticoagulantes não antagonistas de vitamina K (NOACS) não podem ser utilizados em pacientes com valva mecânica ou quando há estenose mitral moderada a grave, optando-se pela varfarina nesses casos. Em pacientes com doença renal crônica, estádio IV ou V (CKD-EPI < 30 mL/min), também deve-se optar pela varfarina como anticoagulante.

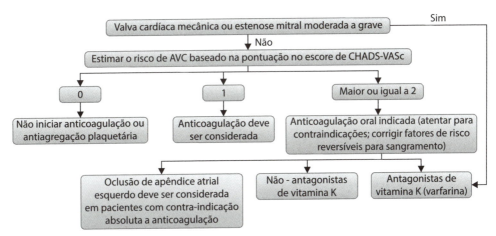

Figura 44.17 – Algoritmo para anticoagulação na FA – com base em algoritmo do Guideline do ESC 2016 de FA.

Tabela 44.1. CHADS-VASc	
IC congestiva (sinais/sintomas de IC ou evidência objetiva de disfunção de VE)	1 ponto
Hipertensão (medida de PA > 140/90 mmHg em pelo menos 2 ocasiões ou uso rotineiro de anti-hipertensivos)	1 ponto
Idade (75 anos ou mais)	2 pontos
DM (glicemia de jejum > 125 ou uso de antidiabéticos orais ou insulina)	1 ponto
AVC ou AIT prévio ou tromboembolismo	2 pontos
Doença vascular (IAM prévio, placas na aorta ou doença arterial periférica)	1 ponto
Idade (65-74 anos)	1 ponto
Sexo feminino	1 ponto

Tabela 44.2. HAS-BLED	
HAS (não controlada, PAS > 160 mmHg)	1 ponto
Doença renal crônica (diálise, transplante ou Cr > 2,26)	1 ponto
Doença hepática (cirrose ou bilirrubina 2× acima da normalidade ou AST/ALT/AP 3× acima da normalidade)	1 ponto
História de AVC	1 ponto
Sangramento maior ou predisposição a sangramento	1 ponto
INR lábil (instável ou alto)	1 ponto
Idade > 65 anos	1 ponto
Medicações que predispõem sangramento (antiagregantes plaquetários, anti-inflamatórios hormonais não esteroidais)	1 ponto
Uso de drogas ou álcool (maior ou igual a 8 drinks/semana	1 ponto

Condição especial: FA e síndrome de pré-excitação

Para o atendimento de um paciente em taquiarritmia, deve sempre se lembrar da possibilidade de associação da FA com uma síndrome de pré-excitação, sendo a TV polimórfica seu mais importante diagnóstico diferencial. A principal diferença é que, apesar de ambas terem complexos QRS largos no ECG, na FA com síndrome de pré-excitação o que predomina é a irregularidade nos intervalos RR, enquanto na TV polimórfica há o predomínio de alteração na morfologia dos complexos QRS na mesma derivação. As **Figuras 44.18** e **44.19** trazem ECGs que ilustram tais condições.

Em relação ao tratamento da FA com síndrome de pré-excitação com evidência de uma via acessória anterógrada, é recomendada a ablação por cateter. Esse é um procedimento seguro e pode ser considerado uma estratégia profilática de tratamento. Em relação às medicações, drogas que inibem apenas o nó atrioventricular, não inibindo a via acessória são contraindicadas, como digoxina, verapamil e diltiazem. Pode-se utilizar propafenona ou procainamida EV para controle da FC. A amiodarona EV deve ser utilizada com cautela, pelo risco de gerar FV com o seu uso.

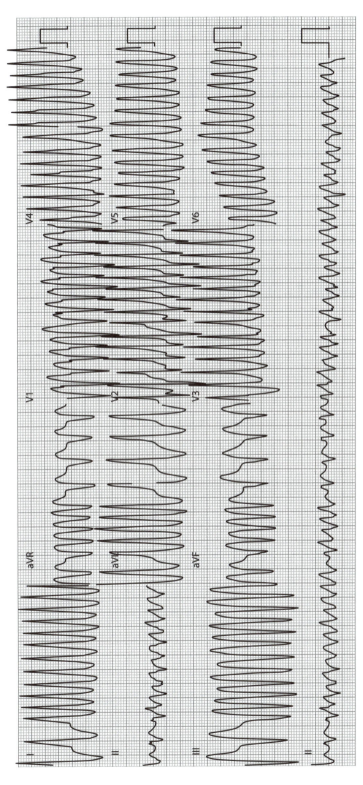

Figura 44.18 – FA com síndrome de pré-excitação.

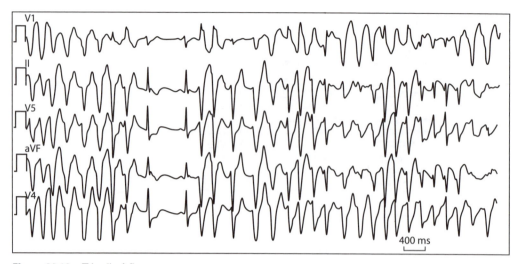

Figura 44.19 – TV polimórfica.

Algoritmo para as Taquiarritmias com Pulso (Figura 44.20)

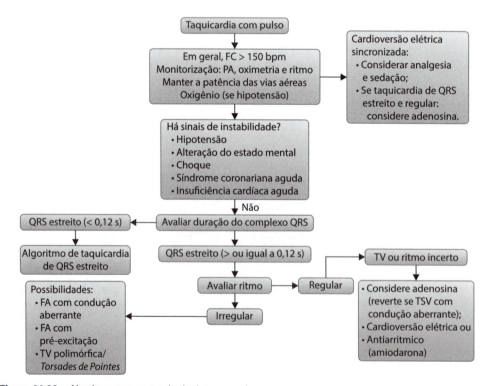

Figura 44.20 – Algoritmo para as taquiarritmias com pulso.

Algoritmo para as taquiarritmias com QRS estreito (Figura 44.21)

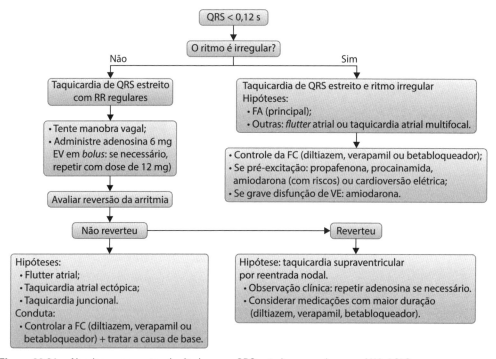

Figura 44.21 – Algoritmo para as taquiarritmias com QRS estreito – com base na AHA-ACLS.

Sugestão de Leitura

1. Link MS, Berkow LC, Kudenchuk PJ, Halperin HR, Hess EP, Moitra VK, et al. Part 7: Adult advanced cardiovascular life support: 2015 American Heart Association Guidelines Update for Cardiopulmonary Resuscitation and Emergency Cardiovascular Care. Circulation. 2015;132(18) Suppl 2:S444–S464.
2. Miller JM, Zipes DP. Diagnosis of cardiac arrhythmias. In: Bonow, Mann, Zipes, Libbs, et al. Braunwald's heart disease: a textbook of cardiovascular medicine. 9. ed. Philadelphia: Elsevier; 2011. p. 687-701.
3. Miller JM, Zipes DP. Therapy for cardiac arrhythmias. In: Bonow, Mann, Zipes, Libbs et al. Braunwald's heart disease: a textbook of cardiovascular medicine. 9. ed. Philadelphia: Elsevier; 2011. p. 710-44.
4. Kirchhof P, et al. 2016 ESC Guidelines for the management of atrial fibrillation developed in collaboration with EACTS. European Heart Journal. 2016 Oct 3; 37(38): 2893-2962.
5. Soeiro AM, et al. Manual de condutas práticas da Unidade de Emergências do InCor. Barueri, SP: Manole, 2015.

Capítulo 45

Artrites

Laíssa Alves Alvino
João Roquette Fleury da Rocha
Fábio Freire José

Introdução

Os quadros de artrite apresentam diversas etiologias, sendo extremamente importante o conhecimento de seu manejo clínico, utilizando anamnese detalhada, exame físico e frequentemente necessitando do estudo do líquido sinovial para chegar ao diagnóstico definitivo. O intuito do presente capítulo é orientar objetivamente a abordagem das principais etiologias dos casos de artrite de apresentação intra-hospitalar.

Definições

Inicialmente, faz-se necessário enfatizar a diferença entre artrite e artralgia. Enquanto a artralgia corresponde apenas à dor articular, a artrite envolve a instalação de processo inflamatório, com surgimento de edema, limitação à mobilização, calor e rubor local, além da dor.

A dor articular pode ser causada por comprometimento da sinóvia (artrite) ou de estruturas adjacentes à cápsula articular, como tendões e bursas (periartrite), os quais podem simular quadros de artrite. São característicos da artrite: presença de grandes derrames articulares, aumento de volume e dor à palpação acometendo toda a articulação, e limitação da movimentação ativa e passiva. Nos casos de periartrite, por sua vez, o aumento de volume e a dor à palpação são geralmente limitados a uma parte da articulação e a movimentação ativa é a mais afetada, sendo possível a ocorrência de pequenos derrames articulares reacionais.

Classificação

A artrite pode ser classificada conforme o número de articulações acometidas e sua duração (**Tabela 45.1**).

Tabela 45.1. Classificações da artrite	
Nº articulações	Duração
Monoartrite: 1 articulação	Aguda: < 6 semanas
Oligoartrite: 2-3 articulações	Crônica: > 6 semanas
Poliartrite: 4 ou mais articulações	

Epidemiologia

Os dados referentes aos diferentes tipos de artrite no ambiente hospitalar são escassos. Até a publicação deste capítulo, foram encontradas informações quanto: incidência de artrite reativa nos pacientes hospitalizados sendo 0,002% ao ano; incidência de artrite gotosa aguda em pacientes internados de 0,08% nos EUA no ano de 2016. Ainda que extremamente baixa, sabe-se que a hospitalização eleva o risco de uma crise de gota em cerca de 4 vezes (OR 4,05 IC 95% 1,78-9,19).

Com relação à artrite séptica, sua incidência em articulação nativa na população geral é de, aproximadamente, 5 casos/100.000 pessoas/ano. No caso dos pacientes que apresentem artrite no âmbito intra-hospitalar, cerca de 8% são de etiologia infecciosa não gonocócica, cuja mortalidade varia de 7-15% a despeito do tratamento antimicrobiano. Com relação às próteses articulares, entre 1 a 5 % infectam e este número aumenta a cada ano, uma vez que aumenta também o número de pacientes submetidos à cirurgia de substituição protética. A mortalidade da infecção articular pós-procedimento é elevada (entre 15 e 30%), com morbidade importante dada a diminuição da função e mobilidade das articulações, necessitando, em muitos casos, de artroplastia excisional ou cambial para o tratamento.

Anamnese

Como todas as afecções de enfoque hospitalar, as artrites têm a avaliação dependente de uma anamnese detalhada e exame físico completo. Inicialmente, deve-se diferenciar o acometimento articular de periarticular (bursas, tendões, ligamentos, músculos). No caso de acometimento articular com dor, é importante buscar os sinais cardinais de inflamação, diferenciando, assim, artralgia de artrite. A artralgia pode ter padrão mecânico (piorar com o movimento e melhorar com o repouso) ou inflamatório (agrava-se com o repouso e alivia com o movimento). Já o padrão de inflamação articular (artrite) acarreta dor, que piora à movimentação (passiva e ativa), em redução do arco de movimento, em aumento de volume articular e eritema.

Na avaliação, é importante questionar o paciente quanto:

- Início, duração, intensidade, fatores de melhora e piora, padrão (mecânica × inflamatória).
- Doenças associadas (*diabetes mellitus*/AR/imunossupressão).
- História prévia de episódios de artrite.
- Antecedentes de traumatismo ou lesões de pele.
- Antecedentes cirúrgicos/presença de prótese articular.
- Presença de febre.
- Queixas geniturinárias, gastrointestinais ou oftalmológicas prévias ou durante a internação.
- Exposição sexual prévia à internação.
- História familiar (principalmente para artrite psoriática e artrite gotosa).
- História prévia ou uso atual de imunossupressores.
- História de viagens.

Exame Físico

Esta avaliação visa a caracterização clínica da sinovite para documentação de inflamação articular no paciente internado que se apresenta com artrite. Apresenta sensibilidade de 43%, especificidade de 89%, conferindo uma acurácia de 71% para o diagnóstico.

Deve-se pesquisar por:

- Aumento de volume articular.
- Calor local.
- Derrame articular.
- Dor e redução do arco de movimento com a mobilização ativa e/ou passiva (se desencadeadas apenas pela manobra ativa sugere acometimento de partes moles).

Exames Complementares
Radiografia

Imprescindíveis nos casos de traumatismo ou dor óssea, sendo capaz de confirmar derrame articular, especialmente em articulações de difícil avaliação ao exame clínico, como cotovelo, quadril e tornozelo. Útil também na avaliação de osteomielite associada, porém já com maior tempo de evolução. Apresenta sensibilidade de 31% e especificidade de 93% para os casos de artrite gotosa.

Ultrassonografia

A sinovite é caracterizada como uma área hipoecoica com relação à isoecogenicidade do tecido conjuntivo, sendo possível caracterizar o grau de atividade inflamatória com o uso do Doppler. Também é possível avaliar a cartilagem, com alterações características da artrite gotosa. Apresenta, em geral, sensibilidade de 87% e especificidade de 74% com acurácia de 79% para o diagnóstico de artrite. Nos quadros de artrite de joelho, a sensibilidade alcança 98%, com especificidade de 88% e acurácia de 97%.

Artrocentese

Após a avaliação inicial, define-se com base na probabilidade pré-teste a necessidade deste procedimento, obrigatório nos quadros suspeitos de artrite séptica.

Deve-se solicitar a contagem leucocitária e o diferencial, assim como Gram, cultura e pesquisa de cristais, os quais provaram ser úteis na diferenciação diagnóstica (**Tabela 45.2**). A dosagem de glicose, proteína e LDH frequentemente solicitadas, têm pouca relevância. Historicamente considerado um marcador de artrite séptica, o lactato sinovial não apresenta comprovação no seu uso rotineiro.

Tabela 45.2. Diferenciação diagnóstica das artrites		
Etiologia	Fatores de risco	Exames
Séptica	> 80 anos (RR: 4,1) DM (RR: 2,8) AR (RR: 5,4) Cirurgia articular (RR: 8,4) Prótese de quadril ou joelho (RR: 4,1) com infecção de pele (RR: 18) HIV + (RR: 3,2)	Celularidade do líq. sinovial > 50.000 (S: 62%; E: 92%) > 100.000 (S: 29%; E: 99%) PMN (%) > 90% (S: 73%; E: 79%) Gram e cultura → padrão-ouro (S: 29-75% e 82-95%, respectivamente)
Gonocócica	Sexo feminino (RR: 2-3)	Gram (S: < 10%) Cultura (S: 10-50%)

Continua

Continuação

Tabela 45.2. Diferenciação diagnóstica das artrites		
Etiologia	Fatores de risco	Exames
Gota	Sexo masculino (RR: 1,36) Ingestão de álcool (RR: 1,11-1,41) Sobrepeso (RR: 1,10) Obesidade (RR: 1,22) HAS (RR: 1,15) DRC (RR: 1,33) DAC (RR: 1,12)	Cristais de monourato de sódio (S: 62,5-78%; E: 93-100%)
Pseudogota	Idade avançada Condrocalcinose (OR: 19,56) Hiperparatireoidismo (OR: 6,91) Osteoartrite (OR: 2,60) Artrite reumatoide (OR: 1,65) Gota (OR: 4,39) DRC (OR: 2,29) Desnutrição (OR: 1,81) Diurético de alça (OR: 1,36)	Cristais de pirofosfato de cálcio (S: 56-83%; E: 78-96%)

Tratamento

O manejo terapêutico proposto diante das principais etiologias do quadro de artrite está resumido na **Tabela 45.3**.

O resultado do líquido sinovial é capaz de diferenciar os quadros inflamatórios dos não inflamatórios, utilizando-se o valor de corte de > 2.000 cels./mm^3 (S: 84%; E: 84%; Acurácia: 0,91) e de > 75% PMN (S: 75%; E: 92%; Acurácia: 0,94). A dosagem de glicose apresenta S: 20% E: 84% com acurácia de 51%, a de proteína S: 52% E: 56% com acurácia de 54%. O LDH S: 83% E: 71% com acurácia de 81% não demonstrou ganho adicional à contagem e diferencial leucocitários. Nos quadros de artrite séptica, a contagem superior a 50.000 cels./mm^3 e o percentual de PMN acima de 90 sugerem fortemente, porém não são capazes de confirmar tal diagnóstico, sendo necessária a identificação do agente, com Gram e cultura.

Tabela 45.3. Manejo terapêutico das artrites

Tipo	Tratamento proposto
Séptica	Antibioticoterapia + Drenagem articular • Antibioticoterapia: em geral, por 4 semanas, sendo as duas primeiras semanas pela via intravenosa. Iniciar conforme resultado do Gram: • Cocos gram-positivos (principal etiologia *Staphyloccocus Aureus*) Vancomicina 30 mg/kg/dia IV 2×/dia – 1ª opção (2B) Alérgicos ou intolerância à vancomicina: daptomicina (6 mg/kg/dia), linezolida (600 mg VO ou IV 2 ×/dia) • Cocos gram-negativos (gonococos) Ceftriaxone 1 g IV 1×/dia por 7 dias + azitromicina 1 g dose única • Bacilos gram-negativos Ceftriaxone 1 g IV 12/12 horas (2B) Alérgicos à penicilina: gentamicina 3-5 mg/kg/dia em 2-3 doses/dia ou aztreonam 2 g 3×/dia • Ausência de bactérias ao Gram (tratamento empírico) Imunocompetente: vancomicina (2C) Imunocomprometido: vancomicina + ceftriaxona (2C) • BAAR Esquema RHZE conforme orientação do MS. Posteriormente, guiar tratamento conforme resultado de culturas. • Drenagem articular: Artrocentese: 1ª opção em geral – fazer aspirações diárias por 7-10 dias; na ausência de resposta terapêutica, após 3-5 dias, deve-se realizar abordagem cirúrgica. Cirúrgica: via artroscopia ou via artrotomia • Nos casos com prótese articular: avaliação imediata do ortopedista + antibioticoterapia guiada por cultura (duração conforme conduta cirúrgica).
Gotosa aguda	Manter medicações de uso prévio como alopurinol, AINEs, colchicina, prednisona, durante a internação, se possível. Não iniciar/modificar alopurinol. Não retardar o tratamento. 1ª linha: colchicina, AINEs, corticoides (1B) + gelo local • Colchicina: dose de ataque – Administrar 1,0 mg VO e 0,5 mg VO 1 hora após Manter 0,5 mg VO 1-2 ×/dia até resolução da crise. Escolher outra opção se o paciente fez uso de dose de ataque nos últimos 14 dias. Não administrar em pacientes em uso de ciclosporina, claritromicina, verapamil, cetoconazol e ritonavir. Evitar em pacientes com ClCr < 30 mL/min • AINEs: naproxeno 500 mg 12/12 horas VO por 5 dias, Indometacina 50 mg 8/8 horas VO por 3 dias. Evitar AINEs em pacientes com ClCr < 60 mL/min e/ou hepatopatia grave. Adicionar inibidor de bomba de próton, se necessário. • Glicocorticoide: prednisolona 30-35 mg/dia por 3-5 dias ou prednisona 0,5 mg/kg/dia por 5 dias. Evitar corticoterapia em pacientes com diabetes melito e em vigência de infecção. No caso de indisponibilidade da via oral/enteral: ACTH 25-40 UI SC ou metilprednisolona 0,5-2,0 mg/kg IV. 2ª linha: inibidores de IL-1 (canaquinumabe 150 mg SC 1×) somente nos casos com contraindicação ou refratários ao uso de colchicina, AINEs e glicocorticoides. Contraindicado nos pacientes com infecção ativa. Ainda não possui liberação para uso no Brasil com esta indicação até o momento, além de apresentar alto custo.
Pseudogota	Gelo local e repouso da articulação por 48-72 horas • 1-2 articulações: triancinolona 40 mg diluída em 1 mL lidocaína 1% intra-articular • > 2 articulações: 1ª opção: AINEs (indometacina 50 mg VO 8/8 horas ou naproxeno 500 mg VO 12/12 horas); 2ª opção: colchicina (idem artrite gotosa); corticoides (casos refratários ou contraindicação ao uso de AINEs e/ou colchicina) – prednisona 30-50 mg/dia VO em 1-2 doses/dia até melhora clínica, depois diminuir dose progressivamente até suspensão em 7-10 dias.

Sugestão de Leitura

1. 2012 American College of Rheumatology Guidelines for Management of Gout. Part 1: Systematic nonpharmacologic and pharmacologic therapeutic approaches to hyperuricemia. Arthritis Care Res, 2012 Oct; 64(10): 1431–1446.
2. 2012 American College of Rheumatology Guidelines for Management of Gout. Part 2: Therapy and antiinflammatory prophylaxis of acute gouty arthritis. Arthritis Care & Research 2012 Oct; 64(10): 1447–1461.
3. Coakley G, et al. BSR & BHPR, BOA, RCGP and BSAC guidelines for management of the hot swollen joint in adults. Rheumatology 2006;45:1039–1041.
4. Dalbeth N, Merriman TR, Stamp LK. Gout. Lancet. 2016 Oct 22;388(10055):2039-2052.
5. Firestein G, Budd R, Gabriel SE, McInnes IB, O'Dell J. Kelley's Textbook of rheumatology. 9th edition. Elsevier, 2012.
6. Fisher MC, Pillinger MH, Keenan RT. Inpatient gout: A review. Curr Rheumatol Rep. 2014 Nov;16(11):458.
7. Kamalaraj N, et al. Improved management of acute gout during hospitalization following introduction of a protocol. Int J Rheum Dis. 2012 Dec;15(6):512-20.
8. Margaretten ME, Kohlwes J, Moore D, et al. Does this adult patient have septic arthritis? JAMA. 2007;297(13):1478-1488.
9. Rho YH, Zhu Y, Zhang Y, Choi HK. Risk factors for incident pseudogout in the general population. Arthritis Rheum. 2011;63 Suppl 10:217.
10. Richette P, Doherty M, Pascual E, et al. 2016 updated EULAR evidence-based recommendations for the management of gout. Ann Rheum Dis Published Online First: [2017 Jan;76(1):29-42] doi:10.1136/annrheumdis- 2016-209707.
11. Rothenbacher D, et al. Frequency and risk factors of gout flares in a large population-based cohort of incident gout. Rheumatology. 2011 May;50(5):973-81.
12. Septic arthritis in adults. Uptodate, Dec 15, 2016.
13. Sholter DE, Russell AS. Synovial fluid analysis. Uptodate. Dec 13, 2016.
14. Swan A, et al. The value of synovial fluid assays in the diagnosis of joint disease: a literature survey. Ann Rheum Dis 2002;61:493-498.

Ataque Isquêmico Transitório e Acidente Vascular Cerebral

Capítulo 46

Gabriel Mandarini Doho
Alexandra Régia Dantas Brígido
Felipe Chaves Duarte Barros

Ataque Isquêmico Transitório

Introdução

Ataque isquêmico transitório (AIT) é caracterizado por surgimento de déficit focal neurológico súbito que reverte completamente sem sinal de isquemia na neuroimagem. A abordagem desses pacientes deve ser priorizada, uma vez que 5 a 10% dos pacientes que tiveram um AIT evoluirão posteriormente com um acidente vascular cerebral (AVC).

Etiologia

Uma causa comum de AIT é embolização, que pode ser consequência de fibrilação atrial, insuficiência cardíaca, endocardite, mixoma atrial, trombo mural em infarto. O êmbolo também pode ser proveniente de ulceração de placas de aterosclerose das artérias carótidas, vertebrobasilar ou cerebrais. Menos comumente, anormalidades de vasos podem causar AIT, a exemplo de displasia fibromuscular, arterite de grandes células, poliarterite nodosa, angiite granulomatosa e sífilis meningovascular. Estenose crítica de vasos intracranianos pode causar AIT durante episódios de hipotensão. Causa hematológicas incluem policitemia, síndromes de hiperviscosidade, anemia falciforme e síndrome de anticorpo antifosfolipídeo.

Quadro clínico

Os sinais e sintomas variam muito de acordo com a artéria acometida, assim como no AVC. No entanto, há rápida recuperação dos déficits, em minutos na maioria das vezes. O risco de AVC é alto nos 90 dias após o evento, especialmente nas primeiras 48 horas.

Diagnóstico

Uma TC ou RM de crânio deve ser realizada em 24 horas, para excluir pequenos sangramentos ou tumor que simulem um AIT. A RM, na sequência de difusão, é mais sensível para encontrar áreas de isquemia. Tal achado muda o diagnóstico do caso para AVC.

Todo paciente que abre quadro de AIT deve realizar hemograma completo, glicemia, perfil lipídico, eletrocardiograma (ECG) e, de acordo com a suspeita, sorologia para sífilis e HIV. A ultrassonografia com doppler de carótidas (ou a angiotomografia craniocervical) é indicada para avaliar se há comprometimento arterial significativo. Um ecocardiograma deve ser obtido para pesquisar etiologia cardíaca e ECG/Holter em caso de etiologia ainda indeterminada. A história clínica também tem papel importante na avaliação etiológica. As causas reumatológicas e hematológicas, por exemplo, devem ser pesquisadas de acordo com a suspeita clínica e não em todos pacientes com AIT. Os principais diagnósticos diferenciais do AIT são: estado pós-ictal, aura de enxaqueca e hipoglicemia.

Tratamento

Pacientes que apresentam AIT devem ter seu escore ABCD2 calculado para decidir se há necessidade de investigação ambulatorial ou internação hospitalar. Pacientes com pontuação superior a 3 pontos devem permanecer internados por pelo menos 24 horas, visando realizar investigação etiológica.

Os critérios do ABCD2 são:

- **Idade (*age*) maior ou igual a 60 anos:** 1 ponto.
- **Pressão arterial (*blood pressure*) > 140/90 mmHg:** 1 ponto.
- **Sintoma clínico (*clinical symptoms*) de paresia:** 2 pontos; **fala empastada:** 1 ponto.
- **Duração (*duration*) maior que 60 minutos:** 2 pontos; **de 10 a 59 minutos:** 1 ponto.
- **Diabetes:** 1 ponto.

O tratamento objetiva prevenir novos eventos cerebrovasculares e deve ser direcionado aos fatores de risco e às doenças de bases.

Estatina está indicada para todos os pacientes, embora a evidência seja mais forte para os que possuem LDL maior que 100 mg/dL.

A anticoagulação é indicada para os casos com fibrilação atrial, valva metálica, trombo intraventricular e síndrome de anticorpo antifosfolipídeo, desde que não haja contraindicação clínica. Usa-se comumente varfarina, com objetivo de INR entre 2 e 3. Outra alternativa são os novos anticoagulantes orais, como dabigatrana 150 mg duas vezes ao dia, rivaroxabana 20 mg ao dia e apixabana de 2,5 mg a 5 mg duas vezes ao dia. Apenas os pacientes com valva metálica e com indicação absoluta de agente antiplaquetário (por exemplo, portadores de *stent* coronariano) podem usar antiplaquetário e anticoagulante.

Os antiplaquetários são destinados a quem não tem indicação de anticoagulação. Pode-se usar AAS 100 mg/dia ou clopidogrel 75 mg/dia.

Acidente Vascular Cerebral

O acidente vascular cerebral (AVC) é a segunda causa de morte no Brasil. Segundo dados da *American Heart Association*, anualmente, cerca de 35.000 a 75.000 AVCs ocorrem anualmente em hospitais americanos, sendo que 4 a 17% de todos os acidentes vasculares cerebrais isquêmicos (AVCIs) têm início dos sintomas durante a hospitalização.

Além dos fatores de risco tradicionais (hipertensão arterial, diabetes melito, dislipidemia, tabagismo, cardiopatia, infecção por HIV, uso de drogas ilícitas, etilismo e história familiar de AVC), outros fatores predispõem à ocorrência desse evento em pacientes hospitalizados, como estados pró-trombóticos, interrupção de terapias antitrombóticas, hipotensão, pós-AIT, embolias paradoxais e rupturas de placa devido à manipulação vascular. Condições cardíacas preexistentes, como fibrilação atrial, infarto agudo do miocárdio, endocardite infecciosa, trombo intracardíaco e cirurgias cardíacas, a exemplo da revascularização miocárdica, do implante ou remoção de marcapassos e do reparo aórtico, também estão associadas ao AVC em pacientes internados.

O prognóstico do AVC é pior quando ocorre em ambiente intra-hospitalar. Isso porque está associado a quadros mais graves, maior tempo de internação hospitalar, maior mortalidade que na comunidade (taxa de mortalidade intra-hospitalar de 15-19%) e altos índices de complicações associadas, como trombose venosa profunda e pneumonia.

É classicamente dividido em isquêmico e hemorrágico, embora clinicamente seja difícil realizar essa distinção, sendo necessários exames de imagem (TC ou RM), que evidenciam o sangramento com ótima sensibilidade.

Acidente Vascular Cerebral Isquêmico
Quadro clínico

- **Infarto lacunar:** infarto lacunar são pequenas lesões, usualmente < 5 mm, que provêm da obstrução de pequenas arteríolas que penetram os gânglios da base, ponte, cerebelo, cápsula interna, tálamo e substância branca. Várias síndromes podem ser encontradas, variando conforme local de lesão, como déficit sensitivo ou motor contralateral, ataxia ipsilateral com paresia crural, disartria com perda de coordenação motora da mão. O risco de morte é menor do que no infarto cerebral e os déficits tendem a se resolver de modo parcial ou completo em 4 a 6 semanas.

- **Infarto cerebral:** trombose ou embolia de um vaso maior leva ao infarto cerebral. O déficit clínico depende da artéria acometida e da presença de circulação colateral.

• Obstrução da circulação proveniente da carótida

A oclusão da **artéria oftálmica ou da artéria central da retina** pode ser assintomática ou evoluir com amaurose fugaz ou permanente.

A oclusão da **artéria cerebral anterior** causa paresia e parestesia em membro inferior, e, às vezes, paresia de região proximal do membro superior contralateral à lesão. Pode haver ainda rigidez à movimentação passiva, abulia e confusão mental. Infarto de ambas as artérias cerebrais anteriores causa distúrbio de comportamento e linguagem.

A oclusão da **artéria cerebral média** causa plegia e hipoestesia contralaterais, e desvio do olhar para o lado da lesão. Pode ocorrer hemianopsia ou quadrantopsia homônima. Se a lesão for no hemisfério dominante também pode haver afasia. Costuma haver importante edema cerebral do hemisfério acometido em até 72 horas. Oclusão de ramos da artéria cerebral causa sintomas variados. Por exemplo, oclusão de ramo superior no hemisfério dominante causa afasia de expressão e paresia e parestesia de dimídio contralateral; oclusão do ramo inferior no hemisfério dominante causa afasia de compreensão e déficit visual homônimo. Se for no hemisfério não dominante, ocorre heminegligência contralateral, agrafestesia (incapacidade de reconhecer letras desenhadas na mão) e estereognosia (incapacidade de reconhecer objetos através do tato).

• Oclusão de circulação vertebrobasilar

A oclusão da **artéria cerebral posterior** tem comumente hemianopsia homônima e essa pode ser a única manifestação se apenas um ramo da artéria for obstruído. Também pode causar midríase e paresia contralateral caso acometa o tronco.

A oclusão **de artérias vertebrais ou basilar** leva ao coma, com pupilas puntiformes, perda global de sensibilidade, quadriplegia flácida, com comprometimento variado de nervos cranianos. Se apenas um ramo for obstruído pode haver diplopia, perda visual, tontura, disartria, disfagia, ataxia, fraqueza e perda de sensibilidade dimidiada.

A obstrução de **artérias cerebelares** pode levar à tontura, vertigem, nistagmo, náuseas, vômitos, ataxia ipsilateral, perda de sensibilidade contralateral. Em caso de infarto extenso cerebelar pode levar à herniação de tonsilas, coma e morte.

Todo paciente que apresente sintoma súbito de déficit neurológico deve ter registrado o momento que surgiu o déficit ou a última vez que foi visto bem, examinado clinicamente, verificando sinais vitais e glicemia capilar e realizar o NIHSS (**Tabela 46.1**).

Tabela 46.1. NIHSS

Instruções	Definição da escala
1a. Nível de consciência: o examinador deve escolher uma resposta, mesmo que a avaliação completa seja prejudicada por obstáculos como curativo ou tubo orotraqueal, barreiras de linguagem ou traumatismo. Um 3 é dado apenas se o paciente não fizer nenhum movimento em resposta à estimulação dolorosa, para além de respostas reflexas.	**0** = Acordado; responde corretamente. **1** = Sonolento, mas acorda com um pequeno estímulo, obedece, responde ou reage. **2** = Estuporoso; acorda com estímulo forte, requer estimulação repetida ou dolorosa para realizar movimentos (não estereotipados). **3** = Comatoso; apenas respostas reflexas motoras ou autonómicas, ou sem qualquer tipo de resposta.
1b. NDC questões: o paciente é questionado sobre o mês e a idade. A resposta deve ser correta – não se valorizam respostas aproximadas. Pacientes com afasia ou estupor que não compreendam as perguntas têm 2. Pacientes incapazes de falar por tubo ou traumatismo orotraqueal, disartria grave de qualquer causa, barreiras de linguagem ou qualquer outro problema não secundário a afasia receberão 1. É importante considerar apenas a resposta inicial e que o examinador não "ajude" o paciente com dicas verbais ou não verbais.	**0** = Responde a ambas as questões corretamente. **1** = Responde a uma questão corretamente. **2** = Não responde a nenhuma questão corretamente.
1c. NDC ordens: o paciente é solicitado a abrir e fechar os olhos e depois abrir e fechar a mão não parética. Substitua por outro comando de um único passo se as mãos não puderem ser utilizadas. Devemos valorizar uma tentativa inequívoca, ainda que não completada devido à fraqueza muscular. Se o paciente não responde à ordem, a tarefa deve ser demonstrada usando gestos e o resultado registrado. Aos pacientes com traumatismo, amputação ou outro impedimento físico devem ser dadas ordens simples adequadas. Pontue só a primeira tentativa.	**0** = Realiza ambas as tarefas corretamente. **1** = Realiza uma tarefa corretamente. **2** = Não realiza nenhuma tarefa corretamente.

Continua

Continuação

Tabela 46.1. NIHSS

Instruções	Definição da escala
2. Melhor olhar conjugado: teste apenas os movimentos oculares horizontais. Os movimentos oculares voluntários ou reflexos (oculocefálico) são pontuados, mas a prova calórica não é avaliada. Se o paciente tem um desvio conjugado do olhar, que é revertido pela atividade voluntária ou reflexa, a pontuação será 1. Se o paciente tem uma paresia de nervo periférico isolada (NC III, IV ou VI), pontue 1. O olhar é testado em todos os pacientes afásicos. Os pacientes com traumatismo ou curativo ocular, cegueira preexistente ou outro distúrbio de acuidade ou campo visual devem ser testados com movimentos reflexos e a escolha feita pelo examinador. Estabelecer contato visual e mover-se perto do paciente de um lado para outro pode esclarecer a presença de paralisia do olhar conjugado.	**0** = Normal. **1** = Paralisia parcial do olhar conjugado. Essa pontuação é dada quando o olhar é anormal em um ou ambos os olhos, mas não há desvio forçado ou paresia total do olhar conjugado. **2** = Desvio forçado ou paresia total do olhar conjugado não revertidos pela manobra oculocefálica.
3. Campos visuais: os campos visuais (quadrantes superiores e inferiores) são testados por confrontação, utilizando contagem de dedos ou ameaça visual, conforme apropriado. O paciente pode ser encorajado, mas basta identificar olhando para o lado em que mexem os dedos para ser considerado como normal. Se houver cegueira unilateral ou enucleação, os campos visuais no olho restante são avaliados. Pontue 1 apenas se houver uma assimetria clara, incluindo quadrantanopsia. Se o paciente é cego por qualquer causa, pontue 3. A estimulação dupla simultânea é realizada neste momento. Se houver extinção, o paciente recebe 1 e os resultados são usados para responder a questão 11.	**0** = Sem déficits campimétricos. **1** = Hemianopsia parcial. **2** = Hemianopsia completa. **3** = Hemianopsia bilateral (cego, incluindo cegueira cortical).
4. Paresia facial: pergunte ou use gestos para encorajar o paciente a mostrar os dentes ou levantar as sobrancelhas e fechar com força os olhos. Pontue a simetria da contração facial em resposta ao estímulo doloroso nos pacientes pouco responsivos ou que não compreendam. Na presença de traumatismo, tubo orotraqueal, adesivos ou outra barreira física que possam esconder a face, esses devem ser removidos, tanto quanto possível.	**0** = Movimentos normais simétricos. **1** = Paralisia facial menor (apagamento de prega nasolabial, assimetria no sorriso). **2** = Paralisia facial central evidente (paralisia facial inferior total ou quase total). **3** = Paralisia facial completa (ausência de movimentos faciais das regiões superior e inferior de um lado da face).

Continua

Continuação

Tabela 46.1. NIHSS

Instruções	Definição da escala
5. Membros superiores: o braço é colocado na posição apropriada: extensão dos braços, palmas para baixo, a 90º se sentado ou a 45º se posição supina. Pontua-se a queda do braço quando essa ocorre antes de 10 segundos. O paciente afásico é encorajado por meio de firmeza na voz ou gestos, mas não com estimulação dolorosa. Cada membro é testado isoladamente, começando no braço não parético. Apenas no caso de amputação ou anquilose do ombro o item poderá ser considerado como não testável (NT), e uma explicação deve ser escrita fundamentando essa escolha.	**0** = Sem queda; mantém o braço a 90º (ou 45º) por um período de 10 segundos. **1** = Queda parcial antes de completar o período de 10 segundos; não chega a tocar na cama ou em outro suporte. **2** = Algum esforço contra a gravidade; o braço acaba por cair na cama ou em outro suporte antes dos 10 segundos, mas não de modo imediato. **3** = Nenhum esforço contra a gravidade; o braço cai logo; pousado, o membro faz algum movimento. **4** = Nenhum movimento. **NT** = Amputação ou anquilose, explique:_____ **5a.** Membro superior esquerdo **5b.** Membro superior direito
6. Membros inferiores: a perna é colocada na posição apropriada: extensão a 30º. Teste sempre na posição supina. Pontue-se a queda da perna quando essa ocorre antes de 5 segundos. O paciente afásico é encorajado por meio de firmeza na voz ou gestos, mas não com estimulação dolorosa. Cada membro é testado isoladamente, começando na perna não parética. Apenas no caso de amputação ou anquilose da anca o item poderá ser considerado como não testável (NT), e uma explicação deve ser escrita fundamentando essa escolha.	**0** = Sem queda; mantém a perna a 30º por um período de 5 segundos. **1** = Queda parcial antes de completar o período de 5 segundos; não chega a tocar na cama ou em outro suporte. **2** = Algum esforço contra a gravidade; a perna acaba por cair na cama ou em outro suporte antes dos 5 segundos, mas não de modo imediato. **3** = Nenhum esforço contra a gravidade; a perna cai logo; pousado, o membro faz algum movimento. **4** = Nenhum movimento. **NT** = Amputação ou anquilose, explique:_____ **6a.** Membro inferior esquerdo **6b.** Membro inferior direito

Continua

Continuação

Tabela 46.1. NIHSS	
Instruções	Definição da escala
7. Ataxia de membros: esse item procura evidência de lesão cerebelar unilateral. Teste com os olhos abertos. No caso de déficit de campo visual, assegure-se que o teste é feito no campo visual intacto. Os testes dedo-nariz e calcanhar-joelho são realizados em ambos os lados e a ataxia é valorizada, apenas, se for desproporcional com relação à fraqueza muscular. A ataxia é considerada ausente no paciente com perturbação da compreensão ou plégico. Apenas no caso de amputação ou anquilose o item pode ser considerado como não testável (NT), e uma explicação deve ser escrita fundamentando essa escolha. No caso de cegueira, peça para tocar com o dedo no nariz a partir da posição de braço estendido.	**0** = Ausente. **1** = Presente em 1 membro. **2** = Presente em 2 membros. **NT** = Amputação ou anquilose, explique:_____
8. Sensibilidade: avalie a sensibilidade ou mímica facial à picada de alfinete ou a resposta de retirada ao estímulo doloroso em paciente obnubilado ou afásico. Só a perda de sensibilidade atribuída ao AVC é pontuada. Teste tantas as partes do corpo – membros superiores (exceto mãos), inferiores (exceto pés), tronco e face – quantas as necessárias para avaliar com precisão uma perda hemissensitiva. Pontue com 2 só se uma perda grave ou total da sensibilidade puder ser claramente demonstrada. Desse modo, pacientes estuporosos ou afásicos irão ser pontuados possivelmente com 1 ou 0. O paciente com AVC do tronco cerebral com perda de sensibilidade bilateral é pontuado com 2. Se o paciente não responde e está quadriplégico, pontue 2. Pacientes em coma (item 1a = 3) são pontuados arbitrariamente com 2 nesse item.	**0** = Normal; sem perda de sensibilidade. **1** = Perda de sensibilidade leve a moderada; o paciente sente menos a picada, ou há uma perda da sensibilidade dolorosa à picada, mas o paciente sente a tocar. **2** = Perda da sensibilidade grave ou total; o paciente não sente que está sendo tocado.

Continua

Continuação

Tabela 46.1. NIHSS

Instruções	Definição da escala
9. Melhor linguagem: durante a pontuação dos itens precedentes obterá muita informação acerca da capacidade de compreensão. Pede-se ao paciente para descrever o que está a acontecer na **Figura 46.1**, para nomear objetos em um cartão de nomeação (**Figura 46.2**) e para ler uma lista de frases (**Figura 46.3**). A compreensão é julgada a partir dessas respostas, assim como as referentes às ordens dadas no exame neurológico geral precedente. Se a perda visual interferir com os testes, peça ao paciente para identificar objetos colocados na mão, repetir frases e produzir discurso. O paciente entubado deve escrever as respostas. O paciente em coma (1a = 3) será pontuado arbitrariamente com 3. O examinador deve escolher a pontuação no paciente com estupor ou pouco colaborante, mas a pontuação de 3 está reservada a pacientes em mutismo e que não cumpram nenhuma ordem simples.	**0** = Sem afasia; normal. **1** = Afasia leve a moderada; perda óbvia de alguma fluência ou dificuldade de compreensão, sem limitação significativa das ideias expressas ou formas de expressão. Contudo, o discurso e/ou compreensão reduzidos dificultam ou impossibilitam a conversação sobre o material fornecido. Por exemplo, na conversa sobre o material fornecido, o examinador consegue identificar figuras ou itens da lista de nomeação a partir da resposta do paciente. **2** = Afasia grave; toda a comunicação é feita por meio de expressões fragmentadas; necessidade de interferência, questionamento e adivinhação por parte do examinador. A quantidade de informação que pode ser trocada é limitada; o examinador assume a maior parte da comunicação; o examinador não consegue identificar itens do material fornecido a partir da resposta do paciente. **3** = Mutismo, afasia global; sem discurso ou compreensão verbal minimamente úteis.
10. Disartria: acredita-se que o paciente consegue, pede-se para ler ou repetir as palavras da lista anexa. Se o paciente tem afasia grave, a clareza da articulação da fala espontânea pode ser pontuada. Esse item é considerado não testável (NT) apenas se o paciente estiver entubado ou tiver outras barreiras físicas que impeçam o discurso. Não diga ao paciente a razão pela qual está a ser testado.	**0** = Normal. **1** = Disartria leve a moderada; paciente com voz arrastada pelo menos em algumas palavras, e na pior das hipóteses pode ser entendido com alguma dificuldade. **2** = Disartria grave; voz do paciente é tão arrastada que chega a ser ininteligível, na ausência ou desproporcionalmente a disfasia, ou tem mutismo ou anartria. **NT** = Entubado ou outra barreira física; explique_____
11. Extinção e desatenção, antiga negligência. A informação suficiente para a identificação de negligência pode ter sido obtida durante os testes anteriores. Se o paciente tem perda visual grave, que impede o teste da estimulação visual dupla simultânea, e os estímulos cutâneos são normais, a pontuação é normal. Se o paciente tem afasia, mas parece identificar ambos os lados, é pontuado como normal. A negligência visuoespacial ou anosagnosia contribuem também para a evidência de anormalidade. Como a anormalidade só é pontuada se existente, o item nunca é considerado não testável.	**0** = Nenhuma anormalidade. **1** = Desatenção visual, tátil, auditiva, espacial ou pessoal, ou extinção à estimulação simultânea em uma das modalidades sensoriais. **2** = Profunda hemidesatenção ou hemidesatenção para mais de uma modalidade; não reconhece a própria mão e se orienta apenas para um lado do espaço.

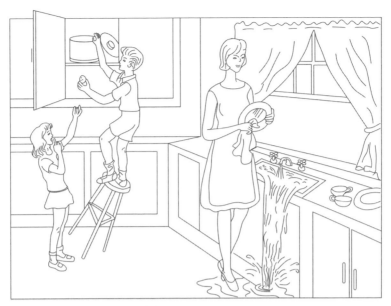

Figura 46.1. Avaliação da linguagem no NIHSS.

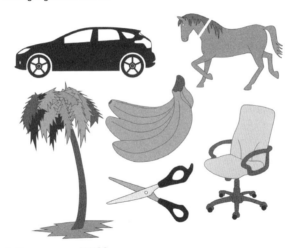

Figura 46.2. Avaliação da linguagem no NIHSS.

Você sabe como fazer.
Descida à Terra.
Cheguei a casa do trabalho.
Perto da mesa, na sala de jantar.
Eles ouviram-no falar na rádio, na noite passada.
Mamãe
Tic-Tac
Paralelo
Obrigado
Estrada de ferro
Jogador de futebol

Figura 46.3. Avaliação da linguagem no NIHSS.

Diagnóstico

A tomografia de crânio deve ser realizada rapidamente para excluir sangramento intracraniano. A TC é pouco sensível para visualizar infarto agudo. A ressonância magnética de crânio com sequência de difusão ajuda a delimitar área isquêmica acometida e excluir outros diagnósticos diferenciais, como tumor e neuroinfecção.

Todo paciente deve ter um hemograma completo, glicemia, coagulograma e perfil lipídico. De acordo com suspeita, pode ser solicitado sorologia para sífilis e HIV. Em pacientes jovens, sem fatores de risco, deve-se investigar trombofilias (SAAF, mutação no fator V de Leiden, anormalidades de proteína C, S e antitrombina).

ECG e monitorização contínua durante as primeiras 24 horas podem revelar arritmias como causa de embolização. Ecocardiograma deve ser solicitado para avaliar se há trombo intracavitário, sinais de doença valvar e aumento atrial (aumenta risco de FA). Solicitar radiografia de tórax, em busca de sinais de cardiomegalia e alargamento de mediastino.

O estudo de carótidas também deve ser realizado, na internação, por ultrassonografia com doppler cervical, angio-TC de crânio e cervical, angiorressonância ou arteriografia.

Tratamento

Pacientes com mais de 18 anos, dentro da janela terapêutica de 4,5 horas do início do quadro e déficit neurológico mensurável, que não apresente contraindicação alguma, são candidatos à terapia com rtPA.

A terapia trombolítica com rtPA (0,9 mg/kg com máximo de 90 mg, sendo que dez por cento deve ser infundido em um minuto e o restante em uma hora) diminui as sequelas. Pacientes que receberam terapia trombolítica apresentaram 30% mais chance de sequela mínima ou nenhuma sequela em 3 meses, porém mesma mortalidade (apesar de mais precoce por maior risco de sangramento pelo trombolítico). Não se deve atrasar a administração do trombolítico para realizar outras avaliações. Quanto mais rápido for o início da trombólise, maior a chance de sucesso (na 1ª hora NNT = 2; até 90 min NNT = 4,5; até 3 h NNT = 9, entre 3-4,5 h NNT = 14). Quanto mais distal a oclusão arterial, mais chance de recanalização com o trombolítico (44% se oclusão distal; 24% se oclusão medial; 10% se oclusão proximal).

São contraindicações absolutas à terapia trombolítica:

1. TCE ou AVCi nos últimos três meses.
2. Sinais e sintomas sugestivos de hemorragia subaracnóidea.
3. Punção arterial em sítio não compreensivo.
4. História prévia de AVC hemorrágico.
5. Neoplasia intracraniana ou malformação vascular encefálica.
6. Cirurgia de grande porte, traumatismo grave ou procedimento invasivos nos últimos 14 dias.
7. Plaquetas < 100.000/mm³, INR > 1,7 e alteração de TTPA.
8. PA sistólica > 185 ou PA diastólica > 110.
9. Glicemia < 50 mg/dL com reversão dos sintomas após correção.
10. Sangramento interno como hemorragia digestiva.
11. Momento do déficit de instação desconhecida.
12. Déficit leve sem comprometimento de funcionalidade.

Deve-se monitorizar pressão arterial de 15/15 minutos nas duas primeiras horas e de 30/30 minutos por mais 24 a 36 horas, mantendo PA < 185/110 mmHg. Para reduzir a pressão arterial, visando PA média > 90 mmHg, estão recomendados metoprolol EV, 5 mg de 5 em 5 minutos – dose máxima de 20 mg, ou nitroprussiato de sódio 0,5 a 10 mcg/kg/minuto.

Dentre as complicações da terapia trombolítica, a hemorragia intracraniana sintomática é a mais temida, ocorrendo em 6,5% dos casos comparado com 0,6% no grupo-controle. Pacientes apresentam maior risco de sangramento se lesão > 1/3 da artéria cerebral média, escore ASPECTS (Alberta Stroke Program Early Computed Tomography Score) < 7, presença de edema na TC nas primeiras 3 horas, idade > 75 anos, PA > 180 × 105 mmHg no início da infusão, glicemia elevada (> 200 mg/dL), NIHSS > 20, embora esses achados não sejam contraindicações absolutas. Para diagnosticá-la com celeridade, é necessário realizar a escala de NIHSS de controle a cada 15 minutos na primeira hora de trombólise, a cada 30 minutos nas 5 horas posteriores e a cada hora nas 18 horas posteriores.

Caso ocorra uma deterioração neurológica, a trombólise deve ser interrompida e deve-se solicitar uma TC de crânio de urgência. A ausência de sangramento permite o retorno à trombólise, enquanto sua presença exige um tratamento imediato. O tratamento pode ser realizado com crioprecipitado 6-8 U EV (manter fibrinogênio > 100), plasma fresco congelado 2-6 U e transfusão de plaquetas 6-8 U se plaquetopenia. Deve-se também manter Hb > 10 e realizar cirurgia, se hipertensão intracraniana. Os pacientes devem ser encaminhados para unidade de AVC ou UTI com avaliação de neurologista, se possível.

• Orientações para prescrição e administração de trombolíticos

- Dieta zero nas primeiras 24 horas, risco de intervenção de urgência.
- Não passar sonda nasoenteral ou vesical (se imprescindível, aguardar 30 minutos) pelo risco de hemorragia.
- Não passar acesso venoso central ou realizar punção arterial nas primeiras 24 horas.
- Solicitar a enfermagem dois acessos periféricos e calibrosos.
- Manter hidratação com soro fisiológico, usar glicosado a 5% em caso de hipoglicemia, mantendo-a de 140 a 180 preferencialmente.
- Não administrar antiplaquetário ou anticoagulante nas primeiras 24 horas.
- Manter cabeceira reta nas primeiras 24 horas e se risco de vômito, decúbito lateral alternado.

• Trombectomia mecânica

Pacientes com oclusão de artéria intracraniana proximal (artéria carótida interna ou parte proximal da artéria cerebral média), com idade acima de 18 anos, um score NIHSS > 6, tempo de início dos sintomas < 6 h e um score ASPECTS < 6 são elegíveis à trombectomia mecânica. Essa é uma terapia recente que envolve a introdução de um *stent* intra-arterial que chegue até o vaso ocluído e retire o coágulo de sangue, reperfundindo a artéria. Importante ressaltar que em todos os estudos que validaram a trombectomia mecânica, ela só foi realizada após a terapia trombolítica, salvo em pacientes que possuíam contraindicações.

- Recomendações para pacientes não-candidatos à terapia trombolítica
  - Solicitar avaliação de fonoaudiologia para avaliar deglutição (mais provável em disártricos, com comprometimento do nível de consciência postural) e prescrever dieta conforme doença de base e avaliação fonoaudióloga.
  - Realizar medidas de neuroproteção, controle de 15 em 15 minutos de PA com drogas endovenosas se necessário (PA < 220/110 e PAM > 90), glicemia mantida entre 140-180, evitar variações do sódio, manter saturação > 94%, manter temperatura < 37,8.
  - Prescrever AAS 100 mg/dia, profilaxia contra TEV e estatina.
  - Solicitar fisioterapia motora para reabilitação e respiratória se necessário.
  - Manter cabeceira reta nas primeiras 24 horas, salvo em pacientes com hipertensão intracraniana, broncoaspiração ou dessaturação de oxigênio.
  - Solicitar nova TC para avaliar transformação hemorrágica ou edema cerebral em todo paciente que apresentar rebaixamento do nível de consciência ou piora dos déficits.
  - Solicitar exame de imagem (TC ou RM) após 24 horas do ictus para delimitar área isquêmica.

Assim como descrito no capítulo de AIT, os pacientes sem indicação de anticoagulação deverão receber tratamento com antiplaquetário e estatina, além do controle da doença de base e fatores de risco. Nos que apresentam trombose intracraniana, pode-se usar dois antiplaquetários (AAS e clopidogrel) por três meses, mantendo apenas um após esse período.

Nos pacientes candidatos à anticoagulação, deve-se iniciar AAS e avaliar tamanho da área acometida. Em infartos pequenos, sugere-se iniciar anticoagulação e suspender antiplaquetário após 3 dias do déficit, desde que paciente não apresente hipertensão descontrolada. Nos infartos que acometem áreas maiores, sugere-se manter AAS por 7 a 14 dias e, após esse período, suspender antiplaquetário e iniciar anticoagulação.

Hemorragia Intraparenquimatosa
Introdução

A hemorragia intraparenquimatosa (HIP) pode ser classificada como primária (associada à hipertensão arterial ou à angiopatia amiloide) ou secundária (ruptura de aneurisma ou má formação arteriovenosa, coagulopatia, vasculite, neoplasia, trombose venosa cerebral, eclâmpsia, entre outras causas).

Quadro clínico

O quadro clínico assemelha-se muito ao AVC isquêmico, não sendo possível distinguir clinicamente. Dados que sugerem HIP incluem cefaleia, náusea, vômitos, crise convulsiva, rápido surgimento de sintoma focal que piora rapidamente, elevação de pressão arterial e rigidez de nuca.

Todo paciente que apresente sintoma súbito de déficit neurológico deve ter registrado o momento que surgiu déficit ou a última vez que foi visto bem, examinado clinicamente, verificando sinais vitais e glicemia capilar e realizar o NIHSS.

Diagnóstico

A tomografia de crânio sem contraste é o método mais rápido para identificar sangramento, avaliar localização, extensão, presença de efeito de massa e desvio de linha média.

A angio-TC pode ser usada para avaliar a etiologia e o vaso lesado. A RM é reservada quando há suspeita de etiologia não hipertensiva (tumores, cavernomas). A arteriografia é destinada à investigação de má formação arteriovenosa, vasculite, dissecção.

Tratamento

Deve manter-se o paciente estável e encaminhá-lo a UTI, além de solicitar avaliação de neurocirurgião.

Deve-se reverter a coagulopatia, se for a causa do sangramento, com vitamina K, plasma fresco congelado, protamina, a depender da etiologia, suspender drogas anticoagulantes ou antiplaquetárias.

Também é recomendado realizar controle pressórico agudo, objetivando uma PA em torno de 140/90 mmHg e evitando PAM < 90 mmHg, com preferência para metoprolol e nitroprussiato de sódio nas primeiras 24 horas, evitar glicemias < 80 e > 200, evitar a febre e investigar a causa.

Alguns pacientes evoluem com crises convulsivas e até estado de mal epiléptico, devendo ser conduzidos como tal, conforme descrito em capítulo específico.

Indicação de monitorização de pressão intracraniana, necessidade de drenagem ventricular externa, drenagem de hematoma, condução de síndrome de hipertensão intracraniana, tratamento cirúrgico ou endoscópico definitivo pertencem ao universo da medicina intensiva e da neurocirurgia, fugindo ao escopo deste livro.

Hemorragia Subaracnóidea

Introdução

Hemorragia subaracnóidea (HSA) é definida como a ruptura de uma artéria cerebral, causando acúmulo de sangue no espaço subaracnóideo.

A causa mais comum é traumática. Das não traumáticas, 80% são decorrentes de ruptura de aneurismas intracranianos. A artéria comunicante anterior é a localização mais frequente, sendo responsável por 30 a 40% dos aneurismas rotos.

Epidemiologia

Mais incidente em mulheres, em uma razão de 3:1. São fatores de risco conhecidos: tabagismo, hipertensão e idade avançada. Existe uma alta chance de morte (> 30%) antes do paciente conseguir chegar ao hospital. Dos que sobrevivem ao sangramento inicial, um terço morre no hospital, um terço apresenta sequelas importantes e um terço se recupera completamente.

Quadro clínico

Apresenta-se classicamente como um quadro agudo de cefaleia súbita, que atinge o pico de dor com menos de um minuto, tradicionalmente descrita como a pior cefaleia da vida. Associam-se náuseas, vômitos, alteração do nível de consciência. Casos mais graves evoluem com crises epilépticas, coma e morte. No exame físico, notam-se sinais meníngeos, papiledema e déficits neurológicos focais.

Diagnóstico

TC de crânio sem contraste tem uma sensibilidade de 90 a 95% nas primeiras 24 horas do início dos sintomas, mas decai progressivamente após esse período. Deve-se procurar hiperdensidade (sangue) nas cisternas basais ao redor do polígono de Willis, que podem progredir para hemoventrículos, em que o sangue preenche os ventrículos.

Caso a imagem diagnostique HSA, deve-se procurar o aneurisma na circulação cerebral. Isso pode ser feito solicitando-se uma angiotomografia, angiorressonância magnética de crânio ou uma angiografia. Essa última é o padrão-ouro para o diagnóstico de aneurismas cerebrais.

O líquor deve ser realizado quando há suspeita clínica, mas a TC de crânio é normal. A coleta deve ser feita em 3 tubos para analisar a contagem de hemácias em cada um deles, chamado de teste dos 3 tubos. Ele é importante para diferenciar a HSA do acidente de punção. Aspecto xantocrômico do líquor ou contagem elevada de hemácias que não decresce nos 3 tubos sugere HSA.

Diagnóstico diferencial

É necessário pesquisar outras doenças que podem ocasionar sangramento para o espaço subaracnóideo, como trombose venosa central, malformações arteriovenosas e cavernosas e anomalias do desenvolvimento venoso. Todas podem ser diagnosticadas com os estudos de vasos cerebrais supracitados.

Escalas de gravidade

A graduação da doença de acordo com a apresentação clínica e de imagem vai influenciar no tratamento e no prognóstico do paciente (**Tabelas 46.2** e **46.3**).

Tabela 46.2. Escala de Hunt-Hess	
Graduação	Escala de Hunt-Hess
Grau 0	Assintomático sem hemorragia subaracnóidea (aneurisma não roto)
Grau I	Assintomático ou cefaleia mínima ou rigidez de nuca mínima
Grau II	Cefaleia moderada a grave, rigidez de nuca, mas sem déficits neurológicos (exceto paralisia de nervos cranianos)
Grau III	Sonolência, confusão, déficit neurológico focal moderado
Grau IV	Estupor, hemiparesia moderada a grave, início de descerebração, distúrbios vegetativos
Grau V	Coma, postura de descerebração, moribundo

Tabela 46.3. Escala de Fischer modificada	
Graduação	Escala de Fisher modificada
Grau 0	Sem hemorragia subaracnóidea ou intraventricular notada na TC de crânio
Grau I	Lâmina fina de sangue subaracnoide sem componente intraventricular
Grau II	Lâmina fina de sangue subaracnoide com componente intraventricular
Grau III	Lâmina espessa de sangue subaracnoide sem componente intraventricular
Grau IV	Lâmina espessa de sangue subaracnoide com componente intraventricular

Tratamento

Oclusão do aneurisma com clipagem ou embolização deve ser feito o mais brevemente possível. Antes da oclusão, deve-se ter um controle estrito da pressão arterial, evitando pressões arteriais sistólicas acima de 160 mmHg. Deve-se considerar introdução de anticonvulsivantes profiláticos. Nimodipina na dose de 60 mg de 4 em 4 horas durante 21 dias é indicado em todos os pacientes para prevenção de isquemia cerebral tardia. Após a clipagem do aneurisma, o paciente deve ser mantido em euvolemia e com um controle mais flexível da pressão arterial.

Complicações

Ressangramento é a complicação mais precoce, com alta taxa de mortalidade, chegando a 80% em algumas séries. Segue-se o vasospasmo, contrações das artérias cerebrais que podem ocasionar isquemia cerebral tardia. O vasospasmo pode ocorrer entre o 3º e o 21º dia, com pico em 7 a 10 dias. Deve ser suspeitado na presença de novos déficits neurológicos focais ou alterações nas medidas de Doppler transcraniano. Outra complicação inclui cardiomiopatia, sendo clássico a inversão da onda T no ECG (ondas T cerebrais). A evolução com crises epilépticas pode ser prevenida com profilaxia com antiepiléptico em casos graves. Hidrocefalia pode ser comunicante ou obstrutiva e, quando sintomática, deve ser tratada com derivação ventrículo-externa (DVE).

Sugestão de Leitura

1. Caceres JA, Goldstein JN. Intracranial hemorrhage. Emerg Med Clin N Am 2012; 30: 771.
2. Connolly ES, Rabinstein AA, Carhuapoma JR, Derdeyn CP, Dion J, Naidech AM, et al. Guidelines for the management of aneurysmal subarachnoid hemorrhage: A guideline for healthcare professionals from the American Heart Association/American Stroke Association. Stroke 2012; 43: 1711-1737.
3. De Rooij NK, Linn FH, van der Plas JA, Algra A, Rinkel GJ. Incidence of subarachnoid haemorrhage: a systematic review with emphasis on region, age, gender and time trends. J Neurol Neurosurg Psychiatry 2007; 78: 1365–1372.
4. Hemphill JC, et al. Guidelines for the management of spontaneous intracerebral hemorrhage: a guideline for healthcare professionals from the American Heart Association/American Stroke Association. Stroke 2015 Jul; 46(7): 2032-60.
5. Jauch EC, et al. Guidelines for the early management of patients with acute ischemic stroke: a guideline for healthcare professionals from the American Heart Association/American Stroke Association. Stroke 2013 Mar; 44(3): 870-947.
6. Jiittler E, et al. DESTINY II Investigators. Hemicraniectomy in older patients with extensive middle-cerebral-artery stroke. N Engl J Med 2014 Mar 20; 370(12): 1091-100.
7. Kernan WN, et al. Guidelines for the prevention of stroke in patients with stroke and transient ischemic attack: a guideline for healthcare professionals from the American Heart Association/American Stroke Association. Stroke 2014 Jul; 45(7): 2160-236.
8. Mackey J. Evaluation and management of stroke in young adults. Continuum (Min Neap Minn). 2014 Apr; 20(2 Cerebrovascular Disease): 352-69.
9. Brasil Neto JP, Takayanagui OM. Tratado de neurologia da Academia Brasileira de Neurologia. Rio de Janeiro: Elsevier, 2013.
10. Powers WJ, et al. 2015 American Heart Association/American Stroke Association focused update of the 2013 guidelines for the early management of patients with acute ischemic stroke regarding endovascular treatment: a guideline for health care professionals from the American Heart Association/American Stroke Association. Stroke 2015 Oct; 46 (10): 3020-35.

11. Prabhakaran S, et al. Acute stroke intervention: a systematic review. JAMA 2015 Apr 14;313(14): 1451-62.
12. Sposato LA, et al. Diagnosis of atrial fibrillation after stroke and transient ischaemic attack: a systematic review and meta-analysis. Lancet Neurol 201 5 Apr; 1 4(4):377-87.
13. Wang Y, et al. CHANCE Investigators. Clopidogrel with aspirin in acute minor stroke or transient ischemic attack. N Engl J Med 2013 Jul 4;369(1): 11-9.

Cetoacidose Diabética e Estado Hiperosmolar Hiperglicêmico

Capítulo 47

Ilana Levy Korkes
Rachel Teixeira Leal Nunes

Introdução

Dentre as complicações clínicas as quais os pacientes diabéticos estão sujeitos, a cetoacidose diabética (CAD) e o estado hiperosmolar hiperglicêmico (EHH) são emergências metabólicas graves, cujo diagnóstico e tratamento devem ser realizados o mais breve possível.

Essas complicações, apesar de terem como causa comum a deficiência de insulina, diferem na sua fisiopatologia e, portanto, nas alterações metabólicas geradas no organismo. Na CAD, a deficiência de insulina e a presença de hormônios contrarreguladores estimulam o aumento da gliconeogênese hepática e da lipólise. Como consequência, há produção de grande quantidade de corpos cetônicos no fígado (acetoacetato e beta-hidroxibutirato) e surgimento de cetonemia e acidose metabólica. No EHH, apesar da redução nos níveis de insulina, há ainda quantidade suficiente desse hormônio para que não ocorra cetose e os sinais e sintomas gerados por essa condição. Por outro lado, no EHH encontra-se geralmente hiperglicemia e desidratação mais graves do que na CAD, as quais são responsáveis pela marcada hiperosmolaridade plasmática dessa complicação e pelas alterações neurológicas frequentemente encontradas.

Epidemiologia

A CAD geralmente acontece em pacientes jovens e com *diabetes mellitus* tipo 1 (DM1). A taxa de mortalidade nos pacientes é de aproximadamente 1%, podendo ser maior nos pacientes acima de 60 anos. Essa complicação corresponde a maior causa de morte nas crianças e nos adultos jovens com DM1, sendo responsável por cerca de 50% das mortes nesse grupo.

O EHH, por sua vez, acomete sobretudo pacientes acima de 50 anos, com DM2. Apesar da incidência e da hospitalização nessa complicação ser menor do que na CAD, a taxa de mortalidade é aproximadamente 10 vezes maior do que naqueles casos, sendo cerca de 5-20%.

Etiologia

No geral, os principais fatores desencadeantes da CAD e EHH são má aderência ao tratamento e presença de infecção, sobretudo pneumonia e infecção urinária.

Outras causas são o uso de medicamentos que agem no metabolismo dos carboidratos, como corticoides, drogas simpatomiméticas, diuréticos tiazídicos e antipsicóticos atípicos e o uso de inibidores do cotransportador renal de sódio-glicose (SGLT2).

No caso do EHH, infarto agudo do miocárdio, eventos cerebrovasculares, traumatismo e dificuldade de acesso a líquidos também são fatores precipitantes importantes. Além disso, diferentemente da CAD, que se apresenta muitas vezes como primodescompensação em pacientes com DM, o EHH geralmente acontece em pacientes com diagnóstico prévio dessa doença.

Critérios Diagnósticos

A **Tabela 47.1** define os critérios diagnósticos da CAD e do EHH.

Tabela 47.1. Critérios diagnósticos	
Cetoacidose diabética	**Estado hiperosmolar hiperglicêmico**
• Glicemia > 250 mg/dL	• Glicemia > 600 mg/dL
• pH arterial ≤ 7,3 ou BIC < 18	• pH arterial > 7,3
• Cetonemia ou cetonúria fortemente positiva	• Osmolaridade sérica efetiva estimada > 320 mOsm/kg*

*Osmolaridade sérica efetiva: $2\times$ (Na$^+$ medido) + glicemia (mg/dL)/18.

Embora a maioria dos pacientes com CAD apresente hiperglicemia, alguns pacientes podem apresentar CAD com pequena elevação da glicemia. Essa apresentação, chamada cetoacidose diabética euglicêmica, pode acontecer em pacientes com uso recente de insulina, com baixa ingesta calórica, em gestantes, em pacientes em uso de inibidores de SGLT2 ou em pacientes com deficiência na gliconeogênese hepática (pacientes com insuficiência hepática ou com uso abusivo crônico de bebidas alcoólicas). Por esse motivo, os níveis plasmáticos de glicose não determinam a gravidade da CAD e sim a intensidade do distúrbio acidobásico e a presença de alterações neurológicas.

Quadro Clínico

- **CAD:** poliúria, polidipsia, perda de peso, dor abdominal, náusea e vômitos são queixas frequentes e que geralmente evoluem em até 24 horas. No exame físico, pode-se notar a presença de hálito cetônico, respiração de Kussmaul, desidratação e alteração variável do nível de consciência.

- **EHH:** o quadro clínico geralmente é arrastado, com dias de evolução. O indivíduo pode apresentar-se com sintomas neurológicos focais ou rebaixamento do nível de consciência decorrentes da presença da osmolaridade sérica elevada. Sintomas gastrointestinais e respiratórios são menos frequentes. No exame físico, é comum encontrarmos desidratação importante. Como consequência, pode ocorrer lesão renal aguda de etiologia pré-renal.

Exames Complementares

Diante da suspeita de CAD ou EHH, deve-se realizar exames laboratoriais e de imagem a fim de se obter dados para o diagnóstico correto do paciente, avaliar a gravidade e a evolução dos distúrbios metabólicos e buscar a etiologia ou o fator desencadeante dessas complicações.

Assim, deve-se solicitar: glicemia, gasometria arterial, eletrólitos (Na, K, Cl, Mg, P), função renal, hemograma, exame de urina, cetonúria, culturas, ECG, raios X de tórax, outros (avaliar caso a caso). A pesquisa de beta-hidroxibutirato sérico pode ser feita para a investigação de cetonemia.

Tratamento (Figura 47.1)

Glicemia capilar > 250 mg/dL e um ou mais sinais de alarme*
*Polidipsia, poliúria, polifagia, perda de peso, taquipneia, desconforto ou dor abdominal, náuseas, vômitos, desidratação, suspeita de processo infeccioso, alteração do nível de consciência
Avaliação Inicial: História clínica e exame físico. Glicemia, gasometria venosa ou arterial (se suspeita de sepse ou comprometimento respiratório) com perfil metabólico, eletrólitos (Na, K e Cl), urina tipo 1.

Critérios diagnósticos CAD:
- Glicemia > 250mg/dL
- pH sérico ≤ 7,3
- Bicarbonato sérico < 18 mmol/L
- Cetonemia ou Cetonúria

Critérios diagnósticos EHH:
- Glicemia > 600 mg/dL
- pH sérico > 7,3
- Osmolaridade sérica efetiva > 320 mOsm/Kg

Solicitar: hemograma, ureia, creatinina e ECG. Demais exames laboratoriais, exames de imagem e culturas necessários para identificação do fator desencadeante.
Controle: Glicemia capilar 1/1h; gasometria venosa e eletrólitos (Na, K e Cl) de 2/2h; balanço hídrico

Fluidos IV

Reposição volêmica inicial: 1 a 1,5 L (15-20 mL/kg/h) de SF 0,9% na 1ª hora. Considerar infusão mais cautelosa em pacientes com maior risco de congestão pulmonar

Se choque hipovolêmico: manter infusão 1 l/h até estabilização

Se hipotensão ou normotensão: avaliar o sódio corrigido

Sódio sérico corrigido ≥ 135 mEq → NaCl 0,45% 250-500 mL/
Sódio sérico corrigido < 135 mEq/ → NaCl 0,9% 250-500 mL/h

Quando a glicemia atingir 250 mg/dL: associar SG 5% à solução infundida e reduzir para 150-250 ml/h

Reposição de potássio (K)

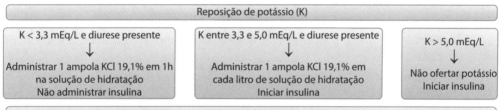

Insulina

Insulina regular 0,1 UI/kg/h IV (Opção: SF 0,9% 250 mL + 25 UI Insulina regular – 0,1 UI/mL)
- Redução da glicemia < 50 mg/dL/h → dobrar a dose de insulina
- Redução da glicemia entre 50 e 70 mg/dL/h → manter a dose de insulina
- Redução da glicemia > 70 mg/dL/h → reduzir a dose de insulina em 50%
* Quando glicemia atingir 250 mg/dL, associar SG 5% à solução infundida

Reposição de bicarbonato na CAD

Somente se pH < 6,9 → 100 ml de NaHCo3 8,4% + 400 ml AD IV em 2h até pH > 7,0

Critérios de resolução

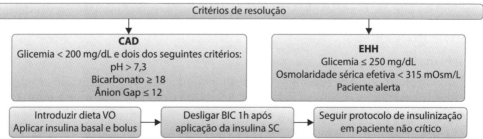

Figura 47.1 – Protocolo de cetoacidose diabética e estado hiperosmolar hiperglicêmico em adultos – Hospital São Paulo – Escola Paulista de Medicina da Universidade Federal de São Paulo (EPM\Unifesp).

O tratamento da CAD e do EHH deve ser realizado com a abordagem terapêutica simultânea do fator desencadeante e da própria descompensação metabólica.

Os principais passos a serem adotados são:

Hidratação

- Expansão com 1-1,5 L de soro fisiológico na primeira hora. Em casos como choque hipovolêmico ou paciente com insuficiência cardíaca grave, considerar maior ou menor infusão respectivamente.
- Manutenção com 250-500 mL/hora de soro fisiológico ou 0,45%, a depender do nível sérico de sódio:
    - **Na corrigido > 135 mEq/L:** utilizar NaCl 0,45%.
    - **Na corrigido < 135 mEq/L:** utilizar NaCl 0,9%.

Quando a glicemia chegar a 250 mg/dL, realizar a manutenção associada a soro glicosado 5%.

Verificação e reposição de potássio

A utilização de insulina e a correção da acidose e da desidratação reduzem os níveis séricos de potássio. Por esse motivo, deve-se dosar esse íon antes do início da insulinoterapia e durante todo o tratamento, a fim de se realizar prontamente a sua reposição caso seja necessário.

- **K < 3,3 mEq/L:** não iniciar administração de insulina. Administrar 1 ampola de KCl 19,1% em 1 hora na solução de hidratação. Dosar K após a reposição.
- **K entre 3,3 e 5,0 mEq/L:** administrar 1 ampola de KCl 19,1% em 1 hora na solução de hidratação e iniciar concomitantemente a administração de insulina. Dosagem de K a cada 2 horas.
- **K > 5,0 mEq/L:** iniciar administração de insulina, sem reposição de K. Dosagem de K a cada 2 horas.

Insulinoterapia

A administração de insulina regular deve ser feita continuamente em bomba de infusão, na dose de 0,1 U/kg/hora, IV.

- **Controle:** a medida da glicemia capilar deve ser realizada de 1/1 hora. A redução ideal da glicemia é entre 50-70 mg/dL/hora. Caso a redução seja < 50 mg/dL/hora, deve-se dobrar a infusão de insulina. Caso seja > 70 mg/dL/hora, deve-se reduzir em 50% a infusão. Como explicado acima, quando a glicemia atingir 250 mg/dL, deve-se associar SG 0,5% à hidratação.

Bicarbonato

O uso de bicarbonato de sódio 8,4% pode ser utilizado na CAD para auxiliar na correção da acidose metabólica somente quando pH < 6,9. Não foi demonstrado qualquer benefício do seu uso em outras situações.

- **Dose:** 100 mEq (100 mL de bicarbonato de sódio 8,4%) em 400 mL de água destilada, EV, em 2 horas. Repetir até pH > 6,9.

Critérios de Resolução

Os seguintes critérios indicam resolução e permitem a transição da insulina em bomba de infusão para a insulina de uso subcutâneo (SC).

- **CAD:** glicemia < 200 mg/dL, pH >7,3, BIC ≥ 18 e ânion gap ≤ 12.
- **EHH:** glicemia < 250 mg/dL, osmolaridade sérica efetiva < 315 mOsm/L e paciente alerta.

Diante desses critérios, deve-se aplicar a insulina SC e após cerca de 1 hora após a aplicação da insulina SC, pode-se desligar a bomba de infusão e liberar a dieta via oral.

Sugestão de Leitura

1. Kamel SK, Schreiber M, Carlotti APCP, Halperin ML. Acid-base and electrolyte teaching case approach to the treatment of diabetic ketoacidosis. Am J Kidney Dis. 2016; 68(6): 967-972.
2. Nyenwe EA, Kitabchi AE. The evolution of diabetic ketoacidosis: An update of its etiology, pathogenesis and management. Metabolism. 2016; 65(4): 507-21.
3. Pasquel FJ, Umpierrez GE. Hyperosmolar hyperglycemic state: A historic review of the clinical presentation, diagnosis, and treatment. Diabetes Care. 2014;37:3124–3131.
4. Umpierrez G, Korytkowski M. Diabetic emergencies – ketoacidosis, hyperglycaemic hyperosmolar state and hypoglycaemia. Nat Rev Endocrinol. 2016; 12: 222-232.

Capítulo

Endocardite Infecciosa

48

Paula Massaroni Pecanha
Alexandra Régia Dantas Brígido
Aécio Flávio Teixeira de Góis

Introdução

A endocardite infecciosa (EI), uma doença caracterizada pela infecção da superfície endotelial do coração, afeta mais comumente as valvas cardíacas e tem incidência anual estimada de 3 a 7 por 100.000 pessoas-ano. Essa patologia apresenta alta morbimortalidade, com estudos demonstrando taxas de mortalidade intra-hospitalar variando de 15 a 22%.

Cerca de 20% dos casos estão relacionados aos cuidados de saúde. No ambiente hospitalar, fala-se em endocardite nosocomial quando o diagnóstico de endocardite infecciosa é realizado após 72 horas da admissão hospitalar ou quando há associação com um procedimento invasivo até oito semanas antes do início dos sintomas. Algumas situações comuns na rotina de enfermaria aumentam os riscos de endocardite, dentre as quais a presença de dispositivo intravascular e a realização de hemodiálise. A incidência de EI em pacientes em hemodiálise é de até 308 por 100.000 pacientes-ano.

Diagnóstico

Deve-se levantar suspeita de EI em pacientes com febre (com ou sem bacteremia) e/ou fatores de risco cardíaco relevantes. Aproximadamente 75% dos pacientes com EI apresentam anormalidade estrutural cardíaca prévia, dentre elas valvulopatias, cardiopatias congênitas e prótese valvar. É necessário estar atento também a fatores de risco não cardíacos comuns no ambiente hospitalar, dentre eles: uso de droga intravenosa, acesso venoso central, imunossupressão ou procedimento cirúrgico ou dentário prévio.

Febre é o principal sintoma e está presente em 90% dos pacientes, frequentemente associada a calafrios e anorexia. É possível encontrar sopro cardíaco em 85% dos casos; lesões cutâneas, como petéquias em pele ou mucosas, acontecem em 20% a 40% dos pacientes.

É preciso atentar ainda a sinais e sintomas que possam sugerir complicações da EI. Insuficiência valvar e insuficiência cardíaca ocorrem em até 50% dos pacientes, e complicações neurológicas, como AVC embólico e hemorragia intraparenquimatosa, em 40% dos casos. Além disso, 25% dos pacientes complicam com infartos renais ou esplênicos. Infecções metastáticas, como osteomielite vertebral e artrite séptica, não são incomuns. A reação imune sistêmica secundária à infecção também acarreta em complicações; um exemplo relativamente comum são as glomerulonefrites.

Os achados laboratoriais são pouco específicos. Observam-se PCR e VHS elevados e pode haver anemia, positividade do fator reumatoide e VDRL falso positivo em alguns casos. A análise da urina, por vezes, demonstra hematúria microscópica, proteinúria, piuria e cilindros hemáticos, sugerindo glomerulonefrite.

Os Critérios de Duke modificado são muito utilizados, associados ao julgamento clínico, para guiar o diagnóstico de endocardite. Eles são mostrados na **Tabela 48.1** e estratificam os pacientes em endocardite definida, endocardite possível e endocardite rejeitada.

Tabela 48.1. Critérios de Duke modificados

Critérios maiores

Hemoculturas positivas:

- Organismos típicos cultivados em 2 hemoculturas: Streptococcus do grupo viridans, *S. aureus*, HACEK (*Haemophilus aphrophilus* – atualmente chamado *Aggregatibacter paraphrophilus*; *Actinobacillus actinomycetemcomitans* – atualmente chamado *Aggregatibacter actinomycetemcomitans*; *Cardiobacterium hominis*; *Eikenella corrodens*; e *Kingella kingae*), *S. bovis* ou enterococos adquiridos em comunidade, na ausência de fonte primária de infecção;
- Hemoculturas persistentemente positivas com outros organismos: 2 hemoculturas positivas com mais de 12 horas de intervalo entre elas; ou positividade em todas de 3 ou a maioria de 4, com intervalo entra a primeira e a última coleta maior que 1 hora; ou
- Cultura, teste de biologia molecular ou sorologia IgG fase 1 > 1:800 para *Coxiella burnetti*

Evidência de envolvimento endocárdico

- Ecocardiograma demonstrando massa intracardíaca oscilante sem outra explicação ou abscesso, ou nova deiscência parcial de uma valva protética, ou nova regurgitação valvar.

Critérios menores

Predisposição à EI:

- EI prévia, uso de droga injetável, valva cardíaca protética, ou lesão cardíaca causando fluxo sanguíneo turbulento.

Febre > 38° C

Fenômeno vascular:

- Embolia arterial, infarto pulmonar, aneurisma micótico, hemorragia intracraniana ou conjuntival, lesões de Janeway.

Fenômeno imunológico:

- Glomerulonefrite, nódulos de Osler, manchas de Roth, fator microbiológico positivo.

Achados microbiológicos que não preenchem os critérios maiores.

A EI é considerada definida quando está presente qualquer um dos seguintes:

- Critérios patológicos:
  - Lesões patológicas: vegetação ou abscesso intracardíaco demonstrando endocardite ativa na histologia; ou
  - Microrganismo: demonstrado pela cultura ou histologia de uma vegetação ou abscesso intracardíaco.
- Critérios clínicos, utilizando definições específicas listadas na **Tabela 48.1**:
  - 2 principais critérios clínicos; ou
  - 1 critério clínico maior e 3 menores; ou
  - 5 critérios clínicos menores.

A EI é considerada possível quando estão presentes:

- 1 critério clínico maior e 1 menor; ou
- 3 critérios clínicos menores.

Por sua vez, o diagnóstico de EI deve ser rejeitado quando:

- Faz-se um diagnóstico alternativo consistente; ou
- A resolução das manifestações clínicas ocorre após ≤ quatro dias de tratamento com antibióticos; ou
- Nenhuma evidência patológica de endocardite infecciosa é encontrada em cirurgia ou autópsia após antibioticoterapia por quatro dias ou menos.

Etiologia

Estafilococos e estreptococos estão envolvidos na maioria dos casos de EI, sendo o primeiro, responsável principalmente pelos casos relacionados a cuidados de saúde e o segundo, mais prevalente em infecções comunitárias. Pacientes com lesões ulcerativas do cólon devido a carcinoma ou doença inflamatória intestinal estão predispostos a desenvolver EI por *Streptococcus bovis*.

Uma coorte realizada na América do Norte evidenciou a seguinte distribuição geral etiológica:

- *Staphylococcus aureus*: 31%;
- *Streptococcus* do grupo viridans: 17%;
- *Enterococcus*: 11%;
- *Staphylococcus* coagulase-negative: 11%;
- *Streptococcus bovis*: 7%;
- Outros *streptococcus*: 5%;
- Bactérias gram-negativas não HACEK: 2%;
- Fungos: 2%;
- HACEK: 2%.

Tratamento

Em geral, a terapia para endocardite infecciosa deve ser direcionada para o organismo isolado em hemoculturas que, quando adequadamente coletadas, podem ser positivas em mais de 90% dos pacientes. Para pacientes com suspeita de EI que se apresentam sem sintomas agudos, a terapia empírica nem sempre é necessária, podendo-se aguardar resultados de hemocultura. Diante de sinais agudos e sintomas fortemente sugestivos de EI, entretanto, deve ser iniciada terapia empírica depois de coletados pelo menos dois (de preferência três) pares de culturas de sangue em punções venosas separadas, com intervalos de 30 a 60 minutos.

A vancomicina (15 a 20 mg/kg/dose a cada 8 a 12 horas, não excedendo 2 g por dose) é uma escolha apropriada para terapia empírica inicial, principalmente nos casos relacionados aos cuidados de saúde, uma vez que é capaz de cobrir estafilococos (suscetíveis e resistentes à oxacilina), estreptococos e enterococos. Outros esquemas de tratamento empírico estão listados na **Tabela 48.2**.

A maioria dos doentes com EI torna-se afebril três a cinco dias após o início do tratamento com um antibiótico apropriado. Nos casos de endocardite por *S. aureus*, a febre pode permanecer por cinco a sete dias após o início da terapêutica, e, nas endocardites direitas e embolias sépticas pulmonares, por um período de tempo ainda mais longo. Recomenda-se a obtenção de hemoculturas 48 horas após o início dos antibióticos, com coleta de dois pares de hemoculturas a cada 24 a 48 horas, até que haja negativação das mesmas.

Tabela 48.2. Outros regimes terapêuticos empíricos para EI	
Antibiótico	Posologia
EI de valva nativa adquirida na comunidade precoce ou EI de valva protética tardia (≥ 12 meses após a cirurgia)	
Ampicilina +	12 g/dia IV em 4-6 doses
Oxacilina +	12 g/dia IV em 4-6 doses
Gentamicina	3 mg/kg/dia IV ou IM em 1 dose
Esquema para alérgicos a penicilina: Vancomicina +	30-60 mg/kg/dia IV em 2-3 doses
Gentamicina	3 mg/kg/dia IV ou IM em 1 dose
EI de valva protética precoce (< 12 meses após a cirurgia) ou EI nosocomial/associada a cuidados de saúde	
Vancomicina +	30 mg/kg/dia IV em 2 doses
Gentamicina +	3 mg/kg/dia IV ou IM em 1 dose
Rifampicina (apenas para EI de valva protética)	900-1.200 mg IV ou VO em 2-3 doses

O tempo de antibioticoterapia deve ser contado a partir do primeiro dia de hemoculturas negativas (para os casos em que as hemoculturas foram inicialmente positivas). Em geral, seis semanas de tratamento são apropriadas para pacientes com patógenos virulentos ou relativamente resistentes, complicações cardíacas ou extracardíacas secundárias e no contexto de infecção prolongada antes do diagnóstico. A **Tabela 48.3** resume os principais esquemas terapêuticos de acordo com os agentes etiológicos.

Terapia guiada por cultura

• Estreptococos do grupo *viridans* e *S. bovis*

Estreptococos altamente sensíveis a penicilina (MIC ≤ 0,12 mcg/Ml): penicilina G cristalina aquosa (12 a 18 milhões de unidades por dia durante quatro semanas) ou ceftriaxona (2 g/dia) durante quatro semanas.

No caso de infecção em válvula nativa não complicada devido a uma cepa susceptível a penicilina e na ausência de doença renal preexistente, pode-se optar por um curso mais curto de terapia de associação, como gentamicina mais a penicilina G cristalina aquosa ou ceftriaxona por duas semanas.

Estreptococos relativamente resistentes a penicilina (MIC > 0,12 e < 0,5 mcg/mL): penicilina G aquosa (24 milhões de unidades diariamente ou continuamente ou em quatro a seis doses igualmente divididas) durante um total de quatro semanas.

Gentamicina deve ser adicionada a esse regime durante as duas primeiras semanas. Se o isolado for susceptível a ceftriaxona, monoterapia com esse antibiótico pode ser utilizada. A monoterapia com vancomicina é uma alternativa razoável para pacientes com história de reação de hipersensibilidade de tipo imediata a beta-lactâmicos. No caso de valva protética, a antibioticoterapia deverá ser estendida por seis semanas, exceto nos moderadamente resistentes, quando a gentamicina poderá ser realizada por duas semanas.

Tabela 48.3. Esquemas antimicrobianos na EI de etiologia bacteriana

S. viridans, S. gallolyticus (S. bovis) e outros estreptococos sensíveis a penicilina (MIC ≤ 0,12 mg/L)

VALVA NATIVA:

- **Tratamento padrão:** Penicilina G 12-18 milhões U/dia IV em 6 doses, por 4 semanas OU Ceftriaxona 2 g/dia IV, por 4 semanas
- **Alergia a betalactâmicos:** Vancomicina 30 mg/kg/dia IV em 2 doses (máximo de 2 g/dia), por 4 semanas
- **Tratamento curto:** Penicilina 2 a 3 milhões UI IV em 6 doses OU ceftriaxona 2 g/dia IV + gentamicina 3 mg/kg/dia IV em 1 dose, por 2 semanas

VALVA PROTÉTICA:

Antibioticoterapia deverá ser estendida por 6 semanas

S. viridans, S. gallolyticus (S. bovis) e outros estreptococos resistentes a penicilina (MIC > 0,12 mg/L)

VALVA NATIVA:

- **Moderadamente resistente (MIC 0,12-0,5 mg/L)** – 1ª escolha: Penicilina G 24 milhões U/dia IV em 6 doses OU ceftriaxona 2 g/dia IV, por 4 semanas + gentamicina 3 mg/Kg/dia IV em 1 dose, por 2 semanas
- **Alergia a betalactâmicos:** Vancomicina 30 mg/kg/dia IV em 2 doses (máximo de 2 g/dia), por 4-6 semanas + gentamicina 3 mg/Kg/dia IV em 1 dose, por 2 semanas

VALVA PROTÉTICA:

Antibioticoterapia deverá ser estendida por 6 semanas, exceto nos moderadamente resistentes, quando a gentamicina poderá ser realizada por 2 semanas

Enterococos

VALVA NATIVA:

- **Tratamento padrão:** Ampicilina 12 g/dia IV em 6 doses ou penicilina G 18-30 milhões U/dia IV em 6 doses, por 4-6 semanas + gentamicina, por 4-6 semanas
- **Alternativa com duplo betalactâmico:** Ampicilina 12 g/dia IV em 6 doses + ceftriaxona 4 g/dia IV em 2 doses, por 6 semanas
- **Alergia a betalactâmicos:** Vancomicina 30 mg/kg/dia IV em 2 doses + gentamicina 3 mg/kg/dia IV em 1-3 doses, por 6 semanas
- **Resistente a penicilina, gentamicina e vancomicina:** Daptomicina 10-12 mg/kg/dia IV ou linezolida 1.200 mg IV ou VO em 2 doses, por > 6 semanas

VALVA PROTÉTICA:

Antibioticoterapia deverá ser estendida por 6 semanas.

Estafilococos

VALVA NATIVA:

- **Oxa-S:** Oxacilina 12 g/dia IV em 4-6 doses, por 4-6 semanas
- **Alergia a penicilina com reações não anafiláticas e EI Oxa-S:** Cefazolina 6 g/dia IV em 3 doses, por 6 semanas
- **Oxa-R ou alérgicos a penicilina:** Vancomicina 30 mg/kg/dia em 2 doses, por 4-6 semanas

VALVA PROTÉTICA:

- **Oxa-S:** Oxacilina 12 g/dia IV em 4-6 doses, por ≥ 6 semanas + rifampicina 900-1.200 mg/dia IV ou VO em 2-3 doses, por ≥ 6 semanas + gentamicina 3 mg/kg/dia em 1-2 doses, por 2 semanas
- **Oxa-R ou alergia a penicilina:** Pode ser mantido o esquema acima, substituindo a oxacilina por vancomicina 30 mg/kg/dia em 2 doses, por ≥ 6 semanas
- **Alergia a penicilina com reações não anafilactoides e EI Oxa-S:** Cefazolina também é alternativa

Grupo HACEK

VALVA NATIVA:

- **Tratamento padrão:** Ceftriaxona 2 g/dia IV, por 4 semanas
- **Alternativa:** Ampicilina 12 g/dia IV em 4-6 doses + gentamicina 3 mg/kg/dia em 2-3 doses, por 4-6 semanas.

VALVA PROTÉTICA:

Antibioticoterapia deverá ser estendida por 6 semanas

• Enterococos

> Terapia de combinação com penicilina ou ampicilina mais gentamicina por quatro a seis semanas ou ceftriaxona mais ampicilina por seis semanas.

Para pacientes com alergia a betalactâmico, um regime alternativo consistindo de vancomicina mais gentamicina por seis semanas é eficiente contra *E. Faecalis*, causador da maioria das endocardites por enterococos. Para as cepas que são resistentes aos betalactâmicos, à vancomicina ou aos aminoglicosídeos, deve ser obtida a susceptibilidade *in vitro* à daptomicina e à linezolida. No caso de valva protética, o tratamento deve ser estendido por, pelo menos, seis semanas.

• *Staphylococcus aureus*

> Sensível a oxacilina (Oxa-S): No caso de valva nativa, utilizar oxacilina 12 g intravenosa dividida em 4 ou 6 tomadas por quatro a seis semanas. Nos pacientes com alergia não severa é aceitável o uso de cefazolina. No caso de valva protética, é recomendado o uso de oxacilina 12 g/dia em 4 a 6 doses por pelo menos seis semanas, associado a rifampicina (900-1.200 mg/dia em 2 a 3 doses por pelo menos seis semanas) e gentamicina (3 mg/kg/dia em 1 a 2 doses por duas semanas).

A terapia combinada de batalactâmicos ou vancomicina com aminoglicosídeo tem sido desencorajada nas endocardites por *S. aureus*, devido ao grande potencial de efeitos colaterais (particularmente em pacientes idosos, com diabetes e com disfunção renal) sem benefício terapêutico significativo, com base nas evidências mais atuais.

> Resistente a oxacilina (Oxa-R) e estafilococos coagulase negativo: o tratamento proposto consiste no uso de vancomicina por quatro a seis semanas no caso de valvas nativas.

A maioria das cepas de estafilococos coagulase negativo são resistentes a oxacilina, exigindo tratamento idêntico ao *S. aureus* Oxa-R. Considerando valvas protéticas, pode-se usar a mesma associação descrita para a EI por *S. aureus* Oxa-S, mas substituindo a oxacilina pela vancomicina.

• Grupo HACEK

O tratamento padrão é ceftriaxone 2 g/dia por quatro semanas. Como esquemas alternativos, há a associação: ampicilina 12 g/dia em 4 a 6 doses com gentamicina 3 mg/kg/diaem 2 a 3 doses por quatro a seis semanas. No caso de valva protética, o tratamento deve ser estendido por seis semanas.

• *Candida*

O regime recomendado consiste em Anfotericina B em formulação lipídica (3 a 5 mg/kg por via intravenosa diariamente) com ou sem flucitosina (droga sinérgica, liberada pela ANVISA para importação, porém não disponível no Brasil). Como alternativa, pode ser utilizada uma equinocandina em doses elevadas, maiores que as preconizadas para candidemia (caspofungina 150 mg IV por dia, micafungina 150 mg IV por dia). Fluconazol não deve ser usado em monoterapia para tratamento inicial de endocardite por *Candida*.

A maioria dos pacientes dependerá de ressecção cirúrgica para a cura, e a terapia antifúngica deve ser continuada por pelo menos seis semanas após o procedimento. Todos os pacientes que não podem ser submetidos à ressecção cirúrgica da valva afetada e os pacientes com endocardite da prótese valvar devem receber supressão vitalícia com fluconazol oral (400 a 800 mg [6 a 12 mg/kg] diariamente) se a cepa isolada se mostrar suscetível.

• EI com cultura negativa

As culturas são negativas na endocardite infecciosa por três razões principais:

- Administração de agentes antimicrobianos antes da coleta da cultura sanguínea;
- Técnicas microbiológicas inadequadas;
- Infecção com bactérias altamente exigentes ou patógenos não bacterianos (por exemplo, fungos).

Os agentes causais mais comuns de EI com cultura negativa são organismos fastidiosos (por exemplo, agentes zoonóticos e fungos) e *Streptococcus* spp em doentes que receberam tratamento antibiótico prévio.

Coxiella burnetii e *Bartonella* spp são agentes relativamente comuns de endocardite com cultura negativa, e sua frequência varia de acordo com a localização geográfica.

O tratamento empírico de pacientes com endocardite valvar nativa que apresentam hemoculturas negativas deve cobrir organismos gram-positivos e gram-negativos. Para os doentes com quadro clínico agudo, é razoável a terapêutica antimicrobiana a fim de cobrir a infecção causada por *S. aureus*, estreptococos beta-hemolíticos e bacilos gram-negativos aeróbios. A cobertura empírica poderia incluir vancomicina e cefepime como um regime inicial.

Abordagem cirúrgica

A cirurgia precoce (ou seja, durante a hospitalização inicial e antes da conclusão de um ciclo completo de antibióticos) está especialmente indicada em pacientes com EI da válvula nativa do lado esquerdo, que apresentam uma ou mais das seguintes características:

- Disfunção valvar associada a EI (geralmente regurgitação aórtica ou mitral), causando sintomas ou sinais de insuficiência cardíaca;
- Extensão paravalvar de infecção com desenvolvimento de abscesso anular ou aórtico, lesão destrutiva penetrante e/ou bloqueio cardíaco;
- Infecção devido a um patógeno difícil de tratar, como fungos ou outros organismos altamente resistentes (por exemplo, enterococos resistentes a vancomicina ou bacilos gram-negativos multirresistentes);
- Infecção persistente (manifestada como bacteremia persistente ou febre que dura mais de cinco a sete dias, desde que sejam excluídos outros locais de infecção e causas de febre) após o início da antibioticoterapia adequada.

A cirurgia precoce para prevenir a embolização pode ser indicada para: pacientes que apresentam embolia recorrente e vegetações persistentes ou em aumento apesar da antibioticoterapia adequada; pacientes com regurgitação valvar severa e vegetações móveis > 10 mm; e na presença de vegetação móvel > 10 mm, particularmente quando envolvendo o folheto mitral anterior da valva mitral e associada a outras indicações relativas à cirurgia.

Sugestão de Leitura

1. Baddour LM, Wilson WR, Bayer AS, Vance G, Fowler Jr VG, Tleyjeh IM, et al. Infective Endocarditis in adults: diagnosis, antimicrobial therapy, and management of complications. A scientific statement for healthcare professionals from the American Heart Association. Circulation 2015;132(15):1435-86.
2. Habib G, Lancellotti P, Antunes MJ, et al. 2015 ESC Guidelines for the management of infective endocarditis: The Task Force for the Management of Infective Endocarditis of the European Society of Cardiology (ESC). Endorsed by: European Association for Cardio-Thoracic Surgery (EACTS), the European Association of Nuclear Medicine (EANM). Eur Heart J. 2015;36:3075-3128.
3. Murdoch DR, Corey GR, Hoen B, et al. Clinical presentation, etiology, and outcome of infective endocarditis in the 21st century: the International Collaboration on Endocarditis-Prospective Cohort Study. Arch Intern Med 2009; 169:463.

Capítulo

49

Hemorragia Digestiva Alta e Baixa

Camilla de Almeida Martins
Arthur Alencar Arrais de Souza
Roberto José De Carvalho Filho

Hemorragia Digestiva Alta (HDA)

Definição

Corresponde ao sangramento digestivo localizado entre o esôfago e o ângulo de Treitz (reflexão peritoneal que determina a transição duodenojejunal). Tem incidência estimada em 100-170 casos/100.000 indivíduos por ano, sendo mais comum que os casos de hemorragia digestiva baixa (HDB). A taxa de hospitalização por HDA é cerca de seis vezes maior que a dos pacientes com HDB. As principais causas de HDA são listadas na **Tabela 49.1**.

Quadro clínico

Apresenta-se, geralmente, como hematêmese, melena, e em menor frequência, como hematoquezia (especialmente se HDA maciça). A anamnese direcionada às causas mais prevalentes (com inventário medicamentoso, cirurgias prévias e detalhamento de comorbidades), somada ao exame físico, estratifica o risco dos pacientes e determina a abordagem diagnóstica e terapêutica. Atenção para sinais que sugerem gravidade: sintomas de baixo débito, choque, queda $\geq$ 6% no hematócrito (Ht) ou redução $\geq$ 2 g/dL no nível de hemoglobina (Hb) ou transfusão de pelo menos dois concentrados de hemácias.

Tabela 49.1. Etiologia da hemorragia digestiva alta		
Principais causas	Sinais/sintomas sugestivos	Frequência
Doença ulcerosa péptica	Dor epigástrica ou em hipocôndrio direito	38%
Varizes esofágicas ou gástricas	Estigmas de insuficiência hepatocelular e de hipertensão portal	16%
Esofagite	Odinofagia, disfagia e indícios de doença do refluxo gastroesofágico	13%
Neoplasia digestiva alta	Síndrome consumptiva, caquexia, disfagia, saciedade precoce	7%
Angiectasia	Telangiectasias em outros sítios, doença renal crônica ou estenose aórtica (síndrome de Heyde)	6%
Síndrome de Mallory-Weiss	Vômitos recorrentes	4%
Erosões	Uso recente de anti-inflamatórios não hormonais	4%
Lesões de Dieulafoy	Sem outros sintomas	2%
Outras	-	2%
Sem causa definida	-	8%

CURE, Center for Ulcer Research and Education; UCLA, University of California, Los Angeles.

Exames complementares

Na admissão, devem ser solicitados hemograma, eletrólitos, perfil hepático e renal, coagulograma e tipagem sanguínea. A solicitação de radiografia de tórax, ECG e enzimas cardíacas, principalmente nos pacientes com mais de 60 anos, portadores de doença da artéria coronária (DAC) ou sintomáticos (dor torácica e/ou dispneia), pode ser considerada. Também é recomendado solicitar Hb/Ht a cada 4 a 8 horas até estabilidade dos valores hematimétricos.

A endoscopia digestiva alta (EDA) é considerada exame fundamental na HDA, com alta sensibilidade e especificidade para identificar as lesões no trato gastrointestinal (TGI) alto, tendo finalidade diagnóstica e terapêutica. EDA precoce, dentro das 24 horas iniciais após admissão, é recomendada para a maioria dos pacientes, devendo ser idealmente realizada com o paciente hemodinamicamente estável (frequência cardíaca [FC] < 100 bpm e pressão arterial sistólica [PAS] > 100 mmHg). Nos casos de sangramento ativo maciço e/ou instabilidade hemodinâmica, o exame deve ser feito nas primeiras 4 horas da admissão. Coagulopatia (RNI > 1,5) e trombocitopenia (contagem de plaquetas < 50.000/mm^3) devem ser corrigidas. As complicações relacionadas com o procedimento podem ocorrer em pouco mais de 1% dos pacientes, sendo as mais comuns: perfuração, broncoaspiração, hemorragia, efeito adverso medicamentoso, hipotensão e hipóxia.

Outros exames possíveis são angiografia, enteroscopia e cápsula endoscópica. Exames de imagem geralmente não são necessários, mas ocasionalmente podem fornecer informações importantes, como em pacientes com aneurisma de aorta abdominal e com tumores. Exames radiográficos com bário estão contraindicados, já que dificultam a visualização endoscópica e a angiografia.

Estratificação de risco

Deve ser feita em todos os pacientes com HDA, já que auxilia na indicação de cuidados intensivos e na decisão do momento de alta hospitalar. O escore de Rockall (**Tabela 49.2**) é bastante utilizado na prática clínica, agregando variáveis como idade, sinais vitais, comorbidades e achados endoscópicos, de forma a determinar pacientes com maior risco de ressangramento e de mortalidade. Escores ≤ 2 classificam o paciente como de baixo risco, sendo possível candidato para alta hospitalar precoce.

Conduta terapêutica

- **Estabilização clínica**
  - Monitorizar: oximetria de pulso, oxigenoterapia suplementar, monitorização cardíaca e de pressão arterial, sonda vesical de demora para medir débito urinário.
  - Obter dois acessos venosos periféricos calibrosos (14 ou 16-gauge). Coletar exames.
  - Reposição volêmica com soro fisiológico a 0,9% (meta de PAS > 100 mmHg e FC < 100 bpm).
  - Corrigir eventuais distúrbios hidroeletrolíticos e acidobásicos.
  - Considerar intubação orotraqueal se paciente com hematêmese ativa, instabilidade hemodinâmica grave, insuficiência respiratória ou alteração do estado mental (Glasgow ≤ 8).
  - Considerar vaga de UTI para pacientes com sangramento ativo, instabilidade hemodinâmica ou sinais de perda sanguínea grave;

Tabela 49.2. Escore de Rockall para estratificação de risco na hemorragia digestiva alta

Variavéis	0	1	2	3
Idade (anos)	< 60	60-79	≥ 80	-
FC (bpm)	< 100	≥ 100	-	-
PAS (mmHg)	≥ 100	≥ 100	< 100	-
Comorbidades	Nenhuma	-	Cardiopatia isquêmica, insuficiência cardíaca ou outra comorbidade grave	Insuficiência renal, hepática ou câncer metastático
Diagnóstico	Síndrome de Mallory-Weiss ou nenhum sinal de sangramento	Outros diagnósticos	Neoplasia digestiva alta	-
Estigmas de sangramento recente	Sem estigmas ou manchas escuras	-	Sangue do TGI superior, coágulo aderente ou vaso sangrante	-

Escore total	Taxa de ressangramento	Taxa de mortalidade
0	4,9%	0%
1	3,4%	0%
2	5,3%	0,2%
3	11,2%	2,9%
4	14,1%	5,3%
5	24,1%	10,8%
6	32,9%	17,3%
7	43,8%	27,0%
8	41,8%	41,1%

Adaptada de Rockall TA, Logan RF, Devlin HB, Northfield TC. Selection of patients for early discharge or outpatient care after acute upper gastrointestinal haemorrhage. National Audit of Acute Upper Gastrointestinal Haemorrhage. Lancet 1996; 347:1138-40.

- **Passagem de SNG:** não é obrigatória, mas pode ser útil para aspirar resíduos, coágulos e sangue vivo, melhorando a visualização endoscópica e diminuindo o risco de broncoaspiração. Sua utilização não altera desfechos (mortalidade e tempo de internação hospitalar), porém, tem relação com menor tempo de endoscopia. A presença de sangue vivo ou em borra de café no aspirado, além de confirmar a HDA, prediz maior risco de ressangramento. Não há contraindicação ao seu uso quando há suspeita de sangramento varicoso.

- **Supressão ácida (inibidor de bomba de prótons):** deve ser iniciada de forma empírica em todos os casos de HDA (diminui taxa de ressangramento e necessidade transfusional, estabilizando o coágulo por meio da neutralização ácida). Recomenda-se o uso de dose inicial de omeprazol 80 mg, IV, em *bolus*, seguida de 40 mg IV 12/12 horas (infusão contínua de 8 mg/hora é alternativa), por 72 horas. Após tratamento endoscópico realizado e sem novos sangramentos dentro de 24 horas, iniciar terapia VO, em tomada única diária, por pelo menos 8 semanas.

- **Eritromicina:** utilizada com o intuito de acelerar o trânsito gástrico, melhorando a visualização durante a EDA. Dose de 3 mg/kg, durante 20 a 30 minutos, 30 a 90 minutos antes da endoscopia.

- **Hemotransfusão:** deve ser sempre individualizada. Estratégias mais restritivas são as preferidas, devendo-se manter Hb entre 7 e 8 mg/dL, exceto em pacientes com doença cardiovascular, nos quais o alvo deve ser Hb > 9 mg/dL. Níveis de Hb > 10 mg/dL são desnecessários, tendo associação aos piores desfechos e à maior mortalidade.

- **Vasoconstritores esplâncnicos (somatostatina, octreotide e terlipressina):** causam vasoconstrição esplâncnica e redução do gradiente de pressão venosa portal. Tem seu uso consagrado na HDA varicosa, devendo ser mantidos por 3 a 5 dias a fim de evitar ressangramento precoce, sendo a terlipressina a droga de primeira escolha neste contexto. Na HDA não varicosa, somatostatina e octreotide podem ser considerados em pacientes com hemorragia ativa não responsiva à terapia endoscópica, uso de IBP intravenoso e sem indicação cirúrgica.

- **Terlipressina**: único vasoconstritor com benefício comprovado de aumento da sobrevida. A administração é feita por via IV, em *bolus*, da seguinte forma:
  - Dose de ataque: 2 mg.
  - D1 a D2: dose por peso seco estimado, da seguinte forma:
    - \> 70 kg: 2 mg 4/4 horas.
    - 50 a 70 kg: 1,5 mg 4/4 horas.
    - \< 50 kg: 1 mg 4/4 horas.
  - D3 a D5: 1 mg 4/4 horas.

- **Octreotide:** dose inicial de 50 a 100 mcg, em *bolus* IV, seguida de infusão contínua de 25 a 50 mcg/hora.

- **Somatostatina:** dose inicial de 250 mcg, em *bolus* IV, seguida por infusão contínua de 250 mcg/hora.

- **Suspender uso de anti-inflamatórios não hormonais (AINH), antiagregantes (aspirina, ticlopidina e clopidogrel) e anticoagulantes:** nos pacientes com doença aterosclerótica grave (infarto agudo do miocárdio recente, acidente vascular encefálico isquêmico ou ataque isquêmico transitório prévio, dentre outros), portadores de valvas protéticas ou trombofilias, considerar parecer do especialista antes da suspensão das medicações e/ou transfusão de plaquetas/plasma fresco.

- **Profilaxia de peritonite bacteriana espontânea:** profilaxia primária temporária é indicada para cirróticos com sangramento gastrointestinal (seja varicoso ou não varicoso), com duração de 7 dias. Dois esquemas podem ser usados: ceftriaxona 1 g/dia por via IV ou norfloxacina 400 mg 12/12 horas, VO. Ceftriaxona é a droga preferencial durante a fase de hemorragia ativa (em geral, nas primeiras 48 horas de admissão) e para os pacientes com hepatopatia mais grave, definida pela presença de dois ou mais dos seguintes fatores: ascite, encefalopatia hepática, bilirrubina total > 3 mg/dL ou desnutrição grave.

- **Betabloqueador não seletivo (propranolol ou nadolol):** somente para os casos de HDA varicosa. Iniciar após estabilização do quadro clínico, como profilaxia secundária, em geral, a partir do sexto dia de hospitalização.

- **Terapia endoscópica:** nos pacientes com HDA não varicosa e alto risco de ressangramento segundo a classificação de Forrest (Ia, Ib, IIa, sendo IIb controverso), deverá ser feito tratamento endoscópico hemostático (de preferência com duas modalidades diferentes, como clipe hemostático e adrenalina, por exemplo). Também deverá ser feita pesquisa de *Helicobacter pylori*. No caso de HDA varicosa, pode ser feita ligadura elástica ou escleroterapia, conforme disponibilidade do serviço, sendo a primeira modalidade preferida. Casos refratários podem ser abordados com balão de Sengstaken-Blakemore (terapia-ponte) e/ou TIPS. Revisão endoscópica não é recomendada como rotina para a maioria dos pacientes, exceto se a avaliação inicial for incompleta por sangramento excessivo ou problemas técnicos na hemostasia. A classificação de Forrest é mostrada na **Tabela 49.3**.

Tabela 49.3. Classificação de Forrest para estratificação de risco de ressangramento	
Estádio	Recidiva de sangramento
I – Hemorragia ativa IA - sangramento vivo em jato IB - sangramento lento	 90% 10-20%
II – Hemorragia recente IIA - vaso visível (vermelho) não sangrante IIB - coágulo aderido na base da lesão IIC - pontos pigmentados planos	 50% 25-30% 7-10%
III – sem evidência de sangramento (base clara)	3-5%

Adaptada de Katschinski B, Logan R, Davies J et al. Dig Dis Sci 1994; 39:706.

Modelo de prescrição inicial

1. Dieta oral zero.
2. SF 0,9% 1.000 mL, IV, ACM.
3. SG 5% 2.000 mL, IV em 24 horas.
4. Omeprazol 40 mg, 2 amp, IV, em *bolus*.
5. Omeprazol 40 mg, 1 amp, IV, 12/12 horas.
6. Terlipressina (1 mg/5 mL) 2 amp, IV, 4/4 horas OU octreotide (100 mcg/1 mL) 5 amp + 45 mL SF 0,9%; fazer 5 mL/hora por 24 horas (se HDA varicosa).
7. Glicemia capilar 4/4 horas.
8. Glicose 50% 3 amp, se dextro < 70 mg/dL.
9. Insulina regular conforme glicemia: aplicar 01 UI para cada 40 mg/dL acima de 180 md/dL.
10. Balanço hídrico.
11. Cabeceira elevada a 30°.
12. Sinais vitais 4/4 horas.

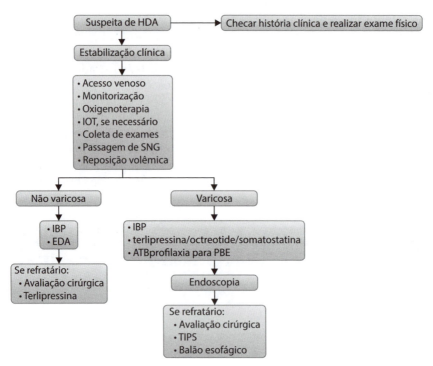

Figura 49.1 – Abordagem da hemorragia digestiva alta.

Hemorragia Digestiva Baixa (HDB)

Definição

Sangramento distal ao ângulo de Treitz, proveniente do intestino delgado, grosso ou região anorretal. A incidência anual está em torno de 20 casos por 100.000 indivíduos, sendo mais comum em idosos, principalmente acima dos 70 anos.

Quadro clínico

No geral, manifesta-se clinicamente com hematoquezia indolor e queda progressiva de Ht, podendo aparecer como melena (em sangramentos em intestino delgado ou em cólon direito, com trânsito lentificado). Na maioria dos casos, o sangramento cessa sem diagnóstico ou tratamento específico. Casos mais graves são definidos por sangramento contínuo nas primeiras 24 horas de evolução, com necessidade de transfusão de pelo menos dois concentrados de hemácias ou redução de Ht para níveis < 20%. As principais causas de HDB são mostradas na **Tabela 49.4**.

Exames complementares

À admissão, recomenda-se solicitar hemograma (com Hb/Ht seriados a cada 4-8 horas), eletrólitos, perfil hepático e renal, coagulograma e tipagem sanguínea. Exames adicionais como ECG e enzimas cardíacas devem ser considerados naqueles pacientes sob risco aumentado de isquemia miocárdica (idosos, coronariopatas ou com doença aterosclerótica conhecida em outros sítios). Além destes, também tem papel na investigação da HDB:

- **Anuscopia com toque retal:** sempre deve ser realizado exame minucioso como parte inicial da investigação diagnóstica. Importante para avaliar presença de doen-

Tabela 49.4. Etiologia da hemorragia digestiva baixa	
Principais causas	Incidência
Doença diverticular	5-42%
Colite isquêmica	6-18%
Doenças anorretais (hemorroidas, fissuras, úlceras)	6-16%
Neoplasia	3-11%
Angiodisplasia	0-3%
Pós-polipectomia	0-13%
Doença inflamatória intestinal	2-4%
Colite actínica	1-3%
Outras colites (infecciosa, associada a antibiótico, dentre outras)	3-29%
Hemorragia digestiva alta	3-13%
Outras causas	1-9%
Causa desconhecida	6-23%

Etiology of lower gastrointestinal bleeding in adults. Uptodate, 2016.

ça hemorroidária ou outras desordens anorretais (fissura anal, fístulas e neoplasias, dentre outras).

- **Sigmoidoscopia flexível:** capaz de identificar lesões do reto até cólon o esquerdo, sem a necessidade do preparo exigido pela colonoscopia. Consegue sucesso diagnóstico em até 9% dos casos. Exame preferido na suspeita de megacólon tóxico, em razão de menor risco de perfuração intestinal e translocação bacteriana.

- **Colonoscopia**: é o exame de escolha na HDB, pois além de localizar precisamente o local de sangramento na maioria dos casos (até 70% dos casos), permite a realização de biópsias e de intervenções terapêuticas. Apresenta como desvantagem a necessidade de preparo intestinal com laxativos para limpeza do cólon (a taxa de sucesso diagnóstico correlaciona-se ao adequado preparo) e o uso de sedação (no geral, mais prolongada e profunda que a da EDA).

    O exame deve ser realizado em caráter de urgência (24 horas da admissão), de preferência com paciente hemodinamicamente estável e com preparo adequado. A limpeza do cólon utiliza laxantes irritativos (p. ex., bisacodil) e soluções com laxativos osmóticos (como manitol, polietilenoglicol ou picossulfato de sódio).

    Complicações são descritas em 2% dos pacientes, estando relacionadas com o preparo (desidratação, distúrbios hidroeletrolíticos e lesão renal), a sedação e com o próprio procedimento (dor abdominal, distensão ou mesmo perfuração intestinal).

Outros exames, como estudos radiográficos (arteriografia e da angiotomografia de abdome), de medicina nuclear (cintilografia com hemácias marcadas com tecnécio-99) ou endoscópicos (enteroscopia e cápsula endoscópica), auxiliam no diagnóstico de sangramento em todo o TGI, inclusive no intestino delgado. Alguns exames, a exemplo da arteriografia e da cintilografia, necessitam de hemorragia ativa durante o procedimento para detectar o local de sangramento.

Estratificação de Risco

Alguns fatores de risco estão relacionados com gravidade na HDB e pior prognóstico. Podemos estratificar os pacientes em três grupos: baixo, moderado e alto risco (**Tabela 49.5**).

Tabela 49.5. Estratificação de risco na hemorragia digestiva baixa

Fatores de risco	Pontos
Uso de ácido acetilsalicílico	1
Presença de mais de duas comorbidades clínicas	1
Frequência cardíaca $\geq$ 100 bpm	1
Ausência de dor abdominal	1
Sangramento retal nas primeiras 4 horas de avaliação	1
Síncope	1
Pressão arterial sistólica $\leq$ 115 mmHg	1

Pontuação total	Frequência	Risco de sangramento grave	Necessidade de cirurgia	Taxa de mortalidade	Dias de hospitalização	Número de concentrados de hemácias
0	6%	6%	0	0	2,8	0
1-3	75%	43%	1,5%	2,9%	3,1	1
$\geq$ 4	19%	79%	7,7%	9,6%	4,6	3

Adaptada de Strate LL, Saltzman JR, Ookubo R et al. Validation of a clinical prediction rule for severe acute lower intestinal bleeding. Am J Gastroenterol 2005; 100:1821-7.

Conduta terapêutica

De modo semelhante à HDA, inicia-se com a estabilização clínica do paciente, com monitorização cardíaca e de sinais vitais, oxigenoterapia, reposição volêmica, correção de distúrbios hidroeletrolíticos e hemoterapia, quando necessários.

Nos casos em que há suspeita de HDA como causa do sangramento baixo, pode ser feita passagem de SNG, lavagem com solução salina e posterior aspiração. Se houver saída de conteúdo gástrico com sangue em borra de café ou vermelho vivo, a provável fonte de sangramento fica em TGI alto. Em até 10% dos casos, a lavagem pode ser negativa, pois a hemorragia cessou e isso não exclui HDA. Se houver saída de líquido bilioso, é provável que o piloro esteja aberto (sem sangramento no estômago ou duodeno) e que não haja sangramento de TGI alto. Na suspeita de HDA como causa de hematoquezia, EDA deve ser realizada.

Depois de realizado o diagnóstico etiológico da HDB, a modalidade de tratamento deve ser guiada de acordo com a causa específica. Métodos mecânicos (hemoclipes e ligadura), métodos químicos (p. ex., etanolamina), eletrocoagulação, plasma de argônio, terapia angiográfica, hormonoterapia, octreotide e cirurgia podem ser usados.

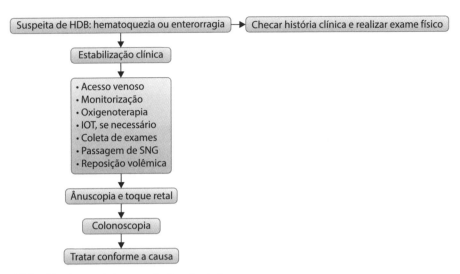

Figura 49.2 – Abordagem da hemorragia digestiva baixa.

Sugestão de Leitura

1. Essentials of gastroenterology, 2012.
2. Feldman M. Sleisenger and Fordtran's. Gastrointestinal and liver disease. 9th ed. Saunders, 2010.
3. Goldberg E, Chopra S. Cirrhosis in adults: Overview of complications, general management, and prognosis. Uptodate, 2016.
4. Rockey DC. Causes of upper gastrointestinal bleeding in adults. Uptodate, 2016.
5. Saltzman JR. Approach to acute upper gastrointestinal bleeding in adults. Uptodate, 2016.
6. Strate L. Approach to acute lower gastrointestinal bleeding in adults. Uptodate, 2016.
7. Strate L. Etiology of lower gastrointestinal bleeding in adults. Uptodate, 2016.
8. Strate LL, Gralnek IM. ACG Clinical Guideline: management of patients with acute lower gastrointestinal bleeding. Am J Gastroenterol. 2016 Apr;111(4):459-74. doi:10.1038/ajg.2016.41. Epub 2016 Mar 1.

Capítulo 50

Hipotensão e Choque

Alexandre Eiji Kayano
Paulo Ricardo Gessolo Lins

Introdução

É evidente que a condição clínica em estudo neste capítulo não deve ser manejada em ambiente de enfermaria hospitalar; deve-se buscar auxílio em unidades de terapia intensiva (UTI) ou sala de emergência. No entanto, deve-se ter em mente a abordagem inicial para a estabilização hemodinâmica até a transferência do paciente, caso tal evento se inicie em ambiente de enfermaria.

Além disso, a literatura aborda este tema dentro de um contexto de departamento de emergência e de UTI. Sendo assim, é importante deixar claro que a abordagem em enfermaria é similar à abordagem inicial em departamento de emergência, quando possível e, muito do exposto neste capítulo, somente poderá ser realizado de maneira adequada no contexto de terapia intensiva.

Destaca-se a importância do tema, visto que, segundo a *Task force of the European Society of Intensive Care Medicine*, cerca de um terço dos pacientes admitidos em unidades de terapia intensiva possui o diagnóstico de choque. A etiologia mais frequente é choque séptico em 62% dos casos, seguido de choque cardiogênico (17%) e choque hipovolêmico (16%). Vale a pena lembrar que o contexto e o perfil de pacientes da própria unidade de internação exercem grande influência na abordagem diagnóstica e terapêutica da hipotensão e do choque.

Definição

Define-se choque como condição ameaçadora à vida em decorrência de falência circulatória aguda e que leva a um estado de perfusão tecidual inadequado com consequente desbalanço da utilização celular de oxigênio; ocasionando disfunção orgânica multissistêmica.

Classificação

Divide-se em dois grandes grupos:

1. Estado hipodinâmico/hipocinético, que pode ser ocasionado por três mecanismos fisiopatológicos a saber: hipovolemia, falência cardíaca e obstrução.
2. Estado hiperdinâmico/hipercinético, que ocorre pela má distribuição do fluxo sanguíneo, secundariamente à sepse, anafilaxia ou choque neurogênico.

É importante lembrar que, na maioria dos casos, mais de uma condição pode estar presente, tornando-os complexos em relação ao manejo. Além disso, vale lembrar que os estados de choque associado à sepse podem evoluir para estados hipodinâmicos com o passar do tempo.

Diagnóstico

O diagnóstico de choque se dá pela combinação de sinais clínicos, hemodinâmicos e bioquímicos.

Em relação aos aspectos clínicos do choque, identificam-se sinais de alteração da perfusão tecidual por meio de "três janelas", a saber:

1. Janela periférica, em que se vê a superfície cutânea gelada, pegajosa, cianótica, pálida e/ou descorada;
2. Janela renal, onde há diminuição do débito urinário para < 0,5 mL/kg/hora;
3. Janela neurológica, marcada pela alteração do estado mental com obnubilação, desorientação e confusão mental.

Quanto aos aspectos hemodinâmicos, pode-se visualizar hipotensão arterial definida como pressão arterial sistólica < 90 mmHg e/ou pressão arterial média (PAM) < 65 mmHg e/ou diminuição ≥ 40 mmHg da PAM basal, nem sempre presente e não necessária ao diagnóstico, haja vista a presença de mecanismos compensatórios capazes de preservar a pressão arterial por meio de vasoconstrição, enquanto a perfusão tecidual e oxigenação estão significativamente diminuídos. Para maiores detalhes em relação aos outros marcadores utilizados para avaliação hemodinâmica, realizar a leitura do item "Monitoramento Hemodinâmico" no tópico de tratamento, a seguir.

Hiperlactatemia é o marcador bioquímico mais utilizado para evidenciar a presença de metabolismo celular anaeróbio em razão do estado de falência aguda da circulação. Em geral, o limite superior utilizado é de 2 mEq/L (equivalente a 18 mg/dL). Além disso, dentro do contexto do choque, a presença de hiperlactatemia está associada a pior desfecho independentemente de sua etiologia, assim como o clareamento precoce (10-20%) de seus níveis séricos se associam a menores taxas de mortalidade.

Desse modo, recomenda-se avaliação de modo seriado de lactato sérico para definir prognóstico e guiar terapia, que deve ser realizada a cada 2 horas nas primeiras 8 horas do diagnóstico do choque e, posteriormente, a cada 8 a 12 horas até seu encerramento.

Ressalta-se, também, que a acidose metabólica por hiperlactatemia consome as bases séricas diminuindo os níveis de excesso de bases (BE). Neste aspecto, o valor de BE, tal qual como o lactato, também pode ser utilizado como marcador para gravidade e monitorização dentro do contexto de choque.

Tratamento
Manejo geral

O manejo do choque envolve dois objetivos maiores:

1. Identificação e tratamento da causa etiológica do choque.
2. Melhora e manutenção da perfusão e oxigenação tecidual, alcançada por meio da reanimação volêmica e, caso necessário, uso de agentes vasoativos.

Ademais, pode-se dividir o tratamento do choque didaticamente em quatro fases primordiais, a saber:

- **Fase de salvamento:** tem por objetivo o estabelecimento de pressão arterial mínima e débito cardíaco compatíveis com a sobrevivência imediata. Sendo necessários, neste momento, balanço hídrico positivo, monitorização hemodinâmica mínima (a maioria dos casos se limita a pressão arterial invasiva, colocação de cateter venoso central e sondagem vesical de demora) e a realização de procedimentos de necessidade imediata (p. ex., drenagem pericárdica, revascularização cardíaca, prescrição de antibioticoterapia e suporte ventilatório). Muitas vezes esta etapa inicial é a única a ser realizada dentro do contexto de enfermaria.

- **Fase de otimização:** objetiva-se o aumento da disponibilidade de oxigênio celular e balanço hídrico neutro.

- **Fase de estabilização:** procura-se a prevenção de disfunção orgânica, sendo que a suplementação de oxigênio para os tecidos não é mais o problema-chave e o suporte orgânico se torna mais relevante. Também tem como alvo um balanço hídrico neutro.

- **Fase de descalonamento:** tem-se como meta a retirada progressiva das drogas vasoativas e a retirada dos dispositivos invasivos. Além disso, o alvo para balanço hídrico nesta fase é negativo. Sendo que balanços hídricos positivos foram correlacionados com aumento da taxa de mortalidade.

Reanimação volêmica

Visando à otimização do perfil hemodinâmico no choque, faz-se necessária a melhora do débito cardíaco, que depende de variáveis como frequência cardíaca e volume de ejeção, sendo este último influenciado pela pré e pós cargas cardíacas. Nesse sentido, deve-se compreender que a reanimação volêmica influencia a pré-carga e, portanto, o débito cardíaco. Por outro lado, o uso de agentes vasoativos influencia a pós-carga, a contratilidade e a frequência cardíacas.

Ainda é incerto, na literatura mundial, a dose e o tipo de líquidos endovenosos que devem ser utilizados para reanimação volêmica. O *Surviving Sepsis Campaing* preconiza que a reanimação volêmica inicial seja feita com cristaloides em um volume de 30 mL/kg para pacientes em choque séptico. Ademais, o *Task Force of European Society of Intensive Care Medicine* preconiza que se deva evitar reanimação volêmica agressiva e que se tolere hipotensão em pacientes com trauma penetrante, até que o sangramento seja cirurgicamente contido. Destaca também que não existem diretrizes disponíveis para pacientes com trauma contuso.

Existem dois tipos de fluidos: os coloides e os cristaloides. Os coloides consistem em uma classe com compostos de alto peso molecular diluídos em solvente e que, em condições fisiológicas, permanecem dentro do espaço intravascular, conferindo, deste modo, maior pressão oncótica de maneira a gerar expansão volêmica. Sob esta ótica, o aumento do gradiente oncótico deveria gerar maior eficiência para expansão volêmica quando comparado a cristaloides. Diversos ensaios clínicos randomizados e controlados, no entanto, falharam em demonstrar superioridade de seu uso em pacientes críticos. Além disso, segundo artigo de revisão publicado na revista *Kidney Diseases,* em 2016, a magnitude em se poupar volume com o uso de coloide é mais limitada do que se imaginava, apresentando a razão de aproximadamente 1 litro de coloide para cada 1,5 litro de cristaloide.

Albumina e amido são os coloides mais comumente utilizados na prática clínica em decorrência de sua duração de ação e tolerabilidade, mas gelatinas e dextrano também estão disponíveis. Quanto à albumina, um grande estudo SAFE (*Saline versus Albumin Fluid Evaluation* – 2004) comparou seu uso em relação ao soro fisiológico 0,9% e não demonstrou diferença de mortalidade entre os grupos; exceto no subgrupo de trauma cranioencefálico, em que o uso de albumina aumentou a taxa de mortalidade. Ademais, o ensaio clínico CHEST (*Crystalloid versus Hydroxyethyl Starch Trial* – 2012) e 6S (mesma edição do NEJM) comparou o uso de amidos de terceira geração (tetra-amidos, HES) com Soro Fisiológico 0,9% e também não evidenciou diferença quanto ao desfecho primário (mortalidade em 90 dias) entre os dois grupos, porém, com maiores incidências de necessidade de terapia de substituição renal no grupo do HES. Este achado levou agências regulatórias internais a orientarem o não uso de tais coloides na reanimação hemodinâmica de pacientes com sepse em UTI, sendo corroborado com o atual *Surviving Sepsis Campaing*.

Quanto aos cristaloides, existem grandes discussões na literatura quanto ao uso de soluções com baixo teor de cloro ou balanceadas (Ringer lactato, Plasma Lyte) e suas menores taxas de lesão renal aguda, necessidade de terapia renal substitutiva e controle de acidose. Entretanto, o recente ensaio clínico randomizado SPLIT (0,9% Saline *versus* Plasma-lyte 148 for ICU Fluid Therapy – 2015) não apresentou poder estatístico para demonstrar diferenças na incidência de lesão renal aguda, necessidade de terapia de substituição renal e mortalidade entre o uso de Solução Fisiológica 0,9% e de soluções balanceadas (**Tabela 50.1**).

Tabela 50.1. Composição dos diferentes líquidos em comparação com o plasma

Eletrólito (mmol/L)	Plasma	Soro Fisiológico 0,9%	Ringer Lactato	Plasma-Lyte 148	Albumina 5%
Sódio	140	154	131	140	130-160
Potássio	5	–	5,4	5	≤ 2
Cloreto	100	154	111	98	–
Cálcio	2,2	–	2	–	–
Magnésio	1	–	1	1,5	–
Bicarbonato	24	–	-	–	–
Lactato	1	–	29	–	–
Acetato	–	–	–	27	–
Gluconato	–	–	–	23	–
pH	7,4	5,4	6,5	5,5	7,4

Para finalizar, também é tema de controvérsia a avaliação da terapia volêmica. À frente discutiremos as ferramentas possíveis para avaliar fluidorresponsividade.

Uso de drogas vasoativas (DVA)

Seus efeitos são mediados por receptores adrenérgicos (alfa e beta) e não adrenérgicos (dopaminérgicos e receptores de vasopressina V1), sendo que sua localização e densidade, assim como a dose da droga são seus determinantes.

Segue a seguir, de maneira esquemática, a localização dos principais receptores envolvidos na farmacodinâmica de tais agentes (**Tabela 50.2**); as informações mais relevantes quanto a seus aspectos farmacológicos (**Tabela 50.3**); sua posologia (**Tabela 50.4**) e suas principais indicações (**Tabela 50.5**).

Deve-se lembrar que o uso de DVA deve ser realizado via acesso venoso central, sendo ainda conveniente a monitorização da pressão arterial de modo invasivo. No entanto, vale destacar que não se deve postergar a administração de tal agente pela indisponibilidade de acesso central e, nestes casos, é possível iniciar administração por via periférica até que haja disponibilização da via central.

Tabela 50.2. Informações dos receptores

Receptor	Localização	Principal ação
Adrenérgico alfa-1	Músculo liso vascular	Vasoconstrição venoarterial
Adrenérgico beta-1	Miócito cardíaco	Aumento do cronotropismo, inotropismo e condução miocárdica
Adrenérgico beta-2	Músculo liso vascular e bronquíolos	Vasodilatação e broncodilatação
Dopaminérgicos D1 e D2	Renal	Aumento da natriurese
Dopaminérgicos D4	Miócito cardíaco	Aumento do cronotropismo e inotropismo
Vasopressina V1	Musculatura lisa vascular e cardíaca (em menor proporção)	Vasoconstrição. Em altas doses, diminui o débito cardíaco pela alteração do efeito vagal e tônus simpático

Tabela 50.3. Informações farmacocinéticas/farmacodinâmicas das DVA

Agente vasoativo	Mecanismo de ação	Efeito esperado	Evento adverso
Noradrenalina	Agonismo adrenérgico (alfa > beta)	Vasoconstrição > Inotropismo/Cronotropismo Positivos	Taquiarritmias (menos comum do que outros beta-agonistas mais potentes como a dopamina)
Dopamina[2]	< 5 mcg/kg/minuto predomínio do agonismo dopaminérgico D1; entre 5-10 mcg/kg/minuto predomínio do agonismo adrenérgico beta 1; doses > 10 mcg/kg/minuto predomínio do agonismo adrenérgico alfa 1.[1]	Doses < 5 mcg/kg/minuto geram vasodilatação renal, mesentérica, cerebral e coronariana. Doses entre 5-10 mcg/kg/minuto geram inotropismo e cronotropismo positivos. Doses > 10 mcg/kg/minuto geram vasoconstrição[1]	Taquiarritmias
Adrenalina	Agonismo adrenérgico alfa e beta, sendo este o vasopressor mais potente usado na prática clínica	Vasoconstrição	Taquiarritmias, isquemia miocárdica e vasoconstrição esplâncnica. Hiperlactatemia, causada por aumento da glicólise/glicogenólise em músculo estriado esquelético
Vasopressina	Agonismo V1	Vasoconstrição e aumento da sensibilidade a catecolaminas	Como induz importante aumento da pós-carga, seu uso tem sido questionado em casos de choque cardiogênico e para função ventricular esquerda prejudicada
Dobutamina[3]	Agonismo adrenérgico beta-1 e beta-2	Inotropismo e cronotropismo positivo e vasodilatação em doses altas	Pode causar hipotensão, especialmente em pacientes com hipovolemia. Taquiarritmias
Milrinona[4]	Inibidor da fosfodiesterase 3	Aumento da adenosina cíclica monofosfato leva a inotropismo e cronotropismo positivo e vasodilatação	Taquiarritmias (menor quando comparado à dobutamina)

[1]Estas doses não são precisas e apresentam relativa variação entre os pacientes, especialmente aqueles em estado crítico. [2]Diversos estudos evidenciam que a Dopamina gerou aumento do risco de morte e maiores incidências de taquiarritmias quando comparada com Noradrenalina e, portanto, seu uso na prática clínica é cada vez menor. [3]Dobutamina é o agente inotrópico de escolha para aumento do débito cardíaco, podendo ser utilizado como primeira droga. [4]Importante citar que o milrinona possui meia-vida estimada de 2 horas e tem seu clareamento por via renal; dificultando-se, pois, sua titulação e podendo causar hipotensão em pacientes com falência renal.

Tabela 50.4. Informações sobre a posologia dos agentes vasoativos

Agente vasoativo	Conteúdo de 1 ampola	Diluição	Concentração final	Dose inicial
Noradrenalina	4 mL (1 mg/mL)	SG5% 234 mL + 4 ampolas	64 mcg/mL	0,1 mcg/kg/minuto
Dopamina	10 mL (5 mg/mL)	SG5% 200 mL + 5 ampolas	1 mg/mL	Depende da ação desejada
Adrenalina	1 mL (1 mg/mL)	SG5% 250 mL + 2 ampolas	8 mcg/mL	0,005 mcg/kg/minuto
Vasopressina	1 mL (20 U/mL)	SG5% 200 mL + 1 ampola	0,1 U/mL	0,01 U/minuto
Dobutamina	20 mL (1,25 mg/mL)	SG5% 230 mL + 1 ampola	1 mg/mL	2,5 mcg/kg/minuto
Milrinona	20 mL (1 mg/mL)	SG 80 mL + 1 ampola	200 mcg/mL	0,25 mcg/kg/minuto

Tabela 50.5. Indicações dos agentes vasoativos

Etiologia	Quando indicar	Primeira escolha	Posologia
Choque anafilático[1]	Após exposição a alérgeno, há envolvimento cutâneo e/ou de mucosas associado a acometimento do aparelho respiratório e/ou choque	Adrenalina, visto que a mesma gera vasoconstrição, diminuição do edema de mucosa, broncodilatação e supressão da liberação de histamina e leucotrienos	0,3 a 0,5 mg (de uma solução de 1 mg/mL), via intramuscular (IM), no músculo vastolateral. Pode ser repetida 1 a 2 vezes a cada 5 minutos, se necessário. Em casos de refratariedade ao uso IM, ou se colapso circulatório iminente, pode-se utilizar solução de 0,1 mg/mL, por via endovenosa, a uma taxa de 1 a 20 mcg/minuto e titular de acordo com a PAM. Azul de metileno também é opção terapêutica
Choque neurogênico	Contexto de trauma medular com choque, extremidades distais quentes e ausência de taquicardia compensatória	Não especificado qual a droga de primeira linha	Não especificada a dose inicial. Tem por objetivo primário a reversão da hipotensão sistêmica e profilaxia de lesão isquêmica medular
Choque séptico	Sepse associada à necessidade de uso de DVA para manutenção da PAM > 65 mmHg e lactato > 18 mg/dL após reanimação volêmica adequada	Noradrenalina	Dose usual de 0,1 a 2 mcg/kg/minuto
Choque cardiogênico	Contexto clínico adequado (lembrando, que o infarto agudo do miocárdio, levando à disfunção ventricular esquerda, fora a causa mais comumente vista, representando cerca de 80% dos casos) associado a choque	Não especificado, mas o uso de Dobutamina associado ou não à Noradrenalina parece conveniente	Não especificados
Choque obstrutivo	Contexto clínico adequado associado a choque	Não especificado	Não especificado
Choque hipovolêmico	História de trauma, sangramento recente, coagulopatia e diarreia com sinais clínicos de choque	Não especificado	Não especificado

[1]Com base, unicamente, em opinião de especialista, isto é, não há ensaios clínicos randomizados quanto ao seu uso no choque anafilático.

Recomenda-se que, para pacientes que necessitem de moderadas doses de noradrenalina (5-15 mcg/min), seja adicionada segunda DVA, sendo a adrenalina/vasopressina candidatas em potencial. Isto porque o uso combinado de duas drogas vasopressoras diminui a dose necessária para manutenção adequada da perfusão tecidual; reduzindo-se, pois, os eventos adversos a elas associadas. Em relação ao tema, o *Surviving Sepsis Campaing* sugere adição da adrenalina como segundo agente.

Ainda, visto que a dobutamina causa vasodilatação que pode levar à hipotensão, em pacientes com hipovolemia e falência renal é comum seu uso em conjunto com um vasoconstritor (isto é, a noradrenalina).

Em pacientes com choque séptico refratário à reanimação volêmica e ao uso de vasopressores combinados, a administração de corticosteroides pode ser considerada. Prescreve-se, pois, hidrocortisona por via endovenosa, na dose de 200 a 300 mg por dia (50 mg a cada 6 horas, ou 100 mg a cada 8 horas).

É interessante destacar, por fim, que se evidenciou disfunção ventricular esquerda associada ao contexto de sepse, sendo que esta depressão miocárdica induzida pela sepse é comum e tende a aparecer de maneira tardia no curso da doença. Após 72 horas do início da sepse, cerca de 40-50% dos pacientes apresentaram depressão miocárdica. Cabe ressaltar que tal condição é reversível e geralmente se resolve após 7 a 10 dias. Ainda, sugere-se que tal fenômeno seja uma resposta compensatória à sepse e que objetiva menor lesão cardíaca, haja vista que há redução do gasto e demanda energética pelos miócitos cardíacos. Por fim, talvez o melhor manejo nessa situação seja o de se evitar maiores estresses cardíacos até que haja a resolução do mesmo.

Monitorização hemodinâmica

A instituição de adequada monitorização hemodinâmica é fundamental para que sejam definidas as intervenções terapêuticas mais apropriadas no contexto do choque, especialmente quando este é refratário. Afinal, além de possibilitar a identificação do tipo de choque, também tem papel importante na análise da resposta do paciente à terapia proposta.

A avaliação da função cardíaca é primordial para guiar o tratamento. Pode-se utilizar a estimativa da pré-carga cardíaca para predizer fluidorresponsividade. Ainda, o uso de agentes inotrópicos somente deve ser realizado quando há inadequação do débito cardíaco em conjunto com sinais de hipoperfusão tecidual após a otimização da pré-carga (isto é, reanimação volêmica adequada).

Propõe-se que a melhora de pelo menos 10-15% do débito cardíaco possa ser utilizada para definir uma resposta positiva ao uso de volemia. Quando não se pode mensurar o débito cardíaco, substitutos podem ser usados, que podem ser classificados em dois grupos de medidas: estáticas e dinâmicas. De maneira simplificada, ambas as medidas têm por objetivo estimar a pré-carga. Em outras palavras, mensurar pré-carga fora a forma de estimar em qual ponto da curva de Frank-Starling o paciente se encontra, beneficiando-se ou não, portanto, da administração de volume.

Tem-se por medidas estáticas mais utilizadas a pressão venosa central (PVC) e a pressão de oclusão da artéria pulmonar, que estimam o volume diastólico final de átrio direito e esquerdo, respectivamente. Ambas possuem limitações quanto à sensibilidade e à acurácia para determinar fluidorresponsividade, visto que não há correlação linear entre os valores pressóricos e o volume intraventricular, assim como diversas condições que levam à complacência ventricular prejudicada e a valvopatias podem alterar esta relação. Ademais, ambas necessitam de dispositivo invasivo para mensuração (cateter venoso central e cateter de artéria pulmonar).

Dentre as medidas dinâmicas, citam-se: a variação da pressão de pulso e a variação do volume de ejeção (mensurados via linha arterial ou pletismografia), além da distensibilidade da veia cava inferior ou superior (avaliada por ecocardiografia). Também por via ecocardiográfica, é possível o cálculo do volume de ejeção, por meio da integral da velocidade pelo tempo (VTI) do fluxo sanguíneo subaórtico ou carotídeo em conjunto com um desafio volêmico. Atualmente, são reconhecidos dois tipos de desafios de volume: os convencionais, que utilizam 500 mL de fluidos, e os mini fluid chalenges, com administração de 50-100 mL em menos de 30 minutos e/ou realização do passive leg-raising test, caracterizado pela elevação em 45 graus dos membros inferiores por 4 minutos com o tronco supinado. Vale ressaltar que todos estes métodos têm limitações próprias para estimativa da fluidorresponsividade isoladamente (**Tabela 50.6**).

No entanto, demonstrou-se que medidas dinâmicas (principalmente PLR) são melhores preditores quando comparadas a parâmetros estáticos, especialmente em pacientes sob ventilação mecânica. Ainda com pouco uso clínico, mas já descritos como validados, existem os testes de oclusão de válvula de circuito de ventilação mecânica e avaliação de débito cardíaco imediatamente depois. Estes apresentam o benefício de serem extremamente simples de serem executados, porém, ainda aguardamos maiores evidências para realizar recomendação para prática clínica diária.

De modo alternativo, a ecocardiografia também é importante pela determinação da fração de ejeção de ventrículo esquerdo (FEVE), que depende, principalmente, de sua contratilidade e de sua pós-carga. Ademais., a razão entre a área ao fim da diástole do ventrículo direito pela área ao fim da diástole do ventrículo esquerdo (RVEDA/LVEDA) é capaz de estimar a função ventricular direita, sendo que valores entre 0,6 e 1 sugerem a presença de dilatação moderada de ventrículo direito, e > 1 de dilatação grave. Ainda, para alguns autores, define-se *cor pulmonale* agudo pela combinação da razão RVEDA/LVEDA > 0,6 com contratilidade septal paradoxal. A **Figura 50.1** sugere a abordagem terapêutica do choque guiada por parâmetros ultrassonográficos.

Em relação ao uso de dispositivos invasivos, como cateter de artéria pulmonar (Swan-Ganz) e de dispositivos de termo diluição transpulmonar, destaca-se sua importância para

Tabela 50.6. Métodos utilizados para estimar fluidorresponsividade com respectivos limites diagnósticos	
Método	Principais limitações
Variação de pressão de pulso e de volume de ejeção	Não pode ser usado em pacientes em ventilação espontânea, arritmias cardíacas, baixa complacência pulmonar e/ou baixo volume corrente (como SDRA)
Variação do diâmetro de VCI	Não pode ser usado em pacientes em ventilação espontânea, baixa complacência pulmonar e/ou baixo volume corrente (como SDRA)
Variação de diâmetro de VCS	Requer Doppler transesofágico
Passive Leg Raising	Não pode ser usado em pacientes em ventilação espontânea, baixa complacência pulmonar e/ou baixo volume corrente (como SDRA)
End-expiratory occlusion test	Não pode ser usado em pacientes não intubados Deve-se realizar pausa de pelo menos 15 segundos
Mini-fluid challenge (100 mL)	Requer técnica muito precisa para medir débito cardíaco
Desafio volêmico convencional (500 mL)	Requer medida direta do débito cardíaco. Se usado de maneira repetida, pode induzir a sobrecarga volêmica

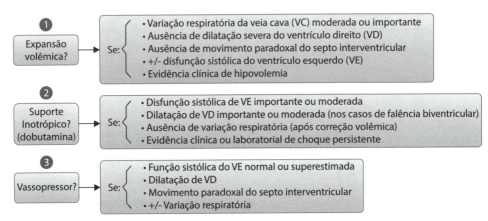

Figura 50.1 – Abordagem do choque guiada por parâmetros ultrassonográficos.

determinar diversos parâmetros pressóricos e de fluxo adicionais que são importantes quando se quer estudar qual o tipo e choque está presente em situações de dificuldade diagnóstica e/ou se há associação de choques (isto é, qual tipo de choque tem maior influência). Ambos não devem ser usados rotineiramente, sendo restritos a pacientes com choque refratário, especialmente quando associados à disfunção ventricular direita e síndrome do desconforto respiratório agudo.

Por fim, o uso de dispositivos não invasivos como monitores de análise da curva de pulso arterial não calibrada, biorreatância via eletrodos transcutâneos e a monitorização da microcirculação sublingual via microvideoscopia ainda são temas em estudo e seu uso não é recomendado como rotina.

Metas terapêuticas

A pressão arterial média (PAM) geralmente é utilizada como guia para a titulação de agentes vasoativos em pacientes com choque. No entanto, apesar de o *Surviving Sepsis Campaing* ressaltar como alvo uma PAM mínima de 65 mmHg, é cada vez mais evidente que os níveis ideais de PAM para adequada perfusão tecidual permanece incerto, variando entre os indivíduos (principalmente em indivíduos hipertensos crônicos não controlados) e de acordo com cada leito vascular orgânico (**Tabela 50.7**). Portanto, preconiza-se a meta de uma PAM inicial de pelo menos 65-70 mmHg, devendo-se ter cautela especial para casos de hipertensão arterial crônica não controlada e naqueles com aumento da pressão intracraniana e/ou pressão intra-abdominal.

Dentro do contexto de hiperlactatemia e da saturação venosa central de oxigênio ($SvcO_2$), segundo Rivers *et al.*, no Early Goal Directed Therapy, ambos geram informações importantes sobre o balanço do oxigênio tecidual. Desse modo, viu-se que medidas de $SvcO_2$ < 70% indicavam, no choque séptico, persistência do desbalanço de oxigênio a despeito de PAM adequada, propondo-se introdução de Dobutamina em associação à noradrenalina. No entanto, valores > 70% não necessariamente indicam balanço de oxigênio adequado, tendo em vista que este parâmetro leva em consideração o balanço de oxigênio global, desconsiderando-se, pois, as trocas regionais. Propõe-se, neste contexto, o uso da diferença venoarterial da pressão parcial de dióxido de carbono (GAP de pCO_2) como segundo parâmetro em análise, sendo que valores > 6 mmHg do GAP de pCO_2 sugerem um fluxo sanguíneo tecidual ainda insuficiente.

Tabela 50.7. Metas terapêuticas baseadas no leito vascular orgânico

Leito vascular	Racional	Meta
Encefálico	A sepse pode induzir edema cerebral, aumentando a pressão intracraniana em até 15 mmHg, resultando, pois, na diminuição da pressão de perfusão cerebral (PPC)	Com base em estudos com lesão traumática cerebral, a *Brain Trauma Foundation* recomenda PPC entre 50-70 mmHg
Cardíaco	Depressão miocárdica induzida por sepse	Não utilizar como meta a PAM. Objetivar a redução do estresse miocárdico (isto é, evitar o aumento e a persistência prolongada do uso de vasopressores)
Renal	A pressão de perfusão renal é resultado da diferença entre a PAM e a pressão venosa central, ou da pressão intra-abdominal quando esta for maior. Sendo que o limite da autorregulação renal parece estar mais próximo de uma PAM de 65 mmHg	Para pacientes com choque séptico sem suscetibilidade aumentada para lesão renal, como nos casos de hipertensão arterial crônica não controlada, aterosclerose, doença renal crônica ou idade avançada, a PAM alvo de 65 mmHg parece razoável. Se tais fatores de risco estiverem presentes, objetiva-se PAM maior (cerca de 80 mmHg)
Hepático	A sepse afeta o leito vascular hepático quando a hipoperfusão supera os mecanismos de autorregularão vascular intrínseca. Além disso, há disfunção celular tardia, caracterizada pela lesão funcional e estrutural ocasionada pela alta quantidade de antígenos citotóxicos presentes nesta circulação (*Pathogen associated molecular pattern* – PAMPs e *Damage associated molecular pattern* – DAMPs)	Estudos que visam, especificamente, a PAM ideal no leito hepatoesplâncnico no choque séptico são limitados, mas sugere-se PAM alvo de pelo menos 70 mmHg

Além disso, níveis persistentemente elevados de lactato sérico têm sido associados a maiores taxas de incidência de falência orgânica e mortalidade em pacientes

apesar de o clareamento do lactato demorar mais a ocorrer em relação à melhora dos níveis pressóricos e do débito cardíaco, seus níveis séricos devem diminuir em um período de horas, indicando intervenção terapêutica efetiva.

Por fim, nos últimos anos tem sido cada vez mais questionada a necessidade de metas terapêuticas para o manejo dos pacientes com choque séptico. Neste contexto, realizou-se um trio de ensaios clínicos multicêntricos randomizados na tentativa de se obter respostas (*Protocol-Based Care for Early Septic Shock* – ProCESS, 2014; *Australian Resucitation in Sepsis Evaluation* – ARISE, 2014 e o *Protocolized Management in Sepsis* – ProMISe, 2015). Concluiu-se que o manejo clínico de acordo com o Early Goal, em relação ao manejo com metas terapêuticas menos estritas, não evidenciou diferença em relação ao desfecho de mortalidade em 60 a 90 dias.. Ressalta-se, no entanto, que tal conclusão é questionável, visto que em todos os estudos foram realizadas introdução de antibióticos e prescrição de líquidos antes da randomização e que nenhum dos três ensaios demonstrou evidência estatisticamente relevante. Faz-se, finalmente, necessário maiores estudos que validem a prática de tal tendência.

Fluxograma 50.1 – Manejo global do choque: do reconhecimento ao tratamento.

Identificação do choque		
Sinais de má perfusão	Hipotensão (não necessário para diagnóstico)	Marcadores bioquímicos
Janela periférica: extremidades mal perfundidas	PAM < 65 mmHg ou	Aumento do lactato sérico > 2 mmoL/L (18 mg/dL)
Janela renal: débito urinário < 0,5 mL/kg/h	PAS < 90 mmHg ou	
Janela neurológica: alteração do nível de consciência	Queda ≥ 40 mmHg da PAM basal	

↓

Transferência à sala de emergência/Solicitar vaga de UTI
Monitoramento hemodinâmico + Acesso venoso periférico calibroso + Oxigênio suplementar
Coleta de exames gerais + Gasometria com perfil metabólico

Identificação da etiologia + Tratamento específico ← → Suporte hemodinâmico + Suporte ventilatório

↓

Fase do tratamento do choque	Reanimação volêmica (cristaloide 30 mL/kg)	Droga vasoativa	Metas
Salvamento	Balanço hídrico positivo	Adicionar 1ª DVA (para a maioria dos casos, Noradrenalina 0,1 mcg/kg/minuto)	PAM ↑ 65-70 mmHg
Otimização	Balanço hídrico neutro	Meta de otimizar o balanço de O_2	SatvcO_2 > 70%, Se < 70%, considerar uso de Dobutamina. Se GAP CO_2 > 6 mmHg, considerar balanço ainda insuficiente + Melhora dos parâmetros clínicos/laboratoriais de baixa perfusão + Considerar parâmetros de fluidorresponsividade
Estabilização	Balanço hídrico neutro	Prevenção de complicações/disfunção/orgânica	Melhora dos parâmetros clínicos/laboratoriais de baixa perfusão + Considerar parâmetros de fluidorresponsividade
Descalonamento	Balanço hídrico negativo	Retirada progressiva das DVA e dispositivos invasivos	Melhora dos parâmetros clínicos/laboratoriais de baixa perfusão + Considerar parâmetros de fluidorresponsividade

Sugestão de Leitura

1. Cecconi M, et al. Consensus on circulatory shock and hemodynamic monitoring. Task force of the European Society of Intensive Care Medicine. Intensive Care Med. 2014; 40:1795-1815.
2. Cecconi M, et al. Fluid challenges in intensive care: the FENICE study. Intensive Care Med. 2015; 41:1529-1537.
3. Dargin J, et al. The use of vasoactive agentes in the management of circulatory shock. Emergency Medicine Critical Care. 2013; 3(5):1-20.
4. Frazee E, et al. Fluid management for critically ill patients: a review of the current state of fluid therapy in the Intensive Care Unit. Kidney Dis. 2016; 2:64-71.
5. Kato R, Pinsky MR. Personalizing blood pressure management in septic shock. Intensive Care. 2015; 5:41.
6. McDermid RC, et al. Controversies in fluid therapy: Type, dose and toxicity. World J Crit Care Med. 2014; 3 (1): 24-33.
7. Monnet X, Marik PE, Teboul JL. Prediction of fluid responsiveness: an update. Ann Intensivive Care. 2016; 6:111.
8. Nguyen HB, et al. Early goal-directed therapy in severe sepsis and septic shock: insights and comparsions to ProCESS, ProMISe, and ARISE. Critical Care. 2016; 20:160.
9. Rivers E, et al. Early goal-directed therapy in the treatment of severe sepsis and septic shock. N Engl J Med. 2001; 19:345.
10. Singer M, et al. The Third International Concensus Definitions for Sepsis and Septic Shock (Sepsis-3). JAMA. 2016; 315 (8): 801-810.
11. Surviving Sepsis Campaign Guidelines Committee. Surviving sepsis campaign: international guidelines for management of severe sepsis and septic shock. Crit Care Med. 2013; 41(2):580-637.
12. Vincent JL, De Backer D. Circulatory shock. N Engl Med. 2013; 369:1726-34.

Capítulo

Infecção de Corrente Sanguínea

51

Paula Massaroni Pecanha
Aécio Flávio Teixeira de Góis

Introdução

As infecções de corrente sanguínea (ICS) são uma importante causa de morbidade e mortalidade intra-hospitalar, com uma estimativa de 250.000 casos por ano nos Estados Unidos. As ICS podem ser primárias, em sua maioria (nos EUA, 64%), ou secundárias a infecções de outros sítios – como trato urinário, pulmões, feridas pós-operatórias e pele. Estima-se que até 90% das infecções primárias estejam relacionadas a cateteres venosos centrais (CVC), com quadro infeccioso iniciando-se em até 48 horas após a inserção do dispositivo. Nos países desenvolvidos, a taxa de ICS relacionada a CVC vem em queda, enquanto nos países em desenvolvimento não se observa tal tendência, sendo encontrados ainda 6,8 eventos a cada mil dias de acesso venoso central. Nos Estados Unidos, a taxa de mortalidade no casos de infecções de corrente sanguínea relacionadas a cateter (ICSRC) é de 27%. No Brasil, chega a 40%. Por isso, é de suma importância que no ambiente hospitalar se priorizem medidas para minimizar riscos de contaminação.

Quanto aos fatores do hospedeiro que predispõem a ICS, destacam-se: doença crônica, transplante de medula óssea, imunodeficiência (em especial neutropênica), desnutrição, administração de nutrição parenteral total, ICS prévia, extremos de idade e perda da integridade cutânea, como queimaduras.

O Centro de Controle e Prevenção de Doenças (CDC) recomenda fortemente o seguinte *check-list* de procedimentos para prevenção de ICRSC:

1. Lavagem das mãos antes da inserção;
2. Uso de barreira estéril de precaução máxima durante procedimento (gorro, máscara, luva, campo estéril com cobertura completa do corpo);
3. Uso de clorexidina alcóolica 0,5% para desinfecção da pele;
4. Restrição ao acesso femoral;
5. Remoção do cateter assim que possível (revisar necessidade diariamente).

Os fatores que influenciam nas taxas de infecção e que devem ser levados em consideração nas rotinas de enfermaria e UTI são apresentados na **Tabela 51.1**.

A fonte mais comum de ICS relacionada a CVC é a colonização das porções intracutânea e intravascular do cateter por microrganismos da pele, tanto a do paciente quanto a das mãos dos profissionais de saúde, tanto no momento da inserção quanto no da manipulação. Contaminação do dispositivo por via hematogênica pode ocorrer durante uma ICS originada de outro foco infeccioso, frequentemente um sítio gastrointestinal em pacientes críticos ou naqueles com cateteres de longa permanência. Um aglomerado de casos de ICS envolvendo o mesmo patógeno gram-negativo deve levantar suspeita de contaminação de infusão.

Tabela 51.1. Fatores de risco para infecção primária de corrente sanguínea associada ao cateter

Cateteres intravasculares periféricos
Membros inferiores mais que superiores
Pulsos mais do que mãos
Permanência maior que três dias
Cateteres venosos centrais
Jugular interna mais que subclávia
Múltiplos acessos
Presença de foco séptico em outro sítio
Cateteres não tunelizados mais que tunelizados
Inserção de cateter usando precauções de barreira submáximas
Menor risco com cateteres de curta permanência impregnados com antibióticos ou antissépticos
Fatores relacionados ao cuidado com o cateter
Circunstância de inserção – emergência mais que eletivo
Formação do profissional assistente – geral mais que o especialista
Pele sob o curativo – úmida mais que seca
Antissepsia cutânea – iodopolvidine mais que clorexidina

No Brasil, os principais agentes etiológicos nas ICS são:

- Gram-negativos: 58,5%;
- Gram-positivos: 35,4%;
- *Staphylococcus aureus*: 14%;
- Estafilococos coagulase-negativos 12,6%;
- Fungos: 6,1%.

Merece destaque a maior prevalência de gram-negativos na América Latina em comparação à Europa (43%) e aos Estados Unidos (35%), com o agravante da elevada taxa de resistência antimicrobiana entre esses patógenos: *Klebsiella* sp. (54,9%), *Acinetobacter* spp. (55,9%) e *Pseudomonas aeruginosa* (36,8%).

Em algumas populações, encontram-se particularidades relevantes com relação à etiologia da infecção. Em pacientes com neoplasias hematológicas e não hematológicas, por exemplo, denota-se a importância dos gram-negativos, por translocação de bactérias do trato gastrointestinal quando há barreiras mucosas alteradas.

Quanto aos pacientes em hemodiálise, são especialmente relevantes os agentes gram-positivos, uma vez que a flora da pele é a maior responsável por infecções nesses casos. Por sua vez, em pacientes recebendo nutrição parenteral, devido à alta concentração de glicose, deve-se considerar infecções fúngicas, especialmente espécies de *Candida*, as quais têm se tornado uma preocupação crescente.

Em infecções associadas a dispositivos de acesso sem agulha, é necessário atentar para a possibilidade de patógenos hidrofílicos como *Pseudomonas, Klebsiella, Stenotrophomona s (Xanthomnas), Acinetobacter* e *Serratia marcescens*, aos quais se acredita que os pacientes sejam expostos durante o banho.

Diagnóstico

O diagnóstico de infecção de corrente sanguínea relacionada a cateter requer critérios epidemiológicos, clínicos e laboratoriais. A febre é o sinal mais sensível, embora pouco específico, e a presença de pus ou de sinais inflamatórios na inserção do cateter confere grande especificidade ao diagnóstico. Instabilidade hemodinâmica, alteração do estado mental, mau funcionamento do cateter, sinais de sepse e outras complicações, como tromboflebite e endocardite, reforçam a suspeita de ICSRC. Culturas positivas para *Staphylococcus aureus*, estafilococos coagulase-negativo ou *Candida* spp., na ausência de outro foco infeccioso, também sugerem ICSRC, assim como, melhora clínica até 48 horas após a retirada do cateter.

Em caso de suspeita de ICS, hemoculturas e culturas do sangue do cateter devem ser coletadas antes do início da antibioticoterapia. Recomenda-se pelo menos dois pares de culturas, isto é, um frasco para aeróbios e um para anaeróbios, de dois sítios de punção diferentes. É importante estar atento à possibilidade de contaminação, uma vez que os microrganismos que colonizam a pele também são responsáveis por grande parte das ICS. Visando minimizar os riscos de falso positivos, a coleta da amostra não deve ser feita de acessos venosos, e a pele do local da punção deve ser higienizada com álcool 70% e iodopolvidine ou clorexidina.

O crescimento de um patógeno em apenas uma amostra raramente é determinante, a não ser que haja fortes evidências de que seja esse o responsável pelo quadro infeccioso. Duas amostras geralmente são suficientes no caso de ICS e endocardites, pois nesses casos a bacteremia costuma ser persistente em pacientes que não estejam recebendo antibióticos. A coleta de hemocultura no momento da febre não aumenta a sensibilidade ou a especificidade do teste. A maioria dos microrganismos responsáveis por ICS são detectados em 48 horas, à exceção dos fungos, que podem levar de 72 a 96 horas para crescimento, e dos patógenos fastidiosos (grupo HACEK), que têm tempo de incubação muito mais prolongado.

Hemoculturas de controle após o diagnóstico se fazem necessárias nos casos de infecção por *S. aureus*, fungos (como candida), suspeita de endocardite ou persistência dos sinais e sintomas infecciosos.

Tratamento

A escolha inicial da antibioticoterapia em ICS está pautada na gravidade da doença e nos microrganismos mais associados a dispositivos intravasculares. Casos com cultura positiva sem sinais clínicos de infecção, culturas de sangue do cateter positivas com culturas periféricas negativas e a presença de flebite na ausência de infecção não são indicações de terapia antibiótica.

Cateteres sempre devem ser removidos no caso de sepse, instabilidade hemodinâmica, endocardite ou outras infecções metastáticas, tromboflebite supurativa e bacteremia persistente por mais de 72 horas após início de antibioticoterapia adequada. Cateteres de curta permanência (inferior a quatorze dias) devem ser removidos quando são isolados *S. aureus*, *enterococos*, bacilos gram-negativos, fungos e micobactérias. Cateteres de longa permanência devem ser removidos no caso de infecção por *S. aureus*, *Pseudomonas aeruginosa*, fungos ou micobactérias. Em infecções que não estejam relacionadas a esses patógenos, pode-se tentar fazer uso de antibiótico *in lock* (injetado no cateter) associado a antibioticoterapia sistêmica, na tentativa de preservar o dispositivo. No entanto, não há evidências que validem essa modalidade terapêutica, e as doses de antibióticos a serem aplicadas no cateter não estão estabelecidas.

Estafilococos são a causa mais comum de ICSRC, com muitas cepas resistentes a oxacilina. Por isso, no contexto das internações hospitalares, deve-se considerar o uso de vancomicina como terapia inicial ou o de daptomicina como alternativa. Em geral, qualquer hemocultura positiva para *S. aureus* deve ser valorizada e antibioticoterapia deve ser iniciada. É preciso proceder um minucioso exame clínico em busca de portas de entrada potenciais (cateteres, próteses ortopédicas e dispositivos cardíacos) e infecção metastática, presente em até 30% dos casos (endocardite, osteomielite, infecção esplênica, infarto renal, acometimento do SNC por êmbolos sépticos). Todos os pacientes devem ser submetidos a ecocardiograma transtorácico para pesquisa de endocardite. O exame transtorácico não é capaz de excluir a presença de vegetações, e a modalidade transesofágica deve ser realizada sempre que a suspeita de endocardite for muito importante. A necessidade de outros exames de imagem deve ser avaliada conforme sintomatologia e exame físico.

A decisão por cobertura adicional para gram-negativos deve estar pautada nas características do paciente e na flora hospitalar, sendo que agentes anti-pseudomonas precisam ser considerados principalmente nos quadros de sepse e neutropenia (**Figura 51.1**). Terapia empírica para candidemia deve ser iniciada nos pacientes sépticos com os fatores de risco listados na **Tabela 51.2**. É necessário que pacientes colonizados por mecanismos multidroga resistentes recebam terapia para esses patógenos, com descalonamento após os resultados de culturas.

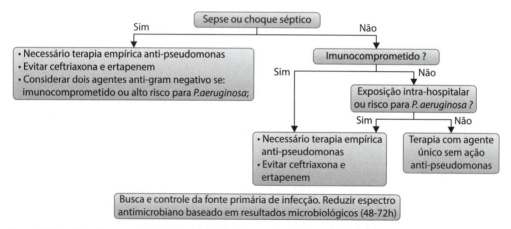

Figura 51.1 – Algoritmo para instituição da antibioticoterapia anti-pseudomonas diante da suspeita de ICSRC.

Tabela 51.2. Fatores de risco a serem considerados na escolha da terapia empírica	
Gram-negativos	Candida
• Transplante de medula óssea • Falência hepática • Albumina sérica < 3 • Transplante de órgão sólido • Diabetes • Doença pulmonar • Hemodiálise crônica • Infecção pelo HIV • Corticoterapia	• Nutrição parenteral total • Uso de antibioticoterapia de amplo espectro • Neoplasias hematológicas • Transplante de medula óssea ou órgão sólido • Cateterização femoral • Colonização por *Candida spp.*

Capítulo 51 – Infecção de Corrente Sanguínea

A grande prevalência de cepas multirresistentes tem tornado um enorme desafio o tratamento das bacteremias por gram-negativo. Plasmídios que carregam o gene de betalactamses de espectro estendido (ESBL) geralmente levam outros genes de resistência concomitantemente, ampliando a resistência bacteriana. A maioria dos organismos produtores de ESBL são *K. pneumoniae* e *E. coli*. Pacientes em cuidados de saúde ou imunossuprimidos devem receber um agente único de amplo espectro com cobertura antipseudomonas. Esquemas sugeridos são:

- Ceftazidima 2 g de 8/8 horas;
- Beta-lactâmico com inibidor de beta-lactamase (piperacilina-tazobactam 4,5 g de 6/6h);
- Carbapenêmico antipseudomonas (imipenem 500 mg 6/6h ou meropenem 1 g 8/8h).

Nos casos de sepse e choque séptico, de pacientes imunossuprimidos ou em centros onde as taxas de resistência dos gram-negativos são superiores a 10% a 20%, deve ser iniciada terapia combinada contra *P. aeruginosa* com aminoglicosideo.

O tratamento empírico para candidemia inclui equinocandinas ou azólicos. Fluconazol é apropriado para pacientes sem exposição a azólicos nos três meses anteriores e em serviços em que o risco de *Candida krusei* e *Candida glabrata* sejam muito baixos. Quando esses patógenos têm prevalência importante, deve-se optar pelas equinocandidas, mesmo na terapia empírica.

As doses de equinocandinas são:

- Caspofungina: dose de ataque de 70 mg, em seguida, 50 mg por dia IV;
- Micafungina: 100 mg por dia IV.

Fluconazol (dose de ataque de 800 mg; 12 mg/kg), em seguida, 400 mg (6 mg/kg) por via oral ou IV pode ser utilizado como um agente alternativo em doentes com menor gravidade e em cepas que não sejam resistentes a fluconazol, como *C. glabrata* ou *C. krusei*. A formulação lipídica da anfotericina B (3 a 5 mg/kg IV por dia) é uma alternativa se houver intolerância, disponibilidade limitada ou resistência a outros agentes antifúngicos.

A duração da terapia antimicrobiana para ICSRC depende das circunstâncias clínicas. Em geral, para ICSRC sem complicações, com hemoculturas negativas após a remoção do cateter ou troca de fio-guia e instituição de antibioticoterapia apropriada, a duração é geralmente de dez a quatorze dias, sendo considerado o primeiro dia de tratamento aquele em que são obtidas hemoculturas negativas. A duração da terapia pode ser prolongada para quatro a seis semanas em pacientes com válvulas protéticas colocadas recentemente, mesmo que a investigação não demonstre evidências de endocardite infecciosa.

Os pacientes com bacteremia persistente > 72 horas após a remoção do cateter, em geral, devem receber tratamento por pelo menos quatro a seis semanas. Para pacientes com complicações relacionadas à bacteremia (como tromboflebite séptica, endocardite, osteomielite e infecção metastática), é necessário adaptar a duração da terapia conforme a natureza da infecção.

Em geral, o paciente deve receber antibioticoterapia por pelo menos sete a dez dias após a remoção do dispositivo. Novos dispositivos devem ser preferencialmente inseridos quando o paciente estiver hemodinamicamente estável, com hemoculturas negativas e com as complicações da infecção sanguínea resolvidas.

Os antibióticos podem ser descontinuados em pacientes com suspeita de ICSRC se as hemoculturas forem negativas e nenhuma outra fonte de infecção tiver sido identificada.

Sugestão de Leitura

1. Marra AR, Camargo LF, Pignatari AC, Sukiennik T, Behar PR, Medeiros EA, et al., Brazilian SCOPE Study Group. Nosocomial bloodstream infections in Brazilian hospitals: analysis of 2,563 cases from a prospective nationwide surveillance study. J Clin Microbiol. 2011 May;49(5):1866-71. Epub 2011 Mar 16.

2. O'Grady NP, Alexander M, Dellinger EP, et al. Guidelines for the prevention of intravascular catheter--related infections. 2011.

Infecção Urinária

Capítulo 52

Eugênia Jatene Bou Khazaal
João Antonio Gonçalves Garreta Prats

Introdução

A infecção urinária (ITU) é a infecção bacteriana mais frequente, atingindo aproximadamente metade das mulheres ao menos uma vez ao longo de suas vidas. O principal grupo afetado é o de mulheres jovens sexualmente ativas (incidência de 0,5 a 0,7 pessoas-ano). Relação sexual, ITU prévia ou uso de espermicida recente aumentam o risco de infeção.

A infecção pode ser classificada de acordo com o local anatômico acometido e com as características específicas dos pacientes. O acometimento do trato urinário inferior envolve infecções de bexiga e uretra, chamadas, respectivamente, de cistites e uretrites. Já no trato superior, o acometimento renal é denominado pielonefrite. Há a possibilidade de serem isoladas bactérias na urina em contagens significativas em pacientes assintomáticos – nesse caso, é definida bacteriúria assintomática.

Quanto às características do paciente, em mulheres, a ITU é classificada em dois grupos: ITU complicada e ITU não complicada. Considera-se ITU complicada quando ao menos uma das seguintes características está presente:

- Infecção adquirida no hospital.
- Bactéria multirresistente.
- Sintomas prolongados (> 7 dias).
- Presença de sonda vesical de demora ou outro cateter urinário.
- Procedimento recente do trato urinário.
- Imunossupressão.
- *Diabetes mellitus*;
- Anormalidades funcionais ou anatômicas (p. ex., doença renal policística, nefrolitíase, bexiga neurogênica e doença renal crônica).

Nesses pacientes, o risco de falência terapêutica, resistência bacteriana, desenvolvimento de complicações e/ou recorrência da infecção é maior quando comparado àqueles com ITU não complicada. No sexo masculino, a ITU é sempre considerada complicada.

Em ambiente hospitalar, a ITU relacionada a cateter urinário é uma das causas mais comuns de infecção nosocomial. Aproximadamente 20% das bacteremias adquiridas no hospital ascendem do trato urinário, com cerca de 10% de mortalidade. Em pacientes com sondagem vesical de demora (SVD), a ocorrência de bacteriúria aumenta progressivamente, 3 a 10% por dia de cateterização. Desses pacientes, 10 a 25% desenvolvem ITU sintomática, sendo o principal fator de risco o tempo de permanência do dispositivo.

Cistite Não Complicada em Mulheres

Fisiopatologia

A cistite mais comumente se desenvolve a partir da colonização do introito vaginal por uropatógenos da flora fecal, que ascendem à bexiga via uretra.

Etiologia (principais agentes)

- *Escherichia coli* (entre 75 e 95% das cistites).
- *Proteus spp*;
- *Klebsiella spp.*
- *Enterobacter.*
- *Staphylococcus saprophyticus.*

Quadro clínico

O paciente pode referir disúria, polaciúria, urgência miccional, dor suprapúbica e/ou hematúria. A presença de corrimento ou irritação vaginal está mais associada à vaginite e reduz probabilidade de ITU.

Diagnóstico

O diagnóstico definitivo é dado quando existe quadro clínico compatível e confirmação laboratorial (análise urinária e urocultura). A urocultura é considerada positiva se a contagem for $\geq 10^5$ unidades formadoras de colônia por mL (UFC/mL).

No entanto, em mulheres sem critérios para cistite complicada, a presença de um dos sintomas acima, associado à ausência de sintomas vaginais, apresenta probabilidade para ITU de aproximadamente 50% (podendo aumentar para 90% se presentes disúria e polaciúria). Nesses casos, inicia-se o tratamento empírico, sem necessidade de exames complementares.

Se houver dúvida diagnóstica, solicitar análise urinária (leucocitúria ocorre em praticamente todas as mulheres com ITU; hematúria microscópica em 30% dos casos, podendo sugerir o diagnóstico). O exame de fita reagente (*dipstick*) é uma alternativa que possui alto valor preditivo positivo, com avaliação da presença de estearase leucocitária (enzima específica de neutrófilos que aparece na urina em resposta à infecção) e de nitrito (reflete a presença de bactérias da família *Enterobacteriaceae*, que transformam nitrito em nitrato). Esses testes, entretanto, possuem baixa sensibilidade para detectar colônias menores e outros microrganismos que não realizam a conversão de nitrito em nitrato na urina (p. ex., *Enterococcus*). Deve-se solicitar urocultura em pacientes com falha terapêutica ou outros fatores relacionados a ITU complicada (ver adiante).

Tratamento (Tabela 52.1)

As fluoroquinolonas, em regime de três dias, são alternativas razoáveis na impossibilidade de realizar o tratamento de primeira linha. No entanto, devem ser reservadas ao tratamento de cistite complicada e pielonefrite, uma vez que a resistência a essa classe de antibiótico (em especial ao ciprofloxacino), tem aumentado consideravelmente nos últimos anos. Outra alternativa possível seria o uso de betalactâmicos, porém com menor eficácia e maior incidência de efeitos adversos – ressalta-se que a ampicilina e a amoxicilina não devem ser utilizadas como tratamento empírico devido à baixa eficácia e à alta resistência bacteriana a esses agentes.

Tabela 52.1. Principais opções de tratamento		
Medicação	Posologia	Observações
Nitrofurantoína	100 mg* 6/6 horas 5 dias	Evitar em pacientes com ClCr < 40
Fosfomicina	3 g em dose única	Útil também em infecções por germes multirresistentes
Sulfametoxazol-Trimetoprim (SMX-TMP)	160/800 mg 12/12 horas 3 dias	Observar perfil de sensibilidade local

Nota: Esta dose é em uma formulação não disponível em nosso país (monoidrato). (João Prats)

Cistite Complicada em Mulheres

Definição

Presença de uma das seguintes condições:

- Infecção adquirida no hospital.
- Bactéria multirresistente.
- Sintomas prolongados (> 7 dias).
- Presença de sonda vesical ou outro cateter urinário.
- Procedimento recente do trato urinário.
- Imunossupressão.
- Histórico de ITU na infância e anormalidade funcional.
- Anormalidade anatômica do trato (doença renal policística, nefrolitíase, bexiga neurogênica e doença renal crônica).
- ITU recorrente ou falha terapêutica.

Diagnóstico

A realização de urocultura é essencial para adequação do tratamento empírico inicialmente prescrito, uma vez que nesses pacientes há o risco de apresentar infecções por patógenos resistentes ou em grande quantidade. Um subgrupo desses pacientes se beneficia da realização de exames de imagem (indicações e opções serão abordadas no tópico sobre pielonefrite).

Tratamento

Sugere-se o emprego empírico de fluoroquinolonas, com duração do tratamento de 5 a 14 dias. Em se tratando de infecção urinária baixa, a taxa de complicações é baixa e pode ser iniciado tratamento empírico (com diferentes opções) e feito acompanhamento frequente até o resultado das culturas.

Pielonefrite

Fisiopatologia

Corresponde à infecção da pelve ou parênquima renal, geralmente secundária à ascensão de bactérias provenientes da bexiga e, em menor frequência, decorrente de bacteremia.

Etiologia

É semelhante à da cistite não-complicada: 70 a 90% *E. coli*; 5 a 15% *S. saprophyticus* (principalmente em mulheres jovens, durante o verão) e 5 a 10% outros gram-negativos (*Klebsiella* e *Proteus*); *Enterococcus spp.* (homens idosos, após instrumentação de vias urinárias e em pacientes submetidos à antibioticoterapia recente); *Streptococcus* grupo B.

Nas pielonefrites complicadas, no entanto, outros gram-negativos podem ser encontrados, como *Pseudomonas aeruginosa*, *Enterobacter spp.* e outras *Enterobacteriaciae*, assim como fungos. A *E. coli* permanece como agente mais comum, porém com menor prevalência que nas infecções não complicadas.

Quadro clínico

Podem ser referifos febre, calafrios, mal-estar, náuseas, vômitos, anorexia e dor em flanco, associados ou não aos sintomas de cistite. A presença de dor à percussão do ângulo costovertebral é frequente ao exame físico. Apresentações atípicas são comuns em idosos, imunossuprimidos e pacientes debilitados, com sintomas inespecíficos.

Diagnóstico

Devem ser solicitadas análise urinária e urocultura com antibiograma para todos, antes de iniciar antibioticoterapia empírica. Achados como leucocitúria, hematúria microscópica, teste da estearase leucocitária e nitrito positivos são comuns à cistite. Em pacientes com lesão obstrutiva, piúria pode estar ausente. A presença de cilindros leucocitários, por sua vez, denota origem renal dos leucócitos, sugerindo o diagnóstico de pielonefrite.

Nos pacientes com critérios de internação (serão citados no **Tratamento**, a seguir) a coleta de hemoculturas é recomendada. Exames de imagem, nos quais se buscam diagnósticos de causas estruturais de pielonefrite complicada (como cálculos, abscessos, cistos infectados), são recomendados em pacientes com diagnóstico duvidoso, falência terapêutica (persistência dos sintomas após 48-72 horas de antibioticoterapia apropriada ou recorrência dos sintomas em até 15 dias do tratamento) ou suspeita de abscesso ou obstrução. A tomografia computadorizada (TC) de abdome e pelve com contraste é o exame de escolha. A ultrassonografia (US) de abdome é reservada para casos em que a exposição ao contraste ou à radiação deve ser evitada.

As regiões inflamadas na TC aparecem hipodensas, devido à falha em concentrar contraste, enquanto a mucosa urotelial se apresenta espessada, com maior realce. Borramento de gordura perirrenal e edema difuso do rim também podem ser encontrados.

Tratamento

Pode ser realizado em ambiente hospitalar ou ambulatorial. Os critérios para internação são:

- Pielonefrite complicada.
- Instabilidade hemodinâmica ou febre alta.
- Incapacidade de ingestão via oral, gestação ou aderência duvidosa.
- Suspeita de infecção por bactéria sem antibiótico oral disponível.
- Dor ou debilitação importante.
- Falha do tratamento ambulatorial.

Os pacientes com indicação de tratamento hospitalar, apresentam como opções regimes parenterais com fluoroquinolonas, aminoglicosídeos associados ou não a ampicilina, cefalosporinas ou penicilinas de espectro expandido e carbapenêmicos. A seguir, na **Tabela 52.2**, alguns exemplos de medicações possíveis.

A conversão da terapia parenteral para oral pode ser feita após melhora clínica (resolução da febre em 48 a 72 horas, capacidade de ingestão de líquidos via oral, sem vômitos, com funcionamento intestinal normal).

A duração média da antibioticoterapia da pielonefrite é de 14 dias, podendo ser reduzida para 5 a 7 dias em infecções não complicadas em regime oral, e prolongada para até 21 dias se infecções graves, como sepse ou pielonefrite complicada.

O tratamento de primeira linha em pacientes ambulatoriais é realizado com fluoroquinolonas – ciprofloxacino 500 mg, 12/12 horas ou 1.000 mg de liberação prolongada, 1 ×/dia, por 7 dias ou levofloxacino 750 mg, 1 ×/dia, por 5 dias. Alternativas como SMX-TMP e betalactâmicos possuem taxa de resistência bacteriana maiores. Para maior segurança do tratamento ambulatorial, pode-se iniciar já no serviço médico um antimicrobiano parenteral de dose única diária (p. ex., ceftriaxona, aminoglicosídeos ou ertapenem). Após a dose, o paciente tem alta com prescrição do tratamento oral.

Tabela 52.2. Exemplos de medicações possíveis		
Medicação	Posologia	Uso
Ceftriaxona	1 g IV 12/12 horas ou 2 g IV 1 ×/dia	Pielonefrite não grave
Ciprofloxacina	400 mg IV 12/12 horas	Pielonefrite não grave
Levofloxacina	750 mg IV 12/12 horas	Pielonefrite não grave
Piperacilina-Tazobactam	3,375 a 4,5 g IV 6/6 horas	Casos graves, com microrganismos resistentes. Cobertura para pseudomonas (dose 18 g/dia)
Meropenem	500-1.000 mg IV 8/8 horas	Casos graves, com microrganismos resistentes. Cobertura para pseudomonas (dose 3 g/dia)

Complicações

Caso os sintomas persistam após 48 a 72 horas de antibioticoterapia ou haja recorrência dos sintomas em duas semanas, orienta-se coletar nova urocultura, hemocultura, bioquímica sanguínea, análise urinária e realizar exame de imagem (de preferência TC de abdome com contraste). As principais complicações são: pielonefrite enfisematosa, necrose de papila, obstruções da via urinária e abscessos periféricos .

Bacteriúria Assintomática (BA)

Definição

Trata-se de um diagnóstico microbiológico (urocultura positiva), em pacientes sem sinais ou sintomas sugestivos de ITU.

Diagnóstico

Definido pela presença de ≥ 10^5 UFC/mL de um mesmo organismo em duas amostras consecutivas de urina (em mulheres) ou em uma amostra (em homens). Em pacientes assintomáticos e sondados, independentemente do sexo, a bacteriúria é definida como a presença de $\geq 10^5$ UFC/mL de um mesmo organismo em uma única amostra de urina.

Epidemiologia

Os principais grupos afetados são mulheres, diabéticos e idosos (principalmente os institucionalizados). Nas gestantes, sua prevalência é de aproximadamente 10%. A atividade sexual influencia sua presença.

Tratamento

Não deve ser tratada, exceto em: gestantes, pacientes que serão submetidos a cirurgias urológicas ou colocação de próteses, transplantados (órgãos sólidos) e pacientes com granulocitopenia.

ITU em Idosos
Introdução

A diferença de abordagem da ITU em idosos se deve ao fato de que sintomas como urgência e incontinência urinária, polaciúria e disúria podem estar presentes cronicamente devido a alterações anatômicas, funcionais e hormonais. A presença de bacteriúria assintomática é mais frequente, o que reforça a importância de se diferenciar uma ITU de sintomas urinários crônicos relacionados à idade.

Diagnóstico

Suspeita-se de ITU na presença de dois dos seguintes sinais e sintomas: disúria aguda, febre, surgimento ou piora da urgência ou do aumento da frequência urinária (atenção à possibilidade de ser progressão de quadro crônico de urge-incontinência), nova incontinência urinária, dor suprapúbica ou em ângulo costovertebral. A presença de prejuízo cognitivo e surgimento de alteração do nível de consciência (inclusive *delirium*) ou alterações nas características da urina não responsivas à hidratação ou outras intervenções também devem ser investigadas. Procede-se, então, para realização de análise urinária e urocultura.

Tratamento

É semelhante ao tratamento em pacientes jovens e adultos. Contudo, é necessário ficar atento ao aumento da resistência à fluoroquinolonas em maiores de 65 anos de idade. Costuma-se realizar tratamento prolongado em pacientes com comorbidades e dificuldade diagnóstica, sendo indicado 7 a 10 dias para mulheres e 14 a 28 dias (quando se considera prostatite) em homens. A realização de exames de controle após tratamento de infecções urinárias não traz qualquer benefício (podendo inclusive gerar dano por meio de investigações e tratamentos desnecessários) e é contraindicada por *guidelines* internacionais.

Cistite em Homens
Diagnóstico e diagnósticos diferenciais

A cistite em homens apresenta fisiopatologia e apresentação clínica semelhante à mulher, porém necessita-se de exames laboratoriais para a confirmação diagnóstica. Embora não seja consenso, o critério mais aceito é o crescimento $\geq 10^5$ UFC/mL em urocultura (jato médio). Como geralmente está associada ao mau esvaziamento vesical devido à hiperplasia prostática benigna (HPB), além da análise urinária e da urocultura, deve-se realizar o exame clínico da próstata.

Os principais diagnósticos diferenciais são prostatite bacteriana aguda e prostatite crônica, os quais devem ser investigados ativamente. Outras alternativas diagnósticas são as uretrites.

Tratamento

As fluoroquinolonas são agentes de primeira linha para o tratamento de cistite no homem, com duração de 7 a 14 dias. A fosfomicina é uma opção terapêutica para cistite, porém faltam estudos que demonstrem sua penetração no tecido prostático inflamado.

Além da antibioticoterapia, o tratamento sintomático pode ser realizado, se necessário, com fenazopiridina, na dose de 200 mg, 3 ×/dia, por 2 dias. Esse medicamento age diminuindo a inflamação urinária, com consequente alívio dos sintomas nesse período.

ITU Relacionada ao Cateter Urinário

Definição

Considera-se ITU se paciente sintomático com sonda vesical de demora, cistostomia suprapúbica (ou outro dispositivo) ou cateterismo intermitente com URC positiva com crescimento $\geq 10^3$ UFC/mL.

A bacteriúria assintomática, nesses casos, é determinada pelo crescimento de $\geq 10^5$ UFC/mL na URC, em pacientes com cateteres urinários, assintomáticos.

Esses critérios incluem pacientes que utilizaram cateteres urinários nas últimas 48 horas.

Etiologia

É semelhante às das cistites complicadas. *E. coli* e *Enterobacteriaceae* são as mais frequentes, porém *Pseudomonas aeruginosa*, enterococos, estafilococos e fungos são também causadores de ITU em maior número. A infecção por *Candida spp.* é mais comum em pacientes com cateteres urinários, principalmente se estão em antibioticoterapia ou são diabéticos.

Quadro clínico

Os sintomas nem sempre são relacionados a queixas urinárias. Febre é o mais comum; desconforto em flancos ou região suprapúbica, dor em ângulo costovertebral e obstrução do cateter são outras manifestações frequentes. Achados inespecíficos como novo episódio de *delirium* ou outra manifestação sistêmica que sugira infecção também podem estar presentes.

Diagnóstico

É dado conforme a presença de sintomas e contagem de UFC citadas na **Definição**. A presença de piúria ou alteração do odor da urina não são indicativos de ITU, se isolados. A piúria geralmente ocorre em pacientes sondados com bacteriúria, independente da presença de sintomas. Entretanto, a ausência de piúria em um paciente sintomático com cateter urinário sugere um diagnóstico alternativo à ITU.

A coleta de urina para cultura deve, idealmente, ser obtida após a troca ou remoção do cateter urinário, para que seja evitada a detecção de bactérias presentes no biofilme do cateter e não na bexiga. A urina presente no saco coletor também não deve ser utilizada para coleta de amostra com objetivo de guiar tratamento.

Tratamento

A ITU relacionada a cateter urinário envolve o tratamento com antibiótico e o manejo do cateter.

A antibioticoterapia indicada é semelhante à cistite complicada. Enquanto o resultado da cultura não está disponível, orienta-se iniciar tratamento empírico com base nas últimas culturas do paciente, antibióticos prévios e resistência bacteriana local. Quando disponível o resultado parcial da cultura com gram, guia-se a antibioticoterapia do seguinte modo:

- **Bacilos gram-negativos em pacientes não graves:** cefalosporina de terceira geração (ceftriaxona 2 g/dia) ou fluoroquinolona (ciprofloxacina 400 mg IV 2 ×/dia ou levofloxacina 250 a 500 mg PO ou IV 1 ×/dia).

- **Bacilos gram-negativos em pacientes graves (UTI ou internação ≥ 7 dias):** ampliar espectro; se suspeita de *P. aeruginosa*, utilizar ciprofloxacina, ceftazidima (2 g IV 8/8 horas) ou cefepima (1 g IV 12/12 horas). Se suspeita de ESBL (geralmente fundamentado em culturas prévias), o tratamento deve ser com carbapenêmicos.

- **Cocos gram-positivos:** podem representar enterococos ou estafilococo – tratamento empírico com vancomicina (1 g IV 12/12 horas), ampicilina e eventualmente aminoglicosídeos (sempre em terapia combinada com betalactâmicos, pois não tem ação contra enterococos em monoterapia).

- A melhor escolha de terapia empírica deve considerar culturas anteriores e perfil local (p. ex., VRE anterior → linezolida//KPC anterior → polimixina).

Após o resultado da cultura e antibiograma, guiar o tratamento conforme o microrganismo isolado e perfil de suscetibilidade. A duração do tratamento varia conforme a resposta clínica e ocorrência de complicações, de 5-7 até 14 dias.

Quanto ao manejo do cateter, para aqueles que tem a possibilidade de suspender o uso do cateter, deve-se retirá-lo e manter antibioticoterapia. Nos pacientes que requerem utilização prolongada de sondas urinárias, recomenda-se realizar cateterismo intermitente, se possível – uma vez que a taxa de bacteriúria e ITU, nesses casos, é menor. Caso não se consiga realizar cateterismo intermitente, orienta-se trocar a sonda no início da antibioticoterapia.

Nos casos de bacteriúria assintomática em pacientes com cateteres urinários, a indicação de rastreio e tratamento são semelhantes àqueles sem cateteres.

Candidúria
Definição

A presença de fungos na urina é frequente em pacientes hospitalizados e geralmente é benigna. A infecção invasiva dos rins é rara e de difícil tratamento. *Candida spp.* são as principais espécies causadoras de infecções fúngicas do trato urinário, sendo a *Candida albicans* a mais comum.

Quadro clínico

A maioria dos pacientes com candidúria é assintomática e o achado laboratorial de leveduras na urina geralmente representa colonização. Quando manifesta sintomas, a infecção fúngica do trato urinário geralmente se assemelha ao quadro clínico da pielonefrite, sendo associado à dor em flancos, abdome e ângulo costovertebral.

Diagnóstico

A presença de candidúria isolada, assim como piúria ou a visualização de leveduras, não são suficientes para distinguir colonização de infecção urinária por fungos.

Pacientes sintomáticos com candidúria devem ser investigados com exames de imagem e hemoculturas. Em pacientes com infecção por cândida disseminada, a presença de infecção renal não implica em alterações do tratamento, exceto se gerar alteração da função renal ou dor importante em flancos.

A persistência da candidúria, por sua vez, indica realização de exames de imagem (US ou TC) para avaliar a presença de complicações renais como hidronefrose, bola fúngica ou abscesso perirrenal, principalmente em pacientes diabéticos.

Tratamento

A candidúria assintomática deve ser tratada em pacientes neutropênicos ou que se encontram em pré-operatório de cirurgia urológica. Assume-se que pacientes neutropênicos têm infecção disseminada e são tratados com antifúngicos utilizados para candidemia. Já em pacientes em pré-operatório de cirurgia urológica, sugere-se tratamento com fluconazol 400 mg (3 a 6 mg/kg) VO 1 ×/dia ou anfotericina B (0,3 a 0,6 mg/kg IV 1 ×/dia) nos dias que antecedem a cirurgia e no pós-operatório.

A candidúria sintomática, por sua vez, deve ser tratada em todos os pacientes. Caso estejam em uso de sonda vesical, essa deve ser trocada. Em pacientes sem risco de infecção por *Candida* resistente ao fluconazol, seja em cistite ou pielonefrite, recomenda-se uso de fluconazol 200 a 400 mg VO 1 ×/dia, por 14 dias. Naqueles com resistência ao fluconazol, a alternativa seria anfotericina B 0,3 a 0,6 mg/kg/dia IV em dose única ou até por 7 dias. Formulações lipídicas da anfotericina B não devem ser usadas rotineiramente para tratamento de ITU, pois têm baixa penetração renal e podem não atingir concentração adequada na urina.

Sugestão de Leitura

1. American College of Obstetricians and Gynecologists. ACOG Practice Bulletin No. 91: Treatment of urinary tract infections in nonpregnant women. Obstet Gynecol. 2008;111(3):785-794.
2. Askew K. Urinary tract infections and hematuria. In: Tintinalli JE, Stapczynski JS, Ma OJ, Yealy DM, Meckler GD, Cline DM. Tintinalli's Emergency Medicine: A Comprehensive Study Guide. 8a ed. New York: McGraw-Hill Education; 2016. p. 589-96.
3. Beerepoot MA, Geerlings SE, van Haarst EP, et al. Nonantibiotic prophylaxis for recurrent urinary tract infections: a systematic review and meta-analysis of randomized controlled trials. J Urol 2013; 190:198.
4. Bent S, Nallamothu BK, Simel DL, Fihn SD, Saint S. Does this women have an acute uncomplicated urinary tract infection? JAMA. 2002; 287(20):2701-10.
5. Colgan R, Williams M, Johnson JR. Diagnosis and treatment of acute pyelonephritis in women. Am Fam Physician. 2011 Sep 1;84(5):519-26.

6. Drekonja DM, Rector TS, Cutting A, Johnson JR. Urinary tract infection in male veterans: treatment patterns and outcomes. JAMA Intern Med. 2013; 173:62.
7. Goel RH, Unnikrishnan R, Remer EM. Acute Urinary Tract Disorders. Radiol Clin North Am. 2015 Nov;53(6):1273-92.
8. Grigoryan L, Trautner BW, Gupta K. Diagnosis and management of urinary tract infections in the outpatient setting: a review. JAMA. 2014; 312(16):1677-84.
9. Gupta K, Hooton TM, Miller L, Uncomplicated UTI IDSA Guideline Committee. Managing uncomplicated urinary tract infection making sense out of resistance data. Clin Infect Dis 2011; 53:1041.
10. Gupta K, Hooton TM, Naber KG, Wullt B, Colgan R, Miller LG, et al. International clinical practice guidelines for the treatment of acute uncomplicated cystitis and pyelonephritis in women: A 2010 update by the Infectious Diseases Society of America and the European Society for Microbiology and Infectious Diseases. Clin Infect Dis. 2011 Mar 1;52(5):e103-20.
11. Hooton TM. Uncomplicated urinary tract infection. N Engl J Med. 2012; 366:1028.
12. Nicolle LE. Urinary catheter associated infections. Infect Dis Clin North Am 2012; 26:13.
13. Pappas PG, Kauffman CA, Andes DR, et al. Clinical Practice Guideline for the Management of Candidiasis: 2016 Update by the Infectious Diseases Society of America. Clin Infect Dis 2016; 62:e1.
14. Rodrigues WF, et al. Antibiotic Resistance of Bacteria Involved in Urinary Infections in Brazil: A Cross-Sectional and Retrospective Study. Int J Environ Res Public Health. 2016; 13(9), 918.
15. Schaeffer AJ, Nicolle LE. Urinary Tract Infections in Older Men. N Engl J Med. 2016 Jun 2;374(22):2192.
16. Takhar SS, Moran GJ. Diagnosis and management of urinary tract infection in the emergency department and outpatient settings. Infect Dis Clin North Am. 2014 Mar;28(1):33-48.

Insuficiência Adrenal

Capítulo 53

Bruna Giusto Bunjes
Rachel Teixeira Leal Nunes

Introdução

Insuficiência adrenal (IA) é uma entidade de frequente suspeição em pacientes hospitalizados. O quadro de hipotensão e hipoglicemia inexplicadas em um paciente internado é considerado sinal indicativo de que a IA deve ser considerada. Em algumas situações, no entanto, pode ser difícil diferenciar as hipóteses de uma insuficiência adrenal absoluta, como causa da internação, de uma insuficiência adrenal relativa que ocorre como consequência da enfermidade clínica de base.

Etiologias

- **Primária:** redução da secreção de hormônios por dano direto à glândula adrenal. A **Tabela 53.1** traz as causas de IA primária.
- **Secundária:** redução na secreção hipofisária de hormônio corticoestimulante (ACTH), que estimula o trofismo e a secreção adrenocortical. Pode ser causada por um tumor hipofisário que influencia na secreção do ACTH ou por supressão do eixo hipotálamo hipófise adrenal, devido ao uso crônico de glicocorticoides (causa iatrogênica).
- **Terciária:** redução na secreção hipotalâmica de CRH (hormônio liberador do ACTH).
- **Relativa:** produção inapropriada de cortisol e supressão do eixo hipotálamo hipófise adrenal devido a sepse e/ou infecções graves.

IA Primária

Os sintomas clínicos apresentados na insuficiência adrenal aguda (crise adrenal) envolvem insuficiência circulatória, hipovolemia, dor abdominal aguda, vômitos, febre e hipoglicemia. Por outro lado, a IA, quando crônica, manifesta-se com fadiga, fraqueza, anorexia, sintomas gastrointestinais (náuseas e vômitos) e perda de peso. Como curiosidade, na deficiência de mineralocorticoide é possível observar o desejo intenso por alimentos e/ou líquidos salgados. Veja a **Tabela 53.2** com sinais, sintomas e alterações laboratoriais na IA.

A deficiência de glicocorticoide ocasiona diminuição da retroalimentação negativa hipotalâmico-hipofisária, levando ao aumento de secreção de ACTH. O aumento do ACTH, visto tipicamente no hipoadrenalismo primário, estimula receptores de melanocortina-1 e causa hiperpigmentação, mais notadamente em região de rugas, cicatrizes, membranas mucosas e áreas fotoexpostas. O resultado é a hiperpigmentação da pele, um sinal clínico

Tabela 53.1. Causas de IA primária

Causas autoimunes/Idiopática (60%)	• Síndrome poliglandular tipo I • Síndrome poliglandular tipo II
Causas infecciosas	• TB (20%): causa infecciosa mais comum no Brasil, devido à alta prevalência da doença • CMV • Histoplasmose • Paracoccidioidomicose • HIV/AIDS • Sífilis
Necrose hemorrágica bilateral de adrenal	• Choque séptico • Sepse meningocócica (Síndrome de Waterhouse-Friderichsen) • Síndrome do anticorpo antifosfolipídio (SAAF)
Metástases adrenais bilaterais	• Sítios primários: pulmão, mama, estômago e cólon
Infiltração adrenal bilateral	• Linfoma adrenal primário • Sarcoidose • Amiloidose • Hemocromatose
Induzida por medicamentos	• Etomidato • Rifampicina • Barbitúricos • Mitotane • Aminoglutetimida • Cetoconazol
Causas genéticas	• Deficiência de hidroxilases • Síndrome da insensibilidade ao ACTH

Tabela 53.2. Sinais, sintomas e achados laboratoriais da IA

Sinais	Sintomas	Achados laboratoriais
• Abdome doloroso e distendido • Desidratação moderada ou grave • Hipotensão (principalmente ortostática) • Agitação ou coma • Hiperpigmentação cutânea	• Náuseas e vômitos • Diarreia • Dor abdominal • Anorexia • Tonturas • Fraqueza • Confusão mental • Avidez por sal	• Leucopenia com eosinofilia • Hipercalcemia • Hiponatremia • Hipoglicemia • Redução do cortisol sérico • Aumento da atividade da renina plasmática • Hipercalemia • Redução da aldosterona • Elevação do ACTH

importante que diferencia o hipoadrenalismo primário do secundário. Como diagnóstico diferencial para hiperpigmentação difusa, pode-se aventar:

- **Uso de medicamentos:** ciclofosfamida, zidovudina, polimixina B;
- **Doenças sistêmicas:** hemocromatose, esclerodermia;
- **Produção ectópica de ACTH:** câncer de pulmão tipo pequenas células.

A deficiência do cortisol causa, também, diminuição do débito cardíaco e do tônus vascular, tendo como consequência hipotensão. Esse quadro é exacerbado, ainda, devido à diminuição na reabsorção de sódio pelo déficit da aldosterona. Em resposta à hipotensão e com a ausência da inibição pelo cortisol, vasopressina (ADH) é secretada pela hipófise posterior/neuro-hipófise.

A deficiência de aldosterona cursa com hipercalemia devido à diminuição da excreção do potássio pelo néfron distal e com acidose metabólica de anion gap normal (acidose tubular renal tipo IV). Ao mesmo tempo, há aumento da excreção de sódio e cloreto. A atividade da renina plasmática se encontra elevada, junto com elevação da concentração da ureia.

Alterações no hemograma também são notadas durante a IA – eosinofilia, linfocitose e anemia são as mais encontradas. Anormalidades reversíveis na função tireoidiana e nas transaminases hepáticas ocorrem frequentemente durante uma crise adrenal. IA é uma causa rara de hipercalcemia, independente do paratormônio (PTH).

Deficiência androgênica pode ser vista em ambas IA primária e secundária, cursando com baixo nível de sulfato de dehidroepiandrosterona (S-DHEA). Pacientes do sexo feminino talvez apresentem diminuição da pilificação púbica e axilar, pele seca e redução da libido.

IA Secundária

A IA secundária tipicamente cursa com sintomas compatíveis com deficiência de glicocorticoides e função mineralocorticoide preservada, ou seja, o desejo por sal e a hipercalemia são raramente vistos nesses pacientes, uma vez que o sistema renina-angiotensina-aldosterona está preservado. A forma de apresentação mais comum é a crise adrenal durante estresse metabólico, causada pela abrupta retirada do corticoide exógeno. Outras causas podem estar relacionadas a deficiência isolada de ACTH ou disfunção hormonal difusa (pan-hipopituitarismo).

A deficiência isolada de ACTH é comumente causada por processo autoimune, como presença de anticorpos antipituitários, e associada com outras doenças endócrinas autoimunes, como tireoidites e diabetes mellitus.

IA Terciária

A IA terciária é causada por qualquer processo que envolva o hipotálamo e interfira na secreção de CRH, como: tumores, radiação em crânio e doenças infiltrativas. (Veja a **Tabela 53.3** com causas de IA secundária e terciária.)

IA Iatrogênica

É a causa mais comum de IA. A administração crônica de altas doses de esteroides diminui a síntese de CRH pelo hipotálamo, o que leva à diminuição da secreção de ACTH e possível atrofia adrenal.

Apesar da IA, a glândula ainda é capaz de produzir mineralocorticoides, uma vez que essa função depende principalmente do sistema renina angiotensina aldosterona, e não do ACTH. O maior risco de IA por retirada abrupta de esteroides se encontra nos pacientes que fazem uso de doses iguais ou equivalentes a 20 mg de prednisona diariamente por mais de três semanas. Glicocorticoides inalados podem também ser a causa de IA iatrogênica com uma relação dose-dependente.

Tabela 53.3. Causas de IA secundária e terciária (IA central)		
IA secundária		IA terciária
Pan-hipopituitarismo	**Deficiência de ACTH isolada**	–
• Tumores pituitários ou craniofaringiomas • Grandes aneurismas intracranianos • Infecciosas: TB, histoplasmose, criptococose • Infiltração pituitária • Hemorragia em tumor pituitário (apoplexia pituitária) • Síndrome de Sheehan: infarto pituitário secundário a hemorragia periparto • Traumatismo craniano	• Retirada abrupta de alta dose de terapia com glicocorticoides exógenos • IA relativa • Autoimunes (hipofisite autoimune) • Mutação do pró-hormônio convertase 1 (PC1) • Traumatismo cranioencefálico	• Correção de síndrome de Cushing • Radioterapia cerebral • Doenças infiltrativas: sarcoidose, amiloidose • Traumatismo cranioencefálico • Pós-operatório imediato de tumores pituitários ou adrenais • Deficiência isolada de CRH • Síndrome de Prader-Willi

A crise adrenal, nesse caso, pode ser precipitada quando o paciente é submetido a estresse, como, por exemplo, infecções graves ou procedimentos cirúrgicos. A melhor forma de se prevenir crise adrenal iatrogênica é pelo uso racional de glicocorticoides, pelo menor tempo possível, e a retirada lenta e gradual nos pacientes em uso prolongado.

IA Relativa

É definida por produção inadequada de glicocorticoides durante estresse na ausência de defeito estrutural do eixo hipotálamo-hipófise-adrenal. Pode ser chamada também de IA funcional ou insuficiência de corticoide relacionada à doença grave, do inglês *critical-illness related corticosteroid insufficiency* (*CIRCI*). Essa condição é descrita predominantemente em cuidados intensivos, em pacientes com choque séptico (60% de prevalência), porém também pode ser vista em pacientes internados na enfermaria (10%-20%).

Em pacientes hospitalizados com doenças graves, é esperada uma hipercortisolemia secundária à ativação do sistema hipotálamo-hipófise-adrenal como resposta ao estresse submetido. No entanto, alguns pacientes críticos não conseguem elevar de forma suficiente a secreção de cortisol durante o estresse. Esses pacientes possuem supressão do eixo hipotálamo-hipófise-adrenal (níveis baixos de CRH e ACTH), assim como função da glândula adrenal prejudicada. Alguns pacientes podem também apresentar resistência nos receptores de glicocorticoides, apesar de níveis adequados de produção de cortisol.

Hipotensão absoluta ou relativa é um achado clínico universal em pacientes com IA funcional. Nenhum dos achados clássicos, como hiponatremia e hipercalemia, é especificamente visto em pacientes com IA relativa. Pacientes com sepse podem apresentar hiponatremia devido à síndrome da antidiurese inapropriada, o que por definição necessitaria de uma função adrenal normal – o que, portanto, pode confundir o diagnóstico de uma IA.

Métodos Diagnósticos

Crise adrenal deve ser considerada no diagnóstico diferencial de qualquer paciente internado com hipotensão inexplicada. A hipótese de IA relativa sempre deve ser pensada antes de solicitar o teste de estimulação do ACTH. É útil dosar o ACTH basal e os níveis de aldosterona e de cortisol plasmáticos nesses pacientes.

Nível de cortisol plasmático

A realização de uma medição aleatória do cortisol plasmático em pacientes hospitalizados é normalmente suficiente na suspeita de IA, levando em consideração a resposta elevada ao estresse. Níveis menores que 10 μg/dl certamente necessitam de avaliação de função da glândula adrenal, e valores menor que 3 μg/dl são altamente sugestivos de IA. Mesmo assim, todos esses pacientes deverão ser submetidos ao teste de estimulação de ACTH durante a internação, para confirmar o diagnóstico. Um nível cortisol basal maior que 18 μg/dl exclui a maioria das causas de IA.

Teste curto de estimulação com ACTH

Deve ser realizado em todos os pacientes com suspeita de insuficiência adrenal. É infundido ACTH sintético, no paciente, para estimular a produção do cortisol, quando glândulas adrenais estão operantes. Depois de obter o nível de cortisol basal do paciente, o ACTH sintético é administrado em baixa dose (0,5-1 μg) ou em alta dose (250 μg), e o nível de cortisol é repetido de 30 a 60 minutos após. Se o cortisol após a estimulação com ACTH for menor que 18 μg/dl (teste positivo para insuficiência adrenal), implica-se em maior possibilidade de IA primária ou secundária. Se o cortisol dosado após o teste for maior que 18 μg/dl (teste negativo para insuficiência adrenal), excluem-se IA primária e a maioria das causas de IA secundária.

Níveis plasmáticos de ACTH

Níveis plasmáticos de ACTH podem ser dosados junto com o cortisol plasmático durante a internação dos pacientes. Apesar de elevados valores de ACTH poderem confirmar IA primária, na IA secundária esse resultado possui pouca relevância, uma vez que o ACTH pode estar baixo ou até mesmo normal (**Figura 53.1**). É importante ressaltar que a dosagem de ACTH pode ter seu resultado demorado e, portanto, não deve retardar o tratamento, sendo mais útil em pacientes com sintomas leves e na ausência de crise adrenal. Ademais, a dosagem de ACTH deverá ser preferivelmente antes da administração de glicocorticoides, visto que o tratamento com glicocorticoides levará à supressão da secreção deste hormônio.

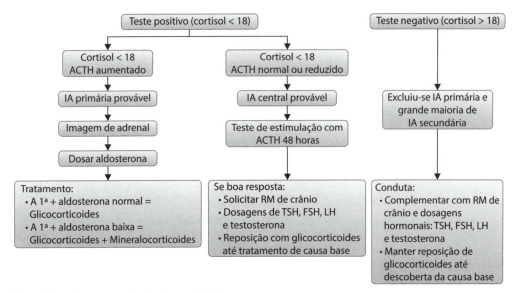

Figura 53.1 – Teste de estimulação com ACTH.

Outros testes

Existem outros testes descritos para diferenciar IA secundária de terciária, como o teste da metirapona, a hipoglicemia induzida por insulina e o teste de estimulação com CRH, porém são testes pouco realizados e de custo elevado.

Após o diagnóstico firmado de IA primária, a etiologia deve ser investigada com exames adicionais, como a dosagem de anticorpos antiadrenal e estudos de imagem (como tomografia de abdome com protocolo adrenal, à procura de tumores ou causas infecciosas). Para avaliação de pacientes com IA secundária, pode seguir-se com ressonância magnética da hipófise, assim como dosagens hormonais da função pituitária: hormônio estimulador da tireoide (TSH), hormônio luteinizante (LH) e hormônio folículo estimulante (FSH).

Diagnóstico da IA Relativa

Níveis plasmáticos de cortisol em pacientes com IA funcional/relativa podem variar de muito baixos a elevados em relação ao corte do teste, o que pode indicar resposta inadequada ao estresse ocasionado pela doença base.

Um cortisol basal aleatório acima de 33 μg/dL faz com que a suspeita de IA funcional seja improvável em pacientes com choque séptico (**Figura 53.2**). Por outro lado, um nível basal de cortisol menor que 10 μg/dL sugere o diagnóstico. Em pacientes com níveis basais de cortisol entre 10 e 33 μg/dL, pode-se realizar teste de estimulação com ACTH; uma variação menor que 9 μg/dL após a estimulação com ACTH sugere fortemente o diagnóstico de IA relativa, o que também pode ser considerado um fator independente de prognóstico para o aumento da mortalidade em pacientes graves institucionalizados. Além disso, pacientes com diagnóstico de IA relativa apresentam níveis de ACTH plasmático tipicamente suprimidos.

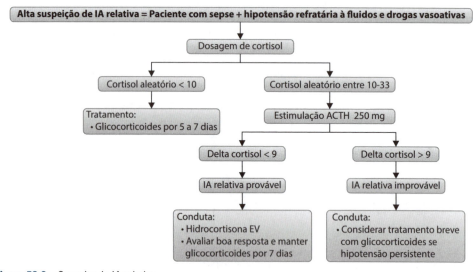

Figura 53.2 – Suspeita de IA relativa.

Tratamento da Insuficiência Adrenal Aguda: Crise Adrenal

Em pacientes com suspeita de crise adrenal, após a coleta das dosagens hormonais, deve ser iniciada a terapia com infusão de solução salina intravenosa (20 mL/kg de peso) e administração de glicocorticoides. Sugere-se o uso de hidrocortisona por via endovenosa, na dosagem de 100 mg a cada 8 horas, obtendo assim uma boa reposição de glico e mineralocorticoides (veja a **Tabela 53.4**).

Tabela 53.4. Manejo da IA aguda
• Puncionar acesso venoso
• Obter amostra de sangue para: glicose, eletrólitos, cortisol e ACTH
• Solução fisiológica 0,9% 1 L em 30 a 60 minutos. Durante as próximas 24 horas, infundir de 3 L a 5 L de soro fisiológico ou solução glicofisiológica
• Iniciar hidrocortisona 100 mg EV, a partir de então 100 mg EV de 8/8 horas
• Caso paciente evolua com melhora, reduzir a dose do glicocorticoide até atingir dose mínima necessária (2.5-7.5 mg/dia de prednisona)
• Quando forem suspensos a hidrocortisona (ação mineralocorticoide importante) e o soro fisiológico, avaliar necessidade de reposição de mineralocorticoide (fludrocortisona 100 mg via oral/dia)

A hidrocortisona é convertida em cortisol pelo fígado e é medida por radioimunensaio. A dexametasona, por sua vez, é o único corticoide que não cruza no ensaio de cortisol. No entanto, pequenas doses já são capazes de suprimir o eixo hipotálamo-hipófise-adrenal, e, portanto, a dosagem de cortisol após a administração de glicocorticoides não tem qualquer valor diagnóstico.

É fundamental reconhecer e tratar nesses pacientes condições associadas que possam ter precipitado a crise adrenal, como infecções e hipertireoidismo. Cuidado particular deve ser considerado no paciente com crise adrenal concomitante com hipotireoidismo. A tiroxina pode elevar o *clearance* do cortisol, e, portanto, a crise adrenal pode ser precipitada se realizado tratamento do hipotireoidismo sem prévia reposição de glicocorticoides.

Tratamento da IA Relativa

Pequenas administrações de corticosteroides estão sendo utilizadas como terapia adicional em paciente com choque séptico, e a melhora na reversão do choque foi reportada em estudos recentes, mas sem evidência de benefícios em relação à mortalidade. O uso de esteroides nesses pacientes levou à reversão precoce do choque, porém, em contrapartida, ao aumento da incidência de superinfecção.

O tratamento com esteroides não é recomendado para todos os pacientes com choque séptico. Cada paciente deverá ter seu caso individualizado e pesado o risco benefício da introdução de glicocorticoides.

Terapia de Reposição de Longa Duração

A reposição de glicocorticoides nesses casos é tipicamente dada em doses que equivalem à dose fisiológica diária secretada de cortisol, que é de aproximadamente 20 mg/dia (dose relativa à hidrocortisona). A reposição pode ser realizada com corticoides de curta ação (cortisona e hidrocortisona – não disponíveis em apresentação comercial no Brasil) ou de longa ação (prednisona, dexametasona).

A reposição com esteroides deve sempre levar em conta a menor dose para aliviar os sintomas e, assim, evitar os efeitos colaterais da medicação. O excesso de glicocorticoides pode levar a ganho de peso excessivo, pletora facial, diminuição da densidade óssea e supressão do ACTH.

Pacientes com IA primária podem necessitar de doses adjuvantes de mineralocorticoides, além da reposição com glicocorticoides, para prevenir perdas de sódio e hipercalemia. Fludrocortisona pode ser dada em doses baixas (0,05-0,1 mg) quando pacientes recebem hidrocortisona, e em maiores doses (0,2 mg) quando pacientes recebem corticoides com mínima ação mineralocorticoide (exemplo: dexametasona). Sinais de administração excessiva de mineralocorticoides são: hipertensão, edema e hipocalemia. Pacientes que venham a se queixar de alta necessidade de alimentos e/ou líquidos salgados devem ser avaliados por insuficiência da reposição de mineralocorticoides.

Para pacientes do sexo feminino com IA primária e secundária, foram reportados efeitos benéficos da reposição com androgênios na dose de 50 mg/dia de DHEA, com melhora na função sexual e no bem-estar.

Educação do Paciente

Pacientes em uso de terapia com glicocorticoides devem ser informados sobre a importância de utilizar pulseiras de alerta e cartões com informações médicas sobre sua condição clínica. Esse cartão deve conter o diagnóstico, a dose diária de reposição de esteroides e informações de contatos familiares e do médico particular. Além disso, o paciente deve ser orientado a aumentar a dose durante episódios de estresse metabólicos. (Veja a **Tabela 53.5** sobre doses de glicocorticoides em situações de estresse e a **Tabela 53.6** sobre doses equivalentes de glicocorticoides.)

Tabela 53.5. Doses de glicocorticoides durante estresse	
Condição clínica	Dose de esteroides
Infecções de vias aéreas superiores, acidentes e estudo para provas importantes	Dobrar a dose de reposição diária por 3 dias
Gestação – monitorização de anormalidade eletrolíticas e de depleção volumétrica	Primeiro trimestre: náuseas, vômitos. Algumas mulheres podem necessitar de dexametasona. Terceiro trimestre: Algumas mulheres podem necessitar de corticoterapia em progressão, conforme sintomas. Durante o parto: 25 mg hidrocortisona EV 6/6 horas + reposição salina Na hora do nascimento: 100 mg hidrocortisona EV 6/6 horas. Após, manter dose de manutenção por 3 dias
Doenças graves/críticas	Hidrocortisona 50 mg 6/6 horas ou 100 mg 8/8 horas por até 7 dias ou resolução da condição crítica
Cirurgias de baixo risco: reparo de hérnias, oftalmológicas	Dobrar a dose no dia do procedimento cirúrgico e depois retornar a dose habitual
Cirurgias de risco moderado: ortopédicas, colecistectomia	Hidrocortisona 50-75 mg (ou correspondente) no dia da cirurgia e no primeiro dia do pós-operatório; após, retornar a dose habitual
Cirurgias de alto risco: cardiotorácicas, vasculares	Hidrocortisona 100 mg 8/8 horas por 2 a 3 dias; após, retornar a dose de manutenção

Tabela 53.6. Doses equivalentes de glicocorticoides		
Medicamentos	Doses	Nomes e apresentações comerciais
Hidrocortisona	20 mg	Flebocortid ampola 100-300-500 mg
Prednisona	5 mg	Meticorten comprimido 5-20 mg
Prednisolona	5 mg	5ml = 5 mg
Defalzacort	6 mg	Calcort comprimido 6-30 mg
Metilprednisolona	4 mg	Solumedrol ampola 125 e 500 mg
Triancinolona	4 mg	Nasacort spray nasal
Dexametasona	0,75 mg	Decadron ampola 2 mg/mL ou 4 mg/2,5 mL
Betametasona	0,60 mg	Celestone comprimido 0,5-2 mg; ampola 4 mg/mL

Sugestão de Leitura

1. Annane D, Sébille V, Charpentier C. Effect of treatment with low doses of hydrocortisone and fludrocortisone on mortality in patients with septic shock. JAMA 2002; 288: 862-71.
2. Bollaert PE, Charpentier C, Levy B, Debouverie M, Audibert G, Larcan A. Reversal of late septic shock with supraphysiologic doses of hydrocortisone. Crit Care Med 1998; 26: 645-50.
3. Briegel J, Forst H, Haller M. Stress doses of hydrocortisone reversehyperdynamic septic shock: a prospective, randomized, double-blind, single-center study. Crit Care Med 1999; 27: 723-32.
4. Chakera AJ, Vaidya B. Addison disease in adults: diagnosis and management. Am J Med 2010; 123: 409-13.
5. Dorin RI, Qualls CR, Crapo LM. Diagnosis of adrenal insufficiency. Ann Intern Med 2003; 139: 194-204.
6. Marik PE, Pastores SM, Annane D, et al. Recommendations for the diagnosis and management of corticosteroid insufficiency in critically ill adult patients: consensus statements from an international task force by the American College of Critical Care Medicine. Crit Care Med 2008; 36: 1937-49.
7. Reddy, P. Clinical approach to adrenal insufficiency in hospitalised patients. International Journal of Clinical Practice 2011, 65:1059-66.
8. Salluh JI, Shinotsuka CR, Soares M, et al. Cortisol levels and adrenal response in severe community-acquired pneumonia: a systematic review of the literature. J Crit Care 2010; 25: 541.

Insuficiência Cardíaca Aguda

Capítulo 54

Joao Roquette Fleury da Rocha
Laissa Cristina Alves Alvino
Hélio Penna Guimarães

Introdução

A Insuficiência Cardíaca Aguda (ICA) é uma das doenças mais frequentes no ambiente intra-hospitalar e a principal causa de internação em pacientes com idade superior a 65 anos, tendo apresentado um aumento em três vezes no número de hospitalizações por essa causa nos Estados Unidos nos últimos trinta anos. Nesse cenário, o médico hospitalista necessita deter conhecimento avançado no manejo diagnóstico e terapêutico uma vez que, diariamente, será responsável pelo cuidado de pacientes com essa condição.

Os gastos decorrentes do uso injudicioso dos métodos diagnósticos e terapêuticos também têm apresentado aumento progressivo. Estima-se que aproximadamente metade do total gasto com a doença nos EUA seja utilizado durante o período intra-hospitalar, e, por isso, no contexto da incidência crescente dessa patologia, não basta apenas conhecer a propedêutica, mas também é necessário fazer seu uso consciente.

No Brasil, de todas internações por doença do aparelho circulatório, aproximadamente 20% são por insuficiência cardíaca. Mais surpreendente é saber que cerca de metade desses pacientes é readmitida em um período de 60 a 90 dias após a alta, sendo a readmissão um dos principais fatores de risco para mortalidade. O estudo brasileiro Breathe de 2015 objetivou caracterizar o perfil do paciente que se apresenta com ICA, sendo seus principais resultados descritos na **Tabela 54.1**.

Propedêutica

A avaliação inicial do paciente com ICA deve consistir em caracterizar o perfil hemodinâmico de apresentação, o provável fator precipitante da descompensação, assim como avaliar a terapêutica vigente e otimizá-la se necessário. Deve-se dar enfoque a uma anamnese objetiva, porém minuciosa, priorizando os principais desencadeantes de uma ICA. Inicialmente, é importante caracterizar a intensidade dos sintomas que motivaram a internação hospitalar.

Deve-se questionar o paciente e revisar o prontuário quanto a:

- Adesão terapêutica;
- Adesão dietética (perguntar sobre frequência de refeições fora de casa, ingestão de alimentos industrializados com alto teor de sódio, porém erroneamente considerados saudáveis);
- HAS mal controlada;
- Uso de medicações que retêm sódio (AINEs, glicocorticoides, tiazolidinedionas);

Tabela 54.1. Resultados do Estudo Breathe - Perfil dos pacientes com Insuficiência Cardíaca Aguda

Dados clínicos e epidemiológicos	
Idade (média)	64 anos
Sexo predominante	Feminino (60%)
HAS (%)	70%
Dislipidemia (%)	36%
DM (%)	34%
Fibrilação atrial (%)	27%
IAM prévio (%)	26%
Doença renal crônica (%)	24%
Depressão (%)	13%
AVC/AIT prévio (%)	12%
DPOC/asma (%)	12%
DAOP (%)	10%
BNP (mediana)	1075
Creatinina (média)	1,7
FEVE (%)	38%
Causas da descompensação	
Má adesão medicamentosa	29%
Infecção	22%
Arritmia cardíaca	12%
Má adesão nutricional	8%
Doença valvar aguda	6%
Embolia pulmonar	< 1%
Outros	32%
Etiologia da insuficiência cardíaca	
Isquêmica	30%
Hipertensiva	20%
CMPD idiopática	14%
Valvar	12%
Chagas	10%
Miocardite	< 1%
QT longo	< 1%
Outros	10%

- Uso de medicações com efeito inotrópico negativo (betabloqueadores, bloqueadores de canal de cálcio);
- Uso de quimioterápicos cardiotóxicos;
- Uso excessivo de álcool ou drogas ilícitas;
- Endocrinopatias mal controladas (DM, hipotireoidismo, hipertireoidismo);

- Cirurgias recentes e complicações perioperatórias.
- Classificações da Insuficiência Cardíaca baseadas na progressão da doença cardíaca (Estágios da ACC/AHA) e em sintomas (Classes Funcionais - NYHA), conforme especificadas na **Tabela 54.2**.

Além disso, deve-se caracterizar a ocorrência de sintomas sugestivos de outras condições clínicas (**Tabela 54.3**) que podem estar associadas ao quadro clínico de ICA.

Exame Físico

O paciente internado com ICA deve ser submetido a um exame físico completo, buscando-se encontrar alterações (**Tabela 54.4**) que definam o quadro de ICA, mas também auxiliem na caracterização do perfil hemodinâmico de apresentação do paciente, assim como possíveis sinais que sugiram a etiologia da descompensação.

Tabela 54.2. Classificações da Insuficiência Cardíaca

ACC/AHA: Estágios		NYHA: Classes funcionais	
Estágio	**Descrição**	**Classe funcional**	**Descrição**
A	Ausência de sintomas e/ou sinais de IC. Ausência de cardiopatias estruturais. Risco elevado para desenvolver IC.	Sem correspondência	
B	Ausência de sinais e/ou sintomas de IC. Presença de cardiopatia estrutural relacionada à IC.	I	Sem limitação para atividades físicas. Atividades habituais não causam dispneia, cansaço nem palpitações.
C	Presença de sinais e/ou sintomas de IC associados à cardiopatia estrutural.	II	Discreta limitação para atividades físicas. Atividades habituais causam dispneia, cansaço ou palpitações.
		III	Importante limitação para atividades físicas. Atividades com intensidades inferiores às habituais causam dispneia, cansaço ou palpitações.
D	Cardiopatia estrutural avançada, com sintomatologia intensa em repouso, apesar da terapêutica otimizada.	IV	Limitação para qualquer tipo de atividade física. Sintomas em repouso.

Tabela 54.3. Condições clínicas associadas ao quadro de ICA

Síndromes coronarianas agudas	Doença valvar aguda
Arritmia cardíaca	Dissecção aórtica
HAS acelerada	Endocardite
Embolia pulmonar	Miopericardite
Infecção	Ruptura de parede livre de VE
AVE	DPOC exacerbada
Anemia e carências nutricionais	Depressão e/ou fatores sociais

Tabela 54.4. Sinais e Sintomas de ICA	
Achado	Acurácia
Dispneia aos esforços	S: 84% E: 52%
Dispneia paroxística noturna	S: 37% E: 84%
Ortopneia	S: 21% E: 77%
Turgência jugular patológica	S: 30% E: 90%
Refluxo hepatojugular	S: 66% E: 96%
Estertor pulmonar	S: 17% E: 78%
Sibilos	S: 2% E: 98%
Terceira bulha	S: 24% E: 99%
Ictus desviado	S: 66% E: 96% (para cardiomegalia)
Resposta anormal à manobra de Valsalva	S: 69% E: 91%
Edema de MMII	S: 30% E: 78%

A manobra de Valsalva também pode ser útil na avaliação desses pacientes. Durante a manobra e durante os 30 segundos após seu término, mantém-se o esfigmomanômetro inflado a uma pressão 15 mmHg acima da pressão sistólica do paciente em repouso. A resposta normal esperada é que se ausculte os sons de Korotkoff na 1ª e na 4ª fases (no início da manobra e alguns segundos após a expiração). As respostas consideradas anormais que podem estar presentes nos pacientes com insuficiência cardíaca são a ausência da fase 4, decorrente da falência do coração em aumentar o débito cardíaco como resposta compensatória (como ocorre no paciente sem IC); e a resposta em onda quadrada, na qual se auscultam os sons de Korotkoff nas fases 1 e 2 (esta última pela manutenção da hipertensão pela congestão pulmonar e venoconstrição periférica).

Exames Complementares

Exames laboratoriais

Nos pacientes com ICA, deve-se solicitar hemograma, ureia, creatinina, sódio, potássio, glicose e TSH, uma vez que estes resultados não somente podem revelar o fator precipitante do quadro, mas também podem influenciar na proposta de tratamento quando alterados. Naqueles pacientes com distúrbios respiratórios e/ou sinais de baixo débito, deve-se também coletar uma gasometria arterial com dosagem de cloro e lactato. A solicitação de troponina é mandatória na suspeita de síndrome coronariana aguda como causa da descompensação. Exames para avaliar a função hepática podem ser solicitados para auxiliar na avaliação prognóstica.

Radiografia de tórax

Exame indispensável na avaliação do paciente com ICA, pode apresentar como alterações compatíveis a presença de congestão venosa pulmonar (S: 96% E: 96%), derrame pleural (S: 25% E: 92%), edema intersticial (E: 97%) e/ou alveolar e cardiomegalia (S: 97% E: 78%); no entanto, é praticamente normal em 20% dos casos, tendo valor ainda mais limitado se obtido com o paciente em decúbito. Portanto, o raio X de tórax não é capaz de descartar um quadro de ICA. Outro papel importante é na identificação de possíveis causas não cardíacas para os sintomas/a descompensação como, por exemplo, pneumonia/infecções pulmonares.

Eletrocardiograma

Outra parte fundamental na avaliação do paciente internado com ICA. Possui sensibilidade de 84% e especificidade de 78%, sendo normal na minoria dos casos, motivo pelo qual apresenta alto valor preditivo negativo. Além disso, pode auxiliar na identificação do fator precipitante, como fibrilação de alta resposta ventricular e síndrome coronariana aguda.

Ecocardiograma (ECO)

Capaz de avaliar possíveis etiologias, desencadeantes, gravidade e o prognóstico da ICA, além de influenciar o manejo imediato. Permite a análise da função sistólica e diastólica, acometimento valvar e pericárdico, mobilidade das paredes, além de poder estimar o débito cardíaco.

Deve ser feito com urgência nos casos com instabilidade hemodinâmica/choque cardiogênico e em pacientes com suspeita de quadros com risco iminente de morte como complicações mecânicas (rotura de parede livre de VE), insuficiência valvar aguda e dissecção aórtica. Um ECO precoce, idealmente nas primeiras 48 horas da internação, deve ser realizado em todos os pacientes com ICA, em especial naqueles com função cardíaca desconhecida. ECO à beira leito pode ser utilizado com avaliação inicial quando disponível. Não se recomenda a realização de ECO seriado, a não ser que o paciente evolua com deterioração clínica relevante.

Por meio do ecocardiograma, o paciente pode ser classificado como portador de fração de ejeção preservada (> 50%) ou fração de ejeção reduzida (< 40%). Os pacientes com fração de ejeção intermediária (41-49%) geralmente são considerados como sendo do grupo de fração de ejeção preservada. Há ainda o grupo com fração de ejeção melhorada (> 40%), que já apresentou fração de ejeção reduzida anteriormente, mas ainda é pouco estudado. Além disso, tal método permite complementar a avaliação clínico--hemodinâmica do paciente.

Ultrassonografia pulmonar

Auxilia na pesquisa de sinais de edema intersticial pulmonar e derrame pleural.

Cineangiocoronariografia

A indicação desse exame segue as indicações das síndromes coronarianas agudas.

Ressonância magnética cardíaca

Útil quando o ECO não for conclusivo, especialmente nos quadros de miocardite, pericardiopatias, cardiomiopatias, doenças infiltrativas e de depósito.

Peptídeos natriuréticos (biomarcadores)

Embora os peptídeos natriuréticos apresentem acurácia diagnóstica elevada, são recomendados apenas nos casos duvidosos, não sendo imprescindíveis na avaliação de todo paciente internado com ICA.

Os mais utilizados atualmente são o BNP (peptídeo natriurético tipo B ou peptídeo natriurético cerebral) e o NT-proBNP (porção aminoterminal do pró-peptídeo do BNP). Esses são liberados dos cardiomiócitos distendidos em resposta ao estresse de parede, predominantemente ventricular.

Mais recentemente, tem-se utilizado também o MR-proANP (porção médio regional do pró-hormônio do peptídeo atrial natriurético), sintetizado e secretado pelo tecido atrial, o qual foi considerado não inferior ao BNP (estudo BACH). Entretanto, esse biomarcador ainda permanece pouco disponível na prática clínica diária. A **Tabela 54.5** traz os pontos de corte dos peptídeos natriuréticos utilizados para diagnosticar ou afastar ICA, bem como o ajuste destes valores pela idade e a acurácia da utilização destes biomarcadores.

Diagnóstico

O diagnóstico de ICA baseia-se em critérios clínicos. Os mais conhecidos e mais amplamente utilizados são os critérios de Framingham e os critérios de Boston (**Tabelas 54.6 e 54.7**, respectivamente). Os critérios de Framingham apresentam sensibilidade de 92% e especificidade de 79% para o diagnóstico de insuficiência cardíaca, enquanto os critérios de Boston possuem sensibilidade de 50% e especificidade de 78%.

Em relação ao perfil clínico-hemodinâmico (**Figura 54.1**), no estudo Breathe, 67,4% dos pacientes apresentaram-se no perfil B ("quente e congesto"), sendo que o segundo modo de apresentação mais comum foi o perfil C ("frio e congesto") com 17,8% dos pacientes. Os perfis A ("quente e seco") e L ("frio e seco") foram observados em 9,6% e 5,2% dos pacientes, respectivamente.

Tabela 54.5. Pontos de corte dos peptídeos natriuréticos na prática clínica						
Peptídio	Valor	Sensibilidade	Especificidade	VPP	VPN
Descartar ICA						
BNP	< 30-50 pg/mL	97%	NA	NA	96%
NT-proBNP	< 300 pg/mL	99%	NA	NA	99%
MR-proANP	< 57 pmol/L	98%	NA	NA	97%
Diagnosticar ICA						
Método – valor de corte único						
BNP	≥ 100 pg/mL	90%	76%	79%	89%
NT-proBNP	≥ 900 pg/mL	90%	85%	76%	94%
MR-proANP	≥ 127 pmol/L	87%	79%	67%	93%
Método – múltiplos valores de corte						
BNP ("zona cinzenta")	< 100 pg/mL 100-400 pg/mL > 400 pg/mL	90% NA 63%	73% NA 91%	75% NA 86%	90% NA 74%
NT-proBNP (ajustado por idade)	≥ 450 pg/mL para < 50anos ≥ 900 pg/mL para 50-75 anos ≥ 1.800 pg/mL para > 75 anos	90%	84%	88%	66%
MR-proANP (ajustado por idade)	≥ 104 pmol/L para < 65 anos ≥ 214 pmol/L para ≥ 65 anos	82%	86%	75%	91%

Tabela 54.6. Critérios de Framingham

Critérios maiores	Critérios menores
Dispnéia paroxística noturna	Dispneia aos esforços
Turgência jugular	Tosse noturna
Refluxo hepatojugular	Hepatomegalia
Estertor pulmonar	Edema de membros inferiores
Terceira bulha	Taquicardia ($>$ 120 bpm)
Cardiomegalia (à radiografia de tórax)	Derrame pleural
Congestão pulmonar (à radiografia de tórax)	Redução da capacidade funcional em 1/3 da máxima registrada previamente
Perda $\geq$ 4,5 kg em 5 dias em resposta à terapia para IC presumida	-

Para diagnóstico: 2 maiores OU 1 maior e 2 menores não atribuíveis a outra doença, visto que os critérios menores são válidos apenas na ausência de outro diagnóstico que justifique (DPOC, hipertensão pulmonar, cirrose hepática ou síndrome nefrótica).

Tabela 54.7. Critérios de Boston

Categoria I – História clínica (máx. 4 pontos)	Pontos
Dispneia em repouso	4
Ortopneia	4
Dispneia paroxística noturna	3
Dispneia ao andar no plano	2
Dispneia ao subir escadas	1
Categoria II – Exame físico (máx. 4 pontos)	**Pontos**
Turgência jugular com hepatomegalia ou edema de MMII	3
Turgência jugular	2
Estertor pulmonar acima das bases	2
Estertor pulmonar em bases	1
Sibilos	3
FC $>$ 110bpm	2
FC 91-110 bpm	1
Terceira bulha	3
Categoria III – Radiografia de tórax (máx. 4 pontos)	**Pontos**
Edema pulmonar alveolar	4
Edema pulmonar intersticial	3
Derrame pleural bilateral	3
Índice cardiotorácico $>$ 0,50	3
Inversão de trama vascular	2

(8-12 pt = definitivo; 5-7 pt = possível; $\leq$ 4pt = improvável)

Manejo Terapêutico

O foco atual no tratamento do paciente com ICA internado passou da alta precoce para alta efetiva, na qual o paciente apresenta-se completamente estável, no intuito de reduzir readmissões e complicações frequentes. O manejo terapêutico dos pacientes de acordo com seu perfil clínico-hemodinâmico está descrito na **Figura 54.2**.

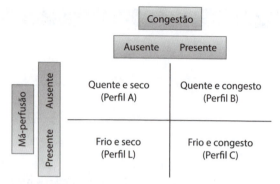

Figura 54.1 – Perfil clínico-hemodinâmico (modelo de Stevenson).
Má perfusão: extremidades frias, pressão de pulso reduzida, hipotensão, confusão mental, torpor, enchimento capilar lentificado, oligúria. Congestão: dispneia paroxística noturna, ortopneia, TJP, refluxo hepatojugular, estertor pulmonar, terceira bulha, edema de MMII, hepatomegalia dolorosa.

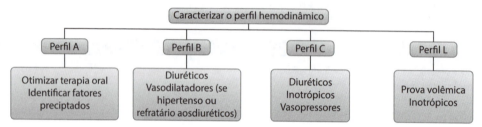

Figura 54.2 – Manejo terapêutico dos pacientes conforme seu perfil clínico-hemodinâmico.

Os parâmetros de avaliação tradicionalmente utilizados para guiar o tratamento (redução de peso, melhora das alterações ao exame físico e dos sintomas) mostram-se insuficientes, visto a alta taxa de re-hospitalização. Por tal motivo, mais recentemente tem-se proposto utilizar os peptídeos natriuréticos como guia terapêutico (redução de 30% do NT-proBNP ou BNP < 250). Contudo, não há até o presente momento nenhum ensaio clínico que tenha demonstrado que o uso desse alvo para guiar o tratamento apresente melhora de desfechos clínicos. Sabe-se apenas que os pacientes com menores valores de tais biomarcadores têm um prognóstico melhor.

A mortalidade intra-hospitalar no registro Breathe mostrou-se elevada, chegando a alcançar 12,6% dos casos. Por isso, o conhecimento terapêutico aprofundado é imprescindível ao médico-hospitalista. Os objetivos terapêuticos consistem em melhora dos sintomas, estabilização hemodinâmica, otimização da volemia por meio de diurese adequada (> 0,5 mL/kg/h), tratamento de fatores precipitantes, otimização terapêutica e orientação adequada do paciente.

O paciente internado deve ser avaliado quanto à presença de hipotensão postural junto à aferição dos sinais vitais, com monitorização diária do peso (idealmente, pela manhã em jejum e após urinar), balanço hídrico, função renal e eletrólitos. Alguns centros sugerem a dosagem diária de peptídeos natriuréticos para guiar o tratamento; no entanto, não há evidências que justifiquem tal conduta, conforme descrito acima.

O uso de sonda vesical de demora para quantificação da diurese deve ser considerado apenas em casos em que as condições clínicas do paciente (como incontinência urinária) dificultem a quantificação; caso contrário, deve-se preferir a quantificação não invasiva do débito urinário.

A fisioterapia motora com deambulação precoce deve ser iniciada idealmente nas primeiras 24 horas, desde que o paciente esteja hemodinamicamente estável.

Idealmente, todo paciente internado com ICA deve ser avaliado quanto ao risco de mortalidade intra-hospitalar. Isso pode ser feito por meio de escores prognósticos validados como o ADHERE, o OPTIMIZE-HF e o GWTG-HF (os três apresentam uma precisão de aproximadamente 75%). O ADHERE utiliza como parâmetros: ureia > 92, PAS < 115 e Cr > 2,75 como marcadores prognósticos, sendo de uso prático e fácil.

Componentes do Tratamento (Tabela 54.8)

Tabela 54.8. Opções Terapêuticas na ICA	
Medicamento	Dose
Furosemida	Inicial: 20 mg Máx: 240 mg (400 mg em algumas referências); iniciar 10 mg/h se infusão contínua com aumentos de 10-20 mg
Bumetanida	Inicial: 0,5-2 mg Máx: 10 mg
Hidroclorotiazida	Inicial: 25 mg Máx: 100 mg
Clortalidona	Inicial: 12,5 mg Máx: 50 mg
Indapamida	Inicial: 2,5 mg Máx: 5 mg
Espironolactona	Inicial: 25 mg Máx: 50 mg
Captopril	Inicial: 6,25 mg 8/8h Máx: 50-100 mg 8/8h
Enalapril	Inicial: 2,5 mg 12/12h Máx: 20 mg 12/12h
Losartan	Inicial: 25 mg Máx: 50-100 mg
Valsartan	Inicial: 80 mg Máx: 320 mg
Carvedilol	Inicial: 3,125 mg (12/12h) Máx: 50 mg 12/12h (> 85 kg) 25 mg 12/12h (< 85 kg)
Metoprolol (succinato)	Inicial: 12,5 mg Máx: 200 mg
Nebivolol	Inicial: 1,25 mg Máx: 10 mg
Bisoprolol	Inicial: 1,25 mg Máx: 10 mg
Hidralazina	Inicial: 50 mg Máx: 300 mg/dia (dividir em 8/8h ou 12/12h) VO; Inicial: 10-20 mg Máx: 30-60 mg/dia IV (6/6h ou 8/8h).
Dinitrato de isossorbida	Inicial: 10 mg 8/8h. Máx: 40 mg 8/8h
Mononitrato de isossorbida	Inicial: 10 mg 12/12h Máx: 40 mg 8/8h
Digoxina	0,125-0,25 mg/dia
Deslanosídeo (Lanatosídeo C)	0,2-0,4 mg (1-2 mL) 12/12h; diluir em 100 mL de SF0,9% e administrar em 30 minutos
Nitroglicerina	Iniciar 10-20 mcg/min ou 0,5 mcg/kg/min; titular 5-10 mcg/min de 3/3 a 5/5 minutos (faixa terapêutica: 10-200 mcg/min ou 0,5-5 mcg/kg/min). Ampola: 50 mg/10 mL, diluir em 240 mL SG5% Conc: 200 mcg/mL
Nitroprussiato	Iniciar 5-10 mcg/min (faixa terapêutica 5-400 mcg/min) ou 0,2-0,3 mcg/kg/min até 5-10 mcg/kg/min; titular 0,5 mcg/kg/min de 5/5minutos. Ampola: 50 mg/2 mL, diluir em 248 mL SG5% Conc: 200 mcg/mL

Continua

Continuação

Tabela 54.8. Opções Terapêuticas na ICA	
Medicamento	Dose
Nesiritide	*Bolus* 2 mcg/kg + infusão 0,01-0,03 mcg/kg/min
Dobutamina	Iniciar 2-2,5 mcg/kg/min; até 20 mcg/kg/min; titular a cada 10 minutos. Ampola: 250 mg/20 mL, diluir em 230 mL de SG5% Conc: 1 mg/mL
Levosimendam	Ataque: 6-12 mcg/kg em 10 minutos (evitar se PAS < 110 mmHg); Manutenção: 0,05-0,2 mcg/kg/min por 24 horas. Ampola: 2,5 mg/mL (5 ou 10 mL), diluir 25 mg em 250 ml SG5% Conc: 10 mcg/mL
Heparina não-fracionada	5000UI SC 8/8h
Enoxaparina	40 mg SC 1 ×/dia

Dieta hipossódica e restrição hídrica

Recomenda-se restrição de sódio (< 2-3 g/dia) e restrição hídrica (< 1,5-2 L; < 1 L se hiponatremia grave) para os pacientes com ICA. No entanto, as evidências que apoiam essa conduta ainda são inconclusivas.

Oxigenoterapia suplementar

Deve ser ofertada apenas para reversão de hipoxemia (SpO_2 < 90% e/ou PaO_2 < 60 mmHg), não sendo recomendada de rotina pois pode desencadear vasoconstrição e redução do débito cardíaco. Se a despeito da oxigenoterapia, o paciente mantém desconforto respiratório, hipoxemia ou acidose respiratória, recomenda-se o uso de VNI (CPAP ou Bilevel). Nos casos de edema agudo de pulmão, essa deve ser parte da estratégia inicial. Cerca de 5% dos pacientes evoluem com necessidade de ventilação mecânica.

Terapia com diuréticos

Consiste em um dos pilares terapêuticos da ICA (apesar de não haver estudos clínicos randomizados que confirmem sua eficácia). Não deve ser administrado nos casos em que houver hipotensão grave e/ou choque cardiogênico. Além disso, recomenda-se a via intravenosa, pela maior biodisponibilidade. O início da diurese geralmente ocorre após 30 minutos, com pico em 1-2 horas.

Nos pacientes sem uso prévio e com função renal normal, geralmente se utiliza furosemida 20-40 mg IV, enquanto naqueles com uso crônico, a dose inicial deve ser pelo menos igual ou até 2,5 vezes maior que a habitual. Na ausência de resposta após 2 horas, deve-se dobrar a dose, e assim sucessivamente, até alcançar a dose máxima. Pacientes com DRC e IC grave podem precisar de doses maiores, podendo chegar a bolus de 160-200 mg de furosemida. Doses altas devem ser administradas lentamente (30-60 minutos), para reduzir o risco de ototoxicidade.

A via intravenosa deve ser trocada para a via oral assim que o paciente apresente melhora e estabilização dos sintomas. O paciente com ICA pode se apresentar diurético--resistente por menor absorção intestinal, devido ao edema de parede intestinal pela congestão esplâncnica. Na ausência de melhora, pode-se tentar aumentar progressivamente a dose de diurético de alça ou associar um diurético tiazídico.

Na presença de piora de função renal, deve-se avaliar outras possíveis causas de lesão renal aguda (obstrução urinária, medicamentos nefrotóxicos) e, uma vez em que caso o paciente permaneça hipervolêmico, deve-se manter a diureticoterapia para o tratamento da congestão venosa glomerular (síndrome cardiorrenal, presente em 30%-50% dos pacientes internados com ICA).

Vasodilatadores

Promovem alívio da congestão pulmonar, além do poder de aumentar o débito cardíaco e a diurese pelo efeito vasodilatador, porém não devem ser evitados em pacientes com estenose aórtica importante. As drogas disponíveis no Brasil são a nitroglicerina, o nitroprussiato e o nesiritide. Apenas 6,6% dos pacientes no Breathe fizeram uso deles, demonstrando o pouco conhecimento em relação à sua utilização.

A nitroglicerina promove venodilatação em maior grau do que dilatação arterial, podendo reduzir a resistência vascular sistêmica e a pós-carga em altas doses. Deve ser usado nos casos com resposta inadequada à diureticoterapia e naqueles com IC refratária e baixo débito cardíaco, desde que o paciente não esteja hipotenso. Também deve ser evitada após infarto de VD e é contraindicada após o uso de sildenafil.

O nitroprussiato é um vasodilatador balanceado, promovendo dilatação arterial e venosa, sendo vantajoso nos casos de pós-carga elevada como insuficiência aórtica ou mitral agudas ou ICA relacionada à emergência hipertensiva. Necessita de monitorização invasiva da pressão arterial, devido à potencial labilidade pressórica e ao rápido efeito de ação. Além disso, apresenta risco de hipertensão de rebote na suspensão. Idealmente, deve ser utilizada por até 24-48 horas, pelo risco de toxicidade por cianeto ou, mais raramente, por tiocianato. Caso seja usada por tempo prolongado, pode ser necessário dosar o nível sérico deste último.

Nesiritide é um dilatador arterial e venoso balanceado. Seu uso somente deve ser considerado na ausência de hipotensão e choque cardiogênico, em pacientes com intolerância à nitroglicerina e ao nitroprussiato, com congestão clinicamente importante refratária aos diuréticos.

Inotrópicos

São capazes de aumentar a perfusão e o débito cardíaco; no entanto, não estão associados a melhores desfechos e, portanto, só devem ser administrados na presença de hipoperfusão e/ou hipotensão sintomática, não sendo recomendados nos casos com FE preservada. As principais opções disponíveis são a dobutamina e o levosimendam. Utilizado em apenas 13% dos pacientes, conforme resultado do estudo Breathe.

A dobutamina é o um agonista beta-adrenérgico (beta 1 e beta 2) capaz de promover melhora hemodinâmica por aumento do débito cardíaco. Apesar de amplamente utilizada, seu benefício na ICA ainda permanece como controverso na literatura, com alguns estudos apontando uma possível associação com piores desfechos clínicos.

O levosimendam é um sensibilizador de cálcio (aumenta a sensibilidade da troponina C ao cálcio citoplasmático), permitindo melhora da contratilidade cardíaca. Entretanto, até o momento os estudos não mostraram benefício superior à dobutamina. Este dado associado ao seu elevado custo fazem com que essa droga não apresente vantagem que justifique seu uso como primeira opção.

Vasopressores

Devem ser usados quando o paciente apresenta hipotensão severa ou se o paciente não apresentar melhora com o uso dos inotrópicos. A preferência é pela noradrenalina.

Digitálicos

Apresentam propriedades inotrópicas, vagomiméticas e simpaticoinibitórias, motivo pelo qual são eficazes no controle da frequência cardíaca. São considerados primeira linha no tratamento da ICA com fração de ejeção reduzida precipitada por FA de alta resposta.

Anticoagulantes

O uso de anticoagulação profilática mostrou-se eficaz na redução de trombose venosa profunda em pacientes internados com ICA. Por esse motivo, recomenda-se o uso de heparina de baixo peso molecular ou heparina não fracionada em todos os casos em que não exista contraindicação.

Terapia de substituição renal

Não há evidência favorecendo seu uso em comparação a diureticoterapia com exceção às indicações clássicas de diálise de urgência (encefalopatia urêmica, hipercalemia refratária, acidose refratária).

Medicações de uso ambulatorial

Betabloqueadores, IECA, BRA, antagonistas da aldosterona devem ser interrompidos na presença de instabilidade hemodinâmica (hipotensão sintomática, hipoperfusão, bradicardia), hipercalemia ou piora importante da função renal.

Betabloqueadores

A interrupção do betabloqueador evidenciou maior mortalidade intra-hospitalar em uma metanálise, motivo pelo qual alguns centros optam por apenas reduzir em 50% a dose do betabloqueador. No entanto, essa conduta é controversa na literatura e deve ser individualizada.

Os betabloqueadores devem ser iniciados em doses baixas nos pacientes estáveis, após otimização da volemia e interrupção dos diuréticos, vasodilatadores e inotrópicos parenterais, devendo-se ter cautela ainda maior caso o paciente tenha feito uso de inotrópicos.

Além disso, a redução da dose do medicamento deve ser considerada sempre que houver aumento da dose ou introdução recentes.

Inibidores da enzima conversora de angiotensina (IECA) e bloqueadores do receptor de angiotensina (BRA)

Não há evidências para o início precoce desses fármacos caso o paciente não esteja em uso prévio à ICA. Desse modo, devem ser iniciados após 24-48 horas de estabilização clínica do paciente. Caso o paciente evolua com piora da função renal (aumento na creatinina > 0,5 mg/dL) ou hipotensão (associada ou não à hipoperfusão periférica), deve-se tentar reduzir a dose dos diuréticos (caso o paciente não esteja francamente congesto) e/ou de outros vasodilatadores. Na ausência de melhora após essas medidas, deve-se reduzir a dose de IECA/BRA pela metade e reavaliar.

Outras contraindicações ao uso de IECA/BRA no contexto da ICA são: história de angioedema, potássio superior a 5 mEq/L, creatinina > 2,5 mg/dL e estenose bilateral de artérias renais. Nesses casos, recomenda-se o uso da associação hidralazina e nitrato.

Antagonistas da aldosterona

São recomendados nos pacientes com classe funcional III e IV (NYHA) com FE <35%, porém não devem ser administrados em pacientes com potássio acima de 5,5 mEq/L e/ou creatinina superior a 2,5 mg/dL.

Choque Cardiogênico

Consiste na apresentação clínica de ICA com os piores parâmetros hemodinâmicos e, consequentemente, com as maiores taxas de mortalidade. A principal causa é o IAM com supradesnível do segmento ST (80% dos casos); no entanto, também pode ser causado por arritmias, defeitos mecânicos, insuficiência valvar aguda, miocardite fulminante, entre outros motivos.

Caracteriza-se pela presença de hipotensão com sinais de hipoperfusão, na ausência de hipovolemia e associada à congestão pulmonar. O manejo é extremamente árduo e delicado, uma vez que, em geral, necessita-se do uso de inotrópicos em altas doses, frequentemente associados a vasopressores, além de diuréticos por via intravenosa. Na ausência de resposta, pode ser necessário o uso de dispositivos de assistência circulatória, dentre os quais o Balão Intra-aórtico (BIA) é o mais utilizado. No entanto, devido aos resultados não favoráveis do estudo IABP-SHOCK II, o BIA não deve ser usado rotineiramente no choque cardiogênico, especialmente de etiologia isquêmica.

Critérios de Alta

Devem estar presentes por no mínimo 24 horas:

1. Estabilidade hemodinâmica;
2. Euvolemia;
3. Em uso de medicações de uso crônico;
4. Função renal estável;
5. Paciente orientado sobre o tratamento.

Idealmente, o paciente deve ter uma consulta marcada com um cardiologista em até 2 semanas após a alta. No registro Breathe, apenas 63% dos pacientes foram orientados corretamente quanto às medicações e 34% quanto à dieta adequada.

Conclusão

A ICA é um quadro frequente no paciente hospitalizado, com alta morbimortalidade e conduzida de modo ainda não totalmente apropriada durante o período intra-hospitalar. Portanto, o conhecimento aprofundado sobre o tema é indispensável para o médico hospitalista.

Sugestão de Leitura

1. Rohde LE, Montera MW, Bocchi EA, Clausell N, Albuquerque DC, Rass S. Diretriz Brasileira de Insuficiência Cardíaca Crônica e Aguda -Departamento de Insuficiência Cardíaca (DEIC) e Sociedade Brasileira de Cardiologia (SBC). Arq Bras Cardiol. 2018; 111(3):436-539.

2. Yancy CW, et al. 2017 ACC/AHA/HFSA Focused Update of the 2013 ACCF/AHA Guideline for the Management of Heart Failure: A Report of the American College of Cardiology/American Heart Association Task Force on Clinical Practice Guidelines and the Heart Failure Society of America. Circulation. 2017 Aug 8;136(6):e137-e161.

3. Ponikowski P, et al. 2016 ESC Guidelines for the diagnosis and treatment of acute and chronic heart failure. The Task Force for the diagnosis and treatment of acute and chronic heart failure of the European Society of Cardiology (ESC). Eur Heart J. 2016 Jul 14;37(27):2129-2200.

4. Albuquerque DC, Investigadores Estudo Breathe, et al. I Registro Brasileiro de Insuficiência Cardíaca – Aspectos Clínicos, Qualidade Assistencial e Desfechos Hospitalares. Arq. Bras. Cardiol. [online]. 2015, vol.104, n.6 [cited 2018-11-11], pp.433-442.

5. Damy T, Bennett KA, Zhang J, Goode K, Buga L, Hobkirk J, et al. Does the physical examination still have a role in patients with suspected heart failure? Eur J Heart Fail 2011;13: 1340-1348.

6. Passantino A, Monitillo F, Iacoviello M, Scrutinio D. Predicting mortality in patients with acute heart failure: role of risk scores. World J Cardiol. 2015;7:902-911.

7. Almeida Junior GL, et al. Avaliação hemodinâmica na insuficiência cardíaca: papel do exame físico e dos métodos não invasivos. Arq. Bras. Cardiol., São Paulo , v. 98, n. 1, p. e15-e21, Jan. 2012 .

8. Duane SP, Robb DK. Evaluation of acute decompensated heart failure. In: UpToDate, Post TW (Ed), UpToDate, Waltham, MA. 2017.

9. Felker MG, Whellan DJ. Inpatient Management of Heart Failure: Are We Shooting at the Right Target? Annals of Internal Medicine Editorial. Ann Intern Med, 2017.

10. Krim SR, et al. Academic Division of Ochsner Clinic Foundation. Management of Patients Admitted with Acute Decompensated Heart Failure. The Ochsner Journal. 15:284-289, 2015.

11. Wilson SC. Treatment of acute decompensated heart failure: General considerations. In: UpToDate, 2017.

12. Wilson SC. Treatment of acute decompensated heart failure: Components of therapy. In: UpToDate, 2017.

Insuficiência Respiratória Aguda

Capítulo 55

Felipe Mateus Teixeira Bezerra
Igor Gouveia Pietrobom

Introdução

Diferentemente da dispneia, a Insuficiência Respiratória Aguda (IRpA) é um conceito objetivo, que não suscita dúvidas quanto ao diagnóstico. Divide-se em dois tipos:

- **IRpA Tipo I:** Hipoxêmica: PaO_2 < 60 mmHg.
- **IRpA Tipo II:** Hipercápnica: PCO_2 > 50 mmHg.

Conceitos Importantes

- **Distúrbio V/Q (Ventilação/perfusão):** A forma e intensidade com que essa relação é afetada determinam o tipo de distúrbio encontrado, seja hipóxia ou hipercapnia.
- **Efeito shunt:** Ocorre devido à resposta fisiológica de vasoconstrição na região pulmonar hipoxêmica, aumentando o aporte de sangue para áreas ventiladas. Isso denota um efeito de *derivação*, ou seja, com o aumento do calibre dos vasos restantes, parte do sangue passa sem receber oxigenação. Exemplo típico: Pneumonia.
- **Efeito espaço morto:** Esse efeito já é a outra ponta do espectro de distúrbio. Aqui encontramos a área pulmonar que é ventilada, porém não perfundida, o que levará então a déficit na eliminação do CO_2.
- **Difusão:** Capacidade dos gases de seguir o gradiente de pressão em 2 meios separados pela membrana alveolar.
- **Gradiente álveolo-arterial (A-a):** Útil para determinação dos componentes da dispneia. Valor normal = 20. O valor normal em um paciente hipoxêmico indica origem devido a baixo conteúdo alveolar de O_2, ou seja, hipoventilação. Valores maiores que 20 indicam que há alteração na capacidade de oxigenação, juntamente ou não à hipoventilação.

> Fórmula Completa: **G (A - a): pAO_2 – paO_2**
> Onde: $pAO_2 = FiO_2(PB - pH_2O) - 1,25\ PaCO_2$/Q respiratório
> Simplificando para FiO_2 = 0,21; pH_2O = 760 mmHg; Q (Coeficiente Respiratório) = 0,8 →
> Temos então: **G (A – a): 130 – (paO_2 + pCO_2)**

Hipoxemia

Mecanismos para hipoxemia são:

- PiO_2 reduzida – Relacionada às altitudes;
- Redução da relação V/Q;

- *Shunt* direita-esquerda;
- Redução na capacidade de difusão;
- Hipoventilação – Prolongada.

Hipercapnia

Os mecanismos principais para instalação de uma IRpA hipercápnica são:
- Hipoventilação;
- Relação V/Q com acentuadamente reduzida.

Quadro Clínico

Os achados clínicos do paciente guiarão o raciocínio diagnóstico para instituição de terapia específica. Na **Tabela 55.1**, encontramos as principais etiologias para o paciente dispneico com hipoxemia. A insuficiência respiratória hipercápnica tem seu quadro de instalação relacionado às doenças que afetam musculatura respiratória e por agudização de doentes rententores crônicos de CO_2.

Tabela 55.1. Insuficiência Respiratória Aguda – Causas, mecanismos e achados clínicos		
Etiologia	Mecanismo	Fatores preditores para o diagnóstico
Pneumonia	Efeito *shunt*	Internação, profilaxia com IBP, risco de aspiração, pneumopatias prévias, evolução com febre e tosse com/sem expectoração, crepitação localizada na ausculta respiratória.
TEP	Efeito *shunt* + Espaço Morto	Cirurgias ortopédicas, pacientes oncológicos, TVP, doenças reumatológicas, instalação hiperaguda, ECG/ECO com achados compatíveis e dor torácica.
Broncoespasmo	Hipoventilação + Efeito *shunt*	Asma prévia, DPOC, exposição a alérgenos/componente de reação anafilática à medicação, ausculta de sibilos ou tórax silencioso. Outras causas de sibilância: Corpo estranho em vias aéreas, congestão e TEP.
Edema pulmonar	*Shunt* + Difusão	Insuficiência cardíaca, hipertensão. Crepitações bilaterais – Lembrar que nem todo EAP crepita e que sibilância não é infrequente.
Doença instersticial – SARA	Difusão + *shunt*	Pneumonia, sepse, pancreatite aguda, trauma, embolia gordurosa – Rx com infiltrados bilaterais com função cardíaca preservada anterior. Lembrar da TRALI em pacientes que receberam hemotransfusão.
Doenças intersticiais – Fibrose pulmonar, pneumonite de hipersensibilidade e outras	Difusão predominante	Paciente com diagnóstico prévio, ou com evolução clínica compatível. História de exposição a pássaros, fungos ou história familiar positiva. Dessaturação ao exercício. Ausculta de *velcro* em bases fala a favor de fibrose pulmonar
DPOC exacerbado	Efeito shunt + Espaço Morto + Difusão	Carga tabágica elevada, tórax em tonel, hiperinsuflação ao Rx, gasometria com padrão de acidose respiratória crônica/retenção de CO_2;

Continua

Continuação

Tabela 55.1. Insuficiência Respiratória Aguda – Causas, mecanismos e achados clínicos		
Etiologia	Mecanismo	Fatores preditores para o diagnóstico
Hipóxia secundária à hipoventilação	Hipoventilação	Paciente com alteração do nível de consciência, diminuição de força muscular, provavelmente apresentando hipercapnia concomitante. Exemplos: *Miastenia Gravis*, intoxicação exógena, sedação em excesso para procedimento, Guillain-Barré/Eaton-Lambert, polimiosite, Esclerose lateral amiotrófica, AVE e outras causas de rebaixamento do nível de consciência. Lembrar da hipofosfatemia no paciente com alta recente da UTI ou submetido a realimentação após jejum prolongado.
Pneumo/Hemotórax	*Shunt*	Paciente com procedimento realizado recentemente em topografia compatível. DPOC enfisematoso, com risco de ruptura de bolhas e traumas recentes.

A sintomatologia do paciente pode ser também consequência do distúrbio respiratório, tradicionalmente, encontramos:

- **Hipercapnia:** Sonolência, inquietação, cefaleia, letargia, tremor, papiledema e coma.
- **Hipoxemia:** Ansiedade, taquicardia, taquipneia, agitação, confusão, sonolência, diaforese.

O paciente internado, diferentemente do paciente que chega na sala de emergência, tem sua história já conhecida. Portanto, o clínico assistente já deve ter elencadas suas principais hipóteses quando esse paciente evolui com quadro de hipoxemia. A origem da hipoxemia em ambiente intra-hospitalar vai variar bastante de acordo com o perfil do paciente que está sendo assistido.

Conduta

Idealmente, todo paciente que evolui com IRpA intra-hospitalar deve estar monitorizado com cardioscopia e oximetria. O cenário de uma parada respiratória iminente deve ser identificado para que a IOT seja realizada logo. O paciente deve ter anamnese e exame físicos objetivos realizados, e o prontuário e a última prescrição revisados rapidamente, para determinação das primeiras hipóteses para o quadro agudo. Acesso venoso também deve estar com fluxo adequado, e a necessidade de nova punção com calibre 16 ou 18 Gauge deve ser avaliada de acordo com a gravidade do quadro enfrentado.

Definindo Intubação, Indicação de VNI ou Oxigenoterapia

Sempre é importante lembrar que o paciente que tem indicação formal para IOT não deve ter o procedimento postergado. Isso implica em elevada probabilidade de evolução para PCR e óbito. Lembrando que é melhor proceder à IOT com a equipe totalmente preparada do que no momento de parada respiratória. Portanto, indicações absolutas de IOT são:

- Fadiga de musculatura respiratória iminente;
- Capacidade vital estimada em < 15 mL/kg em doenças neuromusculares;
- Hipoxemia refratária à oxigenoterapia;

- Incapacidade do paciente de proteger vias aéreas;
- Obstrução de vias aéreas;
- Instabilidade hemodinâmica grave.

O paciente que não se encaixa nessas situações será candidato à avaliação para o uso de VNI ou apenas oxigenoterapia.

Oxigenoterapia

A dispneia pode ser indício da necessidade de O_2, mas não é critério isolado, como é notado na cetoacidose diabética, na qual a hiperventilação é secundária a componente metabólico a ser resolvido e não há hipoxemia. Há condições em que o O_2 é necessário mesmo sem dispneia ou dessaturação, sendo o principal exemplo a intoxicação por CO. A necessidade é definida pela hipoxemia flagrada, ou pelo risco imposto pela condição clínica, caso, por exemplo, do choque séptico.

Para pacientes com quadro de hipercapnia secundária à falência de musculatura respiratória, a mecânica respiratória deve ser melhorada, seja com VNI ou VM invasiva.

Como prescrever o O_2?

Pacientes com SaO_2 > 94%, em geral, não necessitam de O_2, exceto quando há intoxicação por CO e pneumotórax. Pacientes com SaO_2 > 98% devem ter suas titulações reavaliadas para desmame.

Estão disponíveis 3 principais formas de oferecer O_2 ao paciente:

• Cateter nasal

Por ser um sistema de baixo fluxo (1-5 L/min), seu uso fica reservado para hipoxemias leves ou para pacientes em que há necessidade de baixo fluxo; principal exemplo é o DPOC. A FiO_2 pode ser estimada pela razão de que para cada incremento de 1 L/min no cateter há aumento de 3% na FiO_2 ofertada. Porém há variação de acordo com a mecânica respiratória do paciente.

• Máscara facial

Esse dispositivo se destina a fluxos maiores, não devendo ser usado com fluxos menores que os indicados para cada FiO_2 determinada da máscara. Sistema tradicional de cores na **Tabela 55.2**.

Acoplando um sistema de reservatório nas máscaras, é possível chegar a FiO_2 de 100%.

Tabela 55.2. FiO_2 estipulada por cor na máscara de Venturi		
Cor da máscara de Venturi	FiO_2	Fluxo adequado (L/min)
Azul	24%	3
Amarela	28%	6
Branca	31%	8
Verde	35%	12
Rosa	40%	15
Laranja	50%	15

Ventilação Não Invasiva

Com evidências fortes de melhora de desfechos de mortalidade intra-hospitalar, a VNI tem sua indicação clássica em:

- Edema agudo de pulmão;
- DPOC descompensado;
- Imunossuprimido com dispneia – principalmente pneumocistose.

Contraindicações à VNI:

- Parada respiratória iminente;
- Rebaixamento do Nível de Consciência – Atentar que a carbonarcose leve no paciente DPOC NÃO é impeditiva à tentativa com VNI, visto a boa resposta.;
- Agitação intensa/não colaboração com a VNI;
- Obstrução de vias aéreas;
- Trauma, queimadura e cirurgia em face;
- Incapacidade de proteção de vias aéreas;
- Vômitos frequentes/excesso de secreção.

As considerações específicas sobre VNI não fazem parte do escopo deste capítulo.

Exames Complementares

A solicitação de exames complementares seguirá as principais suspeitas de causa da IRpA, porém uma rotina mínima deve ser instituída para o paciente, caso a causa possa ser menos óbvia. O mínimo consiste, portanto em: EGC, Rx de tórax e gasometria arterial (conforme será comentado abaixo). USG *point of care* (POC) também é de fundamental importância para o diferencial, porém pode muitas vezes se encontrar indisponível. A saturação deve ser aferida continuamente por oxímetro.

Devo sempre colher a gasometria arterial?

Para decidir, é importante saber se o paciente é portador de condição hipercápnica, pois aí sempre necessitaremos da gasometria para manejo do mesmo.

É importante saber o estado basal desse paciente. Por exemplo, um paciente com SaO_2 = 98% de base evolui com dispneia súbita e queda de SaO_2 para 94%. Nesse caso, houve queda de > 3% na SaO_2, o que também aponta para a necessidade de coleta da gasometria. A oferta de O_2 e investigação, porém, não deve ser atrasada pela espera do exame gasométrico. Também está indicada a coleta para pacientes com necessidade de FiO_2 crescentes para manter mesma SaO_2. Importante lembrar ainda que pacientes com vasculopatias de extremidades podem ter suas medidas de oximetria falseadas, sendo também uma indicação para a coleta do exame. Pacientes evoluindo com condições críticas terão gasometria colhida também por razões de investigação de condição metabólica – pH, pCO_2, lactato. Portanto, devemos diferenciar o paciente dispneico (condição subjetiva) do paciente com IRpA (definição objetiva).

Uso do USG Point-of-Care

Já com seu papel bem estabelecido no ambiente de urgência/UTI, esse instrumento vem se mostrando como um agregador de dados no momento da avaliação do paciente. Os protocolos de utilização do USG estão descritos no capítulo "Ultrassonografia à beira-leito", deste livro.

Sugestão de Leitura

1. O'Driscoll BR, Howard LS, Earis J, et al. BTS guideline for oxygen use in adults in healthcare and emergency settings. Thorax 2017; 72:ii1.
2. Stapczynski, J. Stephan, Judith E. Tintinalli. Tintinalli's Emergency Medicine: A Comprehensive Study Guide. 8th ed. New York, N.Y.: McGraw-Hill Education LLC., 2016.
3. Girault C, Briel A, Benichou J, Hellot MF, Dachraoui F, Tamion F, et al. Interface strategy during noninvasive positive pressure ventilation for hypercapnic acute respiratory failure. Crit Care Med. 2009 Jan. 37(1):124-31.
4. Brochard L, Mancebo J, Wysocki M, et al. Noninvasive ventilation for acute exacerbations of chronic obstructive pulmonary disease. N Engl J Med. 1995 Sep 28. 333(13):817-22.

Intercorrências no Paciente Oncológico

Capítulo 56

Gabriel Mandarini Doho
Alexandra Régia Dantas Brígido
Ana Rita Brito Medeiros Da Fonseca

Hipercalcemia da Malignidade

Introdução

A hipercalcemia é relativamente comum em pacientes oncológicos, sendo observada em aproximadamente 20% a 30% dos casos. É a principal causa de hipercalcemia em pacientes internados e está associada a tumores sólidos ou neoplasias hematológicas. Os tipos de câncer que mais comumente levam à hipercalcemia são o de mama, o de pulmão e o mieloma múltiplo, mas essa é uma alteração também frequentemente encontrada em outros, como carcinoma renal, melanoma, câncer de próstata, linfoma e tumor neuroendócrino. A malignidade é, em geral, evidente clinicamente no momento em que causa hipercalcemia, e os pacientes com hipercalcemia de malignidade costumam apresentar um prognóstico ruim.

Há três mecanismos principais envolvidos na ocorrência da hipercalcemia da malignidade:

1. Produção de proteína relacionada ao hormônio da paratireoide (PTHrP);
2. Metástases osteolíticas com liberação local de citocinas (incluindo fatores ativadores de osteoclastos);
3. Produção tumoral de 1,25-vitamina D (calcitriol).

A secreção de PTHrP é a causa mais comum de hipercalcemia em pacientes com tumores sólidos não metastáticos e em alguns pacientes com linfoma não Hodgkin. Essa condição, também chamada de hipercalcemia humoral de malignidade, está presente em até 80% dos pacientes com hipercalcemia de malignidade, enquanto as metástases osteolíticas somam aproximadamente 20% dos casos. A secreção tumoral ectópica do hormônio paratireoide (PTH) também pode causar hipercalcemia, mas é rara.

Quadro clínico

Os sinais e sintomas podem estar relacionados à gravidade da hipercalcemia e ao tempo de instalação do quadro. Podem ser observados: constipação intestinal, fraqueza, sonolência, poliúria , desidratação. Alterações laboratoriais, como a hipernatremia, também podem estar presentes, e no eletrocardiograma pode ser visto estreitamento do intervalo QT.

Diagnóstico

Consiste na observação de aumento dos níveis séricos de cálcio e supressão de PTH. O cálcio ionizado é mais acurado para avaliar se há aumento dos níveis de cálcio circulante.

No entanto, o cálcio total é melhor em predizer a gravidade. Deve-se sempre corrigir cálcio total pela albumina (para cada 1 mg/dL de albumina abaixo de 4 mg/dL, acrescenta-se 0,8 mg/dL de cálcio ao cálcio total dosado).

Tratamento

Quando os níveis de cálcio são poucos elevados (< 12 mg/dL), não há necessidade de tratamento. Níveis moderadamente elevados (12 a 14 mg/dL) podem ser tratados em pacientes sintomáticos se houver elevação aguda. Níveis acima de 14 mg/dL (hipercalcemia grave) devem ser tratados, independentemente de sintomas. O tratamento consiste em:

1. **Hidratação:** A maioria dos pacientes encontra-se profundamente desidratada e, como medida inicial, necessita de reposição de volume. Deve-se infundir 100 a 300 mL/h de cristaloides (preferencialmente solução que não contenha cálcio), desde que o paciente tolere esse volume, visando manter débito urinário de 100 a 150 mL/h.

2. **Bifosfonato:** É a grande medicação no controle de hipercalcemia. Além de diminuir a atividade osteoclástica, reduzindo os níveis de cálcio em 48 horas, ajuda no controle de dor óssea. Opções: ácido zoledrônico (4 mg em 15 minutos) e pamidronato (60 a 90 mg em 4 horas de infusão). Deve-se atentar para a função renal, devido ao risco de necrose de mandíbula e GESF colapsante.

3. **Calcitonina:** Fraco agente no controle de hipercalcemia. Pode ser usada na dose de 4 UI via subcutânea ou intramuscular a cada 12 horas. Doses repetidas causam taquifilaxia. É útil nas primeiras 48 horas do tratamento.

4. **Corticoide:** Mais eficaz em tumores produtores de vitamina D e doenças granulomatosas. Pode ser usada metilprednisolona de 40 a 60 mg/dia ou dose equivalente de prednisona.

5. **Hemodiálise:** Em casos refratários às medidas clínicas supracitadas. Normalmente usada em pacientes com hipercalcemia grave, com insuficiência renal e cardíaca, que não toleram hidratação vigorosa e estão mais sujeitos aos efeitos colaterais de bifosfonato.

A furosemida não deve ser usada em rotina, pois é pouco eficaz no controle de hipercalcemia e pode ocasionar depleção de volume (em pacientes que frequentemente já estão desidratados) e distúrbios hidroeletrolíticos, como hipocalemia e hipomagnesemia. Seu uso preferencial é no paciente que começa a apresentar sinais de sobrecarga volêmica após hidratação vigorosa.

Além desses tratamentos, alguns estudos recentes sugerem que o denosumabe, um anticorpo monoclonal contra o RANKL, tem importante ação no controle da hipercalcemia da malignidade. A dose sugerida é 120 mg subcutâneo nos dias 1, 8, 15, e 29 e, então, a cada 4 semanas.

Síndrome de Lise Tumoral

Introdução

A síndrome de lise tumoral (SLT) é uma emergência oncológica causada por anormalidades metabólicas decorrentes da desintegração de células tumorais, predispondo a alterações renais, cardíacas ou neurológicas. Ela pode ser primária, quando ocorre espontaneamente em tumores de alta replicação, ou secundária a tratamento quimioterápico.

Diagnóstico

A definição de Cairo-Bishop, proposta em 2004, forneceu critérios laboratoriais específicos para o diagnóstico de SLT, tanto na apresentação quanto no prazo de sete dias após o tratamento. Ela também incorporou um sistema de classificação para ajudar a delinear o grau de gravidade da SLT. O diagnóstico de SLT pode ser realizado na presença de um evento clínico associado a pelo menos duas alterações laboratoriais.

- **SLT laboratorial:** Presença de dois ou mais parâmetros laboratoriais séricos alterados, dentro de três dias antes ou sete dias após a instituição de quimioterapia no contexto de hidratação adequada e uso de um agente hipouricemiante.

1. Fósforo: Maior ou igual a 4,5 mg/dL ou aumento maior que 25% do basal;
2. Potássio: Maior ou igual a 6 mEq/L ou aumento maior que 25% do basal;
3. Ácido úrico: Maior ou igual a 8 mg/dL ou aumento maior que 25% do basal (não considerar esse valor para paciente com hiperuricinemia prévia);
4. Cálcio: Menor ou igual a 7 mg/dL ou redução maior que 25% do basal.

- **SLT clínica:** Presença de SLT laboratorial associada a um ou mais dos seguintes eventos clínicos, desde que que não sejam diretamente ou provavelmente atribuídas a um agente terapêutico:

1. Lesão renal aguda (aumento de creatinina em pelo menos 0,3 mg/dL em 48 horas);
2. Arritmias/morte súbita;
3. Crise convulsiva.

Classificação de risco para SLT

Os fatores de risco para lise tumoral incluem: potencial para rápido crescimento celular do tumor, nefropatia prévia, sensibilidade do tumor à quimioterapia, níveis aumentados de LDH. Em leucemias agudas, o risco depende da contagem de leucócitos e do índice de resposta ao tratamento. A **Tabela 56.1** resume o risco de SLT de acordo com o tipo de neoplasia.

Prevenção

As medidas para prevenção da SLT devem ser iniciadas 48 horas antes do início do tratamento e visam aumentar a excreção urinária de ácido úrico, fósforo e potássio, evitando o surgimento de lesão renal aguda.

A hidratação intravenosa vigorosa é o pilar da prevenção da SLT e é recomendada, antes da terapia, em todos os pacientes com risco intermediário ou alto. NaCl 0,45% ou SG 5% podem ser usados, especialmente em pacientes em uso de esteroides, que promovem retenção de sódio e hipertensão. Em pacientes desidratados e/ou hiponatrêmicos, NaCl 0,9 % é a solução preferida para hidratação inicial. Deve-se infundir 2 a 3 L/m²/dia quando há risco para SLT, visando manter débito urinário de 2 mL/kg/h. Se não houver evidência de uropatia obstrutiva aguda e/ou hipovolemia, um diurético de alça pode ser usado para manter o débito urinário, se necessário.

A alcalinização urinária não é recomendada. Pode levar à precipitação de xantina e hipoxantina nos túbulos renais, ao aumento do risco de hipocalcemia e da precipitação de sais de fosfato de cálcio.

Tabela 56.1. Risco de Síndrome de Lise Tumoral de acordo com o tipo de neoplasia

Baixo risco	Intermediário risco	Alto risco
LMA com leucócitos < 25 mil/uL e LDH < 2 × LSN	LMA com leucócitos > 25 mil/uL e < 100 mil/uL OU LMA com leucócitos < 25 mil/uL e LDH > 2 × LSN	LMA com leucócitos > 100 mil/uL
LLC/LLS com leucócitos ≤ 50 mil/uL tratado apenas com agentes alquilantes	LLC tratados com fludarabina, rituximab ou lenalidomida, ou venetoclax e nódulos linfáticos ≥ 5 cm ou contagem absoluta de linfócitos ≥ 25 × 109/L, e/ou aqueles com WBC alto ≥ 50 × 109/L	CLL tratados com venetoclax e nódulos linfáticos ≥ 10 cm, ou linfonodo ≥ 5 cm e contagem absoluta de linfócitos ≥ 25 × 109/L e ácido úrico basal elevado.
Linfoma de Hodgkin	Linfoma de Burkitt em estádio precoce e LDH < 2 LSN	Linfoma de Burkitt em estádio avançado ou LDH > 2 × LSN
LMC	LLA com leucócitos < 100 mil/uL e LDH < 2 × LSN	LLA com leucócitos < 100 mil/uL e LDH > 2 × LSN OU LLA com leucócitos > 100 mil/uL
Linfoma anaplásico de grandes células	Linfoma linfoblástico estádio I/II e LDH < 2 × LSN OU Linfoma linfoblástico estádio I/II e LDH < 2 × LSN	Linfoma linfoblástico estádio III/IV e/ou LDH > 2 × LSN
Linfoma não Hodgkin indolente	Linfoma não Hodgkin de grau intermediário e LDH > 2 × LSN	Leucemia/linfoma de células T, linfoma difuso de grandes células B, linfoma de células do manto com doença volumosa e LDH ≥ 2 × LSN
Maior parte dos tumores sólidos	Tumores sólidos raros, altamente quimioterápicos (por exemplo, neuroblastoma, tumor de células germinativas, câncer de pulmão de pequenas células), em estádio avançado	Risco intermediário com disfunção renal e/ou envolvimento renal; ou com ácido úrico, fósforo ou potássio elevados
Mieloma múltiplo	Leucemia plasmocitária	

Adaptado de Uptodate, 2017.

Os seguintes agentes hipouricemiantes podem ser indicados, a depender do risco para SLT que paciente apresenta:

- **Alopurinol:** Inibidor da xantina-oxidase, não reduz ácido úrico já formado. Meia-vida de 60 a 180 minutos, seu metabólito ativo possui meia vida de 18-30 horas e é excretado pelos rins. Inicio de ação de 24 a 72 horas.
  - **Dose:** 100 mg/m² a cada 8 horas, dose máxima 800 mg/dia. Ajuste de acordo com função renal – Clcr 17 a 33: 200 mg/dia; Clcr 5 a 17: 100 mg/dia; Clcr < 5: uso de rasburicase.
  - **Efeitos adversos:** *rash*, hipersensibilidade e disfunção hepática; nessa situação suspender medicação. Reduzir dose de azatioprina e 6-mercaptopurina.
- **Rasburicase:** Metaboliza ácido úrico em alantoína, com início de ação em 4 horas.
  - **Dose:** 0,2 mg/kg/dia EV, diluído em 50 mL de NaCl 0,9 % administrar em 30 minutos. Usar até controle de hiperuricemia.

Não associar com alcalinização da urina e alopurinol. Contraindicado em deficiência de G6PD – pesquisar deficiência antes em homens do sexo masculino, negros ou de origem mediterrânea.

– **Efeitos adversos:** cefaleia, *rash*, prurido e meta-hemoglobinemia.

Em pacientes com alto risco para TLS, especialmente aqueles com insuficiência renal ou cardíaca, recomenda-se o uso de rasburicase, preferencialmente em dose única. Os níveis de ácido úrico devem ser monitorados de perto, e doses adicionais de rasburicase podem ser administradas quando o nível de ácido úrico sérico permanece alto ou a hiperuricemia se repete. O tratamento com alopurinol também pode ser iniciado.

Pacientes com risco intermediário para SLT, por sua vez, devem usar preferencialmente alopurinol, desde que os níveis de ácido úrico pré-tratamento não estejam elevados (ou seja, < 8 mg/dL), quando é preferível utilizar rasburicase. Por outro lado, pacientes em baixo risco para SLT devem ser rigorosamente monitorados, devendo-se instituir inicialmente hidratação adequada, com ou sem alopurinol.

Tratamento da SLT estabelecida

Pacientes com SLT estabelecida devem receber cuidados intensivos, com monitoração cardíaca contínua e medição de eletrólitos, creatinina e ácido úrico a cada 4 a 6 horas. O tratamento efetivo envolve a combinação da correção de anormalidades eletrolíticas específicas (hipercalemia, hipocalcemia, hiperfosfatemia) e/ou lesão renal aguda (uremia), o uso de rasburicase (caso não tenha sido administrado inicialmente) e de fluidos intravenosos (com diuréticos de alça, se necessário), podendo ser indicada terapia renal substitutiva, quando apropriada. A seguir estão listados alguns aspectos importantes nesse contexto e o manejo apropriado diante deles:

1. **Oligúria:** Descartar obstrução do trato urinário, por meio de ultrassonografia de rins e vias urinárias ou TC de abdome. Manter avaliação do débito urinário, com instituição de medidas visando alvos citados.

2. **Hipervolemia:** Furosemida ou manitol EV. Na ausência de melhora, convocar nefrologia e indicar diálise.

3. **Hiperuricemia:** Manifesta-se com náuseas, vômitos, letargia, anorexia, hematúria e oligúria. Está indicada rasburicase, com avaliação de 6/6 horas. Se não ocorrer melhora, realizar diálise.

4. **Hiperfosfatemia:** Pode ser corrigida com uso de quelante oral (hidróxido de alumínio 300 a 600 mg/refeição; sevelamer 800 a 1.600 mg/refeição; carbonato de cálcio 1 a 2 g/refeição).

5. **Hipocalcemia:** Causa tetania, arritmias e crise convulsiva. Tratar apenas se sintomática, com 10 mL (1 g) gluconato de cálcio a 10%, em 10 minutos, realizando monitorização cardíaca contínua.

6. **Hipercalemia:** Promove letargia, paralisias, arritmias, alterações do ECG (onda T apiculada, aumento de PR e QRS). Devem-se realizar monitorização contínua e as medidas para hipercalemia descritas na Seção 3 – Distúrbios Hidroeletrolíticos e Acidobásicos.

Síndrome da Veia Cava Superior

Introdução

Na síndrome da veia cava superior (SVCS), há obstrução ao fluxo sanguíneo, causada por invasão ou compressão externa por alguma estrutura subjacente, como pulmão direito, linfonodo ou outras estruturas mediastinais, associado ou não a trombose da veia cava superior. Dependendo da velocidade de instalação da obstrução, dilatam-se colaterais na tentativa de diminuir a pressão venosa.

Cânceres intratorácicos somam 60% a 85% das causas de SVCS e, em 60% dos casos, a SVCS é a primeira manifestação de uma neoplasia ainda não diagnosticada. Os canceres mais associados a essa síndrome são o câncer de pulmão e o linfoma não Hodgkin.

Quadro clínico

A maioria dos pacientes queixa-se de dispneia, que pode vir associada a edema facial e sensação de cabeça cheia que piora ao decúbito, edema de membros superiores, tosse, disfagia e/ou cefaleia. Em alguns casos, pode haver edema cerebral, e o paciente pode evoluir com síndrome de hipertensão intracraniana. No exame físico, notam-se edema facial e distensão das veias do pescoço e do tórax e, menos frequentemente, edema de membros superiores, cianose e pletora facial.

Diagnóstico

O diagnóstico é clínico-radiológico. Na radiografia de tórax, normalmente se observa aumento do mediastino e derrame pleural. A tomografia de tórax com contraste venoso é o exame mais utilizado, pois permite visualizar o ponto de obstrução e a circulação colateral, além de identificar características da doença de base. A ressonância é o método alternativo mais utilizado para pacientes alérgicos a iodo. O padrão ouro é o venograma, pouco utilizado por não auxiliar na visualização das estruturas torácicas.

Tratamento

O tratamento é baseado em medidas de suporte. A realização de quimioterapia e/ou radioterapia em neoplasias sensíveis a essas modalidades é possível, embora não seja aconselhado realizá-las antes da biopsia, pois interfere no resultado. Também pode ser indicada a passagem de *stent* como abordagem paliativa, para melhora dos sintomas. Caso o paciente apresente alguma urgência/emergência clínica, como estridor de laringe, insuficiência respiratória e síndrome de hipertensão intracraniana, deve ser rapidamente submetido a radioterapia ou passagem de *stent*, conforme grau de paliação.

Se houver trombose venosa associada, anticoagulação pode ser iniciada, preferencialmente com enoxaparina. Deve-se elevar a cabeceira do paciente, evitando o decúbito, e não devem ser administradas medicações nos membros superiores (IV ou IM). Corticoide pode ser usado em linfomas e timomas. Diurético pode ser usado também, mas não há evidência consistente para tal medida. O tratamento definitivo visa a tratar a doença de base.

Compressão Medular

Introdução

A compressão medular espinhal ocorre em 5% a 10% dos pacientes com câncer, sendo mais comumente associada ao câncer de pulmão, ao de mama e ao de próstata (80% dos casos). A porção torácica é a mais acometida (70%). O rápido reconhecimento dessa complicação e o devido tratamento evitam que danos irreversíveis sejam instalados e comprometam a funcionalidade do paciente.

Quadro clínico

Em geral, o paciente se queixa de dorsalgia no nível do comprometimento, que piora ao repouso, à noite, bem como ao levantar peso, espirrar ou tossir. Tais sintomas álgicos normalmente precedem os sintomas neurológicos. Ao longo da evolução do quadro, o paciente pode apresentar fraqueza muscular progressiva (com sinais de liberação piramidal), perda sensorial e parestesias (de acordo com o nível de comprometimento) e disfunção esfincteriana, com retenção urinária e fecal, perdendo o tônus esfincteriano ao exame físico.

Diagnóstico

Uma vez que paciente apresente quadro sugestivo, deve-se solicitar exame de imagem, preferencialmente ressonância magnética com contraste de gadolínio, buscando massas e sinais de compressão medular.

Tratamento

Quando há comprometimento medular, deve ser prescrito prontamente prescrito corticoide (dexametasona 10 mg IV inicialmente, seguido de 4 a 6 mg de 6/6 horas). Pacientes sem diagnóstico oncológico prévio devem ser submetidos à cirurgia descompressiva, e o material neoplásico deve ser enviado para análise histopatológica. Se o acometimento for único, há melhores evidências para realização de cirurgia seguida de radioterapia. Em caso de múltiplos acometimentos, no entanto, a radioterapia é mais eficaz. Em pacientes com prognóstico reservado, há tendência em priorizar qualidade de vida, mantendo cuidados proporcionais de acordo com a equipe assistente e a vontade do paciente.

Sugestão de Leitura

1. Annemans L, Moeremans K, Lamotte M, et al. Pan-European multicentre economic evaluation of recombinant urate oxidase (rasburicase) in prevention and treatment of hyperuricaemia and tumour lysis syndrome in haematological cancer patients. Support Care Cancer 2003; 11:249.
2. Bertrand Y, Mechinaud F, Brethon B, et al. SFCE (Société Française de Lutte contre les Cancers et Leucémies de l'Enfant et de l'Adolescent) recommendations for the management of tumor lysis syndrome (TLS) with rasburicase: an observational survey. J Pediatr Hematol Oncol 2008; 30:267.
3. Bilezikian JP. Clinical review 51: Management of hypercalcemia. J Clin Endocrinol Metab 1993; 77:1445.
4. Bilezikian JP. Management of acute hypercalcemia. N Engl J Med 1992; 326:1196.
5. Bosly A, Sonet A, Pinkerton CR, et al. Rasburicase (recombinant urate oxidase) for the management of hyperuricemia in patients with cancer: report of an international compassionate use study. Cancer 2003; 98:1048.
6. Clines GA, Guise TA. Hypercalcaemia of malignancy and basic research on mechanisms responsible for osteolytic and osteoblastic metastasis to bone. Endocr Relat Cancer 2005; 12:549.
7. Feusner J, Farber MS. Role of intravenous allopurinol in the management of acute tumor lysis syndrome. Semin Oncol 2001; 28:13.
8. García Mónaco R, Bertoni H, Pallota G, et al. Use of self-expanding vascular endoprostheses in superior vena cava syndrome. Eur J Cardiothorac Surg 2003; 24:208.
9. Hummel M, Reiter S, Adam K, et al. Effective treatment and prophylaxis of hyperuricemia and impaired renal function in tumor lysis syndrome with low doses of rasburicase. Eur J Haematol 2008; 80:331.
10. Jeha S, Kantarjian H, Irwin D, et al. Efficacy and safety of rasburicase, a recombinant urate oxidase (Elitek), in the management of malignancy-associated hyperuricemia in pediatric and adult patients: final results of a multicenter compassionate use trial. Leukemia 2005; 19:34.

11. Kearon C, Akl EA, Ornelas J, et al. Antithrombotic Therapy for VTE Disease: CHEST Guideline and Expert Panel Report. Chest 2016; 149:315.

12. Kim JM, et al. Clinical outcome of metastatic spinal cord compression treated with surgical excision +/- radiation versus radiation therapy alone: a systematic review of literature. Spine. 20 1 2 Jan 1 ;37(1) :78-84. [PMID: 2 1 629 1 64].

13. Krakoff IH, Meyer RL. Prevention of Hyperuricemia in Leukemia and Lymphoma: Use of Alopurinol, a Xanthine Oxidase Inhibitor. JAMA 1965; 193:1.

14. Kvale PA, Selecky PA, Prakash UB, American College of Chest Physicians. Palliative care in lung cancer: ACCP evidence-based clinical practice guidelines (2nd edition). Chest 2007; 132:368S.

15. Loblaw DA, et al. A 2011 updated systematic review and clinical practice guideline for the management of malignant extradural spinal cord compression. Int J Radiat Oneal Bioi Phys. 2012 Oct 1;84(2): 312-7.

16. Maier JD, Levine SN. Hypercalcemia in the Intensive Care Unit: A Review of Pathophysiology, Diagnosis, and Modern Therapy. J Intensive Care Med 2015; 30:235.

17. McLeod HL. Clinically relevant drug-drug interactions in oncology. Br J Clin Pharmacol 1998; 45:539.

18. Mirrakhimov AE. Hypercalcemia of Malignancy: An Update on Pathogenesis and Management. N Am J Med Sci 2015; 7:483.

19. National Comprehensive Cancer Network (NCCN). NCCN Clinical practice guidelines in oncology. http://www.nccn.org/professionals/physician_gls/f_guidelines.asp (Accessed on February 27, 2016).

20. Pui CH, Mahmoud HH, Wiley JM, et al. Recombinant urate oxidase for the prophylaxis or treatment of hyperuricemia in patients With leukemia or lymphoma. J Clin Oncol 2001; 19:697.

21. Rades D, et al. A score to identify patients with metastatic spinal cord compression who may be candidates for best supportive care. Cancer. 2 0 1 3 Feb 1 5; 1 1 9(4):897-903.

22. Rice TW, Rodriguez RM, Light RW. The superior vena cava syndrome: clinical characteristics and evolving etiology. Medicine (Baltimore) 2006; 85:37.

23. Gangel RF. Endocrine Manifestation of Tumor: Ectopic hormone production. Goldaman´s Cecil Medicine, 25th edition, 2015.

24. Schechter MM. The superior vena cava syndrome. Am J Med Sci 1954; 227:46.

25. Stewart AF. Clinical practice. Hypercalcemia associated with cancer. N Engl J Med 2005; 352:373.

26. Wilson LD, Detterbeck FC, Yahalom J. Clinical practice. Superior vena cava syndrome with malignant causes. N Engl J Med 2007; 356:1862.

27. Yellin A, Rosen A, Reichert N, Lieberman Y. Superior vena cava syndrome. The myth--the facts. Am Rev Respir Dis 1990; 141:1114.

28. Yu JB, Wilson LD, Detterbeck FC. Superior vena cava syndrome – a proposed classification system and algorithm for management. J Thorac Oncol 2008; 3:811.

Intoxicações Medicamentosas

Capítulo 57

Ana Luísa Cardoso Rosa Da Silva
Paulo Ricardo Gessolo Lins

Introdução

Intoxicações acidentais ou intencionais constituem uma parcela significativa de morbidade, mortalidade e gastos de saúde pelo mundo. Nos Estados Unidos, a American Association of Poison Control Centers (AAPCC) identificou cerca de 2,1 milhões de casos de intoxicações aguda. As exposições mais comuns entre a população adulta são relacionadas a analgésicos (11,3%), sedativos/antipsicóticos (5,9%) e antidepressivos (4,4%).

Quadro Clínico

As intoxicações podem envolver inúmeras apresentações clínicas, portanto, devem sempre ser suspeitadas como diagnóstico diferencial. Dentre as manifestações incluem-se alterações no nível de consciência, convulsões, alterações pressóricas, choque, insuficiência respiratória, distúrbios acidobásicos.

Abordagem Inicial

Os quadros de intoxicação aguda devem ter abordagem sistemática e consistente em sua avaliação inicial e manejo. É importante notar que os pacientes intoxicados podem apresentar uma infinidade de sinais e sintomas. Os achados dependem do agente ingerido, se a ingestão é aguda ou crônica e se há apenas uma ou mais substâncias ingeridas.

A história e o exame físico são de grande importância no reconhecimento da intoxicação. O manejo inicial inclui avaliar o risco da intoxicação, garantir suporte clínico primário, diminuir a absorção do tóxico e, quando disponível em tempo hábil, fazer uso de antídotos e eliminação da substância.

A primeira abordagem deve incluir aferição dos sinais vitais, estado mental (Escala de Coma de Glasgow), temperatura, oximetria de pulso, monitorização cardíaca, alterações oculares e eletrocardiograma, além da obtenção de acesso venoso e dextro. Procede-se então a abordagem a seguir:

- **Vias aéreas:** Avaliar se as vias aéreas estão pérvias e/ou se há presença de corpo estranho. Manter a perviedade das vias aéreas e proceder intubação orotraqueal se houver falha do paciente em ventilar ou proteger vias aéreas e prevenir aspiração;
- **Respiração:** Avaliar frequência respiratória e padrão respiratório;
- **Circulação:** Avaliar presença de pulso e, na sua ausência, proceder as recomendações do Suporte Avançado de Vida;

- **Diagnóstico diferencial:** Investigar com minúcia o quadro com paciente e familiares, interrogando e checando a respeito de medicamentos ingeridos/administrados (nome, dose, número de cartelas/frascos vazios), dia e hora da ingestão e se a ingesta foi acidental ou intencional. O reconhecimento das síndromes relacionadas à ingestão de cada tóxico é de grande valia para o diagnóstico. A **Tabela 57.1** resume as manifestações clínicas das principais síndromes tóxicas.

Exames complementares

Em geral, os exames complementares não são necessários. Em alguns casos, de acordo com o quadro clínico, podem ser requeridos eletrocardiograma (para indicar se há intoxicação por antiarrítmicos, betabloqueadores, antidepressivos tricíclicos), radiografia (pode indicar aspiração, edema agudo de pulmão, abdome agudo, algumas toxinas radiopacas), lactato arterial (pode indicar inadequada perfusão tecidual causada pelo tóxico). Depois de algum tempo, pode-se solicitar a dosagem das substâncias tóxicas, mas essa medida tem valor limitado na maioria dos quadros.

Medidas adicionais

- **Descontaminação:** Tópica (retirada de roupas, acessórios, lavagem abundante, lavagem dos olhos, se contato direto) e gastrointestinal (se não houver contraindicações, como rebaixamento nível de consciência).
- **Lavagem gástrica:** Útil na intoxicação por via oral, pode ser realizada quando o tempo entre a ingestão e a lavagem for inferior a 1 hora. É realizada a passagem de sonda de grosso calibre, com o paciente em decúbito lateral esquerdo e cabeceira em 15 graus. Então, é procedida a infusão de 100 a 300 mL de soro fisiológico e permitido retorno do conteúdo gástrico com a sonda aberta até a saída de líquido claro. É contraindicada se a intoxicação estiver relacionada a agentes corrosivos (soda cáustica) ou gasolina/querosene.
- **Carvão ativado:** Apresenta a propriedade de adsorver certas substâncias, prevenindo sua absorção sistêmica. Deve ser administrado se o tempo entre a intoxicação e o procedimento for de até 2 horas. Diluir o carvão em água destilada ou soro fisiológico na proporção de 8 mL para cada 1 g de carvão e infundir por sonda gástrica na dose de 1 g/kg. O uso de carvão ativado é contraindicado em casos de rebaixamento do nível de consciência se tóxico ingerido for substância corrosiva ou hidrocarboneto, se houver risco de hemorragia gastrointestinal e caso o tóxico não seja adsorvido pelo carvão.
- **Diurese forçada:** Hiper-hidratação visando débito urinário de 100 a 400 mL/hora. Essa medida aumenta a excreção de cálcio, potássio, lítio, isoniazida.
- **Alcalinização da urina:** Visando manter pH urinário maior que 7,5. Aumenta a excreção de fenobarbital, salicilatos, metotrexate, clorpropamida.
- **Diálise:** Utilizada em intoxicações graves por barbitúricos, metanol, etilenoglicol, lítio, paraquat, entre outros.
- **Evitar reexposição:** Solicitar avaliação psiquiátrica.

Tratamento Específico com Antídotos

O tratamento de suporte é a chave para o tratamento do paciente intoxicado. No entanto, a administração de antídotos específicos pode ser fundamental em algumas situações. Os antídotos podem prevenir os efeitos tóxicos de diversos modos, como prevenindo sua absorção, neutralizando os tóxicos diretamente, antagonizando os efeitos deletérios ou inibindo a conversão em mais metabólicos tóxicos.

Tabela 57.1. Principais síndromes relacionadas às intoxicações medicamentosas

Síndrome	Estado mental	Pupilas	Sinais Vitais	Outras manifestações	Exemplos de agentes
Simpaticomimética	Hiperalerta, agitação, alucinações, paranoia	Midríase	Hipertermia, taquicardia, hipertensão, taquipneia, hiperpneia	Diaforese, tremores, hiper-reflexia, convulsões	Cocaína, anfetaminas, efedrina, pseudoefedrina, cafeína
Anticolinérgica	Hipervigilância, agitação, alucinações, *delirium*, coma	Midríase	Hipertermia, taquicardia, hipertensão, taquipneia	Pele quente e seca, diminuição dos ruídos hidroaéreos, retenção urinária, mioclonias, convulsões	Anti-histamínicos, antidepressivos triclíclicos, ciclobenzaprina, agentes antiparkinsonianos, antiespasmódicos, atropina, escopolamina
Alucinógena	Alucinações, distúrbios sensoriais, despersonalização, sinestesia	Midríase	Hipertermia, taquicardia, hipertensão, taquipneia	Nistagmo	LSD
Por opioides	Depressão sistema nervoso central, coma	Miose	Hipotermia, bradicardia, hipotensão, apneia, bradipneia	Hiporreflexia, edema pulmonar	Morfina, fentanil, oxicodona, metadona
Hipnótico-sedativa	Depressão sistema nervoso central, confusão, estupor, coma	Variável	Hipotermia, bradicardia, hipotensão, apneia, bradipneia	Hiporreflexia	Benzodiazepínicos, barbitúricos, carisoprodol, zolpidem, álcool
Colinérgica	Coma, confusão	Miose	Bradicardia, hipertensão ou hipotensão, taquipneia ou bradipneia	Salivação, incontinência urinária ou fecal, diarreia, êmese, diaforese, lacrimejamento, broncoconstrição, fasciculação muscular e fraqueza, convulsões	Organofosforados, e carbamatos, nicotina, piridostigmina
Serotoninérgica	Confusão, agitação, coma	Midríase	Hipertermia, taquicardia, hipertensão, taquipneia	Tremor, mioclonia, hiper-reflexia, clônus, diaforese, trismo, rigidez	IMAO, ISRS, meperidina

Dentre os principais antídotos existentes, temos os vistos na **Tabela 57.2**.

Tabela 57.2. Antídotos para intoxicações medicamentosas

Tóxico	Antídoto
Acetaminofeno	N-acetilcisteína
Anticoagulantes	Vitamina K e plasma fresco congelado
Anticolinérgicos	Fisostigmina
Benzodiazepínicos	Flumazenil
Betabloqueadores	Glucagon, gluconato de cálcio, solução polarizante
Bloqueadores canal de cálcio	Gluconato de cálcio, glucagon, solução polarizante
Digoxina	Anticorpo antidigoxina Fab
Isoniazida	Piridoxina
Opioides	Naloxona

Sugestão de Leitura

1. Mowry JB, Spyker DA, Brooks DE, McMillan N, Schauben JL. 2014 Annual Report of the American Association of Poison Control Centers' National Poison Data System (NPDS): 32nd Annual Report. Clin Toxicol (Phila). 2015 Dec;53(10):962-1147.
2. Rhyee H, Sean H. General approach to drug poisoning in adults. UpToDate, 2016.
3. Holstege CP, Borek HA. Toxidromes. Crit Care Clin. 2012; 28: 479-498.

Capítulo

Lesão Renal Aguda

58

Alexandra Régia Dantas Brígido
Igor Gouveia Pietrobom

Definição

É caracterizada pela perda de função renal, que pode se desenvolver em horas ou em dias, resultando na retenção de ureia e outros produtos nitrogenados e na desregulação de volume intravascular e eletrólitos. A medida de função renal é habitualmente realizada pela avaliação da creatina sérica, usada para estimar a taxa de filtração glomerular (TFG). Os critérios mais recentes propostos pelo KDIGO incluem:

1. Aumento da creatinina sérica em ao menos 0,3 mg/dL em 48 h; ou
2. Aumento da creatinina sérica em ao menos 1,5 vez o valor basal dos últimos 7 dias, aferido ou presumido; ou
3. Diminuição do volume urinário para < 0,5 mL/kg/h em 6 h.

Epidemiologia

De acordo com metanálise publicada em 2013 pela American Society of Nephrology, 1 em cada 5 adultos apresenta Lesão Renal Aguda (LRA) durante um episódio de hospitalização. A maior parte das LRAs é detectada ainda no estágio 1 (70,9%), sendo 17,1% dos casos identificados no estágio 2 e 12% no 3.

Com relação à etiologia, os estudos elencam como causas mais frequentes de LRA entre pacientes hospitalizados: Necrose Tubular Aguda (NTA) (45%), pré-renal (21%), doença renal crônica agudizada (13%; a maior parte atribuída a NTA ou a causas pré-renais), obstrução do trato urinário (10%; a maior parte em homens idosos com doença prostática), glomerulonefrite ou vasculite (4%), Nefrite Intersticial Aguda (NIA) (2%) e ateroembolismo (1%). Quando analisados pacientes críticos em unidades de terapia intensiva, observa-se que a etiologia da LRA tende a ser multifatorial, sendo que até 70% dos casos podem ser atribuídos a sepse e hipotensão, e, em pacientes submetidos a cirurgia cardiovascular, a incidência pode superar 50% dos casos, de acordo com o KDIGO.

Quadro Clínico

Manifestações clínicas ocorrem apenas em estágios tardios da doença. Sintomas incluem anorexia, fadiga, náuseas, vômitos, prurido, diminuição da diurese e coloração escurecida da urina. Sinais incluem asterix, mioclonias e atrito pericárdico. Edema periférico, distensão de veias pulmonares e crepitações pulmonares podem estar presentes se houver sobrecarga de volume.

Avaliação de Risco

Pacientes devem ser estratificados para o risco de LRA de acordo com suas susceptibilidades e exposições. Pacientes com risco elevado de LRA devem ter sua creatinina sérica e diurese medidas com frequência.

- **Susceptibilidades:** Desidratação, perda de volume intravascular, idade avançada, sexo feminino, raça negra, doença renal crônica, outras doenças crônicas (acometendo coração, pulmão ou fígado), *diabetes mellitus*, câncer, anemia.

- **Exposições:** Sepse, choque circulatório, queimaduras, trauma, cirurgia cardíaca (especialmente com circulação extracorpórea), cirurgia não cardíaca de grande porte, drogas nefrotóxicas, agentes de radiocontraste, venenos.

- **Estadiamento:** Depende da creatinina sérica, taxa de filtração glomerular e diurese, de acordo com o KDIGO (ver **Tabela 58.1**).

Tabela 58.1. Estágios da LRA, de acordo com o KDIGO 2012		
Estágio	Creatinina sérica	Débito urinário
1	1,5-1,9 vez a creatinina basal. Aumento de creatinina de 0,3 mg/dL.	< 0,5 mL/kg/h por 6- 12 h.
2	2-2,9 vezes a creatinina basal.	< 0,5 mL/kg/h por mais de 12 h.
3	3 vezes a creatinina basal. Aumento de creatinina sérica para mais que 4 mg/dL. Iniciação de terapia de substituição renal. TFG < 35 mL/min/1,73 m³ em pacientes menores de 18 anos.	< 0,3 mL/kg/h por mais que 24 h. Anúria por mais de 12 h.

Propedêutica Complementar em Pacientes com LRA Estabelecida
Urina 1

Exame acessível, de baixo custo e não invasivo pode sugerir a etiologia da LRA.

- Cilindros granulosos e/ou epiteliais sugerem NTA com alto valor preditivo positivo e baixo valor preditivo negativo se a probabilidade pré-teste for alta. Por outro lado, se a probabilidade pré-teste for baixa (história sugestiva de doença pré-renal), uma urina 1 normal ou demonstrando apenas cilindros hialinos com poucas células tem alto valor preditivo negativo para NTA.

- Leucocitúria, hematúria de pequena monta sem dismorfismo indicam processo inflamatório (ITU, NIA, cálculo ureteral). A presença de eosinofilúria > 1% tem sensibilidade de 67% e especificidade de 83% para nefrite intersticial, podendo ocorrer em outras situações clínicas (glomerulonefrite, NIA, prostatite, pielonefrite e com descrição até mesmo durante episódio de NTA).

- Hematúria com dismorfismo, cilindros hemáticos, proteinúria com ou sem leucócitos são sugestivos de doença glomerular proliferativa. A presença de dismorfismo eritrocitário > 5% tem sensibilidade (S) de 52% e especificidade (E) de 98% para origem glomerular da hematúria.

- Proteinúria de grande monta com hematúria discreta é indicativo de doença glomerular não proliferativa (DM, nefropatia membranosa, GESF, lesão mínima, amiloidose).

Fração de excreção de sódio (FENa)

Já foi considerado o melhor teste para diferenciar etiologia pré-renal e NTA. No entanto, o uso de diuréticos e outras medicações torna essa medida pouco confiável, uma vez que aumenta a FENa, mesmo em pacientes com doença pré-renal. Nesses casos, deve-se calcular a fração de excreção de ureia. Dentre as demais limitações da fração de excreção de sódio, estão incluídas situações clínicas em que a etiologia pode ser pré-renal com FENa > 1% (por exemplo, portadores de DRC), mas também quando a NTA se apresenta com FENa < 1% (como em portadores de cirrose, insuficiência cardíaca ou em uma minoria de pacientes que apresenta NTA não oligúrica pós-isquêmica e pode ter isquemia renal persistente com uma forma de NTA menos grave). FENa < 1% também pode estar associada a outras causas de LRA com baixa taxa de filtração glomerular e função tubular relativamente preservada, como glomerulonefrite aguda, vasculites e nefropatia induzida por contraste.

$$FENa = \frac{\text{Sódio urinário} \times \text{Creatinina plasmática} \times 100}{\text{Sódio plasmático} \times \text{Creatinina urinária}}$$

Ultrassonografia de rins e vias urinárias

Útil para avaliação de sinais de possível DRC subjacente (alteração de ecogenicidade, perda de diferenciação corticomedular, rins diminuídos), causas pós-renais (massas, hidronefrose, cálculos), pielonefrite (presença de área hipodensa, abscessos), rins aumentados (DM, amiloidose, doença renal policística). Uro-TC tem maior papel na investigação de cálculos, obstruções ou causas vasculares (exame contrastado).

Biomarcadores

A medição da concentração sérica de creatinina, embora seja amplamente utilizada para a detecção da LRA, não permite o diagnóstico precoce da NTA, uma vez que a lesão tubular precede um aumento significativo na creatinina sérica. Várias proteínas urinárias e séricas têm sido estudadas em doentes com possível NTA, visando detectar precocemente a lesão tubular. Contudo, nenhum biomarcador foi aprovado para uso clínico até o momento.

Os biomarcadores promissores para o diagnóstico de LRA incluem a lipocalina associada à gelatinase neutrofílica (NGAL), a molécula de injúria renal 1 (KIM-1), a interleucina-18 urinária (IL-18) e a proteína de ligação aos ácidos graxos hepática (L-FABP), entre outros. O angiotensinogênio urinário pode ser útil como marcador prognóstico para a LRA grave, e tanto a proteína de ligação do fator de crescimento semelhante à insulina 7 na urina (IGFBP7) quanto o inibidor tecidual de metaloproteinases-2 (TIMP-2) se mostraram preditores de LRA e de diálise por período prolongado ou morte. Um dispositivo que mede esses dois biomarcadores foi aprovado pela Food and Drug Administration, dos Estados Unidos, em 2014.

Etiologia/Diagnóstico

As causas de LRA são classificadas tradicionalmente pela porção da anatomia renal mais afetada.

1. **Lesão pré-renal:** Causa mais comum de LRA em pacientes oriundos da comunidade. Ocorre por hipoperfusão renal. Causada por hipovolemia, estados de choque, insuficiência cardíaca, cirrose hepática. Laboratório revela sódio urinário < 20 mEq/L, relação entre ureia/creatinina sérica > 20-40 (limitada quando há sangramento gastrointestinal, lesão tecidual ou uso de corticoterapia), fração excretória de sódio < 1% e fração excretória de ureia < 35%. A expansão volêmica adequada tende a promover recuperação da função renal em 24 a 72 horas, sendo padrão ouro para diagnosticar doença pré-renal.

2. **Lesão renal intrínseca:** Causada por NTA, NIA ou glomerulonefrite aguda. Laboratório revela sódio urinário > 40 mEq/L, relação entre ureia/creatinina sérica < 15, fração excretória de sódio > 2% e fração excretória de ureia > 50%. Na urina 1, podem ocorrer piúria, hematúria e cilindros não hialinos.

3. **Lesão pós-renal:** Ocorre por obstrução aguda do sistema uroexcretor, habitualmente em pacientes com hipertrofia prostática, câncer prostático ou cervical ou doenças retroperitoneais. Apresenta-se com anúria aguda ou flutuação do débito urinário. Pode ocorrer bexigoma. Ultrassonografia renal é o exame diagnóstico de escolha.

Vale ressaltar que as doenças muitas vezes cruzam essas fronteiras nosológicas. Por exemplo, a azotemia pré-renal prolongada pode levar à NTA, e a obstrução não tratada do trato urinário às vezes causa NTA e pode evoluir com fibrose e atrofia do rim obstruído.

Prevenção e Tratamento (Tabela 58.2)

1. **Suporte hemodinâmico:** Sugere-se o uso de cristaloides isotônicos em vez de coloides para a expansão inicial do volume intravascular. Em pacientes chocados, recomenda-se o uso de vasopressores em conjunto com fluidos.

2. **Suporte nutricional:** Sugere-se manter a glicemia em torno de 110-149 mg/dL nos criticamente enfermos. Via preferencial para fornecimento de alimentação é a enteral, e o consumo total de energia sugerido em qualquer fase é de 20-30 kcal/kg/dia. Evitar restrição de ingestão de proteínas (LRA não catabólica sem necessidade de diálise: 0,8-1 g/kg/dia; LRA em Terapia de Substituição Renal (TSR): 1-1,5 g/kg/dia e; em terapia TSRC e em doentes hipercatabólicos: máximo de 1,7 g/kg/dia).

3. **Diuréticos:** Recomenda-se não usar para prevenção ou tratamento, exceto no manejo da sobrecarga de volume.

Tabela 58.2. Manejo da LRA baseado no estágio, de acordo com o KDIGO 2012

Estágios de LRA			
Alto risco	**Estágio 1**	**Estágio 2**	**Estágio 3**
Descontinuar todos os agentes nefrotóxicos quando possível			
Assegurar status de volume e pressão de perfusão			
Considerar monitorização hemodinâmica funcional			
Monitorar creatinina sérica e débito urinário			
Evitar hiperglicemia			
Considerar alternativas para procedimentos que utilizam radiocontraste			
	Realizar seguimento diagnóstico não invasivo		
	Considerar seguimento diagnóstico invasivo		
		Verificar alterações de doses de medicamentos	
		Considerar Terapia de Substituição Renal	
		Considerar admissão em UTI	
			Evitar cateteres em subclávia, se possível

4. **N-acetilcisteína:** Sugere-se não utilizar na prevenção em pacientes críticos e hipotensos.
5. **Aminoglicosídeos:** Sugere-se usar para tratamento de infecções somente quando opções menos nefrotóxicas e adequadas não estiverem disponíveis. Em pacientes com função renal normal mantida, sugere-se utilizar dose única diária e recomenda-se monitorizar seus níveis em regimes de múltiplas doses diárias ou se regime de dose única por mais de 48 horas. Sugere-se usar aplicações tópicas ou locais do que uso intravenoso, quando viável e adequado.
6. **Anfotericina B:** Sugere-se utilizar formulações lipídicas. Em micoses sistêmicas e infecções parasitárias, recomenda-se usar antifúngicos azóis e equinocandinas, se igualmente eficazes.
7. **Prevenção da LRA induzida por contraste (LRA-IC):** Recomenda-se utilizar meios de contraste iodados iso-osmolares ou de baixa osmolaridade; expansão de volume intravenosa com soluções de cloreto de sódio isotônico ou bicarbonato de sódio; não utilizar fluidos orais isoladamente. Sugere-se utilizar NAC oral associado ao cristaloide IV isotônico.
8. **Terapia de Substituição Renal (TSR):**
   - Iniciar em caráter de emergência quando alterações nos balanços de fluidos, eletrólitos e ácido básico ameaçarem a vida do paciente. Identificar condições que possam ser modificadas com a TSR, bem como tendências de testes laboratoriais, em vez de utilizar o BUN ou limiares de creatinina isoladamente para tomar a decisão de iniciar a TSR (**Tabela 58.3**).
   - Usar métodos contínuos e intermitentes de TSR, como terapias complementares em pacientes com LRA. Sugere-se utilizar métodos contínuos em pacientes hemodinamicamente instáveis ou com lesão cerebral aguda ou outras causas de hipertensão intracraniana ou edema generalizado.
   - Iniciar a TSR com cateteres temporários, em vez de cateteres de longa permanência. Considerar a seguinte ordem de preferência na escolha do acesso: 1ª escolha: Veia jugular direita; 2ª: Veia femoral; 3ª: Veia jugular esquerda; 4ª: Veia subclávia, de preferência, no lado dominante.
   - Recomenda-se o uso de anticoagulação durante TSR na LRA se o paciente não tiver risco aumentado de sangramento ou provas alteradas de coagulação ou sangramento ativo ou se já não estiver em uso de anticoagulação sistêmica. Em TSR intermitentes, sugere-se usar heparina não fracionada ou de baixo peso molecular. Em TSR contínuas, sugere-se usar citrato em vez de heparina, desde que não existam contraindicações ao uso.

Tabela 58.3. Indicações de TSR, de acordo com o KDIGO 2012	
Indicação	Situações/objetivos
Emergencial	Hipercalemia não responsiva ao tratamento conservador, hipervolemia refratária (edema agudo de pulmão), acidose grave refratária ou recorrente e complicações urêmicas (pericardite, sangramentos etc).
Não emergencial	Controle de solutos, remoção de fluidos, correção de anormalidades acidobásicas.
Suporte renal	Controle de volume, nutrição, administração de drogas, regulação do balanço hidroeletrolítico e acidobásico, modulação dos solutos.

QUADRO-RESUMO: Tratamento e Prevenção	
Tipo	Tratamento
Pré-renal	Terapia hídrica vigorosa com avaliação da necessidade de monitoração invasiva em casos de intolerância a volume. Nos casos com diminuição do volume arterial efetivo, direcionar terapêutica para fisiopatologia da doença.
Pós-renal	Desobstrução imediata (sonda vesical, cateter duplo J, nefrostomia)

Renal	**Vasculites e glomerulopatias**	Tratamento específico
	Nefrite intersticial aguda	Suspensão da medicação e avaliar uso de corticoide (prednisona, 1 mg/kg/dia por 4-6 semanas)
	NTA	Suporte nutricional, controle hidroeletrolítico, diurético (para controle de volemia; dose de ataque: 100-200 mg e manutenção: 0,3-0,6 mg/kg/h), controle de agentes nefrotóxicos, otimizar débito cardíaco, balanço hídrico (ingesta de 400 mL + diurese do dia anterior; restrição salina: 2 g/dia), tratamento agressivo de infecções, corrigir doses de medicamentos conforme clearance de creatinina, avaliar indicação para diálise precoce.
	Rabdomiólise	Reposição volêmica precoce: SF a 0,9%, 1.500 mL/h até DU de 300 mL/h. Manutenção após resolução da oligúria: SF 0,45%, 410 mL + manitol 10 g (50 mL) + bicarbonato de sódio a 8,4% (40 mL). Manter DU de 300 mL/h até desaparecer mioglobinúria. Manter pH urinário > 6,5. Corrigir distúrbios hidroeletrolíticos.

Medidas preventivas	
Procedimentos contrastados	Uso de contrastes iso-osmolares; Evitar diuréticos 24 h antes e após; hidratação com SF a 0,9%, 1 mL/kg/h, 12 h antes e 12 h após; NAC 600 mg, VO, 12/12 h, 24 h antes e após o procedimento; bicarbonato de sódio se não houver sobrecarga de volume (SG 5%, 846 mL + bicarbonato a 8,4%, 154 mL) – infundir 3 mL/kg/h, 1 h antes do procedimento e 1 mL/kg/h 6 h depois.
Peritonite bacteriana espontânea	Evitar desidratação; antibioticoterapia; albumina 20%, 1,5 g/kg durante as primeiras 6 h de tratamento e 1 g/kg no terceiro dia.
Síndrome da lise tumoral	Geralmente associada a níveis de ácido úrico > 20 mg/dL; hidratação (3.000 mL/dia) 24-48 h antes, durante 24 a 48 h após a quimioterapia (QT); alopurinol 600 mg, 24 h antes da QT e manutenção com 300 mg/dia (até 900-1.200 mg, em casos graves); alcalinização da urina: bicarbonato 1 g, 6/6 h para manter pH urinário > 7,0; corrigir distúrbios hidroeletrolíticos.
Rabdomiólise	Hidratação vigorosa precoce; correção dos distúrbios hidroeletrolíticos (só corrigir hipocalcemia se sintomática, devido ao risco de deposição tubular).

Sugestão de Leitura

1. Charlton JR, Portilla D, Okusa MD. A basic science view of acute kidney injury biomarkers. Nephrol Dial Transplant 2014; 29:1301.
2. Khwaja A. KDIGO clinical practice guidelines for acute kidney injury. Nephron Clin Pract 2012; 120:c179.
3. Liaño F, Pascual J. Epidemiology of acute renal failure: a prospective, multicenter, community-based study. Madrid Acute Renal Failure Study Group. Kidney Int 1996; 50:811.
4. Susantitaphong P, Cruz DN, Cerda J, et al. World incidence of AKI: a meta-analysis. Clin J Am Soc Nephrol. 2013;8(9):1482-1493.

Neutropenia Febril

Capítulo

59

Gabriela Tanajura Biscaia
Ana Rita Brito Medeiros Da Fonseca

Introdução

O avanço nas terapias quimioterápicas melhorou significativamente o prognóstico dos pacientes oncológicos. Contudo, os quimioterápicos podem estar associados a aumento de mielotoxicidade, incluindo neutropenia e suas complicações. A neutropenia é reconhecidamente um fator de risco importante para infecção. Antes de ser instituída a antibioticoterapia empírica, a mortalidade dos pacientes com neutropenia febril e leucemia aguda era de cerca de 70%. Por apresentarem resposta inflamatória atenuada, muitas vezes esses pacientes não mostram outras manifestações clínicas de infecção, sendo a febre o sinal mais precoce, apesar de inespecífico. Desse modo, deve-se encarar a neutropenia febril como uma emergência médica.

Definições e Epidemiologia

Febre é definida como uma temperatura oral acima de 38,3° C ou acima de 38° C por mais de uma hora. Apesar de ser o método de aferição mais utilizado no Brasil, o uso da temperatura axilar é desencorajada por não apresentar boa correlação com a temperatura central corporal. O valor de corte neste é casos é 0,5° C abaixo da temperatura oral, 37,8 e 37,5° C, respectivamente. A aferição da temperatura retal é proibitiva em paciente neutropênicos pela difusa lesão de mucosa e pelo risco de translocação bacteriana.

A neutropenia ocorre quando a contagem de neutrófilos é inferior a 500 cels/mm³ ou quando há expectativa de queda para uma contagem de neutrófilos inferior a 500 cels/mm³ nas 48 h seguintes. Nesse contexto, é importante saber o nadir da terapia quimioterápica em vigência. A neutropenia grave, por sua vez, é definida quando a contagem de neutrófilos é inferior a 100 cels/mm³. Existe ainda o termo neutropenia funcional, que é utilizado nos pacientes com neoplasias hematológicas que levam a uma disfunção qualitativa nos neutrófilos circulantes. Na suspeita de neutropenia febril, na indisponibilidade de um hemograma para confirmação da neutropenia ou se o resultado levar mais trinta minutos para sair, deve-se encarar o paciente como neutropênico se estiver entre o 10º e o 20º dias após a quimioterapia.

A febre é um achado frequente durante a neutropenia induzida por quimioterapia. Cerca de 10% a 50% dos pacientes com tumores sólidos e mais de 80% dos pacientes com neoplasia hematológica irão evoluir com febre e neutropenia pós-quimioterapia. No entanto, em apenas 20% a 30% dos episódios é possível documentar uma infecção como causa, e a bacteremia propriamente dita ocorre em apenas em 10% a 25% dos casos, mas mesmo assim a antibioticoterapia precoce está indicada devido à potencial gravidade do quadro.

A infecção bacteriana é a infecção mais comum, sendo os principais sítios o trato gastrointestinal, os pulmões e a pele. Atualmente, os agentes mais isolados são os gram-positivos, sendo o mais frequente o *Staphylococcus epidermidis* (**Tabela 59.1**). No entanto, são os agentes gram-negativos os causadores das infecções mais graves. A infecção por bactérias resistente vem em ascensão, principalmente em pacientes com histórico de internação prolongada. Chamam atenção, nesses casos, os gram-negativos produtores betalactamase de espectro estendido (ESBL), os gram-negativos produtores de carbapenemase e os gram-positivos, como o *Staphylococcus aureus*, resistente à meticilina (MRSA), e os *Enterococcus*, resistentes à vancomicina (VRE).

As infecções fúngicas raramente são causa de neutropenia febril no momento inicial do quadro. O risco de infecção fúngica invasiva é maior nos pacientes com maior duração e maior gravidade da neutropenia, uso prolongado de antibióticos e maior número de ciclos quimioterápicos. Dentre os agentes mais envolvidos estão as espécies de *Candida* sp e *Aspergillus*. A candidemia é frequentemente associada à infecção relacionada a cateter venoso central e a *Candida albicans* é a mais isolada. As infecções por *Aspergillus* sp geralmente são graves, e a aspergilose pulmonar é a principal manifestação clínica nesses pacientes.

As infecções virais são menos frequentes, principalmente nos tumores sólidos, e o diagnóstico é mais difícil. Os agentes mais envolvidos são herpes simplex vírus 1 e herpes simplex vírus 2, mais comum em pacientes que foram submetidos a transplante de medula óssea; *varicella zoster* como causa de herpes-zoster de manifestação atípica (envolvimento de múltiplos dermátomos). Citomegalovírus, Epstein-Barr e Herpes Vírus Humano 6 também podem ser causas de infecções virais. Além das manifestações clínicas citadas, podem ocorrer pneumonites, meningite, encefalite, entre outras.

Tabela 59.1. Principais agentes bacterianos nos pacientes neutropênicos	
Gram-positivos	**Gram-negativos**
Staphylococcus epidermidis	*Pseudomonas aeruginosa*
Staphylococcus aureus	*Escherichia coli*
Enterococcus sp	*Klebsiella* sp
Streptococcus do grupo viridans	*Enterobacter* sp
Streptococcus pneumoniae	*Citrobacter* sp
Streptococcus pyogenes	*Stenotrophomonas maltophilia*

Avaliação de Risco

A avaliação de risco do paciente neutropênico febril é o principal guia para terapia. A estratificação de risco mais utilizada é o MASCC (Multinational Association for Supportive Care in Cancer Risk-Index Score) descrito na **Tabela 59.2**. Paciente com MASCC maior ou igual a 21 são consideradas baixo risco, e acima de 21 são considerados alto risco. No entanto, cerca de 11% dos pacientes considerados baixo risco pelo MASCC evoluíram com complicações. Portanto, recomenda-se também a utilização de outros critérios. O IDSA (Infectious Diseases Society of America) também considera como alto risco os pacientes que apresentem um ou mais dos seguintes critérios:

Tabela 59.2. Multinational Association for Supportive Care in Cancer Risk-*Index Score*

Característica		Pontos
Intensidade dos sintomas	Assintomático	5
	Sintomas leves	5
	Sintomas moderada ou graves	3
Ausência de hipotensão		5
Ausência de doença pulmonar obstrutiva crônica		4
Portador de tumor sólido ou ausência de infecção fúngica		4
Ausência de desidratação		3
Não hospitalização ao aparecimento da febre		3
Idade < 60 anos		2

- Neutropenia grave com provável duração maior que 7 dias;
- Presença de comorbidades, incluindo: instabilidade hemodinâmica; mucosite oral ou gastrointestinal que interfira na deglutição ou possa causar diarreia grave; sintomas gastrointestinais, incluindo dor abdominal, náuseas, vômitos e diarreia; nova alteração do estado mental; infecção de catéter, principalmente os tunelizados; novo infiltrado pulmonar, hipoxemia ou doença pulmonar crônica de base;
- Insuficiência hepática, definida como aminotransferase superior a 5 vezes o limite da normalidade, ou insuficiência renal, definida como *clearance* de creatinina menor 30 mL/min.

Os pacientes de baixo risco são os que não apresentam os fatores expostos aqui. Em geral, são os mais jovens, portadores de tumores sólidos e sem comorbidades associadas. Neles, é possível realizar antibioticoterapia oral e tratamento em regime ambulatorial, desde que haja segurança no seguimento.

Propedêutica Diagnóstica

Por representarem um grupo com atenuação da resposta inflamatória, muitos pacientes não vão apresentar sintomas e sinais localizatórios, e a febre pode ser a única manifestação de um processo infeccioso. Por isso, em uma abordagem inicial, a história e o exame físico devem ser completos. Na história, é importante sempre investigar ativamente a respeito de profilaxias, internações e infecções prévias, causas não infecciosas para febre (ex: transfusão, uso de imunoglobulina), comorbidades, além de fazer uma busca ativa de sintomas por meio do interrogatório dos sistemas e diversos aparelhos.

Do mesmo modo, o exame físico também deve ser o mais completo possível. A ênfase deve ser dada aos locais de maior possibilidade de correspondência ao sítio primário da infecção, como pele, incluindo sítios de inserção de cateter e possíveis feridas operatórias; cavidade oral; pulmão; abdome; região genital e região perianal. O exame físico da região perianal deve ser limitado apenas à inspeção, uma vez que o toque retal é proibitivo na suspeita de neutropenia febril. Mais uma vez, os achados presentes geralmente são sutis e podem passar despercebidos. Nos pacientes internados, essa investigação deve ser constante e diária, uma vez que, à medida que os pacientes recuperam a resposta inflamatória, novos sintomas podem aparecer e achados no exame físico podem se tornar mais evidentes.

Os exames complementares têm como objetivo tentar definir a etiologia da febre e ajudam na avaliação do risco de gravidade (**Tabela 59.3**).

Tabela 59.3. Principais exames complementares na neutropenia febril	
Indicação	Exames
Avaliação inicial básica	Hemograma completo, creatinina, uréia, eletrólitos, enzimas hepáticas, bilirrubina total e frações Hemoculturas: no mínimo dois pares de sítios. Se o catéter venoso for central, coletar um par de cada lúmen e mais um par de sítio periférico
Sintomas respiratórios	Radiografia de tórax. Avaliar TC de tórax nos pacientes alto risco (maior sensibilidade). Considerar coleta de escarro ou LBA
Sintomas urinários	Urocultura. Mandatória nos pacientes que estão em uso de SVD
Sintomas gastrointestinais	Pesquisa de *Clostridium difficile* na presença de diarreia TC de abdome se dor abdominal: investigação de enterocolite neutropênica
Suspeita de infecção fúngica	Galactomanana e beta-D-glucana; também considerar em pacientes alto risco TC de tórax e seios da face

TC: tomografia computadorizada; LBA: lavado broncoalveolar; SVD: sonda vesical de demora.

Considera-se um par de hemocultura 20 mL de sangue dividido em frasco para aeróbio e anaeróbio. Outros exames e culturas de sítios específicos devem ser solicitados dependo da clínica e das comorbidades.

Ao longo da internação, devem ser monitorados hemograma e função renal a cada três dias e enzimas hepáticas semanalmente. Dois pares de hemocultura podem ser coletadas diariamente se houver persistência da febre ou pelo menos nas primeiras 48 horas de antibioticoterapia empírica. Se após defervescência o paciente apresentar novo pico febril, é obrigatória a coleta de novas culturas.

Propedêutica Terapêutica

A neutropenia febril é uma emergência médica, e a primeira dose de antibiótico deve ser administrada nos primeiros 60 minutos, mesmo se os resultados dos exames complementares ainda não estiverem disponíveis.

Os pacientes considerados de baixo risco podem ser tratados com antibioticoterapia oral e em regime ambulatorial. Essa população não será abordada neste capítulo.

Os pacientes classificados como alto risco devem receber antibioticoterapia empírica intravenosa, em regime hospitalar e com cobertura betalactâmica antipseudomona. A monoterapia é preferencial quando comparada à terapia combinada, exceto na suspeita de infecção por bacilos gram-negativos multirresistentes, pela menor ocorrência de efeito adverso e pelas taxas de sobrevivência similares. As drogas de primeira escolha são piperacilina-tazobactam, cefepime e carbapenêmicos (imipenem e meropenem) (**Tabela 59.4**). Atualmente, não é mais preconizado o uso de aminoglicosídeos e ceftazidima como monoterapia.

A cobertura para gram-positivo como terapia empírica não diminui mortalidade e, portanto, só deve ser iniciada na presença dos seguintes fatores de risco, e mesmo assim deve ser avaliado cautelosamente cada caso, já que não há consenso de que esses fatores sejam necessariamente relacionados ao aumento de chance de infecção por gram-positivos: instabilidade hemodinâmica; pneumonia comprovada por imagem; cultura positiva para gram-

Tabela 59.4. Principais antibióticos utilizados na neutropenia febril

Droga	Dose	Diluição	Infusão (minutos)	Observações
Betalactâmicos antipseudomonas				
Piperacilina-tazobactam	4,5 g IV de 6/6 h	SF 0,9% ou SG 5% 50 a 150 mL	30	Primeira escolha
Cefepime	2 g IV de 8/8 h	SF 0,9% ou SG 5% 100 mL	30	Primeira escolha
Imipenem	500 mg IV de 6/6 h	SF 0,9% 100 mL	30 a 60	Boas alternativas. Uso selecionado pelo risco de indução de resistência aos carbapenêmicos
Meropenem	1 g IV de 8/8 h	SF 0,9% ou SG 5% 100 mL	15 a 30	
Cobertura para gram-positivos				
Vancomicina	Ataque: 25 a 30 mg/kg 15 a 20 mg/kg/dose IV de 12/12 h	SF 0,9% ou SG 5%: 100 mL (até 500 mg) a 200 mL (até 1 g)	60	Primeira escolha. Ajuste ideal da dose deve ser feito pela vancocinemia
Linezolida	600 mg IV de 12/12 h	-	30 a 120	Risco de supressão de medula óssea, principalmente se uso > 14 dias
Daptomicina	6 mg/kg IV ao dia	SF 0,9% 50 mL (para 500 mg)	30	Não usar na pneumonia: baixa penetração pulmonar

SF: soro fisiológico; SG: soro glicosado; IV: intravenoso.

-positivo (mesmo antes da identificação final do agente); suspeita de infecção de cateter; infecção de pele ou partes moles; colonização por organismos multirresistentes (MRSA, *S. pneumoniae* resistente a penicilina); mucosite grave em pacientes em uso de profilaxia com fluoroquinolona sem atividade estreptocócica e que tenham feito uso de ceftazidima como terapia inicial (risco aumentado de infecção grave por *S. viridans*). O antibiótico de escolha nesses casos é a vancomicina. Se a cobertura para gram-positivo foi adicionada empiricamente no início do tratamento, deve ser suspensa após 48 horas de culturas sem evidência de agentes gram-positivos.

A expectativa de defervescência é de cerca de 2 dias nos pacientes com tumores sólidos e 5 dias nos portadores de neoplasia hematológica. A persistência da febre por si só em pacientes estáveis não indica mudança do esquema. O manejo dos pacientes que persistem com febre ou que apresentam novo pico febril após defervescência vai depender da estabilidade hemodinâmica, da presença de foco/agente infeccioso definido e da expectativa da recuperação da neutropenia. De modo geral, sempre são recomendados revisão da história, exame físico e exames já realizados, novo rastreio infeccioso, além da avaliação de etiologias não infecciosas para febre, como transfusão de hemoconcentrados, drogas, tromboflebite. Em alguns casos, indicam-se investigação e a ampliação para cobertura de fungo, como será visto em seguida.

A modificação da antibioticoterapia é recomendada para a cobertura específica do patógeno isolado ou do sítio infeccioso identificado, assim como nos pacientes que persistem ou evoluíram com instabilidade hemodinâmica após as primeiras doses de antibioticoterapia empírica; neste último caso, deve-se cobrir gram-positivos, gram-negativos multirresistentes, anaeróbios e fungos. Nos pacientes neutropênicos com pneumonia, é recomendado que se inicie esquema para pneumonia associada aos cuidados de saúde. Nos pacientes baixo risco que foram hospitalizados e que estão em uso de antibioticoterapia venosa, se mantiverem estabilidade clínica, o tratamento via oral pode ser instituído em regime ambulatorial, desde que garantido retorno precoce.

A cobertura para microrganismos multirresistentes deve ocorrer nos pacientes que apresentam colonização ou infecção prévia por esses agentes ou por hospitalização recente. A escolha da droga vai depender do agente suspeito: MRSA (vancomicina, linezolida, daptomicina); VRE (linezolida, daptomicina); Bacillus Gram produtores ESBL (carbapenêmicos); KPC/*K. pneumoniae* produtora de carbapenemase (polimixina).

A duração da antibioticoterapia vai variar de acordo com a identificação do foco infeccioso. Para paciente com foco definido, deve-se manter o tratamento de acordo com a duração padrão. Nesses casos, a antibioticoterapia pode ser estendida se houver a persistência da febre ou da neutropenia. Em pacientes que evoluíram com recuperação precoce da neutropenia e evoluem em melhora, pode-se avaliar a troca do esquema venoso para oral. Naqueles pacientes nos quais o foco não foi identificado, considera-se segura a suspensão da terapia antimicrobiana após 48 horas afebril e na presença de neutrófilos acima de 500 cels/mm³ e comprovadamente em ascensão.

A terapia antifúngica empírica pode ser considerada nos pacientes alto risco que persistem com febre após o 4º-7º dias de antibioticoterapia e deve ser individualiza, baseando-se principalmente nos fatores de risco de cada paciente, como por exemplo duração da neutropenia, uso ou não de profilaxia, doença de base e tratamento vigente. Em pacientes instáveis, deve-se considerar a introdução antes desse período. Em pacientes que não usam profilaxia antifúngica, a *Candida* sp é o principal agente, e as equinocandinas, idealmente caspofungina, são a primeira escolha. Já nos pacientes que fazem uso do fluconazol como profilaxia, a maior possibilidade é de *Candida* sp resistente ao fluconazol (*C. glabrata* e *C. krusei*) e aspergilose invasiva (**Tabela 59.5**). Já vem sendo estudado a possibilidade da terapia antifúngica preemptiva, ou seja, iniciar o tratamento apenas se houver alguma evidência de infecção ou colonização pelos exames complementares. Alguns autores já recomendam essa abordagem em grupos específicos de pacientes, mas ainda faltam estudos para estabelecer sua segurança.

Tabela 59.5. Principais antifúngicos utilizados na neutropenia febril				
Droga	Dose	Diluição	Infusão	Observação
Caspofungina	Ataque:70 mg/dia 2° dia: 50 mg/dia	SF 0,9% 250 mL	60 minutos	1ª escolha nos pacientes que não usam profilaxia anticandidíase
Voriconazol	Ataque: 6 mg/kg de 12/12 h; 2° dia: 4 mg/kg 12/12 h	Reconstituir em AD. Diluir em SF 0,9% ou SG 5%: concentração de 0,5 a 5 mg/mL	60 a 120 minutos Não ultrapassar velocidade de 3 mg/kg/h	1ª escolha para os pacientes que fazem uso de profilaxia anticandidíase
Anfotericina B complexo lipídico	5 mg/kg 1 vez ao dia	SG 5% para obter concentração de 1 mg/mL	2,5 mg/kg/h	Alternativa às equinocandinas e ao voriconazol
Anfotericina B lipossomal	3 a 5 mg/kg uma vez ao dia	Reconstituir em AD. Diluir em SG 5%: concentração de 1 a 2 mg/mL	120 minutos	

AD: água destilada; SF: soro fisiológico; SG: soro glicosado.

O uso do fator estimulador de colônia de granulócitos durante os episódios de neutropenia febril é controverso. Foi descrita discreta diminuição no tempo de internação, febre e neutropenia, mas não houve queda na mortalidade. Portanto, o seu uso rotineiro como terapia adjuvante não é recomendado. Atualização recente da ASCO (Sociedade Americana de Oncologia Clínica) sugere que em pacientes idosos acima de 65 anos parece não só haver diminuição do tempo de internação como também alteração de mortalidade. Nos casos mais graves, sugere-se fazer.

Cuidados especiais com os pacientes neutropênicos

Nos pacientes neutropênicos internados, deve-se ter atenção a alguns fatores. Os pacientes neutropênicos, exceto os que foram submetidos ao transplante de medula óssea e indução de leucemias agudas, não necessitam de quartos privativos ou de isolamento, a não ser que esteja indicado pela infeção/agente isolado. No entanto, plantas e flores não são permitidas no quarto desses pacientes. As visitas sintomáticas para doenças infecciosas de transmissão aérea, contato direto ou gotículas só devem entrar com uso do correto equipamento de proteção.

Não há estudos que comprovem que devam ser feitas restrições a alimentos; sugere-se a não ingestão de alimentos crus, e o maior cuidado deve ser com a higiene e a preparação dos alimentos.

Já em relação à higiene, os pacientes com mucosite devem enxaguar a cavidade oral de 4 a 6 vezes ao dia com água destilada, solução salina ou carbonatada. A escovação dentária deve ser realizada no mínimo duas vezes ao dia com escovas macias, sempre evitando traumas. As mulheres devem realizar a higiene perineal de frente para trás, a fim de evitar contaminação. O uso de absorventes internos, enema, supositório, aferição de temperatura via retal e toque retal também são proibitivos pela lesão de mucosa presente nesses pacientes e o risco de translocação bacteriana.

A medida mais eficaz de prevenção a infecção em neutropênicos é a higiene das mãos e, nem mesmo o uso de máscara parece ter correlação com diminuição desses eventos.

Sugestão de Leitura

1. Baden LR, et al. Prevention and Treatment of Cancer-Related Infections Clinical Practice Guidelines in Oncology. J Natl Compr Canc Netw. 2016 Jul;14(7):882-913.
2. Bow E, Wingard JR. Overview of neutropenic fever syndromes. Disponível em www.uptodate.com UpToDate. 2016.
3. Flowers CR, Seidenfeld J, Bow EJ, Karten C, Gleason C, et al. Antimicrobial prophylaxis and outpatient management of fever and neutropenia in adults treated for malignancy: American Society of Clinical Oncology Clinical Practice Guideline. J Clin Oncol. 2013;31(6):794-81.
4. Freifeld AG, Bow EJ, Sepkowitz KA, Boeckh MJ, Ito JI, et al. Clinical practice guideline for the use of antimicrobial agents in neutropenic patients with cancer: 2010 update by the Infectious Diseases Society of America. Clin Infect Dis. 2011;52(4):e56-e93.
5. Gea-Banacloche J. Evidence-based approach to treatment of febrile neutropenia in hematologic malignancies. American Society of Hematology 2013.
6. Wingard JR. Diagnostic approach to the adult presenting with neutropenic fever. Disponível em www.uptodate.com UpToDate. 2016.
7. Wingard JR. Treatment of neutropenic fever syndromes in adults with hematologic malignances and hematopoietic cell transplant recipients (high-risk patients). Disponível em www.uptodate.com UpToDate. 2016.

Capítulo 60

Parada Cardiorrespiratória

Antonio Haddad Tápias Filho
Thais Carvalho Francescantonio Menezes
Aécio Flávio Teixeira de Góis

Introdução

A parada cardiorrespiratória (PCR) é uma situação clínica que requer rapidez no reconhecimento e no início do atendimento do paciente, configurando-se uma emergência médica. A taxa de sobrevida na literatura varia entre 3,3% e 20,7%, sendo a sobrevida após uma PCR intra-hospitalar em torno de 17%. Neste cenário, é importante sistematizar o atendimento de uma PCR por meio de diretrizes, como o BLS, ACLS e o PALS, a fim de diminuir a variabilidade no atendimento entre examinadores e de melhorar os desfechos associados, visto que a maioria das tentativas de ressuscitação culmina em óbito ou morbidade significativa por déficit neurológico. O objetivo deste capítulo é sistematizar o atendimento de uma PCR em um ambiente hospitalar (**Figura 60.1**).

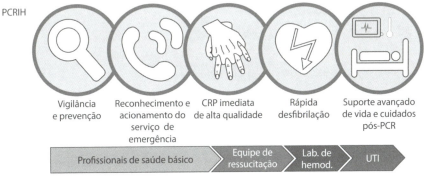

Figura 60.1 – Cadeia de sobrevivência da PCR intra-hospitalar (PCRIH).
Foto retirada do Destaques da American Heart Association 2015, Atualização das diretrizes de RCP e ACE/ Edição em português: Hélio Penna Guimarães, MD, PhD, FAHA e a equipe do Projeto de Destaques das Diretrizes da AHA – 2015.

Time de Resposta Rápida

No contexto intra-hospitalar, a abordagem da PCR se inicia com a prevenção. Isso porque algumas ocorrências são evitáveis e ocorrem por erros ou atraso no diagnóstico, tratamento incompleto da comorbidade de base, presença de médicos inexperientes (como em hospitais-escola) e/ou por manejo de paciente em área inadequada (realidade em diversos hospitais brasileiros).

Estima-se que em 85% das PCRs, os pacientes apresentam algum sinal clínico de deterioração até 8 horas antes do evento, sendo 70% deles neurológicos ou respiratórios.

Alterações laboratoriais e de imagem também podem sugerir desfecho crítico iminente. Assim, a identificação e a abordagem rápida desses doentes é fundamental. As **Tabelas 60.1** e **60.2** detalham as alterações de sinais vitais que geralmente antecedem a PCR, bem como os sinais clínicos de alerta para acionar a equipe de resposta rápida. É importante que cada serviço consolide adequadamente estes conceitos, principalmente os sinais de alerta, para sucesso na identificação do paciente crítico.

A implementação do "Time de Resposta Rápida" (TRR) implica em importante redução no número de PCRs, óbitos e permanência em UTI após PCR. Por conseguinte, diversos hospitais aderiram a esse conceito e disponibilizaram equipe médica (que agrega um intervencionista, emergencista ou hospitalista) e de enfermagem responsáveis pela intervenção rápida em doentes críticos. O algoritmo a seguir (**Figura 60.2**) detalha a organização e atuação do TRR.

Tabela 60.1. Alterações de sinais vitais que antecedem PCR
PAM < 70 ou > 130 mmHg
FC < 45 ou > 125 bpm
FR < 10 ou > 30 ipm
Dor torácica
Alteração do nível de consciência

Tabela 60.2. Possíveis sinais de alarme no paciente internado
Preocupação da equipe multiprofissional
Alteração da PAS basal (< 90 ou > 200 mmHg)
Alteração da FC basal (< 40 ou > 130 bpm)
Alteração da FR basal (< 8 ou > 30 ipm)
Mudança repentina na saturação= basal de O_2 (< 90%)
Dor torácica
Sangramento agudo
Débito urinário < 50 mL/h em 6 horas
Alteração aguda do nível de consciência (agitação, rebaixamento ou convulsão)

Reconhecimento de uma PCR

1. Checar segurança da cena para o socorrista;
2. Avaliar resposta do paciente (presente ou não):
   - Se houver presença de resposta, não se enquadra no diagnóstico de PCR.
   - Se o paciente não responde nem apresenta movimentos respiratórios (ou se apresentar *gasping*), pode ser PCR. Nesses casos, deve-se solicitar imediatamente ajuda e o "carrinho de parada com desfibrilador".
3. Avaliação de pulsos centrais (carotídeos ou femorais) por no máximo 10 segundos. Na ausência de pulso central ou em caso de pulso duvidoso, após checar itens 1 e 2, deve-se identificar um cenário de PCR e iniciar o atendimento o mais rápido possível.

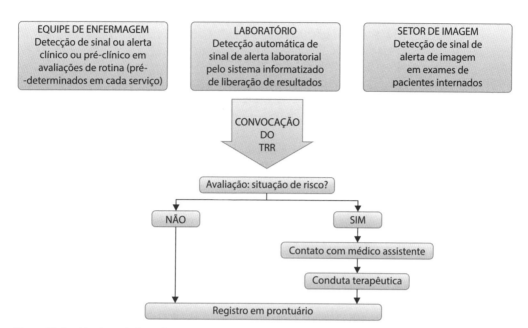

Figura 60.2 – Algoritmo de identificação de paciente críticos.

Suporte Básico de Vida (BLS) e Suporte Avançado de Vida (ACLS)

Em geral, subdivide-se o atendimento de uma PCR em duas etapas: BLS e ACLS, sendo o BLS o atendimento inicial, visando fornecer as condições mínimas necessárias para a manutenção ou a recuperação da oxigenação e da perfusão cerebral. Vale ressaltar que o BLS é uma etapa fundamental no atendimento, tendo em vista que é a viabilidade neurológica que define, em grande parte, o prognóstico do paciente. O atendimento se inicia na sequência C-A-B (compressão, via aérea e respiração), sendo a primeira medida a realização de 30 compressões, seguida de abertura das vias aéreas e de duas ventilações assistidas. A **Figura 60.3** ilustra o algoritmo do BLS a ser seguido pelos profissionais de saúde.

Compressão Torácica – Como Deve Ser Realizada?

É recomendada uma frequência entre 100 e 120 compressões por minuto, com o mínimo possível de interrupções. Além disso, deve-se aplicar a compressão na metade inferior do esterno, colocando-se a região hipotenar da mão dominante, que servirá de base para a realização do movimento. A outra mão deve ser colocada paralelamente sobre a primeira, mantendo-se os cotovelos estendidos, formando um ângulo de 90º com o tórax do paciente. As compressões no tórax devem ter uma profundidade de no mínimo 5 cm e no máximo 6 cm, atentando-se sempre para permitir que o tórax retorne à posição de origem. As compressões são mantidas até a chegada do desfibrilador, na frequência de 30 compressões: 2 ventilações ou de forma ininterrupta, após garantida a via aérea avançada.

Particularidades no Manejo das Vias Aéreas

Após iniciada as compressões, deve-se se atentar para as vias aéreas, conforme indicado no C-A-B. A primeira medida é a abertura das vias aéreas, podendo ser realizada a elevação da mandíbula e a hiperextensão da coluna cervical *(head tilt/chin lift)* ou por meio

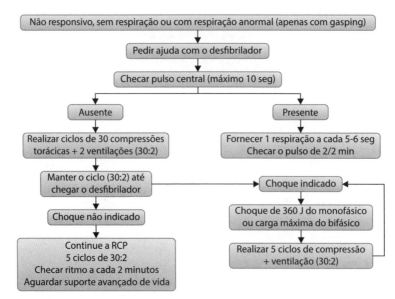

Figura 60.3 – Algoritmo BLS para profissionais da saúde (baseado no algoritmo da AHA).

da tração da mandíbula *(jaw thrust)*. Esta última manobra é a escolha na suspeita de lesão cervical. Inicialmente, após 30 compressões torácicas, deve-se realizar duas ventilações, com duração de 1 segundo cada, observando a elevação do tórax. As ventilações podem ser feitas como respirações boca a boca, boca a dispositivo de barreira, boca-máscara ou bolsa-valva-máscara.

O estabelecimento de via aérea avançada, no contexto da PCR, não é uma prioridade. Caso seja optado pela realização desse procedimento, deverá ser minimizada ao máximo a interrupção das compressões torácicas. Exceção à regra são os casos de PCR secundários a hipóxia/afogamento, PCR em AESP/assistolia e nas situações em que não for possível a ventilação com bolsa-valva-máscara.

A intubação orotraqueal (IOT) é o método de via aérea avançada ideal durante a RCP, porém a escolha do melhor método deverá ser feita conforme a experiência do socorrista. Dentre as alternativas a IOT estão o combitube, a máscara laríngea e o tubo laríngeo. Após estabelecida a via aérea avançada, deve-se realizar uma ventilação a cada 5-6 segundos (8-10 ventilações por minuto), de maneira assíncrona com as compressões torácicas.

A capnografia com onda contínua quantitativa deve ser utilizada, sempre que disponível, para pacientes intubados no período peri-PCR. A finalidade é checar a eficácia da compressão e confirmar o posicionamento adequado do tubo orotraqueal. A efetividade da compressão é considerada quando o valor do CO_2 expirado ($PetCO_2$) está acima de 10 mmHg durante as compressões.

Medicações na PCR

Durante o ACLS, deve-se garantir um acesso venoso periférico para infundir as medicações. É recomendado um *bolus* de 20 mL de solução salina e elevação do membro por 10 a 20 segundos, após a administração de cada droga.

Caso não seja possível a realização de um acesso venoso periférico, a segunda opção é o acesso intraósseo (IO). Drogas pelo tubo endotraqueal devem ser apenas a terceira opção de administração, uma vez que as concentrações plasmáticas alcançadas com essa via de administração são variáveis e geralmente mais baixas do que as alcançadas quando se utiliza a droga EV ou IO.

A primeira droga a ser administrada durante uma PCR, inclusive em uma FV/TV, deve ser a adrenalina, na dose de 1 mg EV a cada 3 a 5 minutos. Não há dose máxima de adrenalina a ser administrada durante uma PCR, devendo-se manter a infusão de tal droga enquanto se mantiver a RCP.

Durante uma FV/TV, deve-se proceder a administração de amiodarona 300 mg endovenosa (EV) em *bolus*, seguida de uma dose adicional de 150 mg após 3 a 5 minutos, se persistir este ritmo.

E a Desfibrilação?

Deve-se checar o ritmo da PCR a cada 2 minutos. Os ritmos possíveis estão ilustrados nas **Figuras 60.4** a **60.7**. Caso seja FV/TV, a desfibrilação está indicada, com carga máxima do aparelho, sendo iniciado imediatamente um novo ciclo de compressões cardíacas.

Caso o ritmo seja assistolia ou AESP, não se procede a desfibrilação, checando o pulso (por no máximo 10 segundos) após cada ciclo de compressão-ventilação de 2 minutos.

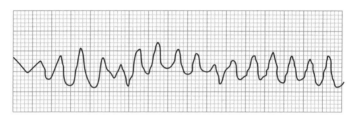

Figura 60.4 – Fibrilação ventricular.
Imagem retirada de: https://unasus2.moodle.ufsc.br/pluginfile.php/14685/mod_resource/content/2/un01/img_content/figura1.15.jpg.

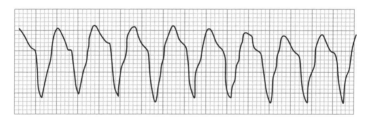

Figura 60.5 – Taquicardia ventricular monomórfica.
Imagem retirada de: http://www.medicinanet.com.br/imagens/20091214135810.jpg.

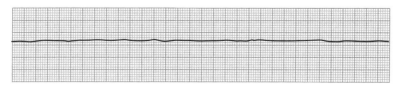

Figura 60.6 – Linha reta (assistolia).
Imagem retirada de: http://1.bp.blogspot.com/-BJH2y4UXqoo/T1-tHbZmKQI/AAAAAAAABPw/tnhzvFJJWfE/s1600/asystole.jpg.

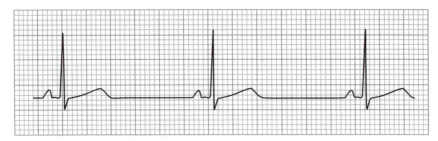

Figura 60.7 – Atividade elétrica sem pulso (AESP).
Imagem retirada de: http://www.my-ekg.com/imag/bradicardia-sinusal.png.

Vale ressaltar que, quando for observada uma linha isoelétrica no monitor, 3 passos devem ser realizados antes de se confirmar que se trata de uma assistolia: trocar a derivação, checar os cabos (colocação e posição) e aumentar o ganho/sensibilidade do aparelho.

E as Causas de PCR?

As principais causas de PCR são sintetizadas pelos 5 H's e 5 T's. Quando o ritmo de PCR for assistolia/AESP, e logo a desfibrilação não está indicada, a busca pelas causas reversíveis de PCR deve ser mais intensa.

A **Tabela 60.3** a seguir ilustra as principais causas de PCR.

E o Bicarbonato na PCR?

O bicarbonato só deve ser utilizado no intra-PCR nas situações de acidose metabólica ou hipercalemia como causas de PCR. Nessas situações, o mesmo é utilizado na dose de 1 meq/Kg, sendo que a solução de bicarbonato contém 1 meq/mL.

Detalhes sobre o Suporte Avançado de Vida (ACLS)

Após a identificação de uma PCR em um ambiente hospitalar, em geral se inicia rapidamente o suporte avançado de vida, depois de um curto período de BLS. As duas formas de atendimento são complementares, sendo primordial iniciar a ressuscitação cardiopulmonar

Tabela 60.3. Principais causas de PCR	
5 H's	Tratamento
Hipóxia	Oxigênio (IOT)
Hipovolemia	Volume
Acidose (H+)	Bicarbonato de sódio – 1 mEq/kg
Hipercalemia	Bicarbonato de sódio – 1 mEq/kg
Hipocalemia	Cloreto de potássio 40 mEq/h
Hipotermia	Reaquecimento
5 T's	Tratamento
Tromboembolismo pulmonar (TEP)	Reversão da PCR
Trombose coronariana (IAM)	Reversão da PCR
Intoxicação (Tóxicos)	Antagonistas
Tamponamento cardíaco	Punção pericárdica (Marfan)
Pneumotórax hipertensivo ("Tensão no tórax")	Drenagem de tórax

o mais precoce possível. O ACLS envolve a utilização de procedimentos terapêuticos, como a abordagem invasiva da via aérea, a monitorização cardíaca e a utilização de drogas. No ACLS, o médico deve interpretar o ritmo cardíaco na PCR, com a identificação sendo realizada por meio das pás do desfibrilador. Sendo assim, divide-se a PCR em duas situações conforme o ritmo encontrado: PCR em FV ou TV sem pulso (FV/TV) e PCR em atividade elétrica sem pulso-AESP ou assistolia. A **Figura 60.8** ilustra o algoritmo do ACLS a ser seguido pelos profissionais de saúde.

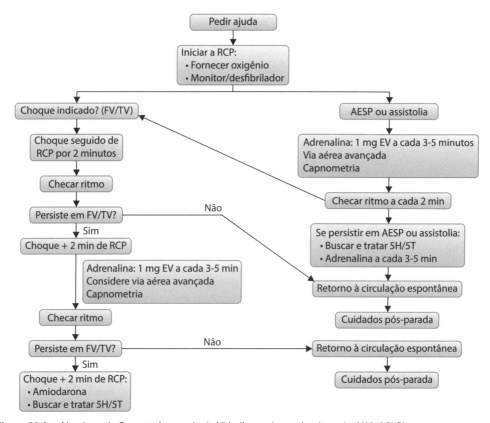

Figura 60.8 – Algoritmo do Suporte Avançado de Vida (baseado no algoritmo da AHA-ACLS).

E o Corticoide? Deve-se Sempre Utilizar?

De acordo com o ACLS 2015, os esteroides podem conferir algum benefício quando administrados em conjunto com adrenalina e vasopressina no tratamento da PCR intra-hospitalar. Embora não se recomende o uso rotineiro, seria razoável que o profissional administrasse a medicação em uma PCR intra-hospitalar.

- **Dose sugerida:** Metilprednisolona 40 mg – após a primeira dose de adrenalina, ainda no primeiro ciclo de RCP. Sugere-se manter uma dose de hidrocortisona 300 mg por dia, por 7 dias após o retorno a circulação espontânea.

Quando Considerar o Uso de Circulação Extracorpórea na RCP?

Pode ser uma estratégia à RCP convencional para pacientes que tenham uma PCR com uma suspeita de etiologia reversível. A maioria das séries publicadas em que se utilizou a circulação extracorpórea, adotou como critérios de inclusão pacientes entre 18-75 anos, com comorbidades limitadas, com PCR de etiologia cardíaca e após a RCP convencional por mais de 10 minutos sem retorno a circulação espontânea. Para que se considere utilizar a circulação extracorpórea na PCRIH, deve-se ter experiência local e uma equipe hospitalar altamente treinada, pois se trata de uma medida de alta complexidade.

Cuidados no Pós-PCR

Após o retorno a circulação espontânea (RCE), deve-se otimizar a função cardíaca, respiratória e buscar a normalização da perfusão de órgãos vitais. Após a estabilização do paciente, é preciso transportá-lo para um local mais adequado (sala de hemodinâmica ou UTI, por exemplo).

É obrigatória a realização de um eletrocardiograma (ECG) de 12 derivações em todos os pacientes no pós-PCR com retorno a circulação espontânea.

O ABC deve ser reabordado periodicamente, principalmente se houver algum sinal de deterioração clínica do paciente. Checagem do posicionamento da cânula orotraqueal, oximetria de pulso, acompanhamento da capnografia quantitativa e adequação das ventilações asseguram a boa oxigenação do paciente.

O uso de betabloqueador no pós-PCR de FV/TV deve ser considerado, seja oral ou endovenoso. Essa droga pode ser iniciada imediatamente após a hospitalização devido a PCR por FV/TV. Vale ressaltar que não há evidências que respaldem o uso rotineiro dos betabloqueadores em PCR.

A cineangiocoronariografia deve ser realizada em caráter de emergência quando a suspeita for uma PCR de etiologia cardíaca ou quando houver um supradesnivelamento do segmento ST no ECG. Também é aconselhada para pacientes com instabilidade elétrica ou hemodinâmica e que permanecem em coma após RCE, em uma PCR com suspeita de etiologia cardíaca, porém, sem supra-ST no ECG.

Metas após retorno a circulação espontânea

- Não tolerar glicemias acima de 180 mg/dL.
- Manter PAM > ou igual a 65 mmHg ou a PAS > ou igual a 90 mmHg.
- Controle direcionado de temperatura (CDT): deve-se manter a temperatura entre 32-36 °C por 24 horas, em todos os adultos que permanecem comatosos (ou seja, que não respondem a comandos verbais) após RCE.
- Evitar febre após CDT é aconselhado naqueles pacientes que permanecem comatosos.
- Manter $PaCO_2$ entre 40-45 mmHg e PaO_2 aproximadamente 100 mmHg. (Durante a PCR, deve-se manter a FiO_2 de 100%.)
- Manter $SatO_2$ > ou igual a 94%.

Fatores Prognósticos

O período mínimo para se avaliar o prognóstico neurológico do paciente em que não se utilizou o CDT, após PCR, é de 72 horas.

No entanto, esse tempo pode ser maior caso haja suspeita de efeito residual de sedação ou paralisia confundindo o exame clínico. Nos pacientes em que se utilizou CDT, deve-se aguardar 72 horas após retorno a normotermia para avaliar o prognóstico neurológico.

Achados clínicos associados a pior prognóstico neurológico

- Ausência do reflexo fotomotor 72 horas ou mais após PCR.
- Presença de estado mioclônico (diferente de mioclonias isoladas) durante as primeiras 72 horas pós-PCR.
- Ausência da onda cortical do potencial somatossensorial evocado N20 24-72 horas pós-PCR ou pós-reaquecimento.
- Presença de acentuada redução da relação cinza-branco em tomografia computadorizada (TC) do cérebro obtida até 2 horas pós-PCR.
- Ampla restrição da difusão na ressonância magnética cerebral no prazo de 2-6 dias pós-PCR.
- Supressão dos surtos persistentes ou estado intratável de mal epiléptico no eletroencefalograma (EEG) pós-reaquecimento.

Vale ressaltar que o estado mioclônico, a postura em extensão ou a ausência de movimentos não devem ser utilizados isoladamente para predizer o prognóstico neurológico. Além disso, lembre-se de que choque, temperatura, desordens metabólicas, sedativos anteriores, bloqueadores neuromusculares, além de outros fatores clínicos, devem ser considerados com cuidado, pois podem afetar os resultados ou a interpretação de alguns exames.

Quando Interromper os Esforços de RCP?

Não há uma resposta definitiva para tal pergunta. O médico assistente da PCR deve sempre avaliar cada caso individualmente. No último ACLS (2015), para auxiliar nessa difícil decisão, foi concluído que um baixo teor de CO_2 expirado ($ETCO_2 < 10$ mmHg) visto na capnografia com forma de onda após 20 minutos de RCP pode ser levado em consideração para interrupção dos esforços de reanimação, pois está associado a uma probabilidade muito baixa de ressuscitação. Porém, esse parâmetro não deve ser utilizado isoladamente. Outro fator que pode auxiliar na sua decisão seria o tempo entre a PCR e o início do suporte básico de vida, que, caso seja prolongado, indica um pior prognóstico.

Sugestão de Leitura

1. 2010 American Heart Association Guidelines for Cardiopulmonary Resuscitation and Emergency Cardiovascular Care. Part 5: Adult basic life support. Circulation 2010; 122 (suppl 3): S685-S705.
2. Bellomo R, et al. A prospective before-and-after trial of a medical emergency team. Med J Aust. 2003 Sep 15;179(6):283-7.
3. Guimarães HP, et al. Destaques da American Heart Association 2015 - Atualização das diretrizes de RCP e ACE/ Edição em português. AHA, 2015.
4. Mentzelopoulos SD, et. al. Vasopressin, epinephrine, and corticosteroids for in-hospital cardiac arrest. Arch Intern Med. 2009 Jan 12; 169(1):15-24.
5. Mentzelopoulos SD, et. al. Vasopressin, steroids, and epinephrine and neurologically favorable survival after in-hospital cardiac arrest: a randomized clinical trial. JAMA. 2013 Jul 17;310(3):270-9.
6. Podrid PJ. Overview of sudden cardiac arrest and sudden cardiac death. UpToDate 2017. Disponível em: https://www.uptodate.com/contents/overview-of-sudden-cardiac-arrest-and-sudden-cardiac.
7. Schein RM, et al. Clinical antecedents to in-hospital cardiopulmonary arrest. Chest. 1990 Dec;98 (6):1388-92.

Plaquetopenia

Capítulo 61

Martinho Gabriel Lima Nunes
Ana Rita Brito Medeiros da Fonseca
Thais Carvalho Francescantonio Menezes

Introdução

A plaquetopenia (ou trombocitopenia) é definida pela contagem de plaquetas menor que 150.000/μL. No entanto, se houver estabilidade de seu valor por mais de 6 meses, contagens de plaquetas entre 100.000 a 150.000/μL não indicam necessariamente doença, e a adoção de um ponto de corte de 100.000/μL pode ser mais apropriada para identificar uma condição patológica. Sua estratificação é feita da seguinte maneira:

- 100.000 a 150.000/μL – plaquetopenia leve;
- 50.000 a 100.000/μL – plaquetopenia moderada;
- < 50.000/μL – plaquetopenia severa.

A trombocitopenia severa está associada a maior risco de hemorragia, especialmente com contagens de plaquetas abaixo de 10.000 a 20.000/μL, quando o sangramento pode ocorrer de modo espontâneo e grave. Contudo, a aplicabilidade clínica dessa correlação varia de acordo com a condição subjacente e pode ser imprevisível. Assim, além da contagem plaquetária, devem ser observados alguns preditores clínicos de hemorragia, como história de sangramento prévio em vigência de contagem de plaquetas semelhante e presença de púrpura em membranas mucosas, que podem sugerir risco aumentado de hemorragia. Também é importante considerar outros fatores, tais como os defeitos da função plaquetária e as anormalidades da coagulação, uma vez que podem ser isoladamente mais relevantes do que a própria redução do número de plaquetas.

Pacientes que apresentam plaquetopenia também estão sob risco de trombose. Embora a maioria dos distúrbios implicados (a exemplo da coagulação intravascular disseminada e da trombocitopenia induzida por heparina) seja rara, é importante considerá-los devido à alta mortalidade associada e à possível necessidade de intervenção imediata.

A plaquetopenia é uma condição comum no cenário do paciente hospitalizado, podendo complicar o curso de internações clínicas ou cirúrgicas. Uma revisão sistemática, que incluiu pacientes críticos, demonstrou que a trombocitopenia é mais frequente em unidades de terapia intensiva (UTI), estando presente em 8 a 68% dos pacientes no momento da admissão e se desenvolvendo em 13% a 44% deles durante a estadia na unidade. Outro estudo evidenciou a ocorrência de trombocitopenia até o 10° dia de pós-operatório em 56,3% dos pacientes submetidos a cirurgia cardíaca com *bypass* cardiopulmonar. Além disso, observou-se que a trombocitopenia tem relação com o desfecho clínico dos pacientes, sendo que, em seis estudos observacionais, sua ocorrência foi preditora independente de mortalidade hospitalar.

Etiologia

As causas potenciais da trombocitopenia a serem consideradas na avaliação diagnóstica dependem do contexto clínico em que essa alteração se apresenta. No cenário ambulatorial, a trombocitopenia comumente é um achado isolado e assintomático, o que facilita o diagnóstico da causa específica. No entanto, o estabelecimento da etiologia é, muitas vezes, desafiador, particularmente em pacientes hospitalizados, nos quais a plaquetopenia aparece frequentemente associada a quadros multissistêmicos e pode ser determinada por múltiplas causas.

Os mecanismos mais frequentemente implicados no desenvolvimento de plaquetopenia em pacientes hospitalizados e/ou com doença aguda grave são:

1. consumo de plaquetas;
2. hemodiluição;
3. supressão da medula óssea por sepse/infecção; e
4. trombocitopenia induzida por drogas.

Em uma coorte envolvendo pacientes internados em UTIs clínicas e cirúrgicas, a principal causa do surgimento de trombocitopenia foi sepse, respondendo por metade dos casos, sendo que em 26% dos pacientes foi encontrada mais de uma causa.

Cirurgias de grande porte e hemotransfusões maciças são exemplos de causas de plaquetopenia durante a hospitalização atribuídas a consumo de plaquetas e hemodiluição. Em 1 a 4 dias após cirurgias de grande porte, podem ser observadas contagens plaquetárias entre 50.000 e 150.000/μL. Por sua vez, a redução do número de plaquetas após hemotransfusões maciças tem relação direta com o número de concentrados de hemácias (CH) transfundidos, e contagens inferiores a 50.000/μL podem ser vistas após transfusão de 20 unidades de CH.

Quando observada desde a ocasião da admissão hospitalar, a baixa contagem de plaquetas pode eventualmente ser a única manifestação inicial de um distúrbio subjacente (por exemplo, infecção por HIV ou síndromes mielodisplásicas), agravado finalmente por uma doença aguda que motivou a internação hospitalar. Um episódio agudo de PTT ou SHU também pode ser "desencadeado" por outra doença aguda e, portanto, pode ocorrer de maneira repentina e inesperada em pacientes hospitalizados por outros transtornos, como cirurgia cardíaca ou pancreatite.

Certas condições fisiológicas também podem causar redução da contagem plaquetária, tais como a pseudotrombocitopenia e a trombocitopenia incidental da gravidez. A primeira é um artefato de laboratório que ocorre quando aglutininas, na presença do ácido etilenodiaminotetra-acético (EDTA), promovem aglutinação plaquetária, e, embora prevalente, não tem qualquer significado clínico in vivo. A segunda acomete 6% das mulheres grávidas e corresponde a 75% de todas as plaquetopenias que ocorrem durante a gravidez, devendo ser diferenciada de condições patológicas como distúrbios hipertensivos e trombocitopenia imune relacionados à gravidez.

A **Tabela 61.1** resume as principais causas de trombocitopenia em pacientes ambulatoriais, hospitalizados e gestantes.

Diagnóstico

Como mencionado, a determinação do contexto clínico em que se observa a plaquetopenia é fundamental para guiar o diagnóstico de sua causa potencial. Pacientes portadores de neoplasias, por exemplo, são mais propensos a apresentar PTT e CIVD, enquanto pacientes portadores de doenças hepáticas, como a cirrose, evoluem com trombocitopenia mais frequentemente por hiperesplenismo, entre outros mecanismos.

Tabela 61.1. Principais causas de plaquetopenia

Pacientes ambulatoriais	Pacientes hospitalizados		Gestantes
	Pacientes críticos e/ou com doenças multissistêmicas	Portadores de cardiopatias	
PTI	HIT	HIT	Trombocitopenia gestacional
Trombocitopenias induzidas por drogas	Síndrome de ativação macrofágica	*Bypass* cardíaco	Síndrome HELLP
Infecções (HIV, hepatite C, *Helicobacter pylori*, CMV, outros vírus)	Trombocitopenia induzida por drogas/quimioterapia	Uso de inibidores GP IIb/IIIa	Pré-eclâmpsia
Vacinações	Doença hepática	Dilucional	PTI
Doenças do tecido conjuntivo (LES, AR, SAAF)	Coagulação intravascular disseminada (CIVD)	Outras trombocitopenias induzidas por drogas	Descolamento prematuro de placenta
Imunodeficiência comum variável	Desordens da medula óssea		PTT/SHU
Síndromes mielodisplásicas	Infecções		
Trombocitopenia congênita	PTT/SHU		

PTI: Púrpura trombocitopênica imune; PTT: Púrpura trombocitopênica trombótica; SAAF: Síndrome do anticorpo antifosfolipídio; LES: Lúpus eritematoso sistêmico; AR: Artrite reumatoide; SHU: Síndrome hemolítico-urêmica.

Uma vez definido o contexto clínico, inicialmente devem ser consideradas condições ameaçadoras à vida dentre as causas de trombocitopenia no cenário hospitalar, já que requerem intervenção imediata. São exemplos dessas condições: trombocitopenia induzida por heparina (HIT), trombocitopenia imune induzida por drogas (especialmente nos que fizeram uso de vancomicina ou piperacilina), púrpura pós-transfusão, CIVD, PTT e leucemias agudas.

A realização da análise do esfregaço de sangue periférico tem papel importante nessa avaliação inicial, visto que pode sugerir alguns desses diagnósticos e, por isso, devem ser avaliadas cautelosamente as três linhagens de células sanguíneas. A observação de hemácias fragmentadas (sugerindo microangiopatias trombóticas) ou de blastos na periferia (que ocorre nas leucemias agudas) são alguns dos achados possíveis. Plaquetas gigantes, que habitualmente são computadas como outras células sanguíneas pelos contadores automatizados, também podem ser observadas no esfregaço de pacientes portadores de desordens plaquetárias congênitas. Essa análise é útil ainda para excluir a possibilidade de pseudotrombocitopenia, podendo ser realizada coleta de nova amostra utilizando citrato ou heparina como anticoagulante no tubo coletor.

A estratificação da contagem plaquetária e a observação do padrão de queda do número de plaquetas ao longo do tempo são alguns parâmetros que podem sugerir risco de sangramento aumentado. Contudo, deve-se sempre manter vigilância quanto ao surgimento de manifestações clínicas (mais frequentemente, sangramentos e, mais raramente, eventos trombóticos). Afinal, a ocorrência de eventos hemorrágicos graves é clinicamente mais importante do que a análise isolada da contagem plaquetária.

Além do hemograma, alguns exames complementares são importantes na avaliação do paciente hospitalizado com plaquetopenia. Função renal, função hepática, sorologias para hepatites virais e HIV, provas de hemólise (DHL, bilirrubinas totais e frações, reticulócitos, haptoglobina), e, se houver suspeita de CIVD, D-dímero, fibrinogênio e coagulograma, são alguns dos exames complementares que podem ser solicitados. Exames mais direcionados como marcadores de autoimunidade, aspirado e biópsia de medula óssea podem também ser realizados, quando clinicamente justificados.

Contudo, a história clínica é indispensável na propedêutica diagnóstica. Deve ser realizada revisão de todo o prontuário hospitalar, incluindo prescrições médicas e notas de enfermagem e, em pacientes submetidos a cirurgia, registros do anestesista. É fundamental a determinação do período transcorrido entre a exposição à causa potencial e a observação laboratorial da plaquetopenia, especialmente quando há suspeita de trombocitopenia induzida por drogas e existem múltiplas medicações causadoras de plaquetopenia.

A administração de heparina em pacientes hospitalizados ou que tiveram alta hospitalar recente merece atenção especial devido à possibilidade de HIT, embora este diagnóstico seja pouco frequente. Vale lembrar que a utilização de heparina em linhas de acesso vascular ou a exposição durante cirurgias também estão associadas à ocorrência da trombocitopenia induzida por heparina. Medicamentos implicados na plaquetopenia podem estar contidos, inclusive, em materiais utilizados na cirurgia, como a vancomicina misturada no cimento usado na substituição articular.

A avaliação precoce de um hematologista para diagnóstico e manejo terapêutico deve ser solicitada especialmente quando há suspeita de PTT, SHU, HIT ou doenças hematológicas agudas, como leucemias agudas, anemia aplásica e outras síndromes de falência da medula óssea. Essa interconsulta também pode auxiliar nos casos de trombocitopenia severa (ou seja, contagem de plaquetas < 50.000/µL) que evoluem com sangramento grave ou requerem um procedimento invasivo urgente e em mulheres grávidas com trombocitopenia grave, independentemente da causa.

A **Figura 61.1** a seguir resume a propedêutica diante da observação de plaquetopenia em pacientes hospitalizados.

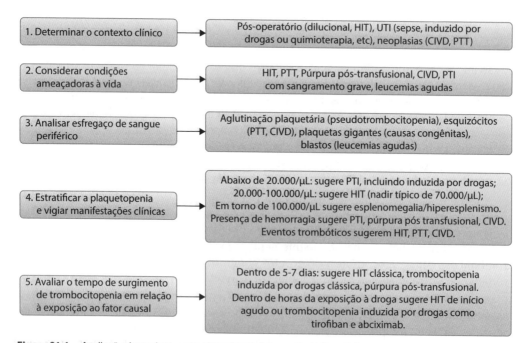

Figura 61.1 – Avaliação de pacientes com plaquetopenia no contexto hospitalar.

Devido à sua relevância no contexto hospitalar, algumas causas potenciais de plaquetopenia serão detalhadas neste capítulo.

Plaquetopenia Induzida por Heparina (HIT)

O uso de heparina no ambiente hospitalar é amplamente difundido, principalmente no contexto da prevenção ou tratamento de eventos trombóticos, como a trombose venosa profunda. Essa droga tem importante associação com a ocorrência de trombocitopenia no paciente hospitalizado, tendo um estudo demonstrado que 36% dos pacientes que utilizaram heparina por pelo menos 4 dias desenvolveram plaquetopenia.

A HIT, especificamente, acomete 0,5 a 5% dos pacientes que usaram heparina, a depender da população estudada. É um fenômeno imune decorrente da produção de anticorpos contra complexos moleculares formados por heparina e proteínas plaquetárias (PF4). A detecção desses anticorpos é realizada por testes laboratoriais, dentre os quais se destacam: *Seretonin release assay* (SRA), *Heparin induced platelet activation* (HIPA) e o ELISA.

O diagnóstico de HIT deve ser considerado em qualquer paciente que durante a terapia com heparina apresentou redução de 50% na contagem de plaquetas em comparação com seu nível basal ou evoluiu com contagem abaixo de 100.000/μL (em pacientes com contagem plaquetária previamente normal).

A trombocitopenia induzida por heparina geralmente se desenvolve após a exposição a esta droga por 5-10 dias. Pode ocorrer, no entanto, início agudo da HIT (eventualmente algumas horas após a primeira administração da heparina) em aproximadamente 30% dos casos. Nesses pacientes, em geral, há história de exposição à heparina nos 3 meses anteriores, possibilitando o desenvolvimento de anticorpos contra o complexo heparina-PF4. Menos comumente, em 10 a 15% dos casos, a HIT pode ter um início tardio, ocorrendo vários dias após a interrupção da administração de heparina.

Para realização do diagnóstico de HIT, portanto, é necessária a correlação temporal da trombocitopenia e/ou do evento trombótico com o início da terapia com heparina (desde que outras causas tenham sido excluídas). A probabilidade clínica é determinada pelo escore pré-teste (**Tabela 61.2**) e pode ser confirmada por meio dos testes de anticorpos para o complexo heparina-plaquetas. Dentre os testes imunológicos, o SRA é o mais específico, enquanto o ELISA é o mais sensível.

A conduta inicial diante do diagnóstico de HIT é a suspensão imediata da administração de todas as formas de heparina. Normalmente, recomenda-se anticoagulação por 4 semanas nos casos de HIT sem trombose associada e por 3 meses nos quadros com trombose descrita. Contudo, a necessidade, a duração e as contraindicações da anticoagulação devem ser avaliadas. A **Figura 61.2** a seguir contempla os principais anticoagulantes indicados nesses casos. O uso da varfarina é possível desde que a contagem plaquetária esteja superior a 100.000-150.000/μL.

Coagulação Intravascular Disseminada (CIVD)

De acordo com a Sociedade Internacional de Trombose e Hemostasia, CIVD é uma síndrome adquirida, caracterizada por ativação intravascular da coagulação sem localização específica e secundária a diferentes causas. Essa condição pode tanto causar quanto ser resultado de alterações microvasculares que, quando severas, levam a disfunção orgânica importante. De modo simplificado, a CIVD pode ser entendida como um desequilíbrio entre o excesso de trombina, que leva a fenômenos trombóticos, e a depleção dos fatores de coagulação e plaquetas, que leva a eventos hemorrágicos.

Tabela 61.2. Probabilidade clínica de HIT	
Escore Pré-teste	**Pontuação**
Plaquetopenia	
• Queda na contagem de plaquetas > 50% e nadir ≥ 20.000/mm³	2 pontos
• Queda na contagem de plaquetas entre 30 e 50% ou nadir de 10 a 19.000/mm³	1 ponto
• Queda na contagem de plaquetas < 30% ou nadir < 10.000/mm³	0 pontos
Tempo de Queda de Contagem de Plaquetas	
• Clara redução de plaquetas entre o 5º e 10º dias de exposição à heparina ou queda na contagem em menos de 1 dia com exposição prévia à heparina nos últimos 30 dias	2 pontos
• Queda compatível (mas não confirmada) entre o 5º e 10º dias de exposição, instalação após o 10º dia ou redução em menos de 1 dia após exposição prévia à heparina entre 30 e 100 dias do quadro	1 ponto
• Queda na contagem de plaquetas em menos de 4 dias sem exposição recente à heparina	0 pontos
Trombose ou outra sequela	
• Trombose confirmada, necrose cutânea, ou reação sistêmica aguda após *bolus* intravenoso de heparina não fracionada	2 pontos
• Trombose progressiva e recorrente, lesões cutâneas não necrotizantes ou suspeita de trombose não confirmada	1 ponto
• Sem sinal de trombose	0 pontos
Outras causas de plaquetopenia	
• Não aparente	2 pontos
• Possível	1 ponto
• Definida	0 pontos

Interpretação:
0 a 3 pontos – baixa probabilidade
4 a 5 pontos – probabilidade intermediária
6 a 8 pontos – alta probabilidade

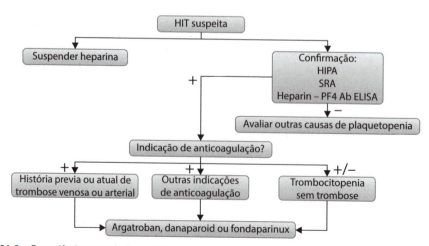

Figura 61.2 – Propedêutica terapêutica na HIT.

A coagulação intravascular disseminada pode se apresentar como um quadro agudo ou crônico. A CIVD aguda ocorre quando uma grande quantidade de fator tecidual é subitamente exposta à corrente sanguínea, ativando a cascata de coagulação. Devido ao consumo dos fatores pró-coagulantes, a CIVD aguda é normalmente associada a sangramentos.

A CIVD crônica, por sua vez, é decorrente da exposição constante do fator tecidual à corrente sanguínea. O resultado é a ativação menos intensa da cascata de coagulação com tempo hábil para a produção de fatores pró-coagulantes, a despeito do consumo constante. Portanto, os eventos trombóticos, normalmente, se sobrepõem aos hemorrágicos.

Não existe um marcador laboratorial ou clínico que, isoladamente, permite o diagnóstico de CIVD. Para o reconhecimento desta condição, é necessária a associação entre alterações laboratoriais (**Tabela 61.3**) e um substrato clínico pertinente (**Tabela 61.4**).

O quadro clínico é variável, podendo ocorrer disfunção de múltiplos órgãos, principalmente renal, hepática, pulmonar, cerebral, e falência adrenal. Uma condição dramática associada aos quadros de CIVD é a *purpura fulminans*, que pode estar relacionada à deficiência de proteína C. Nesses casos, o paciente desenvolve extensa necrose cutânea e hemorragia tissular.

Tabela 61.3. Alterações laboratoriais da CIVD

- Alargamento do TP* e do TTPA**, com aumento no INR
- Hipofibrinogenemia
- Aumento do D-dímero
- Trombocitopenia
- Anemia microangiopática
- Aumento dos produtos de degradação do fibrinogênio
- Diminuição de proteína C e S

*Tempo de Protrombina; **Tempo de Tromboplastina Parcial Ativada.

Tabela 61.4. Eventos clínicos que podem desencadear CIVD

Principais doenças relacionadas a CIVD aguda

- Sepse e choque séptico
- Incompatibilidade ABO após transfusão sanguínea
- Pancreatite aguda
- Aborto infectado
- Leucemia promielocítica aguda
- Lesão cerebral
- Trauma, grande queimado
- Hipo/Hipertermia
- Embolia gordurosa
- Acidente ofídico
- Rejeição de transplantes

Principais doenças relacionadas a CIVD crônica

- Neoplasia pancreática
- Neoplasia gástrica
- Neoplasia ovariana
- Neoplasia cerebral
- História de tromboembolismo venoso ou arterial

Não existe um tratamento específico para a CIVD. É importante corrigir a doença de base e ofertar suporte hemodinâmico adequado ao paciente. A transfusão de hemocomponentes não deve ser feita de rotina, embora esteja indicada a transfusão de plaquetas em pacientes com:

1. sangramento ativo importante;
2. necessidade de cirurgia de urgência e contagem plaquetária $< 50.000\ \mu L$; ou
3. contagem plaquetária $< 10.000\ \mu L$.

A transfusão de fatores de coagulação deve ser reservada para pacientes com sangramento ativo importante e alargamento de TP/TTPA e/ou fibrinogênio sérico < 50 mg/dL. Na ausência de fatores de coagulação, é possível usar plasma fresco (no caso de fibrinogênio > 100 mg/dL) ou crioprecipitado (quando fibrinogênio < 100 mg/dL).

O uso de antitrombina é proscrito, enquanto o de agentes antifibrinolíticos tem recomendação restrita (sangramento associado a estado hiperfibrinolítico). A profilaxia para tromboembolismo venoso não deve ser feita indiscriminadamente – as recomendações são as mesmas do paciente sem CIVD, descritas no Capítulo 9 – Profilaxia de Tromboembolismo Venoso – deste livro.

Púrpura Trombocitopênica Trombótica (PTT)

A PTT está entre os diagnósticos diferenciais da CIVD. A fisiopatologia envolve a produção de autoanticorpos contra a enzima ADAMTS13, responsável pela clivagem do fator de Von Willebrand (vWF). O acúmulo de moléculas de vWF nos vasos sanguíneos causa agregação e ativação plaquetárias, com consequente formação de trombo plaquetário.

O resultado da formação desses trombos plaquetários é a redução na plaquetimetria e isquemia tecidual. Como não há ativação da cascata de coagulação, seus elementos permanecem intactos e não há alteração laboratorial de TP e TTPA.

As causas para produção exacerbada do anticorpo podem ser diversas. Dentre as principais, estão: gravidez, doença viral, neoplasias, síndrome da imunodeficiência humana (SIDA), lúpus eritematoso sistêmico (LES), infecções bacterianas e drogas (como clopidogrel, ciclosporina, terapia hormonal, ticlopidina e outras).

A confirmação laboratorial dos autoanticorpos e de atividade enzimática é possível, mas extremamente cara e demorada. Desse modo, o tratamento deve ser instituído diante da suspeita diagnóstica, que, em geral, ocorre quando se observa a pêntade clássica da PTT, caracterizada por trombocitopenia, febre, lesão renal aguda, anemia hemolítica e alterações neurológicas.

A terapia principal é a plasmaférese, geralmente associada à transfusão de plasma fresco congelado ou crioprecipitado e a corticosteroide em altas doses (prednisona 1-2 mg/kg/dia), até a correção laboratorial da plaquetopenia, anemia e DHL por, pelo menos, 3 dias. Nos casos de doença grave ou refratária à terapia inicial, recomenda-se a associação de rituximabe.

Púrpura Trombocitopênica Imune (PTI)

PTI é a plaquetopenia causada pela ação de autoanticorpos contra antígenos plaquetários. Essa doença está entre as causas mais comuns de plaquetopenia, e no seu espectro clínico pode ser primária ou secundária (geralmente causada por fármacos ou outras desordens clínicas).

No caso da PTI primária (ou idiopática), o diagnóstico é de exclusão e deve ser realizado por meio da história clínica associada a avaliação laboratorial. Geralmente, o paciente é assintomático, com exame laboratorial evidenciando plaquetopenia isolada.

Os casos de PTI secundaria, por sua vez, podem ser farmacoinduzidos ou associados a diversas doenças, tais como Aids, hepatites virais (principalmente vírus C), *Helicobacter pylori*, síndrome mielodisplásica, leucemias, doenças linfoproliferativas, LES, anemia aplásica, síndrome do anticorpo-antifosfolipídio (SAAF). A lista de fármacos potencialmente relacionados a PTI é extensa e está disponível em US Food and Drug Administration (FDA) Adverse Event Reporting System database. Dentre os mais comuns é possível citar: quinina, quinidina, sulfametoxazol-trimetoprim, vancomicina, penicilina, rifampicina, carbamazepina, ceftriaxona, ibuprofeno, mirtazapina, inibidores da glicoproteína IIb/IIIa e heparina.

O tratamento da PTI não tem como objetivo a normalização da contagem laboratorial de plaquetas, mas sim a prevenção de sangramentos graves. O pilar da terapia é a imunossupressão com uso de corticosteroide, geralmente, prednisona 1 mg/kg/dia por 2 a 4 semanas. O início da terapia é guiado pela sintomatologia do paciente, sinais de sangramento ativo (como petéquias, púrpuras ou exteriorização sanguínea). Alguns serviços adotam o valor de plaquetas < 30.000 μL para início da medicação. Em casos mais graves ou refratários à terapêutica inicial, podem ser indicados esplenectomia e/ou o uso de imunoglobulina humana. A **Figura 61.3** resume as opções terapêuticas da PTI.

Tratamento

O manejo da trombocitopenia em pacientes hospitalizados é amplamente direcionado para o tratamento da causa subjacente. Contudo, faz-se sempre necessário avaliar cautelosamente o risco de sangramento em cada situação e considerar a necessidade de transfusão de plaquetas, bem como o melhor modo para administrá-las. As **Tabelas 61.5** e **61.6** a seguir resumem as principais indicações e a forma de administração.

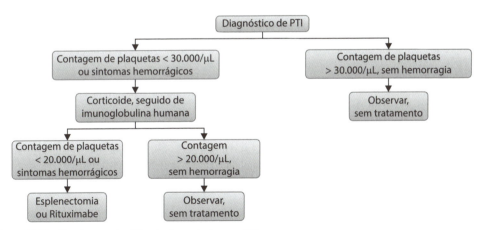

Figura 61.3 – Abordagem simplificada do paciente com PTI.

Tabela 61.5. Transfusão de plaquetas

Dose

1 U de concentrado de plaquetas* para cada 10 kg de peso do receptor. Cada unidade (U) corresponde a 50 mL de volume.

A transfusão de 6 a 10 U eleva a contagem de plaquetas em 15.000 a 30.000/mm³.

Tipos de produtos plaquetários

Concentrado de plaquetas* (randômicas): são obtidas a partir de 1 U de sangue total com volume aproximado de 50 mL e validade aproximada de 5 dias. Não são leucodepletadas.

Plaquetas obtidas por aférese: correspondem ao volume aproximado de 300 mL, são obtidas por um único doador e leucodepletadas. Devem ser sempre preferidas, quando disponíveis.

***Pool* de plaquetas:** concentrado de plaquetas obtido a partir de 4 a 5 U de sangue total (bolsas tipo *"top and bottom"*) por meio de centrifugação e separação da camada leucoplaquetária. São transferidas para uma única bolsa em forma de *pool*.

Tabela 61.6. Indicações Gerais de Transfusão de Plaquetas

Contagem de plaquetas < 10.000/mm³

Sangramento ativo ou em pequenos atos cirúrgicos e procedimentos invasivos quando plaquetas < 50.000/mm³

Sangramento espontâneo ou procedimento cirúrgico em SNC e oftálmico com contagem de plaquetas < 100.000/mm³

Sugestão de Leitura

1. Arepally GM. Heparin-induced thrombocytopenia. Blood. 2017 May 25;129(21):2864-2872. Epub 2017 Apr 17. Review.
2. Boral BM, Williams DJ, Boral LI. Disseminated intravascular coagulation. Am J Clin Pathol. 2016 Dec;146(6):670-80. doi: 10.1093/ajcp/aqw195. Epub 2016 Dec 24. Review.
3. Clinical and laboratory diagnosis of heparin induced thrombocytopenia: an update.
4. Favaloro EJ, McCaughan G, Pasalic L. Pathology. 2017 June;49(4):346-55.
5. Levi M, Toh CH, Thachil J, Watson HG. Guidelines for the diagnosis and management of disseminated intravascular coagulation. British Committee for Standards in Haematology. Br J Haematol 2009; 145:24.
6. Linkins LA, Dans AL, Moores LK, et al. Treatment and prevention of heparin-induced thrombocytopenia: Antithrombotic Therapy and Prevention of Thrombosis, 9th ed: American College of Chest Physicians Evidence-Based Clinical Practice Guidelines. Chest 2012; 141:e495S.
7. Rodeghiero F, Stasi R, Gernsheimer T, et al. Standardization of terminology, definitions and outcome criteria in immune thrombocytopenic purpura of adults and children: report from an international working group. Blood 2009; 113:2386.
8. Tonaco LC, Rios DRA, Vieira LM, Carvalho MG, Dusse LMS. Púrpura trombocitopênica trombótica: o papel do fator Von Willebrand e da ADAMTS13. Rev. Bras. Hematol. Hemoter. 2010;32(2):155-61.
9. Williamson DR, Albert M, Heels-Ansdell D, et al. Thrombocytopenia in critically ill patients receiving thromboprophylaxis: frequency, risk factors, and outcomes. Chest 2013; 144:1207.

Pneumonia Hospitalar e Pneumonia Associada à Ventilação

Capítulo 62

Hugo Rodrigues Rosa
Thaís Carvalho Francescantonio Menezes
Paulo Ricardo Gessolo Lins

Introdução

Pneumonia hospitalar (PH) e pneumonia associada a ventilação mecânica (PAV) são as infecções hospitalares mais prevalentes, correspondendo a, aproximadamente, 22% delas, segundo estatísticas mundiais. A maior parte dos casos de pneumonia hospitalar ocorre fora do ambiente da unidade de terapia intensiva, porém os pacientes de maior risco para essa condição são aqueles submetidos a ventilação mecânica. Estima-se que cerca de 10% dos pacientes que são submetidos a ventilação mecânica irão apresentar PAV. A mortalidade, no entanto, depende da unidade estudada, podendo variar de 7 a 50%.

Além da alta morbimortalidade mencionada, a PH e a PAV estão associadas ainda a alto custo devido a internações hospitalares prolongadas e elevado consumo de insumos. Contudo, existem diretrizes específicas de prevenção, e, atualmente, esse diagnóstico é considerado um indicador de assistência hospitalar, não sendo, inclusive, reembolsável por planos de saúde em alguns países.

Definição

Em 2016, foi publicado pela Infectious Diseases Society of America e pela American Thoracic Society (ISDA/ATS) uma nova diretriz para o manejo de pneumonia hospitalar (PH) e de pneumonia associada a ventilação mecânica (PAV) em adultos. Nesse documento, constam as seguintes definições:

- **Pneumonia hospitalar ou nosocomial:** é aquela que ocorre em 48 horas ou mais após a admissão hospitalar e não parece estar presente antes da admissão.
- **Pneumonia associada a ventilação mecânica:** é um quadro que ocorre após 48 a 72 horas da intubação orotraqueal.

Além da atualização das definições acima, foi retirada a categoria pneumonia associada aos cuidados de saúde, que tinha sido criada em 2005 com o objetivo de definir o risco aumentado de infecção por bactérias multirresistentes. O documento da ISDA/ATS argumenta que a generalização dos critérios definidores levava à inclusão de grande parte dos pacientes com pneumonia em tal categoria.

Diagnóstico

O diagnóstico de pneumonia hospitalar e pneumonia associada a ventilação mecânica é difícil, uma vez que os achados clínicos são pouco específicos. Desse modo, para facilitar a identificação dessa condição, o médico deve se basear nos seguintes critérios clínicos ou microbiológicos.

Aspectos Microbiológicos

- O diagnóstico com base nesse aspecto apresenta limitação devido à grande possibilidade de contaminação da árvore traqueobrônquica. No entanto, é possível utilizar a via broncoscópica para obtenção da amostra, o que garante um panorama mais fidedigno da população de microrganismos na via respiratória e otimiza a antibioticoterapia dirigida. A broncoscopia, por sua vez, é um procedimento de maior custo, necessitando de um profissional especializado para sua realização e com risco de complicações inerentes ao procedimento. A análise de cada material está detalhada na **Tabela 62.1**.

Tabela 62.1. Referência de crescimento das culturas a partir de cada material analisado	
Agentes/Técnica	Valores
Biópsia Pulmonar	$> 10^4$
Cultura pela Broncoscopia	$> 10^4$
Lavado Broncoalveolar	$> 10^4$
Lavado Broncoalvelolar Protegido	$> 10^4$
Escovado Broncoalveolar Protegido	$> 10^3$
Aspirado Traqueal	$> 10^6$
Cultura de Escarro	Pouco, moderado, muito

Aspectos Clínicos

O diagnóstico clínico pode ser realizado de duas maneiras:

1. CPIS (Clinical Pulmonary Infection Score) – **Tabela 62.2**;
2. Escore clínico (**Tabela 62.3**).

Diagnósticos Diferenciais

- Pneumonite aspirativa;
- Atelectasia;
- Hemorragia alveolar;
- SARA;
- Contusão pulmonar;
- Infiltração tumoral;
- Reação adversa a medicação.

Diante das diferentes abordagens para o diagnóstico, o fluxograma (**Figura 62.1**) presente nas diretrizes da American Toracic Surgery facilita o diagnóstico dessa doença.

Etiologia

A patogênese da PAV e da PH está associada à virulência dos microrganismos presentes na via aérea inferior e à imunidade do paciente. A primeira fonte de infecção consiste na microaspiração de organismos da orofaringe.

No contexto do ambiente hospitalar, o paciente se torna colonizado em 48 horas da internação, sendo comum, nos pacientes em ventilação mecânica, a colonização de biofilmes ou mesmo do circuito e dos diversos dispositivos ao qual ele está exposto.

Tabela 62.2. CPIS (Clinical Pulmonary Infection Score)

Temperatura

$\geq$ 36,5 ou $\leq$ 38,4 = 0 ponto
$\geq$ 38,5 ou $\leq$ 38,9 = 1 ponto
$\geq$ 39 ou < 36,5 = 2 pontos

Leucócitos

$\geq$ 4.000 ou $\leq$ 11.000 = 0 ponto
< 4.000 ou > 11.000 = 1 ponto
$\geq$ 50% de células imaturas = 1 ponto

Secreção Traqueal

Ausente = 0 ponto
Secreção não purulenta = 1 ponto
Presença de secreção purulenta = 2 pontos

PaO_2/FiO_2

> 240 ou SDRA = 0 ponto
$PaO_2/FiO_2 \leq$ 240 e sem SDRA

Radiografia Pulmonar

Sem infiltrado = 0 ponto
Infiltrado difuso = 1 ponto
Infiltrado localizado = 2 pontos

Secreção Traqueal

Ausente = 0 ponto
Não purulenta = 1 ponto
Purulenta = 2 pontos

Total (> 6 considerado sugestivo de pneumonia)

Tabela 62.3. Escore clínico

Critério Obrigatório: infiltrado novo ou com piora progressiva da radiografia de tórax

E pelo menos dois dos critérios a seguir:
• Temperatura > 38° ou < 36°
• Leucócitos > 12.000 ou < 4.000
• Secreção respiratória purulenta

Obs.: O diagnóstico clínico tem como desvantagem a baixa especificidade, apesar da alta sensibilidade e da fácil realização.

No caso da PAV, geralmente os agentes envolvidos são múltiplos (infecção polimicrobiana), porém existem os mais comuns, a depender, principalmente, da flora bacteriana presente no hospital e das diversas comorbidades de cada paciente (**Tabelas 62.4 e 62.5**).

Tratamento

O tratamento para PAH e PAV deve ser, sempre que possível, guiado por culturas. No caso de culturas inconclusivas ou indisponíveis, é importante considerar os microrganismos mais prevalentes na instituição, seus respectivos mecanismos de residência e, mesmo, os protocolos determinados pela Comissão de Infecção Intra-Hospitalar local.

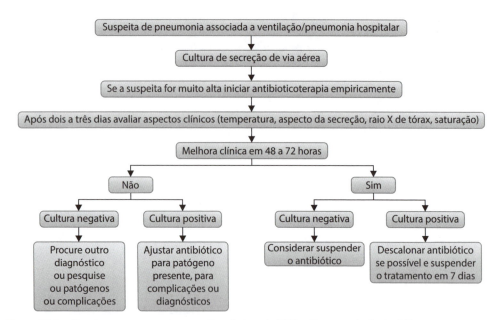

Figura 62.1 – Abordagem retrospectiva para diagnósticos de PAVs – Recomendação da ATS.

Tabela 62.4. Agentes mais comuns envolvidos em PAV	
Bacilos gram-negativos aeróbicos	*Escherichia coli, Klebsiella pneumoniae, Enterobacter spp, Pseudomonas aeruginosa, Acinetobacter spp*
Cocos gram-positivos	*Staphylococcus aureus,* [MRSA], *Streptococcus spp*

*Na pneumonia hospitalar não podemos descartar fungos e vírus, que são mais comuns em paciente imunossuprimidos.

Tabela 62.5. Fatores de risco para bactérias multirresistentes
Uso de antibiótico nos últimos 90 dias
Choque séptico associado a ventilação mecânica
SDRA antes da pneumonia associada a ventilação
Mais de 5 dias de internação hospitalar antes da infecção
Diálise devido a insuficiência renal aguda secundária a PAV

O fluxograma a seguir (**Figura 62.2**), baseado nas diretrizes da American Thoracic Society (ISDA/ATS) de 2016, é um guia para início da antibioticoterapia, considerando os patógenos internacionalmente mais importantes. As **Tabelas 62.6** a **62.9** detalham o tratamento indicado conforme agente etiológico.

No caso de pacientes instáveis hemodinamicamente ou com outros sinais de gravidade e fator de risco para organismos MDR, é possível a associação de polimixina B ao esquema de base.

O uso estendido do antibiótico (mais do que 10 a 14 dias) não é recomendado. De modo geral, o tratamento deve ser realizado durante 7 a 10 dias. No entanto, recomenda-

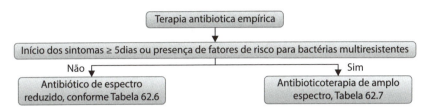

Figura 62.2 – Guia para início da antibioticoterapia, considerando os patógenos internacionalmente mais importantes.

Tabela 62.6. Antibioticoterapia empírica de espectro reduzido

Provável patógeno	Antibiótico recomendado
Streptococcus pneumoniae	Ceftriaxone ou Levofloxacino
Haemophilus influenzae	Ceftriaxone ou Levofloxacino
Staphylococcus aureus sensível à meticilina	Ceftriaxone ou Levofloxacino
Enterobactérias gram-negativas multi S: • Escherichia coli • Klebsiella pneumoniae • Enterobacter spp. • Proteus spp. • Serratia marcescens	Ampicilina/Sulbactam ou Ertapenem

Tabela 62.7. Antibioticoterapia de amplo espectro

Provável patógeno	Antibióticos
Patógenos listados na Tabela 62.5 Patógenos com mecanismo multidrogarresistente: • Pseudomonas aeruginosa • Klebsiella pneumoniae (ESBL) • Acinetobacter spp.	Cefalosporina com ação antipseudomonas (ceftazidima e cefepima) Ou Carbapenêmico com ação antipseudomonas (imipenem ou meropenem) Ou Beta-lactâmico com inibidor de beta-lactamase (piperaciclina com tazobactam) OU Fluorquinolona com ação antipseudomonas (ciprofloxacino ou levofloxacino) Ou Aminoglicosídeo (amicacina, gentamicina ou tobramicina)
Staphylococcus aureus Resistente à Meticilina (MRSA)	Associado Vancomicina ou linezolida

Tabela 62.8. *Legionella* sp.

Fatores de risco	Antibioticoterapia
• Diabetes mellitus • Doença renal • Doença pulmonar estrutural • Uso recente de corticosteroides	Tratamento descrito na Tabela 62.6 Associado Azitromicina ou fluorquinolona

Tabela 62.9. Microrganismos anaeróbios

Fatores de risco	Antibioticoterapia
• Paciente com evidente broncoaspiração • Paciente submetido a cirurgia abdominal	• Clindamicina • Beta-lactâmico com inibidor de beta- lactamase • Carbapenêmico

-se que a determinação exata da duração do tratamento seja definida, sempre que possível, pela dosagem sérica de pró-calcitonina.

A pró-calcitonina é um hormônio precursor da calcitonina, produzido nas células C da tireoide, cujo nível sérico está elevado em situações de estresse. É preconizada a dosagem sérica diária deste marcador, e, quando < 80% do valor de pico ou < 0,5 mcg/kg, é permitida a suspensão do antibiótico. O uso da antibioticoterapia guiada pelo nível sérico de pró-calcitonina tende a reduzir o número de dias de tratamento e, desse modo, o tempo e o custo da internação hospitalar. É importante ressaltar que o escore CPIS, apesar de importante para o diagnóstico, não deve ser usado como guia para determinação do tempo de tratamento.

A propósito, a profilaxia na ocorrência de PAV e PAH é um tópico extremamente estudado e difundido atualmente. Apesar de muitas medidas em destaque (**Tabela 62.10**), poucas têm evidência comprovada na redução da mortalidade, permanência em ambiente hospitalar ou real redução da incidência de PAH/PAV.

Tabela 62.10. Medidas para profilaxia de PAV e PAH

• Elevação da cabeceira (30-45º)
• Lavagem adequada das mãos
• Aspiração de secreção subglótica em pacientes em IOT
• Higiene oral com clorexidina até 12 horas após extubação
• Despertar diário da sedação
• Realização precoce da traqueostomia

Sugestão de Leitura

1. American Thoracic Society, Infectious Diseases Society of America. Guidelines for the management of adults with hospital-acquired, ventilator-associated, and healthcare-associated pneumonia. Am J Respir Crit Care Med. 2016 Feb 15;171(4):388-416.
2. Berton DC, Kalil AC, Teixeira PJ. Quantitative versus qualitative cultures of respiratory secretions for clinical outcomes in patients with ventilator-associated pneumonia. Cochrane Database Syst Rev 2014 Oct 30;(10):CD006482.

3. Cook DJ, Walter SD, Cook RJ, Griffith LE, Guyatt GH, Leasa D, et al. Incidence of and risk factors for ventilator-associated pneumonia in critically ill patients. Ann Intern Med. 1998 Sep 15;129(6):433-40.

4. Diretrizes brasileiras para tratamento das pneumonias adquiridas no hospital e das associadas à ventilação mecânica – 2007. J Bras Pneumol. 2007; 33 (Supl 1): S 1-S 30.

5. Fartoukh M, Maitre B, Honoré S, Cerf C, Zahar JR, Brun-Buisson C. Diagnosing pneumonia during mechanical ventilation: the clinical pulmonary infection score revisited. Am J Respir Crit Care Med. 2003 July 15;168(2):173-9.

6. Ioanas M, Ferrer R, Angrill J, Ferrer M, Torres A Microbial investigation in ventilator-associated pneumonia. Eur Respir J 2001 Apr;17(4):791.

7. Morrow LE, Kollef MH. Recognition and prevention of nosocomial pneumonia in the intensive care unit and infection control in mechanical ventilation. Crit Care Med. 2010 Aug;38(8 Suppl):S352-62.

8. Pugin J, Auckenthaler R, Mili N, Janssens JP, Lew PD, Suter PM. Diagnosis of ventilator-associated pneumonia by bacteriologic analysis of bronchoscopic and nonbronchoscopic "blind" bronchoalveolar lavage fluid. Am Rev Respir Dis. 1991 May;143(5 Pt 1):1121-9.

9. Raoof S, Baumann MH. An official multi-society statement: ventilator-associated events: the new definition. Chest. 2014 Jan;145(1):10-2. doi: 10.1378/chest.13-2731.

10. Singh N, Rogers P, Atwood CW, Wagener MM, Yu VL. Short-course empiric antibiotic therapy for patients with pulmonary infiltrates in the intensive care unit. A proposed solution for indiscriminate antibiotic prescription. Am J Respir Crit Care Med. 2000 Aug;162(2 Pt 1):505-11.

11. Wacker C, Prkno A, Brunkhorst FM, Schlattmann P. Procalcitonin as a diagnostic marker for sepsis: a systematic review and meta-analysis. Lancet Infect Dis. 2013 May;13(5):426-35. doi: 10.1016/S1473-3099(12)70323-7. Epub 2013 Feb 1.

12. Zahar JR, Nguile-Makao M, Français A, Schwebel C, Garrouste-Orgeas M, Goldgran-Toledano D, et al. Predicting the risk of documented ventilator-associated pneumonia for benchmarking: construction and validation of a score. Crit Care Med. 2009 Sep;37(9):2545-51. doi: 10.1097/CCM.0b013e3181a38109.

Capítulo

Sepse

63

Bruna Raphaeli Silva
Thais Carvalho Francescantonio Menezes
Paulo Ricardo Gessolo Lins

Introdução

A incidência da sepse no Brasil e na população mundial é desconhecida, mas sabe-se que esse número vem aumentando ao longo dos anos, e as estimativas indicam que é uma das principais causas de mortalidade em todo o mundo. Dentro do contexto hospitalar, a sua rápida identificação é fundamental para redução da morbimortalidade.

Definições

Até início de 2016, a sepse era definida como síndrome da resposta inflamatória sistêmica (SIRS) com causa infecciosa. Havia ainda o conceito de sepse grave, entendida como sepse associada a alguma disfunção orgânica, e o de choque séptico: hipotensão arterial não responsiva a adequada ressuscitação volêmica ou que necessite de drogas vasoativas para manutenção da PAM > 65 mmHg (**Tabela 63.1**).

Tabela 63.1. Definições: sepse, sepse grave e choque séptico

Sepse: infecção + SIRS (síndrome da resposta inflamatória sistêmica) definida pela presença de dois ou mais dos seguintes critérios:
- Temperatura > 38 °C ou < 36 °C
- Frequência cardíaca > 90 bpm
- Frequência respiratória > 20 ipm ou $PaCO_2$ < 32 mmHg ou necessidade de ventilação mecânica por um processo agudo
- Leucócitos totais < 4.000 ou > 12.000, ou > 10% de bastões

Sepse Grave: sepse mais disfunção de órgãos ou hipoperfusão tecidual induzida por sepse
- Hipotensão induzida por sepse
- Lactato acima dos limites máximos normais laboratoriais
- Diurese < 0,5 mL/kg/h por mais de 2 horas apesar da ressuscitação fluida adequada
- Lesão pulmonar aguda com PaO_2/FiO_2 < 250 na ausência de pneumonia como da fonte de infecção
- Lesão pulmonar aguda com PaO_2/FiO_2 < 200 na presença de pneumonia como da fonte de infecção
- Creatinina > 2,0 mg/dL
- Bilirrubina > 2 mg/dL
- Contagem de plaquetas < 100.000 μL
- Coagulopatia (RNI > 1,5)

Choque Séptico: hipotensão induzida por sepse persistente apesar da ressuscitação fluida adequada.

Em fevereiro de 2016, conforme publicado pela *Sepsis Definitions Task Force,* sepse passou a ser definida como disfunção orgânica potencialmente fatal secundária a uma resposta desregulada do hospedeiro à infecção, caindo em desuso, portanto, o termo sepse grave. Esta nova definição enfatiza não apenas a resposta inadequada do hospedeiro, mas também a potencial letalidade, consideravelmente superior em relação a uma infecção não complicada. O conceito de choque séptico, por sua vez, foi estabelecido como sepse associada à necessidade de vasopressores para manter pressão arterial média > 65 mmHg e lactato > 2 mmol/L após ressuscitação volêmica adequada.

Para identificar a disfunção orgânica, utiliza-se a variação de 2 ou mais pontos no escore SOFA (**Tabela 63.2**), podendo-se assumir um escore de zero para aqueles pacientes que não apresentavam disfunção orgânica conhecida prévia. Outra ferramenta descrita, que auxilia na identificação de pacientes com suspeita de infecção sob maior risco de desfechos adversos, é o *qSOFA Score (quickSOFA).* Nele, cada critério tem o valor de 1 ponto, sendo: pressão arterial sistólica menor que 100 mmHg, frequência respiratória maior que 22 ipm e alteração do estado mental, baseando-se na Escala de Coma de Glasgow. Dois ou mais pontos indicam maior risco de desfecho adverso (**Tabela 63.3**). Assim, ainda que não diagnostique o quadro de sepse, o qSOFA é uma ferramenta útil. Esse escore auxilia a (1) identificar a necessidade de investigar disfunção orgânica (2) iniciar ou intensificar a terapia adequada e (3) considerar admissão em uma unidade de terapia intensiva. A **Figura 63.1** mostra o fluxograma conforme os novos critérios.

Os novos critérios simplificam as definições de sepse, porém apresentam limitações para universalização de seu uso, uma vez que os dados utilizados como base para sua

Tabela 63.2. *SOFA Score*

SOFA Score	0	1	2	3	4
Respiração: PaO_2/FiO_2	≥ 400	< 400	<300	< 200 com suporte ventilatório	< 100 com suporte ventilatório
Coagulação: Plaquetas x $10^3/mm^3$	≥ 150	< 150	< 100	< 50	< 20
Hepático: bilirrubina mg/dL	$< 1,2$	1,2-1,9	2-5,9	6-11,9	> 12
Cardiovascular: hipotensão	PAM $\geq$ 70 mmHg	PAM $<$ 70 mmHg	Dopamina ≤ 5 ou dobutamina (qualquer dose)	Dopamina 5,1-15 ou adrenalina $\leq 0,1$ ou noradrenalina $\leq 0,1$	Dopamina > 15 ou adrenalina > 0,1 ou noradrenalina > 0,1
Neurológico: Escala de Coma de Glasgow	15	13-14	10-12	6-9	<6
Renal: creatinina ou débito urinário	$< 1,2$	1,2-1,9	2-3,4	3,5-4,9 ou diurese < 500 mL	> 5 ou diurese < 200 mL

Tabela 63.3. quickSOFA

Frequência Respiratória	> 22 ipm
Alteração do Estado Mental	Escala de Coma de Glasgow < 15
Pressão Arterial Sistólica	< 100 mmHg

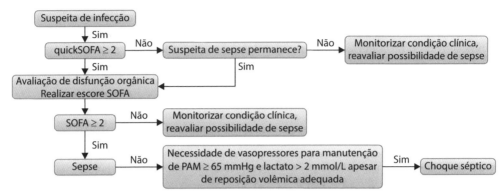

Figura 63.1 – Fluxograma para diagnóstico de sepse segundo o SOFA Score. Adaptado de *The Third International Consensus Definitions for Sepsis and Septic Shock (Sepsis-3)*.

elaboração foram obtidos apenas em países desenvolvidos. Outras críticas incluem a não consideração do lactato sérico no SOFA Score e a necessidade de variação de 2 pontos no escore, ao passo que nas antigas definições bastava uma disfunção orgânica para classificação de gravidade.

A despeito dos escores citados, existem outros fatores de risco que auxiliam na identificação dos pacientes mais suscetíveis à evolução para sepse. Destacam-se:

1. idade > 65 anos;
2. imunossupressão;
3. presença de diabetes ou câncer;
4. paciente admitido em UTI;
5. hospitalização prévia;
6. pneumonia adquirida na comunidade;
7. predisposição genética.

Desse modo, a sepse é uma condição de extrema relevância no contexto do paciente hospitalizado, uma vez que apresenta altas taxas de incidência e de morbimortalidade. É fundamental, portanto, a sua detecção precoce, e cabe a cada profissional analisar os recursos disponíveis, adequando o melhor modo de se realizar o diagnóstico a sua realidade, seja por meio dos critérios novos ou antigos.

Apresentação Clínica

O quadro clínico é bastante variável, geralmente apresentando sinais e sintomas específicos, correlacionados ao sítio de infecção, ou sinais e sintomas inespecíficos como febre, taquicardia, taquipneia, hipotensão, alteração do estado mental e má perfusão periférica. Entre os pacientes hospitalizados, os dispositivos invasivos, como cateteres e sondas, devem ser rastreados, uma vez que são importantes focos de infecção.

Exames Complementares

Assim como a apresentação clínica, os achados laboratoriais presentes no paciente com sepse são inespecíficos, podendo se relacionar ao sítio de infecção ou à presença de disfunção orgânica, sendo fundamental, diante de qualquer suspeita, a investigação. Assim, tanto para diagnóstico, dependendo do critério utilizado, quanto para avaliação de disfunção orgânica, são importantes exames como hemograma, eletrólitos, função renal, bilirrubinas, coagulograma, gasometria arterial, raio X de tórax, eletrocardiograma, marcadores precoces de infecção como proteína C reativa e pró-calcitonina, além dos exames para identificação do agente: dois pares de hemoculturas e culturas de qualquer local suspeito como sítio de infecção. Os exames de imagem, em geral, também são muito utilizados para detecção do sítio ou de possíveis complicações.

Tratamento

O início precoce do tratamento nos casos de sepse é fundamental. A campanha *Surviving Sepsis* criou pacotes de medidas a serem realizadas em 3 e 6 horas, para melhor organização da terapêutica (**Tabelas 63.4** e **63.5**).

A introdução precoce de antibioticoterapia (em até 1 hora) é extremamente importante para redução da mortalidade, sendo recomendados um ou mais medicamentos que tenham

Tabela 63.4. Pacotes da campanha de sobrevivência à sepse
Pacote de 3 horas
• Antibioticoterapia de amplo espectro (1ª hora)
• Coleta de hemoculturas antes do antibiótico
• Obter nível de lactato
• Administrar 30 mL/kg cristaloides se hipotensão ou lactato > 4 mmol/L
Pacote de 6 horas
• Vasopressores: hipotensão que não responda à ressuscitação de fluido inicial, objetivando uma pressão arterial média (PAM) ≥ 65 mmHg
• No caso de choque séptico ou lactato inicial de 4 mmol/L (36 mg/dL): Medir pressão venosa central (PVC) Medir saturação de oxigênio venoso central (ScvO$_2$)
• Nova medida do lactato, se inicial elevado

Tabela 63.5. Metas para pacientes com hipotensão persistente após reposição volêmica adequada ou hiperlactatemia
PVC 8 a 12 mmHg
Pressão arterial média (PAM) ≥ 65 mmHg
Diurese ≥ 0,5 mL/kg/hora
Saturação de oxigenação da veia cava superior (ScvO$_2$) > 70%

atividade contra todos os prováveis patógenos (bacterianos e/ou fúngicos ou virais) e que penetrem em concentrações adequadas nos tecidos presumidos como sendo a fonte da infecção. As culturas devem ser obtidas antes do tratamento antimicrobiano, se não houver atraso significativo para o seu início. Para o controle infeccioso, deve-se também avaliar a necessidade de intervenções para remoção do foco, como drenagem de abscessos, debridamento e troca de dispositivos invasivos.

Para pacientes hospitalizados, até que o tratamento consiga ser guiado pelas culturas, a antibioticoterapia empírica inicial deve ter cobertura para os patógenos com maior prevalência no serviço, incluído os microrganismos resistentes, e com ação adequada no provável sítio infeccioso. Quando não se estabelece de imediato o foco da infecção, recomenda-se a cobertura empírica de bactérias gram-positivas e gram-negativas.

Infecções pelo *Staphylococcus aureus* apresentam uma elevada morbimortalidade, e o surgimento de cepas resistentes à meticiclina (MRSA) é cada vez mais frequente. Assim, recomenda-se que o paciente grave, com etiologia pouco clara, seja tratado com vancomicina até que a possibilidade de sepse por MRSA tenha sido excluída. Em associação, se *Pseudomonas* é um agente improvável, pode-se considerar a associação: vancomicina com ceftriaxona (cefalosporinas de 3ª geração). Entretanto, se *Pseudomonas* é um possível patógeno, associa-se vancomicina a dois dos seguintes:

- Cefalosporina com atividade contra *Pseudomonas* (ceftazidima ou cefepima);
- Carbapenêmicos (imipenem ou meropenem);
- Inibidores da beta-lactamase (piperacilina-tazobactam);
- Fluoroquinolona com boa atividade antipseudomonas (ciprofloxacino);
- Aminoglicosídeos (gentamicina ou amicacina);
- Monobactam (aztreonam).

O uso de vasopressores está indicado aos pacientes que não respondem à terapêutica inicial de reposição de volume com cristaloides, visando uma PAM > 65 mmHg, e a droga inicial de escolha é a noradrenalina. Quando for necessário, um segundo agente deve ser adicionado para manutenção da pressão adequada. Como opção há a adrenalina ou a vasopressina. Dopamina deve ser evitada, reservando seu uso a casos selecionados, com baixo risco de taquiarritmia e bradicardia. Inotrópicos, por sua vez, estão indicados para os casos com disfunção miocárdica ou sinais contínuos de hipoperfusão, apesar de volume intravascular e pressão arterial adequados.

O uso rotineiro de corticosteroides não está indicado, ficando reservado para os casos de choque que não respondem à terapêutica inicial de reposição volêmica e vasopressor. A droga de escolha é a hidrocortisona, na dose de 200 mg/dia, que pode ser feita em bomba de infusão contínua ou dividida em 4 doses.

Existem ainda outras medidas importantes para o manejo terapêutico do paciente com sepse, resumidas na tabela a seguir (**Tabela 63.6**).

Tabela 63.6. Tratamento de suporte na sepse	
Transfusão de Hemocomponentes	• Após a resolução da hipoperfusão de tecido e na ausência de isquemia miocárdica, hipo-xemia grave, hemorragia aguda ou doença isquêmica do coração, transfusão de hemácias se hemoglobina < 7,0 g/dL, visando 7,0-9,0 g/dL • Plasma fresco apenas se alteração em coagulograma associada a hemorragia ou procedimento invasivo • Plaquetas: se contagem < 10.000/mm³; se contagem < 20.000/mm³ com alto risco de hemorragia ou manter contagem > 50.000/mm³ em pacientes com sangramento ativo ou procedimentos invasivos.
Controle Glicêmico	• Insulina regular em bomba de infusão contínua quando 2 níveis consecutivos de glicemia > 180 mg/dL. Meta 110-180 mg/dL.
Profilaxia de Trombose Venosa Profunda	• Pacientes com sepse grave devem receber profilaxia farmacológica diária contra trombo-embolismo venoso com heparina de baixo peso molecular ou heparina não fracionada se depuração da creatinina for < 30 mL/min.
Profilaxia de Úlcera de Estresse	• Bloqueador H2 ou inibidor da bomba de prótons aos pacientes com sepse grave com fatores de risco de hemorragia (ventilação mecânica, choque, distúrbio de coagulação)
Nutrição	• Oral ou enteral, conforme tolerado, em vez de jejum ou glicose intravenosa dentro das primeiras 48 horas após um diagnóstico de sepse grave • Evitar aporte calórico completo obrigatório na primeira semana

Sugestão de Leitura

1. Dellinger RP, Levy MM, Rhodes A, Annane D, Gerlach H, Opal SM, et al. Surviving Sepsis Campaign: International Guidelines for Management of Severe Sepsis and Septic Shock: 2012. Intensive Care Medicine 2013; 39 (2):165-228.
2. Levy MM, Fink MP, Marshall JC, et al: 2001 SCCM/ESICM/ACCP/ATS/SIS International Sepsis Definitions Conference. Crit Care Med 2003; 31:1250–1256.
3. Nevieri, R. Sepsis syndromes in adults: Epidemiology, definitions, clinical presentation, diagnosis, and prognosis. In: UpToDate, Post TW (Ed), UpToDate, Waltham, MA. (Accessed on November 27, 2016.)
4. Schmidt GA; Mandel J. Evaluation and management of suspected sepsis and septic shock in adults. In: UpToDate, Post TW (Ed), UpToDate, Waltham, MA. (Accessed on November 27, 2016.)
5. Seymour CW, Liu VX, Iwashyna TJ, et al. Assessment of clinical criteria for sepsis: for the Third International Consensus Definitions for Sepsis and Septic Shock (Sepsis-3). JAMA. doi:10.1001/jama.2016.0288.
6. Silva E, Pedro MA, Sogayar AC, Mohovic T, Silva CL, Janiszewski M, et al. Brazilian Sepsis Epidemiological Study (BASES study). Crit Care 2004;8(4):R251-60.
7. Singer M, Deutschman CS, Seymour CW, et al. The Third International Consensus Definitions for Sepsis and Septic Shock (Sepsis-3). JAMA. doi:10.1001/jama.2016.0287.

Capítulo

Síndromes Coronarianas Agudas

64

Fernando de Meo Dulcini
Aécio Flávio Teixeira de Góis

Definição

O termo Síndrome Coronariana Aguda (SCA) é o conjunto de achados clínicos compatíveis com isquemia aguda do miocárdio. Ela inclui três condições, e nas duas primeiras ocorrem morte de miócitos e aumento nos níveis séricos de marcadores de necrose, a saber:

1. Infarto Agudo do Miocárdio com Supra de ST (IAMCSST);
2. Infarto Agudo do Miocárdio sem Supra de ST (IAMSSST);
3. Angina instável (AI).

A Quarta Definição Universal de Infarto trouxe como atualização a diferença entre injúria/lesão miocárdica e infarto agudo do miocárdio. O termo lesão miocárdica deve ser utilizado quando houver evidência de valores elevados de troponina cardíaca acima do percentil 99 do exame, sendo considerada aguda se houver aumento e/ou queda dos valores. Já o termo infarto agudo do miocárdio deve ser usado quando há lesão miocárdica aguda com evidência clínica de doença miocárdica aguda, identificada por:

- Sintomas de isquemia miocárdica;
- Novas alterações eletrocardiográficas sugestivas de isquemia;
- Desenvolvimento de ondas Q patológicas em derivações contíguas;
- Evidência de perda de viabilidade de parede miocárdica ou nova alteração segmentar em exame de imagem, com padrão isquêmico;
- Identificação de um trombo intracoronariano em angiografia ou autópsia.

A **Tabela 64.1** classifica o infarto agudo do miocárdio em 5 tipos de acordo com a condição relacionada à sua ocorrência.

Angina instável, por sua vez, é uma entidade definida pelas seguintes características:

1. Angina de repouso, a qual frequentemente dura mais do que 20 minutos;
2. Surgimento de nova angina que marcadamente limita pequenos esforços (classe III pela Canadian Cadiology Society);
3. Piora da Angina de base, que se torna mais frequente ou mais duradoura ou ocorre com menor esforço do que seria necessário previamente.

AI acontece com ou sem alteração eletrocardiográfica, mas necessariamente sem elevação de troponinas.

Tabela 64.1. Classificação clínica do IAM

Tipo	Fisiopatologia	Exemplo
Tipo 1	Aterotrombose coronária	Infarto espontâneo, lesão primária culpada identificada no cateterismo
Tipo 2	Consumo maior que a ofera de O_2	Choque séptico ou hemorrágico em coronariopatia crônico, com elevação de cTn-US e sintomas e/ou ECG sugestivos de isquemia
Tipo 3	Morte súbita precedida de evidência isquêmica	Sintomas e/ou ECG isquêmicos, seguids de morte, antes da coleta de marcadores
Tipo 4	Relacionado à ICP	
- 4A	Periprocedimento	Elevação de cTn-US > 5 × VR, com evidência clínica ou eletrocardiográfica de isquemia, após ICP
- 4B	Trombose de *stent*	Infarto com supra, com cateterismo mostrando oclusão trombótica intra-*stent*
- 4C	Reestenose de *stent*	Elevação de cTn-US com evidência clínica e/ou eletrocardiográfica de isquemia, cujo único achado é uma reestenose de *stent*
Tipo 5	Relacionado à revascularização cirúrgica	Elevação de cTn-US > 10 × VR, com evidência clínica ou eletrocardiográfica de isquemia, após CRM

cTn-US: troponina cardíaca ultrassensível; VR: Valor de referência; CRM: Cirurgia de revascularização miocárdica; ICP: Intervenção coronariana percutânea.

Epidemiologia

Um estudo realizado em 2015, incluindo 35.394 pacientes que sofreram IAM, demonstrou diferenças entre o perfil de pacientes que apresentaram essa intercorrência durante a internação hospitalar em comparação com os pacientes oriundos da comunidade. No ambiente hospitalar, os pacientes eram mais idosos (74 **vs.** 66 anos; $P < 0,001$), mais frequentemente do sexo feminino (35% *vs.* 27%; $P < 0,001$), apresentavam menor incidência de IAM com elevação do segmento ST (35,5% *vs.* 55,5%; $P < 0,001$), embora com maior prevalência de fatores de risco como hipertensão (83% *vs.* 62%; $P < 0,001$), diabetes (28% *vs.* 20%; $P = 0,001$), doença coronariana conhecida (54% vs. 35%; $P < 0,001$) e maior número de comorbidades (Índice de Comorbidade de Charlson acima de 1 em 51% *vs.* 22%, $P < 0,001$) do que aqueles com IAM de início no ambiente extra-hospitalar.

A maior parte dos estudos que avaliaram o infarto agudo do miocárdio em pacientes internados foi realizada durante hospitalizações por causas cirúrgicas, sendo que o IAM é a complicação vascular perioperatória mais comum. Um estudo de coorte, com 8.351 pacientes submetidos a cirurgia não cardíaca, observou uma incidência de IAM de 5% em 30 dias, com uma taxa de mortalidade hospitalar de 15 a 25%. O IAM e outras complicações cardiovasculares também podem ocorrer na fase aguda de muitas enfermidades (por exemplo, endocardite, pancreatite, tromboembolismo venoso, anafilaxia), no período da gravidez ou durante a realização procedimentos médicos. Contudo, existem poucos estudos na literatura sobre a incidência e o desfecho do IAM durante hospitalizações por razões não cirúrgicas.

Quadro Clínico e Fisiopatologia

O mecanismo mais frequente da SCA é o estreitamento da luz das artérias coronarianas por formação de trombo após erosão ou ruptura de uma placa aterosclerótica prévia, levando a oferta insuficiente de oxigênio para o miocárdio. Essa ruptura ocorre de modo agudo sobre uma placa adelgaçada devido à inflamação persistente (linfócitos T, macrófagos ativados e produção de metaloproteases) associada aos fatores clássicos de doença coronariana crônica tais como:

1. Hipertensão arterial sistêmica (HAS);
2. *Diabetes mellitus*;
3. Tabagismo;
4. HDL < 40 mg/dL;
5. Antecedentes familiares positivos. Considera-se positivo IAM em parentes de 1º grau:
   - Do sexo feminino com idade inferior a 65 anos;
   - Do sexo masculino com idade inferior a 55 anos.
6. Obesidade (IMC > 30 kg/m^2);
7. Sedentarismo.

O **Quadro 64.1** descreve os principais dados da história clínica que sugerem uma SCA, enquanto a **Tabela 64.2** define a probabilidade dos achados clínicos, eletrocardiográficos e laboratoriais representarem uma SCA.

Quadro 64.1. Dados da história clínica sugestivos de SCA

- Dor torácica retroesternal de início agudo, caráter opressivo ou em queimação
- Irradiação para fúrcula, mento, mandíbula e membros superiores
- Podem estar acometidos: membro superior direito exclusivamente, esquerdo exclusivamente ou ambos.
- Sintomas associados: náusea, vômitos, dispneia, tontura, diaforese e até perda de consciência
- Nitrato: há divergência se o seu uso possui adequada especificidade para distinguir entre dor cardíaca e não cardíaca.
- Maior especificidade: irradiação para membro superior (direito, esquerdo ou ambos) e associação com exercício e diaforese.

Tabela 64.2. Probabilidade de os achados clínicos representarem síndrome coronariana aguda

Achado	Alta probabilidade: Qualquer um dos seguintes	Probabilidade intermediária: Qualquer um dos seguintes (nenhum achado de alta probabilidade)	Baixa probabilidade: Qualquer um dos seguintes (nenhum achado de Intermediária ou alta probabilidade)
História	• Dor ou desconforto em peito ou em braço esquerdo reproduzindo angina prévia documentada • Histórico conhecido de doença arterial coronariana, incluindo infarto	Dor ou desconforto em peito ou em braço esquerdo como sintoma principal; Sexo masculino; Idade > 70 anos; Diabetes mellitus	Prováveis sintomas isquêmicos na ausência de características de intermediária e alta probabilidade. Uso de cocaína
Exame físico	Sopro de insuficiência mitral transitório, hipotensão, diaforese, edema pulmonar ou crepitações	Doença vascular não cardíaca	Dor torácica reprodutível à palpação

Continua

Continuação

Tabela 64.2. Probabilidade de os achados clínicos representarem síndrome coronariana aguda

Achado	Alta probabilidade: Qualquer um dos seguintes	Probabilidade intermediária: Qualquer um dos seguintes (nenhum achado de alta probabilidade)	Baixa probabilidade: Qualquer um dos seguintes (nenhum achado de Intermediária ou alta probabilidade)
ECG	Novo ou presumivelmente novo desnivelamento de ST ($>=$ 0,1 mV) ou inversão de onda Y ($>=$ 2 mV) em múltiplas derivações precordiais	Ondas Q fixas; infradesnivelamento de ST entre 0,05-0,1 mV ou inversão de onda T $>$ 0,1 mV	Achatamento ou inversão de onda T $<$ 0,1 mV em derivações com onda R dominante ECG normal
MNM	Elevação de MNM	Normal	Normal

MNM: *marcadores de necrose miocárdica troponinas (cTnl, cTnT) ou creatinofosfoquinase fração MB (CK-MB).*

Até um terço dos pacientes pode apresentar infarto agudo do miocárdio sem dor torácica (equivalente isquêmico), sendo os sintomas mais comuns de apresentação:

1. Dispneia isolada (mais comum);
2. Náusea e/ou vômitos, azia, indigestão;
3. Palpitações;
4. Síncope;
5. Parada cardíaca;
6. *Delirium*, pode ser a única apresentação em idosos.

Grupos em que ocorre equivalente isquêmico mais frequentemente:

1. Idosos > 75 anos;
2. Mulheres;
3. Diabéticos;
4. Doentes renais crônicos e dialíticos.

Exame Físico

O exame físico na SCA não traz contribuições consistentes para seu diagnóstico, mas traz informações valiosas para avaliar diagnósticos diferenciais, condições clínicas desencadeantes da SCA e complicações. A **Tabela 64.3** traz a Classificação de Killip, a qual é baseada em achados do exame físico e tem correlação direta com a mortalidade associada à cada apresentação clínica.

Tabela 64.3. Classificação de Killip

	Características Clínicas	Mortalidade
I	Sem sinais de congestão	6%
II	B3, Congestão pulmonar basal, turgência jugular	17%
III	Edema agudo de pulmão (crepitações até ápices)	38%
IV	Choque cardiogênico.	81%
	Oligúria, hipotensão, tempo de enchimento capilar elevado, rebaixamento de nível de consciência, pele fria e pegajosa, extremidades frias	

- Exame físico geral/cabeça e pescoço:
  - Avaliar estado geral, nível de consciência;
  - Palidez, sudorese, cianose;
  - Estase jugular.
- Aparelho cardiovascular:
  - Avaliar pressão em ambos os braços, checar simetria de pulsos dos quatro membros e palpar pulso carotídeo para afastar possibilidade de dissecção de aorta;
  - Na ausculta cardíaca verificar se há:
    - B_3 (sugestivo de insuficiência cardíaca);
    - Sopros novos, pois podem indicar complicações como ruptura de musculatura papilar.
- Ausculta pulmonar:
  - Verificar estertores pulmonares, o que indica insuficiência cardíaca decorrente da SCA;
  - Presença de sibilos, contraindicando betabloqueadores e adenosina em caso de arritmias.
- Membros:
  - Verificar edema de membros inferiores;
  - Verificar tempo de enchimento capilar. Tempo de enchimento aumentado indica insuficiência cardíaca com má perfusão e/ou choque cardiogênico.

Diagnóstico

O primeiro ECG deve ser feito em até 10 minutos. Na alta suspeita de SCA com ECG inicial normal, podem ser realizados ECGs seriados com 15-30 minutos e 1 hora e, então, 6/6h. O mesmo pode ser feito na suspeita de reinfarto durante a estadia em unidade coronariana.

Na SCA, a alteração mais precoce é a onda T apiculada, que é o reflexo de uma hipercalemia local. Seguem-se os achados eletrocardiográficos mais específicos de cada condição clínica:

- **IAMSSST:**
  - Alterações compatíveis devem estar presentes em duas derivações contíguas:
    - onda T invertida (> 0,1 mV em derivações com R proeminente, isto é, relação R/S > 1); e
    - infradesnivelamento do segmento ST, horizontal ou em *down-sloping* (> 0,05 mV).
- **Angina instável:** mesmas alterações eletrocardiográficas do IAMSSST, mas sem curva de troponinas;
- **IAMCSST:**
  - Ocorre a elevação do segmento ST de forma côncava numa fase hiperaguda, que, posteriormente, passa a configurar uma onda convexa, que é mais característico do supra de ST do IAMCSST;
  - O segmento ST pode se fundir a onda T, formando um complexo de fase elétrica única;
  - A elevação do segmento ST deve estar presente, no mínimo, em duas derivações contíguas e maior do que 1 mm, exceto nas derivações V2 e V3, que devem ser maiores que:

- 0,15 mV em mulheres;
- 0,2 mV em homens com mais de 40 anos;
- 0,25 mV em homens com menos de 40 anos;

– Pacientes que não desenvolvem onda Q necrótica (presente em mais de duas derivações com mais de 1 mm ou mais do que um terço da onda R) possuem prognostico melhor, função ventricular maior e maior sobrevida.

– A **Tabela 64.4** determina a localização do IAM conforme as derivações envolvidas e prováveis artérias culpadas.

Tabela 64.4. Localização do IAM

Parede	Artéria envolvida	Derivação
Inferior	CD	DII, DIII, aVF
Lateral alta	Cx	Di, aVL
Lateral baixa	Cx	V5 V6
Anterior (anterosseptal)	DA	V1-V4
Anterior extenso	Tronco de CE ou DA + Cx	V1-V6, DI aVL
VD	CD	V1,V3R,V4R
Parede posterior	CD	V7, V8, V9

CD: artéria coronária direita. Cx: artéria circunflexa, DA: artéria descendente anterior.

- **Novo bloqueio de ramo esquerdo:**
  - Novo ou presumivelmente novo bloqueio de ramo esquerdo ou durante a estadia em uma unidade coronariana acompanhado de quadro clínico típico de reinfarto pode ser considerado IAMCSST.
  - A diferenciação eletrocardiográfica pode ser feita pelos critérios de Sgarbossa, que possui uma sensibilidade baixa de (20%) e alta especificidade (90%).

> **Atenção:**
> • Se houver acometimento de parede inferior, deve-se realizar ECG para avaliar ventrículo direito (V3R, V4R) e parede posterior (V7, V8). Na suspeita de SCA, em paciente de alto risco mesmo sem alteração eletrocardiográfica inicial, recomenda-se que se façam também essas derivações supracitadas;
> • IAMCSST de parede posterior pode se apresentar com infra de V1-V3;
> • Pode haver IAM com ECG normal, o que é pouco comum e normalmente associado a baixa taxa de complicações (**Tabela 64.4**).

Marcadores de Necrose Miocárdica (MNM)

Marcadores de necrose miocárdica são ferramentas de grande valia no diagnóstico do infarto agudo do miocárdio e na exclusão de diagnósticos diferenciais. Devido à maior especificidade, a troponina constitui-se no melhor marcador de necrose miocárdica. Sugerimos seu uso quando disponível no serviço.

A troponina é considerada positiva quando acima do percentil 99 do *kit* usado pelo laboratório. Seu aumento quantitativo, no IAM, correlaciona-se com o nível de gravidade e sofrimento miocárdico. No IAM, a troponina apresenta um padrão ascendente em curva, o que ajuda a diferenciar de outras causas que cursam com troponinas elevadas, dentre as quais:

1. **Doença renal crônica:** ocorre devido a cardiopatia associada, mas tende a apresentar um valor constante sem curva;
2. **Miocardite:** a inflamação do miocárdio leva também à morte celular de miócitos, elevando troponinas;
3. **Insuficiência cardíaca:** pode concorrer com aumentos crônicos de troponina;
4. **Embolia pulmonar:** é um marcador de gravidade nessa condição clínica, denotando sofrimento cardíaco decorrente do aumento da pós-carga;
5. **Taquiarritmias;**
6. **Estenose aórtica;**
7. **Outras condições:**
    - Sepse/queimaduras;
    - Choque;
    - Emergências hipertensivas;
    - Doenças neurológicas agudas tais como AVC, HSA;
    - Hipo ou hipertireoidismo;
    - Contusão miocárdica;
    - Quimioterápicos, especialmente doxorrubicina;
    - Intoxicações exógenas com anfetaminas, cocaína.

Troponina de Alta Sensibilidade

A troponina de alta sensibilidade permite observar positividade em 1 hora após início da dor de um infarto agudo do miocárdio. Na alta suspeita com troponina da 1ª hora negativa, orienta-se aguardar a troponina da 3ª hora. Vale lembrar que a angina instável ocorre sem elevação de troponinas, com internação para tratamento e estadiamento para complicações.

Radiografia de Tórax

- Possui especial importância para averiguar o tamanho do mediastino, contribuindo para afastar dissecção de aorta;
- Permite avaliar a silhueta cardíaca e cardiomegalia;
- Avaliar congestão pulmonar decorrente de insuficiência cardíaca;
- Avaliar causas pulmonares de dor, como derrame pleural.

Ecocardiograma

Deve ser empregado em todos os pacientes que apresentaram SCA. Trata-se de um exame não invasivo que pode fornecer informações valiosas para:

- **Diagnóstico:** os achados esperados na SCA são hipocinesia e acinesia segmentares;
- **Diagnóstico diferencial:** pericardite com derrame pericárdico, embolia pulmonar com disfunção (dilatação) de VD e estenose de valva aórtica;

- **Função cardíaca:** permite avaliar a função miocárdica, sua evolução. Disfunção ventricular irá implicar mudança de conduta, indicando início precoce do tratamento da insuficiência cardíaca isquêmica.

Diagnósticos Diferenciais

O diagnóstico diferencial inclui:

- Doenças da parede musculoesquelética:
  - Trauma, fratura, síndrome de Tietze;
  - Infeccioso: herpes-zóster;
  - Dor neuropática.
- Doenças pleurais/pulmonares:
  - Pleurite;
  - Pneumonia;
  - Embolia pulmonar;
  - Pneumotórax hipertensivo;
- Doenças cardíacas:
  - Dissecção de aorta;
  - Estenose de aorta;
  - Pericardite.
- Gastrointestinais:
  - Doenças esofagianas: doença do refluxo gastresofágico, espasmo esofagiano.
  - Biliares: colangite, colecistite, coledocolitíase, cólicas.
  - Pancreatite;
  - Úlcera péptica.
- Psiquiátricos:
  - Transtorno de ansiedade.

Avaliação de Risco

Após a estabilização clínica inicial, um paciente com SCA deve ser internado em Unidade Coronariana (UCO) ou em Unidade de Terapia Intensiva (UTI) para monitorização contínua e assistência intensiva devido ao alto risco de complicações graves potencialmente fatais, tais como reinfarto, hipotensão, congestão pulmonar, síndrome cardiorrenal, choque cardiogênico arritmias e parada cardiorrespiratória.

Risco de reinfarto e morte

Para se prever o risco de morte e reinfarto há duas ferramentas disponíveis.

- **Escore GRACE:** prevê morte e reinfarto não fatal durante internação, após 6 meses, 1 ano e 3 anos. Suas variáveis incluem: idade, frequência cardíaca, pressão arterial sistólica, creatinina de entrada, Killip, parada cardíaca à admissão, positividade de troponinas, desvio do segmento ST. O escore pode ser baixado em *smartphones* e *tablets*, bem como acessado via internet: http://www.gracescore.org/WebSite/WebVersion.aspx

- **Escore TIMI:** É mais fácil de ser calculado (**Tabelas 64.5** e **64.6**) e distingue-se em dois formatos: IAMSSST e IAMCSST. Devido ao elevado risco de reinfarto e morte em grupo com somatório maior ou igual a 3 pontos, indica-se cateterismo em 24-48h após o início do evento coronariano.

Tabela 64.5. TIMI Score para IAM SSST Risco em 2 semanas de morte, reinfarto ou isquemia que necessite de revascularização	
Idade >= 65 anos	1 ponto
3 ou mais fatores de risco para CAD	1 ponto
DAC conhecida com estenose maior que 50%	1 ponto
Uso de aspirina nos últimos 7 dias	1 ponto
Angina nas últimas 24h	1 ponto
Elevação de marcadores cardíacos	1 ponto
Infra de ST maior que 0,5 mm	1 ponto

1 ponto 5%; 2 pontos 8%; 3 pontos 13%; 4 pontos 20%; 5 pontos 26%; 6-7 pontos 41%. Número de pontos e sua respectiva mortalidade. DAC: Doença arterial coronariana.

Tabela 64.6. TIMI Score para IAMCSST			
Condição clínica	Pontos	Somatório	Mortalidade
Idade >= 75 anos	3	1	0,3%
65-74 anos	2	2	1,9%
DM ou HAS ou Angina	1	3	3,9%
PAS < 100 mmHg	3	4	6,5%
FC > 100 bpm	2	5	11,6%
Killip II-IV	2	6	14,7%
Peso 67 kg	1	7	21,5%
Elevação de ST em parede anterior ou bloqueio de ramo esquerdo	1	8	24,4%
Tempo de apresentação > 4h	1	>8	31,7%

DM: Diabetes mellitus. HAS: Hipertensão arterial sistêmica. PAS: Pressão arterial sistólica. FC: Frequência cardíaca.

Tratamento

O tratamento descrito a seguir refere-se às três entidades da SCA, com a diferença de que no IAMCSST será feita a recanalização coronariana com intervenção coronariana percutânea (ICP) ou trombolítico.

Oxigênio

Indicado se saturação < 94% ou congestão pulmonar ofertados na forma de cateter nasal 2-4 L/min.

Morfina

Infarto leva a dor e consequente descarga adrenérgica, aumentando o consumo do miocárdio.

- Doses iniciais de 2-4 mg EV a cada 5-15 minutos.

AAS

Antiagregante plaquetário cuja evidência pode ser considerada consagrada na literatura médica (Classe I - Nível de evidência A):

- **Contraindicações:** úlcera péptica ativa, hepatopatia grave, hipersensibilidade conhecida, discrasia sanguínea;
- **Dose:** 160-325 mg VO mastigáveis para facilitar a absorção;
- **Manutenção:** 100 mg VO 1 ×/dia indefinidamente como profilaxia secundária.

Antagonistas do ADP

• Clopidogrel

Antiagregante plaquetário com inibição P_2Y_{12}. O primeiro estudo que mostrou benefício na dupla antiagregação plaquetária no contexto de um IAMCSST submetidos à terapia fibrinolítica data de 2005 CLARITY (Clopidogrel As Adjunct Reperfusion Therapy). Outros estudos, incluindo o megaensaio COMMIT/CCS-2 com 45.852 pacientes, mostraram o mesmo benefício.

- **Dose inicial:** 300 mg VO;
- **Intervenção coronariana percutânea:** usar 600 mg VO;
- **Idosos acima de 75 anos:** não realizar dose de ataque;
- **Após fibrinolítico ou ICP:** manter 75 mg por 1 ano (conclusão extrapolada do estudo CURE).

• Prasugrel

Mais rápido inicio de ação em comparação com clopidogrel:

- **Dose de ataque:** 60 mg;
- **Manutenção:** 10 mg/dia;
- **Risco aumentado de sangramento:** idosos > 75 anos e peso < 60 kg.

Caso seja usado em idosos ou pacientes com baixo peso, usar metade da dose de manutenção.

- **Contraindicações:**
  - Não usar em pacientes com histórico de AVC/AIT prévio pelo risco aumentado de sangramentos;
  - Sangramento ativo;
  - Não usar se houver necessidade de trombólise pela ausência de estudos sobre segurança.

• Ticagrelor

Antiagregante plaquetário também com inibição P_2Y_{12}.

Com relação ao clopidogrel, o estudo PLATO (Platelet Inhibition an Patient Outcome) randomizou 18.624 pacientes e demonstrou menor trombose de *stent*, menor mortalidade por todas as causas e menos reinfarto. Maior taxa de sangramento não relacionado à cirurgia de revascularização, mas sem diferença ao se considerar sangramento maior. Sem necessidade de ajuste de dose para função renal.

- **Dose de ataque:** 180 mg VO e manutenção de 90 mg VO 2 ×/dia.
- **Contraindicado:** em pacientes sob hemodiálise ou hepatopatia de moderada a grave.

Anticoagulação

• Enoxaparina

- **Dose:** usar *bolus* de 30 mg EV seguido de 1,0 mg/kg SC de 12/12h.
- **Pacientes acima de 75 anos:** não fazer dose EV e usar 0,75 mg/kg SC 12/12h.
- *Clearance* de creatinina < 30 mL/minuto, utilizar 1,0 mg/kg 1 ×/dia.
- Não usar em *clearance* < 15 mL/min. Nesses pacientes e em dialíticos, usar heparina não fracionada

• Fondaparinux

- **Dose:** 2,5 mg/dia SC.
- Em paciente eleito para ICP, usar também HNF na dosagem de 75-80 UI/kg IV;
- **Contraindicação:** *clearance* < 20 mL/min.

• Heparina não fracionada

- **Dose:** usar *bolus* de 60 U/kg (máximo de 4.000 U) e infusão de 12 U/kg (dose máxima de 1.000 U/h inicialmente) em bomba de infusão contínua por 48 horas.
- Ajustar dose de acordo com o TTPa para o alvo de 50 a 70 segundos.

• Bivalirudina

Sua principal indicação é o histórico ou desenvolvimento de trombocitopenia por heparinas (HIT). Inibidor do fator IIa.

- **Dose de ataque:** 0,1 mg/kg EV.
- **Manutenção:** 0,25 mg/kg/hora EV.
- Paciente eleito para ICP, usar mais uma dose extra, de 0,5 mg/kg, e manutenção com 0,75 mg/kg.
- **Sugestão de montagem de reconstituição:** 1 frasco de 250 mg em 250 mL de SG5% ou SF0,9% (diluição 1 mg/mL).

• Argotraban

Também é um inibidor direto do fator IIa e possui a mesma indicação da bivalirudina. É uma droga de metabolismo hepático, por isso não precisa de ajuste segundo o *clearance*.

- **Dose:** 2 mcg/kg/min EV.
- Manter em BIC e seriar TTPa de 4/4h a 6/6h para mantê-lo no alvo de 1,5-3 (< 100 segundos).

- **Sugestão de reconstituição:** 1 ampola de 250 mg/2,5 mL em 250 mL de SG5% ou SF0,9% (diluição de 1.000 mcg/mL).

Betabloqueador

O objetivo do betabloqueador no contexto da SCA é diminuir o trabalho miocárdico e consequentemente a demanda por oxigênio. Além disso, tem considerável ação antiarrítmica. Iniciar nas primeiras 24h do evento e dar preferência a formulações orais, haja vista que infusões endovenosas de grande quantidade desse fármaco relacionaram-se a aumento da incidência de choque cardiogênico, como evidenciado pelo COMMIT/CCS-2.

- **Contraindicações:**
  - FC < 60 bpm; PAS < 100 mmHg; BAV II e BAV III; Doença vascular periférica grave, Intervalo PR > 0,24 s; História de asma ou DPOC grave, Killip>I.
- **Doses:**
  - **Propanolol:** iniciar com 20 mg VO 8/8h. Progredir para 40-80 mg VO 8/8h;
  - **Metoprolol:** 25 mg VO 12/12h. Progredir para 50-100 mg VO 12/12h;
  - **Atenolol:** Iniciar com 25 mg VO 1 ×/dia. Progredir para 50-100 mg VO 1 ×/dia;
  - **Carvedilol:** Iniciar 3,125 mg 12/12h. Progredir para 25 mg 12/12h.

Não existe consenso sobre quanto tempo manter o betabloqueador após um evento coronariano. As evidências mais consistentes indicam por 1 ano, a não ser que haja uma condição específica, como disfunção de VE ou insuficiência cardíaca, que o torne medicação de uso indefinido.

Nitratos

Como evidenciado pelo ISIS-4 (Fourth International Study of Infarct Survival) e pelo GISSI-3, que analisaram o uso de nitrato oral e endovenoso, não houve diminuição de mortalidade. Sua indicação inclui alívio da dor anginosa persistente, hipertensão arterial ou congestão pulmonar por insuficiência cardíaca.

- Nitroglicerina deve ser diluída, 1 ampola de 50 mg/10 mL em soro glicosado 5% ou SF0,9% em 250 ou 500 mL;
- Titular dose de 5 a 15 minutos, até o alvo de 100 mmHg ou até uma redução de 20 mmHg;
- Deve ser mantido em frasco de vidro, pois até 80% do princípio ativo pode ser absorvido por recipientes plásticos.
- **Contraindicação:** infarto de VD, uso de inibidores de fosfodiesterase nas últimas 24-48h, PAS < 100 mmHg ou queda de 30 mmHg em relação ao basal, bradicardia ou taquicardia.

IECA

Devem ser iniciados dentro das 24h do evento coronariano. Sua eficiência é mais bem estabelecida nos pacientes de maior risco como infarto de parede anterior, antecedente de infarto prévio e disfunção ventricular sintomática. Nesse último grupo, sendo o paciente sintomático ou não, manter IECA indefinidamente para diminuir o remodelamento cardíaco. A suspensão pode ser necessária em pacientes com disfunção renal e hipercalemia (> 5,5 mEq/L) ou tosse persistente surgindo entre 1 semana e 6 meses após início.

- **Doses:**
  - **Captopril:** 6,25 mg VO dose inicial. Após 2 horas pode ser feito 12,5 mg 12/12h. Progredir para 50 mg 8/8h;
  - **Enalapril:** 2,5 mg 12/12h VO. Progredir para 10 mg 12/12h;
  - **Ramipril:** 2,5 mg 12/12h VO. Progredir para 5 mg 12/12h.

Espironolactona

O estudo de maior impacto foi o EPHESUS, em que se estudou o uso de eplerenone, antagonista de aldosterona altamente seletivo, que, no entanto, não é comercializado no Brasil.

- Recomenda-se aqui o uso de espironolactona para todo paciente com FE <40% e insuficiência cardíaca e/ou diabetes com doses já otimizadas de IECA ou antagonista do receptor de angiotensina (ARA).

Estatinas

Independentemente dos níveis de colesterol, há benefício na redução de mortalidade com o uso de estatinas em até 25% em 1 ano após o evento coronariano ao se iniciar seu uso nas primeiras 24 horas. Estatinas têm demonstrado redução da taxa de IAM, diminuição da mortalidade por doença coronariana, diminuição da necessidade de revascularização e AVC.

O alvo para manutenção do LDL inferior a 70 mg/dL até então preconizado pela V Diretriz Brasileira tem sido permutado para o alvo de reduzir o LDL basal em 50% com estatinas de alta potência, conforme recomendado pelo *Guideline ACC/AHA 2013*. Recomenda-se o uso de estatinas potentes em doses máximas.

- **Dose:**
  - **Atorvastatina:** 80 mg VO à noite;
  - **Rosuvastatina:** 20-40 mg VO à noite.

Trombolítico

Deve ser usado em todo paciente com infarto agudo do miocárdio com supra de ST ou BRE novo ou presumivelmente novo que não tenha tempo hábil para ICP, ou seja, tempo porta-balão maior do que 90 minutos em serviço com hemodinâmica e 120 minutos em serviço sem hemodinâmica (Classe I - Nível de evidência A).

O benefício da trombólise se estende por até 12 horas do início da dor, mas quanto mais precocemente for introduzido, menor mortalidade e menores as sequelas. Aguardar curva de troponinas para início da terapia, consiste em má prática. As indicações, portanto, são:

- Tempo entre início dos sintomas isquêmicos e trombólise < 12 horas (Classe I. Evidência A);
- Após 12h e em até 24h se houver isquemia persistente, risco de instabilidade ou instabilidade hemodinâmica em curso, pode-se realizar trombólise (Classe IIa. Evidência C).

As doses utilizadas dos principais trombolíticos disponíveis estão descritas na **Tabela 64.7**.

Tabela 64.7. Dose de fibrinolíticos	
Estreptoquinase (SK)	• 1.500.000 UI diluídos em 100 mL de SG5% ou SF 0,9% em 30-60 minutos
t-PA (Alteplase)	• Ataque de 15 mg EV; • 0,75 mg/kg em 30 minutos (máximo de 50 mg) • 0,5 mg/kg em 60 minutos (máximo de 35 mg) • Dose máxima de 100 mg
TNK-tPA (tecneteplase)	• *Bolus* único baseado no peso corporal • 30 mg se < 60 kg • 35 mg se peso entre 60 e 70 kg • 40 mg se peso entre 70 e 80 kg • 45 mg se peso entre 80 e 90 kg • 50 mg se peso acima de 90 kg • Em idosos > 75 anos, usar metade da dose calculada para o peso

Quando o paciente for submetido a trombólise, a terapia anticoagulante com HNF deve durar 48 horas e com enoxaparina até oito dias.

A eficácia da terapia trombolítica pode ser analisada de acordo com os critérios:

- Alívio dos sintomas;
- Diminuição em 50% do supradesnivelamento do segmento ST 60 a 90 minutos após a administração.

Uma redução inferior a 50% após 60-90 minutos é indicativa de insucesso, e o paciente deve ser transferido para uma unidade para realização de ICP.

O efeito colateral mais temido dos trombolíticos é o sangramento intracraniano. Nota-se que aquele que apresenta menor taxa é a estreptoquinase. Alguns dados clínicos são fatores de risco para AVCH, tais como:

- Idade > 65 anos;
- Peso < 70 kg;
- Hipertensão arterial à apresentação.

A readministração do fibrinolítico é aceitável se não houver ICP disponível. Seu uso em um período menor do que 24h aumenta o risco de sangramento. Vale lembrar que o insucesso durante a primeira administração indica chance ainda menor de abertura da coronária na segunda tentativa.

É importante frisar que pacientes sem recanalização devem ser submetidos a angioplastia de resgaste, enquanto pacientes que obtiveram critérios de reperfusão devem também ser submetidos a ICP de 3-24 horas (estratégia farmacoinvasiva) (classe IIa. Evidência B).

As contraindicações relativas e absolutas ao uso de fibrinolíticos estão listadas nos **Quadros 64.2** e **64.3**.

Quadro 64.2. Contraindicações relativas
História de AVC > 3 meses
Gravidez
Uso atual de antagonista de vitamina K (risco diretamente proporcional a elevação do INR)
Hipertensão grave não controlada mesmo com terapêutica adequada na emergência (PAS > 180 mmHg/PAD > 110 mmHg)
Punções não compreensíveis
HAS crônica importante não controlada
Úlcera péptica ativa
Exposição prévia nos últimos 6 meses ou grave alergia ao uso de estreptoquinase
Sangramento interno recente < 2-4 semanas

Quadro 64.3. Contraindicações absolutas
Qualquer sangramento intracraniano prévio
AVC isquêmico nos últimos 3 meses
Presença de lesão estrutural do SNC (dano, neoplasia ou malformação)
Trauma cranioencefálico significativo nos últimos 3 meses
Sangramento patológico ativo
Discrasia sanguínea
Dissecção de aorta

Intervenção Coronariana Percutânea (ICP)

• IAMSST

O paciente com infarto agudo do miocárdio sem supra de ST possui indicação de ICP:

- **Imediata, se:**
  - Complicações mecânicas do IAM;
  - Arritmias graves;
  - Parada cardiorrespiratória;
  - Instabilidade hemodinâmica;
  - Evolução para IAMCSST;
  - Angina refratária apesar de terapia adequada.
- **Precoce (em até 24h), se:**
  - Escore de GRACE > 140;
  - Curva de troponinas comprovando infarto agudo do miocárdio;
- **Retardada (até 72h), se:**
  - Doença renal crônica estádio < II;
  - FE < 40%;
  - Angina pós-infarto;
  - ICP com menos de 6 meses;

- Diabetes;
- GRACE 109-140, TIMI >= 3;
- Antecedente de cirurgia de revascularização do miocárdio.

• IAMCSST

A ICP no IAMCSST é o tratamento de escolha quando disponível em tempo hábil (tempo porta-balão 90 minutos em serviço com hemodinâmica e 120 minutos em serviço sem hemodinâmica) (Classe I – Nível de evidência A).

Apresenta maiores taxas de recanalização, consequentemente melhor fluxo sanguíneo, menor taxa de mortalidade, menor taxa de complicações, inclusive AVCh, e menor taxa de complicações decorrentes da isquemia, tais como reinfarto, insuficiência cardíaca e arritmias.

Complicações
Infarto de ventrículo direito

O infarto de VD pode concorrer com hipotensão, estase jugular, mas sem a congestão pulmonar devido à diminuição da fração de ejeção e do débito cardíaco para essa circulação. A presença de hipotensão indica gravidade, podendo levar à mortalidade de até 30%.

- **Contraindicações:** Nitratos; morfina; ou furosemida (não usar pelo efeito vasodilatador da circulação venosa com consequente diminuição da pré-carga, o que acarretará piora da hipotensão.
- **Tratamento:**
  - A hipotensão relacionada ao infarto de VD deve ser manejada com infusão de cristaloides 1-2 litros.
  - Em caso de persistência, deve-se iniciar dobutamina para melhorar a fração de ejeção.
  - A noradrenalina está indicada se o paciente estiver acentuadamente hipotenso.
  - O melhor tratamento para o choque cardiogênico decorrente do IAM de VD é a intervenção coronariana primária.

Arritmias
• Arritmias ventriculares

SCA é uma importante causa de substrato para arritmias fatais. Por isso, deve-se buscar e corrigir distúrbios eletrolíticos prontamente. O tratamento mais efetivo e capaz de diminuir a taxa de arritmias é a revascularização precoce, de preferência por ICP.

- **Instáveis:** deve ser feita cardioversão elétrica sincronizada imediata após leve analgesia:
  - Analgesia: 1 mcg/kg de fentanil e 0,05 mg/kg de propofol;
  - Carga: 100 J (mono ou bifásico);
  - Na presença de fibrilação ventricular, proceder com desfibrilação.
- **TV sustentada monomórfica refratária à cardioversão, usar:**
  - **Amiodarona IIa/B:**
    - 150 mg em 10 minutos (podendo ser feitos 300 mg);
    - 1 mg/min em 6 horas;

- 0,5mg/min em 18 horas:
  - · Sugestão: 6 ampolas de 150 mg/3 mL em 222 mL com infusão de 16 mL/h nas 6 primeiras horas e 8 mL/h nas 18h seguintes.
- **Lidocaína IIb/C:**
  - · Dose de ataque: 0,5-0,75 mg/kg IV;
  - · Dose de manutenção: 1-2 mg/minuto.
- **TV polimórfica com QT normal:**
  - **Betabloqueador I/B:**
    - **Esmolol:**
      - · Dose de ataque: 500 mg/kg em 1 minuto;
      - · Dose de manutenção: 6-200 mg/kg/minuto;
    - **Metoprolol:**
      - · 5 mg IV de até 5/5minutos (máximo 15 mg).
  - **Amiodarona I/C;**
  - **Lidocaína IIb/C.**
- **TV polimórfica com QT alargado:**
  - Corrigir eletrólitos, magnésio.

A administração precoce de betabloqueadores pode diminuir a taxa de TV sustentada recorrente.

Fibrilação atrial e flutter *atrial*

Mais comum em pacientes com substrato anatômico, tais como pacientes idosos, DPOC, insuficiência cardíaca e desordens metabólicas como hipóxia e distúrbios hidroeletrolíticos.

- Na presença de instabilidade hemodinâmica, deve ser feita cardioversão elétrica sincronizada sob leve analgesia, sedação e devidas orientações ao paciente quanto ao procedimento:
  - FA monofásica com 200 J e bifásica 120 J;
  - *Flutter* 50 J.
- Se estabilidade hemodinâmica, deve ser feito uso de betabloqueador em pacientes que não tenham história de broncoespasmo ou insuficiência cardíaca:
  - Diltiazem pode ser usado em pacientes com histórico de broncoespasmo;
    - Diltiazem 0,25 mg/kg em 2 minutos; 0,35 mg/kg após 15 minutos:
      - · Dose de manutenção 5-15 mg/hora.
  - Amiodarona ou digoxina pode ser feita para controle de frequência em pacientes com IC grave.

Bradiarritmias

As bradiarritmias mais associadas à repercussão são os bloqueios avançados: BAV II Mobitz II e BAVT. Na vigência de instabilidade hemodinâmica, hipotensão e/ou sintomas de baixo débito, podem ser utilizados:

1. Atropina 0,5 mg EV, podendo ser repetida a cada 3-5 minutos (dose máxima de 3 mg);

2. Marca-passo temporário:
   - Marca-passo transcutâneo;
   - Marca-passo transvenoso.

Choque cardiogênico

Define-se choque cardiogênico como uma PAS < 80-90 mmHg ou decréscimo de 30 mmHg da pressão sistólica basal com Índice Cardíaco menor que 1,8 L/min por m^2 sem suporte, na presença de pressões de enchimento (pressão capilar pulmonar 18-20 mmHg) adequadas ou elevadas.

- É decorrente de:
  - desequilíbrio entre oferta e demanda, resultando em miocárdio atordoado que não contribui para o débito cardíaco;
  - morte celular de miócitos com perda de massa superior a 40%.
- A mortalidade é elevada, variando de 48 a 72% intra-hospitalar. Fatores de pior prognóstico são idade avançada, infarto prévio, sintomas de máperfusão na admissão tais como pele fria e pegajosa, alteração do nível de consciência e oligúria.
- O tratamento deve ser feito com as drogas vasoativas norepinefrina e dobutamina.
  - Norepinefrina está indicada na hipotensão severa como droga inicial e deve ser usada na dose mínima necessária para não aumentar demasiadamente o trabalho e consumo cardíacos;
  - Sugestões de diluição: Adrenalina 16 mL em 234 SG5% 0,1-4 mcg/kg/min.
  - Dobutamina tem seu efeito otimizado em pacientes com pouca hipotensão e predomínio de vasoconstrição por diminuir a pós-carga:
    - Sugestões de diluição: 2 ampolas de 250 mg/20 mL em 210 SG5% 2-20 mcg/kg/min (diluição 2 mg/mL).
- O tratamento de escolha é a ICP de emergência, independentemente do tempo de início da dor (Classe I - Nível de evidência B).

Insuficiência cardíaca sem choque

- **No Killip II, ofertar:**
  - Oxigênio;
  - Furosemida 20-40 mg IV até de 4/4h;
  - Nitrato se PAS > 100 mmHg;
  - IECA desde que excluídas hipercalemia, hipotensão, hipovolemia;
- **No Killip III, ofertar:**
  - Oxigênio e ventilação não invasiva (VNI);
  - Furosemida 20-40 mg IV, 1-4 horas;
  - Nitrato se PAS > 100 mmHg;
  - Se hipotensão, noradrenalina e/ou dobutamina ou milrinona.

Complicações mecânicas

Deve ser suspeitada quando ocorrer o surgimento de sopro novo de características de insuficiência e desenvolvimento de hipotensão repentina. A chave para a confirmação diagnostica é o ecocardiograma, que pode evidenciar:

- **Ruptura de músculos papilares com insuficiência mitral aguda:** condição grave com alta mortalidade.
    - O tratamento é correção cirúrgica. Como terapia ponte para tratamento definitivo deve ser feito nitroprussiato para diminuir a pré-carga.
- **Ruptura de septo interventricular:** mais comumente no acometimento de parede anterior, leva ao efeito *shunt,* com diminuição do débito para circulação sistêmica e aumento do débito e pressão para circulação pulmonar.
    - O tratamento clínico é feito diminuindo-se a pré-carga, suporte de oxigênio, diuréticos e, se necessário, inotrópico;
    - O tratamento definitivo é a correção cirúrgica.
- **Ruptura de parede livre:** leva ao tamponamento cardíaco, condição que pode ser fatal e que deve ser corrigida cirurgicamente imediatamente. Ocorre na primeira semana.
- **Aneurisma de VE:** trata-se de complicação decorrente do remodelamento miocárdico, portanto, mais tardia. Pode ser fonte de êmbolos, arritmias ou causa de insuficiência cardíaca. Deve-se proceder à correção cirúrgica.

Sugestão de Leitura

1. Thygesen K, Alpert JS, Jaffe AS, Chaitman BR, Bax JJ, Morrow DA, White HD: the Executive Group on behalf of the Joint European Society of Cardiology (ESC)/American College of Cardiology (ACC)/American Heart Association (AHA)/World Heart Federation (WHF) Task Force for the Universal Definition of Myocardial Infarction. Fourth universal definition of myocardial infarction (2018). Eur Heart Journal, 2018, 00, 1–33.
1. Antithrombotic Trialist Colaboration. Colaborative meta-analysis of randomized trials of antiplatelet therapy for prevention of death, myocardial infarction and stroke in high risk patients. BMJ. 2002;324(7329):71-86. Erratum in: BMJ. 2002;324(7330):141.
2. Braunwald`s Heart Disease. A Textbook of Cardiovascular Medicine. Philadelphia-PA: Elsevier Saunders, 2015. Tenth Edition, 2015.
3. COMMIT collaborative group. Addition of clopidogrel to aspirin in 45.852 patients with acute myocardial infarction: randomised, placebo-controlled trial. Lancet. 2005;366:1607-21.
4. COMMIT collaborative group. Early intravenous then oral metoprolol in 45.852 patients with acute myocardial infarction: randomised, placebo-controlled trial. Lancet. 2005;366:1622-32.
5. Dargie HJ. Effect of carvedilol on outcome after yocardial infarction inpatients with left-ventricular dysfunction: the CAPRICORN randomized trial. Lancet. 2011; 357 (9266): 1385-90 (Carvedilol Post-Infarct Survival Control in LV Dysfunction).
6. Diercks DB, Boghos E, Guzman H, et al. Changes in the numeric descriptive scale for pain after sublingual nitroglycerin do not predict cardiac etiology of chest pain. Ann Emerg Med 45:581, 2005.
7. Diretriz da Sociedade Brasileira de Cardiologia sobre Angina Instável e Infarto Agudo do Miocárdio Sem Supradesnível do Segmento ST (II Edição 2007) - atualização 2013/2014, Rio de Janeiro, RJ, Brasil, março 2014.
8. Ferguson JJ. Clopidogrel plus aspirin in patients with acute myocardial infarction treated with fibrinolytic therapy – Clarity-Timi 28. Future Cardiol. 2005 Sep;1(5):605-10.

9. GISSI-3: effects of lisinopril and trasndermal glyceryl trinitrate singly and together on 6-week mortality and ventricular function after acute myocardial infarction. Gruppo Italiano per lo Studio dela Sopravvivenza nell'Infarto Miocardico. Lancet 1994; 343 (8904):1115-22.

10. ISIS-4: a randomized factorial trial assessing early oral captopril, oral mononitrate, and intravenous magnesium sulfate in 58050 patients with suspected acute myocardial infarction. ISI-4 (Fourth International Study of Infarct Survival) Collaborative Group. Lancet 1995; 345 (8951): 669-85.

11. Mehta SR, Yusuf S, The Clopidogrel in Unstable angina to prevent Recurrent Events (CURE) trial programme; rationale, design and baseline characteristics including a meta-analysis of the effects of thienopyridines in vascular disease. Eur Heart J. 2000 Dec;21(24):2033-41.

12. Pitt B, Remme W, Zannad F, Neaton J, Martinez F, Roniker B, et al. Eplerenone Post-Acute Myocardial Infarction Heart Failure Eficacy and Survival Study Investigators. Eplerenone, a selective aldosterone blocker, in patients with left ventricular dysfunction after myocardial infarction. N Engl J Med. 2003; 348(14):1309-21. Erratum in: N Engl J Med 2003;348(22):2271.

13. Steg PG, James S, Harrington RA, Ardissino D, Becker RC, Cannon CP, et al. PLATO Study group. Ticagrelor versus clopidogrel in patients with ST-elevation acute coronary syndromes intended for reperfusion with primary percutaneous coronary intervention: a Platelet Inhibition and Patient Outcomes (PLATO) trial subgroup analysis. Circulation 2010:122(21):2131-41.

14. V Diretriz da Sociedade Brasileira de Cardiologia sobre o Tratamento do Infarto Agudo do Miocárdio Com Supradesnível do Segmento ST, Rio de Janeiro, RJ, Brasil, agosto 2015.

15. Wallentin L. Becker RC, Budaj A, Cannon CP, Emanuelsson H, Held C, et al, . Ticagrelor versus clopidogrel in patients with acute coronary syndromes. N Engl J Med. 2009: 361(11):1045-57.

Capítulo
Síndromes de Abstinência

65

Patrícia Oliveira Costa
Rafael Gois Campos

Introdução

O uso de substâncias psicoativas e medicamentos que causam dependência é prática atualmente difundida em todo o mundo. Em estudo nacional realizado nos Estados Unidos, 7% dos pacientes internados tinham transtornos relacionados ao uso de álcool, ao passo que 5% eram usuários crônicos de drogas. Assim, em ambiente intra-hospitalar, onde os pacientes ficam privados do consumo de tais substâncias, é de fundamental importância questionar ativamente sobre seu uso, visando prevenir e tratar corretamente os sinais e sintomas de abstinência.

A síndrome de abstinência pode ser definida como sintomas físicos e mentais decorrentes da redução nas concentrações de uma substância no sangue ou nos tecidos em um indivíduo que dela fez uso de modo intenso e prolongado. Em geral, os sintomas são o oposto dos experimentados na intoxicação aguda.

A seguir, estão os principais quadros vistos no dia a dia do ambiente hospitalar.

Síndrome de Abstinência Alcoólica (SAA)

O álcool figura entre as principais substâncias lícitas atualmente utilizadas pela população mundial, sendo considerado problema de saúde pública em muitos países, incluindo o Brasil. Estima-se que 50% dos usuários crônicos experimentam sintomas de abstinência quando ocorre redução súbita da ingestão de álcool.

De acordo com o DSM V (The Diagnostic and Statistical Manual of Mental Disorders, fifth edition), os critérios para definir SAA são:

- Cessação (ou redução) do uso pesado e prolongado de álcool;
- Dois ou mais dos seguintes sintomas, desenvolvidos no período de algumas horas a alguns dias após cessação (ou redução) do uso de álcool descrita no Critério A: 1- Hiperatividade autonômica (por exemplo: sudorese ou frequência cardíaca maior que 100 bpm); 2- Tremor aumentado nas mãos; 3- Insônia; 4- Náuseas e vômitos; 5- Alucinações ou ilusões visuais, táteis ou auditivas transitórias; 6- Agitação psicomotora; 7- Ansiedade; 8- Convulsões tônico-clônicas generalizadas;
- Os sinais e sintomas causam sofrimento clinicamente significativo ou prejuízo no funcionamento social, profissional ou em outras áreas importantes da vida do indivíduo;
- Os sinais e sintomas não são atribuíveis a outra condição médica nem são mais bem explicados por outro transtorno mental, incluindo intoxicação por ou abstinência de outra substância.

Em geral, após cessação do consumo, os primeiros sinais e sintomas surgem dentro de 6 a 12h, atingindo seu pico em 48h e reduzindo-se a partir do 4° ou 5° dia.

Nos casos mais leves, o paciente mantém-se orientado em tempo e espaço. Contudo, 5% dos pacientes evoluem para o estágio de desorientação temporoespacial, com alucinações e delírios, bem como, risco de convulsões (**Figura 65.1**). Estas, em geral, são tônico-clônicas generalizadas, únicas ou várias em curto período de tempo, surgindo 12 a 48 horas após última dose e sendo mais comuns em pacientes com história crônica de abuso etílico. Nos casos mais graves, outras complicações podem surgir, como trauma cranioencefálico, distúrbios hidroeletrolíticos, pneumonia aspirativa, entre outros.

Cerca de 3 a 5% dos usuários apresentam *delirium tremens* (DT). Esse é um quadro mais tardio e mais grave que, em geral, se inicia 48 a 96 horas após a última dose, com duração de 1 a 10 dias ou mais. A mortalidade do DT é de 5 a 25%, e o paciente apresenta desorientação, alucinações, confusão mental, instabilidade autonômica, podendo levar a arritmias e morte. Pacientes com CIWA-Ar (The Clinical Institute Withdrawal Assessment of Alcohol Scale, revised) superior a 15, com outras comorbidades, convulsões por abstinência prévias e DT prévio, são mais propensos a desenvolvê-lo.

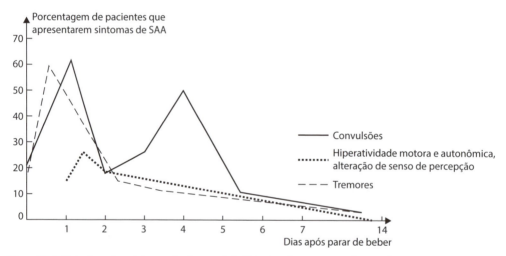

Figura 65.1. Relação entre a interrupção do uso de bebida alcoolica e o aparecimento de tremores, convulsões, alucinações/*delirium tremens*.

Avaliação

Na avaliação inicial, faz-se necessário:
- Colher anamnese completa. Deve-se questionar sobre história de uso, padrão de consumo, quantidade e frequência, último uso, quadros prévios de SAA, entre outros pontos;
- Realizar exame físico completo (com aferição de sinais vitais);
- Atentar para a presença de comorbidades clínicas ou psiquiátricas;
- Solicitar exames que podem auxiliar a identificar complicações (glicemia, eletrólitos, função hepática, hemograma, entre outros).

Para decisão e acompanhamento terapêutico, pode-se utilizar a escala CIWA-Ar (**Tabela 65.1**). Casos leves podem não precisar de tratamento específico. Casos moderados a graves necessitam de monitoramento contínuo e medicação adequada para evitar complicações maiores como o *delirium tremens*.

Tabela 65.1. Clinical Institute Withdrawal Assessment of Alcohol Scale, revised (CIWA-Ar)

Náusea	Distúrbios táteis
0. Não há	0. Nenhum
4. Náusea intermitente	1. Alucinações muito leves
7. Náusea constante e vômitos frequentes	3. Parestesias moderadas
	5. Alucinações graves
	7. Alucinações contínuas

Tremor	Distúrbios auditivos
0. Nenhum	0. Nenhum
2. Tremores leves	1. Raras alucinações
4. Moderado tremor com braços estendidos	3. Moderada alucinação auditiva
7. Tremores intensos mesmo sem extensão dos braços	5. Grave alucinação auditiva
	7. Alucinações auditivas contínuas

Sudorese	Distúrbios visuais
0. Nenhuma	0. Nenhum
2. Leve sudorese	2. Leve fotossensibilidade
4. Períodos de sudorese, sobretudo na face	3. Moderada fotossensibilidade
7. Intensa sudorese	4. Moderada alucinações
	5. Alucinações visuais graves
	7. Alucinações visuais contínuas

Ansiedade	Cefaleia
0. Nenhuma	0. Ausente
1. Leve ansiedade	2. Leve
4. Moderadamente ansioso	3. Moderada
5. Ansiedade intensa	5. Intensa
7. Equivalente a ataques de pânico	7. Muito intensa

Agitação	Orientação
0. Nenhuma	0. Orientado
1. Leve	1. Desorientação ocasional
4. Moderada	2. Desorientação leve para data
7. Muito agitado	3. Desorientação moderada para data
	4. Desorientação para local e pessoas

Escores: 0-7 = Leves; 8-15 sugerem sintomas moderados; >15 = Quadro grave

Abordagem

Deve-se começar com os cuidados clínicos gerais:

- Inicialmente, deve-se atentar para a manutenção dos sinais vitais;
- Monitorização contínua e intervenção nos casos de rebaixamento do nível de consciência;
- Síndromes de abstinência podem surgir acompanhadas de hipoglicemia ou distúrbios hidroeletrolíticos e acidobásicos, que precisam ser diagnosticados e manejados adequadamente;
- Ainda, para prevenção da encefalopatia de Wernicke, deve-se administrar tiamina (tiamina 300 mg/dia, IM).

O foco inicial deve ser diminuir a irritabilidade do SNC e restaurar a homeostase fisiológica. Os benzodiazepínicos (BZD) são a classe terapêutica mais utilizada para o tratamento da SAA, pois impedem a progressão para estágios mais graves e ajudam a controlar os sintomas, não havendo superioridade entre os diversos medicamentos dessa classe.

Para casos leves, podem ser usados BZD em doses fixas diárias (5 a 20 mg/dia distribuídos ao longo do dia). Em geral, para pacientes internados, a *terapia guiada por sintomas* é preferível à terapia de doses prefixadas, pois diminui as doses totais de medicação utilizada e o tempo de tratamento. Assim, diante dos primeiros sintomas, o paciente deve ser reavaliado a cada hora (menos, se necessário) e medicado conforme sintomas até atingir um estado calmo e com leve sedação (CIWA-Ar < 10). Se os sintomas recorrerem, deve-se reiniciar medicação a cada hora, dando sempre preferência à via oral (VO) de administração. É importante também calcular a dose total nas primeiras 24h e utilizar esse valor para determinar a dose do próximo dia, que deve corresponder a pelo menos 50% do total do dia anterior.

Dentre as diversas opções, as mais utilizadas no nosso meio são:

- **Diazepam:** pode ser feito VO ou IV, com doses de 10 a 20 mg; reavaliar a cada hora e até o controle adequado dos sintomas;
- **Lorazepam:** pode ser feito IV, IM ou VO, com doses de 2-4 mg a cada 15-20 min ou a cada hora, se necessário;
- Outras opções são o oxazepam, o clordiazepóxido e o midazolam.

Após controle inicial dos sintomas ou para prevenção do seu ressurgimento, é possível manter os benzodiazepínicos a intervalores regulares por 2 a 5 dias (alguns pacientes mais graves podem necessitar até de 10 dias), retirando esta medicação de modo gradual posteriormente.

Também podem ser usados como adjuvantes (normalmente não em monoterapia):

- Betabloqueadores ou clonidina para controle de sintomas autonômicos;
- Neurolépticos (por exemplo, haloperidol ou risperidona) para controle de grandes agitações, alucinações ou *delirium tremens*. Devem ser usados após os BZD, pois diminuem limiar convulsivo.

Em casos refratários, pode-se utilizar o fenobarbital (130-260 mg, podendo repetir a cada 15-20 minutos) e o propofol (1 mg/kg inicialmente, seguido de infusão contínua). Alguns autores sugerem ainda o uso da dexmedetomidina, porém estudos randomizados são necessários para comprovação de seu papel nas síndromes de abstinência. Outras drogas, menos estudadas nesse contexto, podem ser utilizadas como segunda linha, como a carbamazepina e o baclofeno.

Entre as medidas que não devem ser realizadas, estão incluídas:

1. Hidratar indiscriminadamente;
2. Administrar glicose sem ter usado a tiamina antes;
3. Administrar clorpromazina, em virtude da redução de limiar convulsivo;
4. Aplicar diazepam EV, se não houver recursos para reverter uma possível PCR.

Abstinência a Benzodiazepínicos (BZD)

A alta prevalência de transtornos de ansiedade tornou comum a dependência de BZD, além de outros sedativos, principalmente em idosos e pacientes com comorbidades. A abstinência pode ser diagnosticada quando há interrupção ou redução importante do consumo e dois dos seguintes:

1. hiperatividade autonômica;
2. tremor nas mãos;
3. insônia;
4. náuseas e vômitos;
5. alucinações ou ilusões transitórias, do tipo visual, tátil ou olfativas;
6. agitação psicomotora;
7. ansiedade;
8. convulsões.

Para as drogas de meia-vida curta, como lorazepam, alprazolam e bromazepam, o quadro clínico surge com horas a poucos dias. Já no caso das com meia- vida longa, como clonazepam e diazepam, pode surgir somente após 5-10 dias da interrupção. Há maior risco de abstinência grave de modo proporcional ao tempo e às doses ingeridas.

Para o tratamento agudo, pode-se utilizar o próprio BZD utilizado pelo paciente ou aqueles de meia-vida longa, como o diazepam, oral ou intravenoso, na menor dose ajustada para aliviar os sintomas e manter o paciente alerta, sem depressão respiratória. Em seguida, deve-se manter o medicamento e ir progressivamente reduzindo a dose diária, ao longo de dias ou meses. Outros medicamentos, como anti--histamínicos, antipsicóticos e inibidores seletivos da recaptação de serotonina, já foram estudados para o manejo da síndrome de abstinência, mas não se provaram tão eficazes quanto os próprios BZD.

Abstinência a Opioides

Com relação à classe dos opioides, seu abuso pode estar relacionado ao uso de substâncias recreativas ilícitas, como a heroína, ou à prescrição indiscriminada de medicamento lícitos, como a morfina e a codeína, para o controle de dor, tosse ou outros sintomas, tornando a abstinência fato comum em grandes hospitais.

Quando há interrupção, redução importante da dose ou administração de antagonista dos opioides (como a naloxona), surgem sinais como midríase, hipertensão, taquicardia e hipertermia; e sintomas como inquietação, ansiedade, fissura, insônia, náuseas, vômitos, diarreia, espirros, sudorese, lacrimejamento ou rinorreia, piloereção, tremores e dores musculares. Em geral, o nível de consciência está preservado, e, se os episódios de vômitos e diarreia forem intensos, pode ocorrer hipotensão.

O início e a duração dos sintomas, assim como para os BZD, variam de acordo com a meia-vida da droga utilizada. De maneira geral, o quadro clínico surge em 6 a 12 horas quando são utilizados opioides com meia-vida curta e em 24 a 48 horas se de meia-vida longa. Por outro lado, nos casos de administração de antagonistas, os sintomas podem surgir imediatamente após a infusão.

Em geral, o diagnóstico é clínico, por meio de história e exame físico. Exames adicionais, como perfis metabólico e acidobásico, são necessários em casos específicos, como em pacientes com múltiplos episódios de vômitos e diarreia.

Para facilitar o diagnóstico e monitorar o tratamento, escalas validadas, como a The Clinical Opioid Withdrawal Scale podem ser utilizadas (**Tabela 65.2**).

Tabela 65.2. Clinical Opioid Withdrawal Scale

Sinais e sintomas

Batimentos cardíacos no repouso (após paciente ficar sentado ou deitada por 1 minuto – em bpm)
0. ≤ 80
1. 81 a 100
2. 101 a 120
3. > 120

Tremor em mãos estendidas
0. Nenhum
1. Tremor pode ser sentido, mas não observado
2. Tremor leve observado
4. Tremor grosseiro ou espasmos musculares

Sudorese durante os últimos 30 minutos (não relacionada a temperatura do ambiente ou atividade física)
0. Nenhum relato de calafrios ou rubor
1. Relato subjetivo de calafrios ou rubor
2. Rubor ou umidade observado em face
3. Pontos de suor na testa ou face
4. Suor escorrendo do rosto

Bocejo observado durante a avaliação
0. Nenhum
1. Um ou dois observados
2. Três ou mais
4. Diversas vezes por minuto

Inquietação observada durante avaliação
0. Paciente capaz de sentar quieto
1. Paciente relata dificuldade de sentar quieto, mas consegue fazê-lo
3. Movimentos frequentes ou estranhos de pernas e braços
5. Paciente incapaz de sentar quieto por mais do que alguns segundos

Ansiedade ou irritabilidade
0.Nenhuma
1. Paciente relata aumento de ansiedade ou irritabilidade
2. Paciente obviamente irritado ou ansioso
4.Paciente tão irritado ou ansioso que a participação na avaliação está dificultada

Tamanho pupilar
0. Tamanha normal para a luz da sala
1. Possivelmente mais dilatada que o normal para a luz da sala
2. Moderadamente dilatada
5. Tão dilatada que só a borda da íris é visível

Piloereção
0. A pele está lisa
3. Piloereção pode ser sentida ou os pelos do braço estão levantados
5. Piloereção proeminente

Dores ósseas ou articulares (somente se relacionadas a abstinência dos opioides)
0. Nenhuma
1. Suave, desconforto difuso
2. Dor difusa e severa de ossos, articulações ou ambos
4. Paciente está esfregando articulações ou músculos e é incapaz de sentar-se quieto por causa do desconforto

Alterações gastrointestinais durante a última meia hora
0. Nenhuma
1. Dores abdominais
2. Náuseas ou fezes soltas
3. Vômitos ou diarreia
5. Múltiplos episódios de vômitos ou diarreia

Rinorreia ou lacrimejamento (não explicado por sintomas de frio ou alergias)
0. Nenhum
1. Obstrução nasal ou olhos úmidos não usuais
2. Rinorreia ou lacrimejamento
4. Rinorreia constante ou lágrimas caindo sobre o rosto

Pontuações: Entre 5 e 12 indicam abstinência leve; 13 a 24, moderada; 25 a 36, moderadamente severa; e acima de 36, severa.

O tratamento inicial inclui introdução de opioides com menor poder de dependência, formulação oral e meia-vida longa, como a metadona ou a buprenorfina, que pode ser administrada a cada 48h. Ambas as drogas são capazes de aliviar os sintomas da abstinência, sem causar sedação excessiva.

Esquemas de tratamento inicial são propostos (**Tabela 65.3**), contudo, é de fundamental importância adequar a terapêutica à resposta do indivíduo. Em seguida, deve-se realizar redução progressiva da dose utilizada até a suspensão completa do medicamento.

Tratamentos adjuntos, como hidratação, antieméticos e antidiarreicos, podem ser utilizados. Após controle inicial dos sintomas, a própria metadona, outros opioides, clonidina e naltrexona são opções como terapia de manutenção.

Tabela 65.3. Medicações utilizadas no tratamento da abstinência por opioides	
Droga	Uso
Metadona	Inicialmente, 10-30 mg, divididos em várias tomadas, com redução de 10-20% da dose a cada 1 ou 2 dias.
Buprenorfina	Inicialmente, 4 a 8 mg, com redução de 10-20% da dose a cada 1 ou 2 dias.

Abstinência a Nicotina/Tabaco

O tabaco pode ser utilizado em formas inaláveis e não inaláveis, e o cigarro é seu produto mais comum. Na atualidade, estima-se que 50% dos fumantes diários sejam dependentes da nicotina e, por consequente, sujeitos a abstinência, se houver redução importante ou cessação do consumo.

As doenças relacionadas ao tabaco são um dos maiores motivos de internação hospitalar, e a cessação do tabagismo contribui significativamente para a redução da morbimortalidade. Durante as internações, os pacientes são forçados a se abster de tabaco, devido à proibição nos hospitais, usualmente sem receber orientações, sem estar preparados, independentemente da fase de motivação em que se encontram.

O DSM 5 considera necessário o uso do tabaco por várias semanas antes do desenvolvimento de síndrome de abstinência. Nela, o paciente desenvolve sinais e sintomas secundários à privação da nicotina, como aumento do apetite e ganho de peso; mudanças de humor, como depressão, ansiedade, raiva, irritabilidade, inquietação; insônia, dificuldade de concentração, fissura por consumir alimentos doces; entre outros. Costumam surgir e atingir seu pico com 2 a 3 dias, com redução ao longo de 3 ou 4 semanas. Podem-se observar também aumento de constipação, tosse, sonhos e pesadelos, tonturas e náuseas.

Os grandes estudos internacionais ressaltam a dimensão do problema do manejo do tabagismo em hospitalizados: 25% dos pacientes fumam dentro do hospital; 55% dos pacientes referem sintomas de abstinência da nicotina; apenas 6% dos fumantes recebem reposição de nicotina, sendo que 63% recaem na 1ª semana e 45% no primeiro dia após a alta.

Os fumantes hospitalizados geralmente são mais suscetíveis às mensagens de sensibilização contra o tabaco. A intervenção hospitalar com duração superior a 15 minutos, associada ao suporte ambulatorial com duração superior a 1 mês, aumenta a taxa de cessação do tabagismo. A intervenção da enfermagem durante a internação, seguida de acompanhamento por algumas semanas após a alta, em geral por telefone, também aumenta a taxa de cessação. A combinação do aconselhamento e do adesivo de nicotina por 6 a 12 semanas após a alta hospitalar aumenta a taxa de cessação em relação ao aconselhamento isolado durante a internação.

Os principais preditores da cessação do tabagismo em pacientes internados são: idade avançada, grande vontade de parar de fumar, tempo para fumar o primeiro cigarro após despertar superior a 5 minutos, número de tentativas prévias inferior a três, mais de uma semana sem fumar antes da internação, intenção firme de não fumar e ausência de dificuldade de ficar sem fumar durante a internação.

Para o tratamento, pode-se associar a terapia de reposição de nicotina (TRN). A TRN pode ser encontrada em diversas formas, e o adesivo e a goma são os mais difundidos no nosso meio.

- **Adesivo:** Tem absorção lenta e contínua por 24h, com troca diária e rodízio das áreas de aplicação. Pacientes que fumam > 10 cigarros ao dia podem começar com a dose de 21 mg/dia, ao passo que os que fumam < 10 ou pesam < 45 kg podem começar com 14 mg/dia.
- **Goma:** Tem ação curta, podendo ser utilizada a cada 1-2 horas (2 a 4 mg), com aumento do intervalo entre as doses até a suspensão; ou pode ser usada em caso de sintomas de fissura, não ultrapassando 24 gomas/dia.

A nicotina gera estímulo adrenérgico, devendo ser usada de modo cauteloso em pacientes com coronariopatia, arritmias graves e feocromocitoma. A TRN é segura em cardiopatas estáveis. É geralmente a terapia de escolha para pacientes hospitalizados, já que atinge níveis séricos de modo mais rápido que as outras terapias, permitindo controle mais imediato dos sintomas.

A bupropiona deve ser iniciada na dose de 150 mg por dia, podendo aumentar para 2 tomadas ao dia, a partir do quarto dia. Vale ressaltar que existem contraindicações absolutas ao seu uso, como epilepsia, convulsão, tumor em sistema nervoso central, traumatismo cranioencefálico e uso de inibidor de monoaminoxidase nos últimos 15 dias.

A vareniclina, um agonista parcial dos receptores nicotínicos, pode também aliviar sintomas de fissura e abstinência, porém tem alto custo. Outras medicações já foram estudadas, como a nortriptilina e o controle apenas sintomático durante a internação (clonidina ou betabloqueadores para sintomas adrenérgicos; benzodiazepínicos, antipsicóticos ou outros sedativos para ansiedade e insônia, entre outros), porém com eficácia não bem estabelecida.

Vale ressaltar que a abstinência à nicotina durante a internação hospitalar pode ser o primeiro passo para a abstinência definitiva. Portanto, o paciente deve ser estimulado a manter os tratamentos após a alta, com acompanhamento médico e terapia cognitivo-comportamental.

Abstinência a Outras Substâncias

Outras substâncias psicoativas são estudadas dentro do contexto de intoxicação aguda, podendo, por consequência, causar síndrome de abstinência (**Tabela 65.4**).

Tabela 65.4. Abstinência de outras drogas

Substância	Síndrome de Abstinência	Tratamento
Maconha	Sintomas de raiva, agressão, irritabilidade, depressão, ansiedade, insônia, dificuldade de concentração, redução do apetite ou perda de peso, dor abdominal, tremores, febre, cefaleia.	Não há tratamento específico. Tratar sintomas tem sido o foco atual. Porém, agonistas canabinoides, como o delta-9-tetra-hidrocanabinol (THC) e o dronabinol apresentam efeitos promissores, mas estudos adicionais são necessários.
Solventes (como aerossóis, tintas e colas)	Existência questionada.	Não há tratamento específico.
Cocaína	Sintomas de desejo intenso de consumo (*craving* ou fissura), fadiga, redução de energia, sonolência, anedonia, depressão, ansiedade, dificuldade de concentração, irritabilidade, tremores e risco de suicídio.	Não há tratamento específico. Substâncias estão sendo estudadas, como a bupropiona e a modafinila.
Anfetaminas (como o *ectasy* - metileno-dioximetanfetamina - MDMA)	Sintomas de fadiga, retardo ou agitação psicomotora, dificuldade de concentração insônia ou hipersonia e aumento do apetite. Bradicardia pode ser observada.	Não há tratamento específico. Considera-se o uso de antipsicóticos, antidepressivos e benzodiazepínicos, em alguns casos, porém sem comprovação científica até o momento.

Sugestão de Leitura

1. American Psychiatric Association. Diagnostic and Statistical Manual of Mental Disorders, Fifth Edition (DSM-5), American Psychiatric Association, Arlington 2013.
2. Hatsukami DK, Stead LF, Gupta PC. Tobacco addiction. Lancet. 2008;371:2027-38. doi: 10.1016/S0140-6736(08)60871-5.
3. Marc A. Schuckit. Recognition and Management of Withdrawal Delirium (Delirium Tremens). N Engl J Med 2014; 371:2109-2113November 27, 2014DOI: 10.1056/NEJMra1407298.
4. Marc A. Schuckit. Treatment of Opioid-Use Disorders. N Engl J Med 2016;375:357-68. DOI: 10.1056/NEJMra1604339.
5. Michael F, Lee H. Beecher, Fischer TL, et al. Management of Alcohol Withdrawal Delirium – An Evidence-Based Practice Guideline. Arch Intern Med. 2004;164(13):1405-1412. doi:10.1001/archinte.164.13.1405.

Trombloflebite Superficial

Capítulo 66

Gabriel Moreira De Souza
Igor Gouveia Pietrobom

Definição

É a presença de um trombo associado com inflamação que acomete alguma veia superficial. Possui caráter benigno e autolimitado na maioria dos casos. Acredita-se que a prevalência de tromboflebite superficial (TFS) seja maior que a da trombose venosa profunda (TVP), principalmente quando acomete as veias safena magna (VSM) e safena parda (VSP).

Etiologia

Ainda não se elucidou o mecanismo exato responsável pela formação de TFS. Entretanto, acredita-se que seu desenvolvimento está relacionado aos fundamentos descritos pela tríade de Virchow (alterações no fluxo sanguíneo, injúria do endotélio vascular e mudanças na constituição dos componentes sanguíneos).

Fatores de Risco

- Veias varicosas (mais comum): principalmente na ausência de exercício físico e relacionado atrauma;
- Ablação/Excisão de veia anormal prévia;
- Gestação ou uso de terapia estrogênica;
- Câncer em atividade;
- Uso de cateter intravenoso;
- Trombose venosa prévia (superficial ou profunda).

Quadro Clínico

O principal sintoma é a dor associada a sinais flogísticos na topografia da veia acometida (a região mais comum é membro inferior). Classicamente, dependendo da extensão da trombose, é possível palpar cordões dolorosos nos locais das veias obstruídas. Portanto, nesses casos, torna-se importante o conhecimento da topografia das principais veias acometidas:

- **Veia safena magna:** sintomas referidos na região medial da coxa;
- **Veia safena parda:** sintomas em região posterior da panturrilha que abrange o joelho até o calcanhar.

Em algumas situações, a tromboflebite é componente de alguma síndrome que engloba doenças com maior gravidade. Dentre elas, podem-se citar:

- **Síndrome de Trousseau:** episódios de tromboflebite superficial migratória que acomete os membros (superiores e inferiores). Podem estar associados a cânceres de trato gastrointestinal produtores de mucina (estômago, pâncreas e cólon), pulmão, mama, ovário e próstata.
- **Doença de Buerger (tromboangeíte obliterante):** TFS apresenta caráter migratório e pode preceder o acometimento arterial. Essa doença está bastante correlacionada com o uso crônico de tabaco.
- **Doença de Mondor:** menos comum que as anteriores, e acomete mais as mulheres. Caracterizada por uma tromboflebite na parede anterolateral do tórax, possivelmente relacionada ao uso de anticoncepcionais orais, deficiência de proteína C, presença de anticorpos anticardiolipina e neoplasias da mama.
- **Síndrome de Lemierre:** caracteriza-se por uma infecção de cabeça ou pescoço (principalmente região de orofaringe) produtora de êmbolos sépticos que são propagados pelo corpo através da veia jugular interna. O agente etiológico mais comum é o *Fusobacterium necrophorun* (anaeróbio gram-negativo).

Diagnóstico

A suspeita é clínica, porém, visando firmar o diagnóstico, um exame de imagem é indispensável. O padrão ouro é a ultrassonografia com doppler de vasos (USG-doppler). Tal exame, além de concluir a investigação, indica qual tratamento inicial deverá ser adotado.

Tratamento

O manejo inicial na suspeita de TFS é o uso de anti-inflamatórios não esteroidais (AINEs) tópicos ou orais associados a métodos mecânicos. Importante ressaltar que as meias compressivas estão contraindicadas nos pacientes que apresentam doença arterial periférica. Como é frequente o paciente não conseguir delimitar a dor, o USG-doppler torna-se necessário para descartar a possiblidade de TVP. Os achados nesse exame de imagem irão guiar a conduta posterior, conforme descrito a seguir:

- **Sem TVP nem acometimento de VSM e VSP:** AINE por 7-10 dias com posterior reavaliação;
- **Sem TVP com acometimento de VSM e VSP:** anticoagular por 45 dias se o trombo tiver mais que 5 cm de extensão ou estiver a menos de 5 cm da junção safenofemoral ou safenopoplítea. Após esse período, se o trombo persistir, investigar outras causas (por exemplo, trombofilias e neoplasias).

O uso de antibióticos somente está indicado nos casos de infecção associada (por exemplo, supuração local e piora do estado clínico geral). Em relação aos anticoagulantes, as heparinas (de baixo peso molecular e não fracionada) e fondaparinux estão liberados para uso rotineiro. Os anticoagulantes orais diretos, apesar de bastante promissores, ainda estão em fase de estudo para o tratamento de tromboflebite superficial.

Sugestão de Leitura

1. Di Nisio M, Van Es N, Büller HR. Deep vein thrombosis and pulmonary embolism. (Lancet June 30, 2016 - http://dx.doi.org/10.1016/S0140-6736(16)30514-1).
2. Grant BJB, Leung LKL, Mandel J, Finlay G. Diagnosis of suspected deep vein thrombosis of the lower extremity. UpToDate 2015.

3. Jaber WA, Fong PP, Weisz G, Lattouf O, Jenkins J, Rosenfield K, Rab T, Ramee S. Acute pulmonary embolism with an emphasis on an interventional approach. Jounal of The American College of Cardiology 2016; (Vol. 67, No.: 8, 2 0 1 6).

4. Kearon C, Akl EA, Ornelas J, Blaivas A, Jimenez D, Bounameaux H, et al. Antithrombotic Therapy for VTE Disease. (CHEST Guideline and Expert Panel Report - 2016).

5. Konstantinides SV, Barco S, Lankeit M, Meyer G. Management of Pulmonary Embolism (An Update). – Journal of The American College of Cardiology 2016; (Vol. 67: No. 8, 016).

6. Pai M, Douketis JD, Leung LLK, Mandel J, Finlay G. Prevention of venous thromboembolic disease in acutely ill hospitalized medical adults. UpToDate 2016.

7. Scovell S, Eidt JF, Mills JL, Collins KA. Phlebitis and thrombosis of the superficial lower extremity veins. UpToDate 2016.

8. Thompson BT, Mandel J, Hockberger RS, Finlay G. Clinical presentation, evaluation, and diagnosis of the adult with suspected acute pulmonary embolism. UpToDate 2016.

Trombose Venosa Profunda e Tromboembolismo Pulmonar Agudo

Capítulo 67

Gabriel Moreira de Souza
Igor Gouveia Pietrobom

Introdução

A trombose venosa profunda (TVP) e o tromboembolismo pulmonar (TEP) são duas facetas de uma síndrome mais abrangente, o tromboembolismo venoso (TEV). Vale lembrar que no caso de acometimento pulmonar as artérias também estão inseridas no contexto de TEP. Ambas são bastante frequentes e podem ser diagnosticadas nos mais diversos serviços (atenção primária, pronto-socorro, sala de emergência, enfermarias e UTIs). Este capítulo tem como objetivo sugerir o manejo do paciente internado em enfermaria que evolui com tais comorbidades.

Definição

Trombose venosa profunda é a obstrução (parcial ou total) de uma veia profunda devido à formação de um coágulo. Quando um trombo periférico (proximal ou distal) desloca-se para o leito pulmonar e impacta-se em algum vaso dos pulmões, essa condição recebe a denominação de tromboembolismo pulmonar.

Patogênese

Atualmente, a explicação fisiopatológica mais aceita para a formação do tromboembolismo venoso é a tríade de Virchow. Essa teoria fundamenta-se em três pontos importantes, e os pacientes que desenvolvem essa entidade geralmente apresentam algum dos fatores a seguir:

- Alteração no fluxo sanguíneo (estase);
- Injúria do endotélio vascular;
- Alterações na constituição dos componentes sanguíneos (hipercoagulabilidade).

Etiologia

As causas mais comuns de TVP/TEP são:

- **Idiopática:** 33 a 50% dos casos;
- **Relacionadas ao câncer ativo:** 20% dos casos;
- **Combinação de procedimento cirúrgico (principalmente ortopédico e de ossos longos) e imobilização:** 15% dos casos.

Considerando apenas causas hereditárias, as mais comuns são (dados populacionais europeus):

- **Fator V de Leiden:** 3 a 7% dos casos;
- **Mutações no gene da protrombina:** 1 a 2% dos casos.

Epidemiologia

No mundo, estima-se que 10 milhões de pessoas são acometidas por tromboembolismo venoso. Consequentemente, tal entidade ocupa a terceira posição entre as doenças vasculares mais comuns, perdendo somente para infarto agudo do miocárdio (IAM) e acidente vascular cerebral (AVC). É mais frequente em negros, e não há distinção entre sexos. Em relação à idade, indivíduos mais velhos estão sob maior risco de desenvolver TEP/TVP, principalmente após os 50 anos.

Classificação

A trombose venosa de membros inferiores geralmente é dividida em dois grupos:

1. **Superficial:** acometimento de veias mais próximas à superfície corporal e, frequentemente, de menor calibre (veia safena magna, veia safena parda, tributárias, perfurantes etc.). É comum estar associada a sinais flogísticos locais e palpação de cordões dolorosos.
2. **Profunda:**
   - **Proximal:** acometimento de veias proximais à articulação do joelho (femorais, ilíacas e poplíteas);
   - **Distal:** engloba as veias localizadas após a articulação do joelho.

Com base na classificação proposta pela American Heart Association, o tromboembolismo pulmonar divide-se em três grupos:

1. **Baixo risco;**
2. **Risco intermediário ("submassive"):** paciente normotenso, porém com disfunção ventricular direita;
3. **Alto risco ("massive"):** paciente que apresenta hipotensão.

Recentemente, a European Society of Cardiology (ESC) realizou a seguinte subdivisão: risco intermediário alto (biomarcadores cardíacos positivos) e risco intermediário baixo (biomarcadores cardíacos negativos).

Quadro Clínico

Os sinais e sintomas mais frequentes na vigência de TVP são edema, calor e dor ipsilaterais. Classicamente, dois sinais semiológicos são sugestivos de tal comorbidade, porém nenhum deles, de modo isolado, é suficiente para firmar o diagnóstico. São eles:

1. **Sinal de Homans:** dor em região da panturrilha durante dorsiflexão do pé ipsilateral;
2. **Sinal da bandeira:** empastamento da panturrilha acometida (menor mobilidade).

Existem duas entidades relacionadas à TVP que necessitam de maior atenção: flegmasia *cerulea dolens* (cianose) e flegmasia *alba dolens* (palidez). Ambas são originadas de tromboses mais extensas que evoluem com edema importante e, consequentemente, com comprometimento do fluxo sanguíneo local. Portanto, denotam mais urgência no tratamento.

A frequência dos sinais e sintomas de TEP é mostrada na **Tabela 67.1**. Vale lembrar que arritmias (fibrilação atrial, por exemplo) transitórias ou persistentes e síncopes sem causa aparente imediata podem ser originadas por um TEP "silencioso".

Tabela 67.1. Frequência dos sinais e sintomas no TEP

Sintomas		Sinais	
Dispneia	73%	Taquipneia	54%
Dor pleurítica	66%	Sinais de TVP	47%
Tosse	37%	Taquicardia	24%
Ortopneia	28%	Crepitações	18%
Sibilância	21%	Redução do murmúrio vesicular	17%
Hemoptise	13%	Distensão de veias jugulares	14%

Vale lembrar que arritmias (fibrilação atrial, por exemplo) transitórias ou persistentes e síncopes sem causa aparente imediata podem ser originadas por um TEP "silencioso".

Diagnóstico

Trombose venosa profunda

O primeiro passo para o diagnóstico de TVP é realizar anamnese e exame físico. Após essa coleta inicial de dados, calcula-se a probabilidade clínica desse diagnóstico, utilizando o Escore de Wells, demonstrado na **Tabela 67.2**.

Pacientes que possuem Escore de Wells sugestivo de TVP devem continuar investigação com exame de imagem (indispensável para firmar o diagnóstico), sendo a ultrassonografia com doppler (USG-doppler) o padrão-ouro. Aqueles com Escore de Wells que indica baixa probabilidade para TVP podem utilizar outro dado complementar: a dosagem sérica de D-dímero (valor dentro da faixa de normalidade exclui TVP, enquanto valores acima do limiar indicam realização de USG-doppler). Atualmente, com a facilidade de acesso ao USG-doppler, muitos pacientes com suspeita de TVP, independentemente do resultado no Escore de Wells, já realizam tal exame de imagem.

Tabela 67.2. Escore de Wells para TVP

Achado Clínico	Pontuação
Câncer em atividade	+ 1
Paresia, paralisia ou utilização de gesso nos membros inferiores	+ 1
Imobilização recente > 3 dias ou cirurgia de grande porte nas últimas 4 semanas	+ 1
Aumento da sensibilidade em topografia de sistema venoso profundo	+ 1
Edema em todo o membro	+ 1
Edema de panturrilha > 3 cm em comparação ao outro membro não acometido	+ 1
Edema unilateral compressível (cacifo positivo)	+ 1
Veias superficiais colaterais	+ 1
TVP prévia documentada	+ 1
Outro diagnóstico alternativo tão provável quanto TVP	- 2

TVP provável se pontuação final > 2.

> **Atenção!** Existem duas estratégias diferentes na busca de TVP durante a realização de USG-*doppler* do membro inferior acometido: compressão de toda a perna ("whole leg compression") e compressão limitada ("two points compression"), que pesquisa em região de veias poplítea e femoral. A primeira técnica dura, pelo menos, 10 a 15 minutos para ser realizada por um médico experiente. Já a segunda técnica demora em torno de 5 minutos para ser completada. Entretanto, quando não se visualiza trombose utilizando essa última estratégia, o exame deverá ser repetido após 1 semana para descartar propagação distal-proximal de trombo.

Vale ressaltar que, em certas situações, as alterações ectópicas visualizadas no exame físico também podem sugerir infecção de partes moles (celulite/erisipela). Nesses casos, pode-se optar pelo início de antibioticoterapia empírica concomitante.

Tromboembolismo pulmonar

O diagnóstico de TEP é similar ao descrito acima para TVP, porém com algumas peculiaridades. Inicia-se com anamnese e exame físico. Como TEP apresenta diversos sintomas e sinais bastante inespecíficos, esse passo inicial visa descartar outras comorbidades mais comuns, como a pneumonia e crise asmática. Após essa abordagem inicial, semelhantemente à investigação de TVP, calcula-se a probabilidade clínica de TEP, utilizando um dos dois escores atualmente validados (**Tabelas 67.3** e **67.4**):

Tabela 67.3. Escore de Wells para TEP

Achado Clínico	Pontuação (original)	Pontuação (simplificada)
TEP é a hipótese principal	+ 3	+ 1
Sinais e sintomas de TVP	+ 3	+ 1
Frequência cardíaca acima de 100 batimentos por minuto	+ 1,5	+ 1
TVP ou TEP prévios	+ 1,5	+ 1
Imobilização ou cirurgia nas últimas 4 semanas	+ 1,5	+ 1
Câncer em atividade	+ 1	+ 1
Hemoptise	+ 1	+ 1

TEP provável se pontuação total for > 4 (original) ou > 1 (simplificada).

Tabela 67.4. Escore de Genebra (revisado) para TEP

Achado Clínico	Pontuação (original)	Pontuação (simplificada)
Frequência cardíaca maior ou igual a 95 batimentos por minutos	+ 5	+ 2
Frequência cardíaca entre 74-94 batimentos por minutos	+ 3	+ 1
Dor à palpação de membro inferior em região venosa profunda e edema unilateral	+ 4	+ 1
Dor em membro inferior unilateral	+ 3	+ 1
TVP ou TEP prévios	+ 3	+ 1
Câncer em atividade	+ 2	+ 1
Hemoptise	+ 2	+ 1
Cirurgia ou fratura óssea nas últimas 4 semanas	+ 2	+ 1
Idade > 65 anos	+ 1	+ 1

TEP provável se pontuação total for > 10 (original) ou > 4 (simplificado)

A finalidade desses escores de probabilidade clínica é dividir os pacientes em dois grupos: os indivíduos que provavelmente têm TEP e aqueles cujo diagnóstico de TEP é improvável. Desse modo, o próximo passo na investigação depende do grupo no qual o paciente foi inserido, já que o exame complementar seguinte varia de acordo com a probabilidade clínica (**Figura 67.1**).

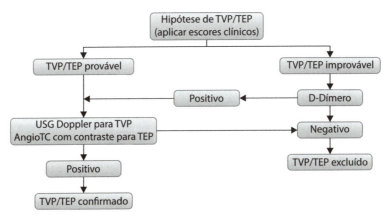

Figura 67.1 – Diagnóstico de TEP.

Existe uma estratégia (ainda não validada) que permite excluir TEP em pacientes com baixa probabilidade, segundo os escores clínicos acima, sem a necessidade de solicitar D-dímero. Utiliza-se outro escore, chamado The Pulmonary Embolism Rule-out Criteria (PERC). Pacientes com diagnóstico de TEP improvável que não preenchem nenhum critério do PERC (todos os itens negativos) poderiam ter essa hipótese descartada sem a necessidade de nenhum exame complementar.

> **Atenção:** O D-dímero é um produto da degradação de fibrina. Em algumas situações, seu nível sérico está constantemente elevado (por exemplo, câncer, insuficiência renal, doença vascular periférica, sepse e doenças inflamatórias). Também foram observados níveis mais altos em idosos. Portanto, o limiar superior de normalidade desse exame varia de acordo com a idade. Esse ajuste pode ser calculado a partir da seguinte fórmula:
> **Idade em anos × 10 ng/mL**

Importante ressaltar que esse ajuste é realizado em pacientes acima de 50 anos de idade e que o novo valor somente pode ser utilizado para investigação de TEP (no momento, sem validade para TVP).

Sua utilização também é limitada em pacientes internados, visto que não há validação de cortes para uso nesse contexto, sendo extrapolados neste capítulo os algoritmos relativos ao paciente oriundo da comunidade. De modo geral, pacientes hospitalizados tendem a apresentar risco mais elevado e, por isso, o D-dímero perde seu papel.

Exames complementares adicionais

Eletrocardiograma (ECG) não é considerado um exame de primeira linha para diagnóstico de TEP, porém apresenta alterações que podem sugerir tal diagnóstico. As anormalidades eletrocardiográficas mais comuns são taquicardia associada a alterações inespecíficas do segmento ST e ondas T (responsáveis por 70%). Outras mudanças no traçado do ECG são mais clássicas, porém representam menos de 10% das alterações vistas nesse exame e não são patognomônicas:

- Padrão S1Q3T3;
- Padrão Strain de ventrículo direito;
- Novo bloqueio de ramo direito;
- Ondas Q em parede inferior.

Radiografia de tórax é um bom exame para investigação inicial de sintomas "pulmonares". No contexto de TEP, esse exame tem maior valor para excluir outras causas (por exemplo, pneumotórax) do que para firmar diagnóstico. Os achados mais comuns são atelectasias e anormalidades de parênquima pulmonar (18-69%), derrame pleural (47%) e cardiomegalia (50%). Há sinais radiográficos mais raros, porém mais típicos de TEP:

- **Sinal de Westermark:** oligoemia focal de parênquima pulmonar;
- **Corcova de Hampton:** opacidade focal, geralmente de forma triangular, no parênquima pulmonar;
- **Sinal de Palla:** abaulamento da artéria pulmonar (curvatura mais proeminente).

Ecocardiograma (ECO) é mais uma ferramenta que ajuda na estratificação de risco do paciente. Indivíduos com insuficiência cardíaca prévia ou que evoluem com disfunção aguda de ventrículo direito (VD) apresentam piores prognósticos. Existem duas alterações visualizadas pelo ECO que sugerem TEP com acometimento de VD:

- **Sinal de McConnel:** anormalidades na contração global das paredes de VD exceto em ápice;
- **Dilatação de VD:** com a relação entre VD/VE > 0,9 na janela de quatro câmaras.

Importante salientar que alterações visualizadas no ECO associadas a elevação de biomarcadores corroboram a hipótese de disfunção ventricular direita. Dentre eles, os mais estudados são troponinas e peptídeos natriuréticos tipo B (BNP).

Estratificação de risco (mortalidade em 30 dias)

Confirmado o diagnóstico de TEP, o próximo passo é decidir o local de tratamento. Pacientes com instabilidade hemodinâmica devem ser manejados preferencialmente em Unidades de Terapia Intensiva (UTI). Pacientes estáveis podem ser tratados no hospital ou de modo ambulatorial. Essa decisão pode ser tomada com base na estratificação de risco de mortalidade em 30 dias, que é calculado a partir do escore chamado The Pulmonary Embolism Severity Index (PESI). Essa ferramenta é demonstrada na **Tabela 67.5**.

Pacientes classificados como PESI classe I ou II podem ser tratados de modo ambulatorial após curto período de observação no hospital (24-48 horas). Indivíduos das classes III, IV ou V podem ser manejados em enfermaria ou UTI, dependendo do seu estado clínico.

Tratamento

A base do tratamento fundamenta-se em dois pontos importantes: a destruição do trombo por meio de agentes fibrinolíticos sintéticos (reservados para os pacientes com instabilidade hemodinâmica e/ou piora clínica importante) e evitar o crescimento do trombo com

Tabela 67.5. PESI	
Achado Clínico	Pontuação
Idade	+ anos
Sexo masculino	+10
História de câncer	+30
História de insuficiência cardíaca	+10
História de doença pulmonar crônica	+10
Frequência cardíaca > 110 bpm	+20
Pressão arterial sistólica < 100 mmHg	+30
Frequência respiratória > 30 irpm	+20
Temperatura corporal < 36 graus Celsius	+20
Alteração do estado mental	+60
Saturação periférica de O_2 < 90%	+20

0-65 pontos: *classe I (mortalidade de 0 a 1,6%);* **66-85 pontos:** *classe II (mortalidade de 1,7 a 3,5%);* **86-105 pontos:** *classe III (mortalidade de 3,2 a 7,1%);* **106-125 pontos:** *classe IV (mortalidade de 4,0 a 11,4%);* **Acima de 125 pontos:** *classe V (mortalidade de 10,0 a 24,5%).*

a utilização de agentes anticoagulantes, permitindo, desse modo, a recanalização do vaso pelo próprio sistema fibrinolítico natural do organismo. Vários medicamentos são utilizados para tais fins, dentre eles:

- **Ativadores do plasminogênio tecidual (fibrinolíticos):** alteplase e tenecteplase;
- **Antagonista da vitamina K (AVK):** varfarina;
- **Heparina não fracionada (HNF) e heparina de baixo peso molecular (HBPM);**
- **Anticoagulantes orais diretos (AOD):** inibidor direto da trombina (dabigatrana) e inibidores diretos do fator Xa (rivaroxabana, apixabana e edoxabana).

Anticoagulação

Durante muito tempo, o antagonista da vitamina K foi o principal fármaco no tratamento do tromboembolismo venoso. Atualmente, com a chegada dos novos anticoagulantes orais diretos, a escolha do medicamento deve ser cada vez mais individualizada, levando em consideração outras comorbidades, adesão do paciente à posologia e o poder econômico de compra. A **Tabela 67.6** mostra algumas recomendações mais recentes para o tratamento de TVP/TEP, com base nas últimas diretrizes:

Na maioria dos casos, a duração do tratamento é de 3 meses. Em algumas situações, há uma tendência a postergar o fim da anticoagulação. São elas:

- **TVP distal/proximal ou TEP de etiologia desconhecida ("unprovoked"):** tratamento por pelo menos 3 meses com posterior reavaliação quanto ao risco de sangramento. Há uma tendência em prolongar o tempo de anticoagulação na presença de tromboembolismo recorrente;
- **TVP em membro inferior ou TEP na vigência de câncer em atividade:** nesses casos, opta-se por manter a anticoagulação enquanto a neoplasia estiver presente, sempre levando em consideração o risco de sangramento.

Tabela 67.6. Anticoagulação no TEP

Fator	Anticoagulante	Comentários
Presença de câncer	HBPM	Na ausência do medicamento de primeira escolha, opta-se pela AVK
Ausência de câncer	AOD	
Hepatopatia e coagulopatia	HBPM	AOD contraindicado se RNI alterado. Dabigatrana sofre metabolismo de primeira passagem no fígado para formar o metabólito ativo. RNI modificado pode não refletir o efeito antitrombótico do AVK.
Nefropatia (< 30 mL/minuto)	AVK	AOD necessita de ajustes.
Doença arterial coronariana	AVK, apixabana, edoxabana e rivaroxabana	Dagibatrana possivelmente está relacionada a efeitos coronarianos. Evitar uso concomitante de antiplaquetários.
Dispepsia ou história de sangramento do trato gastrointestinal (TGI)	AVK e apixabana	Dabigatrana aumenta dispepsia. Dabigatrana, edoxabana e rivaroxabana possivelmente apresentam maiores taxas de sangramento do TGI.
Terapia trombolítica	HNF	Menor meia-vida e titulação mais fácil. Presença de antagonista bastante disponível.
Gestação	HBPM	Efeito teratogênico dos outros medicamentos.

Atenção: nem toda TVP distal necessita de anticoagulação imediata. Pacientes sem sintomas nem fatores de risco (câncer ativo, TVP prévia, trombose perto de veias proximais e trombose extensa – mais de 5 cm de comprimento, acometimento de múltiplas veias e diâmetro maior que 0,7 cm) podem fazer controle com imagem durante 2 semanas. Se o trombo aumentar ou se surgirem sintomas, opta-se pela anticoagulação. Do mesmo modo, TEP subsegmental sem envolvimento de veias pulmonares proximais, sem TVP associado e de baixo risco para recorrência pode ser observado clinicamente em conjunto com controle de imagens, principalmente se o paciente tiver boa reserva cardiopulmonar.

Em relação ao risco de sangramento, a última diretriz do CHEST 2016 lista uma série de fatores que favorecem esse desfecho (**Tabela 67.7**). Esse documento ressalta que dois fatores de risco não necessariamente contribuem mais do que somente um fator isolado (depende da intensidade de cada um).

Após decidir qual anticoagulante é o mais indicado para o paciente, é importante informar os custos com que o indivíduo terá que arcar e deixar explícito que o tempo previsto para tratamento poderá ser prolongado a critério médico. A **Tabela 67.8** mostra a posologia de cada medicamento.

Tabela 67.7. Fatores de risco para sangramento

Idade > 65 anos	Insuficiência renal	AVC prévio
Sangramento prévio	Insuficiência hepática	Diabetes
Câncer	Trombocitopenia	Anemia
Terapia antiplaquetária	Anticoagulação irregular	Cirurgia recente
Quedas frequentes	Abuso de álcool	Anti-inflamatórios não esteroidais

Baixo risco: 0 fatores/Moderado risco: 1 fator/Alto risco: 2 ou mais fatores.

Os dados da tabela acima foram coletados de estudos nos quais os pacientes estavam em uso de antagonistas da vitamina K. Estipula-se que pacientes de moderado risco apresentam três vezes mais chances de sangramento, enquanto os de alto risco possuem oito vezes mais chance de sangramento. A maioria dos sangramentos ocorreu nos 3 primeiros meses. Nesse período, os pacientes enfrentam as dificuldades iniciais de encontrar uma dosagem diária de varfarina que coloque o RNI na faixa.

Tabela 67.8. Anticoagulantes

Fármaco	*Clearance* renal	Meia-vida	Dose inicial	Dose de manutenção
HNF	30%	1,5 h	*Bolus* de 80 U/kg e infusão de 18 U/kg/h	Manter TTPA entre 61-85 segundos
HBPM	80%	3-4 h	1 mg/kg de 12/12 h	1 mg/kg de 12/12 h
Fondaparinux	100%	17-21 h	< 50 kg: 5 mg/dia 50-100 kg: 7,5 mg/dia > 100 kg: 10 mg/dia	<50 kg: 5 mg/dia 50-100 kg: 7,5 mg/dia > 100 kg: 10 mg/dia
AVK	Negligenciável	36 h (varfarina)	5 mg/dia 2,5 mg/dia (idosos)	Guiado pelo RNI (faixa entre 2-3)
^Dabigatrana	80%	14-17 h	150 mg 2× ao dia	150 mg 2× ao dia
Rivaroxabana	33%	7-11 h	15 mg 2× ao dia (durante 3 semanas)	20 mg/dia
Apixabana	25%	8-12 h	10 mg 2× ao dia (durante 1 semana)	5 mg 2× ao dia
^Edoxabana	35%	6-11 h	60 mg/dia	60 mg/dia

* Protocolo utilizado no Hospital São Paulo. Considerar peso mínimo de 50 kg e máximo de 120 kg. ^ Dabigatrana e edoxabana necessitam de heparina simultânea nos primeiros 5 dias. Anticoagulantes orais diretos têm início de ação em torno de 2-4 horas.

Atenção: Pacientes com TVP proximal ou TEP de etiologia desconhecida ("unprovoked") que decidiram parar a anticoagulação podem utilizar aspirina (80-100 mg/dia) visando reduzir a taxa de recorrência. Recen-temente, dois estudos (ASPIRE e INSPIRE) observaram uma redução em torno de 30% na recorrência de tromboembolismo nos pacientes em uso de aspirina (indivíduos avaliados nos estudos tiveram o primeiro episódio de TVP/TEP de etiologia desconhecida, não apresentavam alto risco de sangramento e usaram anticoagulação por 3-18 meses). Vale ressaltar que essa estratégia apresenta menor eficácia para evitar novos episódios em comparação à anticoagulação.

Terapia fibrinolítica sistêmica para TEP

Hipotensão persistente (pressão arterial sistólica < 90 mmHg) associada a baixo risco de sangramento formam a situação na qual a fibrinólise está mais bem indicada. Esse tratamento pode ser realizado com alteplase na seguinte posologia:

> 100 mg (2 ampolas), IV, com infusão em 2 horas

Opta-se por infundir esse fármaco em acesso venoso periférico ou em sítios centrais onde a compressão mecânica pode ser realizada caso haja sangramento pelo cateter.

Se o paciente mantiver uma pressão arterial sistólica satisfatória, mas evoluir com piora clínica (sinais vitais, sintomas, perfusão tecidual, troca gasosa, biomarcadores cardíacos), a necessidade de fibrinólise deve ser reavaliada. Idealmente, o início da terapia deverá ocorrer nas primeiras 72 horas, podendo ser postergada até 14 dias após a piora clínica).

Vale ressaltar que a disfunção ventricular direita isolada no paciente estável clínica e hemodinamicamente não é indicação de terapia fibrinolítica (PEITHO Trial).

Sugestão de Leitura

3. Di Nisio M, Van Es N, Büller HR. Deep vein thrombosis and pulmonary embolism. Lancet June 30, 2016 - http://dx.doi.org/10.1016/S0140-6736(16)30514-1.
4. Grant BJB, Leung LLK, Mandel J, Finlay G. Diagnosis of suspected deep vein thrombosis of the lower extremity. UpToDate 2015.
5. Jaber WA, Fong PP, Weisz G, Lattouf O, Jenkins J, Rosenfield K, et al. Acute pulmonary embolism with an emphasis on an interventional approach. Journal of The American College of Cardiology 2016; 67: 8.
6. Kearon C, Akl EA, Ornelas J, Blaivas A, Jimenez D, Bounameaux H, et al. Antithrombotic Therapy for VTE Disease. CHEST Guideline and Expert Panel Report - 2016.
7. Konstantinides SV, Barco S, Lankeit M, Meyer G. Management of pulmonary embolism (an update). Journal of The American College of Cardiology 2016; 67: 8.
8. Pai M, Douketis JD, Leung LLK, Mandel J, Finlay G. Prevention of venous thromboembolic disease in acutely ill hospitalized medical adults. UpToDate 2016.
9. Scovell S, Eidt JF, Mills JL, Collins KA. Phlebitis and thrombosis of the superficial lower extremity veins. UpToDate 2016.
10. Thompson BT, Mandel J, Hockberger RS, Finlay G. Clinical presentation, evaluation, and diagnosis of the adult with suspected acute pulmonary embolism. UpToDate 2016.

Urgências e Emergências Hipertensivas

Capítulo 68

Joaquim Luiz de Figueiredo Neto
Aécio Flávio Teixeira de Góis

Introdução

Urgências e emergências hipertensivas são o espectro de maior gravidade de um indivíduo que se apresenta com uma crise hipertensiva. Geralmente ocorrem em pacientes já previamente portadores de hipertensão arterial sistêmica (HAS) e demandam diagnóstico e tratamento precisos e rápidos. Tais temas são predominantemente abordados no contexto do paciente que chega ao departamento de emergência, não existindo dados epidemiológicos confiáveis a respeito de sua incidência/prevalência em pacientes internados. O tema urgências hipertensivas será abordado no capítulo de controle anti-hipertensivo em pacientes internados.

Definição

Inicialmente, é importante conceituar urgências e emergências hipertensivas para que seja possível reconhecê-las. As definições para estes termos, baseadas nos guidelines mais recentemente publicados, estão descritas nos **Quadros 68.1** a **68.3**.

Quadro 68.1. Emergência hipertensiva	
	Diretriz Europeia de Hipertensão (ESC/2018)
	PAS ≥ 180 e/ou PAD ≥110 com sinais e/ou sintomas de lesão aguda de orgão alvo
Definição	**7º Diretriz Brasileira de Hipertensão Arterial**
	PAD > 120 com lesão aguda ou progressiva de orgão alvo

Quadro 68.2. Urgência hipertensiva	
	Diretriz Europeia de Hipertensão (ESC/2018)
	Hipertensão severa **sem** sinais e/ou sintomas de lesão aguda de orgão alvo
Definição	**7º Diretriz Brasileira de Hipertensão Arterial**
	PAD > 120 sem lesão aguda ou progressiva de orgão alvo

Quadro 68.3. Lesões de órgão alvo	
Síndrome coronariana aguda (com e sem supra ST)	Encefalopatia hipertensiva
Edema agudo de pulmão	Acidente vascular encefálico (isquêmico e hemorrágico)
Dissecção aórtica aguda	Crise de feocromocitoma

É importante também atentar para a ocorrência de pseudocrise hipertensiva, que nada mais é do que uma elevação da PA secundária a fatores como dor e ansiedade, frequentemente presentes em pacientes internados.

História e Exame Físico

Em pacientes com elevações rápidas e agudas da pressão arterial atingindo os patamares acima mencionados, é relevante atentar para a existência de algumas condições clínicas associadas e para a observação de certos aspectos do exame físico (**Tabela 68.1**), que irão auxiliar na diferenciação das urgências e emergências hipertensivas, focando sempre na última situação, por ser de maior gravidade.

Exames Complementares

No contexto de urgências/emergências hipertensivas, a depender dos achados do exame físico, podermos lançar mão de exames laboratoriais/imagem em combinações variadas, conforme descritos na **Tabela 68.2**.

Tabela 68.1. Aspectos clínicos a serem analisados no diferencial de urgências e emergências

História	Exame Físico
• Dor torácica/Dorsalgia • Dispneia/Ortopneia/Dispneia paroxística noturna • Cefaleia aguda • Sintomas neurológicos: agitação psicomotora, confusão aguda, síncope, distúrbios visuais, convulsões, déficit neurológico focal (motor/sensitivo) • Doença Arterial Coronariana • Doenças do sistema nervoso central (TCE, AVE, neoplasias)	• Sempre aferir novamente a pressão arterial nos dois membros superiores (confirmação do resultado e simetria) • Verificar pulsos arteriais de membros superiores e inferiores (comparar simetria) • Sinais de insuficiência cardíaca: turgência jugular, crepitações em pulmões, hepatomegalia e edema de membros inferiores • Exame físico neurológico: analisar pupilas, fundo de olho, simetria no exame físico motor e sensitivo, sinais de irritação meníngea

Tabela 68.2. Exames complementares sugeridos para avaliação de urgências/emergências hipertensivas

Exame	Condição associada
Marcadores de necrose miocárdica (CK-MB e Troponina)	Síndromes coronarianas agudas (SCA)
Função renal (ureia e creatinina), Urina 1 e eletrólitos (Sódio/Potássio)	Hipertensão acelerada maligna
Eletrocardiograma	SCA/Edema agudo de pulmão
Radiografia de tórax	Edema Agudo de pulmão/SCA/Dissecção de aorta
Ecocardiograma	Edema agudo de pulmão
TC de crânio	Acidente vascular encefálico
Angio TC ou RNM de tórax	Dissecção de aorta

Tratamento

Na literatura médica, há pouca evidência do tratamento específico dos pacientes com urgências e emergências hipertensivas durante a hospitalização, de maneira que o mesmo é baseado nas condutas padrões de pacientes admitidos na sala de emergência. De modo geral, as emergências hipertensivas devem ser tratadas com anti-hipertensivos parenterais, com o objetivo de reduzir a PA em não mais que 25% nas primeiras 1-2 horas, com redução gradual e progressiva nas horas seguintes. Urgências hipertensivas podem ser manejadas com anti-hipertensivos orais (captopril/clonidina). Pseudocrises hipertensivas devem ser abordadas por meio do tratamento da causa base (ansiolíticos/analgésicos). Devido a existência de diferentes tipos de emergências hipertensivas, com fisiopatologias próprias, será abordado a seguir, de modo sucinto, os principais aspectos e tratamento das principais formas.

Edema Agudo de Pulmão (EAP) Hipertensivo

Fisiopatologia

Sabe-se que a ocorrência deste evento está muito associada a pacientes já portadores prévios de insuficiência cardíaca (IC) e hipertensos crônicos. No contexto do paciente internado, atentar para a dieta do paciente (deve ser hipossódica), ao uso de anti-hipertensivos e medicações para IC já usadas antes da internação, infecções e síndromes coronarianas agudas.

A elevação da PA leva a aumento das cargas ventriculares, aumentando stress da parede ventricular e consumo de oxigênio pelo miocárdio, culminando com piora da função miocárdica.

Sintomas e exame físico

Seu quadro clínico é caracterizado por crise hipertensiva, dispneia intensa e ortopneia (com ou sem dispneia paroxística noturna), além de sinais de congestão sistêmica (turgência jugular, hepatomegalia, edema de membros inferiores) e pulmonar (estertoração variável em campos pulmonares).

Exames complementares

Recomenda-se a realização de exames complementares, a saber: Função renal (ureia e creatinina), gasometria arterial (avaliação de função pulmonar), eletrocardiograma (arritmias, sinais de SCA e de sobrecarga ventricular esquerda), radiografia de tórax (sinais de congestão, cardiomegalia, pneumonia), ecocardiograma para análise da função ventricular e, peptídeo natriurético cerebral (o BNP ou o NT pro BNP).

Tratamento

- Oxigênio (cateter nasal/máscara de Venturi ou preferencialmente ventilação não invasiva (VNI) – CPAP ou BIPAP.
- Furosemida: inicialmente induz vasodilatação e posteriormente, redução da volemia por mecanismo diurético). Usar na dose de 0,5-1 mg/kg IV em *bolus*; cada ampola contém 20 mg.
- Morfina: reduz ansiedade e a dispneia, induz vasodilatação venosa e diminui frequência cardíaca. Usar na dose de 2-5 mg IV em *bolus* lento a cada 5-10 min de

acordo com a resposta do paciente. Prescrição-padrão: Morfina 10 mg/mL – 01 amp + AD 9 mL (solução de 1 mg/mL); administrar 2-5 mL da solução decimal a cada 5-10 min.

- Vasodilatador (Nitroglicerina ou Nitroprussiato de sódio): de preferência, usar a nitroglicerina, pois alivia a congestão, reduz pré-carga e melhora perfusão coronariana. Prescrição-padrão: Nitroglicerina 5 mg/mL (ampolas de 10 mL com 50 mg) – 01 amp + SG 240 mL (solução de 200 mcg/mL); iniciar em BIC na dose de 10 mcg/min (600 mcg/h = 3 mL/h). Aumentar dose a cada 3-5 min da seguinte forma (3-6-12-24-36-48 mL/h...) conforme resposta do paciente. Após melhora, desmamar droga progressivamente e prescrever vasodilatadores orais (p. ex.: IECA – enalapril 10 mg 12/12h, se não houver contraindicação).

Encefalopatia Hipertensiva

Fisiopatologia

Ocorre quando a elevação rápida e abrupta da pressão arterial ultrapassa o limite superior da capacidade de autorregulação do fluxo sanguíneo cerebral, levando a hiperperfusão cerebral, quebra da barreira hematoencefálica, edema cerebral, e hipertensão intracraniana variável.

Sintomas e exame físico

Cursa com alterações neurológicas associadas a crises hipertensivas e, por isso, é diagnóstico diferencial obrigatório dos acidentes vasculares encefálicos.

Seu quadro clínico consiste em crise hipertensiva associada a sintomas neurológicos (cefaleia, tonteira, alteração visual, crise convulsiva e até mesmo coma) de início subagudo e instalação progressiva.

Exames complementares

Devem ser solicitados hemograma, eletrólitos, função renal (ureia e creatinina), eletrocardiograma, radiografia de tórax, TC de crânio (sinal mais sugestivo: leucoencefalopatia posterior com acometimento predominante de substância parieto-occipital bilateral; importante também para descartar AVE isquêmico/hemorrágico).

Tratamento

- Oxigênio (cateter nasal/máscara de Venturi/intubação orotraqueal, se indicada).
- Anti-hipertensivo: Nitroprussiato de sódio (frasco - ampolas com 50 mg) – 01 FA + SG 240 ml (solução de 200 mcg/mL). Iniciar em BIC na dose de 0,5 mcg/kg/min (para um paciente de 70 kg dá o equivalente a 10 mL/h na bomba). Aumentar dose a cada 3-5 min até controle da PA da seguinte forma: no 1º aumento, adicionar dose de 0,5 mcg/kg/min (equivale a dobrar a taxa de infusão no BIC). Nos aumentos subsequentes, aumentar 0,25 mcg/kg/min (metade da taxa de infusão inicial em BIC. (p. ex.: aumentos de 5 mL/h). Dose máxima de 5-10 mcg/kg/min. Em geral, consegue-se controlar a PA com doses entre 2-3 mcg/kg/min.

Dissecção de Aorta
Introdução
Consiste na delaminação da camada íntima da aorta, formando um falso lúmen na mesma. A depender do nível da aorta em que ocorre, pode ser de 2 tipos (segundo classificação de Stanford): tipo A (quando acomete aorta ascendente) e tipo B (acometimento de aorta descendente).

Fisiopatologia
Geralmente ocorre devido a uma combinação de enfraquecimento da parede da aorta (causa adquirida: aterosclerose; ou doenças congênitas do colágeno: síndrome de Marfan) associada a um aumento da força de cisalhamento determinada pelo aumento da pressão arterial e da frequência cardíaca.

Consiste na delaminação da camada íntima da aorta, formando um falso lúmen na mesma.

A depender do nível da aorta em que ocorre, pode ser de 2 tipos (segundo classificação de Stanford): tipo A (quando acomete aorta ascendente) e tipo B (acometimento de aorta descendente).

Sintomas e exame físico
Seu quadro clínico consiste em crise hipertensiva, dor torácica retroesternal de forte intensidade em geral com irradiação para o dorso (quando ocorre acometimento da aorta descendente) e sintomas adrenérgicos (sudorese, palidez, taquicardia). No exame físico, é possível observar assimetria de pulsos e de PA nos membros superiores (> 20 mmHg). A depender da progressão da dissecção, pode haver sopro de insuficiência aórtica aguda (dissecção dos folhetos valvares aórticos) ou déficits neurológicos focais (dissecção de carótidas).

Exames complementares
Devem ser solicitados hemograma, eletrólitos, função renal (ureia e creatinina), coagulograma (TAP e TTPa), eletrocardiograma (para descartar SCA e evidenciar sobrecargas cavitárias), radiografia de tórax (alargamento de mediastino) e Angio TC ou RNM de tórax ou Ecocardiograma transtorácico/transesofágico (que definem diagnóstico).

Tratamento
- Oxigênio (cateter nasal/máscara de Venturi/Intubação orotraqueal se indicado).
- Anti-hipertensivo: Nitroprussiato de sódio (conforme dose citada anteriormente). Aqui o objetivo é reduzir a PA para o menor nível tolerado pelo paciente (se possível com PAS entre 100-110).
- Beta-bloqueador: visa-se reduzir FC para níveis inferiores a 60 bpm. Para isso usa-se o Metoprolol IV 5 mg, podendo-se utiliza-lo por até 3 vezes até efeito desejado.
- Nas dissecções tipo Stanford A, convocar equipe da cirurgia vascular para avaliação, haja vista necessidade de tratamento cirúrgico.

Acidente Vascular Encefálico e Síndromes Coronarianas Agudas

O manejo da emergência hipertensiva no contexto do Acidente Vascular Cerebral e das Síndromes Coronarianas Agudas será discutido nos capítulos correspondentes.

Sugestão de Leitura

1. Axon RN, Cousineau L, Egan BM. Prevalence and management of hypertension in the inpatient setting: a systematic review. J Hosp Med 2011;6(7):417-22.
2. Axon RN, Nietert PJ, Egan BM. Antihypertensive medication prescribing patterns in a university teaching hospital. J Clin Hypertens 2010;12(4):246-52.
3. Axon RN, Turner M, Buckley R. An update on inpatient hypertension management. Curr Cardiol Rep 2015;17(11):1–8.
4. Malachias MVB, Souza WKSB, Plavnik FL, Rodrigues CIS, Brandão AA, Neves MFT, et al. 7ª Diretriz Brasileira de Hipertensão Arterial. Arq Bras Cardiol 2016; 107(3Supl.3):1-83.
5. Patel R, Vitale MP. Blood Pressure Management During Hospitalization. Hospital Medicine Clinics, October 2016, Vol.5(4), pp.529-541.
6. Weder AB. Treating acute hypertension in the hospital: a lacuna in the guidelines. Hypertension 2011;57(1):18-20.
7. Williams B, Mancia G, Spiering W, Agabiti Rosei E, Azizi M, Burnier M et al. 2018 ESC/ESH guidelines for the management of arterial hypertension. Eur Heart J. 39:321.

MANEJO INTRA-HOSPITALAR DE COMORBIDADES

SEÇÃO 6

Capítulo

Asma

69

Gabriela Marsiaj Rassi
Fabiana Stanzani

Introdução

A asma é uma doença inflamatória crônica, de etiologia não esclarecida, até esse momento incurável, caracterizada pela limitação do fluxo aéreo expiratório. O doente queixa-se de episódios de surtorremissão de sintomas como sibilos, falta de ar, aperto torácico e/ou tosse geralmente desencadeados por determinadas circunstâncias. Tanto os sintomas quanto a limitação ao fluxo de ar variam de intensidade ao longo do tempo, distinguindo essa doença da doença pulmonar obstrutiva crônica (DPOC). As crises são frequentemente desencadeadas por fatores como exercícios, exposição a alérgenos ou irritantes inalatórios, alterações climáticas ou infecções respiratórias virais.

Epidemiologia

A asma é uma condição crônica que afeta tanto crianças como indivíduos adultos. Estima-se que existam aproximadamente 300 milhões de indivíduos asmáticos em todo o mundo. Aproximadamente 250.000 mortes atribuíveis à asma, a maioria prevenível, ocorrem anualmente no mundo.

O nível de controle da asma, a gravidade da doença e os recursos médicos utilizados pelos brasileiros são informações pouco documentadas.

Exacerbações

Alguns pacientes são muito sensíveis ao aumento dos sintomas (hiperpercebedores), enquanto em outros pacientes, o reconhecimento da crise é tardio (hipopercebedores). Educar o doente sobre sua doença e como a manejar pode evitar idas desnecessárias ao pronto-socorro e salvar vidas.

Na suspeita da crise, o pico do fluxo expiratório (PFE) pode ser o primeiro sinal de que o controle da asma está se deteriorando.

Avaliação no pronto-socorro

Consiste em:

- **Pico de fluxo expiratório:** deve ser obrigatoriamente avaliado;
  - Os valores normais para PFE diferem com sexo, altura e idade.
  - Ambulatoriamente e fora do período de crise, cada paciente deve estabelecer uma medida de base para compará-la com futuras leituras. Uma diminuição

maior que 20% do normal ou do melhor valor pessoal do doente sinaliza a presença de uma exacerbação.

– Nenhum doente asmático deve receber alta domiciliar se seu PFE estiver menor que 70% do previsto. É importantíssimo lembrar que a ausculta pulmonar melhora mais rapidamente do que o PFE, assim o doente não deve ser dispensado apenas considerando a melhora da ausculta. Aqueles que mantiverem PFE < 70% apesar das medicações devem ser internados.

- **Oximetria de pulso:** deve ser obrigatoriamente verificada;

- **Radiograma de tórax posteroanterior (PA) e perfil:** para excluir pneumonia, pneumotórax, edema pulmonar, derrame pleural;

- **Exames laboratoriais pertinentes, caso necessário**;

- **Gasometria arterial, apenas se:**

  – Pacientes com dispneia persistente cujo PFE está < 25% do normal ou abaixo de 200 L/minuto (min), apesar da terapia broncodilatadora inicial;

  – Pacientes que demonstram sinais ou sintomas de hipercapnia decorrente do excessivo trabalho da musculatura respiratória, tais como diminuição do nível de consciência, bradipneia ou mioclonia.

A **Tabela 69.1** define os critérios para classificação da asma em leve a moderada, grave ou muito grave, conforme achados clínicos e de exames complementares.

Tabela 69.1. Classificação da gravidade da asma			
Achado	Leve a moderada	Grave	Muito grave (insuficiência respiratória)
Impressão clínica	Sem alterações	Sem alterações	Cianose, sudorese, exaustão
Estado mental	Normal	Normal ou agitação	Agitação, confusão, sonolência
Dispneia	Ausente ou leve	Moderada	Intensa
Fala	Frases completas	Frases incompletas	Frases curtas ou monossilábicas
Musculatura acessória	Retrações leves/ausentes	Retrações acentuadas	Retrações acentuadas
Sibilância	Ausentes com MV normal, localizados ou difusos	Localizados ou difusos	Ausentes com MV diminuído
FR (irpm)	Normal ou aumentada	Aumentada	Aumentada
FC (bpm)	≤ 110	> 110	> 140 ou bradicardia
PFE (% previsto)	> 50	$30 - 50$	< 30
SpO_2 (%)	> 95	$91 - 95$	≤ 90
PaO_2 (mmHg)	Normal	Ao redor de 60	< 60
$PaCO_2$ (mmHg)	< 40	< 45	≥ 45

MV: murmurio vesicular.

Tratamento nas exacerbações

• Oxigenoterapia

  - Manter $SpO_2 \geq 90\%$. Em gestantes e pacientes com doenças cardiovasculares, manter $SpO_2 \geq 95\%$.

- Cateter nasal;
- Máscara facial;
- Máscara Venturi.

• Agonistas beta-adrenérgicos e agentes anticolinérgicos

- Nebulização com SF 0,9% 3-5 mL a cada 20 min na 1ª hora e, em seguida, a cada 4 a 6 horas se houver boa resposta.
  - Salbutamol (5 mg/mL): 10 a 20 gotas + Brometo de Ipratrópio (0,25 mg/mL) – 20 a 40 gotas;
  - Fenoterol (5 mg/mL): 10 a 20 gotas + Brometo de Ipratrópio (0,25 mg/mL) – 20 a 40 gotas;
  - Salbutamol spray (100 mcg/jato): 4 a 8 jatos a cada 20 min, três vezes.

• Glicocorticoides sistêmicos

- Devem ser usados precocemente. Reduzem a inflamação, aceleram a recuperação, reduzem recidivas e hospitalizações e diminuem o risco de asma fatal. Indica-se o uso por 7 a 10 dias.
- O Início de ação da prednisona via oral (VO) é semelhante ao endovenoso (EV).
- Os benefícios anti-inflamatórios do corticosteroide sistêmico não aumentam significativamente em doses superiores a 1 mg/kg/dia de prednisona, ou equivalente. Ponderar efeitos colaterais que possam piorar o quadro clínico do doente como imunossupressão, miopatia, hipertensão e hiperglicemia.
  - Prednisona 1 mg/kg/dia (40 a 60 mg) VO;
  - Metilprednisolona 60-125 mg IV a cada 6 h;
  - Hidrocortisona 2-3 mg/kg IV a cada 4 h.

• Agonistas beta-adrenérgicos parenterais

- Para pacientes com suspeita de reação anafilática ou que não tenham capacidade para usar broncodilatadores por inalação:
  - Adrenalina 1 mg/mL (ampola padrão 1 mL) 0,3 a 0,5 mg IM;
- Pacientes com asma severa e insuficiência respiratória iminente ou vigente sem resposta ao tratamento padrão, mas sem evidência de anafilaxia:
  - Adrenalina 1 mg/mL (ampola padrão 1 mL) 0,3 a 0,5 mg subcutânea (SC);
  - Terbutalina 0,25mg SC a cada 20 min por três doses.

• Aminofilina

- Em casos de maior gravidade e refratariedade. Seu uso é controverso.
- Solução injetável – diluição 1 mg/mL:
  - *Bolus*: 5-6 mg/kg;
  - Infusão: 0,6-0,9 mg/kg/h;
  - Em idosos, pacientes com insuficiência cardíaca congestiva (ICC) ou hepatopatias, fazer 0,4 mg/kg/h.

• Sulfato de magnésio

- Utilizada em exacerbações potencialmente fatais ou cuja exacerbação permanece grave (PFE < 40% da linha de base) após 1 hora de terapia convencional intensiva. Resultados controversos. Monitorar PA.
  - Sulfato de magnésio 50%: 2 g (4 mL) diluídos em 50 mL de SF 0,9% via intravenosa (IV) em 20 min.

• Antibióticos

- O uso de antibioticoterapia empírica na exacerbação da asma não é recomendado pelas diretrizes clínicas existentes, uma vez que a maioria das infecções de vias aéreas que desencadeiam o quadro é de etiologia viral.

• Indicação de ventilação invasiva

1. Falência cardíaca ou respiratória;
2. Deterioração do *status* mental;
3. Diminuição da frequência respiratória;
4. Incapacidade de manter o esforço respiratório;
5. Agravamento da hipercapnia e da acidose respiratória associada;
6. Incapacidade de manter uma saturação de oxigênio > 95% apesar de oxigenoterapia.

• Indicações de UTI

1. Parada cardiorrespiratória (PCR) ou necessidade de ventilação mecânica;
2. Hipercapnia, acidose (pH < 7,30) ou hipoxemia;
3. Hipotensão arterial ou arritmias cardíacas graves;
4. Persistência dos sinais e sintomas de gravidade (sonolência, confusão mental, exaustão, cianose, silêncio respiratório ou PFE < 30% do valor previsto) a despeito do tratamento adequado;
5. Necessidade de monitoramento acurado em função da gravidade da doença ou do tratamento a ser utilizado (infusões intravenosas com doses elevadas).

Cautela com Medicações

Algumas medicações podem piorar os sintomas da asma e devem ser evitadas ou usadas com cuidado.

Os betabloqueadores podem causar aumento da obstrução brônquica e reatividade das vias aéreas, além de resistência aos efeitos de agentes agonistas beta-adrenérgicos. Se estiverem indicados para eventos coronários agudos, a asma não é uma contraindicação absoluta, mas os riscos/benefícios relativos devem ser considerados. Nesses casos, dar preferência ao atenolol que, entre eles, tem o menor risco de provocar broncoespasmo.

AAS e anti-inflamatórios não esteroides (AINE) podem piorar sintomas da asma em doentes sensíveis. No entanto, não são contraindicados a não ser que haja reação prévia ao seu uso. Deve-se estar atento à piora dos sintomas caso sejam usados.

Reintrodução de Medicações

Entre os pacientes hospitalizados, normalmente iniciamos (ou retomamos, se anteriormente utilizados) glicocorticosteroides inalatórios assim que os pacientes são capazes de tolerar o fornecimento da medicação.

O uso de combinação de glicocorticosteroides inalados e beta-agonistas de ação longa geralmente deve ser retardado até a administração de beta-agonistas de curta duração diminuir em frequência para menos de quatro vezes por dia.

Tratamento da Asma Alérgica na Fase Estável (Tabela 69.2)

A partir da etapa 4, é ideal que o tratamento seja conduzido por médico especialista.

Tabela 69.2. Tratamento da asma alérgica na fase estável

Etapa 1	Etapa 2	Etapa 3	Etapa 4	Etapa 5
BD de curta ação por demanda	BD de curta ação por demanda			
Considerar CI de baixa dose	Uma das opções abaixo			
Opções de medicamentos para as etapas 2 a 5	Dose baixa de CI	Dose baixa de CI + LABA	Dose moderada ou alta de CI + LABA	Tratamento com Anti-IgE ou Anti- IL5
	Antileucotrienos	Dose média ou alta de CI	Associar Tiotrópio	Corticosteroide oral na menor dose possível
		Dose baixa de CI + antileucotrienos	Dose alta de CI + antileucotrienos e/ou teofilina de liberação lenta	
		Dose baixa de CI + teofilina de liberação lenta		

BD: broncodilatador; LABA: beta-2-agonistas de ação prolongada; CI: corticosteroide inalatório; Anti-IgE: omalizumabe; Anti-Interleucina 5: mepolizumabe ou reslizumabe (não liberados no Brasil ainda). Fonte: Global Initiative for Asthma - GINA 2017.

Vacinação

Pacientes com asma devem receber vacinação anti-influenza (anualmente) e antipneumocócica em esquema sugerido pela Sociedade Brasileira de Pneumologia e Tisiologia (www.sbpt.org.br).

Asma e Comorbidades

Refluxo gastroesofágico

A prevalência de refluxo gastresofágico em asmáticos é maior do que na população em geral. A associação entre asma e doença do refluxo gastresofágico (DRGE) já foi amplamente descrita na literatura, mas não está claro se há uma relação causal entre as duas condições.

Porém, não existem evidências de que o tratamento com inibidores de bomba de prótons tenha um impacto sobre a melhora do controle da asma.

Rinite alérgica

As diretrizes baseadas em evidências (rinite alérgica em asma, ARIA) recomendam corticosteroides intranasais para o tratamento da rinite alérgica, cujo uso está associado a menos necessidade de hospitalização relacionada à asma e visitas ao serviço de emergência.

Aspergilose broncopulmonar alérgica

A prevalência de aspergilose broncopulmonar alérgica (ABPA) entre pacientes com asma persistente é estimada em 1 a 2%. Deve ser investigada em pacientes com asma corticodependente e com bronquiectasias centrais ou infiltrados pulmonares, naqueles com teste cutâneo positivo para *Aspergillus sp.* ou naqueles com dosagem de IgE total superior a 1.000 U/L e IgE ou IgG contra *Aspergillus sp.* no sangue.

Apneia obstrutiva do sono

A síndrome da apneia obstrutiva do sono é um fator de risco independente para a exacerbação da asma. Deve-se avaliar sintomas sugestivos de apneia obstrutiva do sono em pacientes com asma não controlada ou de difícil controle, em especial aqueles com sobrepeso ou obesidade. Há evidências de que o tratamento com CPAP melhore o controle da asma.

Estresse, ansiedade, depressão, fatores psicossociais

Existem evidências que relacionam a asma com ansiedade, síndrome do pânico, claustrofobia, agorafobia e estresse traumático. Recomenda-se que, em pacientes com asma de difícil controle, esses fatores sejam adequadamente valorizados.

Idoso

O tratamento farmacológico da asma no idoso é igual ao efetuado nas outras faixas etárias, com especial atenção a alterações farmacocinéticas, interações medicamentosas e limitação ao uso de dispositivos inalatórios.

Alta Hospitalar

Os pacientes com boa resposta ao tratamento que não apresentam sinais de gravidade, com $SpO_2 > 95\%$ e que atingiram PFE ou $VEF_1 \geq 70\%$ do valor previsto podem ser liberados para o domicílio. A **Tabela 69.3** indica situações em que é necessário o encaminhamento ao pneumologista no momento da alta.

Lista de Medicações

- Beta-2-agonistas de ação prolongada:
    - **Formoterol (inalado – cápsulas):** 6 a 12 mcg – 1 a 2 cáps. a cada 12 horas;
    - **Salmeterol (inalado – pó seco):** 50 mcg – 1 dose a cada 12 horas;
    - **Salmeterol (inalado – spray):** 25 mcg – 2 jatos a cada 12 horas.
- Beta-2-agonistas de ação ultra prolongada:
    - **Indacaterol (inalado – cápsulas):** 150 a 300 mcg – 1 cáps. a cada 24 horas;
    - **Olodaterol (inalado):** 2,5 mcg – 2 puffs a cada 24 horas.

Tabela 69.3. Quando encaminhar ao pneumologista

Exacerbação grave.

Paciente que necessitou de hospitalização ou de dois cursos de corticosteroideterapia oral em 1 ano.

Tratamento a partir da etapa 4.

A asma não é controlada após 3 a 6 meses de terapia ativa e acompanhamento apropriado.

O paciente parece não responder à terapia.

Dúvida diagnóstica.

Existem outras condições que complicam o manejo (polipose nasal, sinusite crônica, rinite grave, aspergilose bron-copulmonar alérgica, DPOC, disfunção de cordas vocais etc.).

Testes de diagnóstico adicionais são necessários (testes de pele para alergias, broncoscopia, testes completos de função pulmonar).

Paciente candidato à imunoterapia.

Paciente é potencialmente candidato à terapia com produtos biológicos (omalizumab, mepolizumab, reslizumab) ou termoplastia brônquica.

DPOC: doença pulmonar obstrutiva crônica.

- Antimuscarínicos de ação prolongada:
    - **Tiotrópio (inalado – nebulização):** 2,5 mcg – 1 a 2 doses a cada 24 horas;
    - **Glicopirrônio (inalado – cápsula):** 50 mcg – 1 cáps. a cada 24 horas.
- Corticosteroide inalatório:
    - **Beclometasona (inalado – spray):** 50 a 250 mcg – 1 a 4 jatos a cada 12 horas
    - **Beclometasona (inalado – pó):** 100; 200; 400 mcg – 1 a 2 jatos a cada 12 horas
    - **Budesonida (inalado – pó):** 200 a 400 mcg – 1 a 2 cáps. a cada 12 horas;
    - **Fluticasona (nebulização):** 50 a 250 mcg – 1 a 2 jatos a cada 12 horas.

Observe a **Tabela 69.4**.

- Corticosteroide inalatório + beta-2-agonista de ação prolongada:
    - **Formoterol/Budesonida (inalado – pó seco):** 6/100; 6/200; 12/400 mcg – 1 a 2 doses a cada 12 horas;
    - **Formoterol/Beclometasona (inalado – spray):** 6/250 mcg – 1 a 2 doses a cada 12 horas;

Tabela 69.4. Equivalência quanto à potência dos corticosteroides inalatórios

Dose diária em microgramas			
Tipo de CI	Baixa	Média	Alta
Budesonida	200 a 400	> 400 a 800	> 800 a 1600
Beclometasona	200 a 500	> 500 a 1.000	> 1.000 a 2.000
Fluticasona	100 a 250	> 250 a 500	> 500 a 1.000
Ciclesonida	80 a 160	> 160 a 320	> 320 a 1.280
Mometasona	200	≥ 400	> 800

Equipotência estimada dos CI para adultos. Fonte: Adaptada das Diretrizes de Manejo da Asma da SBPT 2012.

- **Salmeterol/Fluticasona (inalado – pó seco):** 50/100; 50/250; 50/500 mcg – 1 dose a cada 12 horas;
- **Salmeterol/Fluticasona (inalado – spray):** 25/50; 25/125; 25/250 mcg – 2 jatos a cada 12 horas.
- Antileucotrienos:
  - **Montelucaste:** 10 mg VO, 1 vez ao dia.

Sugestão de Leitura

1. Covar RA, Macomber BA, Szefler SJ. Medications as asthma triggers. Immunol Allergy Clin North Am. 2005 Feb;25(1):169-90.
2. Cruz AA, et al. Diretrizes da Sociedade Brasileira de Pneumologia e Tisiologia para o Manejo da Asma; – 2012. J Bras Pneumol. 38 (1): 1-46, 2012.
3. Faresin SM, Santoro IL, Large CM, Perfeito JAJ. Guia de Ppneumologia. - Coleção Guias de Medicina Ambulatorial e Hospitalar EPM-UNIFESP. 2 ed. São Paulo: Manole; Edição: 2. 2013.
4. Global Initiative for Asthma. Global Sstrategy for Aasthma Mmanagement and Pprevention, 2016. Available from: www.ginasthma.org.
5. Maciel R, Aidé MA. Prática pneumológica. 2a edição. São Paulo:Editora Guanabara.; 2016.
6. The Asthma Network (GAN). The Global Asthma Report 2014. Auckland (NZ). Disponível em: http://www.globalasthmareport.org

Capítulo 70

Cirrose Hepática

Camilla de Almeida Martins
Roberto José de Carvalho Filho
Arthur Alencar Arrais de Souza

Introdução

A cirrose representa o estágio final do processo de fibrose hepática, cursando com distorção da arquitetura do fígado e formação de nódulos regenerativos. As principais causas de cirrose no Brasil são: hepatite viral crônica (B e C), doença hepática alcoólica e doença hepática gordurosa não alcoólica.

Nos Estados Unidos, a prevalência de cirrose na população é estimada em 0,27% e, em 2010, essa doença ocupou a 8ª posição na lista das principais causas de morte. No Brasil, embora os dados de prevalência sejam escassos, de acordo com o DATASUS, de 2001 a 2010, a cirrose hepática foi a principal causa de hospitalização e de mortalidade por doenças hepáticas no Brasil. Nesse contexto, o conhecimento das etapas de avaliação clínica do hepatopata e o adequado manejo de suas complicações são de extrema importância para o médico hospitalista.

Avaliação do Paciente Hepatopata

Além da anamnese dirigida, durante o exame físico deve-se atentar para a presença de estigmas de hepatopatia crônica avançada, mostrados na **Tabela 70.1**.

Tabela 70.1. Sinais e sintomas sugestivos de hepatopatia crônica avançada	
Sintomas	Exame físico
Fadiga	Esplenomegalia
Amenorreia/disfunção erétil	Ascite e/ou hidrotórax
Icterícia	Telangiectasias e aranhas vasculares
Prurido/escoriações	Eritema palmar
Hematêmese/melena/hematoquezia	Rarefação de pelos
Aumento do volume abdominal	Ginecomastia
Alteração do ciclo sono-vigília/confusão mental	Atrofia testicular
Infertilidade	*Flapping* e/ou hálito hepático
Edema de membros inferiores	Unhas brancas
	Circulação colateral abdominal tipo porta
	Contratura de Dupuytren e hipertrofia de parótidas (sugerem etiologia alcoólica)

O paciente cirrótico deve ser estadiado conforme a classificação de Child-Pugh-Turcotte, que reflete a gravidade da disfunção hepática, conforme mostra a **Tabela 70.2**. As classes A, B e C se associam com taxas de sobrevida progressivamente menores.

Tabela 70.2. Classificação de Child-Pugh-Turcotte

Parâmetros	1 ponto	2 pontos	3 pontos
Bilirrubinas (mg/dL)	< 2	2 a 3	> 3
Albumina (g/dL)	> 3,5	2,8 a 3,5	< 2,8
Tempo de Protrombina (paciente – controle; segundos) ou	1 a 3	4 a 6	> 6
RNI	< 1,7	1,7 a 2,3	> 2,3
Ascite	Ausente	Leve	Moderada
Encefalopatia hepática	Ausente	Grau I/II	Grau III/IV
Classe	Pontos	Sobrevida em 1 ano	Sobrevida em 2 anos
A	5 a 6	100%	85%
B	7 a 9	80%	60%
C	10 a 15	45%	35%

Outra ferramenta importante para caracterizar o estado funcional e o prognóstico da hepatopatia crônica na hepatologia é o escore MELD (sigla em inglês para *Model for End-stage Liver Disease*), atualmente usado para listar e priorizar pacientes para o transplante hepático. Os níveis de bilirrubinemia total, creatinina sérica e de RNI são utilizados para o seu cálculo.

O manejo do paciente cirrótico em enfermaria deve ser idealmente feito por uma equipe multidisciplinar, englobando os seguintes aspectos:

1. **Suporte nutricional:** dieta com restrição moderada de sódio (2 a 6,0 g de NaCl ao dia) é especialmente útil nos pacientes com ascite. Restrição hídrica (800 a 1.000 mL/dia) é recomendada somente se hiponatremia grave (Na < 120 mEq/L). Manter aporte calórico diário de 35 a 40 kcal/kg (pacientes hipercatabólicos), com oferta adequada de proteínas (1,2 a 1,5g/kg/dia), mesmo na presença de encefalopatia hepática. Mensurações diárias de peso em jejum e de circunferência abdominal devem ser realizadas.

2. **Exames laboratoriais necessários:** hemograma, aminotransferases (AST/ALT), fosfatase alcalina, gamaglutamiltransferase, albumina, bilirrubinas (total e frações), tempo de protrombina/RNI, função renal e eletrólitos.

3. **Medicações que devem ser evitadas pelo risco de lesão renal aguda:** anti-inflamatórios não hormonais, inibidores da enzima conversora da angiotensina (IECA), bloqueadores dos receptores de angiotensina II (BRA), aminoglicosídeos e bloqueadores alfa-1-adrenérgicos. Atentar para o uso abusivo de diuréticos.

Pacientes com cirrose são suscetíveis a diversas complicações, sendo as mais comuns: ascite; peritonite bacteriana espontânea (PBE); encefalopatia hepática; síndrome hepatorrenal (SHR); e síndrome hepatopulmonar (SHP), que serão detalhadas a seguir.

Ascite

Definição

Condição clínica caracterizada pelo aumento de líquido na cavidade peritoneal, estando relacionada à cirrose em 85% casos. Trata-se da complicação mais comum nessa população, com 60% dos pacientes com cirrose compensada (Child A) desenvolvendo ascite em dez anos.

Diagnóstico

- Feito por meio da combinação de exame físico (sobretudo nos casos de ascite de volume moderado ou acentuado) com exames de imagem (principalmente ultrassonografia de abdome);
- Todo paciente recém-diagnosticado com ascite (ou que é hospitalizado por descompensação da hepatopatia) deve ser submetido à paracentese diagnóstica;
- Avaliação básica do líquido ascítico: aspecto do líquido (citrino, sanguinolento, turvo/ purulento, quiloso etc.), celularidade (total e diferencial) e dosagens de albumina (fundamental para o cálculo do gradiente de albumina soroascite [GASA]) e de proteínas totais;
- **Interpretação do GASA:**
  - **GASA > 1,1 g/dL:** infere a presença de hipertensão portal (acurácia de 97%), podendo estar elevado em qualquer condição clínica que curse com aumento da pressão portal (não é específico de cirrose), como insuficiência cardíaca, síndrome de Budd-Chiari, entre outros;
  - **GASA < 1,1 g/dL:** praticamente descarta a presença de hipertensão portal, direcionando o diagnóstico para outras causas (síndrome nefrótica, carcinomatose peritoneal, tuberculose peritoneal, ascite pancreática etc.);
- Exames adicionais podem auxiliar no diagnóstico diferencial de outras causas de ascite, tais como bacterioscopia/cultura, glicose, DHL, amilase, triglicerídeos, bilirrubinas, pró-BNP e citologia oncótica, entre outros.

Manejo terapêutico

- Restrição de sódio na dieta (até 2 g de NaCl ao dia) é componente-chave do tratamento, indicada para todos os pacientes com ascite. A restrição hídrica só deve ser orientada nos casos com sódio menor que 120 mEq/L;
- Diureticoterapia: terapia combinada com espironolactona e furosemida via oral (VO) (na proporção de 100 mg espironolactona: 40 mg furosemida como tratamento inicial). Pacientes com baixo peso (< 50 kg), idosos ou com ascite de pequena monta devem iniciar tratamento com doses menores (50 mg: 20 mg, p.ex.);
- O paciente deve ser pesado diariamente e reavaliado a cada 3 a 5 dias após mudança na dose dos diuréticos, com limite de perda ponderal de até 0,5 kg/dia na ausência de edema de membros inferiores ou de até 1 kg/dia se edema presente; caso as metas não sejam atingidas, as doses de diuréticos devem ser aumentadas paulatinamente, até o controle da ascite (ascite ausente ou de pequeno volume), desde que não haja complicações ou contraindicações, tais como hipo/hipercalemia ou hiponatremia grave, disfunção renal progressiva, piora de encefalopatia hepática, hipotensão arte-

rial ou sintomas de baixo débito incapacitantes. As doses máximas de diuréticos são de 400 mg de espironolactona e de 160 mg de furosemida;

- Pacientes submetidos à paracentese com retirada de igual ou superior a 5 L de líquido ascítico devem receber reposição de albumina (6-8 g albumina humana para cada litro retirado), com o objetivo de prevenir disfunção circulatória pós-paracentese;

- Drogas hipotensoras ou capazes de induzir lesão renal, em especial IECA/BRA, beta-bloqueadores e AINE não devem ser iniciados (ou deve-se considerar suspendê-los, se em uso regular) nos pacientes com ascite em tratamento, já que podem relacionar-se à diminuição na taxa de sobrevida desses pacientes.

Peritonite Bacteriana Espontânea (PBE)

Definição

Infecção bacteriana do líquido ascítico bastante comum em pacientes cirróticos, diagnosticada na ausência de causa secundária intra-abdominal. Marca transição para uma fase de pior prognóstico na história natural da hepatopatia crônica, junto com outras descompensações (como encefalopatia hepática e sangramento varicoso). Apresenta mortalidade de até 90% sem tratamento específico, reduzida para 20% se diagnosticada precocemente e instituído tratamento adequado.

Diagnóstico

- Requer paracentese com contagem de polimorfonucleares (PMN) > 250 céls/mm³ ou cultura do líquido ascítico positiva, desde que excluídas causas secundárias de peritonite (perfuração de víscera oca, pancreatite, colecistite, entre outros);

- O quadro clínico é variado, sendo geralmente caracterizado por dor abdominal e piora da ascite, com sinais e sintomas inespecíficos, tais como febre, lesão renal aguda ou descompensação da hepatopatia de base (encefalopatia hepática, hemorragia digestiva ou síndrome hepatorrenal). Indícios clínicos de peritonite (dor abdominal, descompressão brusca dolorosa, vômitos, íleo paralítico) podem ou não estar presentes;

- Diante da suspeita de PBE, deve-se proceder rastreio infeccioso geral (hemograma, proteína C reativa, bioquímica geral com testes hepáticos, urina tipo I, urocultura, duas hemoculturas periféricas) e paracentese diagnóstica;

- O líquido ascítico deve ser enviado para análise, que deve sempre incluir: cultura em dois frascos inoculados à beira do leito (germes aeróbios e anaeróbios), celularidade total e diferencial, bacterioscopia pelo método de Gram, proteína total e albumina. Dosagens de glicose e de DHL devem ser feitas se houver suspeita de peritonite bacteriana secundária (PBS), relacionada à inflamação ou perfuração de órgão intra-abdominal. Outros exames podem ser solicitados a depender do caso clínico do paciente;

- Baseando-se na contagem de PMN e no resultado das culturas, temos vários cenários:
  - **PBE clássica:** PMN > 250 células/mm³ + cultura positiva monobacteriana;
  - **Ascite neutrofílica:** PMN > 250 células/mm³ + culturas negativas. Deve ser manejada como PBE;
  - **Bacterascite:** PMN < 250 células/mm³ + cultura positiva monobacteriana. Pode progredir para PBE em cerca de um terço dos casos ou resolver espontaneamente (especialmente nos pacientes assintomáticos). Se o paciente for sintomático, tratar

como PBE. Nos casos assintomáticos, considerar repetir a paracentese em 48 horas. Se PMN > 250 células/mm^3 ou aparecimento de indícios clínicos compatíveis com PBE, a antibioticoterapia deve ser iniciada;

- O diagnóstico diferencial com PBS é imprescindível, uma vez que o manejo desta inclui, além de antibióticos, exames de imagem (como ultrassonografia (USG) e tomografia computadorizada (TC) de abdome) e avaliação cirúrgica. Na análise do líquido ascítico, dados sugestivos de PBS são: glicose < 50 mg/dL; concentração de proteínas > 1 g/dL; DHL > limite superior sérico e cultura polimicrobiana;

Manejo terapêutico

- Deve-se iniciar antibiótico empírico imediatamente após diagnóstico de PBE (PMN > 250 células/mm^3), não aguardando o resultado das culturas. O esquema antibiótico deve cobrir bactérias gram-negativas entéricos (enterobactérias, em especial *E.coli* e *K. pneumoniae*), sendo as cefalosporinas de 3ª geração a opção de 1ª escolha: ceftriaxona 2 g IV, 1 vez/dia ou cefotaxima 2 g IV a cada 8 horas, durante 5 dias. Esquemas alternativos com quinolonas por via intravenosa (IV) (p. ex.: levofloxacino ou ciprofloxacino) podem ser usados, exceto em pacientes que já façam uso de quinolonas para profilaxia de PBE, dada a incidência aumentada de resistência às quinolonas nessa população. Amoxacilina/clavulanato IV constitui opção;

- Infecções por microrganismos não usuais, bastante virulentos ou pacientes com hemocultura positiva podem requerer tratamento mais prolongado. Falha terapêutica, em geral, ocorre por resistência bacteriana ou peritonite bacteriana secundária não diagnosticada.

- Paracentese de controle, realizada 48 horas após o início da antibioticoterapia, é desejável, podendo ser facultativa nos casos com boa evolução clínica. Deve ser sempre realizada nos seguintes contextos: piora clinicolaboratorial a despeito de terapia adequada, PBE nosocomial ou PBS (documentada ou suspeita). Resposta terapêutica é definida como redução da citometria em pelo menos 25% da contagem inicial. A ausência de resposta deve ser tratada com escalonamento empírico da antibioticoterapia (carbapenêmico associado ou não a glicopeptídeo, linezolida, tigeciclina ou daptomicina, conforme perfil microbiológico local), com posterior adequação de acordo com os resultados das culturas;

- **Profilaxia de síndrome hepatorrenal (SHR):** disfunção renal pode ocorrer em 30 a 40% dos pacientes com PBE, agregando alta morbimortalidade ao quadro. A administração de albumina humana IV (1,5 g/kg ao diagnóstico e 1 g/kg no 3º dia de tratamento) em até 6 horas do diagnóstico reduz o risco de SHR e deve ser feita em todos os pacientes com PBE. Benefícios do uso de albumina na PBE parecem ser maiores no subgrupo de pacientes com creatinina sérica > 1 mg/dL, ureia > 60 mg/dL ou bilirrubina total > 4 mg/dL.

- **Profilaxia de PBE:** pacientes com alto risco de desenvolver PBE devem receber antibioticoprofilaxia, que resulta em aumento de sobrevida. Os contextos nos quais ela é indicada são:

  - **Profilaxia primária:**

    - **Temporária:** indicada para cirróticos com sangramento gastrintestinal (seja varicoso ou não varicoso): duração de 7 dias. Dois esquemas podem ser usados: ceftriaxone 1 g/dia por via IV ou norfloxacina 400 mg, a cada 12 horas por VO.

Ceftriaxone é o agente preferencial durante a fase de hemorragia ativa (em geral, nas primeiras 48 horas de admissão) e para os pacientes com hepatopatia mais grave, definida pela presença de dois ou mais dos seguintes fatores: ascite; encefalopatia hepática; bilirrubina total > 3 mg/dL ou desnutrição grave;

- **Contínua:** indicada para cirróticos com dosagem de proteínas totais no líquido ascítico < 1,5 g/dL e que tenham falência hepática avançada (Child-Pugh > 9 e bilirrubinas totais > 3mg/dL) ou disfunção renal associada (definida por creatinina > 1,2 mg/dL, ureia > 50 mg/dL ou sódio sérico < 130 mEq/L). O esquema indicado é norfloxacina 400 mg/dia por VO;

- **Profilaxia secundária:** pacientes com episódio de PBE prévia devem receber profilaxia por tempo indeterminado. Norfloxacina 400 mg/dia por VO é o regime de 1ª escolha. Ciprofloxacina 750 mg/semana por VO e sulfametoxazol/trimetoprim 800/160 mg/dia podem ser alternativas.

Encefalopatia Hepática

Definição

A EH Consiste em uma ampla variedade de distúrbios neurológicos e psiquiátricos potencialmente transitórios e reversíveis encontrados em pacientes com cirrose e hipertensão portal. Ocorre em 30 a 50% dos pacientes cirróticos e é um indicador de mau prognóstico.

Diagnóstico

1. **Anamnese e exame físico minuciosos:** para detectar alterações cognitivas e neuromusculares características de EH, bem como pesquisar eventos precipitantes;

2. **Exclusão de outras causas de alteração do nível de consciência:** avaliar sistema nervoso central (SNC) com exame de imagem (TC ou ressonância magnética) e/ou punção do líquido cefalorraquiano (LCR) na presença de déficits focais ou dados da história que sugiram um diagnóstico alternativo (hematoma subdural, acidente vascular encefálico (AVE), meningite etc.);

3. **Diagnóstico diferencial:** hipoglicemia; hiponatremia; lesões intracranianas decorrentes de trauma ou coagulopatia; AVE isquêmico ou hemorrágico; epilepsia; neuroinfecções; e intoxicações exógenas.

Classificação

- **Quanto à doença de base:** a tipo A resulta de insuficiência hepática aguda; a tipo B é associada à derivação portossistêmica, espontânea ou não; e a tipo C é relacionada à cirrose hepática;

- **Quanto à gravidade das manifestações clínicas:** a escala de West Haven (mostrada na **Tabela 70.3**) deve ser usada. Em nomenclatura mais recente, os graus 0 e 1 constituem a "EH subclínica" e os graus 2, 3 e 4 são conjuntamente chamados de "EH manifesta";

- **Quanto à evolução cronológica:** podendo ser episódica; recorrente (vários episódios num intervalo de 6 meses ou menos); ou persistente;

- **Quanto à identificação de evento desencadeador:** a EH pode ser considerada precipitada ou não precipitada. Os fatores precipitantes mais comuns são hemorragia gastrintestinal, distúrbios hidroeletrolíticos ou acidobásicos, infecções, carcinoma hepatocelular, desidratação, medicações (benzodiazepínicos, opiáceos, antidepressivos), abuso de álcool, má adesão ao tratamento, constipação e uso excessivo de diuréticos.

Tabela 70.3. Classificação de West Haven para encefalopatia hepática		
Grau	Função cognitiva	Função neuromuscular
0	Normal. Testes neuropsicométricos prejudicados	Normal
1	Déficit de atenção, irritabilidade, alterações de personalidade	Pequenas alterações visuais. Tremor e incoordenação
2	Alteração do ciclo sono-vigília, letargia, alterações de comportamento e de humor, disfunção cognitiva	*Flapping*, fala arrastada
3	Sonolência, confusão mental, desorientação	Rigidez muscular, nistagmo, *clonus*, sinal de Babinski, hiporreflexia
4	Estupor e coma	Sem resposta a estímulo nauseoso, postura de descerebração

Manejo terapêutico

- Estabilização clínica do paciente: garantir perviedade de vias aéreas e hidratar (se necessário). Pacientes com EH graus 3 e 4 devem ser submetidos à ventilação mecânica, transferidos para UTI e monitorizados;
- Passagem de sonda nasogástrica/nasoenteral (SNG/SNE), conforme necessário;
- Identificar e tratar fator(es) precipitante(s);
- Suspender diuréticos; evitar uso de benzodiazepínicos (se agitação psicomotora e agressividade, preferir neurolépticos, como o haloperidol);
- Manter aporte calórico adequado, com dieta normoproteica (1,2-1,5 g/kg/dia, preferindo ingestão de proteínas de origem vegetal). Limitar ingestão proteica não demonstrou benefício e não deve ser adotada;
- Lactulona (dissacarídeo não absorvível) é considerada medicação de 1ª linha para o manejo da EH. Existem três esquemas de administração:
  - **Esquema *step-up*:** dose inicial de 25 mL a cada 12 horas por VO ou SNG, titulando-se a dose até 15-45 mL a cada 8 a 12 horas, com o objetivo de obter duas a três evacuações amolecidas ao dia;
  - **Esquema *top-down* (apenas para EH graus 0 a 2 ou em pacientes sob ventilação mecânica):** dose inicial de 45 mL por VO ou SNG, com doses adicionais de 45 mL a cada hora até a primeira evacuação amolecida, quando a dose é titulada até a obtenção de duas a três evacuações amolecidas ao dia; ou
  - **Enema (apenas em EH graus 3 ou 4):** 100 a 300 mL de lactulose diluídos em 300 a 700 mL de água, retidos por 1 hora em posição de Trendelenburg. Os principais efeitos colaterais são náuseas, flatulência, distensão abdominal, diarreia e distúrbios hidroeletrolíticos.
- **Polietilenoglicol (PEG):** dose de 4 L por VO ou por SNG, administrados em 4 horas. Causa menos síndrome gasosa e distúrbios hidroeletrolíticos do que a lactulona, mas pode causar diarreia profusa e deve ser opção apenas em pacientes com baixo risco de aspiração.
- **Antibióticos:** tipicamente usados em associação à lactulose no caso de não resposta ou resposta parcial. São opções:
  - **Rifaximin:** dose de 550 mg a cada 12 horas, por VO ou SNG. Pode ser usado cronicamente e apresenta melhor perfil de segurança quando comparado ao metronidazol e à neomicina, mas tem alto custo e ainda não é disponível no Brasil.

- **Metronidazol:** dose de 250 a 500 mg a cada 8 horas, por VO ou SNG. Deve ser usado por curto período em razão do risco de neuropatia periférica.
- **Neomicina:** dose de 1 a 1,5 g a cada 6 horas, por VO ou SNG (cápsulas manipuladas de 500 mg). Há potencial de ototoxicidade e nefrotoxicidade, o que limita seu uso em longo prazo.

- **L-ornitina-Laspartato (LOLA):** apenas a apresentação parenteral mostrou benefícios, na dose diária de 20 g (4 ampolas de 5 g/10 mL) diluídos em 250 mL de soro glicosado a 5%, infundidos por via IV durante 4 horas. Constitui alternativa em casos refratários, habitualmente como adjuvante.

- **Flumazenil (ampola 0,5 mg/5 mL):** dose de 1 a 2 mg diluídos em 20 mL de soro fisiológico 0,9%, em infusão IV durante 3 a 5 minutos. Apresenta efeito transitório, mas pode ser útil em pacientes com EH graus 3 ou 4 que não responderam à lactulose ou quando há suspeita de uso recente de benzodiazepínicos.

Síndrome Hepatorrenal (SHR)

Definição

Quadro de disfunção renal em pacientes com insuficiência hepática (em sua maioria cirróticos) que apresentam hipertensão portal e ascite. Caracteriza-se por intensa vasoconstrição renal, secundária a alterações hemodinâmicas moduladas por sistemas neuro-hormonais (como o sistema renina-angiotensina-aldosterona e sistema simpático), determinando dano funcional aos rins, sem alterações histológicas significativas. É responsável por 17 a 25% dos casos de lesão renal aguda em pacientes cirróticos e ocorre em 30% dos cirróticos com PBE, em 25% dos pacientes internados por hepatite alcoólica grave e em 10% dos pacientes que necessitam de paracenteses de grande volume. É marcador de mau prognóstico, com mortalidade em torno de 85%. Os critérios atuais usados para o diagnóstico da SHR são mostrados na **Tabela 70.4**.

Diagnóstico

- O diagnóstico é de exclusão, baseado em critérios clínicos, laboratoriais e de imagem que visam excluir as causas mais comuns de lesão renal aguda no paciente cirrótico, como as lesões pré-renais e a necrose tubular aguda.

Tabela 70.4. Critérios diagnósticos para síndrome hepatorrenal (Clube Internacional de Ascite, 2015)
Diagnóstico de cirrose com ascite.
Lesão renal aguda, definida de acordo com critérios de KDIGO/ICA-AKI, definido por: • piora da creatinina basal $\geq$ 0,3 mg/dL dentro de 48 horas; ou • aumento (documentado ou presumido) da creatinina basal $\geq$ 50% dentro de 7 dias.
Ausência de resposta (melhora da função renal) após 48 horas da retirada de diuréticos e expansão volêmica com albumina (1 g/kg/dia, máximo de 100 g/dia).
Ausência de choque.
Ausência de uso atual ou recente de drogas nefrotóxicas (p. ex.: AINE, aminoglicosídeos ou contraste iodado).
Ausência de indícios de doença parenquimatosa renal definida por: • proteinúria < 0,5 g/dia; • < 50 hemácias/campo de grande aumento • Ultrassonografia renal normal

- Conforme o modo de apresentação e progressão da SHR, podemos classificá-la de dois modos:
  - **SHR tipo 1:** rápida e progressiva perda de função renal em menos de 2 semanas. Geralmente relacionada à PBE. Prognóstico é reservado, com sobrevida média de 2 semanas sem tratamento.
  - **SHR tipo 2:** evolução mais lenta, vista em geral no contexto de cirróticos com ascite refratária. Sobrevida de aproximadamente 4 a 6 meses.
- **Fatores precipitantes:** identificados em quase 50% dos casos de SHR, agravando a disfunção hemodinâmica. Os mais comuns são infecções bacterianas (notadamente PBE), paracenteses de grande volume (> 5 L) e sangramentos digestórios.
- Marcadores urinários (como o NGAL) têm futuro promissor na avaliação do paciente sob suspeita de SHR para a identificação de necrose tubular aguda.

Manejo terapêutico

- Estabilização clínica sob monitorização contínua, de preferência em unidade semi-intensiva ou intensiva;
- Controle rigoroso da diurese é indicado. Sondagem vesical de demora deve ser considerada apenas na presença de oligoanúria ou quando há suspeita de obstrução urinária;
- Paracentese terapêutica: não há consenso sobre o volume de líquido ascítico a ser removido. Em pacientes com ascite tensa, indica-se a retirada de 2 a 5 L de líquido ascítico, associada à reposição de 6 a 8 g de albumina para cada litro removido;
- Suspender uso de diuréticos e drogas nefrotóxicas, corrigir distúrbios hidreletrolíticos e investigar fatores precipitantes, tais como hemorragia digestiva (solicitar endoscopia digestiva se houver suspeita) e infecções (fazer rastreio infeccioso com paracentese diagnóstica, hemoculturas, urocultura e radiografia de tórax, mesmo que paciente não apresente sinais evidentes de infecção);
- A terapia de escolha no manejo da SHR é baseada na associação de albumina humana (1 g/kg/dia [máximo de 100 g no 1º dia; 20 a 40 g/dia nos dias subsequentes) e vasoconstritores esplâncnicos, havendo duas opções disponíveis no Brasil:
  - **Terlipressina:** opção de 1ª escolha, na dose inicial de 0,5 a 1 mg a cada 4 a 6 horas, em *bolus* por via IV. A cada 2 dias, a dose pode ser ajustada conforme a dosagem de creatinina: não havendo redução > 25% da dosagem anterior, pode-se dobrar a dose até o limite máximo de 12 mg/dia (2 mg a cada 4 horas);
  - **Norepinefrina:** a dose inicial é de 0,5 mg/hora (equivalente a 0,1 μg/kg/min), em infusão IV contínua. A cada 4 horas, a dose pode ser ajustada conforme a pressão arterial média (PAM) e o débito urinário (DU): não havendo aumento da PAM $\geq$ 10 mm Hg em relação à basal ou aumento do DU > 200 mL/4 horas, pode-se aumentar a dose em etapas de 0,5 mg/hora (0,1 μg/kg/min) até o limite máximo de 3 mg/hora (0,7 μg/kg/min). Esse esquema apresentou eficácia semelhante à da combinação terlipressina + albumina, sendo preferida no doente crítico, admitido em unidade de terapia intensiva (UTI);
  - Os vasoconstritores devem ser mantidos até a reversão da SHR (idealmente até níveis de creatinina entre 1 e 1,2 mg/dL) ou até o máximo de 14 dias de terapia;
  - Nos pacientes refratários ao tratamento da SHR candidatos a transplante hepático, deve-se indicar o suporte dialítico, respeitando-se as mesmas indi-

cações sugeridas para as demais etiologias de lesão renal aguda. Deve-se preferir terapias contínuas de hemodiálise, com menor risco de instabilidade hemodinâmica (hemodiafiltração venovenosa contínua ou hemofiltração veno-venosa contínua).

- TIPS (derivação portossistêmica intra-hepática transjugular): impacto incerto na sobrevida, com frequentes contraindicações à sua colocação. Seu uso na SHR tipo 1 deve ser reservado para os candidatos a transplante hepático que não responderam ao tratamento com vasoconstritor e albumina, como ponte para o transplante;

- O transplante hepático representa a terapia definitiva da SHR. A eventual melhora da função renal e a consequente redução do escore MELD obtidas com o trata-mento da SHR não devem mudar a indicação de transplante hepático, já que o prognóstico destes pacientes permanece ruim.

Síndrome Hepatopulmonar (SHP)

Definição

Tríade de doença hepática crônica com hipertensão portal, hipoxemia arterial por dis-túrbio ventilação perfusão, e a presença de dilatações vasculares intrapulmonares. É en-contrada em 5 a 35% dos pacientes candidatos a transplante hepático, denotando doença avançada e mau prognóstico.

Diagnóstico

Pacientes com SHP frequentemente se apresentam assintomáticos. A síndrome deve ser suspeitada em pacientes que apresentem combinações variáveis de:

1. Dispneia de gravidade variável, platipneia (dispneia que surge ou se agrava com a posição sentado ou em pé), cianose de extremidades, baqueteamento digital e telangiectasias;

2. Hipoxemia arterial, demonstrada por:
   - Oximetria de pulso $\leq$ 95%; e
   - Gasometria arterial com PaO_2 < 80 mmHg ou um gradiente alveoloarterial de O_2 igual ou superior a 15 mmHg sugerem o diagnóstico de SHP. Em pacientes com idade igual ou superior a 65 anos, os pontos de corte habitualmente usados para o diagnós-tico de SHP são uma PaO_2 inferior a 70 mmHg e uma $P(A\text{-}a)\ O_2$ > 20 mmHg.

3. Ortodeóxia (queda acentuada da saturação $\geq$ 5% ou $\geq$ 4mmHg com a posição ortostática);

4. Diagnóstico das dilatações vasculares pulmonares, obtido com a realização dos seguintes exames complementares:
   - Ecocardiografia transtorácico com microbolhas: método padrão-ouro para o diag-nóstico de vasodilatações intrapulmonares, preferido por ser não invasivo, de fácil acesso e de baixo custo. A identificação tardia de microbolhas nas câmaras cardíacas esquerdas, depois de 3 a 6 ciclos após a contrastação das câmaras direitas indica a presença de dilatações vasculares intrapulmonares.
   - Cintilografia de perfusão pulmonar e cerebral com macroagregados de albumina marcada com tecnécio 99: em comparação com a ecocardiografia com microbolhas, a cintilografia é menos sensível, porém mais específica, mesmo na presença de co-

morbidades pulmonares. Captação cerebral > 6% sugere a presença de dilatações vasculares intrapulmonares; e/ou

- Angiografia pulmonar.

Manejo terapêutico

Único tratamento efetivo para a SHP é o transplante hepático, que reverte a maioria dos casos, em geral, dentro de 1 ano. Oxigenoterapia é reservada para os casos graves. As indicações para uso de oxigênio são semelhantes àquelas para os portadores de doença pulmonar obstrutiva crônica (PaO$_2$ ≤ 55 mmHg ou 55-60 mmHg com evidências de *cor pulmonale* ou policitemia com hematócrito > 55%).

Hipertensão Portopulmonar (HPP)

Definição

Ocorre em cerca de 2% dos indivíduos com hipertensão portal e entre 5 e 8,5% de candidatos a transplante hepático, sendo associada à vasoconstrição arterial e ao remodelamento da vasculatura pulmonar em virtude de hipertensão portal prolongada, causando hipertensão arterial pulmonar (HAP). Apresenta histopatologia semelhante à HAP idiopática.

Diagnóstico

1. **Quadro clínico:** inespecífico, formado por dispneia, fadiga, síncope, dor torácica em opressão e tontura. Turgência jugular, edema periférico e ascite denotam insuficiência de ventrículo direito, conferindo pior prognóstico a esses pacientes no pré e pós-transplante.

2. **Ecocardiografia transtorácica:** usada para o rastreamento da síndrome, por meio da estimativa da pressão sistólica de ventrículo direito (PSVD) que, na maioria das vezes, é semelhante à pressão sistólica da artéria pulmonar (PSAP). Valores de PSVD e/ou PSAP superiores a 50 mmHg.

3. **Cateterismo de câmaras cardíacas direitas:** teste padrão-ouro para a identificação dos critérios diagnósticos da HPP:

- Pressão média de artéria pulmonar (PMAP) ≥ 25 mmHg (em repouso);
- Resistência vascular pulmonar (RVP) ≥ 120 dinas/s/cm^{-5}; e
- Pressão capilar pulmonar (PCP) ≤ 15 mmHg.

Tratamento

1. **Farmacológico:** baseado no uso de inibidores da fosfodiesterase-5 (como o sildenafil), antagonistas dos receptores da endotelina (bosentan, ambrisentan), prostanoides (epoprostenol, trepostinil e iloprost) ou combinações de drogas de algumas dessas classes. A resposta, medida pela redução da PMAP e da RVP, é variável.

2. **Transplante hepático:** constitui procedimento potencialmente curativo. Entretanto, a evolução pós-transplante é imprevisível, mesmo com cuidadosa seleção de candidatos, que devem apresentar os seguintes critérios:

- PMAP < 35 mmHg;
- RVP < 400 dinas/s/cm^{-5}; e
- Função satisfatória de ventrículo direito.

Sugestão de Leitura

1. Current approach to the diagnosis and management of portopulmonary hypertension. Curr Gastroenterol Rep (2016) 18: 29.
2. Diagnosis and management of acute kidney injury in patients with cirrhosis: revised consensus recommendations of the International Club of Ascites. Journal of Hepatology 2015 vol. 62 j 968-974.
3. Don C Rockey. Causes of upper gastrointestinal bleeding in adults. Uptodate; 2016.
4. EASL clinical practice guidelines on the management of ascites, spontaneous bacterial peritonitis, and hepatorenal syndrome in cirrhosis European Association for the Study of the Liver. Journal of Hepatology 2010 vol. 53 j 397-417.
5. Goldberg E, Chopra S. Cirrhosis in adults: etiologies, clinical manifestations, and diagnosis. Uptodate; 2016.
6. Goldberg E, Chopra S. Cirrhosis in adults: overview of complications, general management, and prognosis. Uptodate; 2016.
7. AASLD and EASL. Hepatic encephalopathy in chronic liver disease: Practice Guideline 2014.
8. Cosarderelioglu C, Cosar AM, Gurakar M, Dagher NN, Gurakar A. Hepatopulmonary Syndrome and Liver Transplantation: A Recent Review of the Literature. J Clin Transl Hepatol. 2016 Mar 28; 4(1): 47–53.
9. Grilo-Bensusan I, Pascasio-Acevedo JM. Hepatopulmonary syndrome: What we know and what we would like to know. World J Gastroenterol; 2016 July 7; 22(25): 5728-5741. July 7, 2016.
10. Surani SR, Mendez Y, Anjum H, Varon J. Pulmonary complications of hepatic diseases. World J Gastroenterol; 2016 July 14; 22(26): 6008-6015. July 14, 2016.
11. Saltzman JR. Approach to acute upper gastrointestinal bleeding in adults. Uptodate; 2016.
12. Feldman M, Friedman L, Brandt L. Sleisenger and Fordtran's, gastrointestinal and liver disease, 9 ed. Elsevier, 2010.
13. Such J, Runyon BA. Ascites in adults with cirrhosis: Initial therapy. Uptodate; 2016.
14. Wijdicks EFM. Hepatic Encephalopathy Eelco. N Engl J Med 2016;375:1660-70. DOI: 10.1056/NEJMra1600561. October 27, 2016.

Doença Pulmonar Obstrutiva Crônica

Capítulo 71

Gabriela Marsiaj Rassi
Fabiana Stanzani

Introdução

A doença pulmonar obstrutiva crônica (DPOC) é uma doença comum, prevenível e tratável, caracterizada por sintomas respiratórios persistentes e limitação progressiva do fluxo aéreo, consequente a alterações nas vias aéreas e/ou alveolares, geralmente causadas por exposição significativa a partículas ou gases nocivos.

Epidemiologia

A DPOC é uma das principais causas de morbidade e mortalidade, com impacto socioeconômico significativo. Constitui um problema prioritário de saúde pública, sendo reconhecida como a terceira principal causa de morte no mundo.

Exacerbações

A Global Initiative for Chronic Obstructive Lung Disease (GOLD) define uma exacerbação do DPOC como um evento agudo caracterizado por agravamento dos sintomas respiratórios do paciente que está além das variações normais do dia a dia e leva a uma mudança na medicação de uso diário. Isso geralmente inclui uma alteração aguda em um ou mais dos seguintes sintomas cardinais:

- Piora da tosse;
- Mudança no aspecto e/ou aumento da expectoração;
- Piora da dispneia.

Avaliação

- Oximetria de pulso (SpO_2);
- Radiograma de tórax posteroanterior (PA) e perfil para excluir pneumonia, pneumotórax, edema pulmonar, derrame pleural;
- Exames laboratoriais gerais;
- Gasometria arterial quando: suspeita de acidose respiratória aguda; $SpO_2 < 90\%$; necessidade de ajuste na ventilação de suporte.

Tratamento na exacerbação

- Oxigenoterapia
  - **Objetivo:** SpO_2 88-92% ou PaO_2 60-70mmHg.
  - **Cuidado:** evitar hiperóxia.
  - **Opções:**
    - Máscara Venturi: preferida por oferecer uma FiO_2 precisa;
    - Cateter nasal;
    - Máscara facial.

- Agonistas beta-adrenérgicos e agentes anticolinérgicos

Os agonistas beta-adrenérgicos inalatórios de curta duração são o pilar da terapia para uma exacerbação da DPOC em razão de seu rápido início de ação e eficácia na produção de broncodilatação. Os agentes anticolinérgicos são tipicamente utilizados em conjunto.

Deve-se lembrar que o tratamento com broncodilatadores de longa duração deve ser mantido durante o tratamento da exacerbação.

- Nebulização com SF0,9% + brometo de ipratrópio + fenoterol ou salbutamol a cada 20 minutos em 1 hora e, em seguida, a cada 4 a 6 horas se houver boa resposta. As medicações utilizadas estão descritas na **Tabela 71.1**.

Tabela 71.1. Dose das medicações utilizadas no tratamento da exacerbação

Medicação ou solução	Doses	Intervalo		
		Início	Com boa resposta	Com pouca resposta
Fenoterol ou Salbutamol	10 gotas	a cada 20 minutos na primeira hora	a cada 4 horas ou de 6 em 6 horas	a cada 2 horas até melhora
Brometo de Ipratrópio	40 gotas			
SF 0,9%	3-5 mL			

- Glicocorticoides sistêmicos

Os glicocorticosteroides sistêmicos, quando adicionados às terapias broncodilatadoras já descritas, melhoram os sintomas e a função pulmonar e diminuem o tempo de internação hospitalar. Não há diferenças significativas entre o uso de glicocorticosteroides por via oral (VO) ou parenteral. O uso geralmente varia de 5 a 14 dias. Não é necessário fazer desmame da corticoterapia.

> Prednisona 40 mg VO, 1 vez ao dia ou equivalente

- Antibióticos e agentes antivirais

Os antibióticos devem ser administrados a pacientes com exacerbações da DPOC que apresentem os três sintomas cardinais; têm dois dos sintomas cardinais e o aumento da purulência do escarro é um dos dois sintomas; ou requerem ventilação mecânica (invasiva ou não invasiva). A duração recomendada da antibioticoterapia é de 5 a 7 dias.

A terapia antiviral (Oseltamivir) é recomendada para pacientes com evidências clínicas e laboratoriais de infecção por influenza que necessitem de hospitalização para exacerbação da DPOC.

Para o paciente hospitalizado, a escolha da antibioticoterapia deve levar em consideração os fatores de risco para pseudomonas (**Figura 71.1**):

- Administração frequente de antibióticos (quatro ou mais cursos durante o ano passado);
- Hospitalização recente (2 ou mais dias de duração nos últimos 90 dias);
- Isolamento de pseudomonas durante uma hospitalização anterior;
- DPOC grave (FEV1 < 50% previsto).

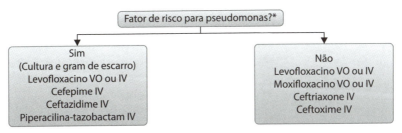

Figura 71.1 – Fonte: Adaptado de UpToDate. 2017.

- Outros agentes
    - **Agentes mucoativos:** Há poucas evidências que apoiem o uso de agentes mucoativos (p. ex.: N-acetilcisteína) nas exacerbações da DPOC.
    - **Metilxantinas:** As metilxantinas, como a aminofilina e a teofilina, são consideradas terapias de 2ª linha para exacerbações da DPOC.

Tratamento na Fase Estável (Tabela 71.2)

As medicações, nomes comerciais e doses estão no final deste capítulo.

Indicações de UTI

- Dispneia intensa que não responde adequadamente ao tratamento emergencial inicial;
- Mudança no status neurológico (confusão, letargia, coma);
- Hipoxemia persistente ou em piora (PaO_2 < 40 mmHg) e/ou acidose respiratória severa ou em piora (pH < 7,25);
- Necessidade de ventilação mecânica;
- Instabilidade hemodinâmica – necessidade de drogas vasoativas.

Indicações de Ventilação Não Invasiva (VNI)

Pelo menos um dos seguintes:
- Acidose respiratória ($PaCO_2$ ≥ 45 mmHg e pH ≤ 7,35);
- Dispneia severa com sinais clínicos sugestivos de fadiga da musculatura respiratória ou aumento do trabalho respiratório como usa de musculatura acessória, respiração paradoxal ou retração intercostal;
- Hipoxemia persistente apesar de oxigenoterapia suplementar.

Tabela 71.2. Tratamento do DPOC na fase estável

Avaliação	Leve	Moderada	Grave	Muito grave
Dispneia (mMRC)	0/1	2	3	4
Obstrução (VEF, pós-BD)	≥ 80%	50-80 %	30-50 %	< 30%
Tratamento farmacológico			**Terapia tripla** (LAMA + LABA + CI)	
		Dupla terapia (LAMA + LABA)		
	Monoterapia broncodilatadora (LAMA ou LABA segundo resposta)			
Exacerbações ou hospitalizações (último ano)			≥ 2 exacerbações ou ≥ 1 hospitalização por exacerbação	
			Dispneia 0 a 2 ou VEF_1 > 50%	Dispneia 3 a 4 ou VEF_1 < 50%
Tratamento farmacológico				**Tripla** (associar Roflumilaste)
			Dupla (LAMA + LABA) **Terapia combinada** (LAMA + CI) **Monoterapia** (LAMA)	

BD: broncodilatador. LABA: beta-2-agonistas de ação prolongada. LAMA: antimuscarínicos de ação prolongada. CI: corticosteroide inalatório.

Fonte: adaptado de Prática Pneumológica. 2 ed. São Paulo: Guanabara; 2016.

Indicações de Ventilação Invasiva

- Falência da VNI ou intolerância à VNI;
- Aspiração maciça ou vômitos persistentes;
- Após parada cardiorrespiratória (PCR)
- Diminuição do nível de consciência, agitação psicomotora não controlada adequadamente por sedação;
- Dificuldade persistente para remoção de secreções respiratórias;
- Instabilidade hemodinâmica severa sem resposta a fluidos e drogas vasoativas;
- Arritmias ventriculares/supraventriculares severas;
- Hipoxemia ameaçadora à vida em pacientes incapazes de tolerar VNI.

Nutrição

Para pacientes desnutridos com DPOC, é recomendada a suplementação nutricional. Essa medida melhora modestamente alguns resultados clinicamente importantes, como teste de caminhada de 6 minutos, força muscular inspiratória e expiratória, qualidade de vida, força de mãos e punhos. Porém, não influenciam na mortalidade, valores espirométricos ou gasometria arterial.

Tabagismo

A internação oferece aos fumantes uma oportunidade para a cessação do tabagismo. A doença que precipita a admissão também pode reforçar a vulnerabilidade percebida dos fumantes aos danos do tabagismo e motivar uma tentativa de parar.

A terapia de reposição de nicotina (TRN) é uma opção razoável para pacientes hospitalizados, visto que tratam os sintomas de abstinência. Podem ser usados os adesivos, goma e *spray* nasal de nicotina. Os pacientes que usam a TRN no hospital são mais propensos a continuar a usá-lo após a alta e podem ser mais propensos a abandonar o tabagismo a longo prazo.

Vacinação

Pacientes devem receber vacinação anti-*influenza* (anualmente) e antipneumocócica.

Oxigenoterapia Domiciliar

Muitos pacientes com DPOC evoluem com necessidade de oxigenoterapia domiciliar. A avaliação inicial para indicação de oxigenoterapia deve ser realizada em condições estáveis, sob tratamento otimizado. É necessária a coleta de gasometria arterial, em ar ambiente por 30 minutos, para medida da PaO_2.

A titulação da dose é feita tendo como alvo a SpO_2 de 92 a no máximo 94%, em repouso. Entretanto, durante o sono e nas atividades cotidianas como tomar banho e trocar de roupa é preciso aumentar a dose. Assim, idealmente, antes da alta hospitalar, é necessário medir a SpO_2 durante a caminhada no corredor do hospital e ajustar a titulação. Geralmente, o aumento de 1 L/min da dose titulada no repouso é suficiente para manter a SpO_2 adequada durante o sono. O doente e seus familiares devem ser orientados quanto à necessidade de utilização da oxigenoterapia por, no mínimo, 18 a 20 horas por dia.

As indicações estão descritas a seguir, na **Tabela 71.3**.

Após a alta hospitalar, o doente deve ser reavaliado em 40 a 60 dias para rever a necessidade da manutenção da oxigenoterapia contínua.

Tabela 71.3. Indicações de oxigenoterapia domiciliar	
Oxigenoterapia contínua	$PaO_2 \leq 55$ mmHg ou $SatO_2 \leq 88\%$
	$PaO_2 \leq 59$ mmHg ou $SatO_2 \leq 89\%$ associado a: • Edema por insuficiência cardíaca compensada • Evidência de *cor pulmonale* • Hematócrito > 55%
Oxigenoterapia durante o esforço	$PaO_2 \leq 55$ mmHg ou $SatO_2 \leq 88\%$ durante esforços
Oxigenoterapia noturna se	$PaO_2 \leq 55$ mmHg ou $SatO_2 \leq 88\%$ durante o sono
	Queda da $SaO2 \geq 5\%$ com sinais e sintomas de hipoxemia

Fonte: adaptado de UpToDate. 2017.

Reabilitação Pulmonar

Consiste em condicionamento, treinamento de respiração, educação e apoio psicológico. Os benefícios da reabilitação pulmonar incluem diminuição da dispneia, melhora da qualidade de vida, menor tempo de hospitalização e diminuição da utilização dos cuidados de saúde.

O início da reabilitação durante ou imediatamente após a admissão por agudização de uma insuficiência respiratória crônica reduz a extensão de declínio funcional e acelera a recuperação.

DPOC e Comorbidades

Insuficiência cardíaca

- A prevalência de IC sistólica ou diastólica em pacientes com DPOC varia de 20 a 70%;
- O quadro de IC descompensada pode mimetizar ou acompanhar exacerbações do DPOC;
- O tratamento com betabloqueadores é recomendado e seu uso na DPOC é seguro;
- A insuficiência cardíaca aguda deve ser tratada de acordo com as diretrizes específicas. Não é necessária uma terapia alternativa.

Doença arterial coronariana

- Durante as exacerbações agudas de DPOC, há um risco aumentado de lesão miocárdica em pacientes com cardiopatia isquêmica concomitante;
- O tratamento da cardiopatia isquêmica deve ser de acordo com as diretrizes específicas, independentemente da presença de DPOC e vice-versa.

Doença do refluxo gastresofágico

- A DRGE está associada a um maior número de exacerbações. Porém, o tratamento ambulatorial com inibidores de bomba de prótons a fim de preveni-las ainda é controverso. Sintomas de DRGE podem aparecer durante a internação em decorrência das medicações utilizadas.

Osteoporose

- Eventualmente, dores com características osteomusculares podem fazer parte da queixa do doente. Exacerbadores, em virtude do uso frequente de corticosteroides sistêmicos e da perda progressiva da massa muscular, têm maior risco de osteoporose e fraturas, principalmente na coluna toracolombar.

Bronquiectasias

- As bronquiectasias devem ser tratadas de acordo com as orientações habituais.
- Em relação ao tratamento da DPOC, alguns pacientes podem precisar de terapia antibiótica mais agressiva e prolongada. Os corticosteroides inalatórios podem não estar indicados em pacientes com colonização bacteriana ou infecções recorrentes do trato respiratório inferior.

Alta Hospitalar

Deve ser considerada quando houver estabilidade clínica e gasométrica que possibilitem o paciente controlar a sua doença em casa, ainda que persista uma hipoxemia leve e/ou hipercapnia sem alteração do pH.

Deve-se realizar, sempre que possível, seguimento ambulatorial imediato (no prazo de 1 mês) após a alta. Isso tem sido relacionado a menos readmissões hospitalares relacionadas à exacerbação do DPOC. (**Tabela 71.4**)

Tabela 71.4. Quando encaminhar ao pneumologista
Dúvida diagnóstica.
DPOC grave ou muito grave.
Presença de cor *pulmonale*.
Avaliação de candidatos a programas de reabilitação pulmonar.
Perda acelerada da função pulmonar (queda do VEF1 > 50 mL/ano).
Pacientes com exacerbações frequentes e/ou uso intensivo de recursos de saúde.
Suspeita da DPOC em indivíduos jovens com perda de função pulmonar.
Diagnóstico diferencial com outras doenças respiratórias crônicas.
Suspeita de hipoventilação crônica e outros transtornos do sono associados.
Sintomas desproporcionais à função pulmonar.
Suspeita de hipoventilação crônica e outros transtornos do sono associados.
Avaliação de incapacidade ocupacional.
Candidatos a tratamento cirúrgico ou endoscópico (redução de volume pulmonar).

Fonte: Adaptado de Diretrizes Brasileiras Para o Manejo da DPOC (Adaptação para o Brasil do Consenso Latino-Americano de DPOC). 2016.

Sugestão de Leitura

1. Faresin SM, Santoro IL, Llarge CM, Perfeito JAJ. Guia de Pneumologia - Coleção Guias de Medicina Ambulatorial e Hospitalar EPM-UNIFESP. Manole; Edição: 2. 2013.
2. Ferreira IM, Brooks D, Lacasse Y, et al. Nutritional supplementation for stable chronic obstructive pulmonary disease. Cochrane Database Syst Rev. 2012;12:CD000998.
3. Global Strategy for the Diagnosis, Management and Prevention of COPD, Global Initiative for Chronic Obstructive Lung Disease (GOLD) 2017. Available from: http://goldcopd.org.
4. Maciel R, Aidé MA. Prática pneumológica. 2a edição. São Paulo: Editora Guanabara.; 2016.
5. Puhan M, Scharplatz M, Troosters T, Walters EH, Steurer J. Pulmonary rehabilitation following exacerbations of chronic obstructive pulmonary disease. Cochrane Database Syst Rev. 2009.
6. Regan S, Reyen M, Richards AE, Lockhart AC, Liebman AK, Rigotti NA. Nicotine replacement therapy use at home after use during a hospitalization. Nicotine Tob Res. 2012 Jul;14(7):885-9. Epub 2011 Nov 25.
7. Rigotti NA, Munafo MR, Stead LF. Smoking cessation interventions for hospitalized smokers: a systematic review. Arch Intern Med. 2008;168(18):1950.
8. Sociedade Brasileira e Pneumologia e Tisiologia. Diretrizes Brasileiras Para o Manejo da DPOC (Adaptação para o Brasil do Consenso Latino-Americano de DPOC). 2016.
9. Wedzicha JA. O refluxo gastroesofágico está associado a exacerbacoções da DPOC?. J. Bras. Pneumol., São Paulo, v. 39, n. 3, p. 257-258, June 2013.

Doença Renal Crônica

Capítulo
72

Renato Paladino Nemoto
Alexandra Régia Dantas Brígido
Klaus Nunes Ficher

Introdução

Doença renal crônica (DRC) é definida como uma taxa de filtração glomerular (TFG) < 60 mL/min/1,73 m por pelo menos três meses, ou TFG ≥ 60 mL/mim/1,73 m² associada a pelo menos um marcador de dano renal parenquimatoso ou alteração em exame de imagem:

- Albuminúria ≥ 30 mg/24 horas;
- Anormalidades no exame de sedimento urinário (p. ex.: hematúria);
- Anormalidades histológicas (p. ex.: biópsia renal com evidência de glomerulopatia);
- Anormalidades estruturais detectadas por exame de imagem (p. ex.: rim único);
- História de transplante renal.

Este capítulo destaca as peculiaridades da atenção à saúde do paciente com doença renal crônica no ambiente hospitalar.

Classificação da DRC

A DRC é estratificada de acordo com a TFG (**Tabela 72.1**).

Tabela 72.1. Estratificação da DRC de acordo com a TFG	
Estágio da DRC	TFG (mL/min/1,73 m2)
I	≥ 90
II	60-89
IIIa	45-59
IIIb	30-44
IV	15-29
V	< 15

DRC: doença renal crônica; TFG: taxa de filtração glomerular.

Aferição da TFG

Há diversas maneiras de avaliar a TFG. A forma mais fidedigna seria a mensuração do clearance de inulina, cuja quantidade na urina reflete exatamente a quantidade filtrada; contudo, é pouco disponível e de grande custo. As formas mais comuns de estimar a TFG utilizam como base a creatinina.

O clearance de creatinina pode ser mensurado pela coleta de urina por 24 horas e dosagem da substância. No entanto, a dificuldade técnica de coleta do material inviabiliza muitas vezes sua utilização, além das variações na excreção de creatinina.

Existem equações que estimam a taxa de filtração glomerular baseando-se no nível de creatinina sérica. De modo geral, a estimativa da TFG é calculada por meio das fórmulas CDK-EPI ou MDRD, que se encontram disponíveis livremente em aplicativos gratuitos e sítios na internet.

Essas fórmulas, no entanto, apresentam limitações, principalmente porque a creatinina é gerada do metabolismo da creatina, variando conforme a quantidade de massa muscular e da ingesta pela dieta. Assim, pode haver variação na produção de creatinina e/ou na sua secreção pelos túbulos renais. Se disponível, recomenda-se que, no caso de pacientes obesos mórbidos ou sarcopênicos, a cistatina C seja utilizada para estimar a taxa de filtração glomerular em conjunto com a creatitina sérica. Aparentemente, em pacientes mais idosos, BIS é a melhor equação para estimativa da TFG.

Anemia

A anemia é definida como concentração de hemoglobina menor do que 13 g/dL entre os homens e 12 g/dL entre as mulheres. Na DRC, ela é multifatorial, devendo sempre ser analisadas as diversas etiologias possíveis. A principal é a deficiência de eritropoietina.

Para isso, são exames a serem avaliados: hemograma completo; contagem de reticulócitos; nível de ferritina; saturação de transferrina; nível de vitamina B12; e ácido fólico.

Caso haja alteração nos estoques de ferro (índice de saturação de transferrina < 20% e/ou ferritina < 100-200 ng/mL), deve-se corrigi-los antes de utilizar estimuladores da eritropoiese. No tratamento conservador, o objetivo é manter ferritina > 100 ng/mL e IST > 20%, enquanto no tratamento dialítico, a ferritina deve estar acima de 200 ng/mL. Deve-se sempre interromper a reposição se a ferritina atingir nível maior que 500 ng/mL.

Para os pacientes que não estão em hemodiálise, a reposição deve ser feita preferencialmente por via oral (VO) enquanto tolerada, pela dificuldade de administração de ferro endovenoso (EV) no ambiente ambulatorial e a preocupação do nefrologista em poupar o leito venoso dos membros superiores para posterior confecção de fístula arteriovenosa. No ambiente hospitalar, por sua vez, pode-se considerar a reposição EV de ferro para reestabelecimento dos estoques corporais, desde que não haja contraindicação, como a presença de infecção grave ativa. A dose EV recomendada para pacientes em hemodiálise é 1 g de ferro distribuído em 5 a 10 tomadas em sessões consecutivas.

Administração de estimuladores de eritropoiese

Considerar o uso de algum estimulador da eritropoiese sempre que o nível de hemoglobina (Hb) estiver menor que 10 g/dL, os estoques de ferro corrigidos (IST > 20% e ferritina > 100-200 ng/mL) e as demais causas de anemia excluídas. O principal medicamento disponível é a eritropoetina e a administração deve ser preferencialmente subcutânea (SC), pois estudos indicam que a dose necessária é 30% menor do que a dose EV.

A dose inicial de eritropoietina é 50-100 U/kg/semana em três aplicações. O objetivo mensal é o incremento de 1 a 2 g/dL. Hb desejado é de até 11-12 g/dL. Nunca se deve ultrapassar a faixa de 13 g/dL de Hb. As doses de manutenção devem ser individualizadas, sempre objetivando a menor possível.

É importante considerar caso a caso os riscos do uso de estimuladores da eritropoiese, avaliando os riscos (eventos cardiovasculares, mortalidade, trombose, malignidades) e os benefícios (como evitar múltiplas transfusões de sangue nesses pacientes), além de avaliar as doses dependendo do perfil do paciente e de suas comorbidades. As principais contraindicações ao seu uso são neoplasia ativa com proposta de cura e episódio prévio de acidente vascular encefálico (AVE).

Distúrbios Hidroeletrolíticos e Nutrição

Os pacientes portadores de DRC devem ser avaliados no momento da admissão e, periodicamente, com relação à existência ou desenvolvimento de alterações hidreletrolíticas, com dosagem de:

- Sódio;
- Potássio;
- Cálcio;
- Fósforo;
- Gasometria venosa.

A nutrição desses pacientes deve ser individualizada e adaptada de acordo com os achados laboratoriais. Por exemplo, pacientes com hipercalemia e hiperfosfatemia, devem ter dietas com restrição destes nutrientes para melhor controle metabólico.

Manejo do Balanço Hídrico

Sempre que possível, os pacientes com alteração da função renal devem ser pesados diariamente, em jejum, para ajuste da dose de diuréticos e da prescrição de diálise, quando for o caso. Nas circunstâncias em que não seja possível pesar o paciente, recomenda-se realizar balanço hídrico rigoroso computando-se os ganhos e as perdas dos pacientes quatro vezes ao dia. Nesse caso, atentar para as perdas insensíveis que podem estar aumentadas em algumas circunstâncias, como no caso de febre ou diarreia.

Ajuste de Medicações

A prescrição médica dos pacientes com DRC deve ser avaliada, item por item, em relação à necessidade de ajuste de dose para a função renal. Guias de antimicrobianos, impressos ou eletrônicos, e aplicativos de bulários são indicados para a correção de doses das medicações com base na TFG ou ajuste de dose para pacientes em programa de diálise. O capítulo "Correção de Medicações para Função Renal" do Apêndice deste livro traz orientações para ajuste da dose de algumas das principais medicações de uso intra-hospitalar.

Nefrotóxicos

No contexto de pacientes com DRC em tratamento conservador ou paciente em tratamento dialítico com diurese residual importante (sobretudo acima de 400 mL/dia), deve-se evitar a prescrição de drogas nefrotóxicas, sendo vedado o uso de anti-inflamatórios não esteroidais (AINE), por exemplo. Também não é recomendada a utilização de fosfato oral (frequentemente prescrita para preparos intestinais) em pacientes com TFG < 60 mL/min/1,73 m^2 ou que estão sob risco de nefropatia por fosfato. Quanto ao uso de antimicrobianos, são preferidas as drogas com menor potencial nefrotóxico, sempre que disponíveis, desde que não haja prejuízo em termos de eficácia de tratamento e corrigindo, sempre que necessário, as doses para função renal. A **Tabela 72.2** a seguir resume as principais recomendações quanto à prescrição de medicamentos para pacientes com doença renal crônica.

Tabela 72.2. Recomendações para a prescrição medicamentosa de pacientes com doença renal crônica

Medicações anti-hipertensivas/cardiovasculares

Antagonistas do SRAA - IECA, BRA, antagonistas de aldosterona, inibidores diretos da renina:
• Evitar em pessoas com suspeita de estenose funcional da artéria renal; iniciar dose mais baixa quando TFG < 45 mL/min/1,73 m^2;
• Avaliar a TFG e medir o potássio sérico dentro de 1 semana após o início da medicação ou qualquer aumento da dose.
• Suspender temporariamente quando houver administração planejada de radiocontraste endovenoso, durante preparos intestinais para colonoscopia, antes de cirurgias de grande porte ou durante agudização da doença.
• Não descontinuar rotineiramente em pacientes com TFG < 30 mL/min/1,73 m^2; enquanto houver efeito nefroprotetor.
Betabloqueadores: Reduzir a dose em 50% quando TFG < 30 mL/min/1,73 m^2.
Digoxina: Reduzir dose com basea na concentração plasmática.

Analgésicos

AINE:
• Evitar em em pacientes com TFG < 30 mL/min/1,73 m^2;
• A terapia prolongada não é recomendada quando TFG < 60 mL/min/1,73 m^2.
• Não deve ser usado em pessoas que tomam lítio;
• Evitar em pacientes que fazem uso de medicações que atuam no SRAA.
Opioides:
• Reduzir a dose quando TFG < 60 mL/min/1,73 m^2;
• Usar com precaução em pacientes com TFG < 15 mL/min/1,73 m^2.

Antimicrobianos

Penicilina:
• Risco de cristalúria quando TFG < 15 mL/min/1,73 m^2, com altas doses;
• Neurotoxicidade com benzilpenicilina quando TFG < 15 mL/min/1,73 m^2, com altas doses (máximo de 6 g/dia);
Aminoglicosídeos:
• Reduzir a dose e/ou aumentar o intervalo entre as doses quando TFG < 60 mL/min/1,73 m^2;
• Monitorar os níveis séricos (vale e pico);
• Evitar agentes ototóxicos concomitantes, como a furosemida.
Macrolídeos:
• Reduzir a dose em 50% TFG < 30 mL/min/1,73 m^2;
Fluorquinolonas:
• Reduzir a dose em 50% TFG < 15 mL/min/1,73 m^2.
Tetraciclinas:
• Reduzir a dose TFG < 45 mL/min/1,73 m^2; pode exacerbar uremia.
Antifúngicos:
• Evitar a anfotericina, a menos que não haja alternativa, quando TFG < 60 mL/min/1,73 m^2;
• Reduzir a dose de manutenção de fluconazol em 50% quando TFG < 45 mL/min/1,73 m^2.

Continua

Continuação

Tabela 72.2. Recomendações para a prescrição medicamentosa de pacientes com doença renal crônica

Hipoglicemiantes

Sulfoniureias:
- Evitar agentes com excreção predominantemente renal (p. ex.: glibenclamida);
- Outros agentes com metabolização predominantemente hepática podem necessitar de redução da dose em pacientes com TFG $<$ 30 mL/min/1,73 m² (p. ex.: gliclazida).

Insulina:
- Excreção predominantemente renal; pode necessitar de redução da dose quando TFG $<$ 30 mL/min/1,73 m²;

Metformina:
- Evitar quando TFG $<$ 30 mL/min/1,73 m², considerando risco-benefício se a TFG é estável;
- Reavaliar uso quando TFG $<$ 45 mL/min/1,73 m²;
- Provavelmente seguro quando GFR $>$ 45 mL/min/1,73 m²; provavelmente seguro em pacientes com TFG superior a este valor;
- Suspender em pacientes que estão em vigência de adoecimento agudo.

Hipolipemiantes

Estatinas:
- Não há aumento na toxicidade em pacientes com TFG $<$ 30 mL/min/1,73 m² ou em diálise utilizando sinvastatina na dose de 20 mg/dia.
- Outros ensaios de estatinas em pacientes com TFG $<$ 15 mL/min/1,73 m² ou em diálise também não mostraram toxicidade excessiva.

Fenofibrato:
- Aumenta a creatinina sérica em aproximadamente 0,13 mg/dL.

Anticoagulantes

Heparina de baixo peso molecular:
- Reduzir pela metade a dose quando TFG $<$ 30 mL/min/1,73 m²;
- Considerar substituição por heparina não fracionada ou, alternativamente, monitorar o anti fator Xa plasmático em pacientes com alto risco de sangramento.

Varfarina:
- Risco aumentado de sangramento quando TFG $<$ 30 mL/min/1,73 m²;
- Usar doses mais baixas e monitorar de perto quando TFG $<$ 30 mL/min/1,73 m².

Miscelânea

Lítio:
- Nefrotóxico e pode causar disfunção tubular renal com uso prolongado mesmo em níveis terapêuticos;
- Monitorar TFG, eletrólitos e níveis séricos de lítio mensalmente (ou mais frequentemente se houver alteração da dose ou se o paciente apresentar adoecimento agudo);
- Evitar o uso concomitante de AINE;
- Manter hidratação durante a doença intercorrente;
- Risco-benefício de manutenção da droga em situações específicas deve ser considerado.

Metotrexate:
- Reduzir dose TFG $<$ 60 mL/min/1,73 m².
- Evitar uso de possível quando TFG $<$ 15 mL/min/1,73 m².

SRRA: sistema renina-angiotensina-aldosterona; AINE: anti-inflamatórios não esteroidais; TFG: taxa filtração glomerular; IECA: inibidores da enzima conversora de angiotensina; BRA: bloqueadores dos receptores de angiotensina; GFR: fração de filtração glomerular.
Adaptado do KDIGO 2012.

Com relação ao uso de contraste para realização de exames de imagem, é necessário ponderar relação risco-benefício sempre que for necessário uso de contraste iodado endovenoso e houver alteração da função renal, especialmente em pacientes com TFG < 60 mL/min/1,73 m². Além disso, é importante que o paciente esteja ciente da possibilidade de piora da função renal após a realização do exame contrastado. Afinal, o uso de meios de contraste iodados tem sido associado à lesão renal aguda com taxas relatadas de 0 a 11% dependendo da população estudada, do tipo de agente utilizado e da definição de nefrotoxicidade.

A DRC é, por si só, fator predisponente para ocorrência de nefropatia induzida por contraste iodado, sendo outros fatores associados: idade > 65 anos, insuficiência cardíaca e nefropatia diabética. Vale ressaltar que o uso de contraste iodado via oral, retal ou ureteral não está associado a este evento. Quando indicado o uso de contraste iodado endovenoso, deve-se atentar para:

- Suspensão da metformina 48 horas antes e após o procedimento;
- Suspensão, sempre que possível, de diuréticos e inibidores da enzima conversora de angiotensina/bloqueadores dos receptores de angiotensina II (IECA/BRA);
- Realização de preparo renal com hidratação endovenosa com cristaloides antes, durante e após o procedimento; ou uso de solução bicarbonatada, conforme tolerância clínica (mais detalhes estão descritos no Capítulo 58 – Lesão Renal Aguda);
- Preferência por contrastes de baixa osmolaridade ou iso-osmolares e utilizá-lo na menor dose possível;
- Reavaliação da função renal 48 a 96 horas após a administração do contraste.

Pacientes dialíticos estão sob risco teórico de sobrecarga osmótica relacionada à utilização de meios de contraste iodados intravenosos, uma vez que não conseguem eliminar adequadamente o excesso de volume intravascular, podendo levar a quadros de edema pulmonar. Atualmente, esse efeito é menos significativo, dada a preferência pela utilização das menores doses possíveis de meios de contrastes iodados com baixa osmolaridade ou iso-osmolares, que são rapidamente eliminados por meio da diálise. Contudo, apesar de recomendado programar diálise após administração de contraste iodado endovenoso, especialmente quando utilizado em dose elevada, habitualmente não há necessidade de diálise de urgência.

Com relação ao uso de gadolínio como meio de contraste para realização de ressonância magnética, sempre que possível, seu uso deve ser evitado nos pacientes com TFG < 30 mL/min/1,73 m², pelo risco de ocorrência de fibrose nefrogênica sistêmica, não sendo recomendado quando a TFG for menor que 15 mL/min/1,73 m². Pacientes em hemodiálise que necessitem realizar exames com gadolínio devem realizar hemodiálise após o uso do contraste e diariamente por 3 dias após o procedimento.

Sugestão de Leitura

1. Berns JS. Treatment of iron deficiency in nondialysis chronic kidney disease (CKD) patients. In: UpToDate, Post TW (Ed), UpToDate, Waltham, MA. (Acessado em 19 de Fevereiro de 2017).
2. Berns SD. Treatment of anemia in hemodialysis patients. In: UpToDate, Post TW (Ed), UpToDate, Waltham, MA. (Acessado em 19 de Fevereiro de 2017).
3. Berns SD. Treatment of anemia in nondialysis chronic kidney disease. In: UpToDate, Post TW (Ed), UpToDate, Waltham, MA. (Acessado em 19 de Fevereiro de 2017).
4. Inker LA, Perrone RD. Assessment of kidney function. In: UpToDate, Post TW (Ed), UpToDate, Waltham, MA. (Acessado em 16 de Fevereiro de 2017).

5. Kidney Disease: Improving Global Outcomes (KDIGO) Anemia Work Group. KDIGO Clinical Practice Guideline for Anemia in Chronic Kidney Disease. Kidney inter., Suppl. 2012; 2: 279-335.
6. Kidney Disease: Improving Global Outcomes (KDIGO) CKD Work Group. KDIGO 2012 Clinical Practice Guideline for the Evaluation and Management of Chronic Kidney Disease. Kidney inter., Suppl. 2013; 3: 1-150.
7. Stevens LA, Coresh J, Greene T, Levey AS. Assessing kidney function – measured and estimated glomerular filtration rate. N Engl J Med june 8,2006;354:2473-83.

Capítulo
Enfermidades Neurológicas
73

Felipe Augusto Folha Santos
Felipe Chaves Duarte Barros

Introdução

Este capítulo destina-se a revisar de modo conciso conceitos relevantes para a prática hospitalar no que diz respeito a pacientes com patologias neurológicas específicas de grande relevância para o médico hospitalista, visto que a prevalência e/ou a gravidade dos quadros necessitam de pronto reconhecimento e da atuação da equipe assistente.

Crise Miastênica
Conceito

Piora da fraqueza muscular, especialmente da musculatura bulbar e respiratória, exigindo intubação endotraqueal ou retardando extubação pós-cirúrgica, em pacientes portadores de miastenia gravis.

Diagnóstico

• Avaliação clínica

• *Anamnese*

Deve-se buscar causas de descompensação, sendo as principais os processos infecciosos, a introdução de medicações com potencial de exacerbar a doença (**Tabela 73.1**) ou alterações recentes na prescrição de medicamentos para miastenia.

Tabela 73.1. Principais drogas que podem exacerbar quadro miastênico	
Anestésicos	Bloqueador neuromuscular, agentes inalatórios
Antibióticos	Aminoglicosídeos, clindamicina, fluorquinolonas, vancomicina, tetraciclina, macrolídeos, metronidazol, nitrofurantoína
Cardiologia	Betabloqueadores, procainamida, bloqueador do canal de cálcio, estatina
Anticonvulsivantes	Fenitoína, fenobarbital, carbamazepina, gabapentina, etosuximida
Psiquiatria	Haloperidol, lítio, clorpromazina
Outras	Glicocorticosteroides, toxina botulínica, hidroxicloroquina, magnésio, penicilamina

A utilização desses medicamentos deve ser individualizada, pesando-se o risco-benefício da introdução ou reajuste de dose, visto que a resposta clínica é variável entre os pacientes.

• *Exame físico*

Buscar sinais de piora da fraqueza muscular e de síndrome colinérgica.

- **Sinais de fraqueza muscular:** ptose palpebral; dificuldade em sustentar o olhar para cima; disartria flácida; fraqueza e fatigabilidade nos membros; queda da cabeça; tosse fraca. A incapacidade de completar frases e/ou contar de 1 até 20 em voz alta após única inspiração profunda ajuda a predizer capacidade vital pulmonar. A presença de ritmo respiratório paradoxal (resultante de fraqueza diafragmática), com piora da dispneia ao decúbito (gravidade ajuda rebaixamento do diafragma durante inspiração) também são sinais relevantes ao exame físico. Lembrar que a intensidade destes sinais pode flutuar durante o exame, porém costumam piorar com o decorrer do dia.

- **Sinais de hiperatividade colinérgica (consequente a altas doses de piridostigmina, em geral acima de 120 mg a cada 3 horas):** miose intensa; salivação e secreção brônquica excessiva; sudorese; bradicardia; diarreia.

> Lembrar que os sinais de falência respiratória podem estar falsamente diminuídos por fraqueza intensa da musculatura respiratória. Desse modo, é importante realizar medidas objetivas para avaliar capacidade ventilatória do paciente no curso da crise miastênica.

• Exames complementares

- Realizar rastreio infeccioso (hemograma, proteína C-reativa, radiografia de tórax, exame de urina) e avaliar função renal e eletrólitos (ureia e creatinina, sódio, potássio, cálcio total, albumina).

- Coleta de gasometria arterial para avaliar possível hipoxemia e hipercapnia, assim como evolução da resposta terapêutica.

- Aferição da pressão inspiratória máxima (PImáx) e Capacidade Vital (CV) pulmonar: a CV reflete a função mecânica da força muscular inspiratória e expiratória e pode ser aferida por meio de um espirômetro à beira do leito, com o paciente sentado. O paciente realiza uma inspiração profunda e expira o máximo que puder. Por sua vez, a pressão inspiratória máxima reflete a força muscular inspiratória, a partir da inalação máxima do paciente contra uma válvula fechada, sendo a pressão gerada aferida pelo aparelho e apresentada em forma de valores negativos. Valores absolutos de PImáx abaixo de -30 cmH_2O (abaixo de um terço do normal esperado para pacientes saudáveis) predizem fadiga intensa da musculatura respiratória com provável hipercapnia associada.

Os valores de CV e PImax devem ser interpretados de modo complementar aos dados clínicos encontrados durante anamneses e exame físico, devendo ser medidos a cada 2 a 4 horas de acordo com a gravidade do paciente. A piora gradual das medidas apresenta maior valor prognóstico do que uma única medida isoladamente alterada. As duas variáveis aferidas (CV e PImax) devem ser avaliadas conjuntamente, não apresentando superioridade uma sobre a outra. Lembrar que medidas falsamente diminuídas da CV podem ocorrer em virtude de fraqueza facial, impedindo boa acoplação ao espirômetro. Alguns pacientes podem evoluir com rápida falência respiratória antes de ocorrer queda progressiva da CV.

Tratamento

• Suporte ventilatório

• *Ventilação não invasiva*

O início precoce de ventilação não invasiva com BiPAP pode evitar a necessidade de intubação orotraqueal, desde que combinado com início de plasmaférese ou imunoglobulina IV. Estudos demonstraram que pacientes que recebem BiPAP precocemente apresentam menores taxas de complicações pulmonares como atelectasia e pneumonia em comparação com aqueles que foram intubados como 1ª opção. Contudo, é necessário individualizar a indicação da VNI, pois disfunção bulbar severa, obstrução de via aérea superior, secreção respiratória abundante, tosse ineficaz, alteração de nível de consciência ou cooperação inadequada são contraindicações para sua instalação consequentes à baixa resposta terapêutica e às complicações associadas (p. ex.: broncoaspiração).

• Ventilação mecânica

Pacientes em crise miastênica devem ser intubados preferencialmente de modo eletivo, pois tal conduta acarreta menores taxas de complicações e maior número de extubações bem-sucedidas quando comparada à intubação de emergência. Não é necessário aguardar que o paciente apresente franca falência respiratória. Se a avaliação clínica e laboratorial demonstrar hipercapnia ou hipoxemia severa, medidas de CV abaixo de 15 a 20 mL/kg ou PImax menos negativa que -30 cmH_2O (ou seja, entre 0 e -30 cmH_2O) ou presença de atelectasia lobar, a intubação endotraqueal não deve ser adiada. Deve-se lembrar de retirar drogas que pioram o quadro miastênico, assim como suspender momentaneamente a piridostigmina, visando reduzir os efeitos colinérgicos na via aérea que podem comprometer a ventilação mecânica por excesso de secreção orotraqueal. Após extubação bem-sucedida, os anticolinesterásicos podem ser reintroduzidos.

• Tratamento medicamentoso

As principais medidas terapêuticas que reverterão o curso da crise miastênica de modo rápido (início de ação em poucos dias, com efeito durando até 3 semanas) são a imunoglobulina IV e a plasmaférese. Não há evidência significativa que aponte superioridade de uma terapia sobre a outra.

• Imunoglobulina IV (Ig IV)

A dose total é de 2 g/kg, dividida em 2 a 5 dias. Dividir a dose em até 5 dias é preferível se o paciente apresenta doença renal ou cardíaca, especialmente em idosos.

• Plasmaférese

Remove os anticorpos antirreceptor de acetilcolina da circulação. O tratamento em geral é realizado com cinco trocas (retirada de 3 a 5 L de plasma em cada), sendo realizadas diariamente ou preferencialmente a cada 2 dias (mais efetivo em reduzir níveis de anticorpos em virtude do tempo para equilíbrio da imunoglobulina extravascular após cada troca).

• Imunomoduladores

Devem ser iniciadas altas doses de glicocorticosteroides, em geral 60 a 80 mg/dia de prednisona oral, para estender o benefício alcançado com uso das terapias rápidas (Ig IV ou plasmaférese). Se houver contraindicação, considerar azatioprina, micofenolato mofetil ou ciclosporina. Lembrar que o período para início de ação efetiva dos glicocorticosteroides no curso da crise miastênica é de cerca de 2 a 3 semanas, com pico ao longo do 5º mês em média. Entre o 5º e o 10º dia após a introdução dos corticosteroides, é esperada a ocorrência de piora transitória do quadro miastênico, podendo durar cerca de 5 dias. Contudo, esses efeitos transitórios se tornam mínimos quando a corticosteroideterapia é iniciada em conjunto com Ig IV ou plasmaférese.

Todas essas medidas devem ser prioritariamente realizadas em unidades de terapia intensiva (UTI), visto que o paciente, em muitos casos, se apresenta com risco de morte decorrente da falência respiratória ou das complicações associadas ao quadro neurológico. Deste modo, após suspeitar de crise miastênica, deve-se prontamente providenciar um leito de UTI para o doente.

Acidente Vascular Encefálico Isquêmico (AVEi)

Abordagem da fase aguda do AVEi

As principais etapas que devem ser percorridas no manejo da fase aguda do AVEi são assegurar a estabilidade clínica do paciente, reverter condições que podem agravar o quadro isquêmico, determinar se o paciente é candidato para trombólise e investigar a causa fisiopatológica dos sintomas neurológicos.

A seguir, estão listados os principais aspectos que devem ser abordados:

1. Assegurar controle de sinais vitais, via aérea, ventilação e circulação, monitorizar o paciente, avaliando-se objetivamente a história clínica para auxiliar no diagnóstico diferencial de condições que podem mimetizar sinais de AVEi (p. ex.: enxaqueca com aura, crise epiléptica, hipoglicemia).

2. Realizar tomografia computadorizada (TC) sem contraste (deve ser interpretada por especialista em até 45 minutos) ou ressonância nuclear magnética (RNM) de crânio, além de coletar exames laboratoriais e eletrocardiograma (ECG) nas primeiras 24 horas após o início dos sintomas.

3. Checar glicemia sérica, devendo-se corrigir níveis abaixo de 60 mg/dL (glicose 50% 4 ampolas IV em *bolus*) ou acima de 180 mg/dL (insulina regular de acordo com nível glicêmico). Manter paciente normotérmico e avaliar presença de distúrbios hidreletrolíticos.

4. Todos os pacientes devem passar por avaliação fonoaudiológica com testes formais de avaliação da deglutição e, inicialmente, devem ser mantidos em dieta zero sem nenhuma medicação via oral, devendo-se ser introduzida sonda nasoenteral para nutrição e hidratação.

5. Manter paciente em decúbito dorsal com a cabeceira elevada a 30° para os pacientes que apresentam risco de broncoaspiração, descompensação cardiopulmonar ou dessaturação. Durante as primeiras 24 horas do AVEi em pacientes que não apresentam risco de hipertensão intracraniana, broncoaspiração ou piora do *status* cardiopulmonar pode-se manter a cabeceira da cama entre 0 e 15°, pois isso aumenta o fluxo sanguíneo cerebral.

6. Manter pressão arterial sistólica menor ou igual a 185 × 110 mmHg se o paciente for receber trombolítico. Nas primeiras 24 horas pós-trombólise, manter PA menor que 180/105.

7. Manter pressão arterial abaixo de 220/120 se o paciente não for tratado com trombolítico ou se apresentar outra indicação como infarto agudo do miocárdio, insuficiência cardíaca, dissecção aórtica, encefalopatia hipertensiva, lesão renal aguda ou pré-eclampsia. Considera-se seguro diminuir a pressão arterial em aproximadamente 15% durante as primeiras 24 horas.

Tratamento

A terapia trombolítica com alteplase endovenosa é o tratamento de 1ª linha quando não houver contraindicações, devendo-se iniciar em até 4,5 horas do início do déficit neurológico. Pacientes com oclusão proximal de artéria cerebral média (M1) podem ser submetidos à trombectomia endovascular, se o início dos sintomas tiver ocorrido em até 6 horas.

- **Trombólise:** rt-PA: 0,9 mg/kg, máx 90 kg. 10% da dose em *bolus* e 90% em 1 hora (em bic). Entre as complicações ao trombolítico, a hemorragia intracraniana sintomática é a mais temida, ocorrendo em 6,5% dos casos comparado com 0,6% no grupo controle. Pacientes apresentam maior risco de sangramento se lesão > 1/3 da a. cerebral média, escore Aspect < 7, presença de edema na TC nas primeiras 3 horas, > 75a, PA > 180 × 105 no início da infusão, glicemia elevada > 200, NIHSS > 20, embora esses achados não sejam contraindicações absolutas.

Pacientes maiores de 18 anos, com escala de Rankin modificada entre 0-1 pré-AVE, que se apresentem com oclusão da artéria carótida interna ou porção M1 da artéria cerebral média, NIH 6 ou maior, ASPECTS 6 ou maior e em até 6 horas do início dos sintomas, podem ser submetidos à trombectomia endovascular.

Deve-se também iniciar terapia antitrombótica com aspirina dentro de 48 horas do início do quadro neurológico, não devendo, no entanto, ser iniciado nas primeiras 24 horas após a trombólise.

Profilaxia para tromboembolismo venoso, com compressão pneumática intermitente, deve ser iniciada nas primeiras 72 horas do AVEi para os pacientes com mobilidade restrita e, desde que não haja contraindicações. Pode-se adicionar, dentro das primeiras 48 horas, heparina de baixo peso molecular (enoxaparina 40 mg, subcutânea, 1 vez ao dia) ou heparina não fracionada 5.000 unidades, duas ou três vezes/dia. Não há indicação da utilização de meias de compressão elástica para profilaxia de trombose venosa profunda.

Pacientes que desenvolvem tromboembolismo pulmonar ou trombose venosa profunda podem necessitar de anticoagulação plena, devendo-se pesar os riscos e benefícios individualmente. Alguns casos podem necessitar de colocação de filtro de veia cava inferior.

Além disso, angiotomografia computadorizada de vasos intracranianos é recomendada após fase aguda do AVEi para excluir a presença de estenose ou oclusão proximal intracraniana.

- **Complicações:** as principais complicações clínicas após AVEi são pneumonia, tromboembolismo venoso, infecção do trato urinário e arritmias cardíacas, todas apresentando impacto na mortalidade e qualidade de vida do paciente.

Pneumonia é a causa mais comum de febre dentro das primeiras 48 horas após o evento agudo, sendo a broncoaspiração responsável por dois terços dos casos. Os principais fatores de risco relacionados a este evento são a disfagia e a diminuição do nível de consciência.

Pacientes pós-AVE que utilizam sonda vesical por tempo prolongado apresentam maior risco de infecção do trato urinário. Por outro lado, o surgimento de disfunção sexual e incontinência urinária pode estar relacionado com fatores psicossociais, efeitos adversos de medicamentos ou disfunção neurológica.

Prescrição para fase aguda de AVEi

Profilaxia para sangramento gastrintestinal não é indicado de rotina para todos os pacientes e, apesar da alta prevalência, o uso de inibidores de bomba de prótons ou inibidores H2 é reservado aos pacientes que apresentam indicações formais.

É razoável reiniciar medicações anti-hipertensivas após as primeiras 24 horas para pacientes previamente hipertensos e com quadro neurológico estável, desde que não haja nenhuma outra contraindicação formal.

Exemplo de prescrição

1. Dieta zero;

2. Soro fisiológico 0,9% 500 mL ACM (se sinais de desidratação);

3. rTPA 50 mg/frasco 0,9 mg/kg IV (administrar 10% da dose total em *bolus* seguido de 90% da dose total em 1 hora – dose máxima de 90 mg);

4. Aferir PA a cada 15 minutos durante infusão do rTPA (manter abaixo de 185 × 110 durante trombólise);

5. Na ausência de trombólise ou após 24 horas do trombolítico:

   - AAS 100-300 mg/d;
   - Heparina não fracionada 5.000 UI SC a cada 8 horas, ou enoxaparina 40 mg SC, uma vez/dia.

6. Atorvastatina 40 mg VO, uma vez/dia;

7. Glicemia capilar a cada 3 horas;

8. Insulina regular 1 U para cada 40 mg/dL acima de 140 mg/dL de dextro;

9. Mudança de decúbito a cada 2 horas.

Acidente Vascular Encefálico Hemorrágico (AVEh)

Abordagem terapêutica

São considerações em relação à terapia antitrombótica e anticoagulante em pacientes com AVEh:

- Deve-se manter pressão arterial abaixo de 140 x 90 para minimizar os riscos de recorrência de sangramento, visto que cerca de 2 a 3% dos casos podem ressangrar a cada ano, sendo essas taxas ainda mais altas quando se trata de etiologia por angiopatia amiloide.

- Terapia antitrombótica é associada com expansão do hematoma, deterioração neurológica e desfechos negativos, sendo maior o risco quando utilizada varfarina (cerca de três a cinco vezes maior). Desse modo, todos os anticoagulantes e antiplaquetários devem ser descontinuados imediatamente após AVEh agudo, com uso de medicamentos apropriados para reversão da anticoagulação como plasma fresco congelado e vit K EV (a ação demora algumas horas). Concentrado de complexo pró-trombínico age em torno de 15 a 30 minutos, porém tem alto custo. Pacientes com uso prévio de heparina podem utilizar sulfato de protamina (até 50 mg em 10 minutos, velocidade de infusão < 20 mg/min).

- É recomendado o uso de compressão pneumática intermitente para prevenção de tromboembolismo venoso para os pacientes que apresentam mobilidade restringida. Após 2 dias, pode-se considerar adicionar anticoagulantes profiláticos, pesando-se os riscos de aumento do sangramento e os benefícios da prevenção de tromboembolismo venoso. Os principais fatores associados à expansão do sangramento são o volume do hematoma, controle pressórico e *spot sign*.

- O tempo ideal para reiniciar terapia antitrombótica em pacientes pós AVE hemorrágico é desconhecido. Monoterapia com aspirina poderia ser reiniciada nos dias seguintes, porém o tempo ideal é incerto. Em caso de terapia anticoagulante, deve-se aguardar pelo menos 4 semanas em pacientes sem valvas mecânicas cardíacas.

- O uso de anticoagulantes ou antiplaquetários cronicamente pós-AVE hemorrágico deve ser individualizado e apenas aqueles que apresentem alto risco de eventos aterotrombóticos ou cardioembólicos apresentam indicação de serem tratados com esses medicamentos. Os principais fatores relacionados com recorrência de AVEh que devem ser considerados para tomada de decisões são a localização inicialmente lobar do hematoma, idade avançada, presença de microssangramentos no gradiente echo da RNM, uso de anticoagulantes e presença de alelos de apolipoproteína E ε2 ou ε4.

- Pacientes que desenvolvem tromboembolismo venoso após AVEh devem preferencialmente ser tratados com anticoagulação plena, visto que a embolia pulmonar está relacionada a altas taxas de mortalidade e a maior parte dos quadros de trombose venosa profunda e tromboembolia pulmonar ocorrem após a fase de maior risco de expansão do hematoma.

Cuidados na enfermaria e reabilitação pós-AVE

A reabilitação é o principal mecanismo pelo qual a recuperação funcional e a conquista da independência são promovidas, afetando não somente o próprio paciente, como todos seus familiares, cuidadores e equipe assistente. A equipe multiprofissional se torna nesse contexto ainda mais importante, visto que não só reduz as taxas de mortalidade, a probabilidade de cuidados institucionais e a incapacidade a longo prazo, mas também aumenta a chance de recuperação e independência.

Dentre os diversos aspectos do cuidado com o paciente, deve-se atentar para a prevenção e tratamento das principais comorbidades que os pacientes com AVE desenvolverão em virtude das sequelas da doença. Entre as comorbidades, pode-se citar:

1. **Prevenção de lesões de pele:** pacientes com hemiparesia, alterações sensoriais e rebaixamento do nível de consciência estão mais susceptíveis ao desenvolvimento de lesões de pele, aumentando o risco de foco infeccioso. É recomendado o uso de medidas para minimizar os pontos de pressão e fricção da pele no paciente acamado, realizar boa higiene, mudança de decúbito, hidratação da pele, nutrição adequada e utilizar itens que possam ajudar a reduzir a pressão, como travesseiros e colchões para redução de pressão e acolchoamento de espuma.

2. **Prevenção de TVP:** uso de medidas farmacológicas e não farmacológicas é imprescindível para a profilaxia de TVP/TEP, visto o grande risco em que os pacientes pós-AVE se encontram de desenvolver quadros graves e até fatais. Deve-se atentar para as principais contraindicações do uso da heparina em dose profilática e a necessidade da compressão pneumática intermitente.

3. **Tratamento da incontinência urinária e fecal:** até 60% dos pacientes apresentam incontinência na admissão. Deve-se pesar o risco-benefício de se retirar a sonda vesical em pacientes incontinentes, pois a permanência do dispositivo acarretar maior risco de infecções do trato urinário, porém auxiliam na higiene local e evitam a criação de microambiente úmido que propicie infecções de pele.

4. **Crises convulsivas:** são mais comuns nas primeiras 24 horas pós-AVE, porém não é recomendado o uso de medicações antiepilépticas como profilaxia para primeira crise.

5. **Depressão:** até 33% dos pacientes apresentam algum grau de distúrbio do humor ou comportamento, sendo fundamental realizar testes diagnósticos formais e iniciar o tratamento medicamentoso desde que não haja outras contraindicações. O tratamento não medicamentoso também é de grande eficácia, sendo importante orientar e ouvir o paciente quanto às suas expectativas acerca da doença e o impacto que ela causará na sua vida.

6. **Prevenção de quedas:** pacientes com AVE apresentam 10% mais chance de queda quando comparados com a população idosa, sendo que os eventos são mais comuns nos primeiros 6 meses pós-AVE. A aplicação de escalas de avaliação, como Scale Morse e escala de equilíbrio de Berg, ajuda a determinar o risco individual. Programas para prevenção de quedas e treinamento de equilíbrio são altamente recomendados.

7. **Disfagia:** a presença de disfagia afeta até 60% dos pacientes, sendo que metade apresenta broncoaspiração e até um terço evolui com broncopneumonia aspirativa. Além disso, a má alimentação leva à perda de peso, desnutrição e desidratação. Assim, a avaliação fonoaudióloga nos primeiros dias é fundamental, assim como a higiene oral com clorexidine, a alimentação via sonda enteral nos primeiros 7 dias e a realização de gastrostomia nos pacientes que desenvolvem distúrbios de deglutição permanentes, pois estão relacionados com melhores desfechos clínicos.

8. **Distúrbios da comunicação (afasia, disartria, apraxia de fala):** todo paciente deve ser avaliado de forma sistematizada para distúrbios da linguagem, visto que a falha na comunicação leva a grande sofrimento e dependência. Devem-se testar todas as esferas da comunicação (fala, escrita, leitura, audição) e realizar treinamento tanto do paciente quanto dos familiares.

9. **Espasticidade:** cerca de 40% dos pacientes evoluem com espasticidade, o que acarreta maiores custos no cuidado e maior dependência dos pacientes. Entre as principais recomendações de tratamento, estão a fisioterapia precoce, o uso de toxina botulínica e uso de agentes antiespasmódicos orais.

10. **Mobilidade:** o nível de atividade do paciente pós-AVE é um preditor independente para qualidade de vida. A mobilização dentro de 24 horas do AVE acelera a recuperação na capacidade funcional e de marcha do paciente. O uso de órteses e de cadeiras de rodas motorizadas auxilia no condicionamento da marcha e dá maior mobilidade aos pacientes.

11. **Reabilitação comunitária:** é fundamental que o paciente possa retornar às suas atividades cotidianas e sociais, incluindo os aspectos da vida profissional, pessoal e sexual. O apoio familiar e dos amigos é fundamental nessa etapa, pois requer do paciente a funcionalidade para realização de tarefas complexas em todos os aspectos da reabilitação.

Meningites

Definição

Meningite é definida como uma resposta inflamatória que ocorre no espaço subaracnóideo, evidenciada por aumento de celularidade no líquido cefalorraquidiano (LCR). A maioria das meningites comunitárias é causada por vírus, principalmente enterovírus dos grupos Coxsackie B e Echovirus. Os patógenos mais relacionados com meningites bacterianas em adultos são o *Streptococcus pneumoniae* e o *Neisseria meningitidis*. Em idosos

Capítulo 73 – Enfermidades Neurológicas

e crianças menores de 1 ano, aumenta proporcionalmente a frequência de meningite por *Listeria monocytogenes*.

Quadro clínico

A tríade clássica da meningite consiste em febre, rigidez de nuca e alteração do estado mental. Entretanto, um estudo prospectivo mostrou que os três sintomas juntos só ocorrem em 44% dos casos. Em geral, a apresentação é aguda, com a maioria dos pacientes procurando o hospital nas primeiras 24 horas da doença. Sintomas associados incluem cefaleia, náuseas, vômitos, mialgia, calafrios e fotofobia.

Algumas dicas diagnósticas incluem lesões petequiais, purpúricas e choque circulatório para meningite meningocócica, história de pneumonia, otite ou sinusite para meningite pneumocócica e por *H. influenzae*. Nas meningites bacterianas, deve-se pesquisar rigidez de nuca e os sinais meníngeos de Kerning e Brudzinski, entretanto, sua sensibilidade é de cerca de 5%, de modo que sua ausência não deve excluir o diagnóstico. O sinal vital mais importante a ser pesquisado é a febre, presente em 95% dos casos.

Diagnóstico

É clínico, mas confirmado pela análise do líquido cefalorraquidiano (LCR). A análise mínima inicial inclui a realização de citologia com contagem diferencial, glicorraquia, coloração pelo Gram e cultura de bactérias. O resultado pode orientar o diagnóstico etiológico (**Tabela 73.2**). Previamente à punção lombar, é recomendada uma tomografia de crânio em pacientes com nível de consciência alterado (escala de coma de Glasgow menor que 10), déficit neurológico focal, imunossupressão, doença prévia do sistema nervoso central (SNC), convulsão recente e papiledema.

Também é importante a coleta de um par de hemoculturas periféricas e a dosagem de proteína C-reativa sérica, que apresenta um bom valor preditivo negativo para meningite bacteriana aguda.

Tratamento

O tratamento não deve ser adiado para concluir a propedêutica diagnóstica. Caso uma tomografia computadorizada seja solicitada antes da punção lombar, o início do tratamento não deve aguardar a punção lombar, devendo ser iniciado logo após a coleta de hemoculturas. Um atraso de mais de 3 horas do início do tratamento após a admissão hospitalar é um preditor independente de mortalidade. Após a decisão de tratar, deve ser feita dexametasona na dose de 0,15 mg/kg, de preferência 20 minutos antes de iniciar o antibiótico ou, no máximo, ao mesmo tempo de administração (diminui as taxas de sequelas auditivas e mortalidade).

Tabela 73.2. Perfil do líquido cefalorraquidiano nas meningites				
Meningite	Celularidade	Tipo de célula	Proteína	Glicose
Valores normais	Até 4	-	Até 40	2/3 da glicemia
Viral	5-500	Linfócitos	Normal ou aumentada	Normal
Bacteriana	Mais que 1.000	Neutrófilos	Aumentada	Baixa
Tuberculose	Centenas	Linfócitos	Aumentada	Baixa
Fungos	1-100	Linfócitos	Aumentada	Normal/baixa

A terapia antimicrobiana empírica deve levar em conta a faixa etária do paciente e seus fatores de risco. Adultos sem fatores de risco devem receber cefalosporina de 3ª geração, como ceftriaxona na dose de 2 g a cada 12 horas. Idosos devem ter ampicilina na dose de 2 g a cada 4 horas adicionada ao esquema, para cobrir *Listeria monocytogenes*. Pacientes com trauma penetrante, derivação ventriculoperitoneal ou neurocirurgia recente devem ser tratados com vancomicina (15 a 20 mg/kg a cada 8 ou 12 horas, em seguida controlado por vancocinemia) associada a uma cefalosporina com cobertura para *Pseudomonas aeruginosa*, por exemplo ceftazidima 2 g a cada 8 horas ou um carbapenêmico como meropenem na dose de 2 g a cada 8 horas. O esquema empírico pode ser ajustado a partir do diagnóstico etiológico. O tempo de tratamento varia com a resposta clínica do paciente. Nova coleta de LCR pode ser feita caso o paciente não melhore em 48 horas, com o objetivo de pesquisar bactérias resistentes ao tratamento empregado.

Complicações e prognóstico

Complicações neurológicas são comuns e ocorrem em até 28% dos casos de meningites bacterianas. Elas incluem alteração no nível de consciência, edema cerebral, crises epilépticas, entre outros. A presença de alteração do estado mental, crises epilépticas e hipotensão no momento da admissão sugerem um risco de complicações ou morte intra-hospitalar de 56%.

Sugestão de Leitura

1. 2015 AHA/ASA Focused Update of the 2013 Guidelines for the Early Management of Patients with Acute Ischemic Stroke Regarding Endovascular Treatment.
2. Rabinstein AA. Acute Neuromuscular Respiratory Failure. Continuum (Minneap Minn) 2015; 21(5):1324–1345.
3. American Academy of Pediatrics. Haemophilus influenzae infections. In: Red Book: 2015 Report of the Committee on Infectious Diseases, 30 ed. Elk Grove Village, IL 2015. p.368.
4. Aronin SI, Peduzzi P, Quagliarello VJ. Community-acquired bacterial meningitis: risk stratification for adverse clinical outcome and effect of antibiotic timing. Ann Intern Med. 1998;129(11):862.
5. Bertolucci. Neurologia diagnóstico e tratamento. 2 ed. São Paulo: Manole; 2016.
6. Bird JS. Myasthenic crisis. UpToDate ,2016. Disponível em www.uptodate.com. Acessado em dez/16.
7. Cohn AC, MacNeil JR, Clark TA, Ortega-Sanchez IR, Briere EZ, Meissner HC, et al. Centers for Disease Control and Prevention (CDC) Prevention and control of meningococcal disease: recommendations of the Advisory Committee on Immunization Practices (ACIP). MMWR Recomm Rep. 2013;62(RR-2):1.
8. Freeman WD. Risk of intracerebral bleeding in patients treated with anticoagulants. 2016. Disponível em www.uptodate.com. (Acessado em Dezembro de 2016).
9. Gans J, van de Beek D. European Dexamethasone in Adulthood Bacterial Meningitis Study Investigators. Dexamethasone in adults with bacterial meningitis N Engl J Med. 2002;347(20):1549.
10. Gluckman SJ, DiNubile MJ. Acute viral infections of the central nervous system. In: Emergent and Urgent Neurology, Weiner WJ (Ed), Lippincott, Philadelphia 1992.
11. Hemphill JC, Greenberg SM, Anderson CS, Becker K, Bendok BR, Cushman M, et al. Guidelines for the Management of Spontaneous Intracerebral Hemorrhage. Stroke, 2015. Originally published May 28, 2015. http://dx.doi.org/10.1161/STR.0000000000000069.
12. Henderson, GV. Transient Ischemic Attack and Stroke. Principles and Practice of Hospital Medicine. 2 ed. McKean SC, et al (eds.). New York, NY: McGraw-Hill, 2017. http://accessmedicine.mhmedical.com/content.aspx?bookid=1872&Sectionid=146986657.
13. Jauch EC, Saver JL, Adams HP, Bruno A, Connors JJ, Demaerschalk BM, et al., on behalf of the American Heart Association Stroke Council. Council on Cardiovascular Nursing, Council on

Peripheral Vascular Disease, and Council on Clinical Cardiology. Stroke, 2013; 44:870-947, originally published February 25; 2013. http://dx.doi.org/10.1161/STR.0b013e318284056a.

14. Khatri P. Evaluation and Management of Acute Ischemic Stroke. Continuum (Minneap Minn) 2014;20(2):283–295.

15. Powers WJ, Derdeyn CP, Biller J, Coffey CS, Hoh BL, Jauch EC, et al., on behalf of the American Heart Association Stroke Council. Guidelines for the Early Management of Patients with Acute Ischemic Stroke. Stroke, 2015. Originally published June 29, 2015 http://dx.doi.org/10.1161/STR.0000000000000074.

16. Ropper AE, Ropper AH. Intracranial Hemorrhage and Related Conditions. Principles and Practice of Hospital Medicine, 2 ed. Sylvia C. McKean, et al (eds.). New York, NY: McGraw-Hill, 2017, http://accessmedicine.mhmedical.com/content.aspx?bookid=1872&Sectionid=146986569.

17. Ropper AH, et al. Chapter 34. Cerebrovascular Diseases. Adams & Victor's Principles of Neurology, 10 ed. Allan H. Ropper, et al (eds.). New York, NY: McGraw-Hill; 2014, http://accessmedicine.mhmedical.com/content.aspx?bookid=690&Sectionid=50910885.

18. Ropper AH, Samuels MA, Klein JP. Chapter 49. Myasthenia gravis and related disorders of the neuromuscular junction. In: Ropper AH, Samuels MA, Klein JP. eds. Adams & Victor's Principles of Neurology. 10 ed. New York, NY: McGraw-Hill; 2014. http://accessmedicine.mhmedical.com/content.aspx?bookid=690&Sectionid=50910901. (Accessado em 11 de Dezembro de 2016).

19. Thigpen MC, Whitney CG, Messonnier NE, Zell ER, Lynfield R, Hadler JL, et al. Bacterial meningitis in the United States, 1998-2007.N Engl J Med. 2011;364(21):2016.

20. Thomas KE, Hasbun R, Jekel J, Quagliarello VJ. The diagnostic accuracy of Kernig's sign, Brudzinski's sign, and nuchal rigidity in adults with suspected meningitis Clin Infect Dis. 2002 Jul 1;35(1):46-52.

21. Tunkel AR, Hartman BJ, Kaplan SL, Kaufman BA, Roos KL, Scheld WM, Whitley RJ. Practice guidelines for the management of bacterial meningitis. Clin Infect Dis. 2004 Nov 1;39(9):1267-84.

22. Van de Beek D, Gans J, Spanjaard L, Weisfelt M, Reitsma JB, Vermeulen M. Clinical Features and Prognostic Factors in Adults with Bacterial Meningitis. N Engl J Med 2004; 351:1849-1859.

23. Wijdicks EFM. The use of antithrombotic therapy in patients with an acute or prior intracerebral hemorrhage. 2016. Disponível em: www.uptodate.com. Acessado em dez/16.

24. Winstein CJ, Stein J, Arena R, Bates B, Cherney LR, Cramer SC, et al., on behalf of the American Heart Association Stroke Council, Council on Cardiovascular and Stroke Nursing, Council on Clinical Cardiology, and Council on Quality of Care and Outcomes Research. Guidelines for adult stroke rehabilitation and recovery: a guideline for healthcare professionals from the American Heart Association/American Stroke Association [published correction appears in Stroke. 2017;48:e78]. Stroke. 2016;47:e98–e169. doi: 10.1161/STR.0000000000000098.

Miocardiopatias e Insuficiência Cardíaca

Capítulo 74

Alexandra Régia Dantas Brígido
Aécio Flávio Teixeira de Góis

Introdução

As doenças do aparelho circulatório, incluindo doença arterial coronariana, hipertensão e acidente vascular encefálico, permanecem como principal causa de morte no mundo. No Brasil, apesar da redução observada na taxa de mortalidade nos últimos anos, 31,2% das mortes foram relacionadas a essa causa em 2010. Além disso, 12,7% das hospitalizações foram motivadas por doenças cardiovasculares em 2007, excluindo aquelas por gravidez, parto e puerpério. Dessas, 27,4% ocorreram em pessoas acima de 60 anos, sendo a insuficiência cardíaca (IC) a principal etiologia. Entre as comorbidades envolvidas no surgimento dos quadros de IC, as miocardiopatias merecem destaque e serão comentadas com mais detalhes neste capítulo.

Definição

Miocardiopatia é um termo genérico que engloba um grupo heterogêneo de doenças do miocárdio associadas com disfunções cardíacas mecânicas e/ou elétricas. Pode ser classificada como primária, quando há envolvimento predominantemente cardíaco, ou secundária, se há acometimento de outros órgãos e sistemas. Algumas sociedades de cardiologia, como a europeia (ESC), utilizam essa denominação apenas para as miocardiopatias que se desenvolvem na ausência de causas cardíacas, como doença arterial coronariana, hipertensão, disfunção valvar e doença cardíaca congênita. Contudo, neste capítulo, a utilização do termo "miocardiopatia" será voltada para a prática clínica e, portanto, inclui a miocardiopatia hipertensiva e a isquêmica, dada a alta prevalência destas na população geral e, não obstante, entre os pacientes internados, seja por causas cardiovasculares ou não.

Classificação e Etiologia

De acordo com a anatomia e fisiologia, as miocardiopatias podem ser classificadas em:

1. Dilatada;
2. Hipertrófica;
3. Restritiva;
4. Displasia arritmogênica do ventrículo direito;
5. Não classificadas.

Cada tipo tem múltiplas causas e uma mesma etiologia pode se apresentar como mais de um dos cinco tipos. Por exemplo, a miocardiopatia amiloide pode ser restritiva ou se apresentar com hipertrofia, enquanto a sarcoidose pode variar desde uma disfunção focal da mobilidade da parede ventricular até uma miocardiopatia dilatada ou restritiva, frequentemente associada com bloqueios cardíacos ou arritmias ventriculares.

A miocardiopatia hipertrófica é uma entidade clinicamente heterogênea causada por uma variedade de mutações associada com hipertrofia do ventrículo esquerdo (VE) e, ocasionalmente, do ventrículo direito. O volume do VE está normal ou reduzido e disfunção diastólica está usualmente presente. Gradientes de pressão sistólica no trato de saída do VE durante repouso são encontradas em aproximadamente 25% dos pacientes. Nesses pacientes, pode ser indicado o uso de medicações inotrópicas negativas (como betabloqueadores e bloqueadores de canal de cálcio não diidropiridínicos – mais comumemente, o verapamil), que reduzem a frequência cardíaca, prolongando a diástole e permitindo o aumento do enchimento ventricular. Essas medicações também podem reduzir a sintomatologia anginosa, melhorando a função microvascular e, portanto, a perfusão miocárdica. Contudo, devem ser evitadas situações que reduzam a pré-carga, uma vez que podem piorar a sintomatologia em pacientes com obstrução de via de saída do VE e precipitar eventos isquêmicos.

A hipertrofia ventricular esquerda (HVE), uma entidade diferente da miocardiopatia hipertrófica por definição, também é achado frequente em pacientes com hipertensão arterial e/ou estenose aórtica e pode ser diagnosticada por meio de ecocardiografia ou sugerida pelo achado de sobrecarga ventricular esquerda no eletrocardiograma. Os estudos de Framingham identificaram a HVE como um importante fator de risco para a insuficiência cardíaca congestiva, o AVE, a doença coronária e a claudicação intermitente, sendo um forte preditor de todas as causas de morte cardíaca em adultos acima de 40 anos. As arritmias complexas são proporcionais ao grau de hipertrofia e, para cada 1 mm de aumento de espessura do septo interventricular ou parede posterior, há um aumento de ocorrência de duas a três vezes de ectopias ventriculares complexas. Evidências sugerem ainda que a regressão medicamentosa da HVE relacionada à hipertensão arterial sistêmica está relacionada à redução de risco cardiovascular, além de melhora da função sistólica, mas com resultado inconsistente sobre a alteração da função diastólica.

A miocardiopatia restritiva é caracterizada por ventrículos não dilatados com enchimento ventricular prejudicado. A hipertrofia é tipicamente ausente, embora doenças infiltrativas, como a amiloidose, e doenças de depósito, a exemplo da doença de Fabry, possam causar aumento da espessura da parede ventricular esquerda. Em geral, a função sistólica permanece normal nesses pacientes, pelo menos no início do quadro.

Por outro lado, a miocardiopatia isquêmica pode ocorrer em dois contextos:

1. Infarto agudo miocárdio (IAM) prévio que evolui com disfunção ventricular esquerda e remodelamento;
2. Miocárdio hibernante consequente à disfunção isquêmica crônica, mas potencialmente reversível. Ademais, a doença arterial coronariana também pode acometer pacientes com IC por outras causas e se sobrepor como fator contribuinte para o quadro.

Todos os pacientes com miocardiopatia isquêmica documentada devem ser tratados para alívio da angina e redução de fatores de risco, como a redução rigorosa dos lipídeos séricos. Também deve ser sempre considerada a necessidade de revascularização miocárdica, com angioplastia ou cirurgia de *bypass*, pois quando bem indicada, pode melhorar sintomatologia, capacidade de exercício e prognóstico em pacientes selecionados com miocárdio viável.

Dentre as medicações que devem ser evitadas em pacientes coronariopatas, duas têm uso frequente e, por isso, merecem destaque: o nitroprussiato de sódio e os beta-2 agonistas de curta duração inalatórios. Quanto ao primeiro, na vigência de síndromes coronarianas agudas, o nitroprussiato de sódio pode apresentar o clássico fenômeno de roubo de fluxo, secundário à vasodilatação generalizada dos vasos coronarianos de resistência. Em relação ao segundo, embora diversos estudos tenham demonstrado correlação do uso dos beta-2 agonistas inalatórios com a ocorrência de efeitos adversos cardiovasculares, não parece haver relação dose-resposta entre seu uso e o risco de IAM. Desse modo, em pacientes com doença arterial coronariana, embora não existam evidências que suportem contraindicação formal ao uso dessas duas medicações, deve haver cautela quando optado pela sua utilização, sendo preferível o uso de nitroglicerina ao invés do nitroprussiato de sódio no contexto da vasodilatação.

Além de isquemia e hipertensão, que constituem as causas mais prevalentes de IC, outras etiologias devem ser lembradas diante da identificação de uma nova disfunção miocárdica. Algumas delas são especialmente relevantes quando observadas à admissão ou durante a internação hospitalar, como as relacionadas a drogas e toxinas, as infecciosas e as metabólicas. A **Tabela 74.1** resume essas e outras causas de miocardiopatia.

Tabela 74.1. Etiologia das miocardiopatias

Infecciosas

- **Bacterianas:** difteria[1], tuberculose[1], febre tifoide[1], febre reumática[1], meningococo[1], pneumococo, gonococo, brucelose, tétano, coqueluche

- **Espiroquetas:** sífilis, leptospirose[1], doença de Lyme[1]

- **Virais[1]:** parvovírus B10, herpes vírus 6, poliomielite, influenza, caxumba, rubéola, caxumba, varicela, Epstein-Barr, citomegalovírus, hepatites, coxsackie, raiva, micoplasma

- **Fúngicas:** candidíase, aspergilose, histoplasmose[1], coccidiodomicose, criptococose[1]

- **Protozoários:** tripanossomíase[1], toxoplasmose, malária, amebíase, leishmaniose

- **Helmínticas:** esquistossomose[1], ascaridíase, estrongiloidíase, cistiscerosa, larva *Migrans Visceral*, Filariose

Drogas e toxinas

Adriamicina[1], anfetaminas[1], arsênico[1], monóxido de carbono, catecolaminas[1], cobalto[1], cocaína[1], ciclofosfamida, álcool etílico[1], lítio, fósforo[1], antidepressivos tricíclicos, zidovudina[1], radiação[1,2], entre outros

Genéticas

Cardiomiopatia hipertrófica genética[2,3], cardiomiopatia dilatada genética[1]

Metabólicas

- **Endócrinas:** acromegalia[1,2,3], tireotoxicose[1], hipotireoidismo[1,2,3], feocromocitoma[1,2,3], diabetes melito

- **Doenças familiares de depósito:** doenças do armazenamento do glicogênio[1,2], doença de Niemann-Pick, doença de Fabry[1,2], doença de Gaucher, mucopolissacaridose[1], síndrome de Hunter, síndrome de Hurler

- **Nutricionais:** Beriberi[1], *kwashiokor*[1], pelagra, deficiência de selênio

- **Outros:** Hipocalemia[1], uremia[1]

Onco-hematológicas

Leucemia[1], mieloma, anemia falciforme[1], púrpura de Henock-Schonlein[1], neoplasias primárias[3], neoplasias metastáticas[3]

Continua

Continuação

Tabela 74.1. Etiologia das miocardiopatias

Doenças de depósito

Hemocromatose[1,3], amiloidose[3], oxalose

Doenças neurológicas

Miastenia gravis, neurofibromatose[2], distrofia de Duchenne[1], distrofia de Erb[1]

Doenças endomiocárdicas

Endomiocardiofibrose[1,3], síndrome hipereosinofílica, endomiocardite de Loffler[3]

Inflamatórias

- **Doenças do tecido conjuntivo:** lúpus eritematoso sistêmico[1], espondilite anquilosante, doença cardíaca reumatoide[1], dermatomiosite[1], poliarterite nodosa, esclerodermia[1,3]

- **Granulomatosas:** sarcoidose[1], granulomatose com poliangeíte (granulomatose de Wegener)[1], miocardite granulomatosa[1]

[1] Causas de miocardiopatia dilatada, [2] Causas de miocardiopatia hipertrófica, [3] Causas de miocardiopatia restritiva. Adaptada de Uptodate, 2017.

Outra causa prevalente de insuficiência cardíaca é a doença valvar, sendo que esta pode ser secundária ou fenômeno sobreposto a muitas causas de IC. Por exemplo, certo grau de regurgitação mitral ou tricúspide está quase sempre presente em paciente com cardiomiopatia dilatada severa, independente da etiologia. Na IC por valvopatia, a correção cirúrgica valvar, como na insuficiência ou estenose mitral ou aórtica, pode promover melhora de função cardíaca e resolução dos sintomas.

Atenção especial deve ser dada ao manejo medicamentoso da insuficiência cardíaca dos portadores de valvopatias. Na estenose aórtica (EAo), o manejo sintomático é baseado na instituição de diureticoterapia, com cuidado quanto à possibilidade de hipovolemia e hipotensão. Quando há hipertensão arterial ou disfunção ventricular esquerda, os vasodilatadores podem ser utilizados com cautela, porém na EAo, os betabloqueadores devem ser evitados, especialmente se a valvopatia for anatomicamente importante e/ou na presença de disfunção ventricular esquerda (só iniciar após a correção da valvopatia). Na insuficiência aórtica, por outro lado, o controle de sintomas é realizado através do uso de vasodilatadores (associados com diuréticos quando há congestão pulmonar) e, embora classicamente contraindicados, estudos mais recentes aventaram a possibilidade de benefício do uso de betabloqueadores nesta condição, embora ainda sem evidência suficiente para alterar a prática clínica.

Nas valvopatias mitrais, por sua vez, a diureticoterapia é um pilar importante para o controle sintomático, sendo os betabloqueadores indicados no manejo da estenose mitral, visto que, nesta condição, atuam diminuindo o gradiente transmitral e a pressão capilar pulmonar, ao controlar a frequencia cardíaca e aumentar o tempo de diástole e enchimento ventricular.

Embora menos frequentes, as taquiarritmias também podem promover alteração da função cardíaca, comumente denominadas taquicardiomiopatias. A reversão do ritmo e a redução da frequência cardíaca, nesse contexto, estão associadas à melhora da função cardíaca e regressão das mudanças estruturais.

Manejo Intra-Hospitalar

Pacientes que se internam com quadro sugestivo de IC de etiologia desconhecida ou abrem o quadro durante a hospitalização devem ser submetidos à ecocardiografia. Esse método, além de avaliar função ventricular, também pode definir características anatômicas e funcionais, a fim de classificar o tipo de miocardiopatia. A realização desse exame também é recomendada para acompanhamento dos pacientes que sofreram alteração no estado clínico, experimentaram ou se recuperaram de um evento médico, ou receberam tratamento capaz de alterar significativamente os parâmetros cardíacos. Nesse contexto, o ecocardiograma terá papel fundamental para avaliar fração de ejeção do ventrículo esquerdo e remodelação estrutural.

Em casos selecionados, a ressonância magnética cardíaca ou a tomografia computadorizada também podem ser úteis na avaliação de pacientes com miocardiopatia. Esses exames são úteis para identificar e localizar infiltração por gordura, ferro ou proteína amiloide, inflamação, cicatriz/fibrose, hipertrofia focal, aneurisma apical do ventrículo esquerdo, bem como, avaliar estrutura e função ventricular direita. A **Tabela 74.2,** a seguir, define pacientes que podem ou não realizar ressonância magnética (RM) cardiovascular, conforme dispositivos que apresentam.

Tabela 74.2. Presença de dispositivos × realização de RM cardiovascular	
Não podem realizar RM	Podem realizar RM
Portadores de marca-passos não compatíveis com RM, ou seja, que não contenham o símbolo ⚠MR	Pacientes com *stents* coronários (mesmo logo após o implante)
Portadores de cardiodesfibriladores implantáveis não compatíveis com RM	Portadores de próteses valvares (biológicas ou metálicas)
Pacientes com clipes cerebrais	Pacientes com sutura metálica no esterno
Pacientes com implantes cocleares	Pacientes com próteses de aorta
Pacientes com fragmentos metálicos nos olhos	Próteses ortopédicas (p. ex.: prótese de quadril)

Em nosso meio, a observação de miocardiopatia dilatada, caracterizada por dilatação e alteração da contratilidade de um ou ambos os ventrículos, de etiologia não esclarecida, principalmente quando associada a bloqueio de ramo direito, sugere a necessidade de pesquisa da doença de Chagas, dada a existência de áreas endêmicas no Brasil. O diagnóstico pode ser confirmado por anticorpos IgG anti-*Trypanosoma cruzi* detectados por dois testes sorológicos de princípios distintos, sendo a imunofluorescência indireta, a hemoaglutinação e o enzimaimunoensaio (ELISA) os métodos recomendados. No entanto, testes de xenodiagnóstico, hemocultivo ou reação em cadeia da polimerase positivos também podem indicar a doença crônica. Outras causas de dilatação ventricular com disfunção sistólica são a doença arterial coronariana e a doença valvar (comumente denominadas "miocardiopatia isquêmica" ou "miocardiopatia valvar").

Pacientes com diagnóstico conhecido de miocardiopatia e IC devem ter suas medicações de uso crônico mantidas durante a internação hospitalar, sempre que possível. Se necessária suspensão por qualquer razão, devem ser reiniciadas assim que resolvida a condição que motivou a interrupção de seu uso (p. ex.: hipercalemia ou lesão renal aguda no contexto de uso de IECA ou espironolactona).

Deve-se atentar também para a manutenção das medidas não medicamentosas na prescrição, como dieta hipossódica (< 3 g para pacientes com IC sintomática) e restrição hídrica (1,5-2 L para pacientes com IC refratária, principalmente os hiponatrêmicos). A monitorização diária do peso é importante para detectar acúmulo de fluidos antes do paciente se tornar sintomático. Pode ser necessária a monitorização da diurese e do balanço hídrico durante hospitalização, devendo-se vigiar o volume infundido por ocasião da administração de medicações, no intuito de evitar estados hipervolêmicos.

Diversas condições durante a internação hospitalar podem levar à descompensação desta condição de base, produzindo quadros desde IC descompensada a infarto agudo do miocárdio. Nesse contexto, destaca-se o IAM do tipo 2, que ocorre quando os pacientes estão expostos a situações em que o miocárdio aumenta a demanda por oxigênio (como sepse ou arritmias) ou tem a oferta deste diminuída (p. ex.: anemia aguda, hipotensão/choque). Uma abordagem mais detalhada destas intercorrências está descrita nos respectivos capítulos.

Os objetivos da terapia da IC, particularmente na presença de fração de ejeção reduzida, são reduzir a morbidade (isto é, reduzir os sintomas, melhorar a qualidade de vida relacionada à saúde e o estado funcional e diminuir a taxa de hospitalização) e reduzir a mortalidade. Para isso, além da terapêutica medicamentosa preconizada, pacientes com insuficiência cardíaca refratária, a despeito da terapia ideal, exigem cuidados avançados, incluindo revisão de opções potenciais, como suporte circulatório mecânico, transplante cardíaco e cuidados paliativos.

Na alta hospitalar e no acompanhamento ambulatorial após a alta, os pacientes com insuficiência cardíaca com alto risco de readmissão hospitalar devem ser encaminhados para um programa multidisciplinar de gerenciamento da doença, se disponível. A elaboração de um plano de alta hospitalar, a educação continuada dos pacientes e a programação de avaliações ambulatoriais frequentes são pilares fundamentais para a redução da taxa de readmissão hospitalar por IC.

Cardiotoxicidade Induzida por Tratamento Oncológico

A quimioterapia e a radioterapia são causas relevantes de miocardiopatia a serem lembradas no paciente oncológico. A disfunção ventricular esquerda e a insuficiência cardíaca são as principais manifestações associadas a essas terapias.

Pacientes que estão realizando radioterapia e/ou quimioterapia devem ser encorajados a seguir recomendações para redução de risco cardiovascular. Controle pressórico, redução dos níveis de lipídeos séricos, cessação do tabagismo e mudanças de estilo de vida devem ser sempre abordados nesses pacientes.

A biópsia endomiocárdica representa o método mais confiável para avaliação do dano ocasionado pelas terapêuticas oncológicas, mas tem viabilidade limitada na prática clínica diária para monitoramento de cardiotoxicidade. Entre os exames de imagem, a ecocardiografia oferece diversas vantagens, uma vez que avalia a função ventricular e identifica doença valvar, pericardite e derrame pericárdico, além de lesões em artérias carótidas. O uso de biomarcadores de cardiotoxicidade, por sua vez, ainda não está bem estabelecido e, por isso, não há recomendação de inclusão desse método na avaliação de rotina dos pacientes em terapia oncológica.

Os danos produzidos pelos quimioterápicos podem ser tanto irreversíveis, induzindo progressiva doença cardíaca, como se apresentar na forma de disfunções reversíveis, usualmente temporárias, sem liberação de marcadores de injúria miocárdica e que serão recuperadas com a normalização da função cardíaca. A cardiotoxicidade induzida por quimioterápicos pode ser definida quando estão presentes um ou mais dos seguintes critérios:

1. Redução da função ventricular esquerda, global ou especificamente no septo interventricular;

2. Sinais ou sintomas associados com IC;

3. Redução da função ventricular esquerda em pelo menos 5 a 55% na presença de sinais ou sintomas de IC, ou redução maior ou igual a 10 a 55%, na ausência destes.

Os dados sobre o mecanismo do aparecimento de disfunção cardíaca durante a quimioterapia e a susceptibilidade de pacientes para desenvolver cardiotoxicidade são escassos. Alguns estudos sugerem que pacientes sem história cardiovascular conhecida podem desenvolver insuficiência cardíaca sintomática consequente à dose cumulativa recebida, o que motivou uso de doses reduzidas de quimioterápicos. Contudo, existe também a cardiotoxicidade induzida pela quimioterapia que independe da dose acumulada realizada. Alguns quimioterápicos que podem causar cardiotoxicidade e seus efeitos estão listados na **Tabela 74.3**.

Tabela 74.3. Toxicidade cardiovascular dos agentes quimioterápicos	
Drogas associadas com IC congestiva	Antraciclinas/antraquinonas, ciclofosfamida, trastuzumabe e outros anticorpos monoclonais, inibidores da tirosinaquinase
Drogas associadas com isquemia ou tromboembolismo	Antimetabólitos (fluoracil, capecitabina), agentes antimicrotúbulos (paclitaxel, docetaxel), cisplatina, talidomida
Drogas associadas com hipertensão	Bevacizumab, cisplatina, sunitibe, sorafenibe
Droga associada com tamponamento e fibrose endomiocárdica	Busulfan
Droga associada com miocardite hemorrágica (raro)	Ciclofosfamida (terapia com altas doses)
Droga associada com bradiarritmias	Paclitaxel
Droga associada com QT prolongado ou Torsades de Pointes	Trióxido de arsênio

O uso da radioterapia (RT), embora tenha contribuído substancialmente para a melhora de sobrevida do câncer de mama em estágio inicial, do linfoma Hodgkin e de outras neoplasias envolvendo a região torácica, também pode danificar virtualmente qualquer componente do coração. Pericardite é a manifestação aguda típica da lesão por radiação, enquanto pericardiopatia crônica, doença arterial coronariana, miocardiopatia, doença valvar e anormalidades da condução podem se manifestar anos ou décadas após a realização do tratamento. Essas complicações podem causar significativa morbidade ou mortalidade.

Doença arterial coronariana resulta de lesão da íntima das artérias coronárias, desencadeando uma cascata de eventos típica da aterosclerose. A distribuição de artérias afetadas reflete a distribuição da dose. Por exemplo, em pacientes recebendo RT mediastinal para linfoma Hodgkin, as artérias mais acometidas são a descendente anterior e a coronária direita. O estreitamente arterial é tipicamente proximal e frequentemente envolve o óstio da coronária.

Além disso, os folhetos valvares podem sofrer alterações fibróticas com ou sem calcificação, acometendo principalmente as valvas esquerdas. Também pode ocorrer fibrose miocárdica, causando limitação do relaxamento e levando à disfunção diastólica. Ademais, fibrose das células do sistema de condução pode predispor a arritmias.

Entre os fatores de risco para cardiotoxicidade induzida pela radioterapia, foram identificados: dose total da radiação; dose por fração; volume cardíaco irradiado; e a administração concomitante de agentes cardiotóxicos, como antraciclinas e trastuzumabe. Pacientes jovens na ocasião do tratamento e que têm outros fatores de risco para doença arterial coronariana também estão sob risco aumentado. Nesse cenário, as novas técnicas de radioterapia visam irradiar a menor área, usando a menor dose possível.

Pacientes em quimioterapia ou radioterapia estão sob risco potencial de desenvolverem miocardiopatias ou outras formas de cardiotoxicidade e, portanto, devem ser monitorizados rotineiramente para detecção precoce desse possível efeito adverso. Pacientes com câncer que apresentam disfunção miocárdica ou outra forma de alteração cardiovascular durante ou após essas terapias devem ser sempre avaliados quanto à possibilidade de relação causal entre estes eventos.

Sugestão de Leitura

1. Au DH, Lemaitre RN, Curtis JR, et al. The risk of myocardial infarction associated with inhaled beta-adrenoceptor agonists. Am J Respir Crit Care Med. 2000;161(3 Pt 1):827–30.
2. Bovelli D, Plataniotis G, Roila F. ESMO Guidelines Working Group. Cardiotoxicity of chemotherapeutic agents and radiotherapy related heart disease: ESMO Clinical Practice Guidelines. Ann Oncol 2010; 21: v277-v282.
3. Colucci WS. Overview of the therapy of heart failure with reduced ejection fraction. UpToDate, 2017. Disponível em: https://www.uptodate.com/contents/overview-of-the-therapy-of-heart-failure-with-reduced-ejection-fraction. (Acesso em: 12 de mMaio de 2017).
4. Cooper LT. Definition and classification of the cardiomyopathies. UpToDate, 2015. Disponível em: https://www.uptodate.com/contents/definition-and-classification-of-the-cardiomyopathies. (Acesso em: 12 de Maio de 2017).
5. Kalil Filho R, et al. I Diretriz Brasileira de Cardio-Oncologia da Sociedade Brasileira de Cardiologia. Arq. Bras. Cardiol., São Paulo, v. 96, n. 2, supl. 1, p. 01-52, 2011.
6. Saidi A, Alharethi R. Management of chemotherapy induced cardiomyopathy, Curr. Cardiol. Rev. 7 (2011) 245-249.
7. Salpeter SR, Ormiston TM, Salpeter EE. Cardiovascular effects of beta-agonists in patients with asthma and COPD: a meta-analysis. Chest. 2004;125(6):2309-2321.
8. Suissa S, Assimes T, Ernst P. Inhaled short acting beta agonist use in COPD and the risk of acute myocardial infarction. Thorax 2003;58:43-46.

Síndrome da Imunodeficiência Adquirida

Capítulo 75

Paula Massaroni Pecanha
João Antonio Gonçalves Garreta Prats

Introdução

A infecção pelo HIV ainda é um grave problema de saúde, com cerca de 36,9 milhões de pessoas vivendo com o vírus em todo o mundo, 2 milhões de novos casos e 1,2 milhões de mortes relacionadas com a AIDS em 2014. Desde o início da epidemia de AIDS no Brasil até junho de 2015, foram registrados no país 798.366 casos. Em 2015, havia cerca de 830 mil pessoas vivendo com o vírus do HIV (PVHA) no país. Estima-se ainda que até 34% das PVHA não estejam vinculadas a nenhuma rede de tratamento e, desse modo, se encontram em significativo risco de desenvolvimento de infecções oportunistas (IO).

Principais Infecções Oportunistas e Coinfecções
Coinfecção com tuberculose

A concomitância da tuberculose ativa em pessoas que vivem com HIV/AIDS é o fator com maior impacto na mortalidade por AIDS e por tuberculose (TB) em países em desenvolvimento. Os doentes infectados pelo HIV apresentam um risco cerca de 20 a 30 vezes maior de desenvolver TB ativa a partir de infecção latente, além do maior risco para a progressão acelerada da TB após a exposição.

Nos portadores HIV com imunidade preservada, a TB apresenta-se em sua forma usual, com cavitação em áreas pulmonares apicais e sintomas que incluem febre, tosse, perda de peso, suores noturnos e mal-estar. À medida que a imunidade declina, a forma pulmonar com cavitação torna-se progressivamente menos comum e o risco de TB extrapulmonar e disseminada torna-se maior, com os principais achados citados na **Tabela 75.1**.

Na suspeita de tuberculose (TB), permanece importante a coleta de amostras repetidas de escarro para esfregaço e cultura e aspiração de linfonodos, quando viável, e de outros materiais como líquido cefalorraquiano (LCR), líquido ascítico, pleural ou pericárdico.

Tabela 75.1. Principais achados da coinfecção HIV-TB	
Achado radiológico	Frequência
Derrame pleural, linfadenopatia intratorácica (mediastino e hilo) ou consolidação do lobo médio ou inferior sem escavação	36%
Linfonodos extrapulmonares	18-22% (cervical 84%, axilar 18%)
Envolvimento pleural	11%
Infiltrado pulmonar difuso na radiografia, padrão miliar e alterações mínimas	19%

Dependendo da apresentação clínica, testes moleculares ganham cada vez mais espaço. A **Tabela 75.2** traz mais informações sobre os métodos diagnósticos.

O tratamento da coinfecção tem como 1ª escolha 2 inibidores da transcriptase reversa nucleosídeos (ITRN) + efavirenz para pacientes em uso de rifampicina e virgens de terapia antirretroviral (TARV). Não é recomendada a administração concomitante de rifampicina e terapia com inibidores de protease (IP). Quando é necessário manter os IP, deve-se introduzir rifabutina, em substituição à rifampicina 150 mg/dia e associar isoniazida 300 mg + pirazinamida 1.500 mg + etambutol 1.200 mg.

Tabela 75.2. Diagnóstico de tuberculose em PVAH		
Teste	Quando usar	Observações
Baciloscopia e cultura de amostras repetidas de escarro	Suspeita de TB pulmonar. Melhores resultados em pacientes com imunidade preservada.	O resultado de culturas pode levar de 5 a 8 semanas. A baciloscopia não diferencia *M. tuberculosis* de outras micobactérias.
PCR para *Mycobacterium tuberculosis* (gene Xpert MTB/RIF)	Validado para pesquisa de tuberculose pulmonar no escarro e lavado broncoalveolar.	Resultados disponíveis em um dia. Maior sensibilidade. Diferencia micobactérias e identifica perfil de resistência à rifampicina. Disponível na rede pública de saúde.
Detecção de antígeno micobacteriano de lipoarabinomanana urinário	Formas disseminadas e TB extrapulmonar.	Resultado em poucas horas. Sensibilidade aumenta conforme o grau de imunossupressão. Disponível apenas em protocolos de pesquisa.
Culturas de sangue e urina	Doentes com contagens baixas de CD4 (especialmente < 100 células/mm^3).	–
Antibiograma	Pacientes coinfectados com TB confirmada por cultura.	–

PCR: reação em cadeia da polimerase; TB: tuberculose.

Neurotoxoplasmose (NTX)

A toxoplasmose é a causa mais comum de lesões neurológicas focais com efeito de massa em pacientes infectados pelo HIV e LT-CD4+ inferior a 200 células/mm^3. A apresentação clínica varia de acordo com a topografia e quantidade de lesões cerebrais, bem como com a presença de hipertensão intracraniana. Assim, pacientes com NTX usualmente apresentam cefaleia e evolução insidiosa de sinais focais (geralmente dias ou semanas). Febre, convulsões, alteração do estado mental, sinais focais como hemiparesia, disfasia e outras alterações motoras podem estar presentes.

O diagnóstico da NTX é feito com base em uma síndrome clínica compatível associada a imagens sugestivas da doença. Observam-se, na tomografia de crânio contrastada ou na RNM, lesões cerebrais múltiplas, hipodensas, com reforço anelar de contraste e edema perilesional, localizando-se preferencialmente em gânglios da base. Ressalta-se, no entanto, que os exames de imagem, tomografia computadorizada (TC) ou RNM, não são precisos na diferenciação entre agentes causadores de lesão cerebral em imunodeprimidos, tais como linfoma, LEMP, tuberculoma, entre outros.

Após realização da imagem, se for seguro, uma punção lombar deve ser realizada para pesquisa de *T. gondii,* por PCR, citologia e cultura, além de antígeno criptocócico e PCR para *Mycobacterium tuberculosis,* vírus Epstein-Barr (EBV) e vírus JC (JCV). O achado de PCR positivo no LCR tem elevada especificidade (superior a 95%), porém com sensibilidade variável de acordo com o primer utilizado (50 a 98%). A sorologia para toxoplasmose (IgG) tem alto valor preditivo negativo (94%), enquanto o achado de IgG positiva não eleva a probabilidade desse diagnóstico já que a prevalência na população adulta é alta em países em desenvolvimento (entre 40 e 80% no Brasil). Recomenda-se tratamento empírico da infecção para todos os pacientes com clínica e imagem compatíveis com o diagnóstico. A biópsia para detecção do agente tecidual (taquizoítos) fica reservada aos casos que não apresentaram melhora clínica ou em imagem de controle após início do tratamento (**Tabela 75.3**).

Tabela 75.3. Tratamento da NTX	
Tratamento de escolha	• Sulfadiazina 1.000 mg (peso < 60 kg) a 1.500 mg (peso ≥ 60 kg) a cada 6 horas, associado a • Pirimetamina 200 mg no 1º dia, seguida de 50 mg/dia (peso < 60kg) a 75 mg/dia (peso ≥ 60 kg) e • Ácido folínico 5-15 mg/dia por 6 semanas.
Tratamento alternativo	• Sulfametoxazol e trimetoprim na dose de 25 mg/kg de sulfametoxazol duas vezes/dia, endovenosa ou oral. • Clindamicina 600 mg oral ou endovenosa a cada 6 horas + pirimetamina + ácido folínico nas mesmas doses, nos casos de alergia à sulfa • Ácido folínico 5-15 mg dias

Corticosteroides estão indicados nos casos de edema cerebral difuso e/ou intenso efeito de massa (desvio de linha média, compressão de estruturas adjacentes). Não se indica o uso profilático de anticonvulsivantes.

O monitoramento de pacientes com NTX inclui avaliação de reações adversas a medicamentos e acompanhamento da resposta clínica, bem como imagens cerebrais em série. Não há valor no seguimento dos títulos de anticorpos IgG anti-toxoplasma.

Efeitos secundários comuns das principais medicações são:

- **Pirimetamina:** erupção cutânea, náuseas e supressão da medula óssea. Doses mais elevadas de ácido folínico (50 mg diários ou duas vezes/dia) podem ser administradas para o tratamento de anomalias hematológicas.

- **Sulfadiazina:** erupção cutânea, febre, leucopenia, hepatite, náuseas, vômitos, diarreia e cristalúria (levando à insuficiência renal).

- **Clindamicina:** febre, erupção cutânea e náuseas; a sua utilização está também associada à colite pseudomembranosa.

A melhora clínica geralmente antecede a melhora radiográfica. Assim, o acompanhamento inclui realização de exames neurológicos diários cuidadosos para avaliação da resposta inicial à terapia. Deve ser realizada neuroimagem após 2 a 3 semanas de tratamento, ou mais cedo se o paciente não demonstrou melhora clínica na 1ª semana. Um quadro de rebaixamento do nível de consciência ou outro agravamento neurológico no decorrer do tratamento deve levantar suspeita de piora de presença de efeito de massa, surgimento de síndrome de reconstituição imune e possibilidade de diagnósticos diferenciais. Nesse contexto, a imagem radiológica deve ser realizada imediatamente, além de nova punção, se possível. Pode ser necessário, nestes casos, o início de corticosteroideterapia ou de tratamento de outras infecções oportunistas empiricamente.

A ausência de melhora, clínica ou de exame de imagem, após as 2 primeiras semanas de tratamento também deve levantar a suspeita de um diagnóstico alternativo (linfoma primário de sistema nervoso central (SNC), eucoencefalopatia multifocal progressiva (LEMP), tuberculoma, entre outros).

Os doentes que completaram a terapêutica inicial devem receber uma terapia de manutenção crônica para supressão até que ocorra reconstituição imune como consequência da TARV. A combinação de pirimetamina, sulfadiazina e ácido folínico é altamente eficaz como terapia supressiva para pacientes com NTX e fornece proteção contra pneumocistose.

Pneumocistose (PCP)

Pneumonia por *Pneumocystis jirovecii* é a causa mais comum de doença pulmonar oportunista em imunodeprimidos pelo HIV, ocorrendo na grande maioria dos casos em pacientes com contagem de LT-CD4+ entre 50 a 80 células/mm³. O início dos sintomas é tipicamente insidioso e o exame físico é normal em até 50% dos casos. A **Tabela 75.1** traz os principais achados de exame físico e exames complementares sugestivos de PCP. Não existem achados específicos, mas a TC de tórax de alta resolução é capaz de identificar imagens nodulares ou infiltrados em vidro fosco com altíssima sensibilidade e, portanto, a ausência de alteração neste exame de imagem praticamente exclui o diagnóstico de pneumocistose (PCP). Alguns achados sugestivos estão listados na **Tabela 75.4**.

A pesquisa direta do agente oportunista em amostras de escarro espontâneo ou induzido geralmente é pouco sensível para PCP. Amostras biológicas obtidas por broncoscopia com lavado broncoalveolar e biópsia pulmonar transbrônquica elevam a precisão do diagnóstico etiológico. A dosagem sérica de □-d-glucano pode ser usada no diagnóstico de PCP em PVHA com uma sensibilidade e especificidade de cerca de 90%.

- O regime de escolha é a associação de sulfametoxazol + trimetroprima (5 mg/kg de trimetoprima) endovenosa a cada 6 ou 8 horas. O tempo total de tratamento é de 21 dias.
- O regime alternativo para casos de intolerância à sulfa é clindamicina 300 mg oral a cada 6 horas + primaquina 15-30 mg oral uma vez/dia por 21 dias.

Tabela 75.4. Achados compatíveis com PCP

Contagem de LT-CD4+ < 200 células/mm³ ou sinais clínicos de imunodepressão grave, como candidíase oral
Dispneia progressiva aos esforços
Presença de febre, taquipneia e/ou taquicardia ao exame físico
Radiografia de tórax normal ou infiltrado pulmonar difuso, peri-hilar, simétrico
Desidrogenase lática (DHL) sérica elevada
Hipoxemia em repouso ou após esforço
Ausência de uso ou utilização irregular de quimioprofilaxia para PCP
Pneumotórax espontâneo em pacientes portadores de HIV

PCP: pneumocistose.

Na presença de sinais de maior comprometimento respiratório como pressão parcial de oxigênio < 70 mmHg no ar ambiente, gradiente de oxigênio alveolar-arterial (A-a) de ≥ 35 mmHg ou saturação de oxigênio < 92% em ar ambiente, deve-se iniciar corticosteroideterapia do seguinte modo:

- Prednisona 40 mg duas vezes/dia durante 5 dias, seguido por:
- Prednisona 40 mg/dia durante 5 dias, seguido por:
- Prednisona 20 mg/dia durante 11 dias
- A metilprednisolona intravenosa pode substituir se a terapia IV for necessária.

Para calcular o gradiente alveolo-arterial de oxigênio:

$$G(A\text{-}a) = 135 - (PaO_2 + PaCO_2)$$

Criptococose

A criptococose é uma das infecções fúngicas sistêmicas mais comuns no paciente imunodeprimido pelo HIV, sendo a meningite a principal forma de acometimento. As estimativas atuais indicam que a cada ano, quase 1 milhão de casos de meningite criptocócica são diagnosticados em todo o mundo e a doença representa mais de 600.000 mortes anualmente.

Em pacientes infectados pelo HIV, a criptococose geralmente se apresenta como meningite subaguda ou meningoencefalite e os achados mais prevalentes são cefaleia e febre, que podem ser indolentes durante 1 a 2 semanas. Sintomas e sinais meníngeos clássicos, como rigidez cervical ocorrem em apenas um quarto a um terço dos pacientes. Alguns pacientes experimentam encefalopatia com sintomas tais como letargia, alterações mentais, mudanças de personalidade e perda de memória, que são geralmente resultado do aumento da pressão intracraniana. Vômitos, diplopia, confusão e papiledema também sinalizam hipertensão intracraniana.

Perdas visuais e auditivas também podem ocorrer como complicação da inflamação meníngea tanto por atividade do fungo quanto pela resposta inflamatória durante o tratamento. Além do acometimento de SNC, pode haver ainda envolvimento pulmonar, com um quadro de tosse e dispneia, e cutâneo com pápulas umbilicadas semelhantes às lesões de molusco contagioso.

Deve-se suspeitar fortemente de criptococose em pacientes com CD4 < 100, febre e cefaleia. A investigação inicial deve incluir pesquisa do antígeno sérico do criptococo, imagem de crânio e punção lombar com verificação da pressão intracraniana (na ausência de desvio de linha média maior que 0,5cm, que sugere risco de complicação pós-punção). O perfil do LCR classicamente demonstra uma contagem baixa de leucócitos com predominância mononuclear, proteína ligeiramente elevada e glicose normalmente baixa. O LCR deve ser enviado para pesquisa de antígeno criptocócico, cultura e a coloração com tinta da China (nigrosina) demonstrará leveduras encapsuladas redondas em 60 a 80% dos pacientes.

A mortalidade aguda por meningoencefalite criptocócica nos portadores de HIV varia de 6 a 16% em ambientes com todos os recursos disponíveis. São preditores clínicos e laboratoriais de morte durante as primeiras semanas de tratamento: estado mental anormal; título de antígeno no líquido LCR > 1:1024; e contagem de glóbulos brancos do LCR < 20/μL. Pacientes com AIDS e meningoencefalite criptocócica tendem a ter alta carga fúngica no LCR, o que pode levar à hipertensão intracraniana (definida como > 20 cm H_2O) e seu manejo deve ser agressivo para redução da mortalidade.

• Monitoramento da pressão intracraniana

A pressão intracraniana (PIC) deve ser medida no momento da punção lombar inicial, na presença de sintomas persistentes e após 2 semanas de tratamento, quando a punção lombar (PL) é repetida para checagem da negativação das culturas fúngicas.

Em pacientes sintomáticos com pressões de LCR extremamente elevadas, o objetivo é reduzir a PIC em 50% do valor inicial (normalmente 20 a 30 mL). Realiza-se punções lombares diárias até que o paciente esteja assintomático e a pressão do LCR tenha sido documentada como normal e/ou estável.

A derivação liquórica deve ser considerada em pacientes que necessitem de punções lombares frequentes.

Não devem ser usados acetazolamida, manitol, ou corticosteroides para redução da PIC neste cenário.

O tratamento da meningoencefalite criptocócica consiste na terapia antifúngica e no controle da PIC (**Tabela 75.5**). A abordagem inicial inclui a terapia combinada para a fase de indução com anfotericina B e fluconazol, seguida pela terapia de consolidação com fluconazol.

A insuficiência renal é um dos principais eventos adversos relacionados ao uso de anfotericina, principalmente em suas formulações convencionais, e está, na maioria dos casos, associada à hipocalemia.

Medidas para prevenção e monitoramento da toxicidade associada à anfotericina B são:

- Antes da administração: infusão de 1 L de solução salina com uma ampola de KCl 19,1% em 2 a 4 horas;
- Monitoramento da função renal com dosagem de creatinina, ureia, sódio e potássio séricos;
- Evitar o uso concomitante de outras drogas nefrotóxicas;
- Se a disfunção renal é devida ao fármaco, a dose total diária pode ser diminuída em 50% ou a dose pode ser administrada em dias alternados, uma vez que a lesão renal está relacionada a doses cumulativas da droga (> 5 g).

Após pelo menos 2 semanas de terapia com melhora clínica substancial e culturas negativas, a anfotericina pode ser interrompida e deve-se iniciar terapia de consolidação iniciada com fluconazol a 400 mg/dia, por pelo menos 8 semanas. Posteriormente, o fluconazol deve ser reduzido para 200 mg/dia por 1 ano ou mais.

Tabela 75.5. Tratamento da meningoencefalite criptocócica		
Droga	Dose	Observações
Anfotericina B lipossomal, tratamento de escolha	3 a 6 mg/kg em dose única diária com infusão de 4 a 6 horas	Menor dano renal, alto custo
Anfotericina B desoxicolato	0,8-1 mg/kg em dose única diária com infusão de 4 a 6 horas	Menor custo, mesma eficácia, maior nefrotoxicidade
Anfotericina B complexo lipídico	5 mg/kg em dose única diária com infusão de 4 a 6 horas	Menor nefrotoxicidade, menos dados disponíveis para apoiar a sua utilização
Fluconazol	400-800 mg/dia	

Candidíase orofaríngea e esofageana

A infecção das regiões orofaríngea e esofageana por *Candida spp.* é comum em pacientes com estados de imunodeficiência celular, como a AIDS. O agente causal habitual é a *Candida albicans*, embora, nesses pacientes, as espécies não albicanas também sejam relevantes. A candidíase esofageana é uma doença definidora de AIDS e ocorre principalmente nas contagens de células CD4 abaixo de 200/μL.

A forma pseudomembranosa é a mais comum e aparece como placas brancas na mucosa bucal, palato, língua, orofaringe e/ou esôfago, mas a candidíase também pode se manifestar sob a forma de estomatite (aftas). A ausência de lesões orofaríngeas não exclui a possibilidade de candida esofageana.

Os pacientes com candidíase orofaríngea são frequentemente assintomáticos, sendo as queixas mais comuns a sensação de algodão na boca e a alteração do paladar. A queixa característica da candidíase esofágica é a odinofagia/dor na deglutição, frequentemente localizada na região retrosternal. Pacientes que se apresentam com estomatite, em geral, também se queixam de dor.

O diagnóstico de candidíase orofaríngea é suspeitado clinicamente e confirmado por raspagem das lesões com realização de Gram ou preparação de KOH nas amostras obtidas. Leveduras com ou sem pseudo-hifas são vistas. Embora a cultura das lesões possa ser realizada, raramente é indicada a menos que a doença seja recorrente, quando provavelmente serão causadas por uma espécie incomum e/ou resistente a agentes azólicos.

O diagnóstico de candidíase esofageana geralmente é feito por meio de endoscopia, que possibilita a visualização de placas brancas na mucosa esofágica. A biópsia confirma o diagnóstico e revela a presença de leveduras e pseudo-hifas invadindo células mucosas. Quando realizada, a cultura demonstra crescimento de Candida.

Em pacientes com AIDS que apresentam sintomas sugestivos de candidíase esofageana, pode ser indicado tratamento empírico com antifúngicos sistêmicos, sem realização prévia de exames invasivos. Se os sintomas não melhorarem dentro de 3 a 4 dias, endoscopia e biópsia devem ser realizadas, pois é provável que haja um diagnóstico alternativo associado ou não à candidíase. Entre os diagnósticos diferenciais, destacam-se as infecções pelo citomegalovírus e pelo vírus do herpes simples, particularmente relevantes no paciente com AIDS e contagem de CD4 < 200 células/μL.

O tratamento da candidíase orofaríngea pode incluir antifúngicos tópicos ou terapia sistêmica com agentes azólicos. O uso de agentes tópicos está recomendado para tratamento de primeiros episódios leves. A suspensão de nistatina (400.000 a 600.000 unidades, quatro vezes/dia) é uma opção de tratamento tópico amplamente disponível.

Para pacientes com candidíase orofaríngea moderada a severa ou que apresentam doença recorrente, recomenda-se o uso de fluconazol consequente à sua eficácia, palatabilidade, facilidade de administração e custo. Também é recomendado o uso fluconazol em pacientes que estão sob risco de desenvolver candidíase esofágica (contagem de CD4 < 100 células/μL). A dose de ataque recomendada é de 200 mg, seguida de 100 a 200 mg/dia durante 7 a 14 dias.

A Candidíase esofageana também requer terapia antifúngica sistêmica. A dose de ataque é de 400 mg e, em seguida, 200 a 400 mg/dia durante 14 a 21 dias, por via oral ou intravenosa, conforme tolerado. A instituição de terapia antirretroviral eficaz tem sido associada a importante diminuição do número de casos de candidíase esofágica, bem como da refratariedade ao tratamento.

Início da TARV

A TARV deve ser iniciada precocemente após o diagnóstico, logo após a coleta de CD4 e carga viral, nos diagnósticos sorológicos, e 2 semanas após o início do tratamento das infecções oportunistas, em geral. Em doentes com contagem de CD4 ≤ 500 células/μL, o início da TARV resulta num declínio significativo no risco de morbidade e mortalidade relacionadas com a AIDS. Nos pacientes com CD4 > 500/μL, a TARV, ao diminuir a replicação viral e a atividade inflamatória crônica, reduz de maneira importante o risco de desenvolvimento de nefropatia associada ao HIV, doença cardiovascular, malignidade, transtornos neurocognitivos associados ao HIV e progressão da doença hepática em pacientes coinfectados com hepatite B ou C, além do benefício populacional de redução da transmissão do vírus.

A terapia inicial no Brasil deve sempre incluir combinações de três antirretrovirais, sendo dois inibidores da transcriptase reversa nucleosídeos/nucleotídeos (ITRN/ITRNt) associados a um inibidor da transcriptase reversa nucleosídeos (ITRNN).

Até 2016, o esquema de tratamento das pessoas na fase inicial era composto pelos medicamentos tenofovir, lamivudina e efavirenz, conhecido como 3 em 1. A partir de 2017, o dolutegravir associado ao 2 em 1 (tenofovir + lamivudina) está indicado no lugar do efavirenz para pacientes que iniciem tratamento e para aqueles que apresentem resistência aos medicamentos mais antigos.

No caso de tuberculose pulmonar, a introdução da TARV deve considerar:

- Para pacientes com CD4 < 50 cells/mm³, TARV deve ser iniciada 2 semanas após a introdução dos antituberculínicos.
- Para pacientes com CD4 ≥ 50, TARV deve ser iniciada 8 a 12 semanas após a introdução dos antituberculinos.

No caso de neurocriptocose, a TARV deve ser introduzida 5 semanas após o início dos antifúngicos (**Tabela 75.6**).

Síndrome Inflamatória de Reconstituição Imune (SIR)

A infecção pelo HIV desencadeia alterações inflamatórias durante todo o curso da infecção. A síndrome inflamatória de reconstituição imune se manifesta como piora "paradoxal" de doenças infecciosas preexistentes, geralmente autolimitadas, mas que podem assumir formas graves. São descritas reações inflamatórias relacionadas a infecções fúngicas, virais e bacterianas, neoplasias e fenômenos autoimunes. A SIR pode se apresentar como agravamento de uma doença já diagnosticada, como no caso da tuberculose, bem como o apareci-

Tabela 75.6. Escolha da TARV em situações especiais		
Condição clínica	Recomendação	Comentários
Hepatite B	TDF+3TC	Essa dupla de ITRN/ITRNt tem ação contra o HBV
Nefropatia	AZT+3TC	Evitar uso de TDF em razão da nefrotoxidade por lesão tubular
Tuberculose	Efavirenz deve compor o esquema	Evitar o uso de IP/r
Necessidade de sondagem enteral		Não devem ser usados lopinavir, didanosídeo, atazanavir

ITRN/ITRNt: inibidores da transcriptase reversa nucleosídeos/nucleotídeos; HBV: vírus da hepatite B.

mento de uma doença não diagnosticada previamente, exacerbando uma doença subclínica preexistente. A **Tabela 75.7** traz as principais apresentações da SIR de acordo com as IO.

A prevenção das complicações associadas com SIR envolve identificação e manejo precoce. O diagnóstico de SIR é clínico e deve ser considerado quando sinais ou sintomas inflamatórios ocorrem entre 4 e 8 semanas após o início da TARV, na reintrodução de um esquema interrompido ou na modificação para um esquema mais eficaz após a falha terapêutica. Observa-se, em geral, aumento na contagem de LT-CD4+ e redução na carga viral, demonstrando a efetividade do tratamento. No diagnóstico diferencial, deve ser excluída falha da TARV por má adesão ou resistência viral, falha ao tratamento da coinfecção ou da manifestação oportunista, interações medicamentosas e eventos adversos associados à TARV.

Pode-se optar pelo uso de anti-inflamatórios ou corticosteroides (prednisona 1 mg/kg ou dexametasona 16 mg/dia) por 10 a 15 dias para redução de sinais e sintomas graves da síndrome de reconstituição imune.

SIR associada a tuberculose

O tratamento da tuberculose mesmo em pacientes imunocompetentes pode precipitar uma reação semelhante a síndrome de reativação imune conhecida como reação paradoxal. Esse fenômeno ocorre em resposta a antígenos micobacterianos e não caracteriza falha no tratamento da TB. Usualmente é caracterizado por febre, mal-estar, perda de peso e piora dos sintomas respiratórios. Pode ocorrer ainda piora das anormalidades radiográficas, com opacidades do parênquima e alargamento do mediastino. Nos pacientes porta-

Tabela 75.7. Apresentação da SIR conforme infecção oportunista	
Tuberculose	Agravamento dos sintomas pulmonares ou das imagens radiológicas, além de aumento nos linfonodos ou sintomas meníngeos. Alterações hepáticas, difíceis de diferenciar da hepatotoxicidade induzida pelos medicamentos.
Complexo *Mycobacterium avium* (MAC)	Linfadenite localizada, doença pulmonar ou inflamação sistêmica.
Cryptococcus	Agravamento dos sintomas de meningite.
Citomegalovírus	Surgimento ou agravamento de retinite, vitreíte ou uveíte. A retinite ocorre na maioria das vezes no local das inflamações anteriores. SIR devida ao CMV ocular pode levar à rápida e permanente perda de visão, ocorre em média após 20 semanas da TARV.
Hepatite B ou C	Elevações transitórias das transaminases, difíceis de distinguir da hepatite induzida por medicamentos.
Leucoencefalopatia multifocal progressiva (LEMP)	Lesões de LEMP podem aparecer com agravamento ou novos neurológicos focais.
Sarcoma de Kaposi	Agravamento da doença.
Doenças autoimunes	Exacerbação de doenças autoimunes preexistentes, como sarcoidose.
Vírus herpes simples (VHS) e vírus varicela-zóster (VVZ)	Pode haver reativação de VHS e VVZ após o início da TARV.
Acometimentos dermatológicos inespecíficos	Aparecimento ou piora de verrugas orais e genitais.

TARV: terapia antirretroviral.

dores de HIV, a incidência da piora paradoxal é maior. Durante o início do tratamento da tuberculose, a reconstituição do sistema imune pode gerar uma resposta TH1 exacerbada, com sinais tão graves quanto linfadenomegalias com compressão de estruturas nobres ou fistulizações levando à perfuração de órgãos (p. ex.: intestino), bem como a síndrome do desconforto respiratório do adulto e a expansão de tuberculomas intracranianos.

SIR associada à infecção criptocócica

Podem ocorrer sintomas de SRI no SNC e nos pulmões, geralmente 2 meses após o início da TARV, mas podendo apresentar-se até 6 meses após. A reação imune pode levar ao surgimento de febre, cefaleia, náusea, dor ocular, fotofobia e rigidez nucal. A celularidade baixa (< 25 cels/mL) no LCR no momento do diagnóstico está associado a maior chance de SRI. Além disso, pacientes infectados pelo HIV com infecção criptocócica primária podem desenvolver lesões cavitárias, hipoxemia, insuficiência respiratória e SARA após o início da TARV.

SIR associada à pneumocistose

Muitos pacientes em tratamento de *P. jirovecii* desenvolvem uma resposta inflamatória paradoxal após o início da terapia antimicrobiana, motivo pelo qual, nos casos severos, corticosteroideterapia deve ser acrescentada ao tratamento. A síndrome de reconstituição imune é semelhante a essa resposta paradoxal e deve ser suspeitada quando o início dos sintomas se correlaciona melhor com a introdução da TARV, usualmente 3 a 4 semanas depois, do que com o início dos antibióticos. Os sintomas incluem febre, piora da tosse, dispneia, hipoxemia e piora radiográfica.

Interações Medicamentosas

A maioria das interações entre os antirretrovirais é mediada pela inibição ou indução do sistema enzimático citocromo P450. Os IP e os ITRNN são metabolizados por essa via, particularmente pela isoenzima CYP3. Há, assim, maior probabilidade de ocorrer toxicidade induzida pelos medicamentos. Agentes antifúngicos, como cetoconazol e itraconazol, inibidores da protease (especialmente ritonavir) e alguns macrolídeos são exemplos de inibidores da CYP3A.O ritonavir em baixas doses é um potente inibidor da isoenzima CYP3A4 e tem sido utilizado como coadjuvante farmacológico de IP. Os ITRNN também são substratos para o CYP3A4 e podem agir como indutores ou inibidores do sistema.

Tendo em vista a complexidade dessas interações, uma maneira interessante de facilitar o manejo farmacológico dos pacientes internados com HIV/AIDS é consultar aplicativos de interações medicamentosas (Medscape, Epocrates, Drugs.com, HIV Clinical Guide) além do site www.hiv-druginteractions.org que fornece essas informações gratuitamente.

Profilaxia de Infecções Oportunistas

A **Tabela 75.8** traz as principais profilaxias primárias indicadas em pacientes com imunossupressão grave.

Capítulo 75 – Síndrome da Imunodeficiência Adquirida

Tabela 75.8. Profilaxias primárias para imunossupressão pelo HIV

Agente	Indicação	1ª escolha	Alternativas	Critérios de suspensão
Pneumocystis jirovecii	CD4 < 200 cel/mm³ Ou candidíase oral ou febre indeterminada há mais de 2 semanas ou doença definidora de AIDS	Sulfametoxazzol + trimetoprima (800/160 mg) três vezes/semana	Dapsona 100 mg/dia ou pentamidina 300 mg aerossol uma vez/mês	Boa resposta à TARV com CD4 > 200 cel/mm³ por mais de 3 meses. Reintroduzir se menor < 200 cel/mm³
Toxoplasma gondii	Pacientes com IgG positiva para toxoplasma e CD4 < 100 cel/mm³	Sulfametoxazzol + trimetoprima (800/160 mg) uma vez/dia	Dapsona 50 mg/dia + pirimetamina 50 mg/semana + ácido folínico 10 mg três vezes/semana ou clindamicina 600 mg 3 vezes/dia + pirimetamina 25-50 mg/dia + ácido folínico 10 mg três vezes/semana	Boa resposta à TARV com CD4 > 200 cel/mm³ por mais de 3 meses. Reintroduzir se menor < 100 cel/mm3
M. tuberculosis (tuberculose latente)	PT > 5 mm ou história de contato com paciente bacilífero ou radiografia de tórax com cicatriz de TB sem tratamento prévio	Isoniazida 5 mg/kg/dia (máximo 200 mg/dia). A associação com piridoxina 50 mg/dia pode reduzir o risco de neuropatia.	–	Duração de no mínimo 6 meses.
Complexo Mycobacterium avium	CD4 < 50 CEL/mm³	Azitromicina 1.200 mg/semana	Claritromicina 500 mg 2 vezes/dia	Boa resposta à TARV com CD4 > 100 cel/mm³ por mais de 3 meses. Reintroduzir se menor < 50 cel/mm³

Adaptado de Protocolo clínico e diretrizes terapêuticas para manejo da infecção pelo HIV em Adultos – Ministério da Saúde.

Sugestão de Leitura

1. Guidelines for Prevention and Treatment of Opportunistic Infections in HIV-Infected Adults and Adolescents. http://aidsinfo.nih.gov/guidelines. (Acessado em 29 de Janeiro de 2017).
2. Ministério da Saúde. Protocolo Clínico e Diretrizes Terapêuticas Para Manejo Da Infecção Pelo HIV em Adultos. Secretaria de Vigilância em Saúde Departamento de DST, Aids e Hepatites Virais, 2013.
3. World Health Organization. HIV/AIDS - Data and statistics. http://www.who.int/hiv/data/en/ Acessado em 29 de janeiro de 2017.
4. Masur H, Brooks JT, Benson CA, et al. Prevention and treatment of opportunistic infections in HIV-infected adults and adolescents: Updated Guidelines from the Centers for Disease Control and Prevention, National Institutes of Health, and HIV Medicine Association of the Infectious Diseases Society of America. Clin Infect Dis. 2014 May;58(9):1308-11.
5. Ministério da Saúde. Secretaria de Vigilância em Saúde, Departamento de DST, AIDS e Hepatites Virais. Protocolo clínico e diretrizes terapêuticas para manejo da infecção pelo HIV em adultos. Brasília, 2013.
6. Wood BR, Komarow L, Zolopa AR, et al. Test performance of blood beta-glucan for Pneumocystis jirovecii pneumonia in patients with AIDS and respiratory symptoms. AIDS.2013 Mar 27;27(6):967-72.

Capítulo 76

Tuberculose

Paula Massaroni Pecanha
João Antonio Gonçalves Garreta Prats

Introdução

O Brasil ocupa a 18ª posição em carga de tuberculose (TB) mundialmente, representando 0,9% dos casos estimados no mundo e 33% dos estimados para as Américas. Apesar de uma queda de 2% na incidência da TB nos últimos 15 anos, ainda foram registradas, entre 2005 e 2014, uma média de 70 mil casos novos e 4.400 mortes por tuberculose por ano. No desafio de eliminação da epidemia, destacam-se a associação da tuberculose com a infecção pelo HIV e a emergência e propagação de cepas resistentes, que configuraram cerca de 900 casos nos últimos 3 anos, no Brasil.

Diagnóstico

A detecção precisa e rápida da TB e da resistência à medicação é essencial para melhorar os cuidados aos doentes e diminuir a transmissão. O ensaio Xpert® MTB/RIF é um teste de identificação do *M. tuberculosis* pela técnica de reação em cadeia da polimerase (PCR) e que é capaz de identificar o bacilo, geralmente 2 horas após o início do teste, com excelente desempenho e alta especificidade. O teste tem um importante papel na distinção de tuberculose de micobactérias não tuberculosas (> 95%) e pode estabelecer rapidamente a presença de tuberculose em 50 a 80% dos espécimes negativos ao esfregaço. A sensibilidade do Xpert, ainda assim, não é tão boa quanto a cultura micobacteriana, que permanece como padrão-ouro e deve sempre ser realizada concomitantemente. Para a detecção da resistência à rifampicina, o Xpert® MTB/RIF fornece resultados precisos e pode permitir o início rápido do tratamento MDR-TB, enquanto se aguardam resultados da cultura convencional e testes de sensibilidade. O teste não está validado para tecidos, porém estudos trazem indício de que possa ser útil para a detecção de TB em linfonodos e líquido cefalorraquiano (LCR), mas a sensibilidade no líquido pleural é baixa.

Medidas de Controle de Transmissão no Ambiente Hospitalar

Portadores de TB pulmonar ativa conhecida ou suspeita devem ser colocados em isolamento para aerossóis. É recomendado o uso de máscaras tipo PFF2, padrão brasileiro e da União Europeia, ou N95, padrão dos Estados Unidos, para profissionais de saúde ou visitantes (acompanhantes) ao entrarem no quarto de isolamento. O uso de máscaras cirúrgicas é recomendado para pacientes com TB pulmonar em situação de potencial risco de transmissão, por exemplo: falta de estrutura de ventilação adequada em salas de espera e emergências ou deslocamento de pacientes do isolamento para exames ou procedimentos. O paciente deve ser sempre orientado a cobrir a cavidade oral e nasal quando tossir ou espirrar.

O isolamento respiratório deve ser mantido até que a hipótese de infecção por *M. tuberculosis* seja excluída pelo estabelecimento de outro diagnóstico ou evidência microbiológica que exclua TB.

A tuberculose extrapulmonar isolada não é contagiosa. Tais pacientes necessitam tão somente de uma avaliação cuidadosa da presença de TB pulmonar ou laríngea com realização de baciloscopia e cultura e imagem pulmonar. Pacientes imunocomprometidos com TB extrapulmonar têm mais chances de serem portadores concomitantes de TB pulmonar e até 30% dos casos podem apresentar radiografia sem alterações.

Tratamento

O tratamento da tuberculose deve seguir o esquema proposto pelo Ministério da Saúde (**Tabelas 76.1**, **76.2**, **76.3** e **76.4**), disponível em toda a rede pública. A notificação dos casos é obrigatória.

Tabelas 76.1. Esquema básico para tratamento da TB em adultos e adolescentes

Regime	Fármacos	Faixa de peso	Unidade/Dose	Meses
2 RHZE Fase intensiva	RHZE 150/75/400/275 comprimido em dose fixa combinada	20 kg a 35 kg	2 comprimidos	2
		36 kg a 50 kg	3 comprimidos	
		> 50 kg	4 comprimidos	
4 RH Fase de manutenção	RH Comprimidos de 150/75 ou 300/200 ou de 150/100 ou	20 kg a 35 kg	2 comprimidos de 150/75 mg	4
		36 kg a 50 kg	3 comprimidos de 150/75 mg	
		> 50kg	4 comprimidos de 150/75 mg	

Obs.: Na TB meningoencefálica, devem ser usados 2 meses da fase intensiva e 7 meses da fase de manutenção. Deve ser associado corticosteroide ao esquema antiTB: prednisona oral (1-2 mg/kg/dia) por 4 semanas ou dexametasona intravenosa nos casos graves (0.3 a 0.4 mg/kg/dia), por 4 a 8 semanas, com redução da dose gradualmente nas 4 semanas subsequentes

Tabela 76.2. Efeitos adversos dos principais antituberculínicos e manejo

Efeitos adversos	Drogas relacionadas	Condutas
Náusea, vômito, dor abdominal	Rifampicina Isoniazida Pirazinamida Etambutol	Reformular o horário da administração da medicação (2 horas após o café da manhã ou com o café da manhã); considerar o uso de medicação sintomática; e avaliar a função hepática; minimizar o uso de outras medicações com repercussões gastrintestinais.
Suor/urina de cor avermelhada	Rifampicina	Orientar.
Prurido ou exantema leve	Isoniazida Rifampicina	Medicar com anti-histamínico ou corticosteroide tópico.
Mialgia e artralgia	Pirazinamida	Medicar com analgésicos ou anti-inflamatórios não esteroides.
Neuropatia periférica	Isoniazida (comum) Etambutol (incomum)	Medicar com piridoxina (vitamina B6) na dosagem de 50 mg/dia.

Continua

Continuação

Tabela 76.2. Efeitos adversos dos principais antituberculínicos e manejo

Efeitos adversos	Drogas relacionadas	Condutas
Neurite óptica	Etambutol	Suspender o etambutol e reiniciar esquema especial sem a referida medicação. É dose-dependente e, quando detectada precocemente, reversível. Raramente desenvolve toxicidade ocular durante os 2 primeiros meses com as doses recomendadas. É necessária a avaliação de sintomas oculares mensal nos pacientes em uso de etambutol.
Hepatotoxicidade	Pirazinamida Isoniazida Rifampicina	Risco maior em portadores de hepatites (em especial HCV) e coinfectados com HIV. Suspender o tratamento; aguardar a melhora dos sintomas e redução dos valores das enzimas hepáticas; reintroduzir um a um após avaliação da função hepática; orientar não consumir bebida alcóolica; atenção a outras drogas hepatotóxicas, como paracetamol. Ver Tabela 76.3.
Exantema, urticária, hipersensibilidade de moderada a grave	Rifampicina Isoniazida Pirazinamida Etambutol	Suspender o tratamento; reintroduzir os medicamentos um a um após a resolução do quadro; substituir o esquema nos casos reincidentes ou graves, por esquemas especiais sem a medicação causadora do efeito.
Síndrome DRESS, Stevens-Johnson e necrólise epidérmica tóxica	Rifampicina Isoniazida Etambutol	Suspender o tratamento e não reintroduzir a medicação responsável; iniciar esquema alternativo.
Trombocitopenia, leucopenia, eosinofilia, anemia hemolítica, agranulocitose, vasculite	Rifampicina Isoniazida (menos comum)	Suspender a rifampicina e reiniciar esquema especial sem a referida medicação. Se outra droga que não rifampicina, reiniciar uma a uma com acompanhamento hematológico. Pode ser difícil diferenciar as anormalidades devidas à terapia antituberculosa dos efeitos hematológicos devidos à tuberculose. Investigar outros diagnósticos como HIV, malignidades e carências nutricionais.
Psicose, crise convulsiva, encefalopatia tóxica ou coma	Isoniazida	Suspender a isoniazida e reiniciar esquema especial sem a referida medicação.
Nefrite intersticial	Rifampicina	Suspender a rifampicina e reiniciar esquema especial sem a referida medicação.

*adaptada de Manual de Recomendações para o Controle da Tuberculose no Brasil – Ministério da Saúde.

Tabela 76.3. Conduta frente às hepatopatias

Com doença hepática prévia: • hepatite viral aguda • hepatopatia crônica: viral, autoimune e criptogênica • hepatite alcóolica	Sem cirrose	AST/ALT > 3 × LSN	Necessário esquema alternativo
		AST/ALR < 3 × LSN	Esquema básico
	Com cirrose	Esquema alternativo	-
Sem doença hepática prévia	AST/ALT > 5 × LSN (ou 3 vezes com sintomas) Icterícia	Indica-se suspender o tratamento e, após melhora, reintroduzir drogas 01 a 01 na sequência RE → H → Z No caso de persistência após 4 semanas ou casos graves de TB, introduzir esquema alternativo	-

LSN: limite superior da normalidade.

Tabela 76.4. Ajuste das doses dos medicamentos em nefropatas

Medicamento	Método	Clearance de creatinina		
-	-	> 50-90	10-50	< 10
Rifampicina	Nenhum	100%	100%	100%
Isoniazida	Dosagem	100%	75-100%	
Pirazinamida	Tempo	24 h	24 h	48 a 72 h
Etambutol	Dosagem	100%	50-100%	25-50%

Seguimento Ambulatorial

Após a alta, os pacientes devem ser encaminhados para acompanhamento no nível de atenção em saúde compatível com a gravidade do caso, como descrito na **Tabela 75.5**.

Tabela 76.5. Esquemas preconizados segundo situação de tratamento do paciente e unidades de atendimento

Situação	Esquema indicado	Acompanhamento
Caso novo	Esquema básico	Atenção básica
Com tratamento anterior e recidiva após cura e retorno após abandono	Esquema básico até resultado de cultura e teste de sensibilidade	Atenção básica e referência terciária, caso resistência
Hepatopatias, efeitos colaterais maiores, imunossupressão	Esquemas especiais	Referência secundária
Tuberculose meningoencefálica	Esquema para meningoencefalite	Tratamento hospitalar inicialmente
Falência por multirresistência, mono e polirresistência ao tratamento de TB	Esquemas especiais	Referência terciária

TB: tuberculose.

*adaptada de Manual de Recomendações para o Controle da Tuberculose no Brasil – Ministério da Saúde.

Sugestão de Leitura

1. Open Forum Infect Dis. 2016 Mar; 3(2): ofw058. Published online 2016 Mar 11. doi: 10.1093/ofid/ofw058. PMCID: PMC4866567. Infectious Diseases (ID) Learning Unit: How Rapidly to Evaluate for Active Tuberculosis Disease in Low-Prevalence Settings Natasha Chida and Maunank Shah.
2. Ministério da Saúde. Secretaria de Vigilância em Saúde, Departamento de Vigilância Epidemiológica. Manual de recomendações para o controle da tuberculose no Brasil. Brasília, 2011.
3. Steingart KR, Schiller I, Horne DJ, et al. Xpert® MTB/RIF assay for pulmonary tuberculosis and rifampicin resistance in adults. Cochrane Database Syst Rev. 2014 Jan 21;1:CD009593.

SEÇÃO

GERIATRIA E CUIDADOS PALIATIVOS

7

Capítulo 77

O Paciente Idoso

Tauanny Aragão de Moura
André Castanho de Almeida Pernambuco

Introdução

O rápido envelhecimento das populações em todo o mundo é causado pelas quedas acentuadas nas taxas de fertilidade e pelos aumentos na expectativa de vida, segundo a Organização Mundial da Saúde (OMS). Em 1980, os idosos representavam 6,1% da população brasileira. Em 2012, essa porcentagem aumentou para 10,8%. Para 2050, projeta-se 29,3%. A expectativa de vida do brasileiro saltou de 62,5 anos em 1980 para 75,2 anos em 2014.

À medida que ocorre esse envelhecimento populacional, hospitalizações e gastos em internações com idosos tendem a aumentar. Portanto, é necessário entendermos as necessidades dos pacientes geriátricos hospitalizados para que possamos prover uma assistência à saúde adequada.

Vulnerabilidade Aumentada

O envelhecimento é um processo contínuo em que há modificações morfológicas, funcionais, bioquímicas e psicológicas, com perda progressiva da capacidade de adaptação do indivíduo ao meio ambiente. Com o avanço da idade, os pacientes tendem a ter mais doenças crônicas e disfunções orgânicas. Idosos com mais de 75 anos de idade têm de conviver, em média, com 3,5 doenças crônicas.

Somando a carga de doenças às alterações fisiológicas próprias do envelhecimento, encontramos uma menor reserva funcional, tornando o idoso mais vulnerável ao descontrole dessas doenças diante do estresse agudo e de eventos adversos durante a hospitalização. A estadia de pacientes geriátricos, portanto, tende a ser mais prolongada comparando-se com a de pacientes mais jovens, o que predispõe a maior morbimortalidade.

Síndrome da fragilidade do idoso

Caracterizada por diminuição da reserva homeostática e dificuldade do organismo em responder adequadamente aos eventos estressores, resulta em declínio cumulativo em múltiplos sistemas fisiológicos, causando vulnerabilidade e efeitos adversos.

Suas manifestações clínicas estão associadas ao declínio, principalmente nos sistemas musculoesquelético (sarcopenia), desregulação do sistema neuroendócrino e disfunção imunológica, com aumento de marcadores inflamatórios. Sua presença é normalmente assintomática e sutil, mas seus portadores são os que mais necessitam de cuidados em saúde a longo prazo, pois a vulnerabilidade aumentada acarreta maior risco de dependência, incapacidade, quedas, ocorrência de doenças agudas, lenta recuperação de doenças, hospitalização, institucionalização, mortalidade.

Os critérios para classificação elaborados por Fried envolvem:

- Perda de peso não intencional (> 4,5 kg ou 5% peso corporal);
- Sensação de fadiga (autorrelato de exaustão);
- Redução da velocidade da marcha (< percentil 20 da população em teste de caminhada de 4,6 m, corrigido por gênero e estatura);
- Diminuição da força de preensão palmar da mão dominante (< percentil 20 da população, corrigido por gênero e índice de massa corporal (IMC), realizado com dinamômetro manual);
- Baixa atividade física (< percentil 20 da população, em kcal/semana).

Presença de nenhum critério: não frágil. Um ou dois critérios: pré-frágil. Três critérios: frágil.

A terapêutica é focada na prevenção ou na interrupção da evolução nas categorias, e contemplam estimulação de atividade física, como aumento da ingesta alimentar, tratamento das doenças crônicas, controle dos déficits sensoriais/dentição, medidas de prevenção de quedas, tratamento de transtorno do humor.

Admissão

A avaliação inicial de pacientes idosos internados vai além da tradicional anamnese e do exame físico. É importante considerar uma avaliação multidimensional do idoso, que envolva aspectos clínicos, funcionais, psíquicos e sociais, para planejar o cuidado desse paciente. Um modelo dessa avaliação mais abrangente, conhecida como Avaliação Geriátrica Ampla, sugerido pela Sociedade Brasileira de Geriatria e Gerontologia (SBGG), encontra-se disponível no site da entidade.

Deve-se incluir avaliação socioeconômica (escolaridade, religião, renda, situação conjugal, onde e com quem mora, ocupação, atividades sociais, suporte social); clínica (comorbidades existentes, uso crônico de medicamentos, déficits visuais e auditivos, uso de órteses e próteses, incontinências, distúrbios do sono, tabagismo, etilismo, atividade física, situação vacinal, histórico de quedas); das habilidades funcionais; do humor; do *status* nutricional; do status cognitivo (rastreio demências).

Um dos aspectos mais importantes na avaliação do paciente idoso é a avaliação das habilidades funcionais. Funcionalidade é a capacidade de gerir a própria vida e de cuidar de si mesmo, ou seja, realizar atividades cotidianas de modo independente e autônoma. Conhecer a funcionalidade do paciente idoso norteia o tratamento e a reabilitação deste paciente, além de impactar na morbimortalidade.

Existem diversas escalas que nos permitem avaliar as habilidades funcionais do paciente idoso. No Brasil, são amplamente utilizadas as escalas que analisam atividades da vida diária básicas (referem-se ao autocuidado); instrumentais (referem-se a atividades domésticas); avançadas (papéis sociais, comunitário ou laboral), que podem ser aplicadas de maneira rápida e de baixo custo (**Tabelas 77.1** e **77. 2**).

A avaliação da funcionalidade também engloba a avaliação da capacidade física, uma vez que ela é essencial para o desempenho das atividades do cotidiano com independência. Além disso, uma aptidão física reduzida implica maior risco de quedas. Existem diversos testes de equilíbrio, mobilidade, velocidade e força muscular disponíveis.

Tabela 77.1. Escala de Katz de independência para atividades básicas de vida diária (avaliação de ABVD)

Atividades	Independência	Dependência
Pontos (1 ou 0)	(1 ponto) SEM supervisão, orientação ou assistência pessoal	(0 pontos) COM supervisão, orientação ou assistência pessoal ou cuidado integral
Banhar-se	(1 ponto) Banha-se completamente ou necessita de auxílio somente para lavar uma parte do corpo como as costas, genitais ou uma extremidade incapacitada	(0 pontos) Necessita de ajuda para banhar-se em mais de uma parte do corpo, entrar e sair do chuveiro ou banheira ou requer assistência total no banho
Vestir-se	(1 ponto) Pega as roupas do armário e veste as roupas íntimas, externas e cintos. Pode receber ajuda para amarrar os sapatos	(0 pontos) Necessita de ajuda para se vestir ou necessita ser completamente vestido
Ir ao banheiro	(1 ponto) Dirige-se ao banheiro, entra e sai dele, arruma suas próprias roupas, limpa a área genital sem ajuda	(0 pontos) Necessita de ajuda para ir ao banheiro, limpar-se ou usa urinol ou comadre
Transferência	(1 ponto) Senta-se/deita-se e levanta-se da cama ou cadeira sem ajuda. Equipamentos mecânicos de ajuda são aceitáveis	(0 pontos) Necessita de ajuda para sentar-se/deitar-se e levantar-se da cama ou cadeira
Continência	(1 ponto) Tem completo controle sobre suas eliminações (urinar e evacuar)	(0 pontos) É parcial ou totalmente incontinente do intestino ou bexiga
Alimentação	(1 ponto) Leva a comida do prato à boca sem ajuda. Preparação da comida pode ser feita por outra pessoa	(0 pontos) Necessita de ajuda parcial ou total com a alimentação ou requer alimentação parenteral
Total de Pontos: 6 = Independente 4 = Dependência moderada 2 ou menos = Muito dependente		

Adaptado de: The Hartford Institute for Geriatric Nursing. Katz Index of Independence in Activities of Daily Living (ADL) [1998]. Disponível em: http://www.hartfordign.org.

Detalhar o uso crônico de medicações é fundamental para prevenção efeitos adversos: identificar polifarmácia, inadequação de doses, interações medicamentosas. Nos Estados Unidos, 30% das admissões de idosos são resultado de evento adverso de medicações. Deve-se lembrar, inclusive, de medicações usualmente não prescritas como analgésicos, vitaminas, fitoterápicos.

Os sintomas depressivos são frequentes na população idosa. No Brasil, a prevalência desses sintomas nos idosos da comunidade oscila entre 13 e 39% de acordo com a localidade e o perfil sociodemográfico. A Escala de Depressão Geriátrica (EDG), na versão reduzida com 15 itens elaborada por Sheikh & Yesavage, é um dos instrumentos mais frequentemente utilizados para avaliação de sintomas depressivos em idosos (**Tabela 77.3**).

Tabela 77.2. Escala para avaliação das incapacidades nas atividades instrumentais de vida diária, desenvolvida por Lawton e Brody, adaptada ao contexto brasileiro (avaliação de AIVD)

A- Em relação ao uso do telefone...	E- Em relação ao trabalho doméstico...
(3) recebe e faz ligações sem assistência	(3) realiza tarefas pesadas
(2) necessita de assistência para realizar ligações telefônicas	(2) realiza tarefas leves, necessitando de ajuda nas pesadas
(1) não tem o hábito ou é incapaz de usar o telefone	(1) não tem o hábito ou é incapaz de realizar trabalhos domésticos
B- Em relação às viagens...	Em relação ao uso de medicamentos...
(3) realiza viagens sozinho	(3) faz uso de medicamentos sem assistência
(2) somente viaja quando tem companhia	(2) necessita de lembretes ou de assistência
(1) não tem o hábito ou é incapaz de viajar	(1) é incapaz de controlar sozinho o uso de medicamentos
C- Em relação à realização de compras...	G- Em relação ao manuseio do dinheiro...
(3) realiza compras, quando é fornecido transporte	(3) preenche cheque e paga contas sem auxílio
(2) somente faz compras quando tem companhia	(2) necessita de assistência para uso de cheques e contas
(1) não tem o hábito ou é incapaz de realizar compras	(3) não tem o hábito de lidar com o dinheiro ou é incapaz de manusear dinheiro, contas...
D- Em relação ao preparo de refeições...	Classificação:
(3) planeja e cozinha as refeições completas	Dependência total = ≤ 5 pontos
(2) prepara somente refeições pequenas ou quando recebe ajuda	Dependência parcial = > 5 < 21
(1) não tem o hábito ou é incapaz de preparar refeições	Independência = 21 pontos

Fonte de reprodução: Santos RL, Virtuoso Jr JS. Confiabilidade da versão brasileira da escala de atividades instrumentais da vida diária. RBPS. 2008;21(4). p. 292.

Tabela 77.3. Escala de depressão geriátrica

Questão	Valor
1. Está satisfeito (a) com sua vida? (não = 1) (sim = 0)	
2. Diminuiu a maior parte de suas atividades e interesses? (sim = 1) (não = 0)	
3. Sente que a vida está vazia? (sim = 1) (não = 0)	
4. Aborrece-se com frequência? (sim = 1) (não = 0)	
5. Sente-se de bem com a vida na maior parte do tempo? (não = 1) (sim = 0)	
6. Teme que algo ruim possa lhe acontecer? (sim = 1) (não = 0)	
7. Sente-se feliz a maior parte do tempo? (não = 1) (sim = 0)	
8. Sente-se frequentemente desamparado (a)? (sim = 1) (não = 0)	
9. Prefere ficar em casa a sair e fazer coisas novas? (sim = 1) (não = 0)	
10. Acha que tem mais problemas de memória que a maioria? (sim = 1) (não = 0)	
11. Acha que é maravilhoso estar vivo agora? (não = 1) (sim = 0)	
12. Vale a pena viver como vive agora? (não = 1) (sim = 0)	
13. Sente-se cheio(a) de energia? (não = 1) (sim = 0)	
14. Acha que sua situação tem solução? (não = 1) (sim = 0)	
15. Acha que tem muita gente em situação melhor? (sim = 1) (não = 0)	

Avaliação: 0 = Quando a resposta for diferente do exemplo entre parênteses; 1 = Quando a resposta for igual ao exemplo entre parênteses. Total > 5 = suspeita de depressão.

mental uma vez que esses pacientes podem não exibir sintomas típicos como febre. *Delirium* pode ser a manifestação do quadro infeccioso. Prevenção: precauções universais de higiene do ambiente e do profissional para evitar transmissão entre pacientes e profissionais de saúde, como lavagem das mãos antes e depois do contato com cada paciente, uso de luvas, gorros, óculos em situações que possam ocorrer exposição a fluidos corporais; descarte de materiais perfurocortantes de modo adequado, isolamentos quando necessário, vigilância clínica.

Pneumonia hospitalar

Atentar para risco de pneumonia aspirativa em pacientes com demência severa, doença de Parkinson, ou outras condições neurológicas. Uso de antipsicóticos aumenta o risco de desenvolver pneumonia hospitalar. Prevenção: evitar antiácidos; realizar higiene oral; alimentar quando alerta e sentado; oferecer assistência na alimentação; oferecer consistência modificada dos alimentos. Atentar para a tosse durante a deglutição, pois pode ser um sinal de disfunção da deglutição/broncoaspiração.

Infecção do trato urinário (ITU)

ITU associada a cateter urinário é a causa principal de bacteremia nosocomial secundária e é associada à alta mortalidade. Os pacientes normalmente não desenvolvem sintomas típicos de ITU. Urocultura e hemocultura devem ser colhidas quando pacientes desenvolvem febre ou outros sintomas sistêmicos compatíveis com infecção (*delirium*, hipotensão arterial, acidose metabólica, alcalose respiratória). Melhor estratégia para reduzir ITU: evitar cateterização urinária desnecessária; remover assim que seu uso não for mais indicado.

Infecções de corrente sanguínea associada a cateter

Importante causa de morbimortalidade em ambiente hospitalar. Prevenção: uso de antisséptico antes da manipulação; conectar apenas a equipos estéreis.

Má nutrição

Pode resultar de perda cognitiva, *delirium*, diminuição do apetite, náusea, constipação, restrição da mobilidade, falta de acesso a próteses dentárias, dificuldade em se alimentar sozinho, dietas restritivas severas. Prevenção: retirar da cama na hora da refeição; dieta assistida; avaliação de deficiências nutricionais e suplementação; seguimento por nutricionista durante hospitalização e após a alta pode diminuir mortalidade.

Sempre que possível, a alimentação via oral (VO) é preferível. Antes de considerar uma via alternativa à alimentação VO (sondas enterais, gastrostomia), principalmente em pacientes com múltiplas comorbidades, considerar a vontade do paciente e da família. Sondas enterais e gastrostomias não demonstraram prolongar sobrevivência em pacientes com demência nem provaram trazer conforto no fim da vida. A Sociedade Americana de Geriatria recomenda contra sua utilização em pacientes com demência avançada. Se paciente e família concordam com a via alternativa à alimentação VO, o dispositivo deve ser removido assim que o paciente estiver apto a receber alimentação VO ou quando não for mais consistente e proporcional com o plano de cuidados do paciente.

Úlceras de pressão

Vários fatores interferem no surgimento, como estado nutricional pobre, incontinência, imobilidade, déficits neurológicos. Prevenção: otimização do estado nutricional; limitação do tempo na mesma posição, realizando a movimentação de pacientes restritos à cama a cada 2 horas.

Tromboembolismo venoso

Hospitalização é um fator risco significante para o desenvolvimento de tromboembolismo. O uso de profilaxia mecânica ou farmacológica depende do risco individual de trombose e de sangramento. Normalmente, a profilaxia com anticoagulação é recomendada para a maioria dos pacientes geriátricos hospitalizados por doença aguda que não têm fatores de risco para sangramento.

Eventos adversos a drogas

Aumentam os dias de internação e os custos da hospitalização. Incluem *delirium*, retenção urinária, hipotensão ortostática, sangramentos devidos à anticoagulação, hipoglicemia, náusea, anorexia, disfagia, constipação. O declínio da função renal aumenta a incidência de eventos adversos a drogas. Prevenção: minimizar o uso de medicamentos não essenciais; evitar uso de medicamentos inapropriados para idosos; adequação de doses nas insuficiências renais e hepáticas; iniciar na menor dose terapêutica possível.

Manejo do Paciente Geriátrico

Aspectos relativos à equipe

A presença de equipe multidisciplinar é essencial para avaliação diária e para elaboração e execução do plano de cuidados, juntamente com a família, pode melhorar a qualidade do cuidado.

Aspectos relativos ao hospital

Ter disponíveis *check-lists* diários, protocolos para medicações, programas de mobilização precoce, disponibilidade de equipamentos de segurança também facilitam o manejo do paciente idoso.

Aspectos relativos à alta

A transição entre a alta hospitalar e a continuidade do cuidado fora do ambiente hospitalar é fundamental para que os pacientes idosos não sejam expostos a erros de medicações e percam seguimento ambulatorial. Considerar a participação da família e do paciente para que a transição ocorra de modo suave, sem a perda de informações.

Sugestão de Leitura

1. Barcelos-Ferreira R, Izbicki R, Steffens DC, Bottino CM. Depressive morbidity and gender in community-dwelling Brazilian elderly: systematic review and meta-analysis. Int Psychogeriatr. 2010;22(5):712-716.
2. Chaimowicz F. Epidemiologia e o envelhecimento no Brasil. In: Freitas EV; Fy, L. Tratado de geriatria e gerontologia. 2 ed. Rio de Janeiro: Guanabara-Koogan; 2006.
3. Fried LP, et al. Frailty in older adults: evidence for a phenotype. J Gerontol, v. 56A, n. 3, p. M146-156, Mar. 2001.
4. Lana LD, Schneider RH. Síndrome de fragilidade no idoso: uma revisão narrativa.. Rev. Bras. Geriatr. Gerontol., Rio de Janeiro; 2014; 17(3):673-680.
5. Lourenço RA. A síndrome de fragilidade no idoso: marcadores clínicos e biológicos.. Ano 7, Janeiro/Junho de 2008. Revista do Hospital Universitário Pedro Ernesto, UERJ.
6. Mattison M. Hospital management of older adults. Up to date literature review. Feb 2016. (Acessado em Outubro de 2016).

7. O'Mahony D, et al. STOPP/START Criteria for Potentially Inappropriate Prescribing in Older People: Version 2. Age and Ageing 44.2 (2015): 213–218.
8. OMS. Relatório Mundial de Envelhecimento e Saúde. 2015.
9. Updated Beers Criteria for Potentially Inappropriate Medication Use in Older Adults. American Geriatrics Society 2015. J Am Geriatr Soc 63:2227–2246, 2015.

Critérios de Beers

Capítulo 78

Desirée Mayara Nery Ferraro
Aécio Flávio Teixeira de Góis

A cada ano, a proporção de prescrições farmacológicas aumenta e, consequentemente, o risco de reações adversas a medicamentos (RAM) também. As RAM são a forma mais comum de iatrogenia nos idosos e seu risco aumenta quando se utilizam fármacos inapropriados. O uso de medicamentos potencialmente inapropriados (MPI) para idosos leva a reações adversas potencialmente ameaçadoras à vida ou incapacitantes e está associado a problemas evitáveis nesses pacientes, como depressão, constipação, quedas, imobilidade, confusão mental e fraturas de quadril. Além de uma relação com a ocorrência de RAM, o uso de MPI está associado com um aumento do risco de hospitalização e mortalidade, tornando-se um relevante problema de saúde pública para a população idosa.

Há aproximadamente duas décadas surgiram instrumentos visando detectar potenciais riscos de iatrogenia medicamentosa em idosos. Na prática, consistem em instrumentos baseados na verificação de uma lista de medicamentos considerados potencialmente inapropriados em condições ou situações específicas. As listas de MPI para idosos mais citadas e utilizadas são os Critérios de Beers e o Screening Tool of Older Persons' Potentially Inappropriate Prescriptions (STOPP).

Os critérios de Beers são o mais amplamente utilizado para avaliar a prescrição inapropriada de medicações em adultos com 65 ou mais anos de idade. Criado em 1991, o critério de Beers foi revisado mais recentemente em 2015. Esta última revisão trouxe uma divisão das medicações em três categorias:

1. Medicamentos ou classes deles que devem ser evitados em idosos, independentemente do diagnóstico ou da condição clínica, devido ao alto risco de efeitos colaterais e pela existência de outros fármacos mais seguros;

2. Medicamentos ou classes potencialmente inapropriadas em determinadas síndromes ou condições clínicas;

3. Medicações ou classes que devem ser usados com cautela e incluiu uma lista de medicações que devem ser ajustadas para função renal e uma seleção de interações medicamentosas associadas a danos em idosos.

Os critérios de Beers 2015 são aplicáveis a todos os idosos, a exceção daqueles em cuidados paliativos. Tem a intenção de melhorar a seleção de medicações, educar clínicos e pacientes, reduzir efeitos adversos e servir como ferramenta na avaliação da qualidade do cuidado, dos custos e dos padrões de uso de medicações em idosos. As **Tabelas 78.1**, **78.2** e **78.3** definem, respectivamente, as medicações que devem ser evitados em todos os idosos, as que devem ser evitadas somente nos idosos com condições clínicas específicas e as que devem ser utilizadas com cautela.

Tabela 78.1. Descrição dos critérios para medicamentos que devem ser evitados em idosos, independentes de condição clínica

Critério	Racional	Exceção
Sistema Nervoso Central e Medicamentos Psicotrópicos		
Antiparkinsonianos com forte ação anticolinérgica (biperideno e triexifenidil) para tratar os efeitos extrapiramidais de medicamentos neurolépticos	Risco de toxicidade anticolinérgica.	-
Anti-histamínicos de 1ª geração (bronfeniramina, carbinoxamina, ciproeptadina, clemastina, clorfeniramina, dexclorfeniramina, difenidramina, dimenidrinato, doxilamina, hidroxizina, meclizina, prometazina, triprolidina)	Risco de sedação e efeitos anticolinérgicos (confusão, boca seca, constipação, entre outros). Há o desenvolvimento de tolerância, quando utilizados como hipnótico.	O uso de difenidramina, em situações como reação alérgica grave, pode ser apropriado.
Antipsicóticos de 1ª geração (clorpromazina, flufenazina, haloperidol, levomepromazina, penfluridol, periciazina, pimozida, pipotiazina, sulpirida, tioridazina, trifluoperazina, zuclopentixol) e de segunda geração (amissulprida, aripiprazol, clozapina, olanzapina, paliperidona, quetiapina, risperidona, ziprasidona) para problemas comportamentais da demência	Aumento do risco de acidente vascular encefálico (AVE) e mortalidade.	O uso deve ser restrito aos casos nos quais estratégias não farmacológicas tenham falhado ou quando o paciente representa ameaça a si ou a outros.
Barbitúricos (fenobarbital, tiopental)	Alta proporção de dependência física, tolerância na indução do sono e risco de overdose em doses baixas.	-
Benzodiazepínicos (alprazolam, bromazepam, clobazam, clonazepam, clordiazepóxido, cloxazolam, diazepam, estazolam, flunitrazepam, flurazepam, lorazepam, midazolam, nitrazepam)	Em geral, os benzodiazepínicos aumentam o risco de comprometimento cognitivo, *delirium*, quedas, fraturas e acidentes automobilísticos. Evitar todos os benzodiazepínicos para tratar insônia, agitação ou *delirium*.	Podem ser apropriados para tratar crises convulsivas, distúrbios do sono REM, síndrome de abstinência a benzodiazepínicos e etanol, transtorno de ansiedade generalizada grave, em anestesia perioperatória e cuidados paliativos.
Mesilato de codergocrina para tratamento de demência	Ausência de eficácia.	-
Uso prolongado de neurolépticos como hipnóticos	Risco de confusão, hipotensão, efeitos extrapiramidais e quedas.	-

Continua

Continuação

Tabela 78.1. Descrição dos critérios para medicamentos que devem ser evitados em idosos, independentes de condição clínica

Critério	Racional	Exceção
Evitar uso crônico (> 90 dias) de hipnóticos não benzodiazepínicos (Zolpidem)	Efeitos adversos similares aos benzodiazepínicos (p. ex.: *delirium*, quedas, fraturas). Pequena melhora na latência e duração do sono	–
Antidepressivos tricíclicos terciários (amitriptilina, imipramina, nortriptilina, clomipramina, maprotilina) sozinhos ou em combinação	Altamente anticolinérgicos, sedativos e causam hipotensão ortostática.	Podem ser apropriados para tratamento da dor e/ou depressão grave. Pode ser apropriado o uso da nortriptilina para tratamento da depressão associada à doença de Parkinson em idosos jovens.
Tioridazina	Altamente anticolinérgico e risco de prolongamento do intervalo QT.	–
Sistema Cardiovascular		
Bloqueadores Alfa-1 para tratamento da hipertensão (doxazosina, prazosina, terazosina)	Uso associado ao alto risco de hipotensão ortostática. Não recomendados para tratamento de rotina da hipertensão. Há alternativas com melhor relação risco-benefício.	–
Alfa-agonistas de ação central para tratamento de rotina da hipertensão [clonidina, metildopa, reserpina (> 0,1 mg/dia)]	Alto risco de efeitos adversos ao Sistema Nervoso Central (SNC). Podem causar bradicardia e hipotensão ortostática.	–
Medicamentos antiarrítmicos classes Ia, Ic, III (amiodarona, propafenona, quinidina, sotalol)	Dados sugerem que o controle da frequência cardíaca proporciona melhor perfil risco-benefício do que o controle do ritmo em idosos. A amiodarona está associada a doenças da tireoide, distúrbios pulmonares e prolongamento do intervalo QT.	–
Aspirina em dose > 150 mg/dia	Aumento do risco de hemorragia digestiva, sem evidência de aumento da eficácia.	–
Aspirina para tratar tonturas não claramente atribuíveis à doença cerebrovascular	Não está indicada.	–

Continua

Continuação

Tabela 78.1. Descrição dos critérios para medicamentos que devem ser evitados em idosos, independentes de condição clínica

Critério	Racional	Exceção
Digoxina > 0,125 mg/dia	A diminuição do clearance renal com o envelhecimento aumenta o risco de intoxicação digitálica. Além disso, na insuficiência cardíaca, as doses mais altas elevam o risco de toxicidade e não oferecem maiores benefícios.	-
Dipiridamol (comprimido de liberação imediata) como monoterapia para prevenção secundária de eventos cardiovasculares	Sem evidência de eficácia como monoterapia para prevenção secundária de eventos cardiovasculares. Pode causar hipotensão ortostática. Há alternativas mais eficazes disponíveis.	-
Diuréticos de alça (bumetanida, furosemida, piretanida) para edema de tornozelo, na ausência de sinais clínicos de insuficiência cardíaca	Não há evidência da eficácia. Meias de compressão geralmente são mais apropriadas.	-
Diuréticos de alça (bumetanida, furosemida, piretanida) como monoterapia de primeira linha para hipertensão	Há alternativas mais seguras e eficazes.	-
Nifedipino, cápsula de liberação imediata.	Potencial para hipotensão. Risco de isquemia miocárdica.	-
Espironolactona > 25 mg/dia (pacientes com insuficiência cardíaca ou CrCl < 30 mL/min)	Risco de hipercalemia em pacientes com insuficiência cardíaca, especialmente com uso concomitante de anti-inflamatórios não esteroides, inibidores da enzima conversora de angiotensina (IECA) ou bloqueadores do receptor da angiotensina.	-
Ticlopidina	Há alternativas mais seguras e eficazes disponíveis.	-
Sistema Endócrino		
Estrógenos (com ou sem progesteronas). Evitar formas orais e adesivos transdérmicos	Evidência de potencial carcinogênico (mama e endométrio). Além disso, ausência de efeito cardioprotetor e de proteção cognitiva em idosas.	-

Continua

Continuação

Tabela 78.1. Descrição dos critérios para medicamentos que devem ser evitados em idosos, independentes de condição clínica		
Critério	Racional	Exceção
Andrógenos	Potenciais para problemas cardíacos e contraindicados para homens com câncer de próstata.	Evitar, a menos que estejam indicados para hipogonadismo moderado a grave.
Clorpropamida	Meia-vida prolongada em idosos. Pode causar hipoglicemia e síndrome de secreção inapropriada do hormônio antidiurético.	-
Glibenclamida	Maior risco de hipoglicemia prolongada grave em idosos.	-
Hormônio do crescimento (somatropina)	Efeito sobre a composição corporal é pequeno e está associado ao surgimento de edema, artralgia, síndrome do túnel do carpo, ginecomastia e glicose de jejum alterada.	Evitar, exceto em casos de reposição hormonal, após remoção da glândula pituitária.
Sistema Gastrintestinal		
Antiespasmódicos gastrintestinais (hiosciamina, escopolamina)	Altamente anticolinérgicos. Efetividade incerta.	Evitar, exceto em cuidado paliativo de curto prazo para reduzir secreções orais.
Loperamida ou codeína para tratamento de diarreia de causa desconhecida ou gastrenterite infecciosa grave	Risco de diagnóstico tardio. Pode agravar a constipação com diarreia espúria e precipitar megacolo tóxico na doença inflamatória do intestino e retardar a recuperação da gastroenterite. Nos casos de gastrenterite infecciosa grave, existe o risco de exacerbação ou prolongamento da infecção.	-
Metoclopramida	Pode causar efeitos extrapiramidais incluindo discinesia tardia. Risco pode ser ainda maior em idosos mais frágeis.	Evitar, exceto em casos de gastroparesia.
Óleo mineral (via oral)	Potencial para aspiração e efeitos adversos. Alternativas mais seguras disponíveis.	-

Continua

Continuação

Tabela 78.1. Descrição dos critérios para medicamentos que devem ser evitados em idosos, independentes de condição clínica

Critério	Racional	Exceção
Inibidores de bomba de prótons (omeprazol, pantoprazol, lanzoprazol, rabeprazol, esomeprazol e tenatoprazol), para úlcera péptica na dosagem terapêutica integral por > 8 semanas	Potencial para desenvolvimento de osteoporose/fratura, demência e insuficiência renal com o uso prolongado.	Descontinuação antes de 8 semanas de uso ou redução da dose para tratamento, manutenção/profilático de úlcera péptica, esofagite ou doença do refluxo gastroesofágico.
Sistema Musculoesquelético		
Relaxantes musculares (carisoprodol, ciclobenzaprina, orfenadrina)	A maioria dos relaxantes musculares é mal tolerada por idosos devido aos efeitos anticolinérgicos, como sedação e consequente risco de fratura. A efetividade em doses toleradas por idosos é questionável.	-
Uso prolongado de anti-inflamatórios não esteroides (AINE) não seletivos da COX2 (aspirina > 325 mg/dia, diclofenaco, etodolaco, fenoprofeno, ibuprofeno, cetoprofeno, meloxicam, naproxeno, piroxicam)	Aumentam o risco de hemorragia gastrintestinal e úlcera péptica em grupos de alto risco, incluindo aqueles com idade > 75 anos ou que utilizam corticosteroides orais ou parenterais, anticoagulantes ou antiplaquetários. O uso de inibidores da bomba de prótons reduz, mas não elimina o risco.	Evitar uso crônico, exceto quando não houver outras alternativas e for possível associação com agente gastroprotetor.
Indometacina	Aumenta o risco de hemorragia gastrintestinal e úlcera péptica em grupos de alto risco. Entre os AINE, a indometacina é o agente que causa mais efeitos adversos.	-
Cetorolaco	Aumenta o risco de hemorragia gastrointestinal e úlcera péptica em grupos de alto risco, por pertencer à classe dos AINE.	-
Uso prolongado (> 3 meses) de corticosteroides sistêmicos (betametasona, budesonida, deflazacorte, dexametasona, fludrocortisona, hidrocortisona, metilprednisolona, prednisolona, prednisona) como monoterapia para artrite reumatoide ou osteoartrite	Risco de efeitos adversos graves.	-

Continua

Continuação

Tabela 78.1. Descrição dos critérios para medicamentos que devem ser evitados em idosos, independentes de condição clínica

Critério	Racional	Exceção
Uso prolongado de colchicina para tratamento de longo prazo da gota, se não existir contraindicação ao alopurinol	O alopurinol é o medicamento profilático de primeira escolha na gota.	-
Uso prolongado de opioides fortes (alfentanila, fentanila, hidromorfona, metadona, morfina, nalbufina, oxicodona, petidina, remifentanila, sufentanila) como terapia de 1ª linha para dor leve/moderada	Não segue a escala analgésica da Organização Mundial da Saúde (OMS).	-
Petidina (dolantina/meperidina)	Não é um analgésico efetivo por via oral, em doses normalmente utilizadas. Pode causar neurotoxicidade. Há alternativas mais seguras disponíveis.	-
Diversos		
Nitrofurantoína	Potencial para toxicidade pulmonar. Apresenta perda de eficácia em pacientes com ClCr < 60 mL/min devido à concentração inadequada do fármaco na urina. Há alternativas mais seguras disponíveis.	-
Corticosteroides sistêmicos (betametasona, deflazacorte, dexametasona, hidrocortisona, metilprednisolona, prednisolona, prednisona) em vez de corticosteroides inalatórios, para terapia de manutenção da doença pulmonar obstrutiva crônica (DPOC) moderada a grave	Exposição desnecessária aos efeitos adversos de longo prazo dos corticosteroides sistêmicos.	-
Teofilina como monoterapia para a doença pulmonar obstrutiva crônica	Existência de alternativa mais segura e efetiva. Além disso, risco de efeitos adversos devido ao índice terapêutico estreito.	-

Tabela 78.2. Descrição dos critérios para medicamentos que devem ser evitados em determinadas condições clínicas

Condição clínica	Critério	Racional	Exceção
Distúrbios hemorrágicos	Antitrombóticos/ Anticoagulantes (aspirina, clopidogrel, dipiridamol, varfarina).	Alto risco de sangramento em pacientes com distúrbio hemorrágico concomitante.	-

Continua

Continuação

Tabela 78.2. Descrição dos critérios para medicamentos que devem ser evitados em determinadas condições clínicas

Condição clínica	Critério	Racional	Exceção
Alterações da condução cardíaca	Antidepressivos tricíclicos (p. ex.: amitriptilina, imipramina, nortriptilina, clomipramina).	Efeitos pró-arrítmicos.	-
Constipação crônica	Antimuscarínicos utilizados no tratamento da incontinência urinária (p. ex.: oxibutinina, darifenacina, tolterodina, solifenacina).	Podem agravar a constipação devido à forte ação anticolinérgica.	-
	Bloqueadores dos canais de cálcio não diidropiridinas (diltiazem, verapamil).	Podem agravar a constipação.	-
	Anti-histamínicos de 1ª geração (bronfeniramina dexbronfeniramina, carbinoxamina, ciproeptadina, clemastina, dexclorfeniramina, difenidramina, dimenidrinato, doxilamina hidroxizina, prometazina, triprolidina).	Podem agravar a constipação devido à forte ação anticolinérgica.	Evitar, a menos que não haja alternativa.
	Medicamentos anticolinérgicos e antiespasmódicos gastrintestinais (atropina, diciclomina, homatropina, escopolamina, hioscina).	Podem agravar a constipação devido à forte ação anticolinérgica.	Evitar, a menos que não haja alternativa.
	Antipsicóticos (clorpromazina, clozapina, flufenazina, olanzapina, pimozida, prometazina, tioridazina, trifluoperazina).	Podem agravar a constipação devido à forte ação anticolinérgica.	-
	Antidepressivos tricíclicos (amitriptilina, imipramina, nortriptilina, clomipramina).	Podem agravar a constipação devido à forte ação anticolinérgica.	-
	Opioides (morfina, oxicodona, codeína, petidina, fentanil, sufentanil, nalbufina, tramadol) em uso regular (> 2 semanas), sem o uso concomitante de laxantes.	Risco de constipação grave.	-
	Antiparkinsonianos (biperideno, triexifenidil).	Podem agravar a constipação devido à forte ação anticolinérgica.	-
	Relaxantes musculoesqueléticos (carisoprodol, ciclobenzaprina, orfenadrina, tizanidina).	Podem agravar a constipação devido à forte ação anticolinérgica.	-

Continua

Continuação

Tabela 78.2. Descrição dos critérios para medicamentos que devem ser evitados em determinadas condições clínicas

Condição clínica	Critério	Racional	Exceção
Doença Renal Crônica (Estágios IV e V)	AINE (indometacina, diclofenaco, etodolaco, cetorolaco, aceclofenaco, piroxicam, tenoxicam, lornoxicam, meloxicam, ibuprofeno, naproxeno, cetoprofeno, ácido mefenâmico, celecoxibe, parecoxibe, etoricoxibe, benzidamina, nimesulida, glicosamina, condroitina).	Podem aumentar o risco de lesão renal e deterioração da função renal.	-
	Triantereno.	Pode aumentar o risco de lesão renal.	
Doença Pulmonar Obstrutiva Crônica	Betabloqueadores, não cardiosseletivos (carvedilol, labetalol, nadolol, pindolol e propranolol).	Risco aumentado de broncoespasmo.	-
Diabetes melito e episódios frequentes de hipoglicemia (> 1 episódio/mês)	Betabloqueadores.	Risco de mascarar sintomas de hipoglicemia.	-
Delirium	Anticolinérgicos.	Pode induzir ou agravar o *delirium*.	-
	Benzodiazepínicos (alprazolam, estazolam, lorazepam, clordiazepóxido, clonazepam, diazepam, flurazepam).	Pode induzir ou agravar o *delirium*.	
	Clorpromazina.	Pode induzir ou agravar o *delirium*.	
	Corticosteroides (dexametasona, prednisolona, metilprednisolona, betametasona, hidrocortisona).	Pode induzir ou agravar o *delirium*.	
	Antagonistas dos receptores H2 (cimetidina, ranitidina, famotidina, nizatidina).	Pode induzir ou agravar o *delirium*.	
	Petidina.	Pode induzir ou agravar o *delirium*.	
	Sedativos hipnóticos (Zolpidem).	Pode induzir ou agravar o *delirium*.	
	Tioridazina.	Pode induzir ou agravar o *delirium*.	
	Antidepressivos tricíclicos (Amitriptilina, Imipramina, Nortriptilina, Clomipramina).	Pode induzir ou agravar o *delirium*.	

Continua

Continuação

Tabela 78.2. Descrição dos critérios para medicamentos que devem ser evitados em determinadas condições clínicas

Condição clínica	Critério	Racional	Exceção
Demência e comprometimento cognitivo	Antipsicóticos, tanto uso crônico e conforme a necessidade: (clorpromazina, clozapina, flufenazina, olanzapina, pimozida, tioridazina, trifluoperazina).	Os antipsicóticos devem ser evitados para tratar os problemas comportamentais da demência, pois estão associados a um risco aumentado de AVE e de mortalidade em pacientes com demência.	A menos que os recursos não farmacológicos tenham falhado e o paciente represente uma ameaça a si ou a outros.
	Benzodiazepínicos (alprazolam, estazolam, lorazepam, clordiazepóxido, clonazepam, diazepam, flurazepam).	Devem ser evitados, devido aos efeitos adversos ao SNC.	-
	Antimuscarínico para bexiga hiperativa (oxibutinina).	Risco de aumento da confusão e agitação	-
	Antiespasmódicos gastrintestinais (atropina, diciclomina, homatropina, escopolamina, hioscina).	Devem ser evitados, devido aos efeitos adversos ao SNC.	-
	Antagonistas dos receptores H2 (cimetidina, ranitidina, famotidina, nizatidina).	Devem ser evitados, devido aos efeitos adversos ao SNC.	-
	Relaxantes musculares (carisoprodol, ciclobenzaprina, orfenadrina, tizanidina).	Devem ser evitados, devido aos efeitos adversos ao SNC.	-
	Opioides (morfina, oxicodona, codeína, petidina, fentanil, sufentanil, nalbufina, tramadol), uso prolongado.	Risco de exacerbação do déficit cognitivo.	A não ser que esteja indicado para cuidados paliativos ou manejo da dor crônica moderada a grave.
	Antidepressivos tricíclicos (amitriptilina, imipramina, nortriptilina, clomipramina).	Devem ser evitados devido aos efeitos adversos ao SNC. Risco de agravamento da disfunção cognitiva.	-
	Zolpidem.	Deve ser evitado devido aos efeitos adversos ao SNC.	-
	Anti-histamínicos (bronfeniramina, carbinoxamina, ciproeptadina, clemastina, difenidramina, dimenidrinato, hidroxizina).	Deve ser evitado devido aos efeitos adversos ao SNC.	-
	Antiparkinsonianos (triexifenidil, biperideno).	Deve ser evitado devido aos efeitos adversos ao SNC.	-

Continua

Tabela 78.2. Descrição dos critérios para medicamentos que devem ser evitados em determinadas condições clínicas

Condição clínica	Critério	Racional	Exceção
Glaucoma	Antimuscarínicos para bexiga hiperativa (oxibutinina). Risco de exacerbação aguda do glaucoma.	Risco de exacerbação aguda do glaucoma.	-
	Ipratrópio (nebulização).	Pode exacerbar o glaucoma.	
	Antidepressivos tricíclicos (amitriptilina, imipramina, nortriptilina, clomipramina).	Provável exacerbação do glaucoma.	
Gota	Diuréticos tiazídicos (hidroclorotiazida, clortalidona).	Pode exacerbar a gota.	-
Insuficiência cardíaca	Bloqueadores dos canais de cálcio, não diidropiridinas (diltiazem, verapamil)	Potencial para promover a retenção de fluido e exacerbar a insuficiência cardíaca.	-
	Cilostazol.		
	AINE (indometacina, diclofenaco, etodolaco, cetorolaco, aceclofenaco, piroxicam, tenoxicam, lornoxicam, meloxicam, ibuprofeno, naproxeno, cetoprofeno, ácido mefenâmico, celecoxibe, parecoxibe, etoricoxibe, benzidamina, nimesulida, glicosamina, condroitina).		
	Tiazolidinedionas (pioglitazona).		
História de câncer de mama ou tromboembolismo venoso	Estrógenos e análogos (etinilestradiol, estradiol, estriol, promestrieno, dietilestilbestrol, tibolona).	Aumenta o risco de recorrência.	-
História de quedas/fraturas	Anticonvulsivantes (fenobarbital, primidona, fenitoína, clonazepam, carbamazepina, oxcarbazepina, ácido valpróico, vigabatrina, lamotrigina, topiramato, gabapentina, pregabalina).	Capacidade de produzir ataxia, comprometimento da função psicomotora, síncope e quedas adicionais.	Evitar, exceto em convulsões.
	Anti-histamínicos de 1ª geração (bronfeniramina, dexbronfeniramina, carbinoxamina, ciproeptadina, clemastina, dexclorfeniramina, difenidramina, hidroxizina, prometazina, triprolidina).	Sedativo. Podem causar déficit sensorial e hipotensão postural.	-

Continua

Continuação

Tabela 78.2. Descrição dos critérios para medicamentos que devem ser evitados em determinadas condições clínicas

Condição clínica	Critério	Racional	Exceção
História de quedas/fraturas (continuação)	Antipsicóticos (clorpromazina, flufenazina, haloperidol, pimozida, tioridazina, aripiprazol, clozapina, olanzapina, paliperidona, quetiapina, risperidona, ziprasidona).	Capacidade de produzir ataxia, comprometimento da função psicomotora, síncope e quedas adicionais. Podem ainda causar dispraxia da marcha e parkinsonismo.	-
	Benzodiazepínicos.	Capacidade de produzir ataxia, comprometimento da função psicomotora, síncope e quedas adicionais. Podem causar déficit sensorial e comprometer o equilíbrio.	
	Hipnóticos não benzodiazepínicos (zolpidem).	Capacidade de produzir ataxia, comprometimento da função psicomotora, síncope e quedas adicionais.	-
	Opioides (morfina, oxicodona, codeína, petidina, fentanil, sufentanil, nalbufina, tramadol), uso prolongado	Risco de sonolência, hipotensão postural, vertigem.	-
	Inibidores seletivos da recaptação de Serotonina (fluoxetina, citalopram, paroxetina, sertralina, fluvoxamina, escitalopram, venlafaxina).	Capacidade de produzir ataxia, comprometimento da função psicomotora, síncope e quedas adicionais.	-
	Antidepressivos tricíclicos (amitriptilina, imipramina, nortriptilina, clomipramina).	Capacidade de produzir ataxia, comprometimento da função psicomotora, síncope e quedas adicionais.	-
História de úlcera péptica	AINE NÃO SELETIVOS da COX-2 (indometacina, diclofenaco, etodolaco, cetorolaco, aceclofenaco, piroxicam, tenoxicam, lornoxicam, meloxicam, ibuprofeno, naproxeno, cetoprofeno, ácido mefenâmico, benzidamina, nimesulida, glicosamina, condroitina). AINE SELETIVOS da COX-2 (celecoxibe, parecoxibe, etoricoxibe).	Pode agravar úlceras existentes ou causar novas úlceras.	Uso concomitante de agente para proteção gástrica.

Continua

Continuação

Tabela 78.2. Descrição dos critérios para medicamentos que devem ser evitados em determinadas condições clínicas

Condição clínica	Critério	Racional	Exceção
Hipertensão	AINE em pacientes com hipertensão moderada (160/100 mmHg – 179/109 mmHg) a grave (≥ 180/110 mmHg): (indometacina, diclofenaco, etodolaco, cetorolaco, aceclofenaco, piroxicam, tenoxicam, lornoxicam, meloxicam, ibuprofeno, naproxeno, cetoprofeno, ácido mefenâmico, celecoxibe, parecoxibe, etoricoxibe, benzidamina, nimesulida, glicosamina, condroitina).	Risco de exacerbação da hipertensão.	-
Insônia	Descongestionantes orais (pseudoefedrina, fenilefrina). Estimulantes (metilfenidato). Teobrominas (teofilina, cafeína).	Efeitos estimulantes do SNC.	-
Sintomas que afetam o trato urinário inferior, hiperplasia prostática benigna	Anticolinérgicos orais e inalatórios, em homens.	Podem diminuir o fluxo urinário e causar retenção urinária.	-
Doença de Parkinson	Antipsicóticos de 1ª geração (clorpromazina, flufenazina, haloperidol, pimozida, tioridazina) antipsicóticos de segunda geração (aripiprazol, clozapina, olanzapina, paliperidona, quetiapina, risperidona, ziprasidona).	Tendem a agravar os sintomas extrapiramidais.	-
	Metoclopramida.	Risco de exacerbação do parkinsonismo.	
	Prometazina.	Risco de exacerbação do parkinsonismo.	
Hipotensão postural persistente	Vasodilatadores (hidralazina, minoxidil).	Risco de síncope, quedas.	-
Convulsões	Antipsicóticos, atípicos (clozapina, olanzapina). Antipsicóticos convencionais (clorpromazina, tioridazina). Bupropiona. Maprotilina. Tramadol	Diminui o limiar convulsivo.	O uso pode ser aceitável em pacientes com crises bem controladas, para as quais agentes alternativos não tenham sido eficazes.

Continua

Continuação

Tabela 78.2. Descrição dos critérios para medicamentos que devem ser evitados em determinadas condições clínicas

Condição clínica	Critério	Racional	Exceção
Hiponatremia	Inibidores seletivos da recaptação de serotonina em pacientes com história de hiponatremia não iatrogênica clinicamente significante (< 130 Meq/L) nos 2 meses anteriores (fluoxetina, citalopram, paroxetina, sertralina, fluvoxamina, escitalopram).	Pode agravar a hiponatremia.	-
História de síncope	Anticolinesterásicos (donepezila, rivastigmina, galantamina). Alfa-bloqueadores periférico (doxazosina, prazosina, terazosina). Clorpromazina Olanzapina. Tioridazina. Antidepressivos tricíclicos terciários (amitriptilina, clomipramina, imipramina).	Aumentam o risco de hipotensão ortostática ou bradicardia.	-

Tabela 78.3. Medicações que devem ser usadas com cautela em idosos

Medicação	Racional	Recomendação
Dabigatran	Aumento do risco de sangramento gastrointestinal em comparação com a warfarina em > 75 anos; falta de evidência sobre eficácia e segurança em pacientes com ClCr < 30	Usar com cautela em pacientes > 75 anos e em ClCr < 30.
Prasugrel	Contraindicado em pacientes com sangramento ativo (p. ex.: úlcera péptica ou hemorrangia intracraniana), história de acidente vascular cerebral ou ataque isquêmico transitório, doença hepática grave (Child-Pugh C).	Usar com cautela em > 75 anos.
Antipsicóticos, diuréticos, carbamazepina, carboplatina, ciclofosfamida, cisplatina, mirtazapina, oxcarbamazepina, IRSS, IRNS, antidepressivos tricíclicos, vincristina	Aumento do risco de sangramento gastrintestinal.	Usar com cautela.
Vasodilatadores	Pode exacerbar ou causar síndrome da secreção inapropriada de hormônio antidiurético (SIADH) ou hiponatremia.	Usar com cautela.
AAS para prevenção primária de eventos cardíacos	Falta de evidência na relação risco x benefício em > 80 anos.	Usar com cautela em > 80 anos.

Sugestão de Leitura

1. AGS 2015 Beers Criteria Update Expert Panel. American Geriatrics Society 2015 Updated Beers Criteria for Potentially Inappropriate Medication Use in Older Adults. J Am Geriatr Soc. 2015;63(11):2227-46.
2. Brown JD, Hutchison LC, Li C, Painter JT, Martin BC. Predictive Validity of the Beers and Screening Tool of Older Persons' Potentially Inappropriate Prescriptions (STOPP) Criteria to Detect Adverse Drug Events, Hospitalizations, and Emergency Department Visits in the United States. J Am Geriatr Soc. 2016 Jan;64(1):22-30.
3. Cooper JA, Cadogan CA, Patterson SM, et al. Interventions to improve the appropriate use of polypharmacy in older people: a Cochrane systematic review. BMJ Open 2015;5: e009235.
4. Lavan AH, Gallagher PF, O'Mahony D. Methods to reduce prescribing errors in elderly patients with multimorbidity. Clin Interv Aging. 2016;11: 857-66.
5. Levy HB. Polypharmacy Rreduction Sstrategies: Ttips on Iincorporating American Geriatrics Society Beers and Screening Tool of Older People's Prescriptions Criteria. Clin Geriatr Med. 2017;33(2):177-187.
6. Oliveira MG, Amorim WW, Oliveira CRB, Coqueiro HL, Gusmão LC, Passos LC. Brazilian consensus of potentially inappropriate medication for elderly people. Geriatr Gerontol Aging. 2016;10(4):168-181.

Avaliação do Paciente em Cuidados Paliativos

Capítulo 79

William Queiroz Guimarães Wiegandt Ceglio
André Castanho de Almeida Pernambuco

Definição

Cuidados paliativos são definidos pela Organização Mundial de Saúde (OMS) como "uma abordagem que melhora a qualidade de vida dos pacientes e de seus familiares, os quais enfrentam problemas associados às doenças ameaçadoras da vida, por meio da prevenção e do alívio do sofrimento por meio da identificação precoce, da avaliação impecável e do tratamento da dor e de outros problemas físicos, psicossociais e espirituais". Embora vise o manejo do paciente com doenças de prognóstico reservado, deve ser iniciado precocemente, idealmente ao diagnóstico, ainda em conjunto com estratégias que proporcionem o prolongamento da vida.

- **Quem avaliar:** todos os pacientes em cuidados paliativos, bem como aqueles com indicação de estarem. Para identificar o segundo grupo, o Center to Advance Palliative Care propôs critérios a serem pesquisados à internação do paciente e, então, diariamente ao longo da hospitalização (**Tabelas 79.1** e **79.2**).
- **Como avaliar:** advoga a avaliação objetiva dos pacientes, por meio da aplicação de escalas, com o objetivo tanto de identificar os sintomas como de quantificar sua intensidade e determinar a performance *status* do paciente.

Tabela 79.1. Critérios para o rastreio à admissão de pacientes em risco de cuidados paliativos não satisfatórios

1. Condição médica ameaçadora da vida ou potencialmente e
2. Um dos seguintes:
   - A "pergunta surpresa": você não se surpreenderia se o paciente morresse nos próximos 12 meses.
   - Admissões frequentes.
   - Admissão por dificuldade no controle de sintomas físicos ou psicológicos.
   - Necessidade de cuidados complexos.
   - Declínio funcional, intolerância à ingestão oral, emagrecimento.

Extraído e modificado de: Weissman DE, Meier DE. Identifying patients in need of a palliative care assessment in the hospital setting: a consensus report from the Center to Advance Palliative Care. J Palliat Med. 2011 Jan;14(1):17-23.

Tabela 79.2. Critérios para o rastreio diário ao longo da internação hospitalar de pacientes em risco de cuidados paliativos não satisfatórios

1. Condição médica ameaçadora da vida ou potencialmente e
2. Um dos seguintes:
   - A "pergunta surpresa": você não se surpreenderia se o paciente morresse nos próximos 12 meses?
   - Dificuldade no controle de sintomas físicos ou psicológicos.
   - Permanência em unidade de terapia intensiva (UTI) por 7 ou mais dias.
   - Ausência de claridade e/ou documentação nos objetivos do plano terapêutico.
   - Divergências ou dúvidas entre o paciente, a família e a equipe de saúde quanto a:
     Decisões relevantes quanto ao tratamento médico.
     Preferências quanto à ressuscitação.
     Utilização de alimentação e hidratação não orais.

Extraído e modificado de: Weissman DE, Meier DE. Identifying patients in need of a palliative care assessment in the hospital setting: a consensus report from the Center to Advance Palliative Care. J Palliat Med. 2011 Jan;14(1):17-23.

Avaliação dos Sintomas

Há duas formas para a avaliação. Em geral, inicia-se com a utilização de escalas abrangendo os sintomas mais comuns, permitindo seu rastreio e a determinação de sua intensidade. Quando existente, pode-se complementar tais escalas com outras desenvolvidas especificamente para cada sintoma presente. Neste capítulo, optou-se por demonstrar The Edmonton Symptom Assessment Scale, por ter tradução para o português e validação no Brasil (Escala de Avaliação de Sintomas de Edmonton – ESAS-Br) (**Tabela 79.3**).

Esta é uma escala de avaliação de sintomas. Você dará a 10 itens respostas que variam de 0 (mínima intensidade) a 10 (máxima intensidade). Por favor, circule o número que melhor descreve os seus sintomas nas últimas 24 horas:

Tabela 79.3. Escala de Avaliação de Sintomas de Edmonton (ESAS-Br)

Sintoma												Oposto
Sem dor	0	1	2	3	4	5	6	7	8	9	10	Pior dor possível
Sem cansaço (fraqueza)	0	1	2	3	4	5	6	7	8	9	10	Pior cansaço (fraqueza) possível
Sem náusea (enjoo)	0	1	2	3	4	5	6	7	8	9	10	Pior náusea (enjoo) possível
Sem depressão	0	1	2	3	4	5	6	7	8	9	10	Pior depressão possível
Sem ansiedade	0	1	2	3	4	5	6	7	8	9	10	Pior ansiedade possível
Sem sonolência	0	1	2	3	4	5	6	7	8	9	10	Pior sonolência possível
Melhor apetite	0	1	2	3	4	5	6	7	8	9	10	Pior apetite possível
Melhor sensação de bem-estar	0	1	2	3	4	5	6	7	8	9	10	Pior sensação de mal-estar possível
Sem falta de ar	0	1	2	3	4	5	6	7	8	9	10	Pior falta de ar possível
Melhor sono	0	1	2	3	4	5	6	7	8	9	10	Pior sono possível

Extraído de: Paiva CE, Manfredini LL, Paiva BSR, Hui D, Bruera E. The brazilian version of the Edmonton Symptom Assessment System (ESAS) is a feasible, valid and reliable instrument for the measurement of symptoms in advanced cancer patients. PLoS One. 2015;10(7): e0132073.

Capítulo 79 – Avaliação do Paciente em Cuidados Paliativos

Idealmente, deve-se utilizar uma mesma escala durante o acompanhamento do paciente para avaliar a evolução e o controle das queixas.

- **Modo de uso:** o paciente ou seus familiares circulam o número que expressa a intensidade de seu sintoma. Os valores devem, então, ser registrados no prontuário do paciente.

Avaliação da *Performance Status* do Paciente

A *performance status* representa a avaliação global da capacidade funcional do paciente, refletindo os efeitos físicos, fisiológicos e psicológicos do processo de adoecimento. Devem ser aplicadas em pacientes com doença terminal avançada, estimando-se o seu prognóstico. Diante dessa estimativa, pode-se ponderar a proporcionalidade quanto a intervenções médicas e o risco e benefício de cada tratamento. Nos cuidados paliativos, várias escalas podem ser aplicadas. Destacam-se, neste capítulo, a *Palliative Performance Scale* (PPS) (**Tabela 79.4**) e a *Palliative Prognostic Index* (PPI) (**Tabela 79.5**).

- **Modo de uso da escala PPS:** deve-se ler cada linha verticalmente para definir a caracterização dos cinco domínios pesquisados. A seguir, verifica-se nas linhas horizontais a com maior número de características presentes no paciente. Quanto mais à esquerda da tabela, maior o peso na determinação da *performance status* do paciente.

- **Interpretação da escala PPS:** apenas 10% dos pacientes com PPS igual a 50% terão sobrevida superior a 6 meses; a fase final de vida coincide com PPS em torno de 20%.

Tabela 79.4. *Palliative Performance Scale* (PPS)

	Deambulação	Atividade e evidência da doença	Autocuidado	Ingesta	Nível de consciência
PPS 100%	Completa	Atividade normal e trabalho; sem evidência de doença	Completo	Normal	Completa
PPS 90%	Completa	Atividade normal e trabalho; alguma evidência de doença	Completo	Normal	Completa
PPS 80%	Completa	Atividade normal com esforço; alguma evidência de doença	Completo	Normal ou reduzida	Completa
PPS 70%	Reduzida	Incapaz para o trabalho; doença significativa	Completo	Normal ou reduzida	Completa
PPS 60%	Reduzida	Incapaz para *hobbies*/trabalho doméstico; doença significativa	Assistência ocasional	Normal ou reduzida	Completa ou períodos de confusão
PPS 50%	Maior parte do tempo sentado ou deitado	Incapacidade para qualquer trabalho; doença extensa	Assistência considerável	Normal ou reduzida	Completa ou períodos de confusão
PPS 40%	Maior parte do tempo acamado	Incapaz para a maioria das atividades; doença extensa	Assistência quase completa	Normal ou reduzida	Completa ou sonolência +/- confusão

Continua

Continuação

Tabela 79.4. *Palliative Performance Scale* (PPS)

	Deambulação	Atividade e evidência da doença	Autocuidado	Ingesta	Nível de consciência
PPS 30%	Totalmente acamado	Incapaz para qualquer atividade; doença extensa	Dependência completa	Normal ou reduzida	Completa ou sonolência +/- confusão
PPS 20%	Totalmente acamado	Incapaz para qualquer atividade; doença extensa	Dependência completa	Mínima a pequenos goles	Completa ou sonolência +/- confusão
PPS 10%	Totalmente acamado	Incapaz para qualquer atividade; doença extensa	Dependência completa	Cuidados com a boca	Sonolência ou coma +/- confusão
PPS 0%	Morte	-	-	-	-

Extraído de: Maciel MGS, Carvalho RT. Palliative Performance Scale PPS: versão 2. Tradução brasileira para a língua portuguesa [Internet]. São Paulo; 2009. [acesso 2016 Nov 07]. Disponível em: http://www.victoriahospice.org/sites/default/files/pps_-_portuguese_brazilian_approved_translationsample.pdf.

Tabela 79.5. *Palliative Prognostic Index* (PPI)

Item	Pontuação parcial
Palliative Performance Scale	
10-20	4
30-50	2,5
≥ 60	0
Sintomas clínicos	
Ingestão oral	
• Muito reduzida	2,5
• Reduzida	1
• Normal	0
Edema	1
Dispneia em repouso	3,5
Delirium	4

Extraído e traduzido de: Morita T, Tsunoda J, Inoue S, Chihara S. The Palliative Prognostic Index: a scoring system for survival prediction of terminally ill cancer patients. Support Care Cancer. 1999 May;7(3):128-33.

- **Modo de uso da escala PPI:** deve ser aplicada em pacientes em cuidados paliativos terminais (validada apenas para pacientes oncológicos). Acrescenta ao PPS sintomas clínicos, que, quando presentes, somam-se à sua pontuação. Estratifica os pacientes em três grupos, de acordo com a sua pontuação.

- **Interpretação da escala PPI:** PPI ≤ 4, sobrevida estimada maior que 6 semanas; PPI > 4, sobrevida estimada em menos de 6 semanas; PPI > 6, sobrevida estimada menor que 3 semanas.

Avaliação do Conhecimento da Doença pelo Paciente e Seus Familiares

Os tópicos anteriores visaram proporcionar ao médico o conhecimento acerca do paciente. A contra referência também é essencial, expressando ao paciente fatores relacionados à doença e ao prognóstico. Idealmente, deve-se discutir precocemente com o paciente e seus familiares sobre o entendimento da doença, quais informações querem saber e quais preferem desconhecer, determinar os indivíduos a serem envolvidos nas discussões a respeito do cuidado e como decisões importantes serão tomadas (pelo paciente, por sua família, pelo médico ou em conjunto). É fundamental ao médico corrigir interpretações falsas e mostrar-se aberto para o esclarecimento das dúvidas e preocupações. Ainda, aconselha-se questionar a respeito de situações pelas quais o doente não gostaria de passar (p. ex.: ventilação mecânica), enfatizando não haver urgência para a decisão. Por fim, deve-se assegurar que o conforto será prioritário e que qualquer desconforto será tratado adequadamente.

Sugestão de Leitura

1. Blinderman CD, Billings JA. Comfort care for patients dying in the hospital. N Engl J Med. 2015 Dec 24;373(26):2549-61.
2. Ma C, Bandukwala S, Burman D, Bryson J, Seccareccia D, Banerjee S, et al. Interconversion of three measures of performance status: an empirical analysis. Eur J Cancer. 2010 Dec;46(18):3175-83.
3. Maciel MGS, Carvalho RT. Palliative Performance Scale PPS: versão 2. Tradução brasileira para a língua portuguesa [Internet]. São Paulo; 2009. Disponível em: http://www.victoriahospice.org/sites/default/files/pps_-_portuguese_brazilian_approved_translationsample.pdf.
4. Morita T, Tsunoda J, Inoue S, Chihara S. The Palliative Prognostic Index: a scoring system for survival prediction of terminally ill cancer patients. Support Care Cancer. 1999 May;7(3):128-33.
5. Paiva CE, Manfredini LL, Paiva BSR, Hui D, Bruera E. The brazilian version of the Edmonton Symptom Assessment System (ESAS) is a feasible, valid and reliable instrument for the measurement of symptoms in advanced cancer patients. PLoS One. 2015;10(7): e0132073.
6. Sepúlveda C, Marlin A, Yoshida T, Ullrich A. Palliative Care: the World Health Organization's global perspective. J Pain Symptom Manage. 2002 Aug;24(2):91-6.
7. Weissman DE, Meier DE. Identifying patients in need of a palliative care assessment in the hospital setting: a consensus report from the Center to Advance Palliative Care. J Palliat Med. 2011 Jan;14(1):17-23.

Controle de Sintomas

Capítulo 80

William Queiroz Guimarães Wiegandt Ceglio
André Castanho de Almeida Pernambuco

Introdução

Diversos são os sintomas que afligem o paciente com doença avançada e, com frequência, são inadequadamente controlados. O manejo dessas manifestações reduz o sofrimento do paciente e de seus familiares bem como aumenta a sua qualidade de vida. Este capítulo focará em medidas que objetivam o controle dos sintomas e, dependendo da estimativa de vida do paciente e de seu desejo, devem ser efetuadas juntamente com outras medidas voltadas para a doença de base.

Dor

Epidemiologia

Embora seja um dos sintomas mais temidos e prevalentes (atingindo até 96% dos pacientes paliativos), pode ser adequadamente controlada na maioria dos casos.

Avaliação

Deve ser avaliada sistematicamente, por meio da aplicação de escalas (verbal, visual ou numérica) e pela observação de achados não verbais de desconforto (fácies de dor, gemência, posição antálgica, aumento dos níveis pressóricos e da frequência cardíaca).

Manejo (Fluxograma 80.1 e Tabela 80.1)

A abordagem clássica da dor, proposta pela Organização Mundial de Saúde (OMS), divide a intensidade da dor em três grupos: leve (pontuação pela escala verbal de dor entre 1 e 3), moderada (4 a 6) e intensa (7a 10). Para cada grupo, propõem-se uma estratégia analgésica.

Considerações

1. Administrar os analgésicos em horários fixos, levando em consideração a meia-vida do medicamento.
2. Doses de resgate devem ser prescritas visando o controle de episódios de agudização.
3. Opioides fracos têm efeito teto – doses acima das recomendadas não acrescentam efeito analgésico, porém aumentam os eventos adversos.
4. Não associar opioides entre si.

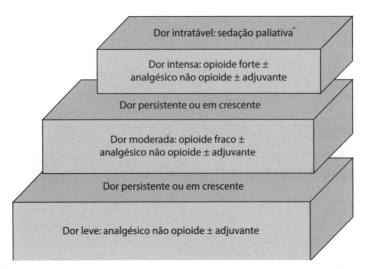

Fluxograma 80.1 – Tratamento da dor baseado na proposta da Organização Mundial de Saúde.
*Acrescentando ao fluxograma pelo autor. Fonte: World Health Organization. Cancer Pain Relief. 2 ed. Geneva: World Health Organization; 1996.

Tabela 80.1. Manejo da dor para pacientes em cuidados paliativos		
Tipo de analgésico	Dosagem inicial	Observações
Analgésico não opioide		
Paracetamol	500-1.000 mg VO a cada 6 a 8 h.	Não exceder 4 g/dia. Usar com cautela em pacientes com doença hepática.
Dipirona	500-1.000 mg VO ou EV a cada 4 a 6 h.	Não exceder 6 g/dia.
Ibuprofeno	600 mg VO a cada 6 h.	Atentar para toxicidade renal e gastrintestinal.
Cetoprofeno *Cápsula* *Comprimido revestido* *Ampola EV*	 50-100 mg VO a cada 12 h. 100 mg VO a cada 12 h. 100 mg EV a cada 8 a 12 h.	Atentar para toxicidade renal e gastrintestinal.
Diclofenaco *Comprimido* *Ampola EV*	 50 mg VO a cada 6 a 12 h. 75 mg EV a cada 12 h.	Atentar para toxicidade renal e gastrintestinal.
Naproxeno	250-500 mg VO a cada 12 h.	Atentar para toxicidade renal e gastrointestinal.
Ácido acetilsalicílico	500-1.000 mg VO a cada 6 h.	Atentar para alergias, inibição plaquetária e toxicidade gastrointestinal.
Opioide fraco		
Codeína	30 mg VO a cada 4 h.	Potente antitussígeno. Forte ação constipante. Dose máxima diária: 360 mg – substituir por opioide forte se necessidade de doses superiores.
Tramadol	50-100 mg VO ou EV a cada 6 h.	Mais nauseante, porém menos constipante que a codeína. Dose máxima diária: 400 mg – substituir por opioide forte se necessidade de doses superiores.

Continua

Continuação

Tabela 80.1. Manejo da dor para pacientes em cuidados paliativos

Tipo de analgésico	Dosagem inicial	Observações
Opioide forte		
Morfina		Considerada o opioide forte de 1ª escolha: sem evidências de superioridade em relação aos demais opioides, alta tolerabilidade, fácil administração e baixo custo.
Comprimido	5 a 15 mg VO, se necessário a cada 30 a 60 min.	
Ampola	2 a 5 mg EV ou SC, se necessário a cada 15 a 30 min.	Se disfunção renal, reduzir dose e frequência.
	Alternativamente, pode-se iniciar em doses fixas, administradas a cada 4 h, com doses de resgate entre as administrações, se necessário:	Ajustar a dose do dia seguinte somando o total de doses administradas no dia (fixas e resgates) e, então, dividir por 6 para se obter a nova dosagem (deve ser prescrita em doses fixas a cada 4 h).
Comprimido	10 a 30 mg VO a cada 4 h.	Prescrever doses de resgate equivalentes a 1/6 da dose diária total.
Ampola	2 a 5 mg EV ou SC a cada 4 h.	Pode-se ainda optar pela administração em bomba de infusão contínua (neste caso, dividir por 24 para se obter a taxa de infusão em mg/h).
		Sem limite máximo diário, ficando a dose máxima limitada pelo surgimento de efeitos adversos intoleráveis ou sinais de intoxicação. Antagonista: naloxena.
Adjuvantes		Considerar para dor de origem neuropática e se expectativa de vida acima de dias (início de ação não é imediato).
Amitriptilina	50a 200 mg/noite.	
Duloxetina	60 a 120 mg/dia.	Em geral, a dose inferior é suficiente como adjuvante.
Gabapentina	300 a 1.200 mg a cada 8 h.	
Pregabalina	75 a 300 mg a cada 12 h.	

VO: via oral; EV: via endovenosa; SC: via subcutânea.
Fontes: Blinderman CD, Billings JA. Comfort Care for Patients Dying in the Hospital. N Engl J Med. 2015 Dec 24;373(26):2549-61. Jost L, Roila F; ESMO Guidelines Working Group. Management of cancer pain: ESMO Clinical Practice Guidelines. Ann Oncol. 2010 May;21 Suppl 5:v257-60. Conselho Regional de Medicina do Estado de São Paulo (CREMESP). Cuidado Paliativo. São Paulo: CREMESP; 2008.

5. Principais efeitos adversos (EA) dos opioides:
   - Constipação: EA comum, devendo ser tratado profilaticamente em pacientes recebendo opidoides – hidratação adequada e prescrição de laxativo osmótico (polietilenoglicol) ou estimulante (bisacodil).
   - Outros: sonolência, náuseas, prurido, mioclônus, retenção urinária.
   - Raros quando em dose adequada: sedação; depressão respiratória.
6. Se efeitos adversos não controláveis, toxicidade ou analgesia incompleta, realizar a rotação de opidoides (prescrição de outro opidoide em dose equivalente) (**Tabela 80.2**).

Tabela 80.2. Tabela de equivalência analgésica de opioides			
Opioide	Parenteral	Oral	Duração do efeito (horas)
Morfina	1	1/3	3-4
Morfina ação longa	-	1/3	8-12
Oxicodona	-	2	4-5
Oxicodona ação longa	-	2	8-12
Tramadol	1/10	-	4-6
Metadona	-	5	4-8
Meperidina	1/10	-	3
Fentanil endovenoso	100	-	1-2
Codeína	1/10	-	3-4

Fonte: Conselho Regional de Medicina do Estado de São Paulo (CREMESP). Cuidado Paliativo. São Paulo: CREMESP; 2008.

Outros Sintomas (Tabela 80.3)

Tabela 80.3. Manejo de outros sintomas comuns em pacientes paliativos			
Sintomas	Opções de tratamento	Posologia	Observação
Dispneia Prevalência em doentes terminais varia de acordo com a doença de base (90% dos pacientes com doença pulmonar obstrutiva crônica, 70% dos com câncer de pulmão e 65% dos com insuficiência cardíaca). Se sobrevida estimada acima de semanas, tratar também a causa da dispneia. Quando inferior, priorizar o controle sintomático.			
	Medidas não farmacológicas	Manter janelas abertas, temperatura do ambiente baixa e cabeceira elevada, utilizar ventiladores, umidificação do ar e técnicas de relaxamento e respiração.	
	Morfina	VO: 5 a 10 mg, se necessário a cada 30 min, até que o paciente fique confortável. EV: 2 a 4 mg, se necessário a cada 30 a 60 min, até que o paciente fique confortável e, então, considerar manutenção em infusão contínua.	Se disfunção renal, reduzir dose e frequência. Se paciente em uso de morfina, aumentar a dose diária em 25 a 50%. Ajuste de dose semelhante ao do tratamento da dor (em geral, controle com doses baixas).
	Oxigênio	Ajustar objetivando níveis satisfatórios de saturação de oxigênio e alívio subjetivo da dispneia.	Deve ser empregado apenas em pacientes hipoxêmicos (sem benefício na ausência).

Continua

Continuação

Tosse

Presente, em pacientes com doença terminal, em 60 a 100%.

Codeína	30 mg VO a cada 4 a 6 h.	
Morfina	VO: 5-10 mg a cada 60 minutos, se necessário. EV: 2-4 mg a cada 30 a 60 minutos, se necessário.	Ajuste de dose semelhante ao do tratamento da dor (em geral controle com doses baixas).
Hidroxizina	VO: 25mg a cada 6 ou 8 horas	Anti-histamínico de 1º geração. Outros anti-histamínicos de 1º geração também podem ser usados, dependendo da disponibilidade de cada serviço. Os de 2º geração não têm eficácia comprovada no manejo da tosse.

Xerostomia

Quando presente em pacientes em cuidados paliativos, comumente secundária ao uso de medicamentos e, em menor extensão, por consequência de radioterapia de cabeça e pescoço.

Medidas não farmacológicas	Descontinuação de medicamentos não essenciais que possam contribuir para a xerostomia. Otimização da hidratação.
Substitutos de saliva	Aplicar na boca sempre que necessário.

Hipersecretividade vias aéreas

Incapacidade em clarear as secreções da cavidade oral e traqueobronquiais são comuns nos últimos dias de vida, porém, em geral, não trazem desconforto ao paciente e não devem ser tratadas rotineiramente.

Butilbrometo de escopolamina	20 mg EV ou SC a cada 6 h.	-
Atropina colírio 1%	1 a 2 gotas sublinguais a cada 4 a 6 h.	-
Aplicação de toxina botulínica nas glândulas salivares	Procedimento ambulatorial	

Náuseas e vômitos

Presentes em 6 a 68% dos pacientes em cuidados proporcionais.

Na maioria dos casos, multifatorial (uso de opioides e quimioterápicos, uremia, obstrução intestinal, gastroparesia, ascite, hipertensão intracraniana).

Evitar o uso de antieméticos orais em pacientes vomitando ou com suspeita de gastroparesia ou má-absorção.

Medidas não farmacológicas	Evitar fatores que induzam às náuseas (sons, cheiros). Fracionamento da dieta em pequenas porções. Preferir alimentos frios e evitar os gordurosos, doces, salgados ou apimentados. Se desejo do paciente, respeitar a opção de não se alimentar.

A. Causada por obstrução intestinal

Octreotide	100 a 200 mcg SC a cada 8 h ou 100 a 600 mcg/dia SC em infusão contínua.	-
Dexametasona	4 a 8 mg VO ou EV 1 ×/dia.	Dose máxima diária: 16 mg.

Continua

Continuação

B. Causada por gastroparesia

Metoclopramida	10 a 20 mg VO ou EV a cada 4 a 6 h.	Dose máxima diária: 100 mg. Evitar em pacientes com obstrução intestinal ou cólicas.
Domperidona	10 mg VO 3 x/dia, antes das refeições, e, se necessário, também antes de dormir.	Evitar em pacientes com obstrução intestinal ou cólicas.

C. Causada por hipertensão intracraniana

Dexametasona	4 a 8 mg VO ou EV 1 x/dia.	Dose máxima diária: 16 mg.

D. Causada por medicamentos, uremia, toxinas ou multifatorial

Haloperidol	0,5 a 1,5 mg VO ou IM a cada 8 h.	-
Ondansetrona	8 mg VO ou EV a cada 8 h.	-
Levomepromazina	50 mg VO a cada 8 h.	Ação sedativa pode ser benéfica em pacientes agitados.
Dexametasona	4 a 8 mg VO ou EV 1 x/dia.	Dose máxima diária: 16 mg. Em geral, associada a outros antieméticos.

Constipação

Presente em 23 a 70% dos pacientes paliativos.
Geralmente multifatorial no paciente terminal: desidratação; imobilidade; efeito adverso de medicações; presença de neoplasia intestinal.

Medidas não farmacológicas	Aumento da atividade física, aumento da ingestão hídrica e de fibras, afastar impactação fecal.	
Sene	1 a 2 cápsulas (contendo entre 10 e 15 mg de senosídeos) VO 1 x/dia.	-
Bisacodil	5 a 15 mg VO 1 x/dia.	-
Polietilenoglicol	13,125a 17 g VO 1 x/dia.	-
Metilnaltrexona	Peso 38 a < 62 Kg: 8 mg SC. Peso 62 a 114 Kg: 12 mg SC. Peso < 38 ou > 114 Kg: 0,15 mg/Kg SC.	Dose máxima diária: 1 aplicação. Caso indicado para pacientes com constipação induzida por opioides que não responderam às demais medidas ou que não toleram a via oral.

Continua

Continuação

Fadiga		
Aflige 32 a 90% dos pacientes paliativos.		
Medidas não farmacológicas	Atividade física, higiene do sono, abordagens comportamentais ou psicossociais.	
Dexametasona	8 mg VO ou EV 1 x/dia.	Devido aos efeitos colaterais quando do uso crônico, indicada para pacientes terminais.
Ansiedade		
Presente em 8 a 79% dos pacientes em cuidados paliativos.		
Medidas não farmacológicas	Questionar e esclarecer as preocupações do paciente, atividade física, terapia cognitivo-comportamental.	
Inibidores seletivos da receptação de serotonina Fluoxetina Paroxetina Sertralina Citalopram Escitalopram	10-20 mg VO 1 x/dia. 10-20 mg VO 1 x/dia. 25-50 mg VO 1 x/dia. 10-20 mg VO 1 x/dia. 5-10 mg VO 1 x/dia.	Preferencial para pacientes com expectativa de vida superior a meses. Atentar para interações medicamentosas. Uso preferencial pela manhã
Benzodiazepínicos Lorazepam	0,25 a 2 g VO, EV ou SC 6/6 h.	Priorizar naqueles com necessidade de alívio do sintoma rapidamente ou com curta expectativa de vida.

VO: via oral; EV: via endovenosa; SC: via subcutânea; IM: via intramuscular.

Fontes: Blinderman CD, Billings JA. Comfort Care for Patients Dying in the Hospital. N Engl J Med. 2015 Dec 24;373(26):2549-61.8. Kreher M. Symptom Control at the End of Life. Med Clin North Am. 2016 Sep;100(5):1111-22. Solano JP, Gomes B, Higginson IJ.A comparison of symptom prevalence in far advanced cancer, AIDS, heart disease, chronic obstructive pulmonary disease and renal disease.J Pain Symptom Manage. 2006 Jan;31(1):58-69.Rhodes VA, McDaniel RW. Nausea, vomiting, and retching: complex problems in palliative care. CA Cancer J Clin. 2001 Jul-Aug;51(4):232-48. Collis E, Mather H. Nausea and vomiting in palliative care. BMJ. 2015 Dec 3;351:h6249.

Sugestão de Leitura

1. Blinderman CD, Billings JA. Comfort Care for Patients Dying in the Hospital. N Engl J Med. 2015 Dec 24;373(26):2549-61.
2. Collis E, Mather H. Nausea and vomiting in palliative care. BMJ. 2015 Dec 3;351:h6249.
3. Conselho Regional de Medicina do Estado de São Paulo (CREMESP). Cuidado Paliativo. São Paulo: CREMESP; 2008.
4. Jackson CE, McVey AL, Rudnicki S, Dimachkie MM, Barohn RJ. Symptom management and end--of-life care in amyotrophic lateral sclerosis. Neurol Clin. 2015 Nov;33(4):889-908. doi: 10.1016/j.ncl.2015.07.010.
5. Jost L, Roila F. ESMO Guidelines Working Group. Management of cancer pain: ESMO Clinical Practice Guidelines. Ann Oncol. 2010 May;21 Suppl 5:v257-60.
6. Kreher M. Symptom Control at the End of Life. Med Clin North Am. 2016 Sep;100(5):1111-22.
7. Rhodes VA, McDaniel RW. Nausea, vomiting, and retching: complex problems in palliative care. CA Cancer J Clin. 2001 Jul-Aug;51(4):232-48.6.
8. Solano JP, Gomes B, Higginson IJ. A comparison of symptom prevalence in far advanced cancer, AIDS, heart disease, chronic obstructive pulmonary disease and renal disease. J Pain Symptom Manage. 2006 Jan;31(1):58-69.
9. World Health Organization. Cancer Pain Relief. 2 ed. Geneva: World Health Organization; 1996.

Sedação Paliativa

Capítulo 81

William Queiroz Guimarães Wiegandt Ceglio
André Castanho de Almeida Pernambuco

Definição

Redução da consciência do paciente terminal, em morte eminente, objetivando o alívio do sofrimento decorrente de um ou mais sintomas intoleráveis e intratáveis.

Epidemiologia

É utilizada em 1 a 52% dos pacientes paliativos terminais, com duração de uso entre 2 a 4 dias, em média. Sintomas que mais comumente levam ao seu emprego: *delirium*, dispneia, dor e vômitos.

Indicação

Presença de sintomas refratários ao tratamento, atingindo níveis intoleráveis expressados pelo paciente, ou, em sua incapacidade, por seu responsável.

Aspectos Práticos

- Idealmente, aconselha-se discutir a proposta de sedação paliativa precocemente com o paciente, quando o mesmo ainda é capaz de expressar suas preferências.
- Antes de propor o início da sedação paliativa, deve-se tentar o controle dos sintomas com outros métodos, bem como excluir causas reversíveis ou tratáveis que possam justificar a intensificação aguda dos sintomas e estimar o prognóstico do paciente.
- Sempre que disponível, solicitar a avaliação do paciente por uma equipe de cuidados paliativos para certificar que todas as opções de tratamento foram tentadas para o controle do sintoma.
- Orienta-se ainda a obtenção de consentimento informado do paciente ou, na incapacidade, de seu representante legal.
- Em relação aos medicamentos empregados, deve-se utilizá-los na menor dose necessária para atingir o controle adequado dos sintomas. Para a maioria dos casos, tal efeito é obtido antes de atingir a inconsciência, com o benefício de obter o alívio do sofrimento e a manutenção da interação do paciente com o meio e seus familiares.
- Enfatiza-se que, quando utilizada de maneira adequada, a sedação paliativa não interfere na sobrevida do paciente. Entretanto, doses inadequadamente elevadas podem comprometer funções fisiológicas, com risco de depressão respiratória, aspiração e instabilidade hemodinâmica, acelerando o óbito do paciente (o que não é o objetivo da sedação paliativa ou eticamente aceitável).

Principais Fármacos (Tabela 81.1)

- Benzodiazepínicos: midazolam, lorazepam.
- Neurolépticos: levomepromazina, clorpromazina.
- Barbitúricos: pentobarbital.
- Analgésicos: propofol.

Tabela 81.1. Medicações usadas para a sedação paliativa

Benzodiazepínicos		
Midazolam		É o fármaco mais comumente utilizado para a sedação paliativa.
	Farmacologia	Benzodiazepínico de curta ação, assim, a administração em infusão contínua geralmente é necessária para manter um efeito sustentado.
	Vantagens	Rápido início de ação. Pode ser administrado EV ou SC. Pode ser coadministrado com morfina ou haloperidol.
	Dose inicial	0,5 a 1,0 mg/hora; *bolus* de 1 a 5 mg, se necessário.
	Dose usualmente efetiva	1 a 20 mg/hora.
	Diluição sugerida	1 ampola (50 mg/10 mL) em 90 mL de SF ou SG 5%. Concentração final: 0,5 mg/mL.
	Efeitos adversos	Agitação paradoxal, depressão respiratória, abstinência se rápida redução de dose após infusão contínua, tolerância.
	Antagonista	Flumazenil
Lorazepam	Farmacologia	Benzodiazepínico de ação intermediária, com pico de ação em 30 minutos após a administração. Não permite titulações tão rápidas quanto a do midazolam em decorrência de sua farmacocinética mais lenta.
	Vantagens	Rápido início de ação. Pode ser administrado EV ou SC.
	Dose inicial	0,05 mg/kg a cada 2 a 4 horas, em *bolus* intermitentes.
Neurolépticos		
Efetivos sedativos, particularmente em pacientes com sinais e sintomas de delirium.		
Levomepromazina	Vantagens	Rápido início de ação. Efeito antipsicótico em caso de *delirium*. Possui ação analgésica. Pode ser administrado por via oral ou parenteral (EV, SC ou IM).
	Dose inicial	12,5 a 25 mg ou 50 a 75 mg/dia em infusão contínua.
	Dose usualmente efetiva	12,5 a 25 mg a cada 8 hora (se agitação, a cada 1 hora) ou até 300 mg/dia em infusão contínua.
	Efeitos adversos	Hipotensão ortostática, agitação paradoxal, sintomas extrapiramidais, efeitos anticolinérgicos.
Clorpromazina	Vantagens	Antipsicótico efetivo em caso de *delirium* e pode ser administrado por via oral, parenteral (EV ou IM) ou retal.
	Dose inicial	12,5 mg a cada 4 a 12 horas (EV ou IM), ou 3 a 5 mg/hora (EV), ou 25 a 100 mg a cada 4 a 12 horas (retal).

Continua

Continuação

| (continuação) **Clorpromazina** | Dose usualmente efetiva | 37,5 a 150 mg/dia (EV ou IM) ou 75 a 300 mg (retal). |
| | Efeitos adversos | Hipotensão ortostática, agitação paradoxal, sintomas extrapiramidais, efeitos anticolinérgicos. |

Barbitúricos e analgésicos
Barbitúricos e propofol causam inconsciência de maneira rápida e confiável e, como seus mecanismos de ação diferem dos opioides e benzodiazepínicos, podem ser usados em paciente que desenvolvem níveis extremos de tolerância a esses medicamentos. Não possuem efeito analgésico; assim, opioides provavelmente serão necessários para pacientes com dor.

Fenobarbital	Vantagens	Rápido início de ação, anticonvulsivante.
	Dose inicial	1 a 3 mg/kg SC ou EV em *bolus*, seguido por infusão contínua, inicialmente, a 0,5 mg/kg/hora.
	Dose usualmente efetiva	50 a 100 mg/hora.
	Efeitos adversos	Excitação paradoxal em idosos, hipotensão, náuseas, vômitos, síndrome de Stevens-Johnson, angioedema, *rash*, agranulocitose, trombocitopenia.
Propofol	Vantagens	Curta duração e rápido início de ação, sendo facilmente titulável, efeitos não sedativos (antiemético, antipruriginoso e broncodilatação).
	Dose inicial	0,5 mg/kg/hora EV.
	Dose usualmente efetiva	1 a 4 mg/kg/hora EV.
	Efeitos adversos	Hipotensão, depressão respiratória, dor à infusão quando em veias de fino calibre e periféricas.

Abreviações: EV = intravenoso, SC = subcutâneo, SF = soro fisiológico, SG = soro glicosado, IM = intramuscular.
Fontes: Cherny NI et al, 2009; Cherny NI et al, 2014.

Sugestão de Leitura

1. Cherny NI. ESMO Guidelines Working Group. ESMO Clinical Practice Guidelines for the management of refractory symptoms at the end of life and the use of palliative sedation. Ann Oncol. 2014 Sep; 25 Suppl3:iii143-52.
2. Cherny NI, Radbruch L. Board of the European Association for Palliative Care. European Association for Palliative Care (EAPC) recommended framework for the use of sedation in palliative care. Palliat Med. 2009 Oct; 23(7):581-93.
3. Kirk TW, Mahon MM. Palliative Sedation Task Force of the National Hospice and Palliative Care Organization Ethics Committee. National Hospice and Palliative Care Organization (NHPCO) position statement and commentary on the use of palliative sedation in imminently dying terminally ill patients. J Pain Symptom Manage 2010 May; 39(5):914-23.
4. Maltoni M, Scarpi E, Nanni O. Palliative sedation for in tolerable suffering. Curr Opin Oncol. 2014 Jully; 26(4):389-94.
5. Maltoni M, Scarpi E, Rosati M, Derni S, Fabbri L, Martini F, et al. Palliative sedation in end-of-life care and survival: a systematic review. J Clin Oncol. 2012 Apr 20; 30(12):1378-83.
6. Schildmann E, Schildmann J. Palliative sedation therapy: a systematic literature review and critical appraisal of available guidance on indication and decision making. J Palliat Med. 2014 May; 17(5):601-11.

Capítulo 82

Assistência ao Fim da Vida

William Queiroz Guimarães Wiegandt Ceglio
André Castanho de Almeida Pernambuco

Introdução

A identificação e o correto manejo do paciente com doença terminal, sem possibilidade curativa, próximo ao óbito, são fundamentais para adequar os cuidados propostos. Os objetivos da assistência ao fim da vida devem ser discutidos com o paciente e estar de acordo com o seu desejo. Em geral, procedimentos diagnósticos e medidas com proposta curativa raramente trarão benefícios, podendo, inclusive, agravar o sofrimento. Assim, torna-se fundamental a identificação dos pacientes nessa situação (**Tabela 82.1**), bem como a priorização de medidas de conforto (**Tabela 82.2**).

Epidemiologia

Até 38% dos pacientes são submetidos a tratamentos que não lhe trazem benefícios ao fim da vida (administração de medicamentos e quimioterápicos, diálise, transfusões, radioterapia, ressuscitação cardiopulmonar, admissão em UTI); 25% a exames de imagem desnecessários; e até 49% a exames laboratoriais injustificados. Por outro lado, até 50% dos indivíduos sofrem sintomas moderados a intensos ao óbito.

Tabela 82.1. Sinais de morte iminente

- **Redução da interação social:** sonolência, confusão, coma.
- **Redução da ingestão alimentar e hídrica:** ausência de fome ou sede.
- **Alterações nas eliminações fisiológicas:** redução do débito urinário e do peristaltismo, incontinência.
- **Alterações respiratórias:** respiração irregular, estridor (ou sororoca).
- **Alterações circulatórias:** extremidades frias ou cianóticas, redução da frequência cardíaca e da pressão arterial.

Fonte: Palliative care: symptom management and end-of-life care. Geneva: World Health Organization; 2004. (WHO/CDS/ IMAI/2004.4).

Tabela 82.2. Objetivos na assistência de pacientes no final da vida

Medidas de conforto

- Avaliar os medicamentos de uso atual e descontinuar os que não forem essenciais.
- Prescrever medicações sintomáticas, quando necessárias, e priorizar aquelas de rápido início de ação.
- Converter medicações orais para hipodermóclise (comumente o paciente não será capaz de aceitar por via oral).
- Descontinuar intervenções inapropriadas (exames laboratoriais, aferição de sinais vitais), que não alteraram a conduta do paciente próximo ao óbito e cujos resultados podem gerar angústia entre os familiares e a equipe assistente.
- Observação regular do paciente, visando assegurar seu conforto.
- Não realizar ressuscitação cardiopulmonar, por ser considerada uma medida fútil e inapropriada neste contexto.

Medidas psicológicas

- Avaliar a compreensão do paciente sobre sua condição.
- Explorar adequadamente assuntos relacionados com o processo de morrer e a morte.

Suporte religioso e espiritual

- Avaliar as necessidades religiosas e espirituais do paciente e de seus familiares.

Comunicação com a família e outros indivíduos

- Avaliar a compreensão da família sobre a condição do paciente.
- Informar claramente que, pela avaliação médica, o paciente está morrendo e irá falecer. O claro entendimento do prognóstico permitirá a permanência com o paciente, o contato com pessoas importantes, questionamentos e despedidas, bem como a preparação para o óbito.

Comunicação com a equipe de cuidados primários

- Informar ao médico da atenção primária sobre a condição do paciente.

Fonte: Ellershaw J, Ward C. Care of the dying patient: the last hours or days of life. BMJ. 2003 Jan 4; 326(7379):30-4.

Sugestão de Leitura

1. Blinderman CD, Billings JA. Comfort Care for Patients Dying in the Hospital. N Engl J Med. 2015 Dec 24; 373(26):2549-61.
2. Cardona-Morrell M, Kim J, Turner RM, Anstey M, Mitchell IA, Hillman K. Non-beneficial treatments in hospital at the end of life: a systematic review on extent of the problem. Int J Qual Health Care. 2016 Sep; 28(4):456-69.
3. Kreher M. Symptom Control at the End of Life. Med Clin North Am. 2016 Sep;100(5):1111-22.
4. Ellershaw J, Ward C. Care of the dying patient: the last hours or days of life. BMJ. 2003 Jan 4; 326(7379):30-4.
5. WHO. Palliative care: symptom management and end-of-life care. Geneva: World Health Organization; 2004.

SEÇÃO

EXAMES COMPLEMENTARES

8

Solicitação de Exames na Rotina de Pacientes Internados

Capítulo
83

Desirée Mayara Nery Ferraro
Alessandra Lima Santos
Adagmar Andriolo

Na prática de medicina atual, a solicitação de exames, muitas vezes, se torna indispensável. Ela é necessária para o adequado diagnóstico e acompanhamento dos pacientes. No entanto, ao mesmo tempo em que esta ferramenta auxilia muito o trabalho da equipe médica, também gera preocupação por parte de hospitais e seguros de saúde, em razão da solicitação inadequada e exagerada, com altos custos para o sistema de saúde, além de exposição do paciente a maior risco de iatrogenias, sem, algumas vezes, alterar o diagnóstico, a conduta e a evolução clínica dos pacientes.

O maior número de solicitações de exames é multifatorial, incluindo: maior complexidade dos diagnósticos, envelhecimento da população, aumentando a prevalência de algumas doenças e, até mesmo, banalização da solicitação de exames pela equipe médica assistente, com a criação de "perfis", "protocolos" ou "painéis". Desse modo, maior rigor por parte de equipes de administração hospitalar se mostra necessário, visando o uso mais racional e otimizado dos exames laboratoriais. A **Tabela 83.1** apresenta os intervalos mínimos de repetição de alguns exames. Esses intervalos podem variar em função das características específicas da população atendida e dos procedimentos operacionais assumidos pelo laboratório clínico.

Tabela 83.1. Intervalo mínimo de repetição de alguns exames laboratoriais	
Exame	Intervalo
Ácido úrico	7 dias
Adenosina deaminase	7 dias
Alanina aminotransferase	3 dias
Albumina	30 dias
Alfa-fetoproteína	30 dias
Amilase	12 horas
CEA	30 dias
PSA	30 dias
Anti-HBc total	4 meses
Anti-HBs	4 meses
Anti-HCV	4 meses

Continua

Continuação

Tabela 83.1. Intervalo mínimo de repetição de alguns exames laboratoriais

Exame	Intervalo
Aspartato aminotransferase	3 dias
Bilirrubina direta	24 horas
Bilirrubina indireta	24 horas
Bilirrubina total	24 horas
CA 19-9	30 dias
CA-125	30 dias
Cálcio total	7 dias
Chagas	4 meses
CMV – IgG	3 meses
CMV – IgM	3 meses
Cloro	12 horas
Coprocultura	7 dias
Cortisol	20 dias
Creatinina	24 horas
Cultura de aeróbios	3 dias
Cultura para BAAR	30 dias
Cultura para fungos	3 dias
D-dímero	24 horas
Eletroforese de hemoglobinas	30 dias
Eletroforese de proteínas	30 dias
Estradiol	21 dias
Ferritina	2 meses
Ferro	2 meses
Fibrinogênio	24 horas
Fosfatase alcalina	3 dias
Fósforo	7 dias
Gama glutamiltransferase	3 dias
Glicose	24 horas
Beta-hCG	3 dias
HBsAg	4 meses
Hemoglobina glicada	2 meses
Hemograma	24 horas
Hepatite A IgM	4 meses
Hepatite A total	4 meses

Continua

Continuação

Tabela 83.1. Intervalo mínimo de repetição de alguns exames laboratoriais	
Exame	Intervalo
Hormônio do crescimento	3 meses
FSH	21 dias
LH	21 dias
TSH	2 meses
Imunoglobulina A	3 meses
Imunoglobulina G	3 meses
Imunoglobulina M	3 meses
DHL	3 dias
Lipase	12 horas
Magnésio	12 horas
Microalbuminúria	30 dias
Pesquisa de fungos	3 dias
Pesquisa de isospora	3 dias
Pesquisa de sangue oculto	12 meses
Plaquetas	24 horas
Potássio	12 horas
PCR ultrasssensível	24 horas
Proteína total	20 dias
Protoparasitológico	2 meses
Reticulócitos	28 dias
Rubéola IgG	3 meses
Rubéola IgM	3 meses
Sífilis – ELISA	3 meses
Sódio	12 horas
Sorologia para HIV	4 meses
T3 livre	60 dias
T4 livre	60 dias
Tempo de protrombina	24 horas
Tempo de tromboplastina parcial ativado	24 horas
Testosterona total	3 meses
Toxoplasmose IgG	4 meses
Toxoplasmose IgM	4 meses
Transferrina	2 meses
Troponina T – alta sensibilidade	3 horas

Continua

Continuação

Tabela 83.1. Intervalo mínimo de repetição de alguns exames laboratoriais	
Exame	Intervalo
Ureia	24 horas
Urina 1	7 dias
Urocultura	7 dias
VDRL	3 meses
VHS	48 horas
Vitamina B12	3 meses
Vitamina D total	3 meses

Sugestão de Leitura

1. Andriolo A. Medicina laboratorial – Guias de medicina ambulatorial e hospitalar da EPM/UNIFESP. 2.ed. Barueri (SP): Manole; 2008.
2. Badrick T. Evidence-Based Laboratory Medicine. Clin Biochem Rev. 2013; 34(2): 43-46.
3. Butzke BL, Butzke M, Butzke M, Jimenez LF, Uzeika L, Toralles EK. Solicitação de exames na internação de um hospital escola. In: São Paulo: Blucher, 2014; 1(5): 52.
4. Elnenaei MO, Campbell SG, Thoni AJ, Lou A, Crocker BD, Nassar BA. An effective utilization management strategy by dual approach of influencing physician ordering and gate keeping. Clin Biochem. 2016; 49(3):208-12.
5. Kratz A, Ferraro M, Sluss PM, Lewandrowski KB. Laboratory reference values. N Engl J Med. 2004; 351:1548-63.
6. Kratz A, Pesce MA, Basner RC, Einstein AJ. Laboratory values of clinical importance. In: Kasper DL, Loscalzo J, Fauci AS, Hauser SL, Longo DL, Jameson JL, eds. Harrison's principles of internal medicine. 19th ed. New York: McGraw-Hill, 2015.
7. Machado FO, Silva FSP, Argente JS, Moritz RD. Avaliação da necessidade da solicitação de exames complementares para pacientes internados em unidade de terapia intensiva de hospital universitário. Rev Bras Ter Intensiva. 2006; 18(4):385-389.
8. Ozarda Y. Reference intervals: current status, recent developments and future considerations. Biochem Med. 2016; 26(1): 5-11.
9. Ramentol CCL, Fexas GR, Machado ML, Socarrás IPP. Irrational use of the clinical laboratory tests by the assistance doctors. MEDISAN. 2105; 19(11): 130-8.
10. Young DS. Effects of drugs on clinical laboratory tests. 3rd edition. Ohio: AACC Press; 1990.
11. Young DS. Effects of drugs on clinical laboratory tests. 3rd edition - Suplement. Ohio: AACC Press; 1991.

Fatores que Alteram Valores de Exames laboratoriais

Capítulo 84

Desirée Mayara Nery Ferraro
Alessandra Lima Santos
Adagmar Andriolo

A seguir foram selecionados, dentre a gama de exames disponíveis, os mais amplamente utilizados na prática clínica, com enfoque nos principais fatores que elevam e diminuem seus resultados, funcionando como um guia rápido e objetivo de consulta.

É necessário ressaltar que, na área destinada às alterações associadas aos medicamentos e drogas, o efeito fisiológico corresponde ao resultado das próprias ações farmacológicas dos medicamentos e/ou de seus metabólitos derivados durante o processo terapêutico. Já o efeito analítico é decorrente da interferência da substância no método de análise.

Lactato (Tabelas 84.1 e 84.2)

Tabela 84.1. Fatores associados à elevação do lactato

Hipóxia tecidual: sepse, choque, isquemia mesentérica

Exercício físico intenso, miopatias severas

Insuficiência hepática

Drogas/Medicamentos:
- Efeito fisiológico: albuterol, etanol, isoniazida, metformina, contraceptivos orais, carbamazepina, fenobarbital, aspirina, ácido valproico, fenitoína
- Efeito analítico: amostra heparinizada por > 15 min, hemólise

Tabela 84.2. Fatores associados à elevação do lactato

- Efeito analítico: ácido málico, piruvato, ácido glicérico
- Efeito fisiológico: morfina IV, azul de metileno

Lactato Desidrogenase (Tabelas 84.3 e 84.4)

Tabela 84.3. Fatores associados à elevação da lactato desidrogenase
Fígado e vias biliares: cirrose hepática, hepatite viral aguda, icterícia obstrutiva
Neoplasias: leucemias, linfomas, mama, pulmão, osso, tubo digestório, fígado
Hematologia: hemólise (anemia falciforme, AHAI, HPN...), anemia megaloblástica
IAM (a partir de 12-24 horas, com pico em 72-96 horas)
Pancreatite aguda, hipotireoidismo, trauma, distrofia muscular, infarto pulmonar
Líquidos cavitários: exsudato – inflamatório, neoplásico
Drogas/Medicamentos: • Efeito analítico: acetaminofeno, cafeína, fenobarbital • Efeito fisiológico: etanol, amiodarona, anabolizantes esteroidais, clindamicina, codeína, diltiazem, metildopa, nitrofurantoína, morfina, oxacilina, sulfametoxazol, sulfassalazina...

Tabela 84.4. Fatores associados à redução da lactato desidrogenase
Drogas/Medicamentos: • Efeito analítico: ácido ascórbico, cefotaxima, oxalato

Albumina (Tabelas 84.5 e 84.6)

Tabela 84.5. Fatores associados à elevação da albumina
Pancreatite aguda
Desidratação
Drogas/Medicamentos: • Efeito fisiológico: progesterona, alcurônio • Efeito analítico: ampicilina, fenazopiridina

Tabela 84.6. Fatores associados à redução da albumina
Síndrome nefrótica
Enteropatias perdedoras de proteínas (Crohn, Whipple...)
Desnutrição
Gravidez
Hepatopatia crônica
Drogas/Medicamentos: • Efeito analítico: aspirina, sulfonamidas • Efeito fisiológico: acetaminofeno, amiodarona, azatioprina, ciclofosfamida, halotano, etanol, pirazinamida...

AST (Tabelas 84.7 e 84.8)

Tabela 84.7. Fatores associados à elevação da AST

Obstrução biliar, cirrose hepática, hepatite, neoplasia de fígado

Doença renal aguda, pancreatite, IAM, hemólise, hipertermia maligna, infarto pulmonar, síndrome de Reye

Trauma, choque, queimaduras graves

Drogas/Medicamentos:
- Efeito analítico: acetaminofeno, ácido ascórbico, hidralazina, isoniazida
- Efeito fisiológico: acetaminofeno, alopurinol, alprazolam, anticonvulsivantes, aspirina, azatioprina, clorpropamida, morfina, codeína, estradiol, gentamicina, hidroclorotiazida, salicilatos, sulfadiazina, penicilina...

Tabela 84.8. Fatores associados à redução da AST

Efeito analítico: metronidazol, pindolol

Hemodiálise

Deficiência de vitamina B6

ALT (Tabelas 84.9 e 84.10)

Tabela 84.9. Fatores associados à elevação da ALT

Colestase, cirrose hepática, hepatite, isquemia hepática, neoplasia hepática

ICC, pancreatite, choque, trauma, síndrome de Reye, inflamação muscular, hemólise, obesidade

Drogas/Medicamentos:
- Efeito analítico: acetaminofeno, eritromicina
- Efeito fisiológico: acetaminofeno, anabolizantes esteroidais, aspirina, azatioprina, cloranfenicol, anticonvulsivantes, heparina, salicilatos, codeína, hidroclorotiazida, ibuprofeno, isoniazida, procainamida, piperacilina, ciprofloxacino, rifampicina, prometazina

Tabela 84.10. Fatores associados à redução da ALT

Deficiência de vitamina B6

Piruvato

Amilase (Tabelas 84.11 e 84.12)

Tabela 84.11. Fatores associados à elevação da amilase

Pancreatite aguda, infarto do pâncreas, obstrução biliar

Cetoacidose diabética, doenças da glândula salivar, alcoolismo, hiperlipidemia

Trauma abdominal, obstrução intestinal, perfuração esofágica e intestinal

Drogas/Medicamentos:
- Efeito fisiológico: clortalidona, codeína, corticoides, etanol, furosemida, aspirina, morfina, ácido valproico, hidroclorotiazida

Tabela 84.12. Fatores associados à redução da amilase

Drogas/Medicamentos:
• Efeito analítico: cefotaxima, citrato, oxalato

Tireotoxicose grave

Neoplasia de pâncreas

Lipase (Tabelas 84.13 e 84.14)

Tabela 84.13. Fatores associados à elevação da lipase

Pâncreas: pancreatite aguda, infarto, neoplasia, pseudocisto, crônica ou recidivante

Peritonite, obstrução intestinal, obstrução biliar, colecistite

Cetoacidose diabética

Drogas/Medicamentos:
• Efeito analítico: albumina, desoxicolato
• Efeito fisiológico: azatioprina, codeína, heparina, corticoides, morfina, contraceptivos orais, meperidina, colinérgicos, etanol, furosemida

Tabela 84.14. Fatores associados à redução da lipase

Drogas/Medicamentos:
• Efeito analítico: íons de cálcio
• Efeito fisiológico: protamina

Bilirrubina Total (Tabelas 84.15 e 84.16)

Tabela 84.15. Fatores associados à elevação da bilirrubina total

Obstrução das vias biliares, cirrose hepática, hepatite

Síndrome de Gilbert, Dubin-Johnson

Hemólise, reação transfusional, malária, IAM, sepse

Drogas/Medicamentos:
• Efeito analítico: ácido ascórbico, anfotericina B, dextran, metotrexate, propranolol, vitamina A
• Efeito fisiológico: acetaminofeno, acetazolamida, alopurinol, amiodarona, anfotericina B, esteroides anabolizantes, antimaláricos, azatioprina, carbamazepina, colinérgicos, clofibrato, diazepam, dipirona, estrógeno, gentamicina, glibenclamida, haloperidol, ibuprofeno, inibidores da MAO, contraceptivos orais, prometazina, rifampicina, tetraciclina, metildopa, levodopa

Tabela 84.16. Fatores associados à redução da bilirrubina total

Drogas/Medicamentos:
• Efeito fisiológico: sulfonamidas, barbitúricos, corticoides, heparina
• Efeito analítico: cafeína

VHS (Tabelas 84.17 e 84.18)

Tabela 84.17. Fatores associados à elevação da VHS
Processos inflamatórios (p. ex.: Crohn) e infecciosos (p. ex.: osteomielite)
Anemia, anemia hemolítica
LES, artrite reumatoide, arterite temporal, polimialgia reumática
Neoplasias, IAM, gravidez, idade
Drogas/Medicamentos: • Efeito analítico: colesterol, fibrinogênio • Efeito fisiológico: anticonvulsivantes, dextran, cefalotina, hidralazina, procainamida, vitamina A

Tabela 84.18. Fatores associados à redução da VHS
Drogas/Medicamentos: • Efeito fisiológico: aspirina, prednisona, cortisona • Efeito analítico: oxalato
Deficiência do fator V, policitemia *vera*, ICC

PCR (Tabelas 84.19 e 84.20)

Tabela 84.19. Fatores associados à elevação da PCR
Processos inflamatórios, tuberculose
Infecção bacteriana, sepse, PO de cirurgias (3 primeiros dias)
LES, artrite reumatoide, linfoma, IAM, queimaduras
Drogas/Medicamentos: • Efeito fisiológico: estrógenos

Tabela 84.20. Fatores associados à redução da PCR
Drogas/Medicamentos: • Efeito fisiológico: progestógenos

BNP (Tabelas 84.21 e 84.22)

Tabela 84.21. Fatores associados à elevação do BNP
IAM, ICC, HVE, HAS mal controlada, pós-angioplastia de coronárias
Hipertensão pulmonar, lesão pulmonar aguda
Estados hipervolêmicos, DRC, cirrose hepática
Drogras/medicamentos: nifedipina

Tabela 84.22. Fatores associados à redução do BNP
Resposta terapêutica anti-hipertensiva e diurética

D-dímero (Tabelas 84.23)

Tabela 84.23. Fatores associados à elevação do d-dímero
Trombose arterial e venosa, embolia pulmonar, CIVD
Uso de trombolíticos, fibrinólise, LES, AR
Trauma, pós-operatório, neoplasias, hemodiálise, uso de cocaína
Doença cardíaca (ex.: IAM), eclâmpsia, último trimestre gestacional

Fibrinogênio (Tabelas 84.24 e 84.25)

Tabela 84.24. Fatores associados à elevação do fibrinogênio
Infecção, TB, febre reumática, hepatite
Neoplasia de pulmão, rim, estômago, mieloma múltiplo
IAM, uremia, AR, tabagismo, exercício intenso, gravidez ($>$ 16 semanas)
Pós-operatório, queimaduras extensas
Drogas/Medicamentos: • Efeito analítico: heparina, oxalato • Efeito fisiológico: aspirina, estrógenos

Tabela 84.25. Fatores associados à redução do fibrinogênio
Drogas/Medicamentos: • Efeito analítico: antitrombina III • Efeito fisiológico: trombolíticos, ácido valproico, testosterona, dextran, clofibrato, esteroides anabolizantes
Desnutrição, sepse, choque, reação transfusional
Fibrinólise, hemofilia A e B, desfibrinogenemia, afibrinogenemia hereditária

Calcitonina (Tabelas 84.26 e 84.27)

Tabela 84.26. Fatores associados à elevação da calcitonina
Drogas/Medicamentos: • Efeito fisiológico: pentagastrina, etinilestradiol, cálcio
Gravidez, uremia, cirrose hepática alcoólica, DRC, hipercalcemia
Neoplasias: carcinoma medular de tireoide, mama, pâncreas produtor de calcitonina ectópica, pulmão *oat cell*, feocromocitoma
Hiperplasia de células C, adenoma de paratireoide, tireoidite

Tabela 84.27. Fatores associados à redução da calcitonina

Drogas/Medicamentos:
• Efeito fisiológico: fenitoína

Troponina (Tabelas 84.28)

Tabela 84.28. Fatores associados à elevação da troponina

IAM, miocardite, pericardite, ICC

DRC, embolia pulmonar, dermatomiosite, polimiosite

Cardiotóxicos: doxorrubicina, ciclofosfamida, docetaxel, paclitaxel, álcool...

Ureia (Tabelas 84.29 e 84.30)

Tabela 84.29. Fatores associados à elevação da ureia

Dieta rica em proteína

Renal: glomerulonefrite aguda, síndrome nefrótica, uremia, uropatia obstrutiva

DM, diarreia, sangramento gastrintestinal, ICC, IAM, desidratação grave

Drogas/Medicamentos:
• Efeito analítico: oxalato, acetaminofeno, sulfametoxazol, sulfonamidas, tetraciclina
• Efeito fisiológico: acetaminofeno, acetazolamida, aciclovir, ácido acético, alopurinol, amilorida, anfotericina B, esteroides anabolizantes, aspirina, captopril, carbamazepina, cefalotina, clortalidona, ciprofloxacino, clonidina, codeína, ciclosporina, dextran, etambutol, furosemida, gentamicina, hidralazina, hidroclorotiazida, AINE, hidroxiureia...

Tabela 84.30. Fatores associados à redução da ureia

Doença celíaca, desnutrição, dieta pobre em proteína

Hemodiálise, hiperidratação, gravidez

Insuficiência hepática, hepatite

Drogas/Medicamentos:
• Efeito fisiológico: etanol,
• Efeito analítico: ácido ascórbico, cefotaxima, cloranfenicol, levodopa, estreptomicina

Creatinina (Tabelas 84.31 e 84.32)

Tabela 84.31. Fatores associados à elevação da creatinina

Desidratação, DM, gota, hiperuricemia, hipertireoidismo, sepse, choque

Renal: LRA, DRC, pielonefrite, glomerulonefrite, uremia, obstrução urinária

Mieloma múltiplo, LES, AR, hemólise

Drogas/Medicamentos:
• Efeito fisiológico: arginina
• Efeito analítico: piruvato, dextran, anfotericina B, hidroxiureia, captopril, cefalosporinas, clortalidona, clonidina, clofibrato, sulfonamidas, hidralazina, doxiciclina, nitrofurantoína...

Tabela 84.32. Fatores associados à redução da creatinina

Atrofia muscular, gravidez

Drogas/Medicamentos:
• Efeito fisiológico: tiazídicos, clorpromazina, cimetidina, maconha

Hemoglobina (Tabelas 84.33 e 84.34)

Tabela 84.33. Fatores associados à elevação da hemoglobina

Doença pulmonar crônica, doença cardíaca, doença de Cushing

Desidratação, queimaduras, altitude

Policitemia, eritrocitose

Drogas/Medicamentos:
• Efeito fisiológico: aspirina, metildopa, gentamicina, EPO

Tabela 84.34. Fatores associados à redução da hemoblobina

Anemia, hemorragia, deficiência de ferro/acido fólico/B12

Gravidez, hemodiluição, cirrose hepática, linfoma, leucemia, desnutrição

Infecção crônica, hipotireoidismo, LES, DRC, supressão medular

Drogas/Medicamentos:
• Efeito fisiológico: acetaminofeno, acetazolamida, aciclovir, alopurinol, anfotericina B, ampicilina, anticonvulsivantes, antimaláricos, azatioprina, captopril, cloranfenicol, clorpromazina, clorpropamida, cisplatina, cimetidina, ciclosporina, citarabina, furosemida, hidralazina, indometacina, isoniazida, levodopa, naproxeno, inibidores da MAO...

Leucócitos (Tabelas 84.35 e 84.36)

Tabela 84.35. Fatores associados à elevação dos leucócitos

Infecção, doenças inflamatórias, anemia, leucemia, queimadura, dano tecidual

Drogas/Medicamentos:
• Efeito fisiológico: granulokine, corticoides, alopurinol, ampicilina, atropina, eritromicina, isoniazida, tetraciclina, vancomicina

Tabela 84.36. Fatores associados à redução dos leucócitos

Doenças do colágeno, doenças da MO e aplasia medular, radiação, doenças esplênicas e hepáticas

Deficiência de acido fólico e vitamina B12

Drogas/Medicamentos:
• Efeito analítico: azatioprina
• Efeito fisiológico: acetazolamida, anfotericina B, anticonvulsivantes, antineoplásicos, azatioprina, cloranfenicol, clofibrato, clindamicina, ciclosporina...

Plaquetas (Tabelas 84.37 e 84.38)

Tabela 84.37. Fatores associados à elevação das plaquetas

Anemia falciforme, ferropriva, policitemia *vera*, doenças mieloproliferativas, leucemia crônica, mieloma múltiplo

Infecção aguda, inflamação, pós-hemorragia, pós-parto, pós-esplenectomia, trauma, cirrose hepática

Artrite reumatoide, tuberculose, neoplasias malignas, altitude, gravidez, asfixia

Drogas/Medicamentos:
• Efeito fisiológico: dipiridamol, corticoides, EPO, contraceptivos orais, cefalosporinas

Tabela 84.38. Fatores associados à redução das plaquetas

Anemia hemolítica/aplásica/perniciosa, hiperesplenismo, esplenomegalia, leucemia aguda, PTI, CIVD, doenças linfoproliferativas, mieloma múltiplo

AIDS, LES, prótese de valva cardíaca, radiação

Drogas/Medicamentos:
• Efeito fisiológico: acetaminofeno, acetazolamida, alopurinol, amitriptilina, amiodarona, ampicilina, barbitúricos, quimioterápicos, azatioprina, clortalidona, clindamicina, IECA, infliximab, doxiciclina, heparina, hidralazina, fenitoína, isoniazida, rifampicina...

Sugestão de Leitura

1. Andriolo A. Medicina laboratorial – Guias de medicina ambulatorial e hospitalar da EPM/UNIFESP. 2 ed. Barueri (SP): Manole; 2008.
2. Badrick T. Evidence-based laboratory medicine. Clin Biochem Rev. 2013; 34(2): 43-46.
3. Butzke BL, Butzke M, Butzke M, Jimenez LF, Uzeika L, Toralles EK. Solicitação de exames na internação de um hospital escola. In: São Paulo: Blucher. 2014; 1(5): 52.
4. Elnenaei MO, Campbell SG, Thoni AJ, Lou A, Crocker BD, Nassar BA. An effective utilization management strategy by dual approach of influencing physician ordering and gate keeping. Clin Biochem. 2016; 49(3):208-12.
5. Kratz A, Ferraro M, Sluss PM, Lewandrowski KB. Laboratory reference values. N Engl J Med. 2004; 351:1548-63.
6. Kratz A, Pesce MA, Basner RC, Einstein AJ. Laboratory values of clinical importance. In: Kasper DL, Loscalzo J, Fauci AS, Hauser SL, Longo DL, Jameson JL, eds. Harrison's principles of internal medicine. 19th ed. New York: McGraw-Hill, 2015.
7. Machado FO, Silva FSP, Argente JS, Moritz RD. Avaliação da necessidade da solicitação de exames complementares para pacientes internados em unidade de terapia intensiva de hospital universitário. Rev Bras Ter Intensiva. 2006; 18(4):385-389.
8. Ozarda Y. Reference intervals: current status, recent developments and future considerations. Biochem Med. 2016; 26(1): 5-11.
9. Ramentol CCL, Fexas GR, Machado ML, Socarrás IPP. Irrational use of the clinical laboratory tests by the assistance doctors. MEDISAN. 2105; 19(11): 130-8.
10. Young DS. Effects of drugs on clinical laboratory tests. 3rd edition. Ohio: AACC Press; 1990.
11. Young DS. Effects of drugs on clinical laboratory tests. 3rd edition - Suplement. Ohio: AACC Press; 1991.

Capítulo 85

Protocolo de Ajuste de TTPa

Bruna Raphaeli Silva
Adagmar Andriolo

Introdução

Na prática hospitalar, algumas vezes, nos deparamos com a necessidade de anticoagulação plena, sendo as heparinas, que agem ligando-se à antitrombina e potencializando seu efeito, frequentemente usadas para este fim.

Nesse sentido, o uso de heparina não fracionada (HNF) apresenta muitas vantagens no contexto do paciente hospitalizado, como:

1. Rápido início de ação e depuração (benefício significativo para pacientes em programação de procedimentos cirúrgicos ou com maior risco de sangramento);
2. Capacidade de monitorização com o tempo de tromboplastina parcial ativada (TTPa);
3. Uso possível em insuficiência renal, sem necessidade de ajuste da dose;
4. Rápida reversão do efeito anticoagulante através do uso de protamina.

Limitações de Uso

Entre as limitações da HNF, destacam-se a janela terapêutica estreita, a biodisponibilidade variável, a necessidade de monitorização frequente, o uso apenas endovenoso ou subcutâneo e os efeitos colaterais como trombocitopenia e reações cutâneas. Como contraindicações a seu uso: hemorragia ativa, diátese hemorrágica, trombocitopenia grave (Plaquetas < 50.000), história de trauma importante recente, hemorragia ou tumor intracraniano. Entretanto, o mais importante é avaliar os riscos e benefícios da anticoagulação para cada paciente.

Recomendações

Uma vez indicada a anticoagulação com este fármaco, recomenda-se ter, prévio ao início do tratamento, um hemograma, para avaliação de hemoglobina e contagem de plaquetas, coagulograma com TTPa e tempo de protrombina (TP), além de transaminases, visto que o uso de heparina pode causar aumento assintomático de ALT e de AST.

Existem diversos nomogramas para manejo de ajuste de TTPa, calculados baseando-se ou não no peso do paciente, de acordo com a via de administração. Um dos mais utilizados na prática hospitalar preconiza um *bolus* inicial de 80 U/kg via endovenosa, seguido de manutenção de 18 U/kg/hora, em bomba de infusão contínua, e ajuste de acordo com o valor do TTPa monitorizado de 6 em 6 horas (**Tabela 85.1**).

Tabela 85.1. Nomograma de ajuste de administração de heparina não fracionada com base no resultado do TTPA	
Resultado TTPa (segundos)	Ajuste
< 35	Novo *bolus* de 80 U/kg e aumentar a infusão em 4 U/kg/hora
35-45	Novo *bolus* 40 U/kg e aumentar a infusão em 2 U/kg/hora
46-70	Manter a infusão
71-90	Diminuir a infusão em 2 U/kg/hora
> 90	Parar a infusão por 1 hora e retornar com diminuição da infusão em 4 U/kg/hora

- Diluição padrão: SF 0,9% 250ml + HNF 25.000 UI (concentração = 100 UI/mL);
- Iniciar com *bolus* = 5.000 UI/Infusão contínua inicial = 1.000 UI/h (10 mL/hora);
- Controle de TTPa de 6/6 horas

O manejo de pacientes com sangramento em anticoagulação plena com heparina não fracionada deve ser avaliado individualmente, de acordo com a gravidade do sangramento e o risco tromboembólico. Em casos que necessitem de reversão urgente do efeito anticoagulante, deve-se parar a infusão da heparina imediatamente e administrar sulfato de protamina. A dose para neutralização completa da heparina é conseguida pela administração de 1 mg de sulfato de protamina para 100 unidades de heparina, estimando a quantidade de heparina remanescente no plasma com base na sua curta meia-vida intravenosa (30 a 60 minutos). Se este dado não estiver disponível, procede-se à administração de uma dose única de 25 a 50 mg e nova verificação do TTPa. A protamina é administrada por via endovenosa de forma lenta, não devendo ultrapassar a infusão de 20 mg/minuto e a dose total não deve exceder 50 mg em 10 minutos.

Sugestão de Leitura

1. Garcia DA, Baglin TP, Weitz JI, et al. Parenteral Anticoagulants: Antithrombotic Therapy and Prevention of Thrombosis. 9th ed: American College of Chest Physicians Evidence-Based Clinical Practice Guidelines. Chest. 2012; 141(2 Suppl):24-43.
2. Hull RD, Garcia DA. Heparin and LMW heparin: dosing and adverse effects. In: UpToDate, Post TW (Ed), UpToDate, Waltham, MA. (Accessed on November 10, 2016.).
3. Raschke RA, Reilly BM, Guidry JR, et al. The weight-based heparin dosing nomogram compared with a "standard care" nomogram. A randomized controlled trial. Ann Intern Med. 1993; 119:874.

Protocolo de Vancocinemia

Capítulo 86

Thais Carvalho Francescantonio Menezes
Aécio Flávio Teixeira de Góis

Introdução

A vancomicina é um antibiótico de amplo uso no contexto intra-hospitalar, principalmente na forma endovenosa (contemplada neste capítulo). Foi descoberta em 1956 e é a principal representante da família dos glicopeptídeos. Como os demais antibióticos dessa classe, a vancomicina é produzida a partir de uma espécie de actinomicetos, o *Streptomyces orientalis*. Atua inibindo a síntese da parede celular bacteriana e seu espectro de ação envolve as bactérias gram-positivas, sendo frequentemente indicada para cobertura de *Staphylococcus aureus* com mecanismos de resistência à oxacilina.

Efeitos Adversos

A despeito do uso amplamente difundido nos ambientes de cuidado à saúde (como hospitais, clínicas de diálise e outros), a vancomicina possui vários efeitos adversos, dentre os quais: febre associada à medicação, reações anafiláticas, manifestações dermatológicas (DRESS, Steven – Johnson), síndrome do homem vermelho, neutropenia, eosinofilia, tromboflebite, toxicidade renal, entre outras.

A síndrome do homem vermelho é caracterizada por *rash* difuso, mialgia intensa e espasmo muscular, após infusão rápida (em menos de 60 minutos) do medicamento. O episódio, geralmente, é autolimitado, com duração de poucos minutos até (raramente) alguns dias. Sua ocorrência não contraindica o uso posterior da droga e pode ser evitado pela infusão lenta da medicação.

Posologia

A dose usualmente utilizada da vancomicina é de 25 a 30 mg/kg como dose única de ataque, seguida de 15 a 20 mg/kg a cada 8 ou 12 horas para pacientes com função renal adequada, não excedendo 2 g/dose. A ação adequada da vancomicina tem estrita relação com os níveis séricos da droga no paciente. Nos casos de infecções graves, descritas na **Tabela 86.1**, é orientado manter a vancocinemia entre 15 a 20 mg/dL. Em infecções sem critérios de gravidade, é permitida a manutenção entre 10 a 20 mg/dL. Desse modo, seu uso, geralmente, implica no controle periódico com vancocinemia (**Tabela 86.2**).

A **Figura 86.1**, baseada no "Protocolo de Monitorização de Vancocinemia do Hospital São Paulo – 2011", detalha o manuseio intra-hospitalar desta droga.

Tabela 86.1. Infecções graves tratadas com vancomicina

Nível sérico entre 15 e 20 mg/dL

- Meningite
- Endocardite
- Mediastinite
- Pneumonia por *S. aureus*
- Sepse
- Bacteriemia
- Osteomielite
- Infecção complicada de partes moles

Tabela 86.2. Indicações de vancocinemia periódica

Tratamento $\geq$ 7 dias

Insuficiência renal crônica (ClCr $\leq$ 50 mL/minuto)

Lesão renal aguda com aumento da creatinina sérica em 0,5 mg/dL ou 50% basal

População especial com volume de distribuição ou *clereance* renal alterados:

- Idosos ($\geq$ 60 anos)
- Queimados
- Obesidade mórbida (IMC > 40)
- Pacientes pediátricos
- Pacientes hemodinamicamente instáveis
- Drogas nefrotóxicas concomitantes (aminoglicosídeos, anfotericina B, agentes vasopressores e uso de contraste)

Capítulo 86 – Protocolo de Vancocinemia

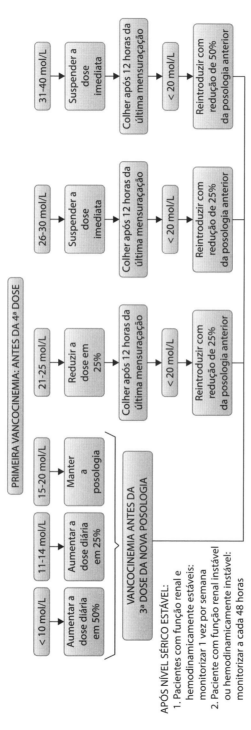

Figura 86.1 – Ajuste de dose da vancomicina conforme nível sérico.

Sugestão de Leitura

1. Barna JC, Williams DH. The structure and mode of action of glycopeptide antibiotics of the vancomycin group. Annu Rev Microbiol. 1984; 38:339-57.
2. Bruniera FR, Ferreira FM, Saviolli LR, Bacci MR, Feder D, Pedreira MLG, et al. The use of vancomycin with its therapeutic and adverse effects: a review. Eur Rev Med Pharmacol Sci 2015; 19(4):694-700,
3. Rubinstein E, Keynan Y. Vancomycin revisited - 60 years later. Front Public Health. 2014 Oct 31; 2:217.
4. Furtado G, Goto J, Vilarinho J, Macedo R. Protocolo de monitorização de vancomicina do Hospital São Paulo, Grupo de Antimicrobianos em Terapia Intensiva – EPM/Unifesp, 2011.

Preparos para Exames e Procedimentos

Capítulo 87

Erika Yuki Yvamoto
Aécio Flávio Teixeira de Góis

Colonoscopia

Indicação (Tabela 87.1)

Tabela 87.1. Indicação de colonoscopia

Sinais e Sintomas

- Imagem anormal
- Sangramento gastrintestinal baixo e inexplicada anemia ferropriva
- Sintomas gastrintestinais baixos (por exemplo, diarreia crônica)

Rastreamento/Vigilância

- Pólipo
- Câncer de cólon
- Doença inflamatória intestinal

Terapêutica

- Polipectomia
- Localizar a lesão
- Remoção de corpo estranho
- Descompressão de volvo de sigmoide
- Descompressão de pseudo-obstrução colônica
- Dilatação com balão em estenoses
- Tratamento paliativo de sangramento ou estenoses por neoplasia
- Colocação de tubo de cecostomia endoscópica percutânea

Preparo

Preparação inadequada aumenta o tempo do procedimento, o risco de complicação e a probabilidade de exame incompleto.

• Dieta (Tabela 87.2)

Tabela 87.2. Dieta de preparo para colonoscopia	
5 dias antes	Dieta com pouco resíduo (dieta com pouca fibra como frutas, vegetais e grãos).
1 dia antes	Apenas líquidos claros (água, caldos claros, café ou chás sem leite, gelatinas, sorvete e suco de fruta como maçã, laranja e limonada)
4 a 8 horas antes	Jejum (considerar mais tempo caso haja a suspeita ou o conhecimento de esvaziamento gástrico lento do paciente)
2 horas antes	Não ingerir líquidos (exceto goles de água com medicamentos)

Ingestão recente de alimentos não é uma contraindicação para a administração de sedação e analgesia, porém, é um fator a se considerar na escolha e dosagem da droga anestésica.

• Solução laxativa

Recomenda-se dividir as doses do preparo de lavagem intestinal em metade no dia anterior e metade na manhã do dia do exame (ideal 5 horas antes do exame). (**Tabela 87.3** e **87.4**)

Tabela 87.3. Preparo de lavagem gastrintestinal	
Solução de Polietilenoglicol (PEG)	
Características	PEG é isosmótico, minimizando a troca de fluido na membrana colônica, diminuindo distúrbio hidroeletrolítico. É uma grande molécula, não absorvido, criando efeito osmótico na luz colônica. Pode ser usado em conjunto com outros laxantes para diminuir o volume total necessário do PEG.
Tipo e Uso	**PEG – volume total** • Dose única: No dia anterior do exame, iniciar às 18 horas a ingestão de 24 mL a cada 10 minutos. • Dose dividida: Metade da solução é consumida às 18 horas e a outra metade é consumida na manhã do exame, 5 horas antes. **PEG: Volume reduzido:** Esquema HalfLytely: • Dose única: No dia anterior, às 12 horas, tomar Bisacodyl 5 mg, às 18 horas, tomar 240 mL da solução PEG a cada 10 minutos até totalizar 2 Litros. Esquema MoviPrep: • Dose única: No dia anterior, às 18 horas, tomar 240 mL da solução PEG + ácido ascórbico a cada 15 minutos até totalizar 1 Litro. Repetir o mesmo esquema após 1h30. • Dose dividida: No dia anterior, às 18 horas, tomar 240 mL da solução PEG + ácido ascórbico a cada 15 minutos até totalizar 1 Litro, beber 500 mL de líquido claro depois. Repetir o mesmo esquema 5 horas antes do exame e beber 500 mL de líquido claro depois. Ter cautela no uso em paciente com deficiência de glicose-6-fosfato desidrogenase. Esquema MiraLax/GlycoLax (PEG3350) com Bisacodyl: (Esquema não aprovado pelo FDA) • Dose única – No dia anterior, às 12 horas, tomar Bisacodyl 10 mg, após 6 horas, tomar 240 mL da solução PEG3350 a cada 10-15 minutos até totalizar 2 Litros. • Se o paciente entender adequadamente as instruções do preparo, o preparo pode ser suspenso quando as fezes forem líquidas e claras.

Continua

Continuação

Solução de Polietilenoglicol (PEG)

Considerações

- Vantagem: não causa dano à mucosa colônica, causa mínima troca osmótica no intestino, mais seguro que a preparação com fosfato de sódio em paciente com insuficiência renal, insuficiência cardíaca, cirrose descompensada ou paciente com distúrbios hidroeletrolíticos.
- Desvantagem: grande volume que paciente deve ingerir (4 L). Metoclopramida pode ajudar a diminuir náuseas, vômitos e aumentar motilidade intestinal.
- Efeito adverso: aumento do volume plasmático assintomático, exacerbação da falência cardíaca, aspiração pulmonar, síndrome de Mallory-Weiss, perfuração esofagiana, pancreatite, colite, arritmia cardíaca, hiponatremia em paciente com insuficiência renal, síndrome da secreção inapropriada de ADH. Efeito adverso da associação ao Bisacodyl: isquemia colônica.

Solução Hiperosmolar

Características

- Exerce efeito osmótico, absorvendo água do intestino, causando distensão intestinal e estímulo à evacuação.
- Carboidratos não absorvidos como Mannitol, Sorbitol e Lactulose eram usados, mas são evitados rotineiramente em razão do risco de explosão intestinal durante procedimentos cirúrgicos como polipectomia. Explosão ocorre em decorrência do gás hidrogênio produzido na fermentação desses carboidratos por bactérias intestinais.

Tipo e Uso

Citrato de Magnésio

Não há método padrão para o uso do citrato de magnésio. Orienta-se iniciar dieta com pouco resíduo 5 dias antes do exame; no dia anterior, iniciar dieta com líquidos claros, tomar 450 mL de citrato de magnésio às 19 horas seguido de, no mínimo, 3 tomadas de 240 mL de líquido claro durante 2 horas. No dia do exame, 5 horas antes, tomar 450 mL de citrato de magnésio seguido de 3 tomadas de 240 mL de líquido claro durante 1 hora.

Fosfato de Sódio

Visicol Comprimido:

- Dose dividida: No dia anterior, ingerir 3 comprimidos com 240 mL de líquido claro a cada 15 minutos até totalizar 20 comprimidos (última dose é para ser tomada com 2 comprimidos). No dia, 3-5 horas antes do procedimento, ingerir 3 comprimidos com 240 mL de líquido claro a cada 15 minutos até totalizar 8-12 comprimidos. Esse comprimido contém uma porção insolúvel de celulose que pode ser depositada no cólon direito e necessitar de irrigação adicional.

OsmoPrep:

- Dose dividida: No dia anterior, ingerir 4 comprimidos com 240 mL de líquido claro a cada 15 minutos até totalizar 20 comprimidos (última dose é para ser tomada com 2 comprimidos). No dia, 3 a 5 horas antes do procedimento, ingerir 4 comprimidos com 240 mL de líquido claro a cada 15 minutos até totalizar 12 comprimidos. Melhor que o Visicol por não conter porção insolúvel.

Fosfato de sódio líquido: não disponível. Risco de lesão renal.

Continua

Continuação

Solução Hiperosmolar	
Tipo e Uso	**Sulfato de Sódio** **SuPrep (sulfatos de sódio, potássio e magnésio):** • Dose dividida: No dia anterior, ingerir um frasco de sulfato de sódio de 180 mL diluído em 300 mL de água, beber um litro adicional de líquido em 1 hora. No dia seguinte, 5 horas antes do exame, repetir o mesmo procedimento. **Suclear (solução de PEG e kit de solução de sulfato):** • Dose dividida: No dia anterior, ingerir um frasco de sulfato de sódio, sulfato de potássio e sulfato de magnésio de 180 mL diluído em 300 mL de água em 20 minutos, beber 480 mL adicional de água em 2 horas e mais 480 mL antes de dormir. No dia, 3h30 antes do procedimento, misturar a segunda dose de solução de cloreto de sódio, bicarbonato de sódio e cloreto de potássio PEG-3350 em 2 litros de água, beber 480 mL a cada 20 minutos. Terminar de tomar 2 horas antes da colonoscopia. • Dose única: A primeira dose deve ser consumida pelo menos 3h30 antes de ir dormir, seguida de 480 mL adicionais de água durante 2 horas. Após 2 horas do início da primeira dose, a segunda dose é consumida, seguida por um adicional de 480 mL de água. Total consumido de 3,5 Litros de líquido durante em 3h30. **Picossulfato de Sódio** Tipo: A) Contendo picossulfato de sódio e citrato de magnésio: CitraFleet, Picolax, Picoprep-3 B) Contendo picossulfato de sódio, óxido de magnésio e ácido cítrico: Prepopik, Pico-Salix Uso: Prepopik: • Dose dividida: Misturar 1 pacote da preparação em 150 mL de água e consumir entre 17 horas e 21 horas, seguido por 1 Litro de um líquido claro consumido dentro de 5 horas. No dia seguinte, o segundo pacote deve ser tomado 5 horas antes da colonoscopia, seguido de pelo menos 750 mL de líquido transparente. • Dose única: Ambas as doses podem ser administradas no dia anterior à colonoscopia (a primeira entre 16 horas e 18 horas, sendo a segunda dose administrada aproximadamente após 6 horas). No entanto, o método de dose dividida é mais eficiente.
Considerações	• Vantagem: menor volume de medicação, apesar de mais líquido dever ser consumido e pacientes considerarem mais palatável. • Desvantagem: distúrbio de líquido e eletrólitos. Preparação à base de fosfato de sódio está associada à lesão renal. Evitar em paciente com insuficiência renal, insuficiência cardíaca, cirrose descompensada ou distúrbios hidroeletrolíticos. **Fosfato de Sódio** • Contraindicado: paciente com insuficiência renal, cardíaca, hepática, distúrbios hidroeletrolíticos preexistentes; pacientes com risco aumentado de distúrbios hidroeletrolíticos, em uso de diuréticos potentes e idosos; pacientes em uso de IECA, BRA, AINE ou outras drogas que alteram a perfusão e a função renal; pacientes com suspeita de doença inflamatória intestinal ou diarreia de etiologia desconhecida, podendo o fosfato de sódio causar lesão na mucosa, sendo fator confundidor no diagnóstico. Efeito adverso: nefropatia pelo fosfato, depleção do volume intravascular, hiperfosfatemia, distúrbios hidroeletrolíticos, convulsão, lesão da mucosa.

Tabela 87.4. Preparo em pacientes especiais

Sem comorbidades significativas	Usar preparações de citrato de magnésio por serem bem toleradas e de baixo custo. No entanto, muitos centros preferem preparações à base de PEG para todos os seus pacientes, pois permitem ao centro simplificar suas instruções (a maioria dos doentes recebe a mesma preparação) e evitam a administração inadvertida de uma preparação hiperosmótica a um doente que tem contraindicação.
Doentes com insuficiência cardíaca, insuficiência renal, doença hepática terminal ou anormalidades eletrolíticas ou paciente em investigação de doença inflamatória intestinal ou com diarreia crônica inexplicada	Usar solução isosmótica, como o PEG, em vez de citrato de magnésio, pois os laxantes hiperosmóticos causam alterações de volume e eletrólitos ou danos na mucosa. Evitar o uso de preparações com bisacodil pelo risco de colite isquêmica.
Idosos (> 65 anos de idade)	Usar preparação isosmótica, como PEG, em vez de uma preparação de citrato de magnésio. Esses pacientes possuem risco aumentado de deslocamentos de fluidos e eletrólitos induzidos por preparações hiperosmóticas.

- **Laxantes estimulantes:** laxantes como óleo de rícino, senna e bisacodil aumentam a peristalse e promovem a secreção de fluidos no lúmen intestinal. Eles são usados de modo combinado com soluções PEG e soluções hiperosmóticas para diminuir o volume de líquido a ser consumido (**Tabelas 87.5** a **87.7**).

Tabela 87.5. Adjuvantes

Bisacodil	Evitar uso, pois apesar de raro, pode causar isquemia de cólon
Metoclopramida	Não é recomendado
Simeticona	Não altera a qualidade da preparação intestinal, mas diminui as bolhas aderidas, facilitando a visualização da mucosa colônica
Sonda nasogástrica	Avaliar a necessidade para administração da preparação laxativa caso haja distúrbio na deglutição

Tabela 87.6. Contraindicações ao uso do preparo com laxativo oral

- Pacientes sem íleo
- Retenção gástrica importante
- Obstrução intestinal mecânica suspeita ou comprovada
- Colite grave
- Disfunção neurológica sem deglutição segura, exceto se preparo feito via SNG

Tabela 87.7. Exemplo de preparo de colonoscopia em pacientes internados

Antivéspera do exame

- Dieta leve sem resíduo
- Poderá tomar líquidos à vontade
- 18 horas: administrar solução de MANITOL (250 mL de manitol + 250 mL de água ou suco). Tomar em 1 hora a solução e depois ingerir 500 mL de água ou suco

Véspera do exame

- Dieta líquida somente até o almoço e, depois, somente líquidos (água, suco, gelatina, chás), exceto leite
- 10 horas, 16 horas e 20 horas: administrar solução de MANITOL (250 mL de manitol + 250 mL de água ou suco). Tomar em 1 hora a solução e depois ingerir 500 mL de água ou suco

Dia do exame

- 6 horas: administrar solução de MANITOL (250 mL de manitol + 250 mL de água ou suco). Tomar em 1 hora a solução e depois ingerir 500 mL de água ou suco
- Se paciente ainda apresentar resíduos fecais, repetir solução de manitol até clarear as fezes
- Manter jejum de 2 horas para realização de exame
- Encaminhar paciente com acesso venoso puncionado

Medicamentos em uso

A maioria dos medicamentos pode ser tomada até mesmo no dia da colonoscopia com um gole de água (**Tabela 87.8**).

Tabela 87.8. Uso de medicamentos no dia do procedimento de colonoscopia

Ajustar dose	Medicamentos para diabetes (metformina, insulina) • Em decorrência de menor ingesta de alimentos
Suspender	• Ferro oral: suspender 5 dias antes, por tornar as fezes escurecidas, viscosas e difíceis de limpeza intestinal
Avaliar risco e benefício	Medicamentos antiplaquetários e anticoagulantes • Avaliar risco de sangramento × risco de evento tromboembólico
Outros	• AAS e AINE: Não é necessária suspensão, mesmo se realizar polipectomia • Antibiótico: Não é recomendado como profilaxia

Profilaxia antibiótica (Tabela 87.9)

Tabela 87.9. Profilaxia antibiótica conforme procedimento

Endoscopia de rotina, colonoscopia e sigmoidoscopia flexível:

Não é recomendada para procedimentos endoscópicos de rotina com baixo risco de bacteriemia, incluindo biópsias endoscópicas ou polipectomia.

Além disso, a profilaxia antibiótica não é necessária para a maioria dos pacientes submetidos a procedimentos de alto risco realizados durante a endoscopia de rotina (por exemplo, dilatação da estenose esofágica).

A profilaxia antibiótica é sugerida para pacientes com neutropenia grave (neutrófilos < 500 células/mm^3), neoplasias malignas hematológicas avançadas ou cirrose com ascite submetidas a procedimentos como dilatação esofagiana ou escleroterapia endoscópica, embora tenha baixa evidência científica.

Gastrostomia endoscópica percutânea (PEG) ou colocação de tubo de jejunostomia (PEJ):

Profilaxia antibiótica para todos os pacientes submetidos à colocação de tubo PEG ou PEJ (Grau 1A). Os antibióticos profiláticos administrados nesta configuração reduzem, substancialmente, o risco de infecção peristomal da ferida.

Uma única dose de 20 mL de Sulfametoxazol-Trimetropim 800 mg/160 mg intracateter após inserção do mesmo possui efetividade semelhante à medicação endovenosa.

Colangiopancreatografia retrógrada endoscópica (CPRE):

Pacientes com obstrução biliar que dificilmente serão drenados com endoscopia, sugerimos profilaxia antibiótica antes da CPRE (Grau 2C).

A profilaxia antibiótica não é necessária se a obstrução for susceptível de ser drenada durante a CPRE e o doente não tiver colangite. Se houver drenagem inadequada, dar antibiótico em razão do alto risco de apresentar colangite pós-procedimento e suspender antibiótico quando a drenagem estiver adequada.

Pacientes com colangite devem receber antibióticos como parte do seu tratamento de rotina e não necessitam de profilaxia antibiótica adicional.

Ultrassonografia endoscópica com aspiração com agulha fina (EUS):

Cistos pancreáticos submetidos à EUS-FNA ou CPRE, sugerimos não administrar antibióticos profiláticos (Grau 2C). No entanto, uma vez que os dados sobre os potenciais benefícios e danos dos antibióticos profiláticos nesses pacientes são inconclusivos, dar antibióticos profiláticos é uma alternativa razoável (especialmente se o cisto não é totalmente aspirado) e é consistente com a *American Society of Gastrointestinal Endoscopy* 2015.

Cistos mediastinais submetidos à EUS-FNA, sugerimos dar profilaxia antibiótica (Grau 2C). Existem alguns dados que sugerem que os cistos mediastinais têm maior risco de infecção.

Outras lesões císticas ao longo do trato gastrintestinal, submetidas à EUS-FNA, sugerimos não dar profilaxia antibiótica (Grau 2C).

Lesões sólidas, submetidos à EUS-FNA, sugerimos não administrar profilaxia antibiótica (Grau 2C).

Ultrassonografia endoscópica intervencionista (drenagem da necrose pancreática difusa, drenagem biliar, injeção com agulha fina em cistos ou tumores):

Os antibióticos geralmente são administrados a todos os pacientes.

O antibiótico é dado antes do procedimento e mantido após 3 a 5 dias.

Continua

Continuação

Conforme comorbidades

Pacientes imunocomprometidos:

Sugerimos que a profilaxia antibiótica seja administrada a pacientes com neutropenia grave (neutrófilos < 500 células/mm³) ou neoplasias hematológicas avançadas submetidas a procedimentos de alto risco de bacteriemia (Grau 2C). Não fornecer, rotineiramente, profilaxia antibiótica a pacientes imunocomprometidos sem neutropenia grave ou neoplasia hematológica avançada, por exemplo, paciente em uso altas doses de corticoide.

Condições cardíacas:

Pacientes com lesões cardíacas de alto risco que têm infecções GI ativas que podem estar associadas a enterococos (por exemplo, colangite) devem receber antibióticos ativos contra enterococos.

Demais lesões cardíacas, como próteses valvares ou endocardite prévia, e dispositivos cardiovasculares não valvulares, como marca-passos, desfibriladores e *stents* cardíacos não possuem indicação de profilaxia antibiótica para procedimentos GI.

Pacientes com cirrose:

Os antibióticos são recomendados para pacientes com cirrose e hemorragia gastrintestinal aguda, independentemente de uma endoscopia ser realizada. Para pacientes com cirrose sem sangramento GI agudo, sugerimos profilaxia antibiótica se o paciente tiver ascite e for submetido a um procedimento com alto risco de bacteriemia.

Pacientes com enxertos vasculares sintéticos:

Para a maioria dos pacientes com enxertos vasculares sintéticos, sugerimos não administrar profilaxia antibiótica (Grau 2C). Quando possível, procedimentos eletivos devem ser realizados antes que um enxerto sintético seja colocado ou atrasado durante 6 meses após a colocação do enxerto. Se um procedimento for necessário dentro de 6 meses da colocação do enxerto, geralmente daremos profilaxia antibiótica para procedimentos de alto risco. No entanto, a *American Heart Association* (mas não a ASGE) recomenda a profilaxia antibiótica para todos os procedimentos nos primeiros 6 meses de colocação do enxerto para permitir tempo para a endotelização do enxerto.

Prótese de articulações:

A profilaxia antibiótica não é recomendada.

Pacientes em diálise peritoneal:

Para pacientes em diálise peritoneal submetidos à colonoscopia, sugerimos não administrar antibióticos profiláticos (Grau 2C). No entanto, o peritônio deve estar vazio antes de realizar a colonoscopia. Em contrapartida, a ASGE recomenda a profilaxia antibiótica para todos os doentes, e a Sociedade Internacional para Diálise Peritoneal recomenda a profilaxia com antibióticos em doentes submetidos à colonoscopia com polipectomia.

Exames sugeridos antes do procedimento

Não há exame de rotina recomendado antes da colonoscopia. Alguns exames podem ser solicitados de acordo com a história clínica, exame físico e fatores de risco (**Tabela 87.10**).

Tabela 87.10. Exames sugeridos antes do procedimento	
Exame	Indicação
Teste de Gravidez (Se for usada fluoroscopia)	Mulheres em idade fértil com possibilidade gravidez
Estudo da Coagulação*	Sangramento ativo, risco elevado de sangramento por medicação, obstrução biliar prolongada, desnutrição, coagulopatia adquirida
Radiografia de tórax	Sintomas respiratórios novos ou insuficiência cardíaca descompensada
Hemoglobina e hematócrito	Anemia, sangramento ativo, alto risco de sangramento durante o procedimento
Tipagem sanguínea	Sangramento ativo, anemia com possível necessidade de transfusão sanguínea
Exames laboratoriais relacionados com a doença de base	Disfunção hepática, renal ou endócrina, se medicamentos utilizados puderem piorar disfunção

*Não é necessário para pacientes que usam anticoagulantes caso a medicação tenha sido suspensa no tempo ideal.

Sigmoidoscopia flexível (Tabela 87.11)

Tabela 87.11. Preparo para Sigmoidoscopia Flexível

• No dia anterior ao exame, não comer alimentos com corantes nem beterrabas.

• Aplicar dois enemas de fosfato de sódio por via retal 4 horas antes do exame, ficar com líquido no reto durante 5 minutos. Após 5 minutos, evacuar, tomar banho, alimentar-se.

Preparação de sigmoidoscopia flexível em pacientes especiais

Paciente < 65 anos	Preferir preparo com dois enemas de fosfato em vez de preparação oral. No entanto, os doentes submetidos à coagulação com plasma de árgon devem receber uma preparação oral completa para minimizar o risco de explosão de gás.
Paciente ≥ 65 anos	Preferir preparo com solução oral isosmótica contendo PEG em vez de enemas de fosfato de sódio, desde que não haja risco de aspiração. Complicações significativas têm sido associadas ao uso de enema de fosfato de sódio em idosos. Em doentes com risco de aspiração, o risco de aspiração deve ser ponderado contra o risco de receber um enema de fosfato de sódio.

Complicações

Enemas de fosfato de sódio: complicações, particularmente em idosos, como hipotensão e depleção de volume, hiperfosfatemia, hipo ou hipercalemia, acidose metabólica, hipocalcemia grave, insuficiência renal e alterações do eletrocardiograma (intervalo QT prolongado).

Em pacientes com idade superior a 65 anos, os riscos de preparações orais (por exemplo, lavagem de polietileno-glicol ou citrato de magnésio) e enemas de fosfato de sódio precisam ser ponderados individualmente antes de decidir sobre uma preparação apropriada.

Colangiopancreatografia endoscópica retrógrada (CPRE) (Tabela 87.12)

Tabela 87.12. Preparo para CPRE

Dieta: Estar em jejum antes do procedimento. Após o procedimento, pacientes com alto ou moderado risco de complicações continuam a jejuar ou progridem a dieta somente para líquidos claros. Esses pacientes podem retomar sua dieta normal na manhã seguinte. Pacientes de baixo risco de complicações podem ter sua dieta avançada gradualmente ao longo de 4 a 6 horas.

Monitorização durante e após a CPRE

A monitorização clínica cuidadosa do doente pelo operador e pelos assistentes é obrigatória uma vez que a CPRE é um procedimento complexo que frequentemente é realizado para fins terapêuticos e requer sedação, assim, o paciente deve ser monitorizado durante e 6 horas após, com dispositivos eletrônicos de monitorização, como a oximetria de pulso, para que sejam detectados sintomas ou sinais sugestivos de eventos adversos.

Recomenda-se fazer a dosagem seriada de enzimas pancreáticas séricas antes e após o procedimento para detecção precoce da pancreatite pós-CPRE.

Endoscopia (Tabela 87.13)

Tabela 87.13. Indicação para Endoscopia

Diagnóstico:

- Amostragem de tecido com biópsia, escovação da superfície mucosa e polipectomia (enviados para análise histológica, citológica ou microbiológica).

Terapêutico:

- Hemostasia endoscópica
- Dilatação de estenoses esofágicas, estenoses gástricas, estenoses
- Colocação do *stent* para doença benigna ou maligna
- Ablação do esôfago de Barrett
- Ressecção endoscópica da mucosa de tumores gastrintestinais
- Colocação do tubo de gastrostomia endoscópica percutânea
- Remoção de corpo estranho
- Dilatação pneumática ou injeção de toxina botulínica para acalasia
- Colocação de um endoscópio de cápsula de vídeo sem fios
- Colocação de dispositivos de monitorização do pH esofágico
- Terapia endoscópica para refluxo gastresofágico
- Tratamento endoscópico do divertículo de Zenker

Preparo

Dieta:

- Jejum por 4 a 8 horas ou mais, se houver suspeita de esvaziamento gástrico tardio. Alternativamente, líquidos claros podem ser ingeridos até 2 horas antes da endoscopia.

Medicamentos:

- A maioria dos medicamentos pode ser continuada até o momento da endoscopia e geralmente estes medicamentos são tomados com um pequeno gole de água. Alguns medicamentos podem precisar ser ajustados antes da endoscopia, como medicamentos para diabetes, em razão da diminuição da ingesta oral para o procedimento.

Manejo de anticoagulantes:

- Avaliar o risco de sangramento caso se escolha pela manutenção do antiagregante ou anticoagulante, e o risco de evento tromboembólico caso seja descontinuado durante período periendoscopia. Em geral, a aspirina e os AINEs podem ser continuados com segurança.

Profilaxia antibiótica:

- No geral, a profilaxia antibiótica não é recomendada. A profilaxia antibiótica é recomendada para pacientes com sangramento de varizes ou colocação de tubo de gastrostomia endoscópica percutânea.

Exames pré-procedimento:

- Exames devem ser solicitados seletivamente com base no histórico médico do paciente, os achados do exame físico e os fatores de risco de procedimento.

Continua

Continuação

Exames sugeridos antes do procedimento

Exame	Indicação
Teste de Gravidez (Se for usada fluoroscopia)	Mulheres em idade fértil com possibilidade de gravidez
Estudo da Coagulação*	Sangramento ativo, risco elevado de sangramento por medicação, obstrução biliar prolongada, desnutrição, coagulopatia adquirida
Radiografia de tórax	Sintomas respiratórios novos ou insuficiência cardíaca descompensada
Hemoglobina e hematócrito	Anemia, sangramento ativo, alto risco de sangramento durante o procedimento
Tipagem sanguínea	Sangramento ativo, anemia com possível necessidade de transfusão sanguínea
Exames laboratoriais relacionados com a doença de base	Disfunção hepática, renal ou endócrina, se medicamentos utilizados puderem piorar a disfunção

Complicações

- **Relacionados com a sedação:** hipoxêmica, hipoventilação, obstrução das vias aéreas, hipotensão, episódios vasculares, arritmias e aspiração.
- **Meta-hemoglobinemia:** pode ser clinicamente suspeita na presença de "cianose" clínica e de uma PO_2 arterial normal (PaO_2) obtida pela avaliação dos gases sanguíneos arteriais e/ou pela presença de "sangue chocolate-castanho"
- **Sangramento:** raramente ocorre em pacientes com contagem de plaquetas acima de 20.000. O risco de hemorragia é aumentado com procedimentos como dilatação esofágica, colocação de tubo de gastrostomia endoscópica percutânea ou ressecção endoscópica da mucosa.
- **Perfuração:** a endoscopia é a causa mais comum de perfuração esofágica. É mais comum quando são realizadas manobras terapêuticas e em pacientes com divertículos esofágicos.
- **Infecção:** o risco de infecção relacionada com a endoscopia gastrintestinal é baixo.

*Não é necessário para pacientes que usam anticoagulantes caso a medicação tenha sido suspensa no tempo ideal.

Broncoscopia(Tabela 87.14)

Tabela 87.14. Indicação para Bronsoscopia

- **Diagnóstico:** Escovação, lavagem broncoalveolar, lavagens brônquicas, biópsia endobrônquica, biópsia transbrônquica, aspiração de agulha ou biópsia.
- **Terapêutico:** Biópsia endobrônquica guiada por ultrassom, ressecção a *laser*, coagulação do plasma de argônio, terapia fotodinâmica, electrocauterização, criocirurgia, dilatação do balão, braquiterapia, *stent* de via aérea, colocação da válvula, termoplastia brônquica.

Preparo

- Dieta: jejum pelo menos 6 horas antes do procedimento, inclusive os pacientes que serão intubados.

Monitorização pós-procedimento

- Os pacientes requerem monitorização contínua, isso inclui avaliação e documentação contínua de gravidade, pressão sanguínea, ritmo cardíaco, frequência cardíaca, frequência respiratória e saturação de oxigênio.
- O paciente deve manter-se em jejum por um período mínimo de 1 a 4 horas após o procedimento, a fim de evitar broncoaspiração.
- A radiografia de tórax em expiração deve ser realizada naqueles em que se realizou biópsia transbrônquica e naqueles em quem se suspeita de barotrauma.
- Os efeitos a curto prazo comumente esperados da broncoscopia, como dor de garganta ou desconforto nasal, febre baixa e hemoptise ligeira (se a biópsia for realizada) precisam ser discutidos com o paciente ou seu cuidador. O paciente ou sua família recebem instrução clara para procurar atendimento de emergência no caso de terem início súbito de falta de ar, hemoptise significativa ou aperto no peito (indicando pneumotórax tardio, se a biópsia transbrônquica foi feita) após a alta.

Biópsia transbrônquica com agulha (Tabela 87.15)

Tabela 87.15. Preparo para Biópsia Transbrônquica com Agulha

Definição

A aspiração transbrônquica com agulha (TBNA) é a aspiração do material com uma agulha que passa pela parede endobrônquica. Ele é usado para obter tecido de biópsia de lesões pulmonares acessíveis por broncoscopia. A agulha passa através do canal do broncoscópio e da parede brônquica e o material é aspirado para análise histológica. Pode ser realizada como procedimento cego durante a broncoscopia convencional de luz branca ou sob orientação de imagem, usando um broncoscópio com ultrassom endobrônquico ou por ondas eletromagnéticas.

Indicação

- Linfonodomegalia mediastinal e/ou hilar: diagnóstico histopatológico, estadiamento de carcinoma broncogênico suspeito ou conhecido
- Lesão endobrônquica: útil para tumores necróticos, hemorrágicos ou para definir o tipo de ressecção cirúrgica
- Compressão extrínseca da via aérea por lesão peribrônquica
- Doença na submucosa
- Massa ou nódulo perineural
- Acompanhamento de tumor de pequenas células e linfoma
- Diagnóstico e/ou drenagem de cisto e abscesso mediastinal
- Modalidade diagnóstica que pode ser realizada em pacientes em que a mediastinoscopia é contraindicada em decorrência de diátese hemorrágica

Continua

Continuação

Preparo

- Jejum pelo menos 6 horas antes do procedimento, inclusive os pacientes que serão intubados
- A tomografia computadorizada (TC) geralmente é realizada antes da broncoscopia para avaliar a relação da árvore traqueobrônquica com as estruturas circundantes, incluindo os gânglios linfáticos e os vasos sanguíneos. Isso maximiza o rendimento e a segurança do diagnóstico
- Não é necessário um perfil de coagulação antes da biópsia na ausência de história de coagulopatia

Complicações

- Febre
- Translocação bacteriana
- Sangramento de vasos sanguíneos dilatados da parede traqueobrônquica
- Punção inadvertida de estruturas mediastinais
- Lesão da mucosa pela passagem do fibrobroncoscópio (mais comum)
- Pneumotórax, pneumomediastino, hemomediastino, mediastinite e fratura com agulha (mais raros)
- Associada à sedação (hipotensão, insuficiência respiratória)

Biópsia Percutânea

Renal (Tabela 87.16)

Tabela 87.16. Preparo para Biópsia Percutânea Renal

Indicação

- **Síndrome nefrótica:** em pessoas com nefrite lúpica para determinar o tipo de doença que está presente ou em pacientes sem qualquer evidência de doença sistêmica, tanto para determinar o tratamento quanto para, ocasionalmente, fazer um diagnóstico inesperado
- **Síndrome nefrítica aguda:** requer biópsia renal para estabelecer o diagnóstico e orientar o tratamento, independentemente de estar relacionado com alguma doença sistêmica
- **Insuficiência renal aguda inexplicada:** biópsia é indicada se o diagnóstico for incerto

Contraindicações

Contraindicações relativas à detecção de doença renal primária:
- Rins hiperecoicos pequenos (menos de 9 cm), indicativo de doença crônica irreversível
- Rim único nativo
- Múltiplos cistos bilaterais ou tumor renal
- Diátese de sangramento não corrigível
- Hipertensão grave, não controlada com medicamentos anti-hipertensivos
- Hidronefrose
- Infecção renal ou perirrenal ativa
- Anormalidades anatômicas do rim que podem aumentar o risco
- Infecção da pele no local da biópsia
- Um paciente não cooperativo

Não são contraindicações:
- Idade avançada: Mesmo entre os mais velhos (mais de 80 anos), a biópsia renal pode fornecer valiosos dados diagnósticos e prognósticos
- A gravidez: No entanto, apesar da segurança, como há sempre potencial para a morbidade materno-fetal, deve-se evitar ou adiar o procedimento até o período pós-parto, a menos que ele possa mudar a gestão antes do parto

Continua

Continuação

Preparo

Exames laboratoriais pré-procedimento:

Perfil bioquímico completo, hemograma completo, contagem de plaquetas, tempo de protrombina, tempo de tromboplastina parcial e tempo de sangramento, se disponível. Distúrbio da coagulação deve ser adequadamente avaliado e tratado antes de realizar uma biópsia renal eletiva.

Contagem de plaquetas < 100.000/μL:

Deve ser corrigida, se possível, antes da biópsia renal percutânea eletiva. Se o diagnóstico for urgente, administrar plasma fresco congelado ou desmopressina (dDAVP).

Tempo de sangramento elevado:

Se não tiver relação com uso de medicamentos conhecidos que alteram a função plaquetária, aplicar desmopressina 0,3 mcg/kg intravenosa e repetir o tempo de sangramento em meia hora. Se o tempo de sangramento normalizar, realizar a biópsia renal percutânea. Se o tempo de sangramento permanecer elevado, programar uma biópsia renal não percutânea.

Medicação em uso:

Antiagregantes plaquetários ou antitrombóticos (por exemplo, aspirina, ácidos graxos, ômega-3, inibidores GP IIb/IIIa, dipiridamol e anti-inflamatórios não esteroidais) devem ser interrompidos pelo menos 1 a 2 semanas antes da biópsia e permanecer suspensos por 1 a 2 semanas após a biópsia. Anticoagulante como a heparina deve ser interrompido no dia anterior ao procedimento.

Ultrassonografia renal:

Deve preceder a biópsia para avaliar o tamanho e a presença de anormalidades anatômicas que impeçam a biópsia percutânea (por exemplo, rim único, rins policísticos, rim malposicionado ou em ferradura, rins ecogênicos pequenos ou hidronefrose). Muitas vezes a ultrassonografia também é realizada no momento da biópsia (exceto se for guiada por tomografia ou for por cirurgia aberta).

Preparo em pacientes especiais

Pacientes com anticoagulação crônica:

Considerar: se a biópsia renal é essencial ao diagnóstico, prognóstico e/ou tratamento; o risco de trombose se a anticoagulação for temporariamente interrompida; o risco de sangramento após a biópsia renal (anticoagulação, nível de função renal e disfunção plaquetária associada, anemia e pressão arterial).

Manejo de pacientes anticoagulados:

- Parar a varfarina a fim de permitir que o INR caia abaixo de 1,5, ou reverta-o com vitamina K se a biópsia for de urgência.
- Dependendo do risco de trombose ou embolia, a heparina é necessária antes da biópsia, quando INR cair abaixo de 2, e após a biópsia, até que a anticoagulação oral seja reiniciada.
- Para doentes que necessitam de heparina intravenosa, interromper pelo menos 6 horas antes da biópsia para permitir que o PTT se normalize e, se possível, não reintroduzir até 12 a 24 horas depois. O ideal é reiniciar a heparina após 1 semana, se o risco trombótico for menor que o risco de hemorragia. Monitorizar, cuidadosamente, quanto a sinais de hemorragia (sinais vitais, hematócrito em série).
- Retomar a anticoagulação oral cerca de 7 dias após a biópsia, se não houver evidência de hemorragia clinicamente significativa.
- Controlar a pressão arterial antes e depois da biópsia para abaixo de 140/90 mmHg.
- Uma biópsia renal aberta ou transjugular deve ser considerada se a abordagem percutânea não for viável.

Rim único nativo:

Recomenda-se o uso de técnicas não percutâneas em pacientes com rins únicos que necessitam de biópsia.

Continua

Continuação

Complicações

- Hipotensão
- Dor local
- Fístula arteriovenosa
- Infecção perirrenal
- Hematoma capsular
- Punção acidental de fígado, pâncreas ou baço

Monitorização pós-procedimento

- Deixar o paciente em posição supina por 4 a 6 horas e, em seguida, ficar no leito em repouso durante a noite.
- Monitorizar por no mínimo 12 horas e, idealmente, por 24 horas os sinais vitais e realizar exame de urina e hematócrito de repetição após a biópsia, para detectar hemorragias e outras complicações.
- Controlar a pressão arterial com meta < 140/90 mmHg a fim de minimizar o risco de sangramento.

Hepática (Tabela 87.17)

Tabela 87.17. Preparo para Biópsia Percutânea de Fígado

Indicação

- Diagnóstico de múltiplas doenças parenquimatosas do fígado
- Testes hepáticos anormais de etiologia desconhecida
- Febre de origem desconhecida
- Anormalidades focais ou difusas em estudos de imagem
- Prognóstico e estadiamento de doença hepática parenquimatosa conhecida
- Plano de tratamento com base em análise histológica

Preparo

Uma história completa e exame físico, hemograma completo, tempo de protrombina/INR, tempo de tromboplastina parcial e revisão detalhada dos medicamentos devem ser obtidos.

Avaliação do estado de coagulação:

- Obter tempo de protrombina, contagem de plaquetas e hemograma completo antes da biópsia.
- Questionar história pessoal ou familiar de sangramento excessivo.
- Optar por abordagem transjugular se a contagem de plaquetas for inferior a 60.000/μL ou o tempo de protrombina for superior a 4 segundos.
- Realizar transfusão de plaquetas se contagem de plaquetas for inferior a 50.000 a 60.000/μL.
- Os medicamentos que prolongam o tempo de sangramento (incluindo clopidogrel, aspirina, AINEs e terapias alternativas e complementares, como o Ginkgo biloba e o óleo de peixe) devem ser descontinuados pelo menos 1 semana antes da biópsia. Duas opções são razoáveis em pacientes que tomaram aspirina ou outros AINEs inadvertidamente na semana anterior ao procedimento: o procedimento pode ser reprogramado ou pode ser realizado se o tempo de sangramento estiver normal.

Dieta:

- Jejum antes da biópsia ou ter um pequeno almoço leve.
- Em pacientes não colecistectomizados recomenda-se um café da manhã leve contendo pequena quantidade de gordura (como manteiga ou margarina) para esvaziar a vesícula biliar e tornar menos provável uma lesão biliar durante a biópsia.

Continua

Continuação

Preparo

Sedação consciente:

A sedação consciente não é rotineiramente necessária para a biópsia hepática percutânea. É realizada para pacientes ansiosos com um benzodiazepínico, podendo ser combinada com analgesia opioide. O nível de sedação deve ser cuidadosamente monitorizado para que os pacientes possam cooperar com manobras respiratórias.

Orientação radiológica:

A ultrassonografia ou tomografia computadorizada (TC) antes de uma biópsia do fígado identifica lesões em massa e define a anatomia do fígado e as posições relativas da vesícula biliar, pulmão e rim.

- Para biópsias não direcionadas (biópsia para obter amostra representativa do parênquima hepático), utilizar o ultrassom para marcação do local de biópsia percutânea em pacientes obesos, quando não é possível atingir a localização adequada por percussão, para operadores menos experientes ou quando preferida pelo operador. Isso reduz complicações, mas não é obrigatório
- Para biópsias específicas do fígado (biópsia para abordar uma lesão hepática específica) normalmente são realizadas por um radiologista intervencionista que utiliza estudos de imagem (ultrassom ou tomografia computadorizada) para orientar a biópsia

Preparo em pacientes especiais

Insuficiência renal crônica:

Doentes com insuficiência renal crônica em hemodiálise: realizar a biópsia no dia seguinte à diálise. Administrar desmopressina (dDAVP) pouco antes do procedimento, mesmo se estudo da coagulação estiver normal.

Anticoagulantes orais:

- Os doentes com anticoagulante oral ou com coagulopatia necessitarão de terapêutica específica antes do procedimento (por exemplo, suspensão do antagonista da vitamina K, como varfarina, e administração de plasma fresco ou transfusão de plaquetas).
- A administração específica dependerá do anticoagulante oral específico e da indicação da anticoagulação (por exemplo, num doente que recebe um antagonista da vitamina K para a fibrilação atrial, o antagonista da vitamina K pode, normalmente, ser descontinuado 5 dias antes do procedimento, enquanto um doente com válvula mitral mecânica pode requerer a terapia de ponte).
- Recomenda-se corrigir o INR para abaixo de 1,5 antes da biópsia hepática.

Hemofilia:

Pacientes com hemofilia apresentam maior risco de hemorragia. Se a biópsia for fortemente indicada nos hemofílicos, é obrigatória a preparação adequada com fatores de coagulação sob a supervisão de um hematologista experiente.

HIV positivos:

Uma proporção substancial desses pacientes toma medicamentos complementares que muitas vezes incluem produtos à base de plantas, alguns dos quais prejudicam a função plaquetária, aumentando o risco de sangramento após o procedimento.

Amiloidose:

Apresentam risco aumentado de hemorragia em decorrência de deficiência de fator X, da ligação às fibrilas amiloides, diminuição da síntese de proteínas de coagulação em pacientes com doença hepática avançada e infiltração amiloide das paredes dos vasos sanguíneos. Como regra geral, o diagnóstico deve ser estabelecido pelo método menos invasivo. Uma biópsia do fígado pode ser realizada se outras causas de doença hepática estiverem contribuindo para a apresentação clínica.

Anemia falciforme:

Sérias complicações em pacientes com anemia falciforme e doença hepática aguda sugerem evitar tal procedimento nesses pacientes.

Continua

Continuação

Monitorização pós-procedimento

Manter os pacientes em decúbito direito por duas horas seguidas e depois em decúbito dorsal por mais uma hora. A observação inclui a monitorização dos sinais vitais do doente a cada 15 minutos durante a primeira hora, a cada 30 minutos durante duas horas e, em seguida, de hora em hora até 4 horas após a biópsia. Deixar o paciente em observação durante 2 a 4 horas.

Ecocardiograma Transesofágico (Tabela 87.18)

Tabela 87.18. Indicação para Ecocardiograma Transesofágico

- Suspeita de patologia aórtica aguda (dissecção, transecção, hematoma intramural)
- Suspeita de disfunção da prótese valvar (trombo, *pannus* em crescimento, vegetação ou regurgitação)
- Complicações suspeitas de endocardite (fístula, abscesso)
- Avaliação do trombo auricular
- Na fibrilação atrial e *flutter* atrial, para facilitar a tomada de decisão clínica relativamente à anticoagulação, cardio-versão ou ablação
- Avaliação da fonte de embolia com ecocardiograma transtorácico previamente normal
- Fornecer orientação para intervenções cardíacas não coronarianas percutâneas (colocação de dispositivos oclusi-vos, valvoplastia, válvulas percutâneas)
- Avaliação de cardiopatias congênitas complexas
- Avaliar etiologias de hipotensão na unidade de terapia intensiva

Ecocardiograma transesofágico para diagnóstico inicial em pacientes críticos

- Hipotensão inexplicada
- Hipoxemia inexplicável
- Complicações suspeitas após infarto do miocárdio (por exemplo, regurgitação mitral aguda, comunicação inter-ventricular, ruptura da parede livre com tamponamento cardíaco)
- Estado de volume incerto
- Trauma torácico sem corte

Preparo

A avaliação pré-procedimento, a preparação e o monitoramento durante e após o procedimento são semelhantes à endoscopia gastrintestinal (Vide tópico Endoscopia).

Exames Contrastados (Tabela 87.18)

Tabela 87.18. Definição de LRA induzida por contraste

Aumento da creatinina sérica em pelo menos mais de 25% do valor basal ou 0,5 mg/dL em 48 horas.

Fatores de Risco

- Diabetes
- Lesão renal prévia (Cr $>=$ 1,5 ou ClCr $<$ 60)
- Idade $>$ 75 anos
- Insuficiência cardíaca congestiva (NYHA III e IV)
- Hipovolemia (vômitos, depleção volêmica pré-procedimentos)
- Mieloma múltiplo
- Uso de grande volume de contraste ($>$ 250 mL)
- Uso de drogas nefrotóxicas (por exemplo, aminoglicosídeos, AINEs).

Continua

Continuação

Tratamento

Não existe tratamento específico, o importante é a manutenção do equilíbrio de fluidos e eletrólitos. O melhor tratamento da lesão renal provocada pelo contraste é a prevenção.

Prevenção para paciente com fator de risco

- Quando possível, utilizar ultrassonografia, ressonância magnética sem contraste de gadolínio ou tomografia computadorizada sem radiocontraste
- Usar mínima dose necessária de contraste, se possível respeitar limite de 5 mL x peso (kg)/creatinina sérica
- Em pacientes de alto risco, usar contraste não iônico hipo ou iso-osmolar
- Evitar segunda dose de contraste no intervalo de 72 horas ou até que a creatinina retorne ao basal
- Suspender diurético ou qualquer droga nefrotóxica antes do uso do contraste

> AINEs: 24 horas antes
> Metformina: 48 horas antes
> IECA/BRA: 24 horas antes, se alto risco
> Aminoglicosídeo*/Furosemida em altas doses: 24 horas antes (avaliar risco x benefício).

Preferir aminoglicosídeo em dose única diária.

- Administração intravenosa de solução isotônica salina ou bicarbonato de sódio

Solução isotônica salina (SF 0,9%): administrar 1 mL/kg/hora, 12 horas antes até 12 horas do contraste

Solução isotônica de bicarbonato de sódio: preparar solução com 150 mEq de bicarbonato de sódio (3 ampolas de 50 mL de 1 mEq/mL de bicarbonato de sódio) + 850 mL de água estéril. Fazer 3 mL/kg/h em 1 hora antes do exame e 1 mL/kg/h 6 horas depois

- Administrar acetilcisteína 1.200 mg, por via oral, de 12/12 horas na véspera e no dia do exame, associada à hidratação com solução salina
- Não administrar, de modo rotineiro, diuréticos profiláticos ou manitol
- Não utilizar hidratação oral com água
- Para DRC grau 3 a 5, não realizar hemofiltração profilática ou hemodiálise após exposição ao contraste
- Ressonância magnética contrastada com gadolíneo: pacientes com insuficiência renal em diálise ou eGFR < 30 mL/min, não administrar gadolínio em razão do risco de fibrose sistêmica nefrogênica

Monitorização

Solicitar nova creatinina 72 horas após exposição; se aumento de creatinina > = 0,5 mg/dL ou > 25% do basal após 48 a 72 horas, considerar hipótese de nefropatia induzida por contraste. Monitorizar Cr, débito urinário e sinais de uremia. Se creatinina estiver sem alteração, reiniciar medicações com excreção renal.

Consentimento Informado

Para todos os procedimentos realizados, o clínico deve obter o consentimento informado do paciente ou de um acompanhante responsável em linguagem acessível.

Trata-se de discutir as possíveis complicações, benefícios e alternativas do procedimento planejado e o tipo de sedação.

O consentimento implícito é aceitável em casos de risco de morte se o paciente for incapaz de dar consentimento em razão da alteração do estado mental, ou um acompanhante não estiver disponível. Nesses casos, o clínico deve documentar, cuidadosamente, o motivo pelo qual o consentimento informado não é possível e indicar por que o procedimento necessário de urgência.

Sugestão de Leitura

Colonoscopia

1. American Society of Anesthesiologists Committee. Practice guidelines for preoperative fasting and the use of pharmacologic agents to reduce the risk of pulmonary aspiration: application to healthy patients undergoing elective procedures: an updated report by the American Society of Anesthesiologists Committee on Standards and Practice Parameters. Anesthesiology 2011; 114:495.
2. ASGE Standards of Practice Committee, Anderson MA, Ben-Menachem T, et al. Management of antithrombotic agents for endoscopic procedures. Gastrointest Endosc 2009; 70:1060.
3. ASGE Standards of Practice Committee, Pasha SF, Acosta R et al. Routine laboratory testing before endoscopic procedures. Gastrointest Endosc 2014; 80:28.
4. Bechtold ML, Choudhary A. Bowel preparation prior to colonoscopy: a continual search for excellence. World J Gastroenterol. 2013; 19:155-57.
5. Faigel DO, Eisen GM, Baron TH, et al. Preparation of patients for GI endoscopy. Gastrointest Endosc 2003; 57:446.
6. Hassan C, Bretthauer M, Kaminski MF, et al. Bowel preparation for colonoscopy: European Society of Gastrointestinal Endoscopy (ESGE) guideline. Endoscopy. 2013; 45:142-50.

Sigmoidoscopia flexível

1. Bini EJ, Unger JS, Rieber JM, et al. Prospective, randomized, single-blind comparison of two preparations for screening flexible sigmoidoscopy. Gastrointest Endosc 2000; 52:218.
2. Brown AR, Di Palma JA. Bowel preparation for gastrointestinal procedures. Curr Gastroenterol Rep 2004; 6:395.

Colangiopancreatografia endoscópica retrógrada (CPRE)

1. Andriulli A, Loperfido S, Napolitano G, et al. Incidence rates of post-ERCP complications: a systematic survey of prospective studies. Am J Gastroenterol 2007; 102:1781.
2. Sutton VR, Hong MK, Thomas PR. Using the 4-hour Post-ERCP amylase level to predict post-ERCP pancreatitis. JOP 2011; 12:372.

Endoscopia

1. ASGE Standards of Practice Committee, Early DS, Ben-Menachem T, et al. Appropriate use of GI endoscopy. Gastrointest Endosc 2012; 75:1127.
2. ASGE Standards of Practice Committee, Muthusamy VR, Lightdale JR, et al. The role of endoscopy in the management of GERD. Gastrointest Endosc 2015; 81:1305.
3. Cohen J, Pike IM. Defining and measuring quality in endoscopy. Gastrointest Endosc 2015; 81:1.
4. Rizk MK, Sawhney MS, Cohen J, et al. Quality indicators common to all GI endoscopic procedures. Am J Gastroenterol 2015; 110:48.

Bronscoscopia

1. Eapen GA, Shah AM, Lei X, et al. Complications, consequences, and practice patterns of endobronchial ultrasound-guided transbronchial needle aspiration: Results of the AQuIRE registry. Chest 2013; 143:1044.
2. Ost DE, Ernst A, Lei X, et al. Diagnostic Yield and Complications of Bronchoscopy for Peripheral Lung Lesions. Results of the AQuIRE Registry. Am J Respir Crit Care Med 2016; 193:68.
3. Tukey MH, Wiener RS. Population-based estimates of transbronchial lung biopsy utilization and complications. Respir Med 2012; 106:1559.

Biópsia transbrônquica com agulha

1. Minai OA, Mehta AC, Mathur PN, Finlay G. Transbronquial fine needle aspiration. Literature review current through: 2016 Oct.

Biópsia percutânea renal

2. Fuiano G, Mazza G, Comi N, et al. Current indications for renal biopsy: a questionnaire-based survey. Am J Kidney Dis 2000; 35:448.
3. Hogan JJ, Mocanu M, Berns JS. The native kidney biopsy: update and evidence for best practice. Clin J Am Soc Nephrol 2016; 11:354.
4. Kitterer D, Gürzing K, Segerer S, et al. Diagnostic impact of percutaneous renal biopsy. Clin Nephrol 2015; 84:311.

Biópsia percutânea de fígado

5. Bravo AA, Sheth SG, Chopra S. Liver biopsy. N Engl J Med 2001; 344:495.
6. Czaja AJ, Carpenter HA. Optimizing diagnosis from the medical liver biopsy. Clin Gastroenterol Hepatol 2007; 5:898.
7. Menghini G. One-second needle biopsy of the liver. Gastroenterology 1958; 35:190.
8. Rockey DC, Caldwell SH, Goodman ZD, et al. Liver biopsy. Hepatology 2009; 49:1017.

Ecocardiograma transesofágico

1. Cheitlin MD, Armstrong WF, Aurigemma GP, et al. ACC/AHA/ASE 2003 guideline update for the clinical application of echocardiography: summary article: a report of the American College of Cardiology/American Heart Association Task Force on Practice Guidelines (ACC/AHA/ASE Committee to Update the 1997 Guidelines for the Clinical Application of Echocardiography). Circulation 2003; 108:1146.
2. Khandheria BK, Seward JB, Tajik AJ. Transesophageal echocardiography. Mayo Clin Proc 1994; 69:856.
3. Oh JK, Seward JB, Tajik AJ. Transesophageal and intracardiac echocardiogrphy. In: The echo manual, 3rd ed. Lippincott Williams & Wilkins, 2007. p. 29-30.

Exames contrastados

1. Asif A, Epstein M. Prevention of radiocontrast-induced nephropathy. Am J Kidney Dis 2004; 44:12.
2. Rudnick M, Feldman H. Contrast-induced nephropathy: what are the true clinical consequences? Clin J Am Soc Nephrol 2008; 3:263.
3. Eng J, Wilson RF, Subramaniam RM, et al. Comparative effect of contrast media type on the incidence of contrast-induced nephropathy: a systematic review and meta-analysis. Ann Intern Med 2016; 164:417.
4. KDIGO Clinical Practice Guideline for Acute Kidney Injury. Kidney Int Suppl 2012; 2:8.

Consentimento informado

1. Benak LD, Applegate S. Informed consent and issues surrounding lack of capacity vs. incompetence. J Forensic Nurs 2006; 2:48, 45.
2. Berg JW, Appelbaum PS, Lidz CW, et al. Informed consent: legal theory and clinical practice, 2nd ed. New York: Oxford University Press, 2001.

SEÇÃO

A SEGURANÇA NA ASSISTÊNCIA DO PACIENTE

9

Segurança do Paciente e Prevenção de Quedas

Capítulo 88

Caio Sussumu de Macedo Motoyama
Cristina Hitomi Tagami
Sérgio Luis Alves de Morais Júnior

Introdução

Este capítulo abordará conceitos relacionados a segurança do paciente, trazendo de forma objetiva e clara informações importantes para manter o paciente seguro.

Definições

O paciente é a designação usada comumente ao indivíduo que é atendido pela equipe de saúde nos serviços de saúde, de maneira geral, o mesmo, em alguns locais é chamado de cliente, e no sistema único de saúde recebe a denominação de usuário do serviço de saúde.

O termo segurança, por sua vez, sugere que o indivíduo deve estar em uma condição ou qualidade segura, ou seja, livre de perigos, incertezas e/ou danos eventuais, tendo assim a sensação de proteção e acolhimento. Para garantir esse cenário, a Portaria GM/MS nº 529/2013 instituiu o Programa Nacional de Segurança do Paciente (PNSP) com o intuito de qualificar o cuidado em saúde em todos os estabelecimentos de saúde do território nacional.

A segurança do paciente exige de toda a equipe de saúde conhecimentos das técnicas que garantam uma assistência livre de quaisquer danos ao paciente. O profissional, para conseguir manter uma excelência de assistência e monitoramento da segurança do paciente, precisa se basear em vários quesitos, dentre eles implantar a prática baseada em evidências com vistas a evitar danos a outrem. Afinal, eventos adversos relacionados à segurança (incidentes com danos ao paciente), têm uma elevada morbidade e/ou mortalidade relativas à saúde.

É importante o profissional compreender, prever e controlar os aspectos envolvidos na segurança do paciente, os quais são alvo de diversas pesquisas internacionais. Um deles é um indicador para mensuração e monitoramento do nível de segurança, identificando problemas ou propondo melhorias, a fim de comparar instituições e controlar o efeito das eventuais intervenções. Adiante, aborda-se os principais indicadores de segurança do paciente indicados pelo Instituto Brasileiro de Segurança do Paciente (IBSP).

No Brasil, é recentemente discutida a segurança do paciente pelos Conselhos Federais de Medicina (CFM), Enfermagem (COFEN) e Farmácia (CRF), dos quais sempre põe em pauta esse assunto como uma forma atual de agir dos profissionais. O Ministério da Saúde, a Agência Nacional de Vigilância Sanitária, a PROQUALIS e a Fundação Oswaldo Cruz propuseram em 2014 o Programa Nacional de Segurança do Paciente, com seis principais mudanças culturais nos ambientes que prestam atenção à saúde descritas adiante:

1. As falhas humanas, sejam elas quais forem, não podem ser vistas como erro individual, e sim causadas por falhas do sistema, sendo passível de ajustes em todo o sistema.
2. O ambiente deve ser justo e com cultura de aprendizagem e capacitação, deixando de ser focado no aspecto punitivo.
3. A cultura de esconder um erro deve ser modificada pelos profissionais para a transparência.
4. O cuidado deve ser centrado no paciente e não no profissional de saúde.
5. Valorizar o cuidado interdependente, colaborativo e interdisciplinar, a fim de minimizar erros de comunicação e para que colaborem mutuamente, para uma excelência coletiva e não individual.
6. A prestação de contas deve ser responsabilidade de todos e não do ápice em direção a base.

A RDC/Anvisa nº 36/2013 institui ações para a segurança do paciente em serviços de saúde e atribui outras providências. Essa normativa regulamenta e coloca pontos básicos para a segurança do paciente como Núcleos de Segurança do Paciente, a obrigatoriedade da Notificação dos eventos adversos e a elaboração do Plano de Segurança do Paciente.

A Portaria GM/MS nº 1.377, de 9 de julho de 2013 e a Portaria n° 2.095, de 24 de setembro de 2013 aprovam os protocolos básicos de segurança do paciente, conforme descrito no **Quadro 88.1**.

Em suma, a segurança do paciente depende de vários fatores, mas o principal é a sensibilidade do profissional em realizar correta anamnese com escuta qualificada das informações proferidas pelo paciente e/ou acompanhantes, que irão refletir positiva ou negativamente na assistência prestada. Após obter essas informações, utilizar de escalas de avaliações objetivas que ajudam na quantificação da probabilidade do indivíduo não estar seguro. Essas técnicas aliadas a um paciente consciente e responsivo minimizam erros e otimizam a assistência livre de danos que podem incorrer de imprudências, negligências ou imperícias.

Quadro 88.1. Protocolo básico para a segurança do paciente	
Identificação do paciente	• Apresentação de documento com foto para confirmar dados. • Checar a identificação sempre antes de: admissão, realizar exames, procedimentos em geral, administrar medicamentos, instalar hemocomponentes e antes da retirada de laudos e exames. • Se a pulseira for deteriorada por qualquer razão, deve ser reposta por dois profissionais com dupla checagem. • Desde a classificação de risco, processo de internação e alta, confirmar os dados abaixo e colocar a pulseira de identificação, se caso a mesma não estiver colocada ao paciente. • Nome completo; data de nascimento; número de registro hospitalar (privado); número do cartão nacional de saúde (SUS), quarto e leito.

Continua

Continuação

Prevenção de úlcera por pressão	• Avaliar vários parâmetros que considerem desde a mobilidade do indivíduo, até a hidratação e a alimentação. Utilizar a escala de Braden como um parâmetro para estimar o risco de úlcera por pressão, que poderá aumentar o tempo de internação e o risco de infecção por causa da exposição de tecidos internos por pele não íntegra. **Escala de Braden** **Percepção sensorial:** (1) Totalmente limitado; (2) Muito limitado (3) Levemente limitado; (4) Nenhuma limitação **Umidade da pele:** (1) Completamente molhada; (2) Muito molhada; (3) Ocasionalmente molhada; (4) Raramente molhada **Atividade física:** (1) Acamado; (2) Confinado à cadeira; (3) Anda ocasionalmente; (4) Anda frequentemente **Mobilidade:** (1) Totalmente imóvel; (2) Bastante limitado; (3) Levemente limitado (4) Não apresenta limitações **Nutrição:** (1) Muito pobre; (2) Provavelmente inadequada; (3) Adequada; (4) Excelente **Fricção e cisalhamento:** (1) Problema com assistência moderada a máxima para mover--se; (2) Problema em potencial que requer mínima assistência, pois move-se sem muito vigor; (3) Nenhum problema, movendo-se sozinho; (3) Nenhum problema, movendo-se sozinho. • **Interpretação:** em cada parâmetro atribui-se uma pontuação, e soma-se todas ao final com os valores de referências com variações entre notas totais de 6 a 23 pontos, sendo interpretados: • **Altíssimo risco:** de 6 a 9 pontos; **Alto risco:** 10 a 12 pontos; **Risco moderado:** 13 a 14 pontos; **Médio risco:** de 15 a 18 pontos. • Após avaliar o indivíduo com essa escala e o resultado for de risco, mesmo que seja mínimo, adotar medidas de prevenção que visam eliminar as condições de maior relevância observadas na escala, promover plano de ação visando evitar feridas como a mudança de decúbito, super-visão na alimentação e hidratação do indivíduo.
Segurança na prescrição, uso e admi-nistração de medicamentos	• A literatura acerca da segurança na administração de medicamentos aponta a utilização de algumas checagens, podendo ser utilizados os cinco, nove ou onze certos. Inicialmente, eram utilizados os 5 certos que incluem a verificação do tipo de medicação, hora, via, dose e pacien-te a recebê-la. • Atualmente médicos, enfermeiros e equipe de enfermagem contam com a utilização dos 9 certos que são: paciente certo, medicamento certo, via certa, hora certa, dose certa, registro certo, orientação certa, forma certa e resposta certa. • Alguns serviços contemplam, ainda, a administração segura utilizando os 11 certos: paciente certo, medicamento certo, via certa, hora certa, dose certa, anotação certa, orientação ao paciente, aspecto da medicação, compatibilidade medicamentosa, validade e direito de recusa do paciente. • Observação: Na vigência de um erro na administração de medicamentos, independente do motivo, o profissional é obrigado a notificar as instâncias competentes. Isso porque, as medi-das cabíveis dependem do tipo de fármaco em questão, do tempo e da via em que o fármaco foi administrado. Dessa maneira, a omissão é a pior saída, pois põe em risco a vida do paciente e diminuem as chances de reparação.

Continua

Continuação

Cirurgia segura	• Indicados para pacientes cirúrgicos e contempla desde o momento do preparo pré-operatório, trans/intraoperatório propriamente dito e o pós-operatório. É importante os profissionais realizarem a conferência da lista de verificação de cirurgia segura, pois a mesma comprovadamente aumenta a segurança do paciente. Os itens são separados por momentos cirúrgicos e incluem itens a serem verificados em 3 etapas abaixo: **Antes da indução anestésica** • Revisar verbalmente e visualmente com o próprio paciente: sua identidade com um documento de identificação; cirurgia, sítio cirúrgico e sua demarcação; consentimento para a cirurgia e anestesia; alergias conhecidas. • Outras informações tais como: confirmar a conexão de um monitor multiparâmetro ao paciente e seu funcionamento; revisar verbalmente com o anestesiologista o risco de perda sanguínea do paciente, dificuldades nas vias respiratórias e se a verificação completa de segurança anestésica foi concluída. **Antes da incisão cirúrgica** • Conferir se foi feita a apresentação de cada membro da equipe pelo nome e função ao paciente; • Confirmar, a cirurgia correta no paciente correto e no sítio cirúrgico correto; revisar verbalmente, uns com os outros, os elementos críticos de seus planos para a cirurgia; confirmar a administração de antimicrobianos profiláticos nos últimos 60 minutos da incisão cirúrgica; confirmar a acessibilidade dos exames de imagens necessários. **Antes de o paciente sair da sala cirúrgica** • Antes de o paciente sair da sala de cirurgia deve-se fazer a conclusão da contagem de compressas e instrumentos utilizados; a identificação de qualquer amostra cirúrgica obtida; a revisão de qualquer funcionamento inadequado de equipamentos ou questões que necessitem ser solucionadas; a revisão do plano de cuidado e as providências quanto à abordagem pós-operatória e da recuperação pós-anestésica antes da remoção do paciente da sala de cirurgia • OBS.: Todos esses critérios devem ser feitos enquanto o paciente está no centro cirúrgico, e se não forem totalmente checados o paciente não poderá sair do centro cirúrgico. • O protocolo de cirurgia serve para dar mais segurança tanto aos pacientes, que são a maior causa desse protocolo, quanto aos profissionais da equipe de saúde, uma vez que auxilia a minimizar erros.
Prática de higiene das mãos em serviços de saúde	• Lavar as mãos sempre ao entrar no hospital; antes e após o contato com o paciente e seus familiares e antes de qualquer procedimento relacionado com a assistência. A técnica correta está contida no manual de lavagem das mãos da ANVISA e consiste em lavar todos os espaços das mãos e dedos, enxaguar e secar as mesmas com técnica, visando a não recontaminação das mesmas.

Continua

Continuação

Prevenção de quedas	A prevenção de quedas inclui ações para evitar que as quedas ocorram, seja em ambiente hospitalar ou domiciliar. No ambiente hospitalar, considera-se dois fatores: • **Intrínsecos:** alterações fisiológicas (envelhecimento e diminuição de força muscular); alterações patológicas (doenças crônicas); fatores psicológicos (redução da autoestima); efeitos colaterais de medicamentos (vasoativos, pré-anestésicos, opioides e/ou sedativos), considerar esse último, principalmente, em pacientes cirúrgicos. • **Extrínsecos:** comportamento e atividade do indivíduo (agitação, falta de controle sobre si próprio) e o meio ambiente (altura da cama desfavorável, desconhecimento do lugar e ou dos dispositivos do tipo cadeira de rodas, maca e/ou endovenosos contínuos tipo soroterapia). Caso haja um ou mais desses fatores, realizar a avaliação de MORSE (feita somente em adultos, não se aplicando a escala a tetraplégicos, pacientes sedados ou em coma não induzido). **Escala MORSE** • **1. Antecedente ou histórico de queda:** 0 pontos (não); 25 pontos (sim) • **2. Diagnóstico secundário que contribua para queda:** 0 pontos (não); 15 pontos (sim) • **3. Necessidade de apoio na deambulação:** 0 pontos (não); 15 pontos (auxiliar de marcha); 30 pontos (apoiado na mobília) • **4. Terapia endovenosa em perfusão:** 0 pontos (não); 20 pontos (sim) • **5. Tipo de marcha:** 0 pontos (não); 10 pontos (desequilíbrio fácil); 20 pontos (deficiência na marcha) • **6. Estado mental e perceptivo:** 0 pontos (consciente das limitações); 15 pontos (não consciente das limitações) Interpretação: pontuação varia de zero a 125 pontos, os quais nota de 0 a 24 (sem risco); 25 a 45 (baixo risco) e acima de 45 (alto risco). Obs.: Utilizar protocolos de supervisão, contenção ou orientação que visem a evitar quedas dos pacientes. Após avaliar o risco de queda, orientar a equipe sobre transporte de pacientes em maca e/ou cadeira de rodas, com contenção específica se necessário.

Sugestão de Leitura

1. Alves DFS, Guirardello EB. Ambiente de trabalho da enfermagem, segurança do paciente e qualidade do cuidado em hospital pediátrico. Rev Gaúcha Enferm. 2016 jun;37(2): e 58817.
2. Barbosa P, Carvalho L, Cruz S. Escala de Quedas de Morse: Manual de utilização. Escola Superior de Enfermagem do Porto, 2015.
3. Brasil. Ministério da Saúde. Anvisa. Fiocruz. Protocolo coordenado pelo Ministério da Saúde e ANVISA em parceria com FIOCRUZ e FHEMIG. Anexo 03: Protocolo de segurança na prescrição, uso e administração de medicamentos. 2013.
4. Brasil. Ministério da Saúde. Anvisa. Fiocruz. Anexo 03, protocolo para cirurgia segura 09/07/2013.
5. Brasil. Ministério da Saúde. Fundação Oswaldo Cruz e Agência Nacional de Vigilância Sanitária. Documento de referência para o Programa Nacional de Segurança do Paciente. Brasília, 2014.
6. Gama ZAS, et al. Desenvolvimento e validação de indicadores de boas práticas de segurança do paciente: Projeto ISEP-Brasil. Cad. Saúde Pública, Rio de Janeiro, 32(9):e00026215, set, 2016.
7. Quadros DV, et al. Análise de indicadores gerenciais e assistenciais após adequação de pessoal de enfermagem. Rev Bras Enferm [Internet]. 2016 jul-ago;69(4):684-90.

Transporte Pré-Hospitalar e Intra-Hospitalar

Capítulo 89

Caio Sussumu de Macedo Motoyama
Cristina Hitomi Tagami
Sérgio Luis Alves de Morais Júnior

Introdução

Pode-se definir transporte intra-hospitalar como a transferência temporária ou definitiva de pacientes por profissionais de saúde no ambiente hospitalar. Transporte inter-hospitalar, por sua vez, é a transferência de pacientes entre unidades não hospitalares ou hospitalares de atendimento às urgências e emergências, unidades de diagnóstico, terapêutica ou outras unidades de saúde que funcionem como bases de estabilização para pacientes graves ou como serviços de menor complexidade, de caráter público ou privado.

Para que ocorra o transporte intra ou inter-hospitalar, é necessário o planejamento, a participação de profissionais qualificados e o uso de equipamentos adequados de monitorização, medidas fundamentais para a diminuição de intercorrências durante esse procedimento. De fato, a ocorrência e a gravidade das complicações são proporcionais ao tempo de transporte e à falta de preparo dos profissionais.

Segundo a resolução CFM nº 1672/2003, pacientes com risco de morte, não podem ser removidos sem a prévia realização de diagnóstico médico, com obrigatória avaliação e atendimento básico respiratório e hemodinâmico, além da realização de outras medidas urgentes e específicas para cada caso. A responsabilidade inicial da remoção é do médico transferente, assistente ou substituto, até que o paciente seja efetivamente recebido pelo médico receptor. Para o transporte, faz-se necessária a obtenção de consentimento após esclarecimento, por escrito, assinado pelo paciente ou seu responsável legal. Isso pode ser dispensado quando houver risco de morte e impossibilidade de localização do responsável. Nessa circunstância o médico solicitante pode autorizar o transporte, documentando devidamente no prontuário.

O Art. 29 da resolução RCD nº 7 preconiza o acompanhamento contínuo de pelo menos um enfermeiro e um médico durante o transporte intra-hospitalar de pacientes críticos. A resolução do COFEN nº 375/2011 determina a obrigatoriedade da presença do profissional enfermeiro, quando necessárias as ações de assistência de enfermagem, nas viaturas que realizam transporte inter-hospitalar de pacientes.

Transporte Intra/Inter-Hospitalar
Finalidades

Regulamentar as responsabilidades e as formas de transporte dos clientes no âmbito hospitalar, visando garantir a segurança e evitar/reduzir a ocorrência de eventos adversos.

Quando ocorre?

- Transferência interunidades e entre leitos;
- Exames e cirurgias;
- Atividades recreativas;
- Alta hospitalar;
- Óbito;
- Admissão hospitalar;
- Transporte intra-hospitalar.

Contraindicações

Incapacidade de manter oxigenação, ventilação e desempenho hemodinâmico durante o transporte ou permanência no local de destino pelo tempo necessário.

Grupo de risco

- Ventilação mecânica (VM) e PEEP elevados;
- Risco de broncoaspiração;
- Instabilidade hemodinâmica grave;
- Pós-operatório imediato;
- Politraumatizados;
- Múltiplos dispositivos invasivos;
- Agressivos/agitados/psiquiátricos;
- Neurológicos e cardiopatas;
- Drogas vasoativas.

Fatores predisponentes ao evento adverso

- Deficiência de recursos humanos, materiais e equipamentos;
- Equipamentos sem manutenção preventiva ou corretiva;
- Equipe não preparada;
- Falta de planejamento;
- Comunicação ineficiente;
- Infraestrutura ineficiente;
- Ausência de protocolos e rotinas.

Complicações comuns

- Alterações dos níveis pressóricos;
- PCR, arritmias, AVE, IRpA;
- Broncoaspiração, vômitos, agitação;
- Alteração da consciência, crise convulsiva, dor;
- Hipotermia, pressão intra-abdominal elevada, broncospasmo;
- Hipo/hiperglicemia;
- Extubação, obstrução de via aérea, pneumotórax;

- Tração de cateteres, perda do acesso venoso;
- Interrupção de drogas vasoativas;
- Término dos medicamentos;
- Perda de pressão no cilindro de oxigênio;
- Bateria fraca/ausente de equipamentos.

Responsabilidades: médico
- Decidir pela opção de transportar o paciente;
- Garantir a estabilidade hemodinâmica e ventilatória durante o transporte;
- Acompanhar o cliente no transporte de médio risco (enfermeiro ou médico) e alto risco;
- Registro adequado em prontuário.

Responsabilidades: enfermeiro
- Avaliar estado geral;
- Organizar e atribuir funções;
- Analisar risco-benefício;
- Estabelecer comunicação efetiva;
- Classificar o tipo e o modo de transporte;
- Prever intercorrências e complicações, e preveni-las;
- Solicitar o *kit* de medicamento de urgência à farmácia;
- Acompanhar o cliente no transporte de médio/alto risco;
- Ter conhecimento em suporte avançado de vida e VM;
- Acompanhar/supervisionar/identificar qualquer fator contribuinte ao erro ou ao evento adverso. Se identificado, tomar ações preventivas e propor educação em serviço.

Responsabilidades: técnico/auxiliar de enfermagem
- Preparar o cliente;
- Reunir e testar a integridade dos materiais/equipamentos;
- Acompanhar o cliente no transporte de baixo, médio e alto risco;
- Recompor a unidade e o cliente;
- Realizar a limpeza e a desinfecção;
- Registro.

As etapas do transporte intra/inter-hospitalar: classificação, planejamento, execução, avaliação são responsabilidades do Enfermeiro.

Condições clínicas do cliente
• Baixo risco
Clientes estáveis, sem alterações críticas nas últimas 48 horas e que não sejam dependentes de oxigenoterapia.

• Médio risco

Clientes estáveis, sem alterações críticas nas últimas 24 horas, porém que necessitam de monitoração hemodinâmica ou oxigenoterapia.

• Alto risco

Cliente em uso de droga vasoativa ou assistência ventilatória mecânica.

Classificação e composição mínima de profissionais

• Baixo risco

1 Técnico/Auxiliar de Enfermagem

• Médio risco

1 Técnico/Auxiliar de Enfermagem e 1 Enfermeiro ou 1 Médico

• Alto risco

1 Enfermeiro, 1 Fisioterapeuta – opcional, 1 Técnico de enfermagem e 1 Médico

Meio de transporte

- Cama;
- Cadeira de rodas;
- Berço;
- Incubadora;
- Maca com grades;
- Adequar e assegurar condições clínicas e físicas, independente de idade;
- Não transportar bebês no colo.

Precauções

Os profissionais que realizam o transporte do cliente devem cumprir as normais de precaução estabelecidas, conforme proposto na **Tabela 89.1**.

Tabela 89.1. Tipos de precaução a serem obedecidos durante o transporte

Tipos de Precauções	Profissional	Cliente
Precauções por contato	Luvas de procedimento Avental	–
Precauções por aerossóis	Máscara N95	Máscara cirúrgica
Precauções por gotícula	Máscara cirúrgica	Máscara cirúrgica
Precaução de proteção/reverso	–	Máscara cirúrgica

Comunicação interunidades/Instituição: planejamento de enfermeiros

A outra instituição/setor deverá ser comunicada(o) sobre:

- Condições clínicas do paciente;

- Tipo de precaução a ser adotado;
- Dispositivos em uso;
- Data e horário;
- Profissionais.

Equipamentos e materiais: planejamento de enfermeiros (Tabela 89.2)

- Monitorização cardíaca (FC/SpO$_2$);
- Ventilador de transporte ou suporte de oxigênio (cilindro);
- Bomba de infusão;
- Aspirador portátil;
- Desfibrilador;
- Materiais de reanimação (*kit* de intubação, medicamentos*, materiais);
- Baterias totalmente carregadas e de ampla autonomia.

Tabela 89.2. Equipamentos e materiais que devem estar disponíveis durante o transporte

Kit de Intubação Traqueal	Kit de Medicamentos de Emergência	Kit de Materiais	Equipamentos
Cânula traqueal	Adenosina 6 mg/2 mL	Seringas e agulhas	Monitor cardíaco
Cânula orofaríngea	Amiodarona150 mg/3 mL	Esparadrapo	Oxímetro de pulso
Seringa de 10 mL	Atropina 0,5 mg/1 mL	Cateter periférico	Aspirador portátil
Fio-guia	Epinefrina 1 mg/1 mL	Algodão e álcool 70%	Desfibrilador portátil
Bolsa-válvula-máscara	Glicose 50% 10 mL	Saco coletor	Ventilador de transporte
Laringoscópio	Midazolam15 mg/3 mL	Garrote	Cilindro de oxigênio
Luvas esterilizadas	Soro fisiol. 0,9%-100 mL	Luvas de procedimento	Bomba de infusão
Máscara cirúrgica Cateter de aspiração	Bicarbonato de sódio	Equipo macrogotas	Estetoscópio
	Morfina 1 mg/mL	Gel de contato	Monitor de pressão
		Gaze estéril	
		Cateter de oxigênio	

Transporte de moderado a alto risco (executado pelo enfermeiro/médico)

- Reunir e testar o funcionamento de materiais/equipamentos;
- Monitorizar o cliente;
- Paramentação indicada;
- Drogas vasoativas e NPP sob infusão em BIC;
- Fechar cateteres e desprezar efluentes;
- Ventilador de transporte;
- Verificar integridade/fixação de curativos;
- Reunir e testar o funcionamento de materiais e equipamentos;
- Monitorizar o cliente;
- Paramentação indicada;
- Drogas vasoativas e NPP sob infusão em BIC;
- Fechar cateteres e desprezar efluentes;

- Ventilador de transporte;
- Verificar integridade /fixação de curativos;
- Transporte com intercorrências: responsabilidade – Médico e Enfermeiro;
- Identificar a não conformidade o mais rápido possível;
- Tomar providências, dependendo da situação: no local/encaminhar a unidade mais próxima (gravidade/distância)/prosseguir à unidade de destino/retornar à unidade de origem.

Avaliação da enfermagem

- Registrar: data, horário, local de destino, cuidados realizados, descrição dos profissionais, intercorrências e medidas tomadas e horário de retorno.

Alvos do transporte de pacientes

- Satisfação dos pacientes e familiares;
- Redução de complicações/eventos adversos (óbito, queda, intercorrências);
- Ausência de erros preveníveis;
- Assistência segura, qualificada e eficiente.

Sugestão de Leitura

1. Almeida ACG, et al. Transporte intra-hospitalar de pacientes adultos em estado crítico: complicações relacionadas à equipe, equipamentos e fatores fisiopatológicos. Acta. Paul. Enferm. 2012; 25(3):471-6.
2. American Association for Respiratory Care (AARC). AARC Clinical Practice Guideline: in-hospital transport of the mechanically ventilated patient. Respir. Care. 2002; 47(6): 721-3.
3. Brasil. Ministério da Saúde. RDC nº 7, de 24 de fevereiro de 2010. Dispõe sobre os requisitos mínimos para funcionamento de Unidades de Terapia Intensiva e dá outras Providências. Diário Oficial da União. 25 fev 2010. Seção 1:48. [acesso em: 20 outubro 2012]. Disponível em: <http://www.saude.mg.gov.br/atosnormativos/legislacao-sanitaria/estabelecimentos-de-saude/uti/RDC-7ANVISA%20 240210.pdf>.
4. COFEN. Conselho Federal de Enfermagem. Resolução nº 375/2011. Dispõe sobre a presença do Enfermeiro no atendimento Pré-hospitalar e Inter-hospitalar, em situações de risco conhecido ou desconhecido. Disponível em: <http://www.portal.cofen.gov.br/sitenovo/node/6500>.
5. CREMESP. Conselho Federal de Medicina. Resolução nº 1672/2003. Dispõe sobre o transporte inter-hospitalar de pacientes e dá outras providências. Disponível em: <http://www.cremesp.org.br/?siteAcao=LegislacaoBusca&nota=85>.
6. COFEN. Conselho Federal de Enfermagem. Resolução 356/2011. Dispõe sobre a participação da equipe de enfermagem no processo de transporte de pacientes em ambiente interno aos serviços de saúde, 2011.
7. Morais SA, Almeida LF. Por uma rotina no transporte intra-hospitalar: elementos fundamentais para a segurança do paciente crítico. Revista HUPE, 2013; 12(3):138-46.
8. Japiassú AM. Transporte intra-hospitalar de pacientes graves. Rev. Bras. Ter. Intensiva. 2005;17(3): 217-20.
9. Zuchelo LTS, Chiavone PA. Transporte intra-hospitalar de pacientes graves. In: Knobel E. Terapia intensiva: enfermagem. J. Bras. Pneumol 2009; 35(7):367-74. 5. Lamblet LC, Teixeira AP, Corrêa AG. São Paulo: Atheneu. 2006. p. 85-92.
10. Zuchelo LTS, Chiavone PA. Transporte intra-hospitalar de pacientes sob ventilação invasiva: repercussões cardiorrespiratórias e eventos adversos. J. Bras. Pneumol. 2009;35(4):367-74.

Capítulo

Prevenção Quaternária

90

João Roquette Fleury da Rocha
Laissa Cristina Alves Alvino
Márcia Valéria de Andrade Santana

Introdução

Primum non nocere

Este aforismo, historicamente creditado (ainda que sem comprovação) a Hipócrates e cujo significado é "primeiro, não prejudicar", é considerado o primeiro lema da medicina. No entanto, com a crescente disponibilidade de recursos diagnósticos e terapêuticos e com a judicialização da prática médica, a medicina tem-se modificado para ser centrada na doença, em detrimento do paciente.

Atualmente, o médico tem se defrontado com situações nas quais não há limites para a incessante busca ao diagnóstico e à terapêutica. Diariamente, são disponibilizados novos métodos de aprimoramento de imagem, análises genéticas, testes moleculares, terapias imunomoduladoras, esquemas quimioterápicos. Isso faz com que o médico, na busca pelo que considera ser o melhor para seu paciente, prossiga com medidas exponencialmente mais invasivas, caras e com pouca, ou nenhuma, evidência na literatura.

Eventos Adversos no Paciente Internado

Toda situação em que se propõe uma intervenção médica, desde a administração de um medicamento, a realização de um exame até uma cirurgia de alta complexidade, envolve o risco de proporcionar algum malefício ao paciente. Apesar de tais eventos adversos serem frequentes e em certo grau evitáveis, eles ainda não têm a devida valorização na prática clínica.

O primeiro estudo americano a expor a magnitude do problema foi o *The Medical Insurance Feasibility Study*, realizado em 23 hospitais na Califórnia no ano de 1974. Nesse trabalho, foram revisados 21 mil prontuários, sendo evidenciada uma taxa de 4,6% de eventos adversos. Um estudo semelhante, o *The Harvard Medical Practice Study* realizado em 1984, consistiu na revisão de 30 mil prontuários em Nova Iorque, mostrando uma frequência de 3,6% de eventos adversos em pacientes internados naquele estado, com uma taxa de óbito de 13,6% desses eventos.

Em 2000, o Institute of Medicine americano, divulgou o relatório *To Err is Human* (do inglês, errar é humano), fundamentado no estudo de Harvard anteriormente citado, gerando a estimativa de 44 a 98 mil mortes anuais por eventos relacionados à assistência ao paciente. Tal número é superior à taxa de mortalidade anual atribuída aos pacientes HIV-positivos, câncer de mama ou atropelamentos.

733

No Brasil, dados obtidos de um estudo realizado em 2003, evidenciaram uma taxa de 7,6% de eventos adversos, sendo que 66,7% foram considerados como evitáveis e 65% decorreram do cuidado oferecido (enquanto 35% da ausência deste). Esses resultados são similares aos obtidos em outros países relativos à taxa de eventos adversos, porém foram superiores no âmbito do percentual de episódios preveníveis.

Prevenção Quaternária

A prevenção quaternária (**Figura 90.1**), conceito proposto pelo médico belga Marc Jamoulle em 1995, consiste em identificar um paciente, ou uma população, em risco de sobre medicalização, protegê-los de intervenções médicas desproporcionais, e oferecer métodos de cuidado eticamente aceitáveis. Esse modelo caracteriza-se por ser uma área de atuação, baseada na relação médico-paciente, na qual se promove uma análise crítica das intervenções contínuas e intermináveis da prática médica.

Com base neste princípio, tanto o médico quanto o paciente precisam compreender (por mais difícil que seja) que, em alguns casos, é mais benéfico deixar de solicitar algum exame não indicado ou prescrever um medicamento desnecessário, em vez de perseguir uma condição rara numa investigação (situação chamada de síndrome de exclusão), por exemplo. Desse modo, percebe-se que o médico é parte indispensável no conceito de prevenção quaternária, uma vez que esse envolve a necessidade de autocrítica e monitorização contínua, suscitando a percepção do risco, ainda que não-intencional, que uma conduta indevida poderia causar aos seus pacientes.

A concepção de prevenção quaternária também combate a ideia atual de mercantilização de doenças. Esse conceito baseia-se no fato de que, atualmente, muitas recomendações terapêuticas baseadas em evidências focam no tratamento de fatores de risco e resultado de exames laboratoriais que, no entanto, não promove benefício claro ao paciente, como redução de morbimortalidade. Tais recomendações motivam o surgimento de dúvidas quanto à validade dos dados científicos e da possível influência do mercado (no caso, das indústrias farmacêuticas) na veracidade dos resultados dos ensaios clínicos patrocinados por empresas.

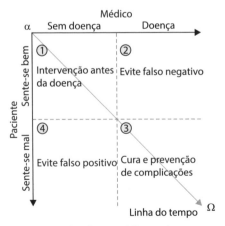

Figura 90.1 – Os quatro campos de encontro da relação médico-paciente representando os quatro níveis de prevenção. A missão do médico no nível quaternário é evitar os falso-positivos nos casos em que o paciente sente-se mal, porém não apresenta doença.

Nesse cenário, o médico pode acabar considerando pessoas saudáveis como pacientes alvos de medidas terapêuticas, uma vez que utiliza de modelos de predição populacional em modelos de decisão individual, inclusive em pacientes de populações não compreendidas pelos estudos científicos. Essa necessidade por modelos/escores demonstra a dificuldade do médico em realizar um julgamento clínico individualizado e a tentativa de simplificar esse sistema complexo.

No contexto do paciente hospitalizado, inúmeras são as situações nas quais o médico é tentado a corrigir desvios da normalidade. Como exemplos, a passagem de sonda enteral de um paciente que não deseja se alimentar, a administração de medicamentos intravenosos em um paciente com condições de uso por via oral, a realização de exames laboratoriais desnecessários visando acompanhar a evolução sem que haja nenhuma proposta às alterações encontradas.

Também consiste em prevenção quaternária, o uso racional de antimicrobianos, evitando efeitos colaterais decorrentes do uso de tais medicações, assim como, o desenvolvimento de microrganismos multirresistentes.

Recomendações

Inúmeras campanhas para a segurança do paciente (missão da prevenção quaternária) existem e estão sendo criadas por órgãos governamentais e por empresas de acreditação hospitalar. Entre elas, destaca-se a *5 Million Lives*, a qual apresenta orientações sob como evitar complicações hospitalares. Entretanto, a principal recomendação não consiste em apenas seguir protocolos institucionais, mas também, transformar o paciente em parte da tomada de decisão. Discutir os possíveis riscos e benefícios relacionados a todos os procedimentos e intervenções propostas e permitir que ele decida em conjunto com a equipe.

A campanha teve como objetivo inicial prevenir cinco milhões de incidentes médicos em um período de dois anos, com alcance nacional nos Estados Unidos (EUA), obtendo a incrível marca de mais de quatro mil hospitais inscritos (cerca de 80% de todos os leitos hospitalares americanos). Baseada em um guia com doze recomendações, incluindo orientações de manejo de infarto agudo do miocárdio e de insuficiência cardíaca congestiva (dada à frequência e à relevância elevadas), e medidas para prevenção de infecção hospitalar (dentre elas, infecções de sítio cirúrgico, infecções por *Staphylococcus aureus* resistente à meticilina, pneumonia associada à ventilação mecânica e infecções de corrente sanguínea relacionada a cateteres). Além disso, também dispõe de instruções para a profilaxia de úlcera por pressão (atualmente, denominada lesão por pressão), de complicações cirúrgicas e de efeitos adversos medicamentosos.

Percebe-se, portanto, que as providências a serem tomadas com base no plano de ação proposto dependem integralmente da equipe multidisciplinar, além de não estar restrita somente ao âmbito de enfermaria, sendo aplicável no contexto do centro cirúrgico. Por esse motivo, é de vital importância o conhecimento aprofundando, e consequentemente, a aplicação rotineira dessas medidas pelo hospitalista.

Conclusão

Por fim, a prevenção quaternária consiste em oferecer um melhor cuidado ao paciente, reduzindo o número de complicações decorrentes da prática médica. Tal conceito, ainda pouco abordado na formação médica e, por conseguinte, de escasso reconhecimento, necessita de ampla divulgação entre os profissionais de saúde, visando o retorno da medicina centrada no paciente.

Sugestão de Leitura

1. Sokol DK. "First do no harm" revisited. BMJ 2013;347:f6426 doi: 10.1136/bmj.f6426 (Published 25 October 2013).
2. Cedric M. Smith, Origin and Uses of Primum Non Nocere – Above All, Do No Harm! Following the dictum means balancing moral principles. Journal of Clinical Pharmacology., 2005;45:371-377.
3. Documento de referência para o Programa Nacional de Segurança do Paciente/Ministério da Saúde; Fundação Oswaldo Cruz; Agência Nacional de Vigilância Sanitária. – Brasília: Ministério da Saúde, 2014.
4. Juan G, Starfield B, Heath I. Is clinical prevention better than cure? Lancet 2008; 372: 1997–99.
5. Jamoulle M. Prevenção quaternária: primeiro não causar dano. Rev Bras Med Fam Comunidade. 2015;10(35):1-3. Disponível em: <http://dx.doi.org/10.5712/rbmfc10(35)1064>.
6. M Jamoulle. The Hong Kong Practitioner VOLUME 36 June 2014. Discussion Paper – The four duties of Family doctors: quaternary prevention – first, do no harm.
7. McCannon CJ, Hackbarth AD, Griffin FA. Miles to go: an introduction to the 5 Million Lives Campaign. The Joint Commission Journal on Quality and Patient Safety. August 2007; Volume 33, Issue (8):, Pages 477-484. DOI: <http://dx.doi.org/10.1016/S1553-7250(07)33051-1>.
8. Leape LL, Brennan TA, Laird N, Lawthers AG, Localio AR, Barnes BA, et al. The Nature of Adverse Events in Hospitalized Patients — Results of the Harvard Medical Practice Study II. N Engl J Med 1991; 324:377-384 February 7, 1991 DOI: 10.1056/NEJM199102073240605.
9. Pandve HT. Quaternary prevention: need of the hour. Journal of Family Medicine and Primary Care. 2014;3(4):309-310.
10. The assessment of adverse events in hospitals in Brazil. International Journal for Quality in Health Care 2009; Volume 21, Number (4): pp. 279–284 10.1093/intqhc/mzp022 Advance Access Publication: 23 June 2009.

Documentos Médicos

Capítulo **91**

Jessica Anelise Parreira Alves
Aécio Flávio Teixeira de Góis

Declaração de Óbito

Declaração ou atestado de óbito é um documento-base preenchido pelo médico e utilizado pelo Ministério da Saúde, para produção de estatísticas de mortalidade. Não deve ser confundida com a certidão de óbito, que é o documento fornecido pelo cartório de Registro Civil, após o óbito ser declarado.

Além de sua função legal, a declaração de óbito possui dados necessários para diagnosticar a situação de saúde da população e, assim, definir ações para melhorá-la. Por isso, a importância de seu preenchimento correto. É composta por três vias autocopiativas, pré-numeradas, emitidas pelo Ministério da Saúde e distribuídas pelas Secretarias de Saúde Estaduais e Municipais.

O preenchimento da declaração de óbito é um ato médico. O médico jamais poderá cobrar por esse serviço. Contudo, o ato médico de examinar o paciente e verificar o óbito, poderá ser cobrado em casos de paciente particular, a quem o médico não vinha prestando assistência.

Itens que compõem o atestado de óbito

- Bloco I Cartório;
- Bloco II Identificação;
- Bloco III Residência;
- Bloco IV Ocorrência;
- Bloco V Fetal ou ≤ 1 ano;
- Bloco VI Condições e causas do óbito;
- Bloco VII Causas externas;
- Bloco VIII Cartório;
- Bloco IX Localidade sem médico;

Quem deve emitir a declaração de óbito

A resposta depende de duas variáveis: se o paciente possui ou não assistência médica e se a causa da morte foi natural ou não natural. Por morte não natural, define-se óbito causado por lesão de natureza violenta ou morte suspeita, independentemente do tempo entre o evento lesivo e a morte propriamente dita (**Tabelas 91.1** e **91.2**).

Tabela 91.1. Morte natural – Quem deve atestar?

Com assistência médica

- De preferência, o médico que vinha prestando assistência ao paciente.
- O médico substituto ou plantonista, na ausência do médico-assistente, para óbitos de pacientes internados sob regime hospitalar.
- O médico designado pela instituição que prestava assistência, para óbitos de pacientes em tratamento sob regime ambulatorial.
- O médico do Programa de Saúde da Família, Programa de Internação Domiciliar ou outros assemelhados, para óbito de paciente em tratamento sob regime domiciliar.

Óbito por causa natural é aquele cuja causa básica é uma doença ou estado mórbido.

Sem assistência médica

- O médico do Serviço de Verificação de Óbito (SVO), quando disponível na localidade.
- Na ausência do SVO, o médico do serviço público de saúde mais próximo do local do óbito.
- Na ausência do SVO e de serviço público de saúde, qualquer médico da localidade.

Tabela 91.2. Morte não natural – Quem deve atestar?

Com Instituto Médico Legal (IML)

- O médico legista.

Sem IML

- Qualquer médico investido na função de perito legista eventual pela autoridade judicial ou policial.

Óbito por causa não natural: homicídios, suicídios, acidentes e mortes suspeitas.

Como preencher a declaração de óbito

O item que mais gera dúvidas durante o preenchimento do atestado médico é o campo 40. Ele é dividido em duas partes distintas: parte I e parte II.

A parte I é destinada à causa que provocou a morte, que deve ser anotada na linha a, chamada de causa terminal. Os estados mórbidos, que produziram a causa registrada na linha a, são anotados nas linhas b e c. E finalmente, registra-se a causa básica na linha d. É necessário que o médico declare corretamente a causa básica, com um diagnóstico apenas, para obtenção de dados confiáveis e comparáveis sobre mortalidade segundo a causa básica ou primária.

Na parte II, devem ser anotadas outras condições mórbidas que contribuíram para a morte, mas não relacionadas diretamente com o estado patológico que levou ao óbito. As causas registradas nessa parte são denominadas causas contribuintes.

O campo destinado ao tempo aproximado entre o início da doença e a morte deverá sempre ser anotado em ambas as partes I e II. Os espaços destinados aos códigos da Classificação Internacional de Doenças (CID) são preenchidos pelas Secretarias de Saúde, ou seja, não devem ser preenchidos pelo médico assistente.

Exemplos

• Exemplo 1 (Figura 91.1)

Paciente com diagnóstico prévio de doença de Crohn, evoluiu com uma perfuração intestinal e peritonite. Nesse caso, a causa básica é a doença de Crohn e as complicações são a perfuração intestinal e a peritonite. Essa última é chamada de causa terminal. O atestado deverá ser preenchido da seguinte maneira:

Forma correta de preenchimento da DO:

CAUSAS DA MORTE PARTE I	ANOTE SOMENTE UM DIAGNÓSTICO POR LINHA	Tempo aproximado entre o início da doença e a morte
Doença ou estado mórbido que causou diretamente a morte	a Peritonite	
CAUSAS ANTECEDENTES Estados mórbidos, se existirem, que produziram a causa acima registrada, mencionando-se em último lugar a causa básica	b Perfuração intestinal	
	c Doença de Crohn	
	d	
PARTE II Outras condições significativas que contribuíram para a morte, e que não entraram, porém, na cadeia acima		

Figura 91.1 – Declaração de óbito.

• Exemplo 2 (Figura 91.2)

Falecimento de homem com choque hemorrágico por causa da fratura de pelve, causada pelo atropelamento por um carro em alta velocidade. Nesse caso, as causas da morte são:

Forma correta de preenchimento da DO:

CAUSAS DA MORTE PARTE I	ANOTE SOMENTE UM DIAGNÓSTICO POR LINHA	Tempo aproximado entre o início da doença e a morte
Doença ou estado mórbido que causou diretamente a morte	a Choque hemorrágico	
CAUSAS ANTECEDENTES Estados mórbidos, se existirem, que produziram a causa acima registrada, mencionando-se em último lugar a causa básica	b Fratura de pelve	
	c Atropelamento por carro	
	d	
PARTE II Outras condições significativas que contribuíram para a morte, e que não entraram, porém, na cadeia acima		

Figura 91.2 – Declaração de óbito.

• Exemplo 3 (Figura 91.3)

Mulher com 23 anos, primigesta, na 35ª semana de gestação, pré-natal irregular. Possui diagnóstico de infecção pelo HIV, não aderente ao tratamento. Realizou o pré-natal de forma irregular. Deu entrada no pronto-socorro apresentando dispneia importante necessitando de intubação orotraqueal. Após 3 horas do procedimento, evoluiu para óbito. Aspirado material pulmonar, BARR positivo, radiografia de tórax com áreas de cavitações, hemograma com anemia.

Prontuário do Paciente

Em 2002, o Conselho Federal de Medicina (CFM) em sua resolução de nº 1.638, definiu prontuário do paciente e a necessidade de uma comissão de prontuário nas instituições de saúde. O prontuário do paciente, além de sua importância legal, tem também o papel de facilitar a comunicação entre os membros da equipe assistente e garantir a qualidade do cuidado, considerando que os registros nele contidos poderão ser primordiais durante atendimentos futuros ao paciente. Além disso, o prontuário do paciente poderá ser utilizado

Forma correta de preenchimento da DO:

CAUSAS DA MORTE PARTE I	ANOTE SOMENTE UM DIAGNÓSTICO POR LINHA	Tempo aproximado entre o início da doença e a morte
Doença ou estado mórbido que causou diretamente a morte	a Insuficiência respiratória aguda	
CAUSAS ANTECEDENTES Estados mórbidos, se existirem, que produziram a causa acima registrada, mencionando-se em último lugar a causa básica	b Tuberculose pulmonar	
	c Síndrome da imunodeficiência adquirida humana	
	d	
PARTE II Outras condições significativas que contribuíram para a morte, e que não entraram, porém, na cadeia acima	Gestação na 35ª semana	

Figura 91.3 – Declaração de óbito.

para coleta de dados necessários para estudos científicos. Por isso, a importância do preenchimento adequado deste documento.

As informações detalhadas da **Tabela 91.3** devem constar obrigatoriamente no prontuário do paciente, independente se realizado em suporte eletrônico ou de papel.

Rasuras comprometem o valor legal do prontuário do paciente. Em casos de retificações, aconselha-se escrever entre parênteses termos como "sem efeito", "digo" ou expressões análogas e, a seguir, escrever a correção. A linguagem deve ser clara, sem códigos pessoais, sem siglas em excesso e sem abreviaturas desconhecidas. É obrigatória a legibilidade da letra do profissional, considerando-se que segundo o artigo 39 do Código de Ética Médica: "É vedado ao médico receitar ou atestar de forma secreta ou ilegível, assim

Tabela 91.3. Informações obrigatórias no prontuário do paciente

Identificação do paciente

- Nome completo
- Data de nascimento
- Sexo
- Nome da mãe
- Naturalidade
- Endereço completo

Evolução diária

- Data e hora
- Anamnese
- Exame físico
- Condutas e suas justificativas
- Assinatura e número do CRM do profissional

Alunos em treinamento devem assinar ao lado do titular atendente.

Resumo de alta

- Anamnese e exame físico
- Resultados relevantes de exames complementares solicitados
- Hipóteses diagnósticas
- Diagnóstico definitivo
- Tratamento efetuado

como assinar em branco papeletas de receituários, laudos, atestados ou quaisquer outros documentos médicos".

O médico está autorizado a liberar cópias do prontuário diante de ordem judicial, do consentimento por escrito do paciente ou da necessidade de utilizá-lo para a sua própria defesa. Quando requisitado judicialmente, o prontuário será disponibilizado ao perito médico nomeado pelo juiz. Se utilizado para sua própria defesa, o médico deverá solicitar que seja observado o sigilo profissional.

Todos os pacientes devem ser informados acerca da necessidade de manifestação expressa da objeção à divulgação do seu prontuário após a sua morte. Após o falecimento do paciente, o prontuário do paciente poderá ser fornecido, quando solicitado, pelo cônjuge ou companheiro sobrevivente do paciente. Os demais familiares autorizados são sucessores legítimos do paciente em linha reta, ou colaterais até o quarto grau, desde que documentalmente comprovado o vínculo familiar e observada a ordem de vocação hereditária.

Atestado Médico

O fornecimento de atestado médico é direito inalienável do paciente e não deve ser adicionada nenhuma cobrança de honorário para sua realização. É obrigatória a comprovação de identidade do paciente ou representante legal, antes do fornecimento de atestados médicos. Outra precaução a destacar é a necessidade de se deixar descrito no atestado sua finalidade, ou seja, informar se está destinado a afastamento de atividades laborativas, escolares, desportivas, de comparecimento, dentre outras. As informações listada na **Tabela 91.4** devem constar obrigatoriamente no atestado médico.

Explicitar o diagnóstico do paciente, codificado ou não, sem sua autorização expressa por escrito no atestado é um erro grave e muito frequente, pois vai de encontro aos princípios do sigilo médico. Duas exceções cujo profissional de saúde poderá explicitar o diagnóstico do paciente são: quando por justa causa ou por exercício de dever legal.

Tabela 91.4. Itens obrigatórios do atestado médico
• Tempo de dispensa à atividade, necessário para a recuperação do paciente;
• Diagnóstico, quando expressamente autorizado pelo paciente;
• Dados registrados de maneira legível;
• Identificação do emissor e assinatura;
• Carimbo ou número de registro no Conselho Regional de Medicina.
Itens obrigatórios do atestado médico, para fins de perícia médica:
• Diagnóstico;
• Resultados dos exames complementares;
• Conduta terapêutica;
• Prognóstico;
• Consequências à saúde do paciente;
• Tempo de repouso estimado necessário para a sua recuperação, que complementará o parecer fundamentado do médico perito, a quem cabe legalmente a decisão do benefício previdenciário, tais como: aposentadoria, invalidez definitiva, readaptação;
• Dados registrados de maneira legível;
• Identificação do emissor e assinatura;
• Carimbo ou número de registro no Conselho Regional de Medicina.

Segundo o parecer-consulta CFM nº 37/2001, "entende-se por justa causa o interesse de ordem moral ou social que autorize o não cumprimento de uma obrigação, contanto que os motivos apresentados sejam, na verdade, justificadores de tal violação". Enquanto dever legal, por definição, é "toda obrigação que consta instituída por meio de legislação". Destas, a principal é a notificação compulsória de doenças.

Não é incomum médicos terem seus carimbos e assinaturas falsificados. Métodos para evitar esse tipo de problema são escrever sempre de maneira extensa possível e, sempre que possível, colocar no atestado um tipo de contato, pois, geralmente quando um serviço de perícia identifica uma suposta fraude, a primeira providência é tentar entrar em contato com o médico emissor, na tentativa que o mesmo confirme, ou não, a autenticidade da emissão.

Sempre que surgir alguma dúvida, é prudente consultar o Conselho de Medicina, ou a diretoria clínica da unidade de saúde quanto ao procedimento a ser adotado.

Sugestão de Leitura

1. BRASIL, Ministério da Saúde. Secretaria de Vigilância em Saúde. Departamento de Análise de Situação de Saúde. Manual de Instruções para o preenchimento da Declaração de Óbito / Ministério da Saúde, Secretaria de Vigilância em Saúde, Departamento de Análise de Situação de Saúde. – Brasília: Ministério da Saúde, 2011. 54 p.: il. (Série A. Normas e Manuais Técnicos). Disponível em: <svs.aids.gov.br/download/manuais/Manual_Instr_Preench_DO_2011_jan.pdf>.
2. Recomendação CFM Nº 3/14, de 28 de Março de 2014.
3. Resolução CFM Nº 1.605, de 15 de Setembro de 2000.
4. Resolução CFM Nº 1.638, de 10 de Julho de 2002.
5. Resolução CFM Nº 1.658, de 20 de Dezembro de 2002.
6. Resolução CFM Nº 1.851/2008, de 18 de Agosto de 2008.

Alta e Readmissão Hospitalar

Capítulo 92

Guilherme Benfatti Olivato
Aécio Flávio Teixeira de Góis

Introdução

Evidências revelam que uma em cada cinco hospitalizações sofre evento adverso após a alta hospitalar, levando o paciente a procurar novamente atendimento em pronto-socorro, o que gera novas internações.

Esses eventos podem ser decorrentes da programação de alta inadequada, em que faltam:

- Esclarecimento e informação ao paciente; e
- Sistematização da sequência de acompanhamento que o paciente deve ter no sistema de saúde fora do hospital.

Apesar de já existirem alguns estudos focados na alta hospitalar, esses se limitaram a patologias específicas ou grupos restritos de pacientes, como a população geriátrica.

A formulação de planos de alta inadequados pode também colaborar para o aumento das taxas de readmissão hospitalar, resultando em elevação dos custos de atendimento em saúde e efeitos prejudiciais à saúde do paciente.

Neste capítulo, apresentaremos uma visão geral do processo de alta, fatores de atraso dessa condição, determinação do próximo local de cuidado apropriado, revisão das intervenções para reduzir a probabilidade de reatividades não planejadas e abordagem dos aspectos legais que geram dúvidas na prática diária.

Alta Hospitalar

A alta hospitalar é uma etapa no processo de assistência que abrange vários riscos para o paciente no que tange a continuidade de seu amparo. Nesse contexto, reforçar as intervenções realizadas durante a internação no momento da alta hospitalar é um dos modos de minimizar riscos, diminuindo assim, a possibilidade de eventos adversos.

Uma revisão sistemática empregou uma abordagem estruturada na revisão de práticas mais efetivas, seguras e centradas no paciente, em momentos de transição de assistência. A partir dela, um *checklist* final foi desenvolvido, incluindo 7 domínios que devem estar corretamente descritos e documentados conforme sua pertinência ao caso. Tal *checklist* deve ser aplicado desde o início da internação até a alta hospitalar, conforme apresentado na **Tabela 92.1**.

Tabela 92.1. *Checklist*

Item	Metas
1. Indicação da hospitalização	• Resolução da enfermidade ou melhora da descompensação aguda (paciente estável hemodinamicamente e afebril > 48 horas)
2. Atenção primária	• Identificar/confirmar quem é o médico que acompanha o doente; • Contatar/notificar este médico sobre a internação, o diagnóstico e a previsão de alta hospitalar; • Agendar retorno com este médico em 7 a 14 dias após a alta prevista;
3. Segurança em medicamentos	• Reconciliar medicações usadas em casa com as iniciadas na internação, uma vez que, embora uma metanálise tenha mostrado que essa ação não reduz as taxas de readmissão, ela demonstrou que tem um impacto importante na redução de eventos adversos medicamentosos. • Ensinar o uso apropriado das medicações prescritas na alta e sua relação com as medicações de uso crônico previamente em uso;
4. Plano de acompanhamento	• Detalhar o resumo da alta. Afinal, muitas vezes esse é o principal meio de comunicação entre a equipe de cuidados hospitalares e os prestadores de cuidados pós-tratamento, o que aumenta a importância da transmissão bem-sucedida desse documento em tempo hábil. Um grande estudo retrospectivo de um único centro mostrou que um atraso na conclusão do resumo de alta estava associado a maiores taxas de readmissão. • Organizar exames pós-alta, se necessário (laboratório, imagem etc.) • Programar consulta com especialista após alta, se necessário
5. Referência de *homecare* (programas de assistência domiciliar)	• Acionar serviço de *homecare* durante a hospitalização, uma vez que esses serviços compartilham informações sobre as condições preexistentes do paciente • Agendar visita do *homecare* pós-alta, se necessário
6. Comunicação com profissionais de saúde fora do hospital	• Providenciar resumo de alta adequado, informações sobre reconciliação medicamentosa e o contato do médico responsável durante a internação; tais informações devem estar disponíveis para o próprio paciente, para o médico que segue o paciente ambulatorialmente e para outros profissionais, incluindo farmacêuticos e cuidadores
7. Educação do paciente	• Utilizar método de repetição (explicar e pedir para o paciente ou familiar dizer a informação com suas próprias palavras) • Elucidar a relação entre novos medicamentos e diagnósticos • Explicar o resumo de alta • Esclarecer o curso da doença em casa, antecipando circunstâncias e possíveis sintomas, e quando é motivo para entrar em contato com um profissional médico

Ainda não foi realizado estudo que analisou os resultados do uso desse *checklist*. No entanto, essa é uma ferramenta produzida com base em evidências e, por isso, acredita-se que auxiliará a reduzir eventos adversos relacionados à internação e à alta hospitalar. Afinal, os diferentes domínios permitem cobrir diversos aspectos que conferem risco ao paciente, como questões relacionadas a medicamentos e ao acompanhamento pós-alta do paciente. Recomenda-se, portanto, utilizar seu conceito integralmente nos hospitais, adaptando quando necessário, visto que se trata de uma ação de baixo custo que projeta mais segurança para os pacientes no processo de alta hospitalar.

Também devemos levar em conta uma série de fatores (conforme descritos na **Tabela 92.2** a seguir), além dos determinantes médicos, para que o paciente seja considerado pronto para uma alta hospitalar segura ou uma transferência para ambiente voltado para reabilitação ou cuidados crônicos.

Tabela 92.2. Fatores a serem considerados no momento da alta hospitalar ou transferência

Estado cognitivo

Avaliação das suas condições físicas, psicológicas e sociais, com ênfase no nível de atividade do paciente e seu *status* funcional

Foco específico na doença, na continuidade da terapêutica e nos cuidados após alta

A natureza do domicílio atual do paciente e sua adequação às condições do paciente (p. ex., presença de escadas, limpeza)

Presença de suporte familiar ou complementar

Capacidade de obter medicamentos e serviços

Possibilidade de transporte do hospital para o domicílio e para visitas de acompanhamento

Disponibilidade de serviços na comunidade para auxiliar o paciente com cuidado contínuo

Considera-se importante a realização de reuniões que promovam a discussão de casos e troca de experiências na equipe multiprofissional, visando melhorias na condição do paciente e no seu autocuidado, bem como promovendo suporte à família. Isso nem sempre é viável na realidade hospitalar, tanto sob a perspectiva pessoal dos profissionais envolvidos quanto das condições de trabalho impostas a eles.

O planejamento da alta deve envolver os profissionais de saúde e os cuidadores do paciente/família para desenvolver um plano centrado no paciente. Os elementos essenciais nas transições bem-sucedidas de alta incluem a realização de uma reconciliação precisa de medicamentos, o estabelecimento de um acompanhamento oportuno e o desenvolvimento de um resumo de alta apropriadamente detalhado que é comunicado aos prestadores de cuidados posteriores.

A implementação precoce de um protocolo de planejamento de alta hospitalar melhora os resultados obtidos junto aos pacientes, diminuindo o número de readmissões, o número de dias de hospitalização e os custos com a saúde.

Atrasos na Alta Hospitalar

Atrasos na alta hospitalar ocorrem na maioria dos hospitais em taxas que variam de 13,5 a 62%. Assim, a preocupação em detectar os motivos de atraso deve existir em toda internação. A identificação do problema é a primeira etapa na busca de soluções. Os resultados pretendidos são a diminuição da exposição do paciente a riscos relacionados à permanência hospitalar desnecessária e à redução dos custos.

Os principais motivos são representados por dificuldades quanto a:

- Realização de exames complementares;
- Liberação dos resultados dos exames;
- Decisão do preceptor/equipe assistencial quanto à conduta clínica;
- Definição de locais para continuidade do cuidado do paciente em ambiente extra-hospitalar;
- Questões sociais como insuficiência familiar.

Os fatores relacionados à realização e à liberação de exames complementares podem ser melhorados por intervenções da equipe assistencial e dos gestores. Com relação aos cuidados após a alta e as questões sociais, o envolvimento da família é imprescindível, uma vez que o planejamento da alta tem a finalidade de dar continuidade à assistência no domicílio.

Readmissão Hospitalar

A readmissão hospitalar é definida como um retorno não planejado ao hospital até 30 dias após a alta.

A alta prematura ou para um ambiente que não é capaz de satisfazer as necessidades clínicas do paciente pode resultar em readmissão hospitalar. Além disso, a alta precoce do hospital pode não significar uma economia geral de custos, se resultar na necessidade de uma utilização posterior mais intensa dos cuidados de saúde, incluindo visitas ao departamento de emergência.

Vários fatores que aumentam a probabilidade de readmissão podem ser modificáveis, especialmente aqueles que se relacionam com problemas clínicos ou de nível de sistema, conforme descritos na **Tabela 92.3**.

As questões relacionadas à descontinuação medicamentosa são frequentes. Exemplos desses tipos de erros incluem:

1. Pacientes enviados para casa sem receita de medicamentos necessários;
2. Monitorização e acompanhamento inadequados dos efeitos secundários dos medicamentos;
3. Uso de medicamentos de alto risco (antibióticos, glicocorticoides, anticoagulantes, narcóticos, antiepilépticos, antipsicóticos, antidepressivos e hipoglicemiantes);
4. Polifarmácia.

O intervalo de tempo ideal entre a alta hospitalar e a primeira visita de acompanhamento a um prestador de cuidados primários ou subespecialidade é desconhecido. Muitos fatores contribuem para essa decisão, incluindo a gravidade do processo de doença a ser seguido, a percepção da capacidade do paciente para fornecer autocuidado adequado, além de fatores psicossociais e logísticos. As instruções fornecidas para o paciente devem levar em conta ainda o estado cognitivo do paciente, a alfabetização em saúde e outras barreiras ao autocuidado.

Devem ser implementadas intervenções que visem minimizar os riscos identificados. Sabe-se que realizar múltiplas intervenções simultâneas são mais eficazes do que compo-

Tabela 92.3. Fatores de risco para readmissão
Alta antecipada
Suporte pós-alta inadequado
Acompanhamento insuficiente
Descontinuação terapêutica
Eventos adversos de medicamento e outros problemas relacionados à medicação
Falhas de transferências
Complicações após procedimentos
Infecções nosocomiais, úlceras por pressão

nentes únicos, na tentativa de reduzir o número de readmissões. Essas intervenções incluem uma colaboração melhorada entre a equipe de cuidados, reconciliação de medicamentos, reforço da educação, visitas domiciliares e pós-alta de acompanhamento.

Foram desenvolvidos métodos de triagem para identificar pacientes com risco de readmissão, embora nenhuma delas seja perfeitamente precisa. Exemplos incluem:

- **Índice LACE:** o índice LACE é uma ferramenta usada para identificar pacientes em risco de readmissão (não especificamente readmissão potencialmente prevenível). Esse modelo incorpora o tempo de internação do doente, a intensidade da admissão do doente, o grau de comorbidade (Índice de Comorbidade de Charlson) e o número de vezes que o doente esteve no Serviço de Urgência nos últimos seis meses. A vantagem desse recurso é o número limitado de fatores que ele inclui. Contudo, esse índice não é validado em nosso meio.

- **Escore HOSPITAL:** o escore HOSPITAL (**Tabela 92.4**), capaz de identificar potenciais pacientes com risco de re-hospitalização precoce e evitável, é o mais difundido na literatura, sendo composto por sete variáveis independentes. Classifica os pacientes em baixo, médio e alto risco. A pontuação obtida está relacionada diretamente com a chance de reinternar em 30 dias, somando um máximo de 13 pontos.

Pacientes de baixo risco apresentam entre 0 a 4 pontos e apresentam uma taxa de 5,2% de reinternação; intermediário risco: 5-6 pontos; alto risco: com 7 ou mais pontos, tiveram uma probabilidade estimada de 18,3% de readmissão em 30 dias. O uso desse escore antes da alta pode ajudar a orientar os cuidados de transição para os pacientes clínicos e consequentemente reduzir a taxa de readmissão evitável.

Além disso, na Universidade de Boston, foi desenvolvido um mapa que detalhou todas as etapas da alta hospitalar, identificando e prevendo possíveis falhas que levaram à readmissão hospitalar. Com base nesse mapa, foi criado o *Projeto Re-Engineered Discharge* (RED), que é composto por 12 itens (**Tabela 92.5**), visando minimizar as dificuldades enfrentadas na alta hospitalar. Os componentes do Projeto RED são consistentes com as estratégias organizacionais de saúde. Esse programa foi capaz de reduzir em 32 a 50% as taxas de readmissão hospitalar nos locais onde foi implementado.

Tabela 92.4. Escore HOSPITAL	
Condição	Pontos
Hemoglobina < 12 g/dL na alta	1
Alta do serviço de oncologia	2
Sódio < 135 mEq/L na alta	1
Submetido a procedimentos durante a internação – hemodiálise, quimioterapia, cateter venoso central, transfusão sanguínea, angioplastia, EDA, toraco/paracentese, entre outros)	1
Tipo de admissão: não eletivo	1
Número de internações hospitalares no ano anterior a) 0 b) 1-5 c) > 5	0 2 5
Duração da estadia ≥ 5 dias	2

Tabela 92.5. Os 12 itens do Projeto *Re-Engineered Discharge* (RED)
1. Determinar a necessidade e obter linguagem assistencial
2. Agendar consultas para cuidados de acompanhamento (p. ex., consultas médicas, laboratórios)
3. Planejar o acompanhamento dos resultados de exames pendentes na alta
4. Promover serviços de pós-alta hospitalar e equipamentos médicos
5. Identificar os medicamentos corretos e um plano para o paciente obtê-los
6. Conciliar o plano de alta com as diretrizes nacionais
7. Descrever um plano de alta que o paciente possa entender
8. Educar o paciente sobre seu diagnóstico e medicamentos
9. Planejar com o paciente o que fazer se surgir um problema
10. Avaliar o grau de compreensão do paciente sobre o plano de alta
11. Destinar o sumário de alta para os profissionais responsáveis pelo cuidado do paciente
12. Fornecer um reforço telefônico com o plano de alta

Aspectos Éticos e Legais

A alta médica hospitalar é prerrogativa do médico e deve estar em acordo com os preceitos éticos e legais. Quando hospitalizado, o paciente tem o direito de ter um médico como responsável direto pela sua internação, assistência e acompanhamento até a alta.

Existem cenários nos quais a alta hospitalar pode ser requisitada pelo paciente ou por seus responsáveis, denominada alta a pedido. Para o desfecho deste problema, é essencial diferenciar pedido que não envolve iminente risco à vida, daquele em sentido contrário.

No caso da alta a pedido, sem aventar risco à vida do paciente, o profissional responsável e o hospital não podem violar o princípio da autonomia do mesmo, restringindo seu direito de "ir e vir". A instituição hospitalar e o médico devem, de modo claro, documentar a decisão do paciente, quanto a deixar o hospital. Porém, se iminente perigo à vida do paciente, o médico pode se recusar a deferir a alta a pedido. Esta é uma ressalva mencionada no Código de Ética Médica (Art. 56) para que o médico possa intervir contrariamente à vontade do paciente, em casos de "iminente risco à vida".

Vale a pena ressaltar que, se a saúde do paciente agravar resultante da alta a pedido, o profissional que a concedeu poderá ser responsabilizado pela prática de seu ato, assim como o hospital, pois "é presumida a culpa do patrão ou comitente pelo ato culposo do empregado ou preposto", no caso por omissão de socorro, imprudência ou negligência. Desse modo, é a gravidade ou ameaça à vida que deve condicionar a aceitação ou recusa da alta a pedido.

O médico deve explicar de maneira detalhada, completa, acessível, ao próprio paciente e/ou aos seus responsáveis, sobre as vantagens e desvantagens da alta solicitada. Se esses insistirem no pedido de alta e o médico aceitá-lo, deve-se elaborar o "Termo de Responsabilidade" assinado pelo paciente ou por seus responsáveis. A assinatura apenas ilustra a vontade do paciente quanto à decisão sobre sua saúde e bem-estar. O "Termo de Responsabilidade" tem o propósito de fundamentar que os riscos, vantagens e desvantagens foram corretamente explicados ao próprio paciente e/ou aos seus responsáveis.

O paciente adequadamente esclarecido e sem risco iminente à vida, quando expressa o não cumprimento da determinação médica de continuar sob tratamento intra-hospitalar, dispensa o profissional de dar sequência ao tratamento, bem como de emitir receita. Tal fato deve ficar bem documentado no prontuário do paciente.

Sugestão de Leitura

1. Arora V, Johnson J, Lovinger D, Humphrey HJ, Meltzer DO. Communication failures in patient sign-out and suggestions for improvement: a critical incident analysis. Qual. Saf. Health Care. Dec 2005;14(6):401–7.
2. Campbell SE, Seymour DG, Primrose WR, ACMEPLUS Project. A systematic literature review of factors affecting outcome in older medical patients admitted to hospital. Age Ageing. 2004;33:110.
3. Comette P, D'Hoore W, Malhomme B, et al. Differential risk factors for early and later hospital readmission of older patients. Aging Clin Exp Res. 2005;17:322.
4. Cook RI, Render M, Woods DD. Gaps in the continuity of care and progress on patient safety. BMJ. 2000;320(7237):791-794.
5. Dhalla IA, O'Brien T, Morra D, et al. Effect of a postdischarge virtual ward on readmission or death for high-risk patients: a randomized clinical trial. JAMA. 2014;312:1305.
6. Donzé JD, Williams MV, Robinson EJ, et al. International Validity of the HOSPITAL Score to Predict 30-Day Potentially Avoidable Hospital Readmissions. JAMA Intern Med 2016;176:496.
7. Dorajoo SR, See V, Chan CT, et al. Identifying potentially avoidable readmissions: a medication-based 15-day readmission risk stratification algorithm. Pharmacotherapy. 2017;37:268.
8. Dorajoo SR, See V, Chan CT, et al. Identifying potentially avoidable readmissions: a medication-based 15-day readmission risk stratification algorithm. Pharmacotherapy. 2017;37:268.
9. Field TS, Ogarek J, Garber L, et al. Association of early post-discharge follow-up by a primary care physician and 30-day rehospitalization among older adults. J Gen Intern Med. 2015;30:565.
10. Field TS, Ogarek J, Garber L, et al. Association of early post-discharge follow-up by a primary care physician and 30-day rehospitalization among older adults. J Gen Intern Med. 2015; 30:565.
11. Grafft CA, McDonald FS, Ruud KL, et al. Effect of hospital follow-up appointment on clinical event outcomes and mortality. Arch Intern Med. 2010;170:955.
12. Graham KL, Wilker EH, Howell MD, et al. Differences between early and late readmissions among patients: a cohort study. Ann Intern Med. 2015; 162:741.
13. Horwitz LI, Moin T, Krumholz HM, Wang L, Bradley EH. Consequences of inadequate sign-out for patient care. Arch Intern Med 2008;168(16):1755-60.
14. Innis J, Barnsley J, Berta W, Daniel I. Measuring health literate discharge practices. International Journal of Health Care Quality Assurance. 2017;30(1):67.
15. Kansagara D, Englander H, Salanitro A, et al. Risk prediction models for hospital readmission: a systematic review. JAMA. 2011;306:1688.
16. Kristensen SR, Bech M, Quentin W. A roadmap for comparing readmission policies with application to Denmark, England, Germany and the United States. Health Policy 2015;119(3):264-273.
17. Lindquist LA, Baker DW. Understanding preventable hospital readmissions: masqueraders, markers, and true causal factors. J Hosp Med. 2011;6:51.
18. McDonagh SM, Smith DH, Goddard M. Measuring appropriate use of acute beds: a systematic review of methods and results. Health Policy. 2000;53(3):157-84.
19. Misky GJ, Wald HL, Coleman EA. Post-hospitalization transitions: Examining the effects of timing of primary care provider follow-up. J Hosp Med. 2010;5:392.
20. Mudge AM, Kasper K, Clair A, et al. Recurrent readmissions in medical patients: a prospective study. J Hosp Med. 2011; 6:61.
21. Panis LJGG, Gooskens M, Verheggen FWSM, Pop P, Prins MH. Predictors of inappropriate hospital stay: a clinical case study. Int J Qual Health Care. 2003;15(1)57-65.
22. Simonet ML, Kossovsky MP, Chopard P, Siud P, Perneg TV, Gospoz JM. A predictive score to identify hospitalized patients risk of discharge to a post-acute care facility. BMC Health Serv Res. 2008;8:154.

23. Soong C, Daub S, Lee J, Majewski C, Musing E, Nord P, et al. Development of a checklist of safe discharge practices for hospital patients. J Hosp Med. 2013 Aug; 8:444.
24. US Agency for Healthcare Research and Quality. PSNet: Patientsafety primers, checklists. Available at: http://www.psnet.ahrq.gov/ primer.aspx?primerID514.
25. Van Walraven C, Dhalla IA, Bell C, et al. Derivation and validation of an index to predict early death or unplanned readmission after discharge from hospital to the community. CMAJ. 2010;182:551.
26. Were MC, Li X, Kesterson J, et al. Adequacy of hospital discharge summaries in documenting tests with pending results and outpatient follow-up providers. J Gen Intern Med. 2009;24:1002.
27. Zuckerman RB, Sheingold SH, Orav EJ, et al. Readmissions, Observation, and the Hospital Readmissions Reduction Program. N Engl J Med. 2016; 374:1543.

SEÇÃO

10

ASPECTOS DO CONTROLE DE INFECÇÃO HOSPITALAR

Protocolos de Isolamento do Paciente Internado

Capítulo 93

Ana Luísa Cardoso Rosa da Silva
Murilo Santarsiere Etchebehere
João Antonio Gonçalves Garreta Prats

Introdução

O risco de transmissão de patógenos e subsequente infecção é muito considerável no ambiente hospitalar. Os patógenos podem ser transmitidos de outros pacientes, dos profissionais de saúde, que servem como veículos de transmissão de microrganismos, e/ou do ambiente hospitalar. O risco é variável e depende da imunidade do paciente, da prevalência local dos patógenos, das práticas de controle de infecção e da utilização racional de antimicrobianos durante a internação.

As práticas de precauções e isolamento visam minimizar o risco de transmissão de infecções. O objetivo é a prevenção da transmissão de microrganismos de um paciente para outro paciente, de um paciente para um profissional de saúde e vice-versa, de um portador hígido ou doente para outro; tanto de modo direto como indireto.

Existem dois tipos de precauções:

- **Precauções padrão:** devem ser aplicadas durante o atendimento de qualquer paciente, independente do diagnóstico, mesmo quando a presença de agente infeccioso não é aparente. Incluem:
  - Higiene das mãos, antes e depois do contato com o paciente, independente se luvas foram utilizadas.
  - Uso de luvas em situações onde é possível exposição a sangue ou secreções corporais, membranas mucosas ou pele não íntegra.
  - Uso de máscara, gorro e proteção ocular quando há risco de respingos.
  - Uso de avental quando houver risco de contaminação com sangue ou líquidos orgânicos.
  - Orientar os pacientes sintomáticos a cobrir a boca e o nariz quando espirrar e tossir e higienizar as mãos após contato com as secreções respiratórias.
  - Manejo adequado de equipamentos de cuidados do paciente, garantindo que sua reutilização em outros pacientes seja precedida de limpeza ou desinfecção, e assegurar que itens de uso único, tais com materiais perfurocortantes, sejam descartados em local apropriado.
- **Precauções de isolamento:** são divididas em três vias principais de transmissão patogênica no ambiente hospitalar – contato, gotículas e aerossóis – e devem ser aplicadas em pacientes suspeitos e sabidamente infectados ou colonizados por patógenos transmissíveis e de importância epidemiológica. Os quartos de pacientes em isolamento devem ser claramente identificados com as instruções que devem ser observadas.

Isolamento/Precauções de Contato

Indicada para os casos confirmados de infecção, suspeita de infecção ou contaminação por agentes infecciosos que podem ser transmitidos por contato direto ou indireto (patógenos entéricos – *Clostridium difficile, E. coli* O157:H7 – e patógenos causadores de escabiose, impetigo) e nos casos de infecção ou colonização por microrganismos multirresistentes (MRSA, VRE, gram-negativos resistentes a drogas).

Medidas

- Oferecer quarto privativo ao paciente, se possível, com a devida identificação do leito. Quando o quarto privativo não estiver disponível pode-se optar por unir pacientes (coorte) com indicação de precaução pelo mesmo patógeno (incluindo perfil de sensibilidade). Nesse caso, manter distância mínima entre leitos de 1 metro, sempre com troca de paramentação entre os atendimentos aos pacientes.
- Higienização das mãos – lavagem de mãos e/ou utilização de antisséptico como o álcool-gel 70% ou soluções degermantes (clorexidina 2% ou PVPI 10%).
- Usar luvas limpas, não estéreis, ao entrar no quarto e durante o atendimento/manejo do paciente; trocar as luvas se houver contato com material biológico; retirá-las antes de deixar o quarto e higienizar as mãos imediatamente ao sair.
- Uso de avental se houver contato direto com o paciente ou contato com a área ou o material infectante. Usar avental limpo e descartável, não necessariamente estéril, ao entrar no quarto e retirá-lo antes de sair do quarto.
- Estetoscópio, esfigmomanômetro e termômetros devem ser de uso exclusivo de um único paciente. Caso não seja possível, devem ser limpos e desinfetados com álcool 70% antes e após o uso no paciente.
- Itens com os quais o paciente teve contato e superfícies ambientais devem ser submetidos à desinfecção com álcool 70% ou soluções cloradas, conforme o agente.
- Visitas e acompanhantes: devem ser orientados quanto à higiene das mãos antes e após o contato com o paciente. Não é necessário o uso de luvas e avental por visitantes e acompanhantes.
- Transporte do paciente: deve ser limitado. O profissional que transportar o paciente deve usar luvas e avental somente quando manipular o paciente, não sendo necessário o uso de luvas ou avental durante o transporte. Nesse momento, o profissional deverá aplicar as precauções-padrão. Recomenda-se que o profissional tenha um par de luvas, caso haja necessidade de uso. Realizar desinfecção das superfícies após o uso do paciente.

Isolamento/Precauções Respiratórias para Gotículas

Indicada para casos de pacientes portadores ou infectados por microrganismos transmissíveis por gotículas (partículas de tamanho ≥ 5 mícrons). Gotículas ficam suspensas no ar por tempo limitado, e podem ser produzidas por tosse, espirro, conversação ou geradas durante procedimentos como aspiração traqueal, intubação traqueal, fisioterapia respiratória com indução de tosse e ressuscitação cardiopulmonar. A transmissão está associada à exposição de 1 a 2 metros da fonte. O isolamento para gotículas deve ser utilizado para pacientes com infecções suspeitas ou confirmadas por *Neisseria meningitidis, Haemophilus influenzae* tipo

B, *Mycoplasma pneumoniae*, *Bordetella pertussis*, influenza, rubéola, difteria adenovírus, parvovírus B19, entre outros

Medidas

- Manter o paciente em quarto privativo ou, se não for possível, manter em quarto de paciente com infecção pelo mesmo microrganismo (coorte); nesse caso, a distância mínima entre os leitos deve ser de 1 (um) metro.
- Utilizar máscara cirúrgica para todos que entrarem no quarto, descartar à saída do quarto.
- Reforçar higiene das mãos.
- Transporte do paciente deve ser limitado, mas quando necessário, utilizar máscara cirúrgica no paciente.
- Visitas devem ser restritas e orientadas pelo enfermeiro do setor.

Isolamento/Precauções Respiratórias para Aerossóis

Indicada nos casos de infecção respiratória suspeita ou confirmada por microrganismos transmitidos por partículas de secreções respiratórias/aerossóis (partículas de tamanho ≤ 5 μ) que permanecem suspensas no ar por períodos extensos e por esse motivo, podem ser fonte de exposição inalatória para indivíduos suscetíveis. Como exemplos temos casos suspeitos ou confirmados de tuberculose, sarampo, varicela, SARS.

Medidas

- Utilização de quarto privativo com pressão negativa; filtragem do ar com filtros de alta eficiência (caso seja reabsorvido para o ambiente); com seis a doze trocas de ar por hora. Quarto deve permanecer com as portas sempre fechadas. Caso não haja disponibilidade de pressão negativa e filtro, manter o paciente em quarto privativo, com as portas fechadas e janelas abertas, permitindo adequada ventilação.
- Utilizar máscaras com capacidade de filtragem e vedação lateral adequada (PFF2 – Proteção Facial Filtro 2, ou N95 – regulamentação por entidades americanas). Estas máscaras podem ser reutilizadas pelo mesmo profissional por período não superior a 30 dias, desde que se mantenham íntegras, secas e limpas.
- Durante o transporte desses pacientes utilizar máscara cirúrgica no paciente.
- Visitas devem ser restritas e orientadas pelo enfermeiro.

Combinações de Isolamentos

Em algumas doenças há necessidade de se associar diferentes tipos de precauções, por exemplo: herpes-zóster (em pacientes imunossuprimidos ou disseminado) e varicela: associar precaução de contato com precaução respiratória para aerossóis.

Recomendações Específicas de Isolamento (Tabela-resumo)

Resumo das principais doenças infectocontagiosas e suas respectivas indicações de isolamento conforme recomendações do CVE (disponível online):

DOENÇAS

Infecção/Condição	Tipos de Precauções	
	Tipo	Duração
Abscesso		
Drenagem em grandes proporções (sem curativo ou curativo insuficiente)	Contato	Durante a doença
Drenagem limitada ou em menores proporções	Padrão	-
AIDS	Padrão	-
Brucellose (febre ondulante, malta e mediterrâneo)	Padrão	-
Candidíase, todas as formas incluindo mucocutânea	Padrão	-
Doença Arranhadura de Gato (linorreticulose benigna de inoculação)	Padrão	-
Celulite	Padrão	Durante a doença
Cancroide (cancro mole) H. ducreyi	Padrão	-
Caxumba	Gotícula + contato	Por 9 dias após início do inchaço
Chlamydia trachomatis		
Conjuntivite	Padrão	-
Genital (linfogranuloma venéreo)	Padrão	-
Respiratória	Padrão	-
Clostridium		
C. botulinum	Padrão	-
C. perfringens (intoxicação alimentar, gangrena gasosa)*	Padrão	-
C. difficile**	Contato	Durante a doença
C. tetanii (tétano)	Padrão	-
*Obs.: *Precauções de contato em caso de drenagem abundante das lesões.*		
**Precauções de contato para crianças < de 6 anos que sejam incontinentes e utilizando fraldas		
**Higienização das mãos com água e sabão, pois a solução alcoólica não tem atividade esporicida. Desinfetante de superfícies de escolha é o hipoclorito de sódio.		
Colite associada a antibiótico	Contato	Durante a doença
Conjuntivite		
Bacteriana, gonocócica e C. trachomatis	Padrão	-
Viral aguda	Contato	Durante a doença
Coqueluche	Gotículas	Terapia eficaz em 5 dias
Creutzfeld-Jacob, doença	Padrão	-
Criptococose	Padrão	-
Dengue	Padrão	-

Continua

Continuação

DOENÇAS		
Infecção/Condição	Tipos de Precauções	
	Tipo	Duração
Dermatofitose/Micose de pele/Tínea	Padrão	-
Difteria	Até que duas culturas colhidas com intervalo de 24 horas sejam negativas	
Cutânea	Contato	-
Faríngea	Gotículas	-
Doença estafilocócica (*S. aureus*)		
Pele, ferida e queimadura:	-	-
- Com secreção contida	Padrão	-
- Com secreção não contida	Contato	Durante a doença
Enterocolite*	Padrão	-
Obs.: *Precauções de contato para crianças < de 6 anos que sejam incontinentes e utilizando fraldas		
Pneumonia	Padrão	-
Síndrome do choque tóxico	Padrão	-
Síndrome da pele escaldada	Padrão	-
Doença estreptocócica (*Streptococcus* Grupo A)		
Pele, ferida e queimadura:		
- Com secreção contida	Padrão	-
- Com secreção não contida*	Contato	*Durante a doença
Endometrite (sepse puerperal)	Padrão	-
Faringite: lactante e pré-escolar	Gotículas	24 horas após instituição de terapêutica específica
Escarlatina: lactante e pré-escolar	Gotículas	24 horas após instituição de terapêutica específica
Pneumonia: lactante e pré-escolar	Gotículas	24 horas após instituição de terapêutica específica
Doença estreptocócica (*Streptococcus* Grupo B)		
Neonatal	Padrão	-
Doença estreptocócica (*Streptococcus* não A e não B)	Padrão	-
Enterocolite necrosante	Padrão	-
Enterovirose (*Coxsackie* e *Echovirus*)		
Adulto	Padrão	-
Lactente e pré-escolar	Contato	Durante a doença
Epiglotite (*Haemophilus influenzae*)	Gotículas	Terapia eficaz 24 horas

Continua

Continuação

DOENÇAS

Infecção/Condição	Tipos de Precauções	
	Tipo	Duração
Escabiose	Contato	Terapia eficaz 24 horas
Esporotricose	Padrão	-
Esquistossomose	Padrão	-
Exantema súbito (roséola)	Padrão	-
Febre amarela	Padrão	-
Febre por arranhadura do gato	Padrão	-
Febre reumática	Padrão	-
Febre tifoide (Salmonella typhi)	Padrão	-
Gastroenterite*		
Obs.: *Precauções de contato para crianças < de 6 anos que sejam incontinentes e utilizando fraldas*		
Campylobacter, Criptosporidium, Cholera	Contato	Durante a doença
Clostridium difficile	Contato	Durante a doença
Escherichia coli: êntero-hemorrágica O157:H7 e outras	Padrão	Durante a doença
* em incontinente ou uso de fralda	*Contato	-
Giardia lamblia	Padrão	-
Yersinia enterocolitica	Padrão	-
Salmonella spp. (inclusive *S. typhi*)*	Padrão	-
*Shiguella spp.**	Padrão	-
Vibrio parahaemolyticus	Padrão	-
Rotavírus e outros vírus: usuários de fraldas ou incontinentes	Contato	Durante a doença
Yersinia enterocolitica	Padrão	Durante a doença
Hepatite viral		
Tipo A	Padrão	-
Tipo A (uso de fralda ou incontinente)	+ Contato	*Durante a internação para < de 3 anos
Tipo B (HBsAg positivo)	Padrão	*2 semanas para crianças entre 3-14 anos
Tipo C e outros não específicos não A não B	Padrão	*>14 anos, 1 semana após início dos sintomas
Tipo D	Padrão	-
Vírus E	Padrão	-

Continua

Continuação

DOENÇAS

Infecção/Condição	Tipos de Precauções	
	Tipo	Duração
Herpes simples		
Encefalite	Padrão	-
Neonatal*	Contato	Durante a doença
Obs.: *Lactentes que nasceram de parto normal ou cesariana e se a mãe tiver infecção e tiver ruptura de membranas por mais de 4-6 horas		
Mucocutânea, disseminada ou primária e grave	Contato	Durante a doença
Mucocutânea, recorrente (pele, oral e genital)	Padrão	-
Herpes-Zóster	-	Até todas as lesões tornarem-se crostas
Localizado em imussuprimidos	Aerossol + Contato	-
Disseminado (mais de 1 dermátomo)	Aerossol + Contato	-
Localizado em imunocompetentes	Padrão	-
Impetigo	Contato	-
Influenza	Gotículas	- Adultos: 7 dias
Obs.: após esse período caso persistam os sintomas respiratórios manter as precauções por 24 horas até o desaparecimento da febre.	-	Crianças menores de 12 anos: 14 dias
Malária	Padrão	-
Meningite	-	
Asséptica (não bacteriana e não viral)	Padrão	-
Bacteriana gram-negativos entéricos, em neonatos	Padrão	-
Fúngica	Padrão	-
Haemophilus influenzae (suspeita ou confirmada)	Gotículas	24 horas após terapia efetiva
Listeria monocytogenes	Padrão	-
Neisseria meningitidis (suspeita ou confirmada)	Gotículas	24 horas após terapia efetiva
Pneumocócica	Padrão	-
Tuberculosa*	Padrão	-

* Se houver evidência de doença ativa implementar precauções adicionais (ver Tuberculose)

Continua

Continuação

DOENÇAS

Infecção/Condição	Tipos de Precauções	
	Tipo	Duração
Outras bactérias não listadas (incluindo gram-negativos)	Padrão	
Meningococcemia	Gotículas	24 horas após terapia efetiva
Microrganismos multirresistentes	Contato	Consultar CCIH
Parvovírus B19		
Doença crônica em imunossuprimido	Gotículas	Durante a hospitalização
Crise aplástica transitória ou de células vermelhas	Gotículas	7 dias
Pediculose	Contato	24 horas após terapia efetiva
Pneumonia		
Adenovírus	Gotículas + Contato	Durante a doença
Mycoplasma (pneumonia atípica primária)	Gotículas	Durante a doença
Rubéola	Gotículas	Até 7 dias após o início das erupções
Rubéola congênita	Contato	Até 1 ano de idade a menos que culturas de urina e nasofaringe sejam negativas após 3 meses de idade
Sarampo	Aerossol	Até 4 dias após o aparecimento do exantema (imunocompetente)
-	-	No decorrer da duração da doença (imunocomprometido)
-	-	Obs.: comunicantes suscetíveis: 5 dias a partir da primeira exposição, até 21 dias depois da última exposição, independente de terem recebido vacina pós-exposição.
Sífilis		
Pele e membrana mucosa (incluindo congênita, primária, secundária)	Padrão	-
Lactante (terciária) e soro positivo sem lesões	Padrão	-

Continua

Continuação

DOENÇAS		
Infecção/Condição	**Tipos de Precauções**	
	Tipo	**Duração**
Síndrome da pele escaldada estafilocócica (Doença de Ritter)	Contato	Durante a doença
Tricomoníase	Padrão	-
Tuberculose		
Extrapulmonar com lesão drenando	Aerossol + Contato	-
Extrapulmonar, meningite e outras sem drenagem	Padrão	-
Pulmonar ou doença laríngea confirmada	Aerossol	-
Pulmonar ou doença laríngea confirmada	Aerossol	-
Mantoux: reator (≥ 5 mm) sem evidência de doença pulmonar ou laríngea ativa	Padrão	-
Varicela	Aerossol + Contato	Até as vesículas secarem Durante toda a internação em imunossuprimido/ pneumonia Obs.: colocar pessoas suscetíveis em precaução aérea e afastar PAS do trabalho: 8 dias a partir da primeira exposição, até 21 dias depois da última exposição ou 28 dias se VZIG foi administrada
Vírus sincicial respiratório	Contato	Durante a doença
Vírus parainfluenza	Contato	Durante a doença

Protocolos de Isolamento do Paciente após Transferência entre Unidades Hospitalares

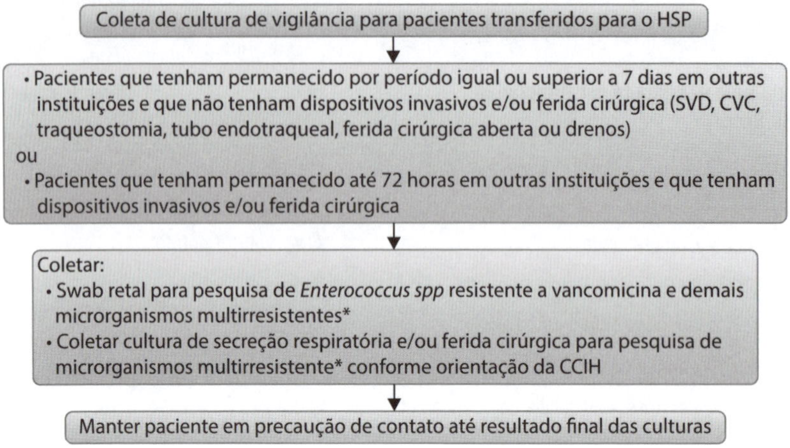

Coleta de cultura de vigilância para pacientes transferidos para o HSP

↓

• Pacientes que tenham permanecido por período igual ou superior a 7 dias em outras instituições e que não tenham dispositivos invasivos e/ou ferida cirúrgica (SVD, CVC, traqueostomia, tubo endotraqueal, ferida cirúrgica aberta ou drenos)

ou

• Pacientes que tenham permanecido até 72 horas em outras instituições e que tenham dispositivos invasivos e/ou ferida cirúrgica

↓

Coletar:
• Swab retal para pesquisa de *Enterococcus spp* resistente a vancomicina e demais microrganismos multirresistentes*
• Coletar cultura de secreção respiratória e/ou ferida cirúrgica para pesquisa de microrganismos multirresistente* conforme orientação da CCIH

↓

Manter paciente em precaução de contato até resultado final das culturas

ATENÇÃO: Em caso de resultado de cultura de vigilância positivo para microrganismos multirresistente, seguir fluxograma de "Precauções de Contato para Microrganismos Multirresistentes" para estabelecer a precaução de contato

Figura 93.1 – Fluxograma para Coleta de Cultura de Vigilância.

* Microrganismo multirresistente: Acinetobacter baumannii, Pseudomonas aeruginosa e enterobactérias (K. pneumoniae, Enterobacter spp entre outras) resistente a vancomicina, Staphylococcus aureus resistente a vancomicina ou com MIC $\geq$ 2 mg/dL.

Recomendações:

Manter paciente, devidamente identificado no prontuário e no leito/quarto, em precaução de contato, preferencialmente, em quarto privativo ou com outro paciente em isolamento, pelo mesmo microrganismo (coorte).

Excepcionalmente poderão ficar no mesmo quarto pacientes com microrganismos diferentes, porém pelo menor tempo possível.

Utilizar avental e luvas durante contato direto com paciente ou com superfícies contaminadas.

Realizar higiene das mãos com solução antisséptica degermante.

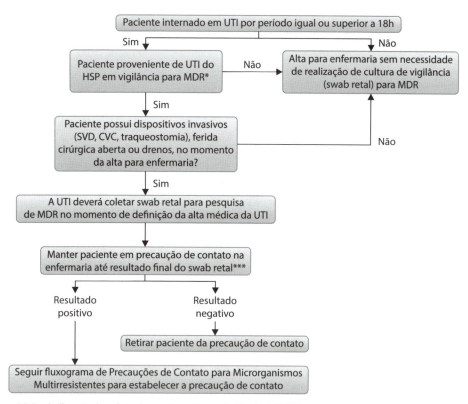

Figura 93.2 – Indicação de coleta de swab anal para vigilância de MDR.

* UTI que possui paciente com cultura positiva para MDR, ou que está em período de vigilância (4 semanas após alta ou óbito do último paciente que possui MDR. Nestas UTIs a coleta swab deverá ser realizada de todos os pacientes, exceto os positivos, todas as segundas-feiras.

** Coletar novo swab retal caso já não tenha sido realizado nos últimos 7 dias. Caso já tenha sido coletado utilizar o resultado para indicar ou não o isolamento.

*** Manter paciente em precaução de contato preferencialmente em quarto privativo ou com outro paciente em isolamento (coorte); utilizar avental e luvas durante contato direto com paciente ou com superfícies contaminadas; realizar higiene das mãos com solução antisséptica degermante ou álcool em gel.

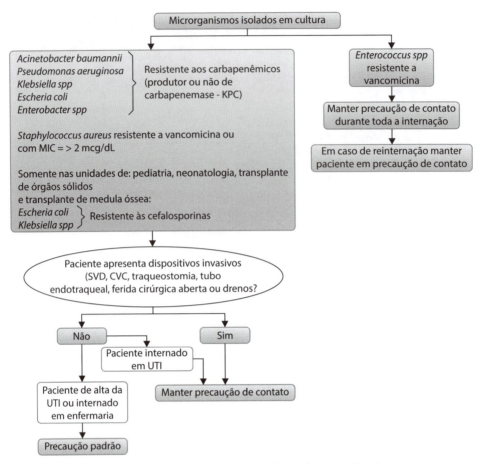

Figura 93.3 – Manutenção do isolamento de pacientes com microrganismos multirresistentes.
Recomendações:
Manter paciente devidamente identificado no prontuário e no leito/quarto, em precaução de contato, preferencialmente, em quarto privativo ou com outro paciente em isolamento, pelo mesmo microrganismo (coorte).
Excepcionalmente poderão ficar no mesmo quarto pacientes com microrganismos diferentes, porém pelo menor tempo possível.
Utilizar avental e luvas durante contato direto com paciente ou com superfícies contaminadas.
Realizar higiene das mãos com solução antisséptica degermante ou álcool em gel.

Sugestão de Leitura

1. APECIH Associação Paulista de Epidemiologia e Controle de Infecção Relacionada à Assistência à Saúde. Monografia: Precauções e Isolamentos. São Paulo, APECIH, 2012 Coordenadoria de Controle de Doenças. Centro de Vigilância Epidemiológica. Plano de Prevenção e Controle de Bactérias Multirresistentes (BMR) para os Hospitais do Estado de São Paulo. Secretaria da Saúde do Governo do Estado de São Paulo, 2016.
2. Friedman ND, Sexton DJ. General principles of infection control. www.uptodate.com, Acessado em: 28 de outubro de 2016.
3. http://www.saude.sp.gov.br/resources/cve-centro-de-vigilancia-epidemiologica/areas-de-vigilancia/infeccao-hospitalar/doc/ih_quadro_doenca.pdf. (Acesso em 26 de Novembro de 2018)
4. Precauções e Isolamento – Diretrizes Institucionais, Hospital São Paulo, 01/07/2016. Disponível em http://utianestesiaunifesp.com.br/uti/arquivos/Protocolo%20e%20Procedimentos%20Operacionais/Diretriz%20precaucoes%2C%20isolame%20nto%20e%20higiene%20m%C3%A3os%20e%20POPs.pdf. (Acesso em 26 de Novembro de 2018)
5. Siegel J, et al. 2007 Guideline for isolation precautions: Preventing transmission of infectious agents in healthcare settings. Am J Infect Control. 2007 Dec;35(10 Suppl 2):S65-164.

Medidas para Profilaxia de Infecção Hospitalar

Capítulo 94

Larissa Simão Gandolpho
João Antonio Gonçalves Garreta Prats

Introdução

A infecção quando denominada hospitalar se relaciona a cuidados assistenciais, geralmente surgindo 48 horas após a admissão hospitalar ou procedimento realizado no serviço de saúde, sendo atualmente conhecida de modo mais abrangente como "infecção relacionada à assistência à saúde" (IRAS). Neste grupo, também são incluídas as infecções em pacientes submetidos a procedimentos terapêuticos em locais fora do ambiente hospitalar, como em assistência domiciliar e clínicas.

Atualmente, as IRASs representam um grave problema de saúde pública, gerando elevadas taxas de morbidade e mortalidade, além de determinar aumento no tempo de hospitalização e, consequentemente, aumento nos custos de tratamentos. Devido a esses fatores, há uma crescente preocupação em se estabelecer medidas preventivas para o controle de infecções hospitalares. Entre essas medidas, encontramos conjuntos de práticas específicas chamadas *bundles*, métodos usados para implementar cuidados na prática clínica, com base em evidências. As intervenções preventivas ainda podem ser descritas como:

- Horizontais, em que a ação visa prevenir infecções de diversos microrganismos (p. ex., higiene de mãos, medidas de antissepsia, entre outros);
- Verticais, em que as ações se direcionam para a prevenção de infecção de um microrganismo específico (p. ex., precauções de contato).

Nesse capítulo serão abordadas medidas preventivas horizontais mais envolvidas na rotina do clínico, principalmente relacionadas à prevenção de infecções causadas por microrganismos multirresistentes, com enfoque em infecções urinárias, pneumonia associada à ventilação mecânica e infecção relacionada à cateter central.

Infecção de Corrente Sanguínea Relacionada a Cateter Central (ICSRC)

As infecções da corrente sanguínea (ICS) relacionadas a cateteres centrais (ICSRC) estão associadas a elevadas taxas de mortalidade, superando 40% no Brasil, de acordo com o estudo Brazilian SCOPE (*Surveillance and Control of Pathogens of Epidemiological Importance*), além de aumentarem o custo da internação e a permanência hospitalar.

Algumas medidas primordiais formam um 'bundle preventivo' durante a inserção do cateter (**Tabela 94.1**) e, depois da inserção, *bundles* de manutenção foram também propostos para garantir o cuidado otimizado (**Tabela 94.2**). Lembrando que para garantir as práticas básicas de prevenção, deve-se ter uma estratégia para garantir a aderência (p. ex., uso de *checklist*).

Tabela 94.1. Cuidados na inserção do cateter venoso central

Higiene das mãos antes da inserção

Garantir técnica asséptica

Barreira máxima de precaução estéril (campos cobrem totalmente o paciente)

Escolha do melhor sítio de inserção

Preparação do sítio com clorexidina alcoólica > 0,5% ou iodopovidona – PVP-I alcoólico 10%

Usar kit contendo todas as peças

Em pacientes > 18 anos, usar cateter com impregnação de clorexidina

Tabela 94.2. Cuidados após a inserção do cateter (manutenção)

Higiene das mãos antes da manipulação

Barreira máxima de precaução – equipamento proteção individual (EPI)

Curativo com gaze ou filme transparente adequado

Antissepsia com clorexidina nas trocas de curativo

Fricção de antisséptico na ponta dos dispositivos antes do uso (p. ex., *swabs* de álcool)

Troca dos equipos a cada 72 horas ou conforme protocolo

Revisão diária da indicação do cateter e retirar prontamente o desnecessário

Realizar *flush* entre as medicações

Antes da inserção, deve-se considerar a princípio qual é a indicação formal para o uso do cateter e disponibilizar uma lista de indicações de fácil acesso para evitar seu uso desnecessário.

Após estabelecer a indicação, deve ser definido o melhor local de inserção, lembrando que não se deve realizar flebotomia e punção em veia femoral de rotina, uma vez que a inserção nesse sítio está associada a maior risco de desenvolvimento de infecção.

Ao escolher o sítio de inserção, é importante considerar também o risco para outras complicações não infecciosas, por exemplo, estenose associada ao uso de cateteres de hemodiálise em veia subclávia. O implante guiado por ultrassonografia é sempre preferível ao guiado pela anatomia, pois está associado a uma menor taxa de complicações mecânicas e infecciosas, provavelmente pelo menor tempo de procedimento/manipulação.

Cateteres centrais de inserção periférica (PICC) também podem ser utilizados e com potencial de redução de ICS quando bem indicados. Ao iniciar o procedimento, deve-se atentar às medidas de assepsia e antissepsia (incluindo paramentação e colocação de campos estéreis), uma vez que a barreira máxima na instalação do cateter é a medida de maior impacto na prevenção da ICS. Em unidades de terapia intensiva (UTI) e em pacientes de risco > 18 anos (por serem situações em que há elevadas taxas de ICS), os cateteres centrais impregnados/recobertos de minociclina/rifampicina ou clorexidina/sulfadiazina de prata de segunda geração (CSII) são os de escolha.

Após a instalação do cateter, deve-se manter curativo oclusivo com gaze seca ou curativo transparente semipermeável, realizando-se troca da cobertura com gaze e fita adesiva estéril a cada 48 horas e a troca com a cobertura estéril transparente a cada sete dias. Esses períodos podem variar conforme o protocolo local.

As coberturas, cateteres e conexões devem ser protegidos com plástico ou outro material impermeável durante o banho, sendo que qualquer tipo de cobertura deve ser trocada imediatamente se estiver suja, solta ou úmida, independente do prazo.

Com relação à remoção dos cateteres, faz-se necessária a avaliação diária da necessidade de manutenção do mesmo e removê-lo prontamente quando não tiver mais indicação. Sabe-se também que não há indicação de troca rotineira de cateteres venosos centrais, a não ser que haja suspeita de infecção no local da inserção.

Prevenção das Infecções Urinárias (ITUs)

A ITU é responsável por 35-45% de todas as IRAS e, cerca de 75% dos casos são relacionados à sonda vesical de demora (SVD). Sabe-se ainda que o principal fator de risco para o desenvolvimento de infecção é o uso prolongado da sonda e, portanto, devem ser usados apenas com indicação apropriada (**Tabela 94.3**) e removidos o mais rápido possível.

Tabela 94.3. Indicações de uso de SVD
Pacientes com impossibilidade de micção espontânea
Paciente instável hemodinamicamente com necessidade de quantificação da diurese
No pós-operatório, pelo menor tempo possível, exceto para cirurgias urológicas específicas
Na assistência de escaras sacrais ou perineais em pacientes incontinentes
Sempre dar preferência ao cateterismo intermitente e uso de drenagem externa para o sexo masculino

Assim como mencionado previamente, existem medidas preventivas a serem levadas em consideração na inserção do cateter (**Tabela 94.4**) e durante sua manutenção (**Tabela 94.5**).

Tabela 94.4. Cuidados na passagem de SVD
Seguir técnica asséptica adequada para o procedimento
Realizar antissepsia adequada da pele antes da inserção
Utilizar cateter de menor calibre possível para evitar traumatismo uretral
Após a inserção, fixar o cateter de modo seguro e que não permita tração ou movimentação

Tabela 94.5. Cuidados na manutenção da SVD
Higiene das mãos antes da manipulação
Realizar limpeza do meato uretral com água e sabão diariamente. Não utilizar soluções antissépticas
Manter o coletor sempre abaixo do nível da bexiga
Esvaziar a bolsa coletora regularmente, utilizando recipiente coletor individual
Manter o sistema de drenagem fechado e estéril
Revisar diariamente a necessidade da manutenção da sonda

Prevenção de Pneumonia Associada à Assistência à Saúde

No Brasil, a maioria dos casos de pneumonia relacionada à assistência à saúde estão associadas à ventilação mecânica (VM), desenvolvendo-se em aproximadamente 20% dos pacientes em uso de VM na UTI e com elevada mortalidade (variando de 20 a 60%). Em decorrência de tais dados significativos e desta patologia elevar consideravelmente o tempo de permanência em UTI, além de demandar mais recursos, faz-se necessário estabelecer algumas medidas de profilaxia (**Tabela 94.6**).

Tabela 94.6. Cuidados para a prevenção de pneumonia associada a ventilação (PAV)

Higiene das mãos com água e sabão ou com produto alcoólico ao entrar em contato com os pacientes

Evitar intubação orotraqueal, utilizando sempre que possível a ventilação não invasiva como estratégia ventilatória

Manter decúbito elevado em 30-45°

Avaliar diariamente o nível de sedação e realizar teste de respiração espontânea, indicando a necessidade do suporte respiratório para reduzir o tempo de ventilação mecânica e consequentemente, a taxa de PAV

Aspirar frequentemente a secreção de vias aéreas

Realizar higiene oral com antisséptico (clorexidina 0,12%)

Evitar extubação acidental e reintubação, responsáveis por aumentar risco de aspiração de secreção

Monitorar pressão de *cuff*, mantendo entre 18 a 22 mmHg ou 25 a 30 cmH$_2$O

Realização diária de fisioterapia respiratória e motora

Proteção gástrica com inibidores de bomba de prótons ou similares

Prevenção de Infecções por Bactérias Multirresistentes

Há evidências que sugerem forte relação entre o aumento das taxas de resistência e o uso indiscriminado de antimicrobianos. Para que isso seja evitado, foram criadas diversas práticas visando o uso racional destes, sendo a mais importante a prescrição com indicação, dosagem, via de administração e duração adequadas de um esquema terapêutico ou profilático. Essas medidas resultam em maiores taxas de sucesso clínico com menor toxicidade para o paciente e potencial para redução da disseminação de microrganismos multirresistentes.

Pode-se dividir as medidas profiláticas para infecção de germes multirresistentes entre o uso racional de antimicrobianos (**Tabela 94.7**) e orientações gerais (**Tabela 94.8**).

Tabela 94.7. Medidas para o uso racional de antimicrobianos

Terapia de amplo espectro inicial e adequação após resultado de culturas, eliminando associações desnecessárias e reduzindo a exposição dos microrganismos aos antimicrobianos

Associação de antimicrobianos com o objetivo de melhorar a cobertura e aumentar a probabilidade de realizar uma terapia empírica inicial adequada

Otimização das dosagens de acordo com as características individuais de cada paciente e das variáveis farmacodinâmicas

Considerar que a terapia sequencial de conversão parenteral-oral dos antimicrobianos pode reduzir custos assistenciais e o tempo de internação hospitalar

Padronização de antibióticos e práticas restritivas nas prescrições, sendo necessário análise de especialista em infectologia para a liberação e/ou preenchimento de formulário de requisição dos antimicrobianos para a manutenção da terapia

Educação do corpo clínico e conscientização geral da equipe

Tabela 94.8. Cuidados gerais para a prevenção de infecção por bactérias multirresistentes

Higiene das mãos com água e sabão ou com produto alcoólico em todos os momentos relacionados ao contato com pacientes

Vigilância de pacientes colonizados e/ou infectados por microrganismos multirresistentes

Instituição de precauções de contato com pacientes colonizados e/ou infectados por microrganismos multirresistentes.

Sugestão de Leitura

1. Agência Nacional de Vigilância Sanitária – ANVISA. Medidas de prevenção de Infecção Relacionada à Assistência à Saúde (2017).
2. Anderson DJ, Friedman D. Infection prevention: General principles. Uptodate. Jan 30, 2017.
3. Anderson DJ, Harris A, Baron EL. Infection prevention: Precautions for preventing transmission of infection. Uptodate. Nov 28, 2016.
4. Band JD, Gaynes R, Harris A. Prevention of intravascular catheter-related infections. Uptodate. Aug 26, 2016.
5. Climo MW et al. Effect of daily chlorhexidine bathing on hospital-acquired infection. N Engl J Med 368;6 nejm.org, february 7, 2013.
6. Gould CV, Umscheid CA, Agarwal RK, Kuntz G, Pegues DA, Healthcare Infection Control Practices Advisory Committee (HICPAC). Guideline for prevention of cateter associated urinary tract infections 2009. Centers for Disease Control and Prevention (CDC) 2009. Available from: https://www.cdc.gov/hai/pdfs/cautiguideline2009final.pdf.
7. Grabe M, et al. Guidelines on urological infections. European Association of Urology 2012. Available from: http://www.uroweb.org/gls/pdf/17_Urological%20infections_LR%20II.pdf.
8. Klompas M, et al. Strategies to prevent ventilator-associated pneumonia in acute care hospitals: 2014 update. Infection Control and Hospital Epidemiology. August 2014; 35(8):915-36, published by Cambridge University Press on behalf of The Society for Healthcare Epidemiology of America. Available from: http://www.jstor.org/stable/10.1086/677144 (Accessed: 23-05-2017 02:56 UT).
9. Marschall J, et al. Strategies to prevent central line-associated bloodstream infections in acute care hospitals: 2014 update. Infection Control & Hospital Epidemiology. 2014 Sep;35 Suppl 2:S89-107 doi:10.1017/S0899823X00193870.
10. ATS Board of Directors (December 2004), IDSA Guideline Committee (October 2004). Guidelines for the management of adults with hospital-acquired, ventilator-associated, and healthcare-associated pneumonia, 2005. American Thoracic Society and Infectious Diseases Society of America. Am J Respir Crit Care Med. 2005 Feb 15;171(4):388-416; DOI: 10.1164/rccm.200405-644ST. Available from: http://www.thoracic.org/statements/resources/mtpi/guide1-29.pdf.
11. O'Grady NP, et al. Guidelines for the prevention of intravascular catheter-related infections, 2011. Centers for Disease Control and Prevention (CDC) 2011. Available from: https://www.cdc.gov/hicpac/BSI/BSI-guidelines-2011.html
12. Peleg AY, Hooper DC. Hospital-acquired infections due to gram-negative bacteria. N Engl J Med. 2010;362:1804-13.
13. Souza PM. Medidas de prevenção e controle de infecções urinárias hospitalares em hospitais da cidade de São Paulo. Rev Esc Enferm. USP [serial on the Internet]. 1997 Apr [cited 2013 Feb 15]; 31(1): 1-22. Disponível em: http://www.scielo.br/scielo.php?script=sci_arttext&pid=S00806234199700010 0001&lng=en.
14. Sain S, et al. A program to prevent catheter-associated urinary tract infection in acute care. N Engl J Med. 2016; 374:2111-9. DOI: 10.1056/NEJMoa1504906.
15. Torres SB, et al. Centers for disease control and prevention guideline for the prevention of surgical site infection, 2017. JAMA Surg. doi:10.1001/jamasurg.2017.0904. Published online May 3, 2017. http://jamanetwork.com/pdfaccess.ashx?url=/data/journals/surg/0/on 05/11/2017.
16. Veronesi R, Focaccia R. Tratado de infectologia. 5ª ed. Rio de Janeiro: Atheneu, 2015.

Capítulo
95

Manejo de Infecções
por Bactérias Multirresistentes

Ferdinando Lima de Menezes
Ana Cristina Gales

Definição

Infecções relacionadas à assistência à saúde são comumente causadas por bactérias resistentes. Na literatura médica, várias definições têm sido utilizadas para caracterizar os diferentes padrões de resistência e para classificação das bactérias como resistentes a múltiplos antimicrobianos (MDR), ou extensivamente resistentes (XDR), ou pan-resistentes (PDR). Por meio de uma iniciativa conjunta entre o *European Centre for Disease Prevention and Control* (ECDC) e o *Centers for Disease Control and Prevention* (CDC), um grupo de especialistas internacionais estabeleceu uma padronização para classificação dos principais fenótipos de resistência entre as bactérias de maior importância clínica. De acordo com esta padronização, foram classificadas, como:

- **MDR:** Falta de sensibilidade a pelo menos um antibiótico dentre três ou mais classes de antibióticos;
- **XDR:** Falta de sensibilidade a pelo menos um antibiótico dentre todas as classes de antimicrobianos, permanecendo sensível a no máximo duas classes distintas de antimicrobianos;
- **PDR:** Falta de sensibilidade a todos os antibióticos disponíveis clinicamente, ou seja, não há antibióticos aprovados que possuam atividade contra estas cepas.

Para a utilização dessa classificação, é necessário a realização de um antibiograma completo, o qual muitas vezes não é disponível na prática clínica diária. Nessas situações, os profissionais de saúde devem utilizar as definições predeterminadas por cada serviço de controle de infecção hospitalar (SCIH), que frequentemente se baseia na epidemiologia local.

Mecanismos de Resistência

Os principais mecanismos de resistência bacteriana aos antimicrobianos ocorrem por meio da:

1. Produção de enzimas inativadoras de antimicrobianos;
2. Alteração da permeabilidade da célula bacteriana, por meio das alterações das porinas (canais inespecíficos na membrana celular externa pelos quais os antimicrobianos hidrofílicos penetram na célula bacteriana), ou pela hiperexpressão de sistemas de efluxo;
3. Alteração do sítio de ligação dos antimicrobianos: Diminuição da afinidade do antimicrobiano pelo sítio de ação, ou perda do sítio de ligação.

773

Todos esses mecanismos de resistência ocorrem em bactérias gram-positivas e gram-negativas, com exceção da alteração das porinas, que só está presente nas células das bactérias gram-negativas.

Além dos mecanismos de resistência intrínsecos que cada bactéria apresenta, muitos mecanismos podem ser adquiridos por meio da aquisição de elementos genéticos móveis, como integrons, transposons e plasmídeos que podem ser até mesmo transmitidos entre bactérias que pertencem a gêneros distintos. Vários desses mecanismos encontram-se associados a bactérias multirresistentes.

Em bactérias gram-negativas, os fenótipos de resistência de maior importância clínica são:

- A resistência às cefalosporinas de amplo espectro em enterobactérias;
- A resistência aos carbapenêmicos em enterobactérias, *Acinetobacter* sp. e *Pseudomonas aeruginosa*.
- A resistência à polimixina em enterobactérias (*Escherichia coli* e *Klebsiella pneumoniae*).

Em bactérias gram-positivas, a resistência à oxacilina pela alteração da PBP2 e aos glicopeptídeos pela aquisição dos genes *van* em *Staphylococcus* spp. e *Enterococcus* spp., respectivamente, representam os principais fenótipos de resistência. Embora o fenótipo MDR possa ser detectado nessas espécies, o fenótipo XDR é raramente observado, principalmente porque vários antimicrobianos com atividade contra *Staphylococcus* spp. resistentes à oxacilina (ORSA) e *Enterococcus* spp. resistentes aos glicopeptídeos foram recentemente desenvolvidos.

Durante muitos anos, os carbapenêmicos constituíram o principal grupo de antimicrobianos para o tratamento de infecções causadas por bactérias gram-negativas MDR. Antes dos anos 2000, apenas poucos isolados eram considerados resistentes aos carbapenêmicos, principalmente *P. aeruginosa* e *Acinetobacter baumannii,* devido à combinação do aumento da expressão da betalactamase cromossomal AmpC associada à redução de permeabilidade da membrana externa (perda de porinas e/ou hiperexpressão de bombas de efluxo). Nos dias atuais, a resistência aos carbapenêmicos em bactérias gram-negativas decorrente da produção de carbapenemases, incluindo àquelas pertencentes à família *Enterobacteriaceae,* principalmente *K. pneumoniae,* têm-se tornado um sério problema de saúde pública. Mais recentemente, o surgimento de resistência às polimixinas entre as amostras de *K. pneumoniae* produtoras da carbapenemase do tipo KPC tem sido observado, tornando mais difícil ainda o tratamento dessas infecções.

Não é objetivo deste capítulo discutir em detalhes os mecanismos específicos de resistência bacteriana, mas é importante que os profissionais de saúde tenham noções gerais sobre a classificação das betalactamases que é o principal mecanismo de resistência aos betalactâmicos em bactérias gram-negativas, pois dependendo do tipo de betalactamase, a sua produção pode ser induzida na presença de betalactâmicos, sua atividade inibida pelos inibidores de betalactamases convencionais (IBL – ácido clavulânico, tazobactam e sulbactam) e os genes que as codificam transmitidos por elementos genéticos móveis como demonstrado na **Tabela 95.1**.

Fatores de Risco

São fatores de risco para aquisição de bactérias multirresistentes: internação prolongada, pacientes institucionalizados em casas de repouso ou hospitais de longa permanência, uso de antimicrobianos (principalmente cefalosporinas de amplo espectro, quinolonas e/ou car-

Tabela 95.1. Classificação das betalactamases de acordo com o esquema proposto por Ambler (1980): Características gerais

Classe Molecular de Ambler	Classe A		Classe B	Classe C	Classe D	
-	ESBL	Carbapenemases	Metalobetalactamases	AmpC	OXA (ESBL)	OXA-carbapenemases
Sítio ativo	Serina	Serina	Zn^{2+} cofator	Serina	Serina	–
Induzível	Não	Não	Não	Sim	Não	–
Intrínseca/Adquirida	A	A	A (*Acinetobacter* spp., enterobactérias, *P. aeruginosa*)	I (*Morganella* spp, *Yersinia* spp., *Serratia* spp., *Pseudomonas* spp., *P. vulgaris*, *Providencia* spp., *Citrobacter* spp., *E. cloacace*; *Acinetobacter* spp.); A (*K. pneumoniae*)	A	A
Inibição pelos IBLs	Sim	Não	Não	Não	Não	Não
Inibição pelos novos IBLs	Sim	Sim	Não	Sim	Sim	Não
Inibição pelo EDTA, ácido dipicolínico e	Não	Não	Sim	Não	Não	Não

Continua

Continuação

Tabela 95.1. Classificação das betalactamases de acordo com o esquema proposto por Ambler (1980): Características gerais

Classe Molecular de Ambler	Classe A		Classe B	Classe C	Classe D	
-	CTX-M, TEM, PER, SHV, BES, GES	KPC, SME, BKC, GES	IMP, VIM, NDM, SPM-1	AmpC, CMY	OXA-10, -11, -13-17, OXA-19, -21,-28, -35, -36,- 145 e-147	Enterobactérias OXA-48, OXA-370 (A) *P. aeruginosa* OXA-50 (I) *Acinetobacter* spp. OXA-51 (I) OXA-23-27, -58, -72, -143 (A)
Implicação terapêutica	Hidrolisam penicilinas, monobactâmicos e cefalosporinas. Possibilidade de utilização das combinações de IBLs convencionais para tratamento de algumas infecções causadas por ESBL, principalmente de ITUs causadas por *E. coli*	As combinações de betalactâmicos com avibactam e relabactam serão os antimicrobianos de escolha para o tratamento das infecções causadas por isolados produtores dessas carbapenemases. SME é detectada somente em *S. marcescens* resistentes aos carbapenêmicos, mas sensíveis às cefalosporinas de amplo espectro	Resistência a todos betalactâmicos com exceção dos monobactâmicos. Portanto, betalactâmicos não devem ser prescritos para o tratamento de infecções causadas por ESBL	Possibilidade de surgimento de resistência às cefalosporinas de amplo espectro durante o tratamento com betalactâmicos A hiperprodução de AmpC em *Acinetobacter* spp. não é induzível	–	Os novos IBLs têm atividade contra OXA-48 e suas variantes, mas não apresentam boa atividade contra OXA-carbapanenemases presentes em *Acinetobacter* spp.

bapenêmicos), uso de imunossupressores, traumatismo, grandes cirurgias, diabetes melito, câncer, transplante de órgãos, ventilação mecânica, presença de dispositivos médicos invasivos, como cateter venoso ou vesical.

Monoterapia ou Terapia Combinada?

Infecções causadas por bactérias gram-negativas multirresistentes apresentam altas taxas de mortalidade. Em parte, essas altas taxas podem ser explicadas porque acometem pacientes gravemente enfermos, que apresentam múltiplas comorbidades, e/ou idosos. Além disso, poucas opções terapêuticas são disponíveis para tratamento. Tem sido amplamente debatido pela comunidade médica se a terapia combinada seria superior à monoterapia. A terapia combinada tem sido proposta porque aumentaria a chance da terapia antimicrobiana inicial prescrita empiricamente estar adequada, poderia propiciar sinergismo entre os antimicrobianos prescritos, e desfavorecer a seleção de bactérias resistentes. Por outro lado, aumentaria a chance de ocorrência de eventos adversos, como: diarreia associada a *Clostridium difficile*, colonização ou infecção por outras bactérias resistentes e maior incidência de efeitos colaterais, como nefrotoxicidade.

Infelizmente, estudos clínicos, randomizados, controlados e prospectivos ainda não foram concluídos para definir qual o real benefício da terapia combinada. Atualmente, dois estudos clínicos comparando a monoterapia com colistina *versus* colistina associada aos carbapenêmicos para o tratamento de infecções causadas por enterobactérias resistentes aos carbapenêmicos encontram-se em andamento (AIDA, NCT01732250 e NCT01597973). Apesar de não haver uma evidência forte que estabeleça a terapia combinada como regime de escolha, o uso dessa tem sido motivado pela redução da atividade dos antimicrobianos que apresentem boa atividade contra microrganismos produtores de carbapenemases, como: polimixinas, tigeciclina, aminoglicosídeos e fosfomicina; pela seleção de mutantes resistentes quando essas drogas têm sido utilizadas como monoterapia; e da experiência obtida em estudos retrospectivos, ou de coorte prospectivos, não randomizados, que incluíram populações heterogêneas infectadas por enterobactérias produtoras de carbapenemases.

Tzouvelekis *et al.* analisaram estudos clínicos que forneciam informações sobre o tipo de infecção, o tratamento empregado e o desfecho clínico. Os autores relataram que a menor taxa de mortalidade (30,1%) foi observada para infecções urinárias e a maior (38,5%) para a bacteremia primária. A monoterapia foi associada a altas taxas de mortalidade para todos os tipos de infecções. O tratamento com um único agente ativo *in vitro* resultou em taxas de mortalidade não significativamente diferentes daquelas observada em pacientes tratados sem terapia ativa. A terapia combinada com dois ou mais agentes ativos *in vitro* foi superior à monoterapia, proporcionando um benefício claro na sobrevida (taxa de mortalidade, 27,4% *vs.* 38,7%, p < 0,001). Além disso, as combinações que incluíram carbapenêmicos foram os regimes de tratamento mais eficazes que exibiram a menor taxa de mortalidade (18,8%), especialmente quando as MICs de meropenem foram iguais ou inferiores a 16 μg/mL.

Outra estratégia recente é a terapia dupla carbapenêmica que tem como base o uso do ertapenem combinado ao meropenem ou doripenem. A carbapenemase KPC tem alta afinidade pelo ertapenem, que atuaria como um carbapenêmico suicida, dificultando a hidrólise do outro carbapenêmico, que assim estaria livre para atuar.

Não há estudos que comprovem a superioridade do uso de terapia combinada em relação à monoterapia para o tratamento de infecções causadas por *Acinetobacter* spp. e *P. aeruginosa;* porém, a terapia combinada tem sido sugerida por vários autores com o intuito de aumentar a chance da terapia antimicrobiana empírica inicial estar adequada.

Na última recomendação sobre tratamento de pneumonia hospitalar e pneumonia associada à ventilação mecânica (PAV) das sociedades americanas de infectologia e do tórax (IDSA e AST), foi recomendado que, apesar da falta de forte evidência, dois antimicrobianos de distintas classes antimicrobianas com atividade contra *Pseudomonas* spp. sejam prescritos para o tratamento empírico da PAV. Isso deve ser feito em pacientes que apresentem determinados fatores de risco (uso prévio de antimicrobianos nos últimos 90 dias; cinco ou mais dias de hospitalização prévia à ocorrência de PAV; choque séptico no momento do diagnóstico da PAV e diálise para insuficiência renal aguda antes do desenvolvimento de PAV), ou que estejam hospitalizados em unidades de terapia intensiva (UTIs), onde mais de 10% dos isolados gram-negativos são resistentes ao antimicrobiano que está sendo considerado para monoterapia. Essa mesma recomendação é válida para aquelas UTIs onde as taxas locais de sensibilidade antimicrobiana não estão disponíveis.

Tratamento

A rápida prescrição da terapia antimicrobiana inicial adequada é muito importante nos casos de infecções graves porque está relacionada à redução da mortalidade. O esquema empírico inicial deve ser fundamentado nos dados locais de sensibilidade divulgados pelo SCIH de acordo com a topografia de cada infecção.

O esquema terapêutico prescrito empiricamente deve ser reavaliado após 48 horas e/ou quando os resultados das culturas e testes de sensibilidade a antimicrobianos estiverem disponíveis para que possa ser efetuada a adequação do esquema antimicrobiano. O descalonamento de antimicrobianos é fortemente encorajado.

As opções terapêuticas são limitadas e, geralmente, restritas às polimixinas, aos aminoglicosídeos, à fosfomicina (não tem atividade contra *Acinetobacter* spp.), à rifampicina e à tigeciclina (não tem atividade contra *P. aeruginosa*).

Preferencialmente, usar uma combinação de dois antimicrobianos que tenham atividade *in vitro* (sensibilidade no antibiograma) contra o respectivo patógeno.

A monoterapia com antimicrobianos que atinjam concentrações em níveis terapêuticos no sítio infeccioso pode eventualmente ser utilizada em infecções leves, como, por exemplo, infecção urinária baixa não complicada.

Embora a resistência às polimixinas seja crescente entre as amostras de *Klebsiella* spp., as polimixinas constituem o antimicrobiano de escolha porque apresentam a maior porcentagem de sensibilidade *in vitro* contra *Acinetobacter* spp., *Klebsiella* spp. e *P. aeruginosa*.

O esquema posológico deve ser adequado de modo a obter a melhor resposta clínica, com a menor ocorrência de reações adversas e seleção de bactérias resistentes. Dessa maneira, os parâmetros de farmacocinética e farmacodinâmica (pK/pD) devem ser considerados.

Para que o esquema posológico possa ser adequado de acordo com os parâmetros de pK/pD, a determinação da concentração inibitória mínima (CIM), ou seja a menor concentração de antimicrobiano que inibe o crescimento *in vitro* de um respectivo patógeno, é de fundamental importância. Lembrar que os métodos automatizados de sensibilidade não determinam a CIM, mas calculam indiretamente esse valor, ou o intervalo no qual ele se situa.

Polimixina B e colistina (polimixina E) são os únicos representantes disponíveis da classe das polimixinas. Esses dois compostos têm estrutura química, espectro de atividade, potência *in vitro*, mecanismo de ação, e resistência muitíssimos semelhantes, mas variam quanto às suas propriedades farmacocinéticas. Polimixina B é administrada na sua forma ativa (sulfato de polimixina B), enquanto a colistina é administrada como um pró-fármaco (colistimetato – CMS). Dessa maneira, a dose de ataque é mandatória para colistina, enquanto é recomendada para polimixina B. A dose de manutenção deve ser dada 24 horas após a dose de ataque. O CMS tem metabolismo renal, dessa maneira, a concentração de CMS é dependente da função renal e deve ter a sua dosagem corrigida em pacientes com insuficiência renal. A diminuição da função renal resulta em diminuição da eliminação de CMS, o que leva a quantidades aumentadas de CMS disponíveis no corpo para conversão em colistina e, assim, concentrações plasmáticas mais elevadas de colistina. Por outro lado, a polimixina B não é eliminada pela urina, não sendo necessária a sua correção na insuficiência renal.

Ao prescrever CMS, o cálculo da dose deve ser baseada no peso corporal ideal ou no peso real, o que for menor. Os clínicos devem prestar atenção especial às unidades de dosagem. Dependendo do país e da formulação, a dosagem de CMS pode ser expressa em miligramas de "atividade de base de colistina" (CBA), Unidades Internacionais (UI) ou, menos frequentemente, em miligramas do próprio CMS. Para conversão, 30 mg de CBA é equivalente a aproximadamente 1 milhão de UI de CMS ou aproximadamente 80 mg do produto químico CMS.

Os aminoglicosídeos apresentam uma resposta bactericida dose-dependente e efeito pós-antibiótico prolongado. A administração de uma única dose diária de aminoglicosídeos está relacionada a maior concentração sérica e redução do risco de eventos adversos, como ototoxicidade e nefrotoxicidade. O principal mecanismo de resistência aos aminoglicosídeos é a produção de enzimas modificadoras de aminoglicosídeos (AMEs). Quando a resistência for causada pela produção de uma ou mais AMEs, é possível que ainda haja sensibilidade *in vitro* a algum aminoglicosídeo, ou se houver resistência a esses, que a plazomicina, um novo aminoglicosídeo, mantenha a atividade contra esses patógenos. Por outro lado, se houver a produção de metilases ou metiltransferases, como já foi relatado entre amostras de *K. pneumoniae* produtoras de KPC-2 e NDM-1 no Brasil, nem mesmos os novos aminoglicosídeos reterão atividade *in vitro* contra esses patógenos.

A tigeciclina geralmente apresenta atividade *in vitro* contra amostras de enterobactérias e *Acinetobacter* spp. resistentes aos carbapenêmicos. Devido às suas propriedades farmacocinéticas, esse antimicrobiano apresenta baixas concentrações séricas e urinárias, mas apresenta um excelente volume de distribuição, apresentando altas concentrações intracelulares. Além disso, o principal mecanismo de resistência às glicilciclinas é a sua ejeção da célula bacteriana pelos sistemas de efluxo presentes no cromossomo bacteriano, que podem aumentar a sua expressão na presença de tigeciclina.

Apesar desses fatos, do aumento da mortalidade relatada relacionada ao uso de tigeciclina e da maior chance de ocorrência de eventos adversos, como náuseas e vômitos, altas doses de tigeciclina (200 a 400 mg/dia) têm sido recomendadas para o tratamento de infecções por enterobactérias resistentes aos carbapenêmicos. Habitualmente, o esquema de 200 mg de dose de ataque seguido de 100 mg a cada doze horas tem sido empregado no tratamento das infecções por cepas produtoras de KPC, principalmente para aquelas cepas que tem CIM $\geq$ 1 µg/mL. Apesar da alta porcentagem de sensibilidade *in vitro* contra amostras de *Acinetobacter* spp., tigeciclina não tem sido recomendada para o tratamento das infecções causadas por esse patógeno devido a relatos de falha terapêutica.

Aztreonam é o único betalactâmico que não é hidrolisado pelas metalobetalactamases. No entanto, o seu uso terapêutico é limitado porque as amostras produtoras de MBL, geralmente, também são produtoras de ESBLs.

A fosfomicina e os betalactâmicos inibem a síntese de peptideoglicano, mas em etapas distintas. A fosfomicina dissódica (forma endovenosa) tem sido empregada com sucesso no tratamento de infecções por enterobactérias ou *P. aeruginosa* resistentes a carbapenêmicos, quando associada a outros antimicrobianos, já que a monoterapia com fosfomicina é associada ao rápido surgimento de resistência. No Brasil, somente a apresentação oral de fosfomicina (fosfomicina trometamol) é disponível clinicamente. Esse composto tem sido empregado no tratamento da infecção urinária baixa, pois atinge rapidamente altas concentrações nesse sítio.

Para pacientes com PAV por bacilos gram-negativos sensíveis apenas os aminoglicosídeos ou as polimixinas, a terapia inalatória associada ao uso sistêmico de um desses antibióticos tem sido endossada pelas sociedades americanas de infectologia e do tórax (IDSA e AST). É razoável considerar o uso da terapia inalatória como tratamento naqueles pacientes que não responderam a terapia endovenosa, independentemente do patógeno ser ou não MDR.

Todos os pacientes colonizados ou infectados por organismos multirresistentes devem ser colocados em isolamento de contato. A higiene das mãos, a redução do uso de dispositivos invasivos e o uso adequado de antimicrobianos auxiliam na redução da transmissibilidade (**Tabela 95.2**).

Novos Antimicrobianos: Perspectivas

Ceftazidima/avibactam (CAZ/AVI) é uma nova combinação de inibidor de betalactamase com betalactâmico aprovada para uso clínico nos EUA no início de 2015 e na Europa em junho de 2016. Esse composto foi aprovado para o tratamento de infecções intra-abdominais e urinárias complicadas em pacientes com opções de tratamento limitadas ou inexistentes. Na Europa, também foi aprovado para o tratamento de pneumonia hospitalar. O avibactam inibe ESBL, betalactamases AmpC, carbapenemases de classe A (KPC, SME) e algumas carbapenemases de classe D (OXA-48), mas não MBL. Esse composto representará uma das principais opções terapêuticas para o tratamento de infecções causadas por enterobactérias produtoras de KPC. Existe ainda uma grande discussão se essa associação deveria ser prescrita como monoterapia ou em combinação com outros antimicrobianos e o seu uso livre ou restrito a casos específicos. Outras associações de betalactâmicos com avibactam encontram-se em diferentes fases de desenvolvimento. As mais promissoras seriam as associações a ceftarolina ou aztreonam porque ampliariam a cobertura para ORSA e isolados produtores de MBL, respectivamente.

Outros inibidores de betalactamases pertencentes à mesma classe do avibactam, como relebactam e vaborbactam foram associados ao imipenem e ao meropenem, respectivamente e encontram-se em fase 3 de estudo. Esses compostos irão variar em relação ao avibactam quanto à potência antimicrobiana *in vitro*, mas apresentarão o mesmo espectro de ação. Infelizmente, nenhum deles apresenta atividade contra isolados produtores de MBL e/ou *Acinetobacter* spp. produtor de OXA-carbapenemases.

Ceftolozana/Tazobactam é a associação de uma nova cefalosporina com o inibidor da betalactamase, tazobactam. Foi aprovada para uso nos EUA e na Europa, respectivamente, em dezembro de 2014 e setembro de 2015, para o tratamento de infecções complicadas do trato urinário e intra-abdominais. A estrutura química do ceftolozana é semelhante àquela apresentada pela ceftazidima, com exceção de uma cadeia lateral modificada na posição 3 do núcleo cefem, o que confere uma potente atividade contra *Pseudomonas* spp. O ceftolozana exibe atividade contra bacilos gram-negativos, incluindo aqueles produtores de betalactamases de espectro restrito, mas, semelhante às outras cefalosporinas, como ceftazidima e ceftriaxona, não apresenta atividade contra ESBLs e carbapenemases. A adição de tazobactam amplia a atividade do ceftolozana contra isolados produtores de ESBL bem como algumas espécies anaeróbias. O ceftolozana apresenta potente atividade *in vitro* contra *P. aeruginosa*, resistentes à piperacilina/tazobactam, à ceftazidima e aos carbapenêmicos por mecanismos de resistên-

Tabela 95.2. Características dos principais antimicrobianos empregados no tratamento de bactérias MDR

Antibiótico	Mecanismo de ação	Posologia habitual	Dose otimizada	Ajuste para função renal ClCr – Dose	Possíveis efeitos colaterais
Meropenem	Inibe a síntese da parede celular	1 g IV em 30 min 8/8 horas	2 g IV 8/8 horas, infundir em 3 horas	> 50 – 2 g 8/8 horas 50-26 – 1 g 8/8 horas 25-10 – 1 g 12/12 horas ≤10 – 1g 24/24 horas HD – 1 g 24/24 horas	Flebite, hipersensibilidade, gastrointestinal, neutropenia, convulsões
Ertapenem	Inibe a síntese da parede celular	1g IV em 30 min ou IM 24/24 horas	–	>30 – Sem ajuste ≤30 – 500 mg 24/24 horas	Gastrointestinal, hipersensibilidade, flebite, elevação das enzimas hepáticas, febre, convulsões
Colistina (Dose de ataque é obrigatória)	Altera permeabilidade de membrana	Ataque: 5 mg/kg CBA IV Manutenção: 1,7 mg/kg CBA IV 8/8 horas	100 mg CBA IV 8/8 horas	>40 – Sem ajuste 40-20 – 75% dose 19-10 – 50% dose ≤10–50 mg CBA 12/12 horas	Nefrotoxicidade, neurotoxicidade, bloqueio neuromuscular
Polimixina B (Dose de ataque recomendada)	Altera a permeabilidade de membrana	Ataque: 20 a 25 mil U/kg IV Manutenção: 15 a 25 mil U/kg IV Divididas em duas doses	30 mil UI/kg IV divididos em duas doses	Sem ajuste	Nefrotoxicidade, neurotoxicidade Bloqueio neuromuscular
Gentamicina	Inibe subunidade 30S ribossomal	5 mg/kg/dia IV dose única	7 a 10 mg/kg IV	>60 – Sem ajuste 60-40 – 1,7 mg/kg 12/12 horas 40-20 – 1,7 mg/kg 24/24 horas ≤20 – Dosar nível sérico	Nefrotoxicidade, ototoxicidade
Tobramicina	Inibe subunidade 30S ribossomal	5 mg/kg/dia IV dose única	7 a 10 mg/kg IV	>60 – Sem ajuste 60-40 – 1,7 mg/kg 12/12 horas 40-20 – 1,7 mg/kg 24/24 horas ≤20 – Dosar nível sérico	Nefrotoxicidade, ototoxicidade

Continua

Continuação

Tabela 95.2. Características dos principais antimicrobianos empregados no tratamento de bactérias MDR

Antibiótico	Mecanismo de ação	Posologia habitual	Dose otimizada	Ajuste para função renal ClCr – Dose	Possíveis efeitos colaterais
Amicacina	Inibe subunidade 30S ribossomal	15 mg/kg IV 8/8 horas	30 mg/kg/dia IV Dose única	>60 – Sem ajuste 60-40 – 5 mg/kg 12/12 horas 40-20 – 5 mg/kg 24/24 horas ≤20 – Dosar nível sérico	Nefrotoxicidade, ototoxicidade
Tigeciclina	Inibe subunidade 30S ribossomal	Ataque: 100 mg IV Manutenção: 50 mg IV 12/12 horas	Ataque: 200 mg IV Manutenção: 100 mg IV 12/12 horas	Sem ajuste	Náuseas, vômito, diarreia
Fosfomicina Trometamol	Inibe a síntese da parede celular	3 g VO Dose única	3 g VO a cada 2 a 3 dias	>50 – Sem ajuste ≤50 – 5,6 g 72/72 horas	Gastrointestinais, cefaleia, náusea, tontura
Fosfomicina Dissódica (Não disponível no Brasil)	Inibe a síntese da parede celular	4 g IV 8/8 horas	6 g IV 6/6 horas	>40 – Sem ajuste 40-30 – 70% dose 30-20 – 60% dose 20-10 – 40% dose ≤10 – 2 g 48/48 horas	Gastrointestinais, cefaleia, náusea, tontura
Aztreonam	Inibe a síntese da parede celular	1 g IV 8/8 horas	2 g IV 8/8 horas Infundir em 4 horas	>30 – Sem ajuste 30-10 – 1 g 12/12 horas ≤10 – 1 g 24/24 horas	Gastrointestinais, eleva enzimas hepáticas, hipersensibilidade
Rifampicina	Inibe síntese de RNA	10 mg/kg/dia IV ou VO (dose máxima 600 mg)	10 mg/kg IV ou VO 12/12 horas (600 mg 12/12 horas)	Sem ajuste	Hepatite, irritação gástrica, síndrome pseudogripal, hipersensibilidade
Ampicilina + Sulbactam	Inibe a síntese da parede celular	1,5 g IV 6/6 horas	12 g IV 6/6 horas Infundir em 4 horas	>30 – Sem ajuste 30-15 – 3 g 12/12 horas ≤15 – 3 g 24/24 horas	Diarreia, eleva enzimas hepáticas, hiperbilirrubinemia, anemia, eosinofilia, trombocitopenia

cia, tais como: hiperexpressão de sistemas de efluxo, hiperprodução de AmpC, alteração nas porinas e/ou proteínas ligadoras de carbapenemases. Porém, não apresenta atividade contra enterobactérias ou *P. aeruginosa,* amostras produtoras de carbapenemases.

A plazomicina é um novo aminoglicosídeo sinteticamente derivado de sisomicina que atualmente encontra-se em estudos de fase 3 para o tratamento de infecções de corrente sanguínea e pneumonia por enterobactérias resistentes a carbapenêmicos e para tratamento de infecções urinárias complicadas. A plazomicina inibe a síntese de proteínas bacterianas e exibe atividade bactericida dose-dependente como os outros aminoglicosídeos. A plazomicina demonstra atividade contra bactérias gram-negativas e gram-positivas, incluindo os isolados resistentes à amicacina e à gentamicina pela produção de AMEs. No entanto, tal como os aminoglicosídeos mais antigos, a plazomicina não é ativa contra os isolados bacterianos que produzem metiltransferases ribossômicas que alteram o sítio de ação ribossomal dos aminoglicosídeos. Foi apresentado que a plazomicina demonstra atividade *in vitro* sinérgica quando combinada à daptomicina contra amostras de ORSA e, contra *P. aeruginosa*, quando combinada à cefepima, ao doripenem, ao imipenem ou à piperacilina/tazobactam.

A eravaciclina é um antimicrobiano estruturalmente semelhante à tigeciclina, que como as outras tetraciclinas inibe a síntese de proteínas bacterianas ao se ligar à subunidade ribossomal 30S. A eravaciclina demonstra atividade antimicrobiana de amplo espectro contra bactérias gram-positivas, gram-negativas e anaeróbicas, com exceção de *P. aeruginosa*. Esse composto é mais potente que a tigeciclina contra cocos gram-positivos e bacilos gram-negativos. Os estudos de fase 3 para o tratamento de infecções urinárias e intra-abdominais complicadas foram finalizados. Eravaciclina possui apresentação intravenosa e oral que pode oferecer uma alternativa para o tratamento de pacientes com infecções graves, particularmente aqueles causados por patógenos gram-negativos multirresistentes.

Sugestão de Leitura

1. Kalil AC, et al. Management of adults with hospital-acquired and ventilator-associated Pneumonia: 2016 Clinical Practice Guidelines by the Infectious Diseases Society of America and the American Thoracic Society. Clin Infect Dis. 2016 Sep 1;63(5):e61-e111.

2. Magiorakos AP, et al. Multidrug-resistant, extensively drug-resistant and pandrug-resistant bacteria: an international expert proposal for interim standard definitions for acquired resistance. Clinical Microbiology and Infection. 2012 Mar;18(3):268-81. doi: 10.1111/j.1469-0691.2011.03570.x.

3. Morrill HJ, Pogue JM, Kaye KS, LaPlante KL. Treatment options for carbapenem-resistant enterobacteriaceae infections. Open Forum Infect Dis. 2015 May 5;2(2):ofv050. doi: 10.1093/ofid/ofv050.

4. Perez F, et al. Treatment options for infections caused by carbapenem-resistant Enterobacteriaceae: can we apply "precision medicine" to antimicrobial chemotherapy? Expert Opin Pharmacother. 2016 Apr; 17(6): 761–781. Informa Healthcare. <http://dx.doi.org/10.1517/14656566.2016.1145658>.

5. Quale J, et al. Overview of carbapenemase-producing gram-negative bacilli. 2016. Section Editor: Hooper DC;Deputy Editor: Bloom A.. Disponível em: <https://www.uptodate.com/contents/overview-of-carbapenemase-producing-gram-negative-bacilli>. Acesso em: 12 ago. 2016.

6. Rodríguez-Baño J, et al. Diagnosis and antimicrobial treatment of invasive infections due to multidrug-resistant Enterobacteriaceae. Guidelines of the Spanish Society of Infectious Diseases and Clinical Microbiology. Enferm Infecc Microbiol Clin. 2015 May;33(5):337.e1-337.e21. doi: 10.1016/j.eimc.2014.11.009.

7. Tzouvelekis LS, et al. Treating infections caused by carbapenemase-producing Enterobacteriaceae. Clin Microbiol Infect. 2014 Sep;20(9):862-72. Elsevier BV. <http://dx.doi.org/10.1111/1469-0691.12697>.

8. Zavascki AP, Bulitta JB, Landersdorfer CB. Combination therapy for carbapenem-resistant Gram-negative bacteria. Expert Rev Anti Infect Ther. 2013 Dec;11(12):1333-53. doi: 10.1586/14787210.2013.845523. Epub 2013 Nov 6.

Uso de Antimicrobianos no Ambiente Hospitalar: Como Melhorar esta Prática?

Capítulo 96

Ferdinando Lima de Menezes
Ana Cristina Gales

Introdução

A resistência bacteriana a múltiplos antimicrobianos tem sido reconhecida mundialmente como um grave problema de saúde pública. O Fórum Econômico Mundial de Davos (2013) reconheceu que a resistência bacteriana e as mudanças climáticas constituem as principais ameaças à sobrevivência da raça humana na Terra. Embora a prescrição de antimicrobianos tenha exercido um impacto positivo na expectativa de vida, pois reduziu a mortalidade de vários tipos de infecções bacterianas, o seu uso, quer seja adequado, quer seja inadequado, exerce pressão seletiva sobre a população bacteriana e tem favorecido a seleção e o crescimento de bactérias resistentes. Em regiões geográficas com maior taxa de prescrição de antibióticos de amplo espectro, as taxas de doença pneumocócica multirresistente são mais elevadas, por exemplo.

Além disso, o uso excessivo de antibióticos pode também elevar o custo e a incidência de efeitos adversos, que podem variar desde reações leves até reações graves, como síndrome de Stevens-Johnson, anafilaxia, ou morte súbita cardíaca. Nos Estados Unidos, foi estimado que 29.300 mortes e US $ 1 bilhão em custos médicos extras anuais ocorreram em consequência à diarreia associada ao uso de antimicrobianos por *Clostridium difficile*.

Embora o maior consumo de antimicrobiano ocorra no setor agropecuário, a redução do consumo de antimicrobianos neste setor não depende dos profissionais de saúde envolvidos no tratamento de pacientes humanos. A nós, profissionais de saúde, cabe atuar na redução da prescrição inapropriada de antimicrobianos nos hospitais e outros serviços de saúde ambulatoriais. O objetivo deste capítulo é brevemente discutir como a prescrição de antimicrobianos pode ser aprimorada no ambiente hospitalar.

Primeiro, devemos lembrar que o uso de antimicrobianos é considerado adequado quando o antimicrobiano que apresenta atividade contra o patógeno em questão foi prescrito no momento considerado adequado, no regime correto e pelo período apropriado. Infelizmente, estudos têm demonstrado que 20 a 50% dos antimicrobianos prescritos no ambiente hospitalar são considerados inapropriados ou desnecessários.

Outros autores ainda chamam atenção do uso de antimicrobianos considerado inadequado na medicina humana, por meio da citação da regra dos 30, segundo a qual:

- 30% de todos os pacientes hospitalizados recebem antibióticos durante algum período da internação hospitalar;
- Mais de 30% dos antibióticos prescritos ambulatorialmente são inadequados;
- Aproximadamente 30% da profilaxia antimicrobiana em cirurgias é inadequada;

- Aproximadamente 30% do custo da farmácia hospitalar decorre do uso de antibióticos;
- 10 a 30% do gasto em medicações pode ser reduzido ao se instalar um programa de administração adequada de antimicrobianos.

Como Melhorar a Prescrição de Antimicrobianos?

Na literatura inglesa, o conjunto de atividades e regras criadas para promover o uso adequado de antimicrobianos tem sido denominado *Antimicrobial Stewardship Program*. No dia a dia, muitas vezes utilizamos o termo em inglês porque não há uma tradução para o português amplamente aceita, já que este termo tem sido traduzido de várias maneiras, como: "Programa de Uso Racional de Antimicrobianos", ou "Programa de Gestão Antimicrobiana", ou ainda "Programa de Administração Adequada de Antimicrobianos". Independentemente da designação que recebe, o importante é que cada instituição de saúde implemente o seu programa. No Brasil, muitas vezes, este programa está sob a responsabilidade direta dos serviços de controle de infecção hospitalar (SCIH), mas internacionalmente tem sido sugerido que ele deveria ser um grupo autônomo, multiprofissional, constituído por infectologista, farmacêutico clínico, microbiologista, técnico de informática, epidemiologista hospitalar e um membro do SCIH.

Os principais objetivos do Programa de Uso Racional de Antimicrobianos é otimizar os desfechos clínicos dos pacientes, minimizando as consequências não intencionais do uso de antimicrobianos, como toxicidade, seleção de organismos patogênicos (p. ex.: *Clostridium difficile* produtores de toxinas) e surgimento de resistência antimicrobiana, como ilustrado na **Figura 96.1**. O manejo adequado tem como objetivo otimizar o uso de antimicrobianos, isso não significa a utilização apenas de medidas de restrição ao uso como muitos acreditam, mas a avaliação da indicação, do momento de introdução, da posologia e do tempo de tratamento, além da adequação após a disponibilização dos resultados microbiológicos.

O Programa de Uso Racional de Antimicrobianos deve ser composto por pessoas com expertise em antimicrobianos, que sejam proativas e tenham liderança para desempenhar ações que promovam o uso adequado de antimicrobiano como ilustrado resumidamente na **Figura 96.2**. É importante que relatórios sejam elaborados e divulgados para todos profissionais de saúde. Dessa maneira, ações educativas podem ser planejadas e executadas. As principais medidas a serem implementadas e executadas pelos Programas de Uso Racional de Antimicrobiano estão demonstradas na **Figura 96.3**.

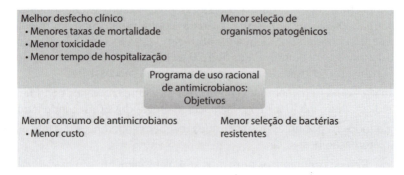

Figura 96.1 – Principais objetivos a serem atingidos pelo Programa de Uso Racional de Antimicrobianos.

Capítulo 96 – Uso de Antimicrobianos no Ambiente Hospitalar: Como Melhorar esta Prática?

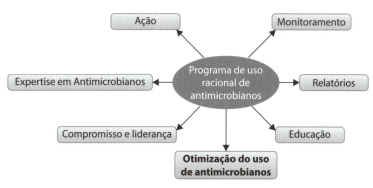

Figura 96.2 – Papel que o Programa de Uso Racional de Antimicrobianos deve desempenhar.

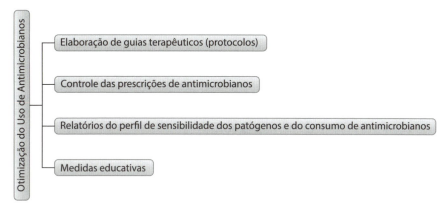

Figura 96.3 – Principais medidas a serem implementadas e executadas pelos Programas de Uso Racional de Antimicrobianos.

Ao prescrever um antimicrobiano com finalidade terapêutica, lembre-se:

1. O uso empírico de antimicrobiano se baseia no tratamento do foco infeccioso (agentes etiológicos mais prováveis, modo de aquisição, na epidemiologia local – perfil de sensibilidade a antimicrobianos local, frequência de bactérias multirresistentes); nos fatores do hospedeiro (idade, *status* imune, doenças de base, condições nutricionais e metabólicas, histórico de alergias etc.), e nas características do antimicrobiano prescrito (espectro de ação, propriedades farmacocinéticas e farmacodinâmicas etc.). Também devem ser levados em consideração a gravidade do quadro clínico e os fatores de risco para aquisição de microrganismos resistentes.

2. Não tenha vergonha de pedir auxílio a um especialista para prescrever o regime antimicrobiano mais adequado, ou interpretar um exame microbiológico.

3. Em casos graves, como pacientes com sepse, a terapia antimicrobiana deve ser instituída o mais rapidamente possível; logo após a coleta dos exames microbiológicos, pois a mortalidade dos pacientes aumenta a cada hora de atraso na introdução da terapia antimicrobiana.

4. A identificação do agente etiológico é essencial para adequar o tratamento, levando à redução dos custos e à diminuição do tempo de internação. Dessa maneira, é importante

a coleta de exames microbiológicos. Em infecções graves, dois pares de hemoculturas, além da cultura do foco suspeito (urina, líquido cefalorraquiano (LCR), secreção respiratória ou outros fluidos corporais) devem ser coletados.

5. Tratar a infecção, mas não a colonização. A descolonização de sítios corpóreos colonizados por bactérias resistentes é indicada somente em situações especiais.

6. Prescrever o antimicrobiano na dose correta, levando em consideração suas propriedades farmacocinéticas e farmacodinâmicas e a biotransformação e a eliminação deste antimicrobiano pelo organismo do paciente. Prestar atenção se é necessário corrigir a dose. Também devem ser levada em consideração a interação medicamentosa que estes antimicrobianos podem apresentar com as medicações em uso pelo paciente.

7. O tratamento empírico deve ser baseado em guias terapêuticos elaborados por cada instituição de saúde e devem ser atualizados frequentemente. Para elaboração desses guias, é importante que os agentes etiológicos tenham sido isolados e os seus perfis de sensibilidade a antimicrobianos determinados por técnicas confiáveis.

8. Não esquecer de anotar no prontuário do paciente por que o antimicrobiano foi prescrito e qual será o tempo total de tratamento. O tempo de tratamento dos vários tipos de infecção foram inicialmente estabelecidos pela experiência clínica acumulada de modo a evitar a recaída ou recidiva da doença. Evidências científicas atuais indicam que o tempo de tratamento da maioria das infecções pode ser bem menor do que previamente sugerido como demonstrado na **Tabela 96.1**.

9. Infecções comunitárias causadas por patógenos sensíveis geralmente podem ser tratadas com monoterapia.

10. Reacessar a terapia empírica antimicrobiana 24 a 48 horas após a sua introdução. Caso não seja confirmada a suspeita de infecção bacteriana, suspender imediatamente a terapia antimicrobiana.

11. Reavalie a terapia antimicrobiana assim que os resultados microbiológicos estiverem disponíveis. Descalone para antimicrobianos de menor espectro de atividade, se possível.

12. Proteína C-reativa (PCR) e a procalcitonina são proteínas de fase aguda relacionada à sepse mais estudadas e produzidas no fígado e nas células tireoidianas, respectivamente, que se elevam mediante estímulos por citocinas inflamatórias. Vários serviços de saúde

Tabela 96.1. Recomendação do tempo de terapia antimicrobiana	
Tipo de Infecção	Tempo Recomendado de Terapia (dias)
Pneumonia:	
• Comunitária	5
• Nosocomial (inclusive PAV)	8
Infecção de pele e partes moles	5
Infecção urinária:	
• Cistite	3 a 5
• Pielonefrite	5 a 14
• Associada ao cateter urinário	7
Infecção corrente sanguínea	14
Infecção intra-abdominal (foco infeccioso removido)	5 a 7
Profilaxia cirúrgica	Dose única (preferencial; na indução anestésica)

utilizam os valores de procalcitonina normais para o descalonamento ou suspensão do tratamento antimicrobiano, principalmente em pacientes com pneumonia.

13. Sempre que possível troque a terapia antimicrobiana por via parenteral para via oral.

Prevenção de doenças infecciosas

O Programa de Uso Racional de Antimicrobianos tem uma interface importante com o Programa de Controle de Infecções Relacionadas à Assistência à saúde (**Figura 96.4**). A menor aquisição de infecções relacionadas à assistência à saúde (IRAS) levará consequentemente à menor necessidade de uso de antimicrobianos, menor pressão seletiva de bactérias resistentes e, principalmente, ao melhor desfecho clínico.

Todas as medidas que previnem a aquisição de IRAS, incluindo atitudes simples, como a higienização das mãos, são essenciais para redução e controle da transmissão de patógenos entre pacientes. A higienização das mãos é uma das medidas mais simples, baratas e eficazes na redução da transmissão de bactérias resistentes ou não. Na **Figura 96.5** estão ilustrados os cinco momentos nos quais este procedimento deve ser realizado.

Uma das principais medidas de intervenção para o controle e a prevenção de doenças é a imunização, que pode ser adquirida de maneira passiva ou ativa por meio da vacinação. É importante que, ao receber a alta hospitalar, não se perca a oportunidade de verificar a carteira de imunização de cada paciente, de modo a garantir que o paciente receba o esquema vacinal recomendado para sua faixa etária de acordo com as suas condições clínicas. Por exemplo, pacientes acima de 60 anos recentemente hospitalizados por pneumonia devem ser encaminhados para receber vacina antipneumocócica.

Os calendários vacinais de acordo com a faixa etária e aquele recomendado para populações especiais estão disponíveis gratuitamente para consulta no site da Sociedade Brasileira de Imunologia (http://sbim.org.br/calendarios-de-vacinacao).

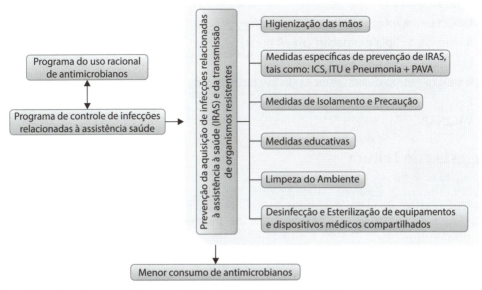

Figura 96.4 – Interface entre o Programa de Uso de Antimicrobianos e o SCIH.
ICS: infecção corrente sanguínea associada a cateter venoso central; ITU: infecção do trato urinário associada à cateterização vesical; PAV: pneumonia associada à ventilação mecânica.

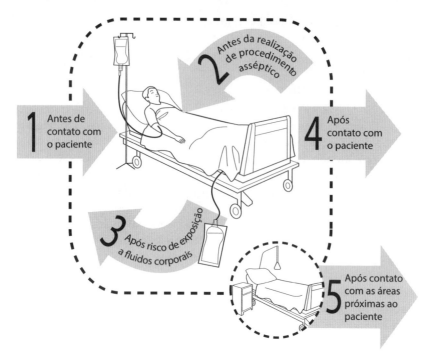

Figura 96.5 – Os cinco momentos para higienização das mãos (http://www.anvisa.gov.br/hotsite/higienizesuasmaos/produtos/5momentosA3.pdf).

A seguir, encontra-se uma regra mnemônica criada como sugestão ao leitor para memorizar os principais pontos a serem considerados para a adequação da terapia antimicrobiana:

A antibioticoterapia inicial empírica

D dose correta

E exames microbiológicos

R reavaliar terapia e espectro em 48 horas

I via Intravenosa para Oral

R reduzir tempo de antibiótico quando possível

E

VACINAR

Sugestão de Leitura

1. Antibiotic Resistance Threats in United States, CDC, 2013. Acessado em 01/04/2014. Disponível em: http://www.cdc.gov/drugresistance/threat-report-2013/.
2. Barlam TF, et al. Implementing an antibiotic stewardship program: guidelines by the Infectious Diseases Society of America and the Society for Healthcare Epidemiology of America. Clinical Infectious Diseases, [s.l.], v. 62, n. 10, p.51-77, 13 abr. 2016. Oxford University Press (OUP). http://dx.doi.org/10.1093/cid/ciw118.
3. CDC. Core elements of hospital antibiotic stewardship programs. Atlanta, GA: US Department of Health and Human Services, CDC; 2014. Available at http://www.cdc.gov/getsmart/healthcare/ implementation/core-elements.html.
4. Demicheli V, Jefferson T, Rivetti D, Deeks J. Prevention and early treatment of influenza in healthy adults. Vaccine 2000;18:957-1030.

5. Gomes L. Fatores de risco e medidas profiláticas nas pneumonias adquiridas na comunidade. Jornal de Pneumologia, [s.l.], v. 27, n. 2, p.97-114, mar. 2001. FapUNIFESP (SciELO). http://dx.doi.org/10.1590/s0102-35862001000200008.

6. Hicks LA, Chien YW, Taylor TH Jr, Haber M, Klugman KP; Active Bacterial Core Surveillance (ABCs) Team. Outpatient antibiotic prescribing and nonsusceptible Streptococcus pneumoniae in the United States, 1996–2003. Clin Infect Dis. 2011;53:631-9.

7. Lessa FC, Mu Y, Bamberg WM, Beldavs ZG, Dumyati GK, Dunn JR, et al. Burden of Clostridium difficile infection in the United States. N Engl J Med. 2015;372:825-34.

8. Nathwani D, Sneddon J. (2016). Practical Guide to Antimicrobial Stewardship in Hospitals. [Booklet] Center of Disease Control and Prevention.

9. Pulia M, Redwood R, Sharp B. Antimicrobial stewardship in the management of sepsis. Emergency Medicine Clinics Of North America, [s.l.], v. 35, n. 1, p.199-217, fev. 2017. Elsevier BV. http://dx.doi.org/10.1016/j.emc.2016.09.007.

10. US Dept of Health and Human Services. Prevention of pneumococcal disease. Recommendations of the Advisory Committee on Immunization Practices (ACIP). MMWR Morb Mortal Wkly Rep 1997;46(RR-8):1-24.

11. With K, Allerberger F, Amann S, Apfalter P, Brodt H-R, Eckmanns T, et al. Strategies to enhance rational use of antibiotics in hospital: a guideline by the German Society for Infectious Diseases. Infection. 2016 Apr 11. Disponível em: DOI: 10.1007/s15010-016-0885-z.

12. World Economic Forum. Global Risks 2013 – Eighth Edition. Geneva, Suíça, 2013. Disponível em: http://www3.weforum.org/docs/WEF_GlobalRisks_Report_2013.pdf.

SEÇÃO
11

PERIOPERATÓRIO

Antibioticoprofilaxia Cirúrgica

Capítulo

97

Larissa Simão Gandolpho
João Antonio Gonçalves Garreta Prats

Introdução

A infecção de sítio cirúrgico (ISC) se estabelece após a proliferação bacteriana na região manipulada e pode ser oriunda da pele, do ambiente externo (pela quebra de técnica asséptica), de infecção local prévia ou de infecção à distância que atinge o sítio cirúrgico através da corrente sanguínea. Por conseguinte, o desenvolvimento da infecção estará relacionado ao grau de contaminação (**Tabela 97.1**), aos fatores de risco aos quais o paciente está exposto (**Tabela 97.2**) e aos seus mecanismos de defesa locais e sistêmicos.

O antibiótico utilizado para prevenir a ISC tem a finalidade de inibir o crescimento de microrganismos contaminantes durante o procedimento cirúrgico, na ausência de um processo infeccioso estabelecido. No entanto, é importante salientar que a profilaxia não está indicada em todos os procedimentos cirúrgicos. Ela se restringe às cirurgias potencialmente contaminadas, às contaminadas e em algumas cirurgias limpas (p. ex.: neurocirurgias, cirurgia cardíaca ou que envolva a colocação de próteses). Já nas cirurgias infectadas, são utilizados antibióticos com objetivo terapêutico, e não mais profilático.

Em virtude de boa parcela dos antimicrobianos utilizados em pacientes internados decorrer da antibioticoprofilaxia cirúrgica, deve-se levar em consideração alguns cuidados associados ao seu uso para reduzir o uso desnecessário, a duração e o custo das hospitalizações, os efeitos adversos e a indução de resistência antimicrobiana (**Tabela 97.3**).

Tabela 97.1. Classificação de procedimentos cirúrgicos conforme potencial de contaminação	
Cirurgia	Características
Limpa	Feridas operatórias em sítios não infectados, nos quais não há sinais inflamatórios ou de penetração dos tratos respiratórios. São fechadas primariamente e, se necessário, drenadas com sistema fechado.
Potencialmente contaminada	Há penetração dos tratos respiratório, digestivo, genital ou urinário, sob condições controladas e sem contaminação não usual. Especificamente, procedimentos que envolvem a árvore biliar, o apêndice, a vagina e orofaringe também são incluídas nesta categoria.
Contaminada	Feridas abertas recentemente, com inflamação ou com quebra significativa da técnica asséptica e extravasamento de conteúdo gastrintestinal.
Infectada	Feridas traumáticas antigas com tecido desvitalizado e as que envolvem infecção clinicamente ativa ou víscera perfurada.

795

Tabela 97.2. Fatores de risco para infecção de sítio cirúrgico

Relacionados ao paciente	Relacionados ao pré-operatório	Relacionados ao intraoperatório
Extremos de idade	Permanência pré-operatória prolongada	Contaminação intraopertória
Desnutrição	Tricotomia inadequada	Cirurgia prolongada
Obesidade	Uso prévio de antimicrobianos	Uso abusivo do eletrocautério
Infecção concomitante		Presença de hematomas não drenado ou de tecidos desvitalizados
Uso de corticosteroide ou imunossupressores		Presença de corpos estranhos
Radioterapia local		Uso de prótese
Cirurgia recente		Hipotermia

Tabela 97.3. Cuidados associados aos antimicrobianos

Ser adequado aos patógenos mais prováveis de ICS e ter menor espectro de ação.
Ser seguro, com baixa toxicidade e poucos efeitos adversos.
Deve ser administrado preferencialmente por via parenteral na dose e momento apropriados, garantindo concentrações séricas e teciduais adequadas.
Deve ter o menor custo possível.

Drogas Utilizadas

Deve-se dar preferência às cefalosporinas de 1ª geração, sendo a cefazolina a mais utilizada. Essa classe, além de ter espectro adequado para os microrganismos mais frequentemente encontrados em procedimentos cirúrgicos, apresentam também boa segurança, eficácia e baixo custo. Dentro de seu espectro de ação, estão os estreptococos, estafilococos oxacilinassensíveis e alguns gram-negativos. Outras boas opções são as cefalosporinas de 2ª geração por apresentarem maior atividade contra gram-negativos. Além disso, certas drogas dessa classe, como a cefoxitina e cefotetan, apresentam também ação contra anaeróbios.

Por sua vez, as cefalosporinas de 3ª geração não devem ser primeiramente consideradas na profilaxia. Além de apresentarem pouca atividade contra estafilococos, têm elevado custo e maior capacidade de induzir resistência em bactérias gram-negativas.

O uso da vancomicina é reservado nos casos de alergia às cefalosporinas e nos serviços em que a incidência de ISC por estafilocos resistentes à oxacilina seja relevante. É importante sempre considerar que o uso indiscriminado e sem indicação precisa está intimamente relacionado com a indução de enterococos resistentes.

Administração do Antimicrobiano

Sabe-se que para a profilaxia ser eficaz, o antimicrobiano deve ter seu nível sérico adequado no momento da incisão cirúrgica até 3 a 4 horas após a cirurgia. Assim, o antibiótico deve sempre ser administrado na indução anestésica (30 a 60 minutos antes da incisão, com exceção da vancomicina e das quinolonas, que devem ser administrados 2 horas antes).

Em cirurgias longas ou com grandes perdas sanguíneas (> 1.500 mL), deve-se administrar dose suplementar no intraoperatório. Também é possível considerar doses extras nos pacientes com queimaduras graves e na obesidade grau IV.

No entanto, existem duas exceções à regra proposta. Nas cesarianas, a dose inicial de antibiótico deve ser adiada para o momento do pinçamento do cordão umbilical e nas cirurgias colorretais, a antibioticoprofilaxia se inicia apenas após a descontaminação seletiva do colo.

Há limitada evidência de benefício para a manutenção de antibioticoterapia profilática além de 24 horas. Praticamente não há evidência para estender a profilaxia por mais de 48 horas.

Protocolos

Os esquemas utilizados na profilaxia cirúrgica, conforme cada procedimento, estão descritos na **Tabela 97.4** a seguir, baseados nas da Comissão de Controle de Infecção Hospitalar (CCIH) do Hospital São Paulo – Hospital Universitário da Escola Paulista de Medicina/ Universidade Federal de São Paulo (EPM/Unifesp).

Tabela 97.4. Esquemas utilizados na profilaxia cirúrgica

Cirurgia	Fatores de risco	Antibiótico	Dose	Administração	Frequência intraoperatório/pós-operatório	Duração
Cardiotorácica						
Cardiotorácica	Com ou sem implante de prótese	Cefazolina Ou Cefuroxima	1 g 1,5 g	Na indução anestésica (30 min EV)	4 h/8 h	24 h (sem implante)/48 h (com implante)
Pulmonar						
Ressecção	–	Cefazolina	1 g	Na indução anestésica (30 min EV)	4 h/8 h	24/48 h
Gastrintestinal						
Gastroduodenal	Entrada no lúmen gastrintestinal	Cefazolina	1 g	Na indução anestésica (30 min EV)	4 h	-
	Vagotomia altamente seletiva, fundoplicadura de Nissen e ciurgia de whipple	Cefazolina	1 g	Na indução anestésica (30 min EV)	4 h	
Trato Biliar	Procedimento aberto	Cefazolina	1 g	Na indução anestésica (30 min EV)	4 h	-
	Cirurgia laparoscópica	Não indicado	-	-	-	-
Apendicectomia	Não complicada	Gentamicina + Metronidazol	1,5 mg/kg 500 mg	Na indução anestésica (30 min EV)	4/8 h 6/8 h	24 h
Colecistectomia	Com presença de comorbidades	Cefazolina	1 g	Na indução anestésica (30 min EV)	4 h	Intraoperatório
Herniorrafia	Sem fatores	Não indicado	-	-	-	-
	Com comorbidades	Cefazolina	1 g	Na indução anestésica (30 min EV)	4 h	Intraoperatorio
Pancreática	Sem fatores	Cefazolina	1 g	Na indução anestésica (30 min EV)	4 h	-
Hepática	Geralmente neoplasia	Metronidazol + Gentamicina	500 mg 1,5 mg/kg	Na indução (30 min EV) Na indução (30-60min EV)	6/8 h 4/8 h	24-48 h

Continua

Continuação

Tabela 97.4. Esquemas utilizados na profilaxia cirúrgica

Cirurgia	Fatores de risco	Antibiótico	Dose	Administração	Frequência intraoperatório/ pós-operatório	Duração
Gastrintestinal						
Esôfago	Contaminação de cavidade	Metronidazol +	500 mg	Na indução (30 min EV)	6/8h	24-48 h
		Gentamicina	1,5 mg/kg	Na indução (30-60min EV	4/8h	
Colorretal	Eletivas	Neomicina oral + Eritromicina oral	1 g 1 g	Às 10 h (com a solução preparativa), 13 h, 14 h e 23 h do dia anterior à cirurgia	-	-
	Eletivas/ Emergência	Metronidazol +	500 mg	Na indução (30 min EV)	6/8 h	24-48 h
		Gentamicina	1,5 mg/kg	Na indução (30-60 min EV)	4/8 h	
Neurocirurgia						
Craniotomia eletiva	Sem fatores	Cefuroxima	1,5 g	Na indução anestésica (30 min EV)	4/8 h	24 h
Colocação de derivação	Sem fatores	Cefazolina Ou Cefuroxima	1 g 1,5 g	Na indução anestésica (30 min EV) e a cada 8 h	4/8 h	48 h
Cirurgia transesfenoidal	Sem fatores	Cefazolina Ou Cefuroxima	1 g 1,5 g	Na indução anestésica (30 min EV) e a cada 8 h	4/8 h	48 h
Cirurgia da coluna com prótese	Sem fatores	Cefazolina Ou Cefuroxima	1g 1,5 g	Na indução anestésica (30 min EV)	4/8 h	48 h

Continua

Continuação

Tabela 97.4. Esquemas utilizados na profilaxia cirúrgica						
Cirurgia	Fatores de risco	Antibiótico	Dose	Administração	Frequência intraoperatório/ pós-operatório	Duração
Urológica						
Prostatectomia radical, ressec- ção de tumo- res vesicais, nefrectomia		Cefazolina	1 g	Na indução anestésica (30 min EV)	4/8 h	24 h
Prostatectomia transvesical, RTU próstata e cirurgia de cálculo renal percutânea	Sem fatores	Cefazolina	1 g	Na indução anestésica (30 min EV)	4/8 h	24 h
	Com fatores	Ciprofloxacina	400 mg	Na indução anestésica (30 min EV)	8/12 h	24 h
Cistectomia radical com reconstrução		Metronidazol + Gentamicina	500 mg 1,5 mg/kg	Na indução (30 min EV) Na indução (30-60 min EV)	6/8 h	24 h
Prótese peniana e cirurgias de adrenal		Cefazolina	1 g	Na indução anestésica (30 min EV)	4/8 h	-
Biópsia transrretal		Ciprofloxacina	400 mg	Dose única (EV)	8/12 h	-

Continua

Continuação

Tabela 97.4. Esquemas utilizados na profilaxia cirúrgica						
Cirurgia	Fatores de risco	Antibiótico	Dose	Administração	Frequência intraoperatório/ pós-operatório	Duração
Ginecologia e obstetrícia						
Mastectomia	Sem fatores	Cefazolina	1 g	Na indução anestésica (30 min EV)	4/8 h	24 h
Histerectomia vaginal ou abdominal	Contaminação de cavidade	Cefazolina	1 g	Na indução anestésica (30 min EV)	4/8 h	24 h
Cesárea	De urgência, trabalho de parto prolongado ou ruptura prematura de membrana	Cefazolina	1 g	Após o clampeamento do cordão (30 mmin EV)	4 h	Dose única
Cabeça e pescoço						
Rinoplastia	Sem fatores	Cefazolina	1 g	Dose única (30 min EV)	4 h	-
Com abertura da cavidade bucofaríngea	Contaminação de cavidade	Cefazolina + Clindamicina	1 g 600mg	Na indução anestésica (30 min EV)	4/8 h	24-48 h
Plástica						
Plástica	Limpas	Cefazolina	1 g	Na indução anestésica (30 min EV)	4 h	-
	Potencialmente contaminadas	Cefazolina	1 g	Na indução anestésica (30 min EV)	4/8 h	24 h
Vascular						
Vascular	Com implante de prótese ou operação de aorta abdominal	Cefazolina	1 g	Na indução anestésica (30 min EV)	4/8 h	24-48 h
	Amputação de extremidades	Clindamicina + Gentamicina	600 mg 1,5 mg/kg	Na indução (30 min EV) Na indução (30-60 min)	4/8 h	24-48 h

Sugestão de Leitura

1. Bratzler DW, Dellinger EP, Olsen KM, et al. Clinical practice guidelines for antimicrobial prophylaxis in surgery. Surg Infect (Larchmt), 2013; 14:73.
2. CDC. Draft guideline for the prevention of surgical site infection, 1998. Notice. Fed Regist 1998; 63:33168.
3. Edwarts FH, et al. The Society of thoracic surgeons Practice Guideline Serie: Antibiotic Prophylaxis in Cardiac Surgery, Part I: Duration. Ann Thorac Surg, 2006; 81: 397-404.
4. Galbraith U, Schilling J, von Segesser LK, et al. Antibiotic prophylaxis in cardiovascular surgery: a prospective randomized comparative trial of one day cefazolin versus single dose cefuroxime. Drugs Exp Clin Res, 1993; 19:229.
5. World Health Organization. Global guidelines for the prevention of surgical site infection. WHO, 2016. Disponível em: https://www.ncbi.nlm.nih.gov/pubmedhealth/PMH0095752/pdf/PubMedHealth_PMH 0095752.pdf (Accessed on September 19, 2017).
6. Comissão de epidemiologia hospitalar do Hospital São Paulo – Hospital Universitário da UNIFESP. Protocolo de profilaxia antimicrobiana – Adultos. Disponível em: https://drive.google.com/file/d/1Ceq Rlwzmn4Ir2vcHMJ333BPHxG1uYUAi/view. (Acesso em 26 de Novembro de 2018)
7. Scottish Intercollegiate Guidelines Network (SIGN). Antibiotic prophylaxis in surgery. Edimburg: SIGN : July 2008.
8. The appropriate use of antibiotics in surgery: A review of surgical infections. Curr Probl Surg 2007; 44:635-675.
9. Trilla A, Mensa J. Perioperative antibiotic prophylaxis. In: Wenzel RP (ed). Prevention and Control of Nosocomial Infections. 2nd ed. Baltimore: Williams & Wilkins; 1993.
10. Weed HG. Antimicrobial Prophylaxis in the Surgical Pacient. The Medical Clinics of North America, 2003; 87: 59-75.

Avaliação Pré-Operatória e Risco Cirúrgico

Capítulo 98

Guilherme Santos Duarte Lemos
Aécio Flávio Teixeira de Góis

Introdução

A avaliação pré-operatória tem por objetivo identificar comorbidades e outros fatores desconhecidos que aumentam a taxa de complicações no intra e pós-operatório. A partir disso, é possível traçar estratégias para minimizar o risco de tais complicações.

A avaliação do paciente se inicia a partir da realização de anamnese e exame físico minuciosos. É importante perguntar ativamente sobre os diversos sistemas, pois o paciente, de forma geral, encontra-se focado na condição que requer o tratamento cirúrgico. O conhecimento de certos sinais e sintomas (p. ex. dispneia, dor torácica, tolerância a exercício físico), comorbidades associadas, histórico de alergias, lista de medicamentos em uso, hábitos de vida e história familiar são fundamentais na identificação do paciente de risco.

Idade

Este dado não configura um fator de risco específico ou isoladamente relevante. No entanto, os pacientes mais idosos, muitas vezes, apresentam mais comorbidades, o que pode determinar um risco significativo.

Capacidade de Exercício Físico

Um dos componentes da avaliação pré-operatória é a avaliação da tolerância do paciente à atividade física. Uma tolerância adequada ao exercício físico está intimamente relacionada a menor taxa de complicações perioperatórias.

De acordo com a American College of Cardiology, pacientes capazes de executar atividades que demandem mais que quatro equivalentes metabólicos (MET), como subir dois lances de escada, subir uma ladeira ou fazer atividade doméstica pesada, não necessitam de testes complementares. A avaliação da capacidade de exercício físico pode ser guiada pela **Tabela 98.1**.

Tabela 98.1. Correlação entre atividade física e gasto energético em MET	
Atividade	MET
Cuidados pessoais como comer, se vestir, usar o banheiro	1 MET
Subir um lance de escadas ou uma ladeira	4 MET
Caminhar no plano a uma velocidade de 4 a 6 km/h	4 MET
Fazer tarefa doméstica pesada como esfregar piso, arrastar móveis pesados	4 a 10 MET
Praticar esportes intensos como natação, tênis, futebol	> 10 MET

Obesidade

A obesidade é um fator relacionado ao aumento do risco de trombose venosa profunda e tromboembolismo pulmonar no pós-operatório de cirurgia não cardíaca e aumento da taxa de complicações da ferida operatória nesses pacientes. Entretanto, a obesidade por si só não aumenta o risco de outras complicações.

Uso de Medicamentos

Deve fazer parte da avaliação pré-operatória o questionamento sobre medicamentos utilizados pelo paciente. Anti-inflamatórios não esteroidais (AINE), por exemplo, estão associados a sangramento perioperatórios. A **Tabela 98.2** lista alguns dos medicamentos mais comumente utilizados e algumas considerações e recomendações com relação ao seu manejo no perioperatório.

Abuso de Álcool

As complicações perioperatórias são maiores entre os pacientes que fazem consumo abusivo de bebidas alcoólicas. É recomendado o *screening* para alcoolismo, que pode ser avaliado por escores como o AUDIT-C. Recomendam-se pelo menos 4 semanas de abstinência para a redução dos riscos.

Tabagismo

Dentre as complicações pós-operatórias mais comuns entre os pacientes tabagistas, listam-se infecções, afecções pulmonares, vasculares e neurológicas, complicações da ferida operatória e maiores taxas de admissões em UTI. A cessação do tabagismo pelo menos 4 semanas antes do procedimento cirúrgico reduz os riscos pós-operatórios, mas sabe-se que quanto antes o uso do tabaco for interrompido, maior será a redução dos riscos.

História Pessoal ou Familiar de Complicações Anestésicas

Um tópico importante a ser abordado na avaliação pré-anestésica é a história pessoal e familiar de complicações anestésicas. A hipertermia maligna, por exemplo, é uma complicação com alta morbimortalidade, desencadeada por administração de anestésicos, com possível história familiar positiva.

Exames Complementares no Pré-Operatório

A realização de exames complementares no pré-operatório nem sempre é necessária. A solicitação deve ser baseada em achados de exame físico e história clínica do paciente. Os exames, quando solicitados sem a devida indicação, não trazem benefícios e podem, inclusive, atrasar ou prejudicar o planejamento cirúrgico em caso de resultados falso positivos.

Hematócrito e hemoglobina

A dosagem de hematócrito e hemoglobina não é indicada para todos os pacientes. Sua solicitação está indicada: (1) nos pacientes com história ou em suspeita de anemia; (2) naqueles com idade a cima de 65 anos que serão submetidos a grandes cirurgias; e (3) em jovens que serão submetidos a procedimentos com provável perda sanguínea importante. Isso porque a anemia é comum após cirurgias de grande porte e, nesse caso, o nível pré-operatório de hemoglobina é um preditor de mortalidade pós-operatória.

Tabela 98.2. Recomendações sobre os medicamentos mais comumente utilizados pelos pacientes

Medicamento	Considerações	Recomendações
Betabloqueadores	• Retirada abrupta do medicamento aumenta o risco de taquicardia, hipertensão arterial e isquemia miocárdica • O início da droga no perioperatório pode prevenir eventos isquêmicos miocárdicos pós-operatórios em paciente com alto risco cardiovascular, entretanto pode aumentar o risco de acidente vascular encefálico. • Não se recomenda o início da medicação em doentes com frequência cardíaca menor que 60 bpm ou PAS menor que 90 mm/Hg.	• Manter a terapia até o dia da cirurgia e, então, trocar a medicação para um betabloqueador endovenoso.
Alfa-2-agonistas	• A retirada pode causar hipertensão grave e isquemia miocárdica.	• Recomenda-se a manutenção da medicação inclusive no dia da cirurgia. • Não iniciar a medicação caso o paciente não faça uso previamente.
Bloqueadores de canais de cálcio	• Existem dados conflituosos quanto à sua relação a aumento de sangramentos. • Em cirurgias não cardíacas está relacionado com a redução de arritmias atriais e isquemia. • Estudos envolvendo revascularização miocárdica, houve risco de vasoespasmo na sua interrupção abrupta.	• Recomenda-se a manutenção da medicação inclusive no dia da cirurgia.
IECA e BRA	• Sua manutenção aumenta o risco de hipotensão e a piora da função renal. Entretanto, pode reduzir a incidência de hipertensão pós-operatória. • De acordo com as diretrizes do American College of Cardiology/American Heart Association de 2014, é razoável continuar com os IECA perioperatoriamente, sobretudo em pacientes com insuficiência cardíaca congestiva ou hipertensão.	• Recomenda-se descontinuar a medicação na noite anterior à cirurgia ou no dia da cirurgia. Entretanto, a decisão deve ser individualizada.
Diuréticos	• A manutenção da medicação pode causar hipovolemia e hipotensão.	• Manter a medicação até o dia da cirurgia, mas suspender a dose da manhã.
Estatinas	• A manutenção da droga pode aumentar o risco de miopatia, entretanto tem ação protetora cardiovascular.	• Manter o uso da medicação.

Continua

Continuação

Tabela 98.2. Recomendações sobre os medicamentos mais comumente utilizados pelos pacientes

Medicamento	Considerações	Recomendações
Outras classes de hipolipemiantes	• Niacina e fibratos podem causar rabdomiólise, além de atuarem no sequestro de sais biliares que podem interferir na absorção de outros medicamentos.	• Interromper o uso da medicação um dia antes da cirurgia.
Bloqueadores H2 e IBP	• O estresse cirúrgico e outras condições como a permanência em UTI e ventilação mecânica pode aumentar o risco de lesões da mucosa relacionadas ao estresse, o que pode ser minimizado pela administração desses medicamentos.	• Manter o uso da medicação.
Broncodilatadores inalatórios – beta-agonistas e anticolinérgicos	• Tais drogas reduzem a incidência de complicações pulmonares pós-operatórias em pacientes com asma e doença pulmonar obstrutiva crônica.	• Manter o uso da medicação.
AAS	• A manutenção da medicação pode aumentar o risco de hemorragias, mas a sua interrupção pode aumentar o risco de complicações cardiovasculares.	• O AAS pode ser mantido com segurança em procedimentos cirúrgicos menores, como extração dentária ou procedimentos dermatológicos. Já nos casos em que o paciente faz uso de AAS como prevenção secundária, os riscos e benefícios devem ser discutidos em conjunto com o cirurgião, cardiologista ou neurologista.
Outros antiagregantes plaquetários	• Os bloqueadores dos receptores plaquetários plaquetários P2Y12 (clopidogrel, prasugrel, ticagrelor e ticlopidina) são utilizados em pacientes que sofreram eventos cerebrovasculares, SCA ou que foram submetidos à revascularização com *stent*. O risco de trombose do *stent* após a cessação prematura do clopidogrel, embora relativamente baixo, pode ter um desfecho catastrófico.	• Cirurgias eletivas devem ser postergadas até o período mínimo do uso de tais medicamentos. Entretanto, se a cirurgia deve ser realizada antes desse período, deve-se discutir os riscos e benefícios em conjunto com o cirurgião, cardiologista ou neurologista.
AINES	• Os AINES têm efeitos antiplaquetários devido à inibição irreversível da COX-1, que leva a uma diminuição da produção de tromboxano A2. Esse efeito antiplaquetário pode aumentar o risco de sangramento no pós-operatório.	• Em suma, recomendamos a descontinuação de AINE, incluindo inibidores seletivos da COX-2, por pelo menos 3 dias antes da cirurgia.

Continua

Continuação

Tabela 98.2. Recomendações sobre os medicamentos mais comumente utilizados pelos pacientes

Medicamento	Considerações	Recomendações
Varfarina	• O manejo da anticoagulação dependerá do tipo de cirurgia e também do risco de evento tromboembólico do paciente.	• Alto e moderado risco: interromper a varfarina 5 dias antes da cirurgia e introduzir HBPM em dose terapêutica ou bomba de heparina não fracionada • Baixo risco: Interromper a varfarina 5 dias antes da cirurgia e introduzir baixa dose de HBPM ou até mesmo não realização da ponte de anticoagulação. • A última dose de HBPM deve ser administrada 24 h antes da cirurgia e ser reintroduzida 24 h após a cirurgia. Já em relação HNF em bomba, deve ser suspensa 6 h antes da cirurgia. • A varfarina pode ser reintroduzida 12 a 24 h após a cirurgia.
Inibidores direto da trombina (dabigatran) e fator X ativado (rivaroxaban e apixaban)	• O manejo da anticoagulação dependerá do tipo de cirurgia e também do risco de evento tromboembólico do paciente.	• Suspender o uso de 2 a 3 dias antes da cirurgia, e reintroduzir 24 h após a cirurgia (em caso de baixo risco de sangramento) ou 48 a 72 h após a cirurgia (em caso de alto risco de sangramento) • Para o dabigatran, se o clearance de creatinina for menor que 50, suspender o medicamento 5 dias antes da cirurgia.
Antidiabéticos orais ou injetáveis (exceto insulina)	• As sulfonilureias aumentam o risco de hipoglicemia. • A metformina é contraindicada em condições que aumentam o risco de hipoperfusão renal, acúmulo de lactato e hipóxia tecidual. • Os inibidores de cotransportadores sódio-glicose 2 (SGLT2) aumentam o risco de hipovolemia, lesão renal aguda e cetoacidose diabética euglicêmica. • Outros agentes, como inibidores da dipeptidil peptidase IV (DPP-IV) e análogos de GLP-1, podem alterar a motilidade gastrointestinal e piorar o estado pós-operatório.	• Devem ser mantidos até a véspera da cirurgia e suspensos na manhã da cirurgia.

Continua

Continuação

Tabela 98.2. Recomendações sobre os medicamentos mais comumente utilizados pelos pacientes		
Medicamento	**Considerações**	**Recomendações**
Insulina	• Os principais objetivos do controle do *diabetes mellitus* no pré--operatório são evitar a hipoglicemia e prevenir cetoacidose diabética e estado hiperosmolar. • Os alvos ótimos de glicemia no pré-operatório são controversos entre os diversos estudos. Sugerimos manter a glicemia entre 140 e 180 mg/dL.	• Insulinas de ação lenta: devem ser mantidas as doses até a noite do dia anterior da cirurgia. Na manhã da cirurgia, administrar ½ da dose caso a cirurgia seja no período da manhã, e um terço da dose se a cirurgia for no período da tarde. • As doses usuais de insulina rápida devem ser suspensas e devem ser administradas conforme os valores de glicemia capilar.
Corticosteroides	• O uso crônico de corticosteroides pode gerar uma supressão do eixo hipotálamo-hipófise-adrenal e, em alguns casos, podem necessitar de uma dose aumentada de corticosteroides no perioperatório.	• O uso de corticosteroide sistêmico e inalatório deve ser mantido até mesmo no dia da cirurgia.

IECA: inibidores da conversão da enzima da angiotensina; BRA: bloqueadores de receptores da angiotensina; SCA: síndrome coronariana aguda; AINES: anti-inflamatórios não esteoides; UTI: unidade de terapia intensiva; HBPM: heparina de baixo peso molecular; HFN: heparina não fracionada.

Avaliação da hemostasia

A avaliação laboratorial da hemostasia pode ser realizada com diferentes testes, sendo que os mais comumente utilizados são a contagem de plaquetas, a realização do Tempo de Protrombina (TAP) e do Tempo de Tromboplastina Parcial Ativada (TTPa). Estes exames não devem ser rotineiramente solicitados no pré-operatório, a menos que haja história pessoal ou familiar de distúrbios da coagulação ou se houver suspeita de algum desses distúrbios durante a avaliação clínica do paciente. A solicitação da contagem de plaquetas deve ser considerada também quando a anestesia programada for subdural ou epidural.

Função renal e eletrólitos

Pacientes com creatinina sérica superior a 2 mg/dL têm maior taxa de complicações cardíacas e respiratórias, além de este dado ser um preditor de mortalidade pós-operatória. Dessa forma, a dosagem de creatinina em pacientes acima de 50 anos de idade pode ser benéfica, já que a lesão renal aumenta sua prevalência com a idade e, geralmente, é assintomática (principalmente quando leve ou moderada). Recomenda-se, também, a avaliação da função renal em pacientes hipertensos, diabéticos ou com outra comorbidade que seja fator de risco para lesão renal. A dosagem de eletrólitos, por sua vez, não é recomendada de rotina.

Glicemia

Não há relação entre risco cirúrgico e *diabetes mellitus*, exceto nos pacientes que serão submetidos a cirurgia vascular ou intervenções coronarianas. Assim, a dosagem de glicemia deve ser considerada nos pacientes que já tenham histórico de *diabetes mellitus* ou nos pacientes com suspeita importante dessa comorbidade, visto que o mau controle glicêmico está associado a maiores taxas de complicações da ferida operatória. Nos pacientes hígidos, não é necessária a determinação da glicemia no pré-operatório.

Testes de função hepática

Constitui-se uma importante avaliação nos pacientes cirróticos ou com doença hepática aguda. Nos demais pacientes, entretanto, não é necessária a avaliação laboratorial da função hepática.

Teste de gravidez

Para todas as mulheres em idade fértil.

Eletrocardiograma

O eletrocardiograma (ECG) é um exame que apresenta baixa probabilidade de alterar o manejo perioperatório dos pacientes sem doenças cardiovasculares prévias. Em pacientes que serão submetidos a procedimentos de baixo risco, o eletrocardiograma de 12 derivações não tem utilidade e, portanto, sua solicitação rotineira não é recomendada. Esse exame é bem indicado para pacientes com doença coronariana conhecida, arritmia significativa, doença arterial periférica, doença cerebrovascular ou outras doenças cardíacas estruturais. Deve-se solicitar também um ECG para pacientes assintomáticos que serão submetidos à cirurgia de elevado risco.

Teste de função pulmonar

Não há benefício na realização de testes de função pulmonar em pacientes hígidos, assintomáticos.

Radiografia de tórax

No pré-operatório, o exame pouco acrescenta na identificação de riscos peri-operatórios. Anormalidades em radiografia de tórax são comumente mais prevalentes em pacientes mais idosos. Apesar disso, o American College of Physicians recomenda a realização deste exame em pacientes com doenças cardiopulmonares conhecidas e também nos pacientes acima de 50 anos de idade que serão submetidos à correção cirúrgica de aneurisma da aorta abdominal ou a cirurgias torácicas ou de abdômen superior.

Risco Cirúrgico Específico
Risco cardíaco

Na avaliação inicial, conforme já bordado, deve ser realizada análise clínica cuidadosa com anamnese e exame físico, além da solicitação de exames complementares de acordo com as comorbidades apresentadas pelo paciente.

A avaliação do risco cardíaco é imprescindível para evitar complicações cardíacas peri-peratórias, tais como isquemia miocárdica, disfunção miocárdica aguda, arritmias e congestão pulmonar, sendo dispensada apenas nas cirurgias de emergência. Para tal, a **Figura 98.1** traz o fluxograma proposto para avaliação do risco cardiovascular.

Nos pacientes que apresentem alguma cardiopatia descompensada, a cirurgia deverá ser adiada até que a doença de base seja devidamente compensada. Em se tratando de uma cardiopatia compensada, o próximo passo é avaliar a estimativa de risco perioperatório.

Existem diversos modelos utilizados na estimativa de risco, como o índice de risco cardíaco revisado (RCRI), calculadoras de previsão de risco do American College of Surgeons National Surgical Quality Improvement Program (NSQIP), entre outros. O índice de risco cardíaco revisado (**Tabela 98.3**), também conhecido como índice de Lee, é amplamente utilizado por sua simplicidade e por ser uma ferramenta validada. De acordo com esse índice, o risco de complicações cardíacas maiores varia de acordo com o número de fatores de risco. Na estimativa de risco também deve ser considerado o tipo de cirurgia proposta, que pode ser de alto, intermediário e baixo risco (**Tabela 98.4**).

Os pacientes com baixo risco estimado (risco < 1%) poderão ser submetidos ao procedimento desde que estejam compensados da doença de base, sem a necessidade de maiores investigações cardiológicas.

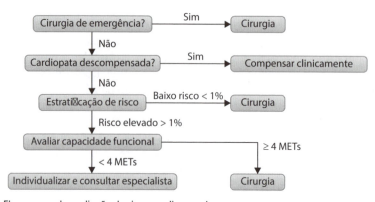

Figura 98.1 – Fluxograma de avaliação do risco cardiovascular.

Tabela 98.3. Risco cirúrgico de acordo com o tipo de procedimento

Classificação de risco	Tipo de cirurgia	Risco cardíaco
Alto	• Cirurgias vasculares (grandes vasos e vascular periférica) • Cirurgias de urgência • Cirurgias prolongadas e com grande perda sanguínea.	> 5%
Moderado	• Endarterectomia de carótida • Correção endovascular de aneurisma de aorta abdominal • Cirurgia de cabeça e pescoço • Cirurgias intraperitoneais e intratorácicas. • Cirurgias ortopédicas • Cirurgias prostáticas	1-5%
Baixo	• Procedimentos endoscópicos • Procedimentos superficiais • Cirurgia de cataratas • Cirurgia de mama • Cirurgia ambulatorial	< 1%

Tabela 98.4. Índice de risco cardíaco revisado

Fatores de risco	Risco cardíaco
• Presença de doneça isquêmica cardíca (história de IAM, teste de esforço positivo, angina estável, onda Q no ECG) • Insuficiência cardíaca compensada • AVE ou ataque isquêmico transitório • Diabetes melito • Creatinina sérica > 2 mg/dL	• Nenhum fator de risco: 0,4% • 1 fator de risco: 1% • 2 fatores de risco: 2,4% • 3 fatores de risco: 5,4%

IAM: infarto agudo do miocárdio; AVE: acidente vascular encefálico; ECG: eletrocardiograma.

Nos demais casos, é necessária uma avaliação da capacidade funcional do paciente, que pode ser facilitada por meio utilização dos dados da **Tabela 98.1**. Pacientes assintomáticos e com capacidade funcional preservada têm menores chances de complicações, ou seja, os pacientes que toleram atividades físicas com equivalente metabólico maior ou igual a 4 podem ser submetidos à cirurgia sem outras investigações adicionais. Pacientes de muito alto risco, por sua vez, devem ser avaliados por especialista para controle adequado das doenças de base.

Em pacientes com doença cardíaca conhecida ou suspeita, exames de estratificação para doença coronariana devem ser realizados apenas se a indicação existir, a despeito do procedimento cirúrgico. Teste de estresse, por exemplo, não é recomendado no perioperatório, a não ser que exista outra indicação que não a cirurgia. Isso porque, mesmo com a clara relação entre o grau de isquemia miocárdica encontrada e o prognóstico, não há evidência de que a revascularização profilática para a realização da cirurgia não-cardíaca traga benefício.

O ecocardiograma de repouso é indicado somente em casos de história de lesão valvar, pacientes com sopro, dispneia de origem desconhecida ou história de função sistólica alterada em insuficiência cardíaca. A presença de disfunção ventricular esquerda significativa ou lesão valvar importante se associa a desfecho desfavorável em pós-operatório de cirurgia não-cardíaca.

Risco pulmonar

Consideramos complicações pulmonares pós-operatórias todas aquelas anomalias capazes de gerar alguma disfunção identificável ou clinicamente significativa, e que afetam negativamente o curso clínico do paciente como, p. ex. atelectasias, infecções, insuficiência respiratória, hipoxemia e exacerbação da doença de base. A redução funcional do volume pulmonar após as cirurgias é o fator que mais contribui para o desenvolvimento das complicações pulmonares.

O sítio cirúrgico é o preditor mais importante do risco global de complicações cirúrgicas pós-operatórias. Quanto mais próximo do diafragma é a incisão cirúrgica, mais comuns serão as complicações. Sendo assim, cirurgias torácicas ou cirurgias do abdômen superior costumam ter maiores taxas de complicações respiratórias, estando entre os que mais se associam à redução do volume, gerando um padrão restritivo. De forma geral, a capacidade vital se reduz em torno de 55% e permanece assim por pelo menos 1 semana. Além disso, a capacidade residual funcional é reduzida em cerca de 30%.

A disfunção diafragmática no pós-operatório, por sua vez, é o principal mecanismo que leva a complicações pulmonares, mas a dor também contribui para tais alterações. Em contrapartida, cirurgias por via laparoscópica têm tempo cirúrgico e tempo de recuperação mais curtos com menores complicações.

Ademais, outras condições como a asma, a doença pulmonar obstrutiva crônica (DPOC) e a hipertensão pulmonar também aumentam o risco de complicações pulmonares perioperatórias, sendo a presença de DPOC um importante fator de risco independente para estas, estando associado a maiores taxas de pneumonia e necessidade de reintubação. A hipertensão pulmonar também é um importante fator de risco e está relacionada a maiores taxas de complicações mesmo em pacientes com hipertensão pulmonar leve.

Para redução das complicações pulmonares, recomenda-se, além de estimular a cessação do tabagismo e compensar a doença de base antes da realização da cirurgia, algumas medidas no pós-operatório, como:

- Realizar fisioterapia respiratória, com exercícios de respiração profunda;
- Manter o controle rigoroso da dor;
- Utilizar ventilação não invasiva (VNI) logo após a extubação;
- Estimular a deambulação precoce.

Risco hepático

No paciente hepatopata, a avaliação do risco cirúrgico (**Tabela 98.5)** pode ser realizada por meio do escore MELD e pela classificação de CHILD (**Tabela 98.6**). O MELD é calculado de acordo com a seguinte equação:

MELD = {9,57 × log creatinina mg/dL + 3,78 × log bilirrubina (total) mg/dL + 11,20 × log INR + 6,42]

Em pacientes de baixo risco, a cirurgia está indicada. Para os pacientes de moderado risco, recomenda-se a compensação clínica antes de se realizar a cirurgia. Já nos pacientes de alto risco, deve-se ponderar a relação entre risco e benefício da cirurgia e considerar propostas terapêuticas alternativas, pois a mortalidade perioperatória nesses casos é alta.

Tabela 98.5 Risco cirúrgico em hepatopatias

Meld	Child	Risco cirúrgico
< 10	A	Baixo risco
10 a 15	B	Moderado risco
15	C	Alto risco

Tabela 98.6. Classificação de Child-Pugh

Variável	1 ponto	2 pontos	3 pontos
Ascite	Ausente	Leve	Moderada a grave
Encefalopatia	Ausente	Grau 1 ou 2	Grau 3 ou 4
Bilirrubina	< 2 mg/dL	2-3 mg/dL	> 3 mg/dL
Albumina	> 3,5 mg/dL	2,8-3,5 mg/dL	< 2,8 mg/dL
INR	< 1,7	1,7-2,3	> 2,3

Child	Pontuação	Mortalidade perioperatória
A	5-6	10%
B	7-9	30%
C	10-15	76%

Sugestão de Leitura

1. Cohn SL, Fleixher LA. Evaluation of cardiac risk prior to noncardiac surgery. In: Up to date.
2. Eagle KA, Berger PB, Calkins H, Chaitman BR, Ewy GA, Fleischmann KE, et al. American College of Cardiology, American Heart Association. ACC/AHA guideline update for perioperative cardiovascular evaluation for noncardiac surgery--executive summary: a report of the American College of Cardiology/American Heart Association Task Force on Practice Guidelines. Journal of the American College Cardiology. 2002. 39:542.
3. Fleisher LA, Fleischmann KE, Auerbach AD, Barnason SA, Beckman JA, Bozkurt B, et al. American College Of Cardiology, American Heart Association 2014 ACC/AHA guideline on perioperative cardiovascular evaluation and management of patients undergoing noncardiac surgery: a report of the American College of Cardiology/American Heart Association Task Force on practice guidelines. Journal of the American College of Cardiology. 2014; 64(22):77-137.
4. Fleisher LA, Fleischmann KE, Auerbach AD, Barnason SA, Beckman JA, Bozkurt B, et al. 2014 ACC/AHA guideline on perioperative cardiovascular evaluation and management of patients undergoing noncardiac surgery: executive summary: a report of the American College of Cardiology/American Heart Association Task Force on Practice Guidelines. Circulation 2014; 130:2215.
5. Kristensen SD, Knuuti J. New ESC/ESA Guidelines on non-cardiac surgery:cardiovascular assessment and management. European Heart Journal. 2014. 35:2344–2345.
6. Muluk V, Cohn SL, Whinney C. Perioperative medication management. In: Up to date. (Acessado em Janeiro de 2017).
7. Smetana GW. Evaluation of preoperative pulmonary risk. In: Up to date. (Acessado em Janeiro 2017).
8. Smetana GW. Preoperative medical evaluation of the adult healthy patient. In: Up to date. (Acessado em Janeiro de 2017).
9. Smetana GW, Lawrence VA, Cornell JE. Preoperative Pulmonary Risk Stratification for Noncardiothoracic Surgery: Systematic Review for the American College of Physicians. Annals of Internal Medicine. 2006. 144(8):581-595.

Características do Comanejo Clínico-Cirúrgico

Capítulo 99

André Wajner
Paulo Ricardo Mottin Rosa
Lana Catani Ferreira Pinto

Introdução

O modelo de consultoria tradicional, no qual um médico solicita um parecer de um colega de outra área, já se demonstrou ineficiente para o atendimento, pois a comunicação entre os profissionais envolvidos, frequentemente, não é eficaz. A adesão de cirurgiões às recomendações feitas por clínicos é de aproximadamente 50% e é ainda mais baixa no contexto de pré-operatório.

Para superar este modelo e beneficiar o paciente com um trabalho conjunto entre o cirurgião e o hospitalista, surgiu o comanejo clínico-cirúrgico, um modelo de cuidado compartilhado entre estes profissionais. As diferenças entre o comanejo e a consultoria tradicional são expostas na **Tabela 99.1.** O comanejo pressupõe que um membro da equipe clínica esteja disponível na maior parte do dia para que potenciais mudanças no quadro do paciente sejam manejadas. Na sua atuação, o hospitalista reconhece e otimiza fatores que aumentam o risco perioperatório. O processo de alta hospitalar também conta com o seu envolvimento para promover uma transição do cuidado efetiva. Trata-se, portanto, de um modelo que traz grande benefício ao paciente, pois permite ao cirurgião maior foco no Bloco Cirúrgico ao mesmo tempo em que o paciente é visto por um profissional com atua-

Tabela 99.1. Características dos modelos de consultoria aos pacientes cirúrgicos

Característica	Consultoria tradicional	Comanejo Clinicocirúrgico
Avaliação dos pacientes	Conforme demanda do cirurgião	Critérios pré-estabelecidos determinam os pacientes avaliados pelo hospitalista
Relação entre o hospitalista e o cirurgião	Hierárquica, informal, por meio do prontuário	Negociada de forma prévia com papéis bem definidos
Responsabilidade do caso	Equipe cirúrgica	Equipe cirúrgica e equipe de medicina hospitalar
Comunicação entre os profissionais envolvidos	Indireta com frequentes erros de comunicação	Comunicação efetiva, de forma direta
Papel do hospitalista	Registra em prontuário as recomendações	Solicitação de exames, prescreve, faz evoluções diárias
Foco do atendimento	Escopo definido pela solicitação da consultoria	Avaliação ampla do caso

ção focada no manejo das comorbidades de pacientes hospitalizados. Entretanto, para que a dinâmica funcione, a relação entre os profissionais e os seus respectivos papéis devem ser bem compreendidos pela equipe e determinados mediante acordos prévios.

No comanejo, os pacientes são prescritos e manejados sem necessitar sempre do consentimento do cirurgião. É desejável que as condições clínicas avaliadas pelo hospitalista sejam prontamente atendidas com autonomia. Isso não se aplica, evidentemente, a questões que o cirurgião considere relevantes para a cirurgia ou que interfiram diretamente nos seus procedimentos. Exemplos do manejo pelo hospitalista é o tratamento de hiponatremia, congestão volêmica por infusão em excessiva de cristaloides ou manejo de sepse.

A experiência desse modelo ao longo dos anos nos Estados Unidos está exposta na **Figura 99.1**. Percebe-se que o aumento da proporção de pacientes em comanejo se dá pelo aumento no uso de hospitalistas em detrimentos dos subespecialistas, reforçando o papel dos hospitalistas como os coordenadores do cuidado junto aos cirurgiões.

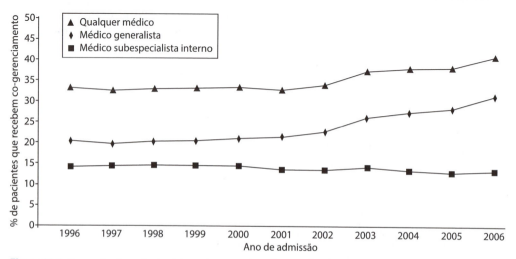

Figura 99.1. Proporção de pacientes internados para cirurgiões recebendo comanejo por clínicos, subespecialistas e generalistas de 1996 a 2006 nos Estados Unidos.[11] *any medicine physician*: médico clínico de qualquer especialidade; *generalist physician*: médico hospitalista; *internal medicine subspecialist*: subespecialista clínico; *% of patients receiving comanagement*: proporção de pacientes recebendo comanejo; *year of admission*: ano de internação.

Quais Pacientes se Beneficiam do Comanejo Clinico-Cirúrgico

Pacientes que antes eram considerados idosos ou clinicamente complexos agora têm o seu procedimento cirúrgico realizado. Justamente, são pacientes com perfil de maior complexidade clínica, maior fragilidade e mais idosos que parecem se beneficiar do comanejo por hospitalistas. Dessa forma, faz sentido o crescimento do manejo de pacientes cirúrgicos por médicos hospitalistas focados na melhoria da assistência hospitalar. O exemplo de que os pacientes mais complexos são os que mais se beneficiam desse modelo vem de dois estudos em ortopedia no mesmo centro: enquanto pacientes submetidos à artroplastia total de joelho ou quadril se beneficiaram apenas em ter menos complicações menores sem diferença no tempo de internação ou tempo até a cirurgia, pacientes internados por fratura de quadril, se beneficiaram com menor tempo de internação e menor tempo até a cirurgia.

Assim, quando se decide por implantar um modelo de comanejo, deve-se previamente definir quais os pacientes serão vistos pelo hospitalistas mediante critérios bem estabelecidos. Isso evita o desperdício da atuação de um clínico qualificado num atendimento de pacientes sem uma complexidade que justifique a intervenção. Os critérios devem ser individualizados conforme o acordo, mas incluem idade, forma de entrada (urgência/eletivo), número ou presença de comorbidades e/ou passagem por unidades de tratamento intensivo, por exemplo. Pacientes clinicamente compensados, sem intercorrências, baixos índices de comorbidades e/ou jovens que serão submetidos a cirurgias de baixo risco não necessariamente se beneficiam dos cuidados por hospitalistas.

Evidência do Comanejo nas Diferentes Especialidades Cirúrgicas

As áreas cirúrgicas com evidência sobre o comanejo e os seus respectivos benefícios foram organizadas na **Tabela 99.2**. Em pacientes mais graves, foi observada diminuição na mortalidade hospitalar. De forma geral, a ortopedia/traumatologia é a área mais bem estudada e com as melhores evidências de benefício do comanejo clinicocirúrgico. Um dos estudos mais relevantes realizado nessa área foi realizado em 2005: um ensaio clínico randomizado da *Mayo Clinic* de pacientes com fratura de quadril que demonstrou diminuição no tempo de internação, no tempo até a cirurgia e no tempo entre a cirurgia e a alta. Viu-se, posteriormente, que o menor tempo de internação não resultou em maiores taxas de reinternação. Um importante estudo do mesmo ano comparou comanejo com um controle histórico de pacientes internados por fratura de quadril na Austrália, demonstrando diminuição na mortalidade hospitalar e reinternação hospitalar em 6 meses, além de diminuição em diversas complicações pós-operatórias como sepse, *delirium*, trombose venosa profunda, pneumonia, infecção de trato urinário, úlceras de decúbito, síndrome coronariana aguda e cerebrovascular.

Em 2015, uma análise de custo-efetividade demonstrou que, em centros de volume moderado (54 fraturas por ano), o uso do comanejo universal gera melhores desfechos

Tabela 99.2. Benefício do comanejo clinicocirúrgico em diferentes especialidades cirúrgicas						
Especialidade Cirúrgica	Tempo de Internação*	Tempo até a Cirurgia*	Reinternação Hospitalar*	Complicações Pós-Operatórias*	Mortalidade Hospitalar*	Custo*
Ortopedia	< 2,2 dias	< 13 horas	28% vs 7,6% (P < 0,001)	71% vs 49% (P < 0,001)	4,7% vs 7,7% (P < 0,01)	< US$ 2.642-4303 por paciente
Neurocirurgia	Redução de 25%	--	Redução de 33%	Redução de 14%	--	< US$ 2.642-4303 por paciente
Cirurgia Vascular	5,1 vs 5,5 dias (P < 0,01)	--	--	--	1,75% vs 0,37% (P = 0,016)	--
Cirurgia Cardiotorácica	27,2 vs 19,7 dias (P = 0,03)	9,1 vs 7,5 dias (P = 0,7)	--	--	--	--
Pacientes gerais	9,87 vs 5,28 dias	--	--	--	1,27% vs 0,36% (P = 0,0158)	--

* Primeiro valor referente ao modelo tradicional e o segundo valor referente ao modelo de comanejo.

quando atinge-se US$ 41.000 por QALY e, em centros de grande volume (300 ou mais fraturas por ano), o modelo diminui custos hospitalares globais, além de melhorar os desfechos ajustados por qualidade de vida. Um estudo de 2016, utilizando um escore de propensão para avaliar melhor o benefício da instituição do comanejo em pacientes ortopédicos e neurocirúrgicos, demonstrou diminuição nas complicações pós-operatórias, na proporção de pacientes com mais de 5 dias de internação e na reinternação em 30 dias. Dependendo do departamento, o total de custos hospitalares economizados foi de US$ 2.642 (IC 95%, US$2.320–US$3.007) a US$4.303 (IC 95%, US$3.995–US$4.696) por paciente.

Na área da cirurgia vascular, a introdução de hospitalistas na enfermaria se associa com diminuição na mortalidade de 1,75% para 0,37% (P = 0,016). Outro estudo demonstrou que os pacientes têm o risco para trombose venosa profunda mais frequentemente detectado, além de realizar profilaxia de trombose de forma mais adequada e haver melhores registros no prontuário médico. O efeito de uma equipe de perioperatório em pacientes gerais de oftalmologia, urologia, ortopedia, cirurgia geral e cirurgia digestiva demonstrou redução no tempo de internação médio, na taxa de mortalidade e nos cancelamentos evitáveis de cirurgias. Em pacientes de cirurgia cardiotorácica, a introdução de um clínico diminuiu tempo de internação, tempo até a cirurgia, estadia pós-operatória e número de exames por paciente.

A Importância do Pós-Operatório

Em 2009, Ghaferi et al demonstraram que a mortalidade após uma complicação pós-operatória é um dos principais determinantes da mortalidade de pacientes cirúrgicos. Comparando quintis de centros com taxas de mortalidade consideradas muito baixas a muito altas, observou-se que não havia diferença nas taxas de complicações nem complicações maiores pós-operatórias. O que se observa é um aumento na mortalidade após uma complicação pós-operatória nos quintis de menor até maior mortalidade (**Figura 99.2**). Assim, surge o termo *failure to rescue* (falha no resgate) de pacientes cirúrgicos com complicações pós-operatórias, definido

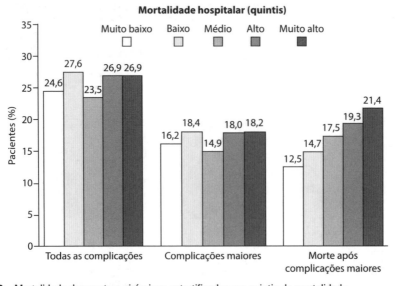

Figura 99.2 – Mortalidade dos centros cirúrgicos estratificados em quintis de mortalidade.
very low: muito baixa; low: baixa; medium: moderada; high: alta; very high: muito alta. A primeira análise mostra as taxas de complicações totais (All Complications); a segunda, a taxa de complicações maiores (Major Complications); e, a última, a mortalidade após complicações maiores (Death after Major Complications). Patients(%) = proporção de pacientes com o desfecho.

como pacientes que vão a óbito em até 30 dias após uma complicação cirúrgica. Dessa forma, pacientes com complicações pós-operatórias podem se beneficiar da atuação de hospitalistas mediante o reconhecimento e o pronto manejo dessas complicações. Da mesma forma que no pré-operatório, pacientes mais frágeis e idosos têm um maior risco complicação pós-operatória e são justamente o perfil que se beneficia do comanejo. Um estudo que selecionou pacientes cirúrgicos com pelo menos uma complicação clínica demonstrou que o comanejo estava associado à diminuição na mortalidade e tempo de internação desses pacientes.

Experiência no Comanejo em Nosso Centro

O Hospital Nossa Senhora da Conceição é um hospital geral do Sul do Brasil (Porto Alegre – RS) com 850 leitos clinicocirúrgicos, com atividades de ensino e assistência, que atende exclusivamente pacientes pelo Serviço Único de Saúde (SUS). No nosso serviço, a ênfase vem sendo a atuação baseada na melhor prática da medicina hospitalar. Assim, ao longo da última década, o Serviço de Medicina Interna vem crescendo em importância dentro do hospital. Além de ser responsável por 136 leitos de pacientes clínicos com patologias de diversas especialidades, a prática do comanejo com áreas cirúrgicas vem sendo instituída. Desde 2009, um dos clínicos do serviço é inserido no Serviço de Cirurgia Vascular para comanejar, junto aos cirurgiões vasculares, os pacientes com maior complexidade clínica. Em 2010, passou a prestar consultorias para os demais serviços de cirurgia geral e especialidades cirúrgicas, muitas delas solicitadas como "comanejo" e "pré-operatório", realizados por equipe de residentes de medicina interna em conjunto com preceptores desse mesmo programa.

Dados ainda não publicados de uma coorte desses pacientes demonstrou que o grupo "comanejo clinicocirúrgico" tem uma mortalidade hospitalar de 20% e que um dos principais preditores de mortalidade hospitalar é o tempo entre a internação e a solicitação do comanejo, com um risco relativo de 1,003 (1,002-1,005; P < 0,001) para cada dia de atraso na solicitação. Esse dado reforça o conceito de *failure to rescue* já exposto e sugere que um início de atendimento de comanejo prestado somente a partir da solicitação do cirurgião pode gerar prejuízo à assistência do paciente, inclusive aumentando seu risco de óbito, principalmente em uma população com grande complexidade clínica como é o caso do nosso hospital. De fato, necessitamos planejar um gatilho mais sensível na instituição para acionar o serviço de comanejo de forma mais precoce para oferecer maior benefício aos pacientes cirúrgicos.

Conclusão

Os pacientes cirúrgicos, particularmente os mais frágeis e de maior complexidade clínica, se beneficiam de um atendimento nos moldes da medicina hospitalar. O comanejo é um modelo em que o hospitalista divide a responsabilidade com o cirurgião sobre o caso e previne e maneja as intercorrências e complicações durante a sua internação. Da mesma forma, avalia o paciente de um modo mais completo no perioperatório e permite ao cirurgião manter o foco nas suas práticas dentro do bloco cirúrgico.

As principais evidências do benefício do modelo são em pacientes ortopédicos e neurocirúrgicos, porém há bons resultados também em pacientes gerais. O foco do hospitalista deve ser, além de compensar o paciente no pré-operatório, assistir os pacientes no pós-operatório, pois as complicações neste período são um dos principais determinantes da mortalidade hospitalar. Nosso centro tem acumulado experiência em perioperatório ao longo da última década e a tendência é que, assim como nos Estados Unidos e em nosso hospital, outras instituições adotem o modelo de comanejo clinicocirúrgico para melhorar a qualidade do atendimento e a segurança dos pacientes nos mais diversos hospitais ao redor do Brasil.

Sugestão de Leitura

1. Auerbach AD, Wachter RM, Cheng HQ, Maselli J, McDermott M, Vittinghoff E, et al. Comanagement of surgical patients between neurosurgeons and hospitalists. Arch Intern Med. 2010;170(22):2004-10.
2. Batsis JA, Phy MP, Melton LJ, Schleck CD, Larson DR, Huddleston PM, et al. Effects of a hospitalist care model on mortality of elderly patients with hip fractures. J Hosp Med. 2007;2(4):219-25.
3. Cheng HQ. Comanagement hospitalist services for neurosurgery. Neurosurg Clin N Am. 2015;26(2):295-300, x-xi.
4. Ferraris VA, Bolanos M, Martin JT, Mahan A, Saha SP. Identification of patients with postoperative complications who are at risk for failure to rescue. JAMA Surg. 2014;149(11):1103-8.
5. Fisher AA, Davis MW, Rubenach SE, Sivakumaran S, Smith PN, Budge MM. Outcomes for older patients with hip fractures: the impact of orthopedic and geriatric medicine cocare. J Orthop Trauma. 2006;20(3):172-8; discussion 9-80.
6. Ghaferi AA, Birkmeyer JD, Dimick JB. Variation in hospital mortality associated with inpatient surgery. N Engl J Med. 2009;361(14):1368-75.
7. Hinami K, Feinglass J, Ferranti DE, Williams MV. Potential role of comanagement in "rescue" of surgical patients. Am J Manag Care. 2011;17(9):e333-9.
8. Huddleston JM, Long KH, Naessens JM, Vanness D, Larson D, Trousdale R, et al. Medical and surgical comanagement after elective hip and knee arthroplasty: a randomized, controlled trial. Ann Intern Med. 2004;141(1):28-38.
9. Klein LE, Levine DM, Moore RD, Kirby SM. The preoperative consultation. Response to internists' recommendations. Arch Intern Med. 1983;143(4):743-4.
10. Lee T, Pappius EM, Goldman L. Impact of inter-physician communication on the effectiveness of medical consultations. Am J Med. 1983;74(1):106-12.
11. Macpherson DS, Parenti C, Nee J, Petzel RA, Ward H. An internist joins the surgery service: does comanagement make a difference? J Gen Intern Med. 1994;9(8):440-4.
12. Monte Secades R, Romay Lema E, Íñiguez Vázquez I, Rabuñal Rey R, Pombo Vide B. Analysis of a comanagement clinical model with internists in a vascular surgery department. Galicia Clínica, ISSN 1989-3922, Vol 75, Nº 2, 2014, págs 59-66. 2014;75(2):59-66.
13. Montero-Ruiz E. Shared care (comanagement). Rev Clin Esp. 2016;216(1):27-33.
14. Phy MP, Vanness DJ, Melton LJ, Long KH, Schleck CD, Larson DR, et al. Effects of a hospitalist model on elderly patients with hip fracture. Arch Intern Med. 2005;165(7):796-801.
15. Ravikumar TS, Sharma C, Marini C, Steele GD, Jr., Ritter G, Barrera R, et al. A validated value-based model to improve hospital-wide perioperative outcomes: adaptability to combined medical/surgical inpatient cohorts. Ann Surg. 2010;252(3):486-96; discussion 96-8.
16. Rohatgi N, Loftus P, Grujic O, Cullen M, Hopkins J, Ahuja N. Surgical comanagement by hospitalists improves patient outcomes: a propensity score analysis. Ann Surg. 2016.
17. Saxton A, Velanovich V. Preoperative frailty and quality of life as predictors of postoperative complications. Ann Surg. 2011;253(6):1223-9.
18. Sharma G, Kuo YF, Freeman J, Zhang DD, Goodwin JS. Comanagement of hospitalized surgical patients by medicine physicians in the United States. Arch Intern Med. 2010;170(4):363-8.
19. Sheetz KH, Krell RW, Englesbe MJ, Birkmeyer JD, Campbell Jr DA, Ghaferi AA. The importance of the first complication: understanding failure to rescue after emergent surgery in the elderly. J Am Coll Surg. 2014;219(3):365-70.
20. Siegal EM. Just because you can, doesn't mean that you should: a call for the rational application of hospitalist comanagement. J Hosp Med. 2008;3(5):398-402.
21. Swart E, Vasudeva E, Makhni EC, Macaulay W, Bozic KJ. Dedicated perioperative hip fracture comanagement programs are cost-effective in high-volume centers: an economic analysis. Clin Orthop Relat Res. 2016;474(1):222-33.
22. Tadros RO, Faries PL, Malik R, Vouyouka AG, Ting W, Dunn A, et al. The effect of a hospitalist comanagement service on vascular surgery inpatients. J Vasc Surg. 2015;61(6):1550-5.
23. Vazirani S, Lankarani-Fard A, Liang LJ, Stelzner M, Asch SM. Perioperative processes and outcomes after implementation of a hospitalist-run preoperative clinic. J Hosp Med. 2012;7(9):697-701.
24. Whinney C, Michota F. Surgical comanagement: a natural evolution of hospitalist practice. J Hosp Med. 2008;3(5):394-7.

Cuidados Pós-Operatórios

Capítulo 100

João Roquette Fleury da Rocha
Laissa Cristina Alves Alvino
Hélio Penna Guimarães

Introdução

O conceito de comanejo (do inglês, *co-manegement*) tem se tornado uma das principais formas de atuação do hospitalista e caracteriza a real divisão e o compartilhamento de responsabilidade e autoridade sobre o paciente hospitalizado. No contexto de pós-operatório (PO), tal prática permite a associação de conhecimentos quanto aos cuidados específicos do cirurgião e do clínico-hospitalista para o melhor tratamento do paciente neste período determinante durante a internação.

Este capítulo visa orientar o médico hospitalista a fornecer a melhor assistência ao paciente no período pós-operatório, levando em consideração o conceito de prevenção quaternária, comentado em capítulo específico deste livro. No entanto, deve ser levado em consideração que os pacientes têm características específicas decorrentes de quadros clínicos particulares, das especificidades do ato operatório e das possíveis intercorrências durante o período intraoperatório e isso pode modificar o manejo pós-operatório.

Manejo Pós-Operatório

Parte vital do adequado cuidado pós-operatório consiste em reconhecer todos os parâmetros que podem influenciar a evolução do paciente neste momento crítico. Além da história clínica do paciente, é importante que o hospitalista responsável por pacientes internados após um procedimento cirúrgico tenha o amplo conhecimento sobre o ato operatório, com informações detalhadas sobre:

- Tipo de cirurgia;
- Duração;
- Fluidos administrados (quantidade e tipo – cristaloides, coloides e hemocomponentes);
- Tipo de anestesia;
- Dose total e última administração de opioides e antibióticos;
- Exames laboratoriais no pré e no intraoperatório;
- Manejo da via aérea (e possíveis dificuldades associadas);
- Drenos instalados;
- Cuidados específicos com a ferida operatória.

No período PO, devem-se realizar avaliações periódicas da função respiratória, cardiovascular, neuromuscular, estado mental, dor, temperatura, náuseas e vômitos, hidratação e balanço hídrico, sangramentos e débito de drenos. Desse modo, recomenda-se checar a perviedade da via aérea, frequência respiratória e oximetria de pulso para o reconhecimento precoce de hipoxemia, bem como medir pressão arterial e frequência cardíaca e realizar monitorização eletrocardiográfica (indispensável nos pacientes de alto risco cardiovascular).

Durante os períodos de transporte do paciente, recomenda-se ofertar oxigenioterapia suplementar a despeito de SpO_2 adequada. Além disso, deve-se sempre visar a normotermia do paciente, preferencialmente com o uso de mantas térmicas.

Outro ponto vital no PO consiste na prevenção de lesões por pressão (antigamente denominada úlcera por pressão ou decúbito). Quando disponível, recomenda-se o uso de colchões pneumáticos com pressão alternada e, caso não seja possível, o uso de protetores acolchoados ou mesmo travesseiros em áreas de pressão como a região occipital, joelhos, tornozelos e calcanhares é recomendado.

Além disso, medidas como a mudança de decúbito a cada 2 horas (com o paciente em um ângulo < 30° para evitar pressão direta sobre a proeminência trocantérica), o estímulo à movimentação e à deambulação e a higiene adequada são formas de prevenir o surgimento dessas lesões.

Por fim, a analgesia pós-operatória mantém-se como um dos pilares do manejo adequado deste perfil de paciente. Cerca de 80% dos pacientes apresentam dor no PO e aproximadamente 75% destes caracterizam-na como de moderada a intensa, e menos de 50% relata um controle adequado intra-hospitalar da dor. Dessa forma, a analgesia otimizada permite a mobilização precoce, reduz o tempo de internação hospitalar, a incidência de complicações e possibilita o conforto do paciente.

A terapia multimodal (associação de diferentes classes de medicamentos analgésicos) é considerada o tratamento-padrão, evitando o uso desnecessário de opioides.

Idealmente, não se recomenda o uso da via intramuscular (IM) para administração da analgesia, assim como prefere-se o uso da via oral (VO) quando viável.

As opções disponíveis devem ser idealmente associadas em diferentes esquemas conforme a tolerância e as possíveis contraindicações de cada paciente em particular, como demonstrado na **Tabela 100.1**.

Tabela 100.1. Terapia multimodal	
Opções Terapêuticas	
Dipirona	30 mg/kg/dose VO ou IV a cada 4 ou 6 h (dose máxima de 4 g/dia)
Paracetamol	500-1.000 mg VO a cada 4 ou 6 h (dose máxima de 4g/dia)
Ibuprofeno	400 mg VO a cada 4 ou 6 h (dose máxima de 3.200 mg/dia)
Cetoprofeno	50 mg VO a cada 6 h (dose máxima de 300 mg/dia)
Diclofenaco	50 mg VO a cada 8 h (dose máxima de 150 mg/dia)
Gabapentina	300 mg VO à noite inicialmente (dose máxima de 1.200 mg/dia)
Tramadol	50-100 mg VO ou IV a cada 6 h (dose máxima de 400 mg/dia)
Morfina	1-3 mg IV a cada 2 ou 4 h ou 10-30mg VO a cada 4 h
Fentanil (patch)	12-25 mcg transdérmico a cada 72 h

Nutrição pós-operatória

A desnutrição pós-operatória tem se mostrado há décadas um importante fator prognóstico. Inúmeras são as consequências: maior susceptibilidade a infecções; maior frequência de úlceras de pressão; piora da cicatrização; e supercrescimento bacteriano no trato gastrintestinal.

Todo paciente submetido a um procedimento cirúrgico deve passar por uma avaliação nutricional, assim como qualquer paciente hospitalizado com necessidade de terapia nutricional. No contexto pós-operatório, a avaliação por meio do escore NRS (Nutritional Risk Screening) é capaz de avaliar o estado nutricional desse perfil de paciente. Mais detalhes podem ser encontrados no respectivo capítulo.

No período PO, as proteínas como albumina, pré-albumina e transferrina não refletem adequadamente o estado nutricional do paciente, visto que sofrem influência da resposta endócrino-metabólica-inflamatória ao trauma cirúrgico. Assim sendo, um paciente com hipoalbuminemia no PO poderá mantê-la, independentemente do adequado aporte nutricional, enquanto mantiver a resposta catabólica cirúrgica, portanto tais proteínas séricas não são marcadores fidedignos neste contexto.

Idealmente, deve-se dar preferência à dieta enteral (seja VO, via sonda ou via gastro/jejunostomia) em detrimento da dieta parenteral e do soro de manutenção (inesperadamente, este último não apresenta menor incidência de pneumonia comparada à nutrição enteral).

A dieta enteral deve ser ofertada, preferencialmente, nas primeiras 24 horas de PO, desde que clinicamente viável. Administrada precocemente é capaz de reduzir o íleo e a dismotilidade pós-operatórios, assim como diminuir o edema de parede intestinal.

Ela não deve ser administrada nos casos de obstrução mecânica do trato gastrintestinal (TGI), falência de anastomose gastrintestinal, hemorragia digestiva alta, peritonite aguda e nos pacientes com alto risco de isquemia mesentérica (nestes casos, deve-se preferir a via parenteral). Fístulas gastrintestinais (inclusive as de alto débito) são controversas na literatura médica em relação à via preferencial.

Deve-se individualizar a escolha nos casos de disabsorção intestinal grave, sepse/choque séptico inclusive em uso de droga vasoativa (desde que o paciente esteja estável nas últimas 24 a 36 horas), edema de parede intestinal, íleo paralítico, anastomoses intestinais e abdome aberto, sendo possível optar pela dieta enteral.

A fórmula enteral, idealmente, deve ser suplementada com arginina e óleo de peixe (denominada fórmula imunomoduladora) visto que promovem redução na incidência de infecção pós-operatória, com redução das deiscências de anastomose, caso essa fórmula também tenha sido utilizada no pré-operatório.

Nas cirurgias do TGI superior, como esofagectomia, gastrectomia, pancreatectomia, nas quais não for viável introduzir dieta enteral, recomenda-se administrar a nutrição parenteral. No entanto, esta só deve ser utilizada cerca de 5 a 7 dias após a cirurgia (exceto pacientes desnutridos e/ou em alto risco nutricional), uma vez que a introdução de dieta parenteral no PO imediato está associada a um aumento de 10% nas complicações em relação ao soro de manutenção.

Não há embasamento que justifique a introdução da dieta com líquidos claros, dessa forma recomenda-se introduzir dieta oral com alimentos sólidos conforme a aceitação do paciente. Em um ensaio clínico com mais de 400 pacientes, o uso de dieta sólida no primeiro dia de PO não teve diferença na incidência de náuseas e na morbimortalidade pós-operatórias.

Nos pacientes em que não há a possibilidade de introduzir dieta enteral e ainda não há indicação para nutrição parenteral, recomenda-se manter hidratação com o chamado "soro de manutenção" para evitar a proteólise pós-operatória, conforme comentado no capítulo Hidratação e Balanço Hídrico deste livro.

Complicações Pós-Operatórias

Complicações gastrintestinais

Consideradas as complicações mais frequentes no período PO, devem ser tratadas agressivamente visando reduzir a morbidade do quadro (considerada uma das piores sensações por pacientes em PO). A **Tabela 100.2** indica a conduta adequada.

Tabela 100.2. Complicações gastrintestinais no pós-operatório	
Náuseas e Vômitos	
Fatores de Risco	**Terapêutica**
• História prévia de náuseas e vômitos pós-operatórios e de cinetose • Sexo feminino e idade avançada • Náuseas e vômitos no pré-operatório • Uso de gases voláteis, anestesia geral e tempo de anestesia prolongado • Uso de opioides	• Ondansetrona 8 mg IV ou VO a cada 6 h • Metoclopramida 10 mg IV ou VO a cada 6 h • Prometazina 12,5-25 mg IV, VO, IM a cada 6 h • Haloperidol 1 mg IV, VO, IM • Dexametasona 4 mg IV

Complicações respiratórias

Menos comuns apenas que as náuseas e vômitos pós-operatórios, as complicações respiratórias são a principal causa de morbimortalidade do período pós-operatório. Fatores relacionados ao paciente, ao procedimento cirúrgico e ao ato anestésico estão relacionados com risco aumentado destas. Entre os principais fatores de risco, têm-se:

- Doença pulmonar obstrutiva crônica (DPOC) e asma;
- Síndrome da apneia ou hipoapneia obstrutiva do sono (SAHOS) e obesidade;
- Insuficiência cardíaca;
- Hipertensão pulmonar;
- Tabagismo;
- Anestesia geral;
- Cirurgia torácica ou de andar superior do abdome;
- Cirurgia otorrinolaringológica (obstrução de via aérea superior (VAS));
- Neurocirurgia (hipoventilação e broncoaspiração);
- Dor pós-operatória (restrição ventilatória);
- Balanço hídrico positivo;
- Uso de opioides.

O quadro clínico pode ser extremamente variável, dependendo em grande parte do nível de consciência apresentado pelo paciente no pós-operatório. Dessa forma, pode-se

Capítulo 100 – Cuidados Pós-Operatórios

manifestar como dispneia, taquipneia, bradipneia, disfonia, respiração superficial, uso de musculatura acessória, hipoxemia, ansiedade, confusão mental, agitação, sonolência, taquicardia e hipertensão.

A avaliação inicial do paciente com quadro respiratório pós-operatório deve consistir na realização de um exame físico minucioso, coleta de gasometria arterial e realização de radiografia de tórax.

O manejo terapêutico geral dos quadros respiratórios consiste em tratar a causa básica, realizar fisioterapia respiratória, higiene brônquica, oxigenioterapia suplementar (idealmente umidificada) e suporte ventilatório. Os episódios de insuficiência respiratória hipoxêmica podem ser manejados por meio de ventilação não invasiva (VNI) ou ventilação invasiva. O uso de cânula nasal de alto fluxo (50 L/minuto com fração inspirada de O_2 de 50%) pode ser uma alternativa nos casos em que a VNI não é tolerada, no entanto ainda não se encontra amplamente disponível na maioria das instituições.

A prevenção de complicações pulmonares idealmente deve passar por todos os períodos operatórios. Após o procedimento cirúrgico, recomendam-se manobras que promovam a expansão pulmonar. Entre estas, destaca-se a espirometria incentivadora. Tal técnica (parte da fisioterapia respiratória) consiste em exercícios de respiração profunda: realizar uma manobra inspiratória forçada máxima e lenta, seguida de uma pausa inspiratória entre 2 e 5 segundos, sucedida da expiração forçada lenta visando alcançar a capacidade residual funcional. Sugere-se realizar três sequências de dez repetições com intervalos de 60 segundos entre as sequências, dentro do período de 1 hora, com frequência horária, enquanto o paciente estiver acordado.

Outro método para promover a expansão pulmonar é a mobilização precoce, a qual se caracteriza tanto pela movimentação no leito como pela deambulação supervisionada idealmente já no 1º dia de PO. Além dessas medidas, recomenda-se evitar o uso rotineiro de sondas nasogástrica descompressivas após cirurgias abdominais, as quais se relacionam ao aumento do risco de atelectasia e pneumonia, devendo ser utilizada somente nos casos indicados.

Mais recentemente, a cânula nasal de alto fluxo tem sido empregada para a prevenção de falência de extubação imediatamente após este procedimento, tendo resultados favoráveis na redução de reintubação e de insuficiência respiratória nos pacientes com baixo risco para estes eventos.

A lista de complicações respiratórias é extensa e, por isso, o médico deve ter em mente as inúmeras possibilidades com as quais pode se deparar ao atender um paciente com o quadro clínico descrito. Neste capítulo, serão abordadas as complicações principais por frequência e gravidade e listadas aquelas o hospitalista responsável por unidades de pós-operatório deve conhecer obrigatoriamente. A **Tabela 100.3** sintetiza as complicações respiratórias.

Tabela 100.3. Complicações respiratórias

• Atelectasia	• Exacerbação de apneia obstrutiva do sono	• Paresia mm. faríngea
• Pneumonia	• Pneumonite aspirativa	• Laringoespasmo
• Broncoespasmo	• Pneumotórax hipertensivo	• Edema de via aérea
• Edema pulmonar	• Embolia Pulmonar	• Paresia diafragmática (central ou por uso de BNM)
• Hematoma cervical	• Corpo estranho	• Paralisia de corda vocal

• Atelectasia

Consiste em uma das principais complicações pulmonares, podendo variar de quadros assintomáticos até cursar com desconforto respiratório e hipoxemia, iniciando-se, geralmente, no 2º dia de PO, indo até cerca do 4º ou 5º dia. A conduta nestes casos depende da presença de secreções em grande quantidade (caracterizada por meio de expectoração frequente, em grande quantidade e/ou roncos proeminentes à ausculta).

Caso não haja secreção abundante e o paciente desenvolva desconforto respiratório e/ou hipoxemia, recomenda-se um ciclo de VNI por meio de CPAP. Na presença de secreções, recomenda-se fisioterapia respiratória idealmente a cada 4 horas enquanto o paciente estiver acordado. Tal técnica consiste em manobras de higiene brônquica, com a realização de percussão torácica durante 5 minutos, drenagem postural por 5 minutos, espirometria incentivadora por 3 minutos e estímulo à tosse.

Importante ressaltar que a despeito de classicamente considerada uma das principais causas de febre no PO, estudos mais recentes questionam tal relação causal. Dessa forma, considerar a atelectasia como etiologia da febre em um paciente em PO pode levar à avaliação equivocada do paciente.

• Broncoespasmo

Episódios de broncoespasmo são frequentes no período pós-operatório, podendo resultar de reação alérgica medicamentosa, aspiração de conteúdo gástrico ou corpo estranho, exacerbação de pneumopatia prévia, ou ser causado por broncoconstrição reflexa a estímulo traqueal (estimulação mecânica pela presença do tubo traqueal, secreções e aspirações). O quadro clínico e o tratamento são semelhantes ao de outras causas de broncoespasmo.

• Pneumonia

Geralmente, apresenta-se nos primeiros 5 dias de PO. Vale ressaltar a maior prevalência de microrganismos resistentes, principalmente a associação entre bacilos gram-negativos e cocos gram-positivos (notadamente o *Staphylococcus aureus*, com risco aumentado em pacientes submetidos à neurocirurgia e/ou vítimas de trauma cranioencefálico (TCE) fechado em coma). A apresentação clínica, laboratorial, radiológica, assim como as condutas terapêuticas, têm fundamentos similares a outras pneumonias de âmbito hospitalar.

• Pneumonite química

Classicamente denominada síndrome de Mendelson, decorre da aspiração de conteúdo gástrico ácido, caracterizando-se por um quadro abrupto de dispneia e taquicardia. Pode haver febre, hipoxemia, cianose, broncoespasmo e a presença de escarro róseo espumoso, com surgimento de infiltrado em bases pulmonares geralmente nas primeiras 24 horas.

Apresenta incidência extremamente baixa, sendo os períodos de maior risco o momento da laringoscopia e da extubação, com o risco decorrente da perda dos reflexos laríngeos pelo uso de anestésicos e bloqueadores neuromusculares.

Seu curso clínico é variável, tipicamente evoluindo para recuperação total, a qual pode ser prevista se o paciente não apresenta tosse, sibilos, dessaturação > 10% e alteração radiológicas após 2 horas do episódio de aspiração.

Episódios presenciados de broncoaspiração de conteúdo gástrico devem ser manejados com a lateralização da cabeça do paciente e com a aspiração da orofaringe. Além disso, deve-se fornecer suporte com oxigenioterapia suplementar e ventilação mecânica não invasiva (VNI) ou invasiva, a depender da necessidade. Não se indica o uso de antibióticos e glicocorticosteroides de forma profilática.

O paciente deve ser monitorizado por 24 a 48 horas visando o diagnóstico precoce de pneumonia broncoaspirativa. Dessa forma, antibióticos só devem ser utilizados caso o paciente mantenha o quadro clínico após 48 horas de observação.

• Laringoespasmo

Este quadro decorre do prolongamento do reflexo de fechamento glótico por estímulo do nervo laríngeo superior, o qual leva à obstrução glótica pela epiglote por meio da contração tônica dos músculos laríngeos. Ocorre também adução das cordas vocais, impedindo o fluxo aéreo. Tais episódios podem se instalar de forma súbita por irritação das cordas vocais após a extubação, pela presença de secreções, sangue ou corpos estranhos na via aérea superior ou, ainda, após a interrupção da pressão positiva fornecida pela VNI.

O tratamento consiste em realizar manobras de elevação da mandíbula, remover o estímulo doloroso por meio da aspiração de sangue e/ou secreções, assim como ofertar ventilação com pressão positiva por meio de dispositivo bolsa-válvula-máscara. Na ausência de resposta, pode-se administrar uma dose baixa de succinilcolina (0,1 mg/kg) via intravenosa para promover o relaxamento muscular e das cordas vocais. Nos casos refratários, deve-se realizar a intubação traqueal em sequência rápida.

Complicações cardiovasculares

Consistem no terceiro problema mais comum no período PO e incluem instabilidade hemodinâmica, arritmias, isquemia miocárdica e insuficiência cardíaca descompensada.

A avaliação inicial do paciente com complicações cardiovasculares deve ser imediata, sendo importante sempre revisar a técnica anestésica e os medicamentos empregados no pré e no intraoperatório, assim como avaliar, por meio do exame físico e do uso da ecocardiografia, a presença de disfunção miocárdica.

• Hipotensão

> Absoluta: PAS < 90 mmHg ou PAM < 65 mmHg
> Relativa: Queda de 20% na PAS basal
> Onde, PAS: pressão arterial sistólica; PAM: pressão arterial média.

Nos pacientes que apresentam hipotensão no PO, inicialmente, deve-se confirmar esta alteração hemodinâmica com outras medidas ou outros métodos. Caso se confirme, posteriormente, é vital caracterizar a causa da hipotensão, uma vez que identificada a etiologia, o tratamento consistirá basicamente na reversão desta.

Durante a avaliação, pode-se fazer um tratamento inicial com reposição volêmica, utilizando-se 250 a 500 mL de cristaloide, com administração de droga vasoativa nos casos refratários.

Entre os principais fatores para o desenvolvimento de hipotensão no PO, é importante pesquisar pela presença de:

- Hipovolemia (desidratação, diurese excessiva, perda de fluidos no intra e no pós-operatório);
- Síndromes coronárias agudas;

- Hemorragias;
- Uso de anti-hipertensivos;
- Efeito residual de anestésicos;
- Anafilaxia;
- Choque séptico;
- Pneumotórax hipertensivo;
- TEP;
- Toxicidade sistêmica de anestésicos locais;
- Tamponamento cardíaco.

• Hipertensão

Geralmente definida no período PO como PAS > 180 mmHg e/ou PAD (pressão arterial diastólica) > 110 mmHg.

Antes de realizar qualquer conduta terapêutica, deve-se avaliar se tais níveis pressóricos são prévios ao procedimento cirúrgico. Além disso, é importante checar as medicações de uso domiciliar e o momento da última dose de anti-hipertensivos, no caso de o paciente fazer uso prévio. Por último, deve-se avaliar possíveis causas reversíveis para o quadro.

As principais causas são:
- Dor;
- Náuseas e vômitos;
- Hipertensão rebote (pela suspensão de clonidina;
- e betabloqueador);
- Hipotermia;
- Hipervolemia (fluidos excessivos);
- Hipoxemia;
- Distensão vesical (bloqueio de neuroeixo, excesso de fluidos intraoperatórios, cirurgia anorretal, história de retenção vesical);
- Abstinência alcóolica ou de opioide.

Nesses casos, recomenda-se, inicialmente, reverter a causa básica e avaliar a persistência da hipertensão. No caso em que se indica o tratamento, pode-se administrar hidralazina 5-10 mg IV ou Metoprolol 1-5 mg IV.

• Arritmias cardíacas

As arritmias são frequentes no período pós-operatório por alterações hidreletrolíticas, pelo uso de agentes anestésicos ou pelo uso de medicações com potencial arritmogênico. No entanto, na grande maioria dos casos, consistem em quadros transitórios e sem alterações hemodinâmicas.

Nos quadros de bradicardia, deve ser averiguada a influência de medicamentos como betabloqueadores, bloqueadores de canal de cálcio, digoxina, amiodarona e anticolinesterásicos. Além disso, é importante avaliar a presença de hipoxemia, isquemia miocárdica e até mesmo do reflexo vagal por distensão vesical ou colônica.

O tratamento baseia-se nos princípios de diretrizes internacionais como o Advanced Cardiology Life Support (ACLS).

Nos pacientes que evoluem com taquiarritmias, inicialmente deve-se descartar que seja um quadro de taquicardia sinusal, no qual é imprescindível tratar a causa básica (p. ex.: dor, hipovolemia, anemia). Nas taquiarritmias atriais ou ventriculares, o tratamento também consiste em seguir os protocolos do ACLS.

• Lesão miocárdica

A lesão miocárdica (demonstrada pela elevação da troponina) é um evento relativamente frequente nos pacientes submetidos à cirurgia não cardíaca, com relação direta com a idade do paciente no momento operatório.

Em uma coorte (VISION cohort) com pacientes submetidos à cirurgia não cardíaca com idade superior a 45 anos, a incidência de lesão miocárdica nos primeiros 3 dias após a cirurgia foi de 8%, com aproximadamente 3% caracterizando um quadro de infarto agudo do miocárdio (IAM). Em outra coorte também de pacientes cirúrgicos, porém com idade superior a 60 anos, a incidência de lesão miocárdica alcançou 19%, porém, apenas 0,6% apresentaram IAM (nesses estudos, utilizou-se a definição de IAM conforme a terceira definição internacional de 2012 ESC/ACCF/AHA/WHF). Em ambos os trabalhos, o aumento da troponina PO se mostrou como um fator de pior prognóstico (maior mortalidade em 30 dias). No ensaio clínico POISE, a incidência de IAM foi de aproximadamente 5%.

A apresentação clínica é habitualmente frustra, ao passo que cerca de 65% dos pacientes que sofrem um IAM no PO não apresentam sintomas isquêmicos, e apenas 35% apresentam alteração eletrocardiográfica sugestiva (a inversão de onda T e o infradesnivel de ST são as alterações mais comumente encontradas).

Por esses motivos, na presença de quaisquer sinais e/ou sintomas de isquemia miocárdica, deve-se realizar um eletrocardiograma de 12 derivações (idealmente, de forma seriada) e fazer dosagens seriadas de troponina.

Algumas diretrizes e alguns centros especializados advogam a dosagem seriada de troponina 6 e 12 horas após a cirurgia, assim como no 2º e 3º dia PO (conforme realizado no estudo VISION relatado acima), preferencialmente, com dosagem pré-operatória como base de comparação, nos pacientes com alto risco para IAM perioperatório (definido pelo escore Goldman – Revised Cardiac Risk Score) (Recomendação Classe IIB, Evidência B).

O tratamento de uma síndrome coronariana aguda no PO é complicado tanto pela ausência de ensaios que avaliem esta população específica como pelas restrições à terapêutica habitual decorrente do procedimento cirúrgico. Dessa forma, o tratamento consiste em seguir a terapia-padrão, porém dando enfoque às contraindicações de todas as intervenções realizadas. Também é imperativo individualizar o risco x benefício de toda medida terapêutica.

• Insuficiência cardíaca descompensada

O período PO consiste em um momento de risco para a descompensação de insuficiência cardíaca devido à sobrecarga volêmica, anemia, isquemia miocárdica, hipertensão e ao decúbito prolongado, relacionados ao ato operatório. Entretanto, a apresentação clínica, a avaliação diagnóstica e o manejo terapêutico não diferem muito daqueles nos pacientes não cirúrgicos.

Febre pós-operatória

A febre no período PO é um evento relativamente comum nos primeiros dias após uma cirurgia, estando, na maioria dos casos, relacionada à resposta endócrino-metabólica-inflamatória ao estresse cirúrgico. Um dos maiores fatores na diferenciação etiológica da febre no PO é o tempo até o início desta (**Tabela 100.4**).

Percebe-se que as possibilidades diagnósticas são inúmeras e não se deve fazer uma investigação inicial para todas as possibilidades. Recomenda-se, portanto, avaliar, além do padrão temporal da febre, outros sinais e sintomas associados para guiar a propedêutica, não havendo exames iniciais obrigatórios. Além disso, os marcadores inflamatórios proteína C-reativa (PCR) e procalcitonina têm pouco valor no contexto de febre pós-operatória, não devendo ser utilizados como indicadores de um quadro infeccioso.

A propedêutica essencial consiste em avaliar, por meio da história e do exame físico, sinais e sintomas associados a quadros pulmonares (pneumonia, TEP), infecção da ferida operatória, ITU e febre decorrentes do tratamento (medicamentos, hemotransfusão, cateteres).

Tabela 100.4. Diagnóstico diferencial de febre no pós-operatório			
Imediata (horas)	**Aguda (< 7 dias)**	**Subaguda (1-4 semanas)**	**Tardia (> 4 semanas)**
Resposta ao trauma cirúrgico	Pneumonia ITU	Infecção de pele e subcutâneo	Infecção de pele e subcutâneo
Reação medicamentosa[1]	Infecção de pele e subcutâneo	Infecção de corrente sanguínea relacionada a cateter	Endocardite infecciosa
Reação transfusional	ICS Pancreatite IAM	Reação medicamentosa[1] TVP/TEP	Infecção transfusional por CMV
Hipertermia maligna	TEP Abstinência alcóolica Artrite gotosa aguda	Tromboflebite	Síndrome pós-pericardiotomia (nas cirurgias cardíacas)

ICS: infecção de corrente sanguínea relacionada a cateter; ITU: infecção de trato unitário; IAM: infarto agudo do miocárdio; TVP: trombose venosa profunda; TEP: tromboembolia pulmonar; CMV: citomegalovírus. [1] = principais medicamentos relacionados: betalactâmicos, sulfas, bloqueadores H2, fenitoína, heparina.

Conclusão

O período PO é um momento crítico de um paciente hospitalizado, sendo a participação do médico hospitalista diferencial no manejo, possibilitando a prevenção e o tratamento precoce das principais complicações existentes.

Sugestão de Leitura

1. 2014 ACC/AHA Guideline on perioperative cardiovascular evaluation and management of patients undergoing noncardiac surgery: a report of the American College of Cardiology/American Heart Association Task Force on Practice Guidelines. Journal of the American College of Cardiology Volume 64, Issue 22, 9 December 2014, Pages e77–e137.
2. 2014 ESC/ESA Guidelines on non-cardiac surgery: cardiovascular assessment and management

3. Anesthesia and Pain Medicine, and the American Society of Anesthesiologists' Committee on Regional Anesthesia, Executive Committee, and Administrative Council. The Journal of Pain, Vol 17, No 2 (February), 2016: pp 131-157.

4. Association Between Postoperative Troponin Levels and 30-Day Mortality Among Patients Undergoing Noncardiac Surgery. JAMA, June 6, 2012. Vol 307, No. 21.

5. Dan B. Prevention of pressure-induced skin and soft tissue injury. In: UpToDate, Post TW (ed.), UpToDate, Waltham, MA, 2017.

6. David B, Kelly U. Cardiovascular problems in the postanesthesia care unit (PACU). In: UpToDate, Post TW (Ed), UpToDate, Waltham, MA, 2017.

7. David S. Nutrition support in critically ill patients. In: UpToDate, Post TW (ed.), UpToDate, Waltham, MA, 2017.

8. Edward AB, Edward G. Respiratory problems in the postanesthesia care unit (PACU). In: UpToDate, Post TW (Ed), UpToDate, Waltham, MA, 2017.

9. Edward RM. Management of acute perioperative pain. In: UpToDate, Post TW (Ed), UpToDate, Waltham, MA, 2017.

10. Gerald WS. Strategies to reduce postoperative pulmonary complications in adults. In: UpToDate, Post TW (ed.), UpToDate, Waltham, MA, 2017.

11. Guidelines for the Provision and Assessment of Nutrition Support Therapy in the Adult Critically Ill Patient: Society of Critical Care Medicine (SCCM) and American Society for Parenteral and Enteral Nutrition (A.S.P.E.N.). Journal of Parenteral and Enteral Nutrition, Volume 40, Number 2, February 2016. 159–211.

12. Guidelines on the management of postoperative pain management of postoperative pain: a clinical practice guideline from the American Pain Society, the American Society of Regional

13. Harrison G W, Larry M B. Postoperative Fever. In: UpToDate, Post TW (Ed), UpToDate, Waltham, MA, 2017.

14. Hospitalists and anesthesiologists as perioperative physicians: are their roles complementary? Proc (Bayl Univ Med Cent). 2007 Apr; 20(2): 140-142.

15. Jessica F, Lori H K, Ammar Y. Postoperative nausea and vomiting. In: UpToDate, Post TW (ed.), UpToDate, Waltham, MA, 2017.

16. Kathleen MF, Reza A. Overview of perioperative nutritional support. In: UpToDate, Post TW (ed.), UpToDate, Waltham, MA, 2017.

17. Michelle V C, Sandra G A. Overview of the management of postoperative pulmonary complications. In: UpToDate, Post TW (Ed), UpToDate, Waltham, MA, 2017.

18. Myocardial injury after noncardiac surgery and its association with short-term mortality. Circulation. 2013;127(23):2264.

19. Nicole S. Postoperative parenteral nutrition. In: UpToDate, Post TW (ed.), UpToDate, Waltham, MA, 2017.

20. PJ D. Perioperative myocardial infarction after noncardiac surgery. In: UpToDate, Post TW (ed.), UpToDate, Waltham, MA, 2017.

21. Practice Guidelines for Postanesthetic Care An Updated Report by the American Society of Anesthesiologists Task Force on Postanesthetic Care. The American Society of Anesthesiologists, Inc. Lippincott Williams & Wilkins. Anesthesiology 2013; 118.

22. The Joint Task Force on non-cardiac surgery: cardiovascular assessment and management of the European Society of Cardiology (ESC) and the European Society of Anaesthesiology (ESA). European Heart Journal (2014) 35, 2383-2431.

23. WHO/EHT/CPR: WHO Surgical Care at the District Hospital 2003. Disponível em: http://www.who.int/surgery/publications/Postoperativecare.pdf.

PROCEDIMENTOS DIAGNÓSTICOS E TERAPÊUTICOS

SEÇÃO

12

Capítulo

Acesso Venoso Central

101

Hugo Rodrigues Rosa
Letícia Sandre Vendrame

Introdução

O acesso venoso central é um dos procedimentos mais realizados dentro de um ambiente de terapia intensiva, centros cirúrgicos e enfermarias. É um procedimento relativamente simples e, dependendo do serviço, pode ser realizado guiado por ultrassom. No entanto, como em grande parte do Brasil este aparelho não se encontra disponível, deve-se conhecer os parâmetros anatômicos adequados para a realização deste procedimento "às cegas". Como em todo procedimento, deve-se ter em mente as indicações, contraindicações e complicações, bem como o passo a passo para sua execução.

Indicações

- Paciente graves com necessidade de drogas vasoativas.
- Necessidade de monitorização hemodinâmica (p. ex.: pressão venosa central (PVC)).
- Nutrição parenteral, principalmente com alta osmolaridade.
- Hemodiálise.
- Marca passo transvenoso.
- Impossibilidade de acesso venoso periférico.

Contraindicações

Este procedimento deve ser evitado em situações em que há distorções anatômicas, especialmente quando realizado sem o auxílio do ultrassom.

Entre as contraindicações relativas, está a coagulopatia moderada ou grave, uma vez que o sangramento durante o procedimento é comum. A trombocitopenia traz um risco maior quando comparado ao tempo de coagulação prolongado, dessa forma a punção subclávia é geralmente evitada, nesses casos, pelo fato de não ser compressível.

Outras contraindicações são: queimadura ou infecção no local da punção; trombose prévia na veia correspondente ao sítio de punção.

Complicações

As principais complicações desse procedimento podem ser divididas em imediatas e tardias:

- **Imediatas:** sangramento; punção arterial; arritmias; embolia gasosa; lesão do ducto torácico (especialmente quando os sítios de punção forem as veias subclávia esquer-

835

da ou jugular interna esquerda); mau posicionamento do cateter (prejudicando o fluxo); pneumotórax ou hemotórax

- **Tardias:** trombose venosa e embolia pulmonar; migração do cateter; infecções (do sítio da punção, infecção do cateter e infecção da corrente sanguínea associada ao cateter).

Materiais Necessários

- Gorro, máscara, luvas estéreis, óculos de proteção e avental.
- Produtos para degermação e limpeza da pele no local da punção.
- Campos cirúrgicos estéreis.
- Cateter venoso central (*kit* com fio-guia, cateter duplo ou triplo lúmen, dilatador e fixadores)
- Seringas e agulhas.
- Anestésicos.
- Bisturi.
- Porta agulhas e fio de sutura.
- Gazes.
- Equipo e soro fisiológico 0,9% ou Ringer-lactato.

Cuidados Gerais para o Procedimento

- Informar paciente sobre o procedimento a ser realizado.
- Monitorizar paciente (monitor cardíaco com frequência cardíaca, saturação de oxigênio e pressão arterial)
- Posicionar o paciente de acordo com o sítio de punção escolhido (posição de Trendelemburg, se possível)
- Preparar a pele (eliminação de pelos e uso de solução degermante)
- Paramentação com gorro, máscara, óculos de proteção e avental estéril
- Lavagem adequada das mãos
- Colocação das luvas estéreis
- Aplicar solução alcoólica
- Posicionar os campos estéreis
- Aplicar anestesia local

Técnica do Acesso Venoso Central às Cegas

Durante a anestesia, deve-se tentar localizar a veia com a finalidade de localizar corretamente o local da punção.

Se disponibilidade de ultrassom à beira do leito, pode-se fazer a punção guiada (técnica discutida adiante).

- **Veia Jugular Interna:** Deve-se iniciar mobilizando o pescoço para o lado contralateral da punção. Há duas técnicas descritas para a punção da veia jugular interna: uma via anterior e outra posterior. Para a punção via anterior, deve-se identificar um triângulo formado pelas porções esternal e clavicular do músculo esternocleidomasteóideo e pela clavícula. É importante palpar o pulso carotídeo (mais medial) e inserir o cateter na região superior do triângulo formado pela inserção dos ventres dos músculos citados acima. A agulha deve ser introduzida em uma angulação de 30 a 45 graus em direção ao mamilo ipsilateral. Já na punção via posterior, os parâmetros anatômicos que devem ser identificados são: veia jugular externa; e músculo esternocleidomastóideo. A agulha deve ser introduzida na intersecção da veia com a face lateral do músculo em direção à fúrcula ou ao mamilo contralateral (a depender da constituição física do paciente – longilíneo ou brevelíneo).

- **Veia Subclávia:** Geralmente é uma punção com mais risco de pneumotórax, sobretudo em pacientes sob ventilação mecânica. A punção deve ser feita com a agulha angulada a 30 graus posicionada na junção do terço médio com o terço distal da clavícula. Após passar a pele, deve-se abaixar a agulha de forma a que fique paralela a clavícula, inserindo-a em direção a fúrcula esternal.

- **Veia Femoral:** Procedimento mais seguro e utilizado para pacientes que necessitem de uma abordagem mais emergencial, que não toleram decúbito ou que estejam com acessos outros sítios. Para posicionar o paciente, deve-se fazer uma rotação lateral e abdução da coxa, sendo a punção feita 2 cm abaixo do ligamento inguinal e 1 cm medial à artéria femoral; logo deve-se palpar a artéria femoral durante o procedimento. Após posicionamento, deve-se inserir a agulha em uma angulação de 45 graus.

Após a punção, em qualquer um dos sítios descritos anteriormente, deve-se estabelecer a técnica de Seldinger:

- Após a punção venosa, retirar a seringa, mantendo a agulha firmemente em posição, observando o fluxo sanguíneo no local (não pulsátil).
- Passar o fio-guia dentro da agulha, que deve ser mantida na mesma posição e o fio-guia deve prosseguir sem forçar a entrada.
- Após a introdução de 20 a 30 cm do fio-guia, a agulha deve ser retirada.
- Passar dilatador que deve seguir a mesma posição e angulação do fio-guia, tomando cuidado para que este não apresente deformação.
- Retirar o dilatador e introduzir o cateter pelo fio-guia. Após posicionar o cateter, retirar o fio-guia, tendo a atenção para não tracionar o cateter junto com fio.
- Conectar o soro no cateter e fazer o teste de fluxo e refluxo. Lavar as vias, a fim de evitar obstrução.
- Proceder à fixação do cateter com o conector do *kit* ou através da "técnica da bailarina" (cruzamento do fio de sutura em volta do cateter com o intuito de fixá-lo).
- Limpar o local e fazer o curativo.
- Fazer a radiografia de controle de posição do cateter (veias jugular interna e subclávia) e avaliação de complicações.
- Descrever o procedimento no prontuário do paciente.

Acesso Venoso Central Guiado por Ultrassom
Indicações
Com a utilização do ultrassom, é esperado que ocorra diminuição do tempo de passagem do cateter, além de reduzir os riscos e complicações, como punção arterial inadvertida.

Precauções

A identificação da veia subclávia com o ultrassom é mais difícil quando comparada com a das veias femoral ou jugular interna em virtude de sua proximidade com a clavícula. Contudo, isso não impossibilita sua utilização.

Moderada ou grave hipovolemia pode interferir nas estruturas, dificultando a visualização das estruturas venosas. Isso ocorre porque o ultrassom doppler depende do fluxo sanguíneo, havendo maior dificuldade técnica quando este está comprometido.

Técnica ultrassonográfica para acesso venoso central

Deve-se seguir os mesmos passos já descritos anteriormente. É mais utilizada em acesso anterior da punção da veia jugular direita, pela fácil visualização das estruturas.

- **Transdutor:** o ideal é o linear de alta frequência (5 a 12 mHz), pois permite melhor visualização de tecidos e vasos.
- **Imagem:** geralmente se obtém a imagem no modo B (brilho). E se estiver disponível o modo doppler no aparelho, é possível diferenciar entre artéria e veia.

A posição do transdutor pode ocorrer de duas formas, conforme explicado nas **Figuras 101.1 e 101.2.**

– **Eixo curto (longitudinal)**
  - Para obter esta vista, deve-se colocar o probe com angulação de 90 graus no curso da veia. Veias, em geral, são facilmente compressíveis, enquanto as artérias são quase sempre circulares e mais rígidas.
– **Eixo longo (longitudinal)**
  - Nesta posição, o probe deve estar em 90 graus, paralelo no curso da veia. Nesse tipo de imagem é permitido observar a passagem da agulha e também do fio-guia. Contudo, é uma técnica que exige mais prática e experiência para localizar e manter o ponto ao longo do acesso.

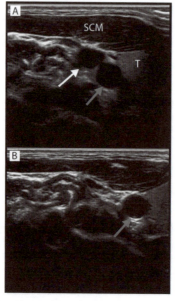

Figura 101.1 – Veia jugular interna (seta branca) e artéria carótida (seta cinza).

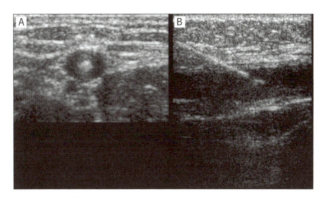

Figura 101.2 – (A) Eixo Curto e (B) Eixo Longo.

Sugestão de Leitura

1. Graham AS, Ozment C, Tegtmeyer K, Lai S, Braner DA. Videos in clinical medicine: central venius catheterization. N Eng J Med, 2007;356(21):e21.
2. Martins HS, et al. Emergências clínicas: abordagem prática.10. ed. rev. e atual. Barueri : Manole; 2015.
3. Noble VE, BP Nelson. Manual of emergency and critical care ultrasound. 2 ed. Cambridge University Press, 2011.
4. Parienti JJ, Mongardon N, Mégarbane B, Mira JP, Kalfon P, Gros A, et al. Intravascular Complications of Central Venous Catheterization by Insertion Site. N Engl J Med, 2015; 373:1220-1229.

Artrocentese

Capítulo 102

Bruna Giusto Bunjes
Fábio Freire José

Definição

Artrocentese é um procedimento que consiste na aspiração do líquido sinovial de uma articulação com propósitos diagnósticos ou terapêuticos. Pode ser realizada de forma rápida e segura, nas variadas articulações do organismo, incluindo as do joelho, pulso, tornozelo, cotovelo, ombro, as metatarsais e as metacarpais.

Indicações

Diagnóstica

- Suspeita de artrite séptica: toda monoartrite com sinais inflamatórios deverá ser puncionada. O diagnóstico e o tratamento precoce da artrite séptica são cruciais para um bom prognóstico;
- Avaliação de resposta terapêutica em artrite séptica;
- Etiologia de artrite inexplicada com efusão sinovial (mono ou poliartrite); diferenciar causas inflamatórias de não inflamatórias e hemartroses;
- Suspeita de artropatias induzidas por cristais (gota/pseudogota).

Terapêutica

- Drenagem de grandes efusões/hemartrose;
- Alívio para elevada pressão intra-articular;
- Injeção de medicamentos como esteroides e anestésicos locais.

Contraindicações Relativas

- Coagulopatias ou uso de anticoagulantes sistêmicos: apesar de hemartroses terem sido relatadas em usuários crônicos de varfarina, a ocorrência é rara e o risco benefício do procedimento sempre deverá ser levado em conta. Cuidados como uso de agulhas mais finas e maior compressão hemostática podem ser priorizados nesses casos em particular;
- Infecções locais.

Contraindicação para aplicação de drogas intra-articulares

- Fratura intra-articular;
- Instabilidade da articulação;

- Múltiplas injeções prévias de esteroides (máximo = 3 vezes/ano);
- Impossibilidade de o paciente descansar a articulação após injeção.

Material Utilizado

- Bandeja com luvas estéreis, tecido estéril, antiséptico (clorexidina degermante e alcóolica), anestésico local (lidocaína 1%), seringa de 5 mL e agulha 22G (preta) para anestesia local, duas seringas de 20 mL para aspiração de líquido sinovial com agulha 18G (rosa), gazes;
- Tubos coletores para contagem de células e diferencial (EDTA), avaliação de cristais (tubo com heparina sódica) e análise de Gram e cultura do material coletado (ao menos 5 mL de líquido).

Procedimento

- Explicar o procedimento ao paciente, solicitar permissão com termo de consentimento;
- O paciente deverá ser colocado em posição supina, com os joelhos completamente estendidos ou levemente fletidos em 15 a 20 graus, com ajuda de um coxim abaixo da fossa poplítea;
- O local mais adequado para a punção deverá ser escolhido e marcado na pele.
- Nos casos de artrocentese de joelhos (a mais comum), existem três sítios para incisão (**Figura 102.1**):
    - Suprapatelar;
    - Infrapatelar;
    - Parapatelar (preferível): abordagem medial ou lateral.
        - Abordagem parapatelar medial (mais comumente utilizada): a agulha penetrará pelo ponto localizado no terço superior e medial à patela (**Figura 102.2**), afastado 1 cm da borda do osso patelar. A abordagem deve ser feita atravessando a parte posterior da patela até atingir o líquido sinovial.

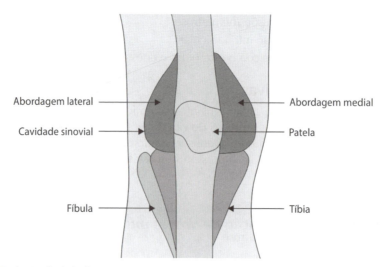

Figura 102.1 – Anatomia do joelho.

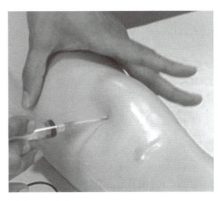

Figura 102.2 – Abordagem parapatelar medial.

- Após escolhido o sítio de punção, será aplicada a solução antiséptica no local desejado e posicionado o campo estéril. Anestesia-se o tecido subcutâneo com lidocaína a 1% (aproximadamente 5 mL) e, posteriormente, se atinge o espaço intra-articular com uma agulha 18G, de onde o líquido sinovial começará a fluir (**Figura 102.3**).
- Deve-se retirar o máximo de líquido possível. Posteriormente, a seringa é retirada, limpa-se o excesso de antisséptico da pele do paciente e um curativo é aplicado no local de inserção da agulha. Todas as agulhas devem ser descartadas em dispositivos adequados para maior segurança e o líquido deve ser colocado nos tubos coletores.
- O joelho pode conter até cerca de 70 mL de líquido.
- O relaxamento do músculo quadríceps facilita a penetração da agulha.
- Para maximizar a descompressão articular, aplica-se leve pressão sobre a região suprapatelar (em movimento de ordenha).

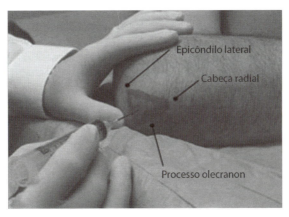

Figura 102.3 – Sítio da punção no cotovelo.

Complicações

- Infecção local/sistêmica (< 1/10.000)
- Trauma, sangramento/hemartrose
- Dor
- Síndrome vasovagal

- Reacúmulo de efusão
- Instabilidade articular (mais relacionada a artrocenteses repetidas > 3 vezes/ano), lesão da cartilagem

Análise do Líquido Sinovial
Características normais

Transudato transparente, claro e viscoso. A viscosidade é dada pelo ácido hialurônico, consistência semelhante à gema do ovo que fornece lubrificação à articulação. Quantidade média de 1 mL. Moléculas grandes, como os fatores de coagulação, não estão presentes e, portanto, o líquido sinovial não coagula espontaneamente. Serão avaliados:

- **Análise quantitativa de células (citometria) e contagem diferencial (citologia).**
- **Presença ou não de cristais (microscopia polarizada).**
- **Análise bioquímica:**
  - Glicose: normalmente equivale a 20% da glicose sérica;
  - Proteínas: 33% do total de proteínas séricas. Aumentam durante inflamação.
  - DHL, ácido úrico, pH, eletrólitos e estudos imunológicos não devem ser solicitados rotineiramente, não há descrição exata de valores na literatura médica.
- **Gram:** sensibilidade de 50 a 75% para infecções não gonocóccicas e 10% para gonocóccicas.
- **Cultura.**
- *Spring test* **(viscosidade):** durante a inflamação, enzimas degradam o ácido hialurônico tornando o líquido sinovial menos viscoso. Em adição, fatores de coagulação são encontrados no líquido, o que permite que este coagule espontaneamente.

A seguir, é possível avaliar, com o auxílio das **Tabelas 102.1** e **102.2**, as características inflamatórias do líquido sinovial e as doenças associadas.

Tabela 102.1. Características do líquido sinovial

	Normal	Traumático	Inflamatório	Infeccioso
Aparência	Claro	Claro a levemente turvo	Levemente turvo a turvo	Turvo a bastante turvo
Viscosidade	Muito viscoso	Levemente reduzida	Moderadamente reduzida	Bastante reduzida
Leucócitos/mm3	13-180	300-3.000	3.000-50.000	15.000-> 200.000
% PMN	6.5 (0-25)	0-30	40-80	50-100
Glicose (diferença × plasma)	< 10 mg/100 ml menor que o plasma	< 20 mg/100 ml menor que o plasma	10-40 mg/100 ml menor que o plasma	> 40 mg/100 ml menor que o plasma
Coágulo mucina	Bom	Bom a razoável	Razoável a fraco	Fraco a muito fraco
Cristais	Nenhum	-	+/- pirofosfato de cálcio di-hidratado/ urato monossódico	-
Diagnóstico diferencial	-	Artroplatia traumática, doença degenerativa articular, osteocondromatose, osteocondrite dissecante	Febre reumática, lupus eritematoso sistêmico, artrite gotosa, pseudogota, doença de Reiter, artrite reumatoide, psoríase	Infecção bacteriana, artrite tuberculosa, artrite gonocóccica

PMN: polimorfonucleares.

Capítulo 102 – Artrocentese

Tabela 102.2. Líquido sinovial, suas características inflamatórias e doenças associadas

Grupos do líquido sinovial	Aparência	Contagem de células	Doenças associadas
Grupo 01 **(não inflamatório)**	Claro ou levemente turvo	200-2.000 mm³ < 20% PMN	Osteoartrite Trauma articular Degeneração mecânica Necrose avascular
Grupo 02 **(inflamatório)**	Levemente turvo	2.000-50.000 20-75% PMN	**Inflamatórias:** • Artrite reumatoide/artrite Psoriásica • Gota/pseudogota • Espondilite anquilosante • Artrite reativa • Artrite idiopática juvenil • Febre reumática • Lúpus eritematoso sistêmico • Polimialgia reumática • Arterite de células gigantes • Poliangeíte granulomatosa • Vasculites • Poliarterite nodosa • Febre familiar do mediterrâneo • Sarcoidose **Artrites infecciosas:** • Virais: hepatite B, rubéola, HIV, parvovirose • Bacteriana: gonocóccica • Espiroquetas: sífilis, doença de Lyme • Fungos, micobactérias • Endocardite bacteriana infecciosa
Grupo 03 **(pioartrose)**	Muito turvo (semelhante ao pus)	>50000 – 100000 >75% PMN	**1ª Causa a ser tratada e excluída, sempre será a artrite séptica.** Solicitar gram imediatamente pós punção e cultura. Outras causas de "pseudosepse" (diferencial): gota; artrite reativa; artrite reumatoide
Líquido Hemorrágico/ Hemartrose	Sanguinolento	–	Hemofilia, trauma, artropatia neuropática, sinovite vilonodular, hemangioma, neoplasia

E se durante a punção não vier líquido? "Artrocentese seca"

Mesmo se durante a artrocentese não vier líquido visível, frequentemente na ponta da agulha é possível encontrar gotas do líquido sinovial. Uma gota é considerada quantidade suficiente para cultura ou análise de citologia e, neste caso, a seringa com a agulha deve ser levada ao laboratório microbiológico. Causas de punção sinovial "seca":

- Líquido sinovial espesso/duro;
- Obstrução do lúmen da agulha com debris ou fibrina;
- Presença de camada adiposa em pacientes com sobrepeso/obesidade. Neste caso, preferir abordagem lateral à medial;
- Técnica inadequada.

Sugestão de Leitura

1. Clayburne G, Daniel DG, Schumacher HR. Estimated synovial fluid leukocyte numbers on wet drop preparations as a potential substitute for actual leukocyte counts, J Rheumatol 19:60, 1992.
2. El-Gabalawy HS. Synovial fluid analysis, synovial biopsy, and synovial pathology. In Firestein GS, Budd RS, Gabriel SE, Melnnes IB, O'Dell JR (eds.). Kelley's textbook of rheumatology. 9 ed. Philadelphia: Saunders Elsevier; 2013.
3. Gatter RA, Andrews RP, Cooley DA, et al. American College of Rheumatology guidelines for performing office synovial fluid examinations, J Clin Rheumatol 1:194-200, 1995.
4. Kerolus G, Clayburne G, Schumacher HR. It is mandatory to examine synovial fluids promptly after arthrocentesis? Arthritis Rheum 32:271, 1989.

Ecocardiografia Beira-Leito

Capítulo 103

Ricardo Leal dos Santos Barros
Aécio Flávio Teixeira de Góis

Introdução

O ecocardiograma transtorácico é uma ferramenta consagrada na prática médica ambulatorial, indispensável no acompanhamento de pacientes cardiopatas, a despeito da etiologia da doença. É um exame de fácil acesso, seguro, amplamente difundido e compreendido, que tem como principais indicações: avaliação da fração de ejeção; estudo do tamanho e da função das câmaras cardíacas; detecção de trombos intramurais; e estudo de valvopatias.

O avanço tecnológico trouxe máquinas cada vez mais portáteis, e a introdução da ultrassonografia nos departamentos de emergência, nas unidades de terapia intensiva (UTI) e nas enfermarias clínicas faz necessário o aperfeiçoamento do médico não ecocardiografista no entendimento e uso prático deste equipamento.

Um transdutor (probe) é posicionado na pele do paciente, sob a interface de um gel condutor. Por meio da corrente elétrica que alcança seus cristais, o probe lança ondas sonoras em frequências pré-determinadas, que retornarão ao aparelho após o contato com as diversas superfícies (líquidas, sólidas e gasosas), definindo as imagens. A ultrassonografia não é adequada para a avaliação de ossos e gases. Sua grande utilidade se dá na diferenciação entre estruturas líquidas e estruturas parenquimatosas sólidas.

O transdutor utilizado para a realização da ecocardiografia tem uma frequência entre 2 e 5 MHz, e uma protuberância em uma de suas laterais, denominada de indicador ou marcador (**Figura 103.1**). Por convenção, as estruturas mais próximas do indicador serão visualizadas na região direita da tela onde as imagens são projetadas.

Para a adequada realização do exame, existem alguns pontos de posicionamento do transdutor que levam à melhor visualização das estruturas cardíacas. Estes pontos, juntamente às imagens produzidas, são denominados de janelas ecográficas. Um relógio analógico imaginário, posicionado no tórax do paciente, com as 12 horas apontando para a fúrcula esternal, e as 6 horas apontando para o apêndice xifoide, será utilizado como referência espacial no decorrer do texto.

O presente capítulo versa sobre as principais janelas ecográficas utilizadas e a aplicação prática do exame em condições corriqueiras no ambiente intra-hospitalar.

Janelas Ecográficas

Janela subcostal

É realizada com o paciente em decúbito dorsal. O transdutor deve ser posicionado logo abaixo do apêndice xifoide, quase paralelo à parede abdominal, apontando para o manúbrio esternal. O indicador deverá ser apontado para as 3 horas.

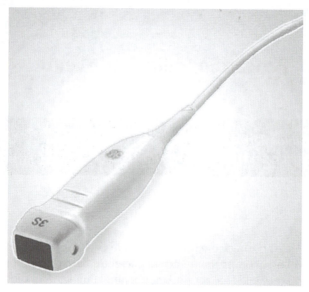

Figura 103.1 – Transdutor ecocardiográfico. Note a presença do indicador na parte lateral da cabeça do transdutor.

Nesta janela, obtém-se a visualização das quatro câmaras cardíacas, de modo que as estruturas esquerdas se projetam no lado direito da imagem na tela (**Figura 103.2**).

A janela subcostal também é apropriada para a estimativa da volemia do paciente, mediante observação da veia cava inferior.

Janela paraesternal – eixo longo

É obtida preferencialmente com o paciente em decúbito lateral esquerdo. O transdutor deve ser posicionado no 2º ou 3º espaço intercostal esquerdo, próximo ao esterno, apontado para o ombro direito do paciente, e o indicador voltado para as 11 horas.

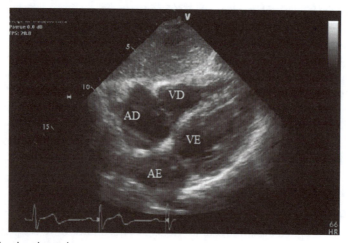

Figura 103.2 – Janela subcostal.
AE: átrio esquerdo; VE: ventrículo esquerdo; AD: átrio direito; VD: ventrículo direito.

A janela paraesternal eixo longo promove a visualização do átrio esquerdo, valva mitral, ventrículo esquerdo, valva aórtica e ventrículo direito (**Figura 103.3**).

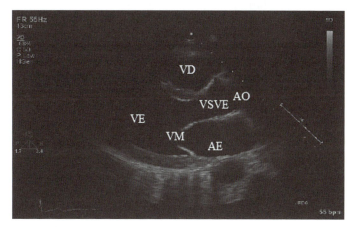

Figura 103.3 – Janela paraesternal - eixo longo.
AE: átrio esquerdo; VM: valva mitral; VE: ventrículo esquerdo; VSVE: via de saída do ventrículo esquerdo; AO: raiz da aorta; VD:ventrículo direito.

Janela paraesternal – eixo curto

Com o paciente na mesma posição da janela paraesternal – eixo longo, o transdutor deverá ser apontado ao ápice do ventrículo esquerdo, com o indicador posicionado às 2 horas.

Obtém-se uma imagem transversal dos ventrículos em vários de seus níveis, pela possibilidade de movimentação do transdutor, sendo uma boa janela para a avaliação da função sistólica ventricular e do funcionamento da valva mitral (**Figura 103.4**).

Janela apical – quatro câmaras

Posiciona-se o transdutor no ápice ventricular, geralmente encontrado na interseção entre a linha hemiclavicular e o 5º espaço intercostal à esquerda. O indicador é apontado para

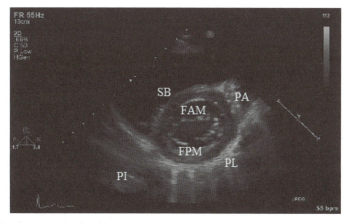

Figura 103.4 – Janela paraesternal – eixo curto.
PI: parede inferior; PL: parede lateral; PA: parede anterior; SB: septo basal; FAM: folheto anterior da valva mitral; FPM: folheto posterior da valva mitral.

as 3 horas. Em pacientes com câmaras aumentadas, pode ser necessário adaptar a posição do transdutor, de acordo com a localização do *ictus cordis*.

Visualizam-se essencialmente as quatro câmaras cardíacas, sendo as esquerdas localizadas no lado direito da imagem na tela (**Figura 103.5**).

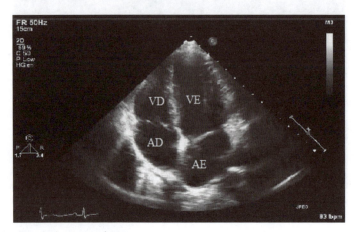

Figura 103.5 – Janela apical - quatro câmaras.
AE: átrio esquerdo; VE: ventrículo esquerdo; AD: átrio direito; VD: ventrículo direito.

Aplicação Prática

Quando realizado por médico não ecocardiografista, o uso do ecocardiograma beira-leito se dá principalmente na avaliação de pacientes em deterioração clínica, particularmente em casos de hipotensão, choque ou insuficiência respiratória. Existem três situações emergenciais cujo domínio das alterações ultrassonográficas garante ao assistente a tomada precisa de decisões fundamentais para um bom desfecho clínico. São elas:

- Derrame pericárdico com tamponamento cardíaco;
- Tromboembolismo pulmonar (TEP) com insuficiência cardíaca (IC) aguda de ventrículo direito (VD);
- Disfunção sistólica do ventrículo esquerdo (VE).

Derrame pericárdico – tamponamento cardíaco

Sabe-se que a velocidade de instalação de um derrame pericárdico implica mais rapidamente o tamponamento cardíaco do que propriamente o volume de líquido acumulado. As principais causas de rápido acúmulo de líquido pericárdico são a pericardite aguda viral, trauma e a uremia aguda. Outra causa importante em pacientes internados é o derrame pericárdico neoplásico.

Do ponto de vista ultrassonográfico, o derrame pericárdico pode ser graduado em mínimo, moderado e importante. A repercussão hemodinâmica se dá quando a coluna de líquido compromete o enchimento das cavidades direitas do coração, sendo o colabamento do ventrículo direito o achado mais específico para tamponamento cardíaco (**Figuras 103.6 e 103.7**). Comumente, quando há tamponamento, existe derrame circunferencial em torno do coração, bem como abaulamento do septo interventricular para o ventrículo esquerdo em consequência à restrição diastólica imposta.

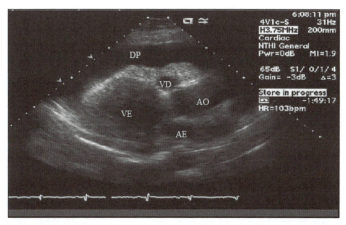

Figura 103.6 – Janela paraesternal - eixo longo. Derrame pericárdico importante, com comprometimento do enchimento do ventrículo direito.
AE: átrio esquerdo; VE: ventrículo esquerdo; AO: raiz da aorta; VD: ventrículo direito; DP: derrame pericárdico.

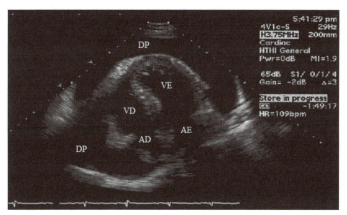

Figura 103.7 – Janela apical – quatro câmaras. Derrame pericárdico importante com comprometimento diastólico do ventrículo direito.
AE: átrio esquerdo; VE: ventrículo esquerdo; AD: átrio direito; VD: ventrículo direito; DP derrame pericárdico

trassonografia beira-leito ajuda como guia e na redução da taxa de complicações associadas ao procedimento.

Embolia pulmonar com disfunção aguda de VD

A embolia pulmonar é uma das principais complicações de pacientes internados. Existem vários fatores de risco para tal, como a redução da mobilidade pela própria internação, procedimentos realizados durante a internação (como cirurgias), as próprias comorbidades dos pacientes (câncer, obesidade, tabagismo), entre outros.

A conduta frente a um paciente com embolia pulmonar pode ser alterada se houver instabilidade hemodinâmica e sinais de falência aguda do VD. É neste cenário que a ecocardiografia beira-leito se insere, se feita de maneira hábil e ágil.

O aumento das câmaras cardíacas no ecocardiograma (**Figura 103.8**), em especial uma relação entre os diâmetros dos ventrículos direito e esquerdo, respectivamente, acima de 1, diante de uma clínica compatível, é bastante sugestiva do quadro.

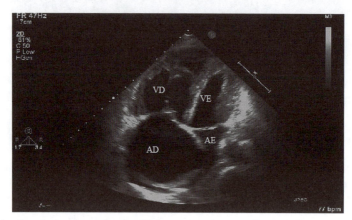

Figura 103.8 – Janela apical – quatro câmaras. Dilatação das câmaras cardíacas direitas.
AE: átrio esquerdo; VE: ventrículo esquerdo; AD: átrio direito; VD: ventrículo direito.

Disfunção sistólica do VE

A insuficiência cardíaca com fração de ejeção reduzida é uma comorbidade importante em pacientes hospitalizados. Seja a sua agudização a causa ou uma intercorrência na internação, diante do quadro clínico compatível (dispneia, ortopneia, redução da perfusão tecidual, hipotensão), a detecção de uma cardiomiopatia dilatada com redução qualitativa na função sistólica do VE em um exame beira-leito é mais uma ferramenta diagnóstica, com potencial de definir condutas críticas como a agressividade da eventual fluidoterapia a ser prescrita.

Uma maneira prática de se avaliar qualitativamente a função do VE é por meio da observação do seu esvaziamento durante o ciclo cardíaco. A baixa variação do seu conteúdo após a sístole tem boa correlação com prejuízo funcional. Um VE com paredes finas denota, com uma boa probabilidade, doença cardíaca avançada com importante remodelamento miocárdico (**Figuras 103.9** e **103.10**). Ademais, a persistência de um conteúdo ecogênico intraventricular aponta para um fluxo sanguíneo lentificado, sinal indireto de baixo débito cardíaco.

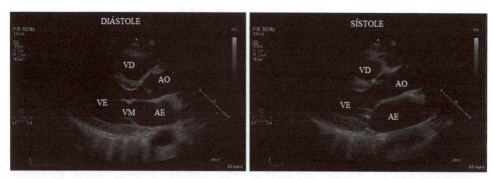

Figura 103.9 – Janela paraesternal - eixo longo. Ventrículo esquerdo com paredes espessadas e redução significativa do seu volume após a sístole – indício qualitativo de função preservada.
AE: átrio esquerdo; VM: valva mitral; VE: ventrículo esquerdo; AO: raiz da aorta; VD: ventrículo direito.

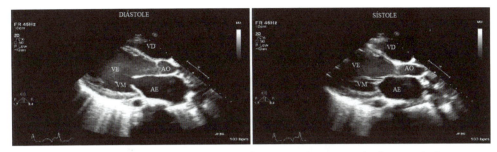

Figura 103.10 – Janela paraesternal – eixo longo. Ventrículo esquerdo com paredes finas e redução pouco significativa do seu volume após a sístole – indício qualitativo de função preservada. Note-se a presença de conteúdo ecogênico no interior, sinal indireto de baixo débito cardíaco.
AE: átrio esquerdo; VM: valva mitral; VE: ventrículo esquerdo; AO raiz da aorta; VD: ventrículo direito.

Avaliação da Volemia

A veia cava inferior é responsável pela maior parte do retorno venoso que chega ao átrio direito. Variações no seu diâmetro e no seu grau de colabamento durante a inspiração refletem com algum grau de precisão a pressão venosa central (PVC) e volemia do paciente (**Tabela 103.1**).

Tabela 103.1. Correlação entre o diâmetro da VCI e o índice de colabamento durante a inspiração com a PVC

Tamanho da VCI	Índice de colabamento	Pressão no átrio direito
< 1,5 cm	100%	0-5 mmHg
Entre 1,5 e 2,5 cm	> 50%	5 a 10 mmHg
Entre 1,5 e 2,5 cm	< 50%	10 a 15 mmHg
> 2,5 cm	< 50%	15 a 20 mmHg
> 2,5 cm	Sem alterações	> 20 mmHg

VCI: veia cava inferior.

Durante a avaliação de um paciente hipotenso ou chocado, após o rápido estudo ecocardiográfico, a avaliação da volemia estimada por meio da visualização da veia cava inferior (VCI) pode acrescentar informações cruciais no diagnóstico e guiar tomadas rápidas de decisões.

A janela utilizada é a subcostal, com o transdutor posicionado perpendicularmente à parede abdominal, e o indicador apontando para as 12 horas (fúrcula esternal). A VCI tem que ser observada desembocando no átrio direito (onde tem uma dilatação natural), e a medida do seu diâmetro realizada próximo ao encontro com a veia supra-hepática (**Figura 103.11**).

Nos casos de choque hipovolêmico ou distributivo, a VCI comumente se encontra com diâmetro reduzido e com um colabamento acima de 50% durante a inspiração. Já nos casos de choque cardiogênico ou obstrutivo, a VCI pode se apresentar túrgida, com índice de colabamento reduzido.

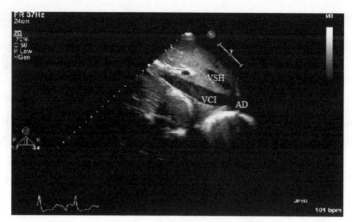

Figura 103.11 – Janela subcostal. Veia cava inferior dilatada, desembocando no átrio direito.
VCI: veia cava inferior; VSH: veia supra-hepática; AD: átrio direito.

Sugestão de Leitura

1. Bodson L, Bouferrache K, Vieillard-Baron A. Cardiac Tamponade. Curr Opin Crit Care. 2011 Oct;17(5):416-24. doi: 10.1097/MCC.0b013e3283491f27.
2. Echocardiography imaging library. Disponível em: http://www.echocardiographer.org.
3. Labovitz AJ, Noble VE, Bierig M, Goldstein SA, Jones R, Kort S, et al. Focused cardiac ultrasound in the emergent setting: a consensus statement of the American Society of Echocardiography and American College of Emergency Physicians. J Am Soc Echocardiogr. 2010;23(12):1225-30.
4. Mathias Jr. W. Manual de ecocardiografia. Barueri: Manole; 2009.
5. Otto CM. Textbook of clinical echocardiography. 5 ed. Philadelphia: Elsevier Saunders; 2013.
6. Seif D, Perera P, Mailhot T, Riley D, Mandavia D. Bedside ultrasound in resuscitation and the rapid ultrasound in shock protocol. Critical care research and practice, 2012.

Hipodermóclise

Capítulo 104

Thais Carvalho Francescantonio Menezes
Alexandra Régia Dantas Brígido
Jane Erika Frazão Okazaki

Introdução

Hipodermóclise é um método de administração de fluidos e medicamentos pela via subcutânea. É geralmente indicada se houver impossibilidade do uso da via oral (VO), como no caso de náuseas e vômitos de difícil controle, presença de disfagia severa ou redução importante da aceitação alimentar, assim como se houver obstrução do trato gastrintestinal ou rebaixamento do nível de consciência.

Indicações

Comumente, é empregada quando há grande dificuldade de acesso venoso associada ou sofrimento por constantes tentativas de punção, sendo importante aliada no manejo de pacientes idosos (especialmente naqueles com comprometimento cognitivo, nos quais muitas vezes é difícil manter um acesso venoso) e em estágios avançados de doenças crônico--degenerativas e neoplásicas.

Vantagens

A via subcutânea recebe especial destaque dentro dos cuidados paliativos. Isso porque, nessa área, prioriza-se o controle adequado dos sintomas e o conforto do paciente. Estima-se que até 70% dos pacientes em fase final de vida necessitarão de uma via alternativa para administração de fármacos, já que esta é uma condição comumente associada a redução do nível de consciência e intolerância a medicações orais, especialmente os opioides, os quais são amplamente empregados nessa situação.

Nesse contexto, hipodermóclise é uma alternativa segura e eficaz à via intravenosa, com pequenas complicações locais, como dor, hiperemia, edema, prurido ou endurecimento da área. Além disso, é possível a administração de diversos fármacos para controle de dor, dispneia, náusea, *delirium* e convulsões, que são as causas mais comuns de desconforto nessa população.

Contraindicações

A principal contraindicação formal para o uso da via subcutânea é a recusa do paciente. Outros casos em que esta via não deve ser utilizada estão listadas na **Tabela 104.1**.

Tabela 104.1. Contraindicações absolutas
Situações de emergência, como necessidade de reposição rápida de volume (desidratação grave, choque)
Trombocitopenia grave
Anasarca
Coagulopatia
Recusa do paciente

Em algumas situações, há contraindicações para o local da punção e não o uso da via subcutânea em si. Por exemplo, é o caso de:

1. Áreas ulceradas, infectadas, submetidas à radioterapia ou próximas à incisão cirúrgica.
2. Pacientes com síndrome de veia cava superior, nos quais a punção deve ser realizada preferencialmente em coxa, pois não se deve puncionar membros superiores ou tórax.
3. Pacientes com ascites, nos quais se deve evitar a punção abdominal.
4. Pacientes emagrecidos, priorizar acesso em abdome ou coxa. Não se deve puncionar perto de proeminências ósseas.

Como Utilizar essa Via?

A absorção ocorre de forma mais lenta e gradual, se comparada à via intramuscular (IM) e costuma atingir concentrações séricas menores, porém a via subcutânea é capaz de manter um tempo de ação prolongado. Em comparação à administração oral, a dose administrada pela via subcutânea (SC) deve ser menor em virtude do aumento da biodisponibilidade com o uso dessa via.

É permitida a administração de até 3 L de soluções e fluidos/dia, sendo até 1.500 mL em cada sítio. Ou seja, no caso da necessidade de infusão de volumes maiores de fluidos, é necessário puncionar dois sítios. Preferencialmente, são recomendadas infusões de até 1.000 mL/dia no abdome e até 1.500 mL/dia na coxa. A troca do acesso é realizada normalmente a cada 3 dias, porém a duração da punção pode ser de 5 a 8 dias, especialmente se utilizado o cateter de Teflon e de acordo com a tolerância do paciente.

As evidências em relação ao uso de medicamentos pela via SC são geralmente restritas a relatos de experiências em serviços de cuidados paliativos e séries de casos ou opiniões de especialistas. Dessa forma, é baixo o nível de evidência científica e o uso dessa, via muitas vezes, não consta nas bulas das medicações. De modo geral, pode-se dizer que os medicamentos hidrossolúveis e aqueles com pH próximo à neutralidade são compatíveis com o uso por hipodermóclise. Portanto, as soluções isotônicas são consideradas seguras (p. ex.: cloreto de sódio 0,45% ou 0,9%). Também é permitido o uso de solução glicofisiológica. Alguns medicamentos com pH ácido, porém, podem ser administrados pela via SC, desde que de forma mais lenta, tais como haloperidol, metoclopramida, ondansetrona, brometo de N-butilescopolamina e levomepromazina. Na **Tabela 104.2**, estão os fármacos e fluidos mais utilizados, bem como as principais precauções no seu uso.

Como medida de priorização do conforto, é sugerido administrar até três medicamentos no mesmo horário, sem comprometer absorção e eficácia terapêutica. No entanto, é importante considerar compatibilidade e interações dos medicamentos administrados concomitantemente (**Tabela 104.3**). A diluição dos medicamentos utilizados por hipodermóclise deve ser de pelo menos 100% do volume da ampola e tem o intuito de minimizar a chance de irritação local. O diluente mais indicado é o SF 0,9%.

Capítulo 103 – Ecocardiografia Beira-Leito

Tabela 104.2. Fármacos e fluidos mais utilizados e as principais precauções de uso

Medicamento	Dose	Diluição	Precauções
Amicacina	1g/dia	• SF 0,9% 50 mL	• Tempo de infusão: 20 minutos
Cefepime	1 g a cada 8 ou 12 h	• Reconstituir 1 g em 10 mL de água destilada e diluir em SF 0,9% 100 mL	• Tempo de infusão: 40 minutos
Ceftriaxone	1 g a cada 12 h	• Reconstituir 1 g em 10 mL de água destilada e diluir em SF 0,9% 100 mL	• Tempo de infusão: 40 minutos
Dexametasona	2-16 mg a cada 24 h	• Diluir 1 ampola de dexametasona (1 mL) em 1 mL de SF 0,9% • Diluir 1 ampola de dexametasona 2,5 mL em SF 0,9% 2,5 mL	• Aplicação lenta. • Administração uma ou duas vezes/dia, pela manhã. • Sítio exclusivo em razão da incompatibilidade com outros medicamentos e risco de irritação local.
Dimenidrinato	50-100 mg em 24 h	• SF 0,9% 1 mL	–
Dipirona	1-2 g até 6 h	• SF 0,9% 2 mL	• Aplicação lenta em *bolus*
Ertapenem	1 g 24/24 h	• Reconstituir em 10 mL de água destilada e diluir em 50 mL de SF 0,9%	• Tempo de infusão: 30 minutos. • Alternativa de infusão em *bolus*: diluição de 1 g de ertapenem em 3,2 mL de lidocaína 1% (sem epinefrina).
Escopolamina	20 mg a cada 8 h até 60 mg a cada 6 h	• SF 0,9% 1 mL (*bolus*)	• Não confundir com a apresentação combinada com dipirona.
Fentanil	A critério médico	• Diluir 4 ampolas de fentanil 50 mcg/mL em SF 0,9% 210 mL	–
Furosemida	20-140 mg/24 h	• SF 0,9% 2 mL (*bolus*) ou volumes maiores (infusão contínua)	–
Haloperidol	0,5-30 mg/24 h	• SF 0,9% 5 mL	• Para idosos frágeis, começar com a menor dose possível. • Se a solução preparada tiver concentração de haloperidol maior que 1 mg/mL, recomenda-se usar água destilada como diluente (risco de precipitação com SF 0,9%).
Metadona	50% da dose oral habitual	• SF 0,9% 10 mL	• Velocidade de infusão: 60 mL/h. • Mudar o local de punção a cada 24 h pelo alto potencial de irritação cutânea.
Metoclopramida	30-120 mg/dia	• SF 0,9% 2 mL (*bolus*)	• Pode causar irritação local.
Midazolam	1-5 mg (*bolus*) 10-120 mg/dia (infusão contínua)	• SF 0,9% 5 mL (*bolus*) • SF 0,9% 100 mL (infusão contínua)	• Pode causar irritação local.

Continua

Continuação

Tabela 104.2. Fármacos e fluidos mais utilizados e as principais precauções de uso

Medicamento	Dose	Diluição	Precauções
Morfina	Dose inicial: 2-3 mg a cada 4 h (*bolus*) ou 10-20 mg/24 h (infusão contínua)	• Não requer diluição (*bolus*) • SF 0,9% 100 mL (infusão contínua)	• Não existe dose máxima, iniciar com a menor dose possível em pacientes muito idosos, frágeis ou com doença renal crônica. • O intervalo entre as aplicações pode ser aumentado em pacientes com insuficiência hepática ou renal.
Octreotide	300-900 mcg/24 h em *bolus* ou infusão contínua	• Não requer diluição (*bolus*) • SF 0,9% 100 mL (infusão contínua)	• Armazenamento em refrigerador – deve atingir a temperatura ambiente antes da administração. • Sítio exclusivo devido interação com outras drogas.
Omeprazol	40 mg a cada 24 h	• SF 0,9% 100 mL	• Tempo de infusão: 4 horas. • Dose única diária. • Sítio exclusivo consequente à interação com outras drogas.
Ondansetrona	8-32 mg/24 h	• SF 0,9% 30 mL	• Tempo de infusão: 30 minutos • Risco de prolongamento do intervalo QT.
Ranitidina	50-300 mg/24 h	• SF 0,9% 2 mL	-
Soro fisiológico 0,9%	Máximo 1.500 mL/24 h por sítio	-	• SF 0,45% e glicofisiológico seguem as mesmas recomendações. • Volume de infusão máximo de 62,5 mL/h. • Volume máximo infundido por sítio: 1.500 mL/dia em cada coxa e 1.000 mL/dia no abdome.
Soro glicosado 5%	Máximo 1.000 mL/24h por sítio	-	• Volume de infusão máximo de 62,5 mL/h. • Sítico preferencial: coxa.
Tramadol	100-600 mg/24 h	• Não requer diluição (*bolus*) • SF 0,9% 100 mL (infusão contínua)	-

Adaptada do manual: O uso da via subcutânea em geriatria e cuidados paliativos da Sociedade Brasileira de Geriatria e Gerontologia e da Academia Nacional de Cuidados Paliativos.

Capítulo 103 – Ecocardiografia Beira-Leito

Tabela 104.3. Compatibilidade e interações dos medicamentos administrados concomitantemente

Medicamentos	Cefepime	Ceftriaxona	Dipirona	Escopolamina	Furosemida	Haloperidol	Levomepromazina	Metoclopramida	Midazolam	Morfina	Ondasentrona	Ranitidina	Tramadol	Dexametasona
Cefepime	–	C	C	C	C	C	C	C	C	C	C	I	C	I
Ceftriaxona	C	–	C	C	C	C	C	C	C	C	C	I	C	I
Dipirona	C	C	–	C	C	C	C	C	C	C	C	I	C	I
Escopolamina	C	C	C	–	C	C	C	C	C	C	C	I	C	I
Furosemida	C	C	C	C	–	C	C	I	I	I	C	N	C	N
Haloperidol	C	C	C	C	C	–	C	C	C	C	C	I	C	I
Levomepromazina	C	C	C	C	C	C	–	C	C	C	C	I	C	I
Metadona	N	N	N	N	N	C	N	C	C	I	N	N	I	C
Metoclopramida	C	C	C	C	I	C	C	–	–	C	C	I	C	I
Midazolam	C	C	C	C	I	C	C	C	–	C	C	C	C	I
Morfina	C	C	C	C	I	C	C	C	–	–	C	C	I	N
Ondasentrona	C	C	C	C	C	C	C	C	–	C	–	I	C	N
Ranitidina	I	I	I	I	N	I	I	N	C	C	C	–	I	I
Tramadol	C	C	C	C	C	C	C	C	–	I	C	N	–	I
Dexametasona	I	I	I	I	N	I	I	N	I	N	N	I	N	–

N: divergente em literatura; C: compatível; I: incompatível.

Adaptada do manual: O uso da via subcutânea em geriatria e cuidados paliativos da Sociedade Brasileira de Geriatria e Gerontologia e da Academia Nacional de Cuidados Paliativos – 2016 e Terapia Subcutânea no Câncer Avançado, série cuidados paliativos do Instituto Nacional de Câncer (INCA) – 2009.

Técnica do Procedimento

A técnica consiste em fazer uma prega cutânea e introduzir o cateter num ângulo de 45°, com o bisel para cima, após adequadas assepsia e antissepsia do local. O sentido varia de acordo com o local da punção. O cateter deve apontar no mesmo sentido da drenagem para reduzir o risco de edemas, de forma que a inserção costuma ser centrípeta. Deve-se conectar a seringa no cateter e aspirar para se certificar de que não há retorno venoso e, posteriormente, fixar o dispositivo com película transparente datada e identificada. Sempre administrar 2 mL de SF 0,9% após a infusão de medicações.

Os locais de punção estão representados na **Figura 104.1**.

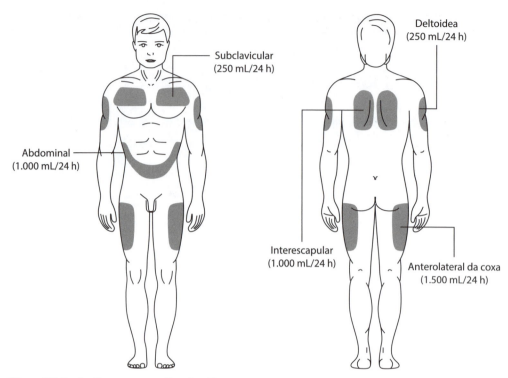

Figura 104.1 – Regiões para a punção subcutânea.

Sugestão de Leitura

1. Ministério da Saúde, Instituto Nacional de Câncer. Terapia subcutânea no câncer avançado. Rio de Janeiro: INCA, 2009.
2. Pereira I. Cuidado paliativo. São Paulo: CREMESP; 2008. Hipodermóclise. p. 260-72.
3. SBGG/ANCP. O uso da via subcutânea em geriatria e cuidados paliativos – 2ª edição. Rio de Janeiro: SBGG, 2017.

Intubação Orotraqueal e Outros Acessos à Via Aérea

Capítulo 105

Felipe Mateus Teixeira Bezerra
Keydson Agustine Sousa Santos

Definição

A intubação orotraqueal consiste na introdução do tubo endotraqueal, seguida de insuflação do *cuff* em região infraglótica. Este procedimento está indicado nas seguintes situações:

- Fadiga de musculatura respiratória iminente;
- Capacidade vital estimada em < 15 mL/kg em doenças neuromusculares;
- Hipoxemia refratária à oxigenoterapia;
- Incapacidade do paciente de proteger vias aéreas;
- Obstrução de vias aéreas;
- Instabilidade hemodinâmica grave.

Outras indicações pertinentes, antes de piora clínica:

- Pacientes com lesão na região anterior do pescoço, ou com hematoma em evolução;
- Paciente grande queimado e/ou com lesões em vibrissas nasais por injúria térmica;
- Pacientes críticos com necessidade de transporte ou realização de exames/procedimentos que possam comprometer a segurança da via aérea.

A priori, não há contraindicação formal para a tentativa de abordagem da via aérea com intubação orotraqueal. O que pode ser questionado é a sua dificuldade de aplicação ou preferência a outras abordagens mais adequadas para situações específicas.

Técnica para Aplicação

A principal técnica utilizada no ambiente de emergência atualmente é a intubação em sequência rápida (ISR), pois vários estudos mostraram que tal técnica tem eficácia superior à 90%. A ISR compreende uma sequência de eventos que resultará na intubação orotraqueal (IOT), sendo necessários a pré-oxigenação, a sedação, o bloqueio neuromuscular e os cuidados pós-procedimentos. É desaconselhada a ventilação com pressão positiva antes da realização da intubação.

Para facilitar o entendimento e a aplicação da ISR, foi criada a mnemônica dos 7 P's:

- Preparação;
- Pré-oxigenação;
- Pré-tratamento;

- Paralisia com indução;
- Posicionamento;
- *Placement* ("passar" o tubo e confirmar);
- Pós-intubação.

Preparação

Realizar uma avaliação global do paciente, considerando fatores clínicos e estruturais que possam dificultar a intubação orotraqueal; sempre retirar próteses dentárias, dois acessos venosos com funcionalidade testada, checagem de material. A avaliação do paciente deve focar tanto na abordagem da via aérea como na indicação para outra técnica que não a ISR, por exemplo, em situações sem *drive* respiratório, com possibilidade de morte iminente. A monitorização mínima se faz com monitor cardiológico, monitor de PA não invasiva e oximetria de pulso.

Material para IOT

- **Cânulas endotraqueais:** Numerações 7,5-8 para mulheres e 8-8,5 para homens. Considerar, sempre que possível, a intubação com tubo orotraqueal de maior número.
- **Laringoscópios:** Utiliza-se na rotina duas lâminas principais: a curva (Macintosh) e a reta (Miller). A curva normalmente é de número 3, podendo ser utilizada a 4 para pessoas maiores. Para a Reta, utilizam-se 2 e 3, respectivamente.
- **Ambu/Máscara não reinalante.**
- **Máscaras:** para adaptação à face do paciente – vários tamanhos.
- **Sonda para aspiração** e checagem de funcionamento do sistema de vácuo/aspiração.
- **Seringas.**
- **Kit para via aérea difícil:** este item pode variar de acordo com a instituição; no entanto, recomendma-se, no mínimo, Bougie, máscara laríngea e kit para cricotireoidostomia. Cada vez mais, o uso de videolaringoscópio tem sido estimulado, devido à sua contribuição para minimização do erro e da intubação malsucedida.

Pré-oxigenação

Etapa fundamental, necessitando de 3 minutos com oferta de O_2 a 100%. Oferta que poderá ser feita com máscara com reservatório ou com Ambu – sem ventilar. Essa etapa levará à maior tranquilidade no momento da intubação, visto que o médico terá mais tempo para executar o procedimento. Obesos, gestantes e crianças tendem a desoxigenar mais rápido. Uma estratégia que pode ser interessante, especialmente em obesos e em pacientes que não atingem $SaO_2 > 95\%$ com as medidas convencionais, é o uso da ventilação não invasiva (VNI), como pré-oxigenação.

Pré-tratamento

Essa etapa não é obrigatória, mas visa menores efeitos negativos relacionados à laringoscopia. No entanto, nenhum estudo mostrou melhora de eficácia ou redução significativa de efeitos colaterais pós-intubação. Devem ser administradas 3 minutos antes da IOT. Pode-se utilizar:

- **Fentanil:** Bom perfil para síndrome coronariana aguda (SCA), síndromes aórticas e hipertensão intracraniana (HIC).
- **Lidocaína:** Bom perfil para broncoespasmo e HIC.

Paralisia com indução, posicionamento e colocação do tubo

Essa etapa ocorre de forma dinâmica. Neste momento, serão administradas as medicações fundamentais ao procedimento.

Primeiramente, deve-se sedar o paciente, para, então, bloquear. O perfil específico de cada sedativo e bloqueador é visto na **Tabela 105.1**.

Tabela 105.1. Perfil de cada sedativo e bloqueador neuromuscular			
Sedativo	Dose mg/kg	Efeito Benéfico	Efeito Adverso
Midazolam	0,3	Anticonvulsivante	Depressão miocárdica
Propofol	1,5	Anticonvulsivante, leve broncodilatação Redução de HIC	Depressão miocárdica e vasodilatação.
Etomidato	0,3	Estabilidade hemodinâmica. Redução de HIC.	Insuficiência adrenal só é importante na infusão contínua.
Quetamina	1,5	Efeito analgésico também. Estabilidade hemodinâmica.	Estimulação adrenérgica – Evitar em SCA, taquiarritmias e dissecção de aorta.
Bloqueador	Dose mg/kg	Efeito Benéfico	Efeito Adverso
SuccinilColina	1,5	Anticonvulsivante	Evitar em: distrofia muscular, rabdomiólise, hipertensão intracraniana, grandes queimados e hipercalemia.
Rocurônio	1	Não despolarizante, droga de escolha na hipercalemia	Aguardar 60 s para realizar IOT.

SCA: síndrome coronariana aguda; IOT: intubação orotraqueal; HIC: hipertensão intracraniana.

Posicionando o paciente

A posição ideal do paciente é com o alinhamento adequado dos eixos oral, faríngeo e laríngeo. Para gerar tal alinhamento, indica-se coxim na região occipital, levando ao paciente para posição olfatória (*sniff position*), e hiperextender a cabeça para melhor visualização. No caso do paciente obeso, o ideal é adotar a posição de "cadeira de praia", na qual haverá melhor alinhamento dos eixos e menor redução da capacidade residual funcional e do débito cardíaco.

Laringoscopando

Após adequado posicionamento, chega o momento da laringoscopia direta.

O médico deve segurar o cabo da lâmina com a mão esquerda, entrar na cavidade oral pela rima direita, buscando sempre afastar a língua do seu campo de visão, como se a colocasse para a lateral esquerda.

Deve-se introduzir a lâmina curva até a visualização da epiglote, onde poderemos ou visualizar, ou inferir a posição da valécula, que será o local em que colocaremos a ponta da lâmina do laringoscópio. Em seguida, é o momento de tracionar o laringoscópio no sentido para frente e para cima, tracionando e fletindo anteriormente à valécula. Evitar o movimento de alavanca, pois ele pode levar a traumatismo oral ou dentário.

Então será o momento de visualizar as cordas vocais. Pode-se utilizar manobras como o BURP *(backward-upward-rightward pressure)*, que se trata de uma leve pressão na região da cartilagem tireóidea, da esquerda para direita, com angulação leve para posterior e cranial. Essa manobra ajuda na visualização e é diferente da manobra de Sellick. Esta última, cada vez mais em desuso, realizada com intuito de reduzir refluxo/vômitos com pressão em região cricóidea de direção anteroposterior, porém não impedia a ocorrência desses eventos e, inclusive, piorava a visualização da rima glótica.

Visualizada a rima, o médico não deve desviar o olhar e deve solicitar o tubo com a mão direita, com a qual introduzirá o tubo. A melhor checagem de IOT é a visualização do tubo passando pela rima glótica. Quando a intubação é realizada sem a visualização satisfatória, na maior parte dos casos, acaba ocorrendo intubação esofágica. A passagem do tubo segue até a visualização do *cuff* posicionado cerca de 1-3 cm abaixo das cordas vocais.

Pós-intubação

Infla-se o *cuff* com até 10 mL de ar, objetivando pressão do *cuff* menor que 25 cmH_2O, retira-se o fio-guia, caso tenha sido usado, e seguimos para checagem do TOT (**Tabela 105.2**).

Tabela 105.2. Checagem do tubo orotraqueal
Visualização direta
Ausculta dos cinco pontos: epigástrio seguido dos quatro quadrantes do tórax
Capnografia com valor esperado entre 35 e 45 mmHg
Expansão torácica bilateral e presença de vapor de água no TOT são evidências mais subjetivas, mas que podem ser utilizadas
Na radiografia, o TOT deve estar localizado de 5 a 7 cm da carina

O ultrassom também pode assumir papel na checagem do TOT, com o posicionamento a 2 cm da fúrcula no sentido cranial, e com insuflação e esvaziamento do *cuff*. Estudos apontam melhor acurácia que ausculta com operador treinado.

Tubo checado, deve-se, então, fixá-lo, evitando sempre soltá-lo antes que a fixação seja devidamente realizada.

Solicitar radiografia pós-IOT é importante, pois servirá tanto como confirmação da posição do tubo em relação à carina, como também para confirmar ausência de pneumotórax pós-IOT. Aqui, vale lembrar, está sugerido na literatura que a ultrassonografia (USG) de tórax tem melhor sensibilidade na detecção do pneumotórax, portanto, caso esteja disponível, a avaliação do tórax com USG pode ser sugerida.

E Quando Não Consigo Intubar? – Via Aérea Difícil/ Via Aérea Falha/Via Aérea *Crash*

Via aérea difícil

Baseada em preditores na avaliação clínica do paciente antes da tentativa de IOT. A presença de um dos preditores já deve ser indicativo para chamar ajuda para o caso (**Tabela 105.3**).

Tabela 105.3. Preditores de via aérea difícil
Extensão do pescoço < 35°
Distância interincisivos < 3,5 cm
Distância tireomentoniana < 6,5 cm
Distância esternomentoniana < 12,5 cm
Índices de Mallampati e Cormack-Lehane de II a IV
Limitação de mobilidade mandibular

Via aérea falha

Quando um profissional experiente tenta por três vezes e não consegue proceder à IOT ou não consegue manter saturação aceitável durante as tentativas.

Via aérea crash

Via aérea do paciente em parada cardiorrespiratória, arresponsivo ou morte iminente.

Após uma primeira tentativa, o assistente deve tanto rever possíveis fatores que não estejam otimizados (p. ex.: coxins ou bloqueio neuromuscular) como também deve estar atento para a dessaturação do paciente, averiguando se a via aérea é pérvia e passível de ventilação. O Algoritmo (**Figura 105.1**) ilustra a sequência de condutas, adaptado da Diretriz da ASA.

Devemos atentar para esta sugestão de fluxograma de conduta, na qual não está contemplada a presença do *bougie*. Dispositivos também são interessante no ambiente de via aérea difícil/falha, porém sem definição precisa do ideal momento do seu uso. Lembramos que é um dispositivo que pode servir como guia para colocação do TOT, caso seja posicionado em via traqueal.

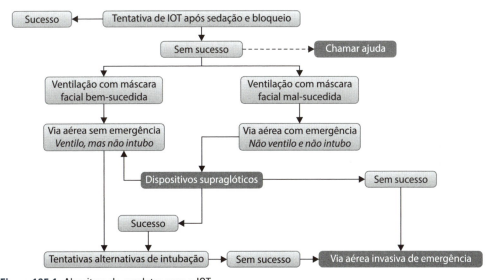

Figura 105.1. Algoritmo de condutas para a IOT.

Dispositivos Supraglóticos

Três principais: máscara laríngea, *fast-track,* combitubo. Os três dispositivos têm técnica de inserção semelhante, colocada sem laringoscopia, com introdução manual até o limite da permitido pela anatomia do paciente. Essas vias são consideradas avançadas, pois protegem via aérea, porém, não são consideradas definitivas, já que não podem ser utilizadas com ventilação mecânica adequadamente.

Via Aérea Invasiva de Emergência

Aqui trataremos das vias infraglóticas, que necessitam de abordagem invasiva.

A principal via cirúrgica que deve ser de conhecimento do médico é a cricotireoidosto-mia. Idealmente, deve-se dominar a técnica cirúrgica de fato, com incisão e aposição de cânula, porém o mínimo para garantir transporte rápido do paciente e correção de hipoxemia potencialmente letal é dominar a técnica por punção da membrana cricotireoideana. Esta última apresenta técnica fácil, com punção da membrana utilizando Jelco calibroso (14G), em direção craniocaudal, retirada da agulha, conexão de Y, permitindo um fluxo de O2 de 15 L/min e outra via livre para expiração. O médico deve ocluir a saída por aproximadamente 1 segundo e deixá-la aberta por 4 segundos.

Outra técnica que deve interessar ao médico que lida com via aérea é a intubação retrógrada, na qual é realizada punção da membrana cricotireóidea, porém agora em sentido cranial, seguido de passagem de fio-guia até que saia pela cavidade oral. O TOT, então, é introduzido utilizando-se o guia.

Traqueostomia é uma via predominantemente eletiva, devendo ser reservada para casos específicos e mãos experientes, pois há grande potencial iatrogênico quando ela é realizada em ambiente de urgência de ventilação. Hoje, a traqueostomia feita por técnica de punção, usando o princípio da técnica de Seldinger, tem sido mais difundida, podendo ser algo futuramente de domínio de intensivistas e emergencistas.

Sugestão de Leitura

1. Brown CA, Bair AE, Pallin DJ, et al. Techniques, success, and adverse events of emergency department adult intubations. Ann Emerg Med 2015; 65:363.
2. Collins JS, Lemmens HJ, Brodsky JB, et al. Laryngoscopy and morbid obesity: a comparison of the "sniff" and "ramped" positions. Obes Surg 2004; 14:1171.
3. Khandelwal N, Khorsand S, Mitchell SH, Joffe AM. Head-elevated patient positioning decreases complications of emergent tracheal intubation in the ward and intensive care unit. Anesth Analg 2016; 122:1101.
4. Kheterpa S, Healy D, Aziz MF, et al. Incidence, predictors, and outcome of difficult mask ventilation combined with difficult laryngoscopy: a report from the multicenter perioperative outcomes group. Anesthesiology. 2013. 119-1360;9
5. Knill RL. Difficult laryngoscopy made easy with a "BURP". Can J Anaesth 1993; 40:279.
6. Lutes M, Hopson LR. Tracheal intubation. In: Roberts JR, Hedges JR (ed.). Clinical procedures in emergency medicine. 4 ed. Philadelphia: Saunders; 2004:69-9.
7. Silverman SM, Culling RD, Middaugh RE. Rapid-sequence orotracheal intubation: a comparison of three techniques. Anesthesiology 1990; 73:244.

Capítulo

Paracentese

106

Gabriela Iervolino de Oliveira
Roberto José de Carvalho Filho

Descrição

Paracentese é um procedimento realizado à beira do leito, no qual uma agulha é inserida na cavidade peritoneal para retirada de líquido ascítico (LA), podendo ter finalidade diagnóstica ou terapêutica (de alívio). A paracentese diagnóstica consiste na retirada de pequena quantidade de LA para análise, enquanto a paracentese terapêutica consiste na remoção de pelo menos 1 L de LA visando diminuir a pressão intra-abdominal para aliviar sintomas compressivos como dispneia, dor abdominal e plenitude gástrica.

Indicações Clássicas

A seguir, destacamos as principais indicações da paracentese:

- Ascite de apresentação recente, sem causa conhecida;
- Ascite de grande volume sintomática (dor e/ou restrição respiratória);
- Ascite refratária (diureticorresistente ou diureticointratável);
- Ascite associada à deterioração clínica do paciente hepatopata, caracterizada por combinações dos seguintes indícios:
  - Febre;
  - Dor abdominal;
  - Encefalopatia hepática;
  - Piora da função renal; ou
  - Acidose;
- Suspeita de peritonite bacteriana espontânea (PBE);
- Hospitalização de hepatopata com ascite, independentemente do motivo da admissão.

A paracentese na admissão hospitalar em pacientes cirróticos com ascite resulta em diminuição da taxa de mortalidade hospitalar. Em um estudo retrospectivo que incluiu 17.711 pacientes com diagnóstico de ascite ou encefalopatia, a realização de paracentese (em 61% da casuística) foi associada a menor mortalidade.

Contraindicações Relativas Clássicas

A análise do LA ajuda a determinar a etiologia da ascite e a probabilidade de infecção bacteriana, incluindo a possibilidade de realização de cultura com antibiograma para guiar

867

o tratamento. Contudo, existem algumas situações em que os riscos atribuídos ao procedimento superam os benefícios. São elas:

- Pacientes com coagulação intravascular disseminada (CIVD);
- Pacientes com hiperfibrinólise primária (que pode ser suspeitado na presença de hematomas extensos);
- Íleo adinâmico com distensão de alças intestinais;
- Presença de aderências ou obstrução intestinal;
- Tecido cutâneo com presença de infecção, vasos visíveis, cicatrizes cirúrgicas e hematomas;
- Gestantes (principalmente no 3º trimestre);
- Grandes organomegalias (principalmente hepatoesplenomegalia maciça).

Com exceção das situações de coagulopatia, grande parte das contraindicações listadas pode ser resolvida com o auxílio de método de imagem (habitualmente, ultrassonografia), que permite a realização de paracentese guiada. Na ausência de sinais clínicos e/ou laboratoriais sugestivos de coagulopatia, não há necessidade de verificar ou de corrigir parâmetros de coagulação para a realização de paracentese.

Material Necessário

- Etiquetas com a identificação do paciente para nomear os tubos;
- Tubo vermelho ou outro tubo equivalente estéril;
- Tubo roxo (EDTA) ou outro tubo equivalente;
- Dois frascos para cultura (para bactérias aeróbias e anaeróbias)
- Frascos a vácuo de 1 a 2 L. No caso de paracentese de grande volume, frascos de 8 L ou dispositivos de sucção devem estar disponíveis;
- Iodo ou clorexidina para assepsia cutânea;
- Gaze estéril;
- Avental para procedimento não estéril;
- Luvas estéreis e não estéreis (um par de cada);
- Lidocaína a 1%;
- Agulhas (duas unidades de cada tipo):
  - Para aspiração do anestésico: 18 G (1,20 × 25, rosa);
  - Para botão anestésico (opcional): 24 G (0,55 × 20, violeta) ou 26G (0,45 × 13, castanho); e
  - Para anestesia local: 22G.1″ (0,70 × 25, preto) ou 21G.1″ (0,80 × 25, verde);
- Seringas estéreis de 5 mL (uma, opcional), 10 mL (uma) e 20 mL (duas; alternativa: uma seringa de 20 mL e uma seringa de 60 mL);
- Cateteres flexíveis (Jelco® ou Abbocath®): 14 G (laranja) ou 16 G (cinza);
- Fita adesiva para curativo (fita microporosa ou esparadrapo).

A ultrassonografia pode auxiliar a guiar o procedimento em pacientes com pequeno volume de LA, panículo adiposo espesso ou outras condições que dificultam tecnicamente a punção.

Técnica do Procedimento

- Antes da punção, verificar novamente as contraindicações listadas;
- Explicar ao paciente o procedimento em detalhes e obter seu consentimento, idealmente por escrito;
- Não é necessário jejum para a sua realização;
- Solicitar que o paciente urine antes do procedimento;
- Com luvas não estéreis, limpar a parte superior dos frascos de cultura e colocar sobre local protegido de contaminação;
- Solicitar a ajuda de um assistente;
- Posicionar o paciente em decúbito dorsal, com a cabeceira ligeiramente elevada.
- **Delimitar o local da paracentese:** normalmente, a punção é realizada no quadrante inferior esquerdo do abdome. Traçar uma linha imaginaria entre a cicatriz umbilical e a crista ilíaca superior esquerda e puncionar no terço médio da mesma. Evitar linha mediana cefálica ou caudal do umbigo devido a possível presença de vasos colaterais abdominais;
- **Assepsia local:** usando luvas não estéreis, deve-se realizar a assepsia do local com gaze embebida com iodo ou clorexidina em movimentos circulares iniciando no local da punção em direção à periferia. Para melhor resultado, repetir três vezes o processo.
- Colocação do campo fenestrado estéril;
- **Anestesia local:** colocar luvas estéreis e aspirar o anestésico (lidocaína a 1%) com a agulha preferencialmente de calibre 18 G e seringa de 10 mL, com a ajuda do assistente. A realização de botão anestésico com agulha 24 G ou 26 G e seringa de 5 mL é opcional. A seguir, substituir a agulha por uma de calibre 22 G.1" ou 21 G.1" para executar anestesia profunda, introduzindo gradativamente a agulha em incrementos de 2 a 3 mm até transpassar o peritônio parietal e obter a entrada de LA na seringa, puxando o êmbolo intermitentemente durante a introdução para identificar contato com vasos. Este procedimento deve ser associado a uma manobra de prevenção contra vazamento pós-paracentese, entre as seguintes:
  - Inserção da agulha em ângulo de 45°; ou
  - Manobra de tração (método "Z-track"): com o auxílio de uma gaze na mão não dominante, faz-se tração caudal do tecido subcutâneo abdominal, deslocando-o cerca de 2 cm, antes da introdução da agulha na pele, perpendicularmente (em 90°), pela mão dominante.
- **Punção do LA:** acoplar o cateter flexível escolhido (Jelco® ou Abbocath® 14 G ou 16 G) em seringa de 20 mL e introduzir o cateter montado (com agulha) no trajeto anestesiado (em incrementos de 2 a 3 mm), utilizando-se a mesma técnica preventiva de vazamento pós-paracentese usada previamente durante a anestesia local. Ao perceber redução súbita da resistência e entrada de LA na seringa, cessar a introdução do cateter montado e cuidadosamente retirar a agulha (acoplada à seringa) enquanto se introduz o cateter plástico por sobre a agulha, até o posicionar dentro da cavidade peritoneal;
- **Possíveis causas de ausência de fluxo do LA:**
  - O peritônio é altamente elástico e pode não ocorrer perfuração com a introdução da agulha. Se isso acontecer, gire a agulha 90 graus ou mais para perfurá-lo;

- Outra causa pode ser o bloqueio do orifício da agulha por alguma alça intestinal ou omento. Ao utilizarmos uma agulha com diversos orifícios, evitamos esse problema.;
- Um equívoco comum é acreditar que o baixo fluxo de fluido ocorre porque ele está loculado. A loculação verdadeira é encontrada com pouca frequência, tipicamente na formação de carcinomatose peritoneal com acúmulo de adesões malignas ou ruptura intestinal com peritonite e aderências cirúrgicas e quase não acontece no cenário de cirrose ou insuficiência cardíaca com ascite;
- Para melhorar o fluxo da saída do líquido, podemos reposicionar o paciente lentamente com o intuito de acumular mais líquido ao redor da agulha, ou reintroduzir a agulha caso ela tenha se deslocado.
- Coleta de material: após acoplar o cateter flexível a uma nova seringa de 20 mL (ou uma de 60 mL), retirar 20 a 60 mL de LA para análise citológica e bioquímica, que devem ser assim distribuídos (nesta ordem):
  - Tubo roxo: 2 a 5 mL;
  - Tubo vermelho: 5 a 10 mL; e
  - Cultura: $\cong$ 10 mL.
- Os volumes e requisitos exatos das amostras para análise do LA devem ser verificados com o laboratório local. Para a pesquisa de citologia oncótica, por exemplo, volumes de 50 a 100 mL (ou mais) são tipicamente solicitados;

Paracentese Terapêutica (> 1 L de LA)

- Serão realizadas com o intuito de aliviar a pressão intra-abdominal, podem ser de pequeno volume (< 5 L) ou de grande volume (> 5 L). A utilização de frascos a vácuo acelera a drenagem. Após a coleta do material para a análise (tal como descrito para as paracenteses diagnósticas), colocamos uma tubulação semirrígida entre o cateter flexível e o(s) recipiente(s) para realizar o restante da drenagem.

Reposição de Albumina Humana

- É usada para a prevenção de disfunção circulatória pós-paracentese, a qual pode ocasionar rápida recorrência da ascite e induzir lesão renal aguda. Embora seu uso seja desejável com paracenteses terapêuticas de qualquer volume, é necessária nas paracenteses de grande volume (> 5 L), na dose de 6 a 8 g por litro retirado.

Exames de Controle após o Procedimento

Exames complementares de controle não são rotineiramente indicados após a realização de paracenteses diagnósticas ou terapêuticas. Assim, deve-se individualizar cada caso e solicitar conforme a necessidade.

Exames para Análise do Líquido Ascítico

Os exames necessários para a análise do LA podem ser divididos em três grupos:
- **Exames de rotina:**
  - Celularidade total e diferencial;
  - Proteínas totais;

- Albumina; e
- Cultura para bactérias aeróbias e anaeróbias.
- **Exames opcionais (indicados quando há suspeita de peritonite bacteriana secundária, tuberculose ou carcinomatose):**
  - Glicose;
  - Desidrogenase lática;
  - Atividade da adenosina deaminase (ADA); e
  - Citologia oncótica.
- **Exames ocasionais (solicitados em casos particulares, com suspeitas específicas de condições menos comuns):**
  - Cultura (ou teste molecular) para tuberculose;
  - Amilase;
  - Triglicerídeos;
  - Bilirrubina;
  - Outros.

Princípios de Interpretação da Análise do Líquido Ascítico

Após a paracentese, os principais questionamentos que buscamos esclarecer é se há presença de hipertensão portal e se o LA está infectado.

A seguir, serão descritos aspectos analíticos do LA que podem sugerir informações clínicas relevantes. Estes achados devem sempre ser interpretados no contexto clinico-laboratorial de cada paciente.

Macroscopia (avaliação da aparência do líquido ascítico)

- **Cor amarelo translúcido:** aspecto habitual da ascite não complicada associada à hipertensão portal.
- **Aspecto turvo:** sugere peritonite bacteriana espontânea ou secundária.
- **Aspecto opalescente ou leitoso (ascite quilosa):** sugere concentração elevada de triglicerídeos e pode estar associada a diversas causas, sendo neoplasias abdominais, anormalidades linfáticas, cirrose e infecção por *Mycobacterium tuberculosis* as mais comuns.
- **Aspecto sanguinolento:** sugere malignidade ou acidente de punção durante a paracentese.
- **Cor marrom:** sugere perfuração de vesícula biliar.

Determinação do gradiente de albumina soro-ascite (GASA)

O GASA identifica a presença de hipertensão portal com boa precisão. Ele é facilmente calculado subtraindo-se o valor da albumina do LA do valor da albumina sérica, que deve ser obtido no mesmo dia. O GASA, em geral, não precisa ser repetido após a medição inicial. A presença de um gradiente ≥ 1,1 sugere a presença de hipertensão portal com 97% de precisão. Um gradiente < 1,1 sugere ascite não associada à hipertensão portal. Podem ser necessários outros testes para diferenciar a hipertensão portal cirrótica da hipertensão portal não cirrótica. Visualize na **Tabela 106.1** as possíveis causas e, na **Tabela 106.2**, seus diagnósticos diferenciais.

Tabela 106.1. Principais causas de ascite pelo gradiente de albumina soro-ascite (GASA)	
GASA ≥ 1,1 g/dL	GASA < 1,1 g/dL
• Cirrose	• Carcinomatose peritoneal
• Hepatite alcoólica	• Tuberculose peritoneal
• Metástases hepáticas maciças	• Pancreatite
• Doença hepática policística	• Serosite
• Trombose da veia porta	• Síndrome nefrótica
• Insuficiência cardíaca	• Mixedema
• Pericardite constritiva	
• Síndrome de Budd-Chiari	
• Síndrome de obstrução sinusoidal	

Tabela 106.2. Diagnóstico diferencial das ascites e seus exames complementares				
Tipo de condição	HP sinusoidal	HP pós- sinusoidal	Doença peritoneal	Hipoproteinemia
GASA	≥ 1,1 g/dL	≥ 1,1 g/dL	< 1,1 g/dL	< 1,1 g/dL
Proteínas totais no LA	< 3 g/dlL	> 3 g/dL	> 3 g/dL	< 3 g/dL
Principais causas	Cirrose	Insuficiência cardíaca Síndrome de Budd-Chiari Síndrome de obstrução sinusoidal	Carcinomatose Tuberculose	Síndrome nefrótica
Exames indicados	Ultrassonografia de abdome Endoscopia digestiva alta	Radiografia de tórax Ecocardiografia Ultrassonografia de abdome com doppler AngioTC, angioRM ou angiografia de sistema porta e veias hepática	Citologia oncótica Laparoscopia com biópsia Dosagem de ADA PCR-TB	Urina tipo I Proteinúria de 24 horas

GASA: gradiente de albumina soroascite; LA: líquido ascítico; HP: hipertensão portal; angioTC: angiotomografia computadorizada; angioRM: angiorressonância magnética; ADA: adenosina deaminase; PCR-TB: pesquisa de infecção por bacilo da tuberculose por reação em cadeia da polimerase.

Celularidade total e contagem diferencial

É o teste mais útil para avaliar a presença de infecção do LA (peritonite). O tratamento com antibióticos deve ser considerado em qualquer paciente com uma contagem de neutrófilos corrigida ≥ 250/mm³. Esse exame normalmente é coletado no tubo com EDTA (tubo roxo). Para ascites com contagem de hemácias superior a 10.000, deve-se subtrair 1 neutrófilo para cada 250 hemácias.

Concentração total de proteínas

O líquido ascítico pode ser classificado como exsudato se a concentração total de proteína for ≥ 2,5 ou 3 g/dL e como transudato se estiver abaixo desse limite. No entanto, o sistema exsudato/transudato da classificação de fluido ascítico foi substituído pelo GASA.

A concentração total de proteína também pode ajudar a identificar as ascites relacionadas à hipertensão portal pós-sinusoidal, como ocorre na síndrome de Budd-Chiari, na síndrome de obstrução sinusoidal (antigamente conhecida como doença veno-oclusiva) e na ascite cardiogênica. Nessas condições, o GASA é ≥ 1,1, tal como ocorre na ascite cirrótica, mas com concentração total de proteínas > 2,5 g/dL. Na presença de cirrose, a concentração total de proteínas é < 2,5 g/dL. Em pacientes com ascite nefrótica, o GASA é < 1,1 e a concentração total de proteínas na ascite é < 2,5 g/dL.

Sugestão de Leitura

1. Ginès A, Fernández-Esparrach G, Monescillo A, et al. Randomized trial comparing albumin, dextran 70, and polygeline in cirrhotic patients with ascites treated by paracentesis. Gastroenterology 1996; 111:1002.nt ascites'
2. Ginès P, Titó L, Arroyo V, et al. Randomized comparative study of therapeutic paracentesis with and without intravenous albumin in cirrhosis. Gastroenterology 1988; 94:1493.
3. Gunawan B, Runyon B. The efficacy and safety of epsilon-aminocaproic acid treatment in patients with cirrhosis and hyperfibrinolysis. Aliment Pharmacol Ther 2006; 23:115.
4. Orman ES, Hayashi PH, Bataller R, Barritt AS. Paracentesis is associated with reduced mortality in patients hospitalized with cirrhosis and ascites. 4 ed. Clin Gastroenterol Hepatol 2014;12:496.
5. Revista AMRIGS, Porto Alegre, 50 (1): 54-58, jan-mar. 2006.
6. Runyon BA, AASLD Practice Guidelines Committee. Management of adult patients with ascites due to cirrhosis: an update. Hepatology 2009; 49:2087.
7. Runyon BA, AASLD. Introduction to the revised American Association for the Study of Liver Diseases Practice Guideline management of adult patients with ascites due to cirrhosis 2012. Hepatology 2013; 57:1651.
8. Runyon BA, Montano AA, Akriviadis EA, et al. The serum-ascites albumin gradient is superior to the exudate-transudate concept in the differential diagnosis of ascites. Ann Intern Med 1992; 117:215.
9. Runyon BA. Ascites and spontaneous bacterial peritonitis. In: Sleisenger and Fordtran's Gastrointestinal and Liver Diseases, 8 ed. Feldman M, Friedman L, Brandt LJ (eds.), Elsevier; 2010. p.1517.
10. Runyon BA. Patient selection is important in studying the impact of large-volume paracentesis on intravascular volume. Am J Gastroenterol 1997; 92:371.
11. Schlioma Z, Eisig JN, et al. Tratado de gastroenterologia: da graduação à pós-graduação. 2 ed. São Paulo: Atheneu; 2011.
12. Thomsen TW, Shaffer RW, White B, Setnik GS. Videos in clinical medicine. Paracentesis. N Engl J Med. 2006 Nov 9;355(19):e21.

Punção Lombar

Capítulo 107

Thais Carvalho Francescantonio Menezes
Gabriel Novaes de Rezende Batistella

Definição

A punção lombar (PL) é um procedimento que pode ser realizado com finalidade diagnóstica ou terapêutica. Apesar de o advento de novas técnicas de imagem ter ampliado a capacidade de diagnosticar as afecções do sistema nervoso central (SNC), a PL com análise do líquido cefalorraquidiano (LCR) ainda é um exame complementar de grande valia.

Neste capítulo, abordaremos a PL enquanto procedimento diagnóstico, ou seja, aquele que consiste na aspiração de LCR para análise a partir de uma punção nos espaços intervertebrais. Este procedimento é realizado de forma rápida e segura por médicos habilitados, em ambulatórios, enfermarias e setores de emergências.

Indicações

- **Urgentes:** situações em que a punção lombar tem grande valor diagnóstico e deve ser feita imediatamente, quando não houver contraindicações.
  - Suspeita de infecção do SNC (exceto abscesso cerebral);
  - Suspeita de hemorragia subaracnóidea em pacientes com TC de crânio normal.

Obs.: Deve-se suspeitar de infecção de SNC em todo paciente que apresenta febre, alteração do estado mental, cefaleia e/ou sinais meníngeos ao exame físico neurológico.

- **Não urgentes:**
  - Meningite carcinomatosa
  - Meningite tuberculosa
  - Hidrocefalia de pressão normal
  - Vasculites com acometimento do SNC
  - Paralisias flácidas agudas
  - Sindromes paraneoplásicas
  - Análise de bandas oligoclonais visando, por exemplo, afastar diagnósticos diferenciais de esclerose múltipla e avaliar LEMP em uso de natalizumabe (Tysabri). Também é realizada nos pacientes entre 18 e 50 anos com suspeita de esclerose múltipla.

Contraindicações e Recomendações Específicas

- **Plaquetopenia (< 50.000 cel/mL):** Proceder à infusão de plaquetas durante o procedimento.

- **Alteração da coagulação (INR >1,5):** Proceder à infusão de plasma durante o procedimento.

- **Possível aumento da pressão Intracraniana:** Realizar exame de imagem do SNC antes da punção (p. ex.: tomografia computadorizada (TC) de crânio). Objetivo: afastar processo de compartimentalização com possível formação de gradiente craniocaudal e herniações.

- **Suspeita de abscesso medular:** Realizar exames de imagem na suspeita de abscesso medular.

- **Infecção de pele e partes moles no local da punção:** Identificado no exame físico.

Complicações

- **Herniação cerebral:**
  - Complicação geralmente relacionada à PL em pacientes com aumento da pressão interna craniana (PIC).
  - É secundária a lesões ou formações que gerem processo de compartimentalização, gerando gradiente pressórico.
  - Indicação de TC de crânio antes da PL:
    - Pacientes imunocomprometidos (p. ex.: pacientes portadores de AIDS em terapia de imunossupressão – pós-transplantes);
    - Presença de papiledema;
    - Alteração do nível de consciência;
    - Presença de sinal focal ao exame físico neurológico.
- **Infecção:** Complicação rara.
  - As causas são controversas, mas é sugerido que o processo infeccioso geralmente decorre da contaminação por agentes da orofaringe do médico que realizou a punção, por contaminação por agentes da pele do paciente e, mais incomum, causado por contaminação hematológica a partir de um episódio de bacteremia do paciente.
- **Sangramento:**
  - Geralmente ocorre em pacientes com discrasias sanguíneas ou alterações plaquetárias. Nos casos em que a PL é fundamental para o diagnóstico e terapêutica do paciente, deve-se proceder à transfusão de plaquetas e de plasma durante o procedimento.
  - Em pacientes com indicação de anticoagulação contínua, deve-se aguardar pelo menos 1 hora para iniciar a terapia e evitar associação da anticoagulação com terapia antiplaquetária.
  - Em procedimentos eletivos, quanto à terapia antiplaquetária:
    - AAS: isoladamente, não há evidências de aumento do risco de complicações hemorrágicas em paciente sob uso de AAS e anti-inflamatórios não esteroidais (AINE). Não há necessidade de suspensão da droga antes da PL.
    - Clopidogrel: deve-se aguardar pelo menos 5 dias da suspensão da droga para realização do procedimento.

- Em procedimentos eletivos, quanto à terapia de anticoagulação:
  - Heparina não fracionada (HNF): deve ser suspensa de 4 a 6 horas antes da PL.
  - Heparina de baixo peso molecular (HBPM): deve-se aguardar 12 horas da última dose profilática e 24 horas da última dose terapêutica para realizar a PL.
  - Antagonista da vitamina K: aguardar 4 a 5 dias da interrupção da droga e realizar INR antes da punção.
  - Rivaroxabana: não há estudos que determinem a recomendação exata. No entanto, sugere-se um intervalo de 24 horas da última dose e a punção lombar.
  - Apixaban: não há estudos que determinem a recomendação exata. No entanto, sugere-se um intervalo entre 20 e 30 horas da última dose e a punção lombar.
  - Dabigatran: não há estudos que determinem a recomendação exata. No entanto, sugere-se um intervalo de 7 dias última dose e a punção lombar.

- **Cefaleia pós-punção lombar**
  - Complicação mais comum após PL. Caracterizada por cefaleia frontal ou occipital, de início 24 a 48 horas após o procedimento, com piora na posição vertical e melhora no decúbito e duração autolimitada entre 2 e 15 dias.
  - Fatores de risco:
    - Sexo feminino
    - Idade entre 20 e 40 anos
    - Orientação da punção: perpendicular às fibras da dura-máter
    - Quantidade de líquido retirado
    - Experiência do profissional que realiza a PL
  - Tratamento: a terapia conservadora, que consiste na manutenção do decúbito dorsal e no uso de analgésicos, é recomendada por, pelo menos, 24 horas. Em casos mais graves e/ou prolongados, pode-se tentar o Blood Patch. Outras terapias (como administração oral/endovenosa de cafeína, uso de solução salina epidural, uso intramuscular ou intravenosa de ACTH) ainda não estão devidamente validadas.

Materiais usados habitualmente são mostrados na **Tabela 107.1**.

Tabela 107.1. Materiais usados habitualmente no procedimento de punção lombar
Solução degermante e solução alcoólica para assepsia
Esponja estéril para limpeza do local de punção
Gaze estéril
Agulha 40 × 12 para aspiração da medicação
Agulha 25 × 7 para realizar a anestesia local
Agulha Bisel ponta Quincke
Seringa de 5 mL para aspiração do anestésico
Campo estéril para realização do procedimento
Luva estéril
Manômetro
Quatro tubos coletores estéreis

Técnica da Punção

1. O primeiro passo, antes do procedimento, é esclarecer o paciente e/ou o responsável a respeito da técnica, dos riscos e dos benefícios do procedimento.

2. Em seguida, procede-se ao posicionamento do paciente. A PL pode ser realizada com o paciente em decúbito lateral ou sentado na vertical. Quando se utilizam métodos de imagem auxiliares (fluoroscopia ou ultrassonografia), pode-se também realizar a posição prona. Geralmente, recomenda-se o decúbito lateral por permitir a mensuração adequada da pressão do LCR, não sendo possível na forma sentada. Pescoço, tronco e pernas flexionados. As cinturas escapular e pélvica devem estar alinhadas e em paralelo, com a colocação de um pequeno travesseiro embaixo da cabeça para alinhar a coluna vertebral e deixar o paciente mais confortável.

3. Para determinar o local da punção, palpa-se o ponto mais alto das cristas ilíacas e imagina-se uma linha horizontal interligando os dois pontos. O local de interseção desta linha com a coluna vertebral marca a 4ª vértebra lombar. A partir dela, palpam-se os processos espinhosos lombares L3, L4 e L5 e seus intervalos. A agulha pode ser inserida com segurança entre os espaços L3/L4 ou L4/L5.

4. Determinado o local, devem ser realizadas a lavagem adequada das mãos do examinador; a colocação de máscara, de gorros e da luva estéril; a antissepsia e a assepsia do local de punção; e a colocação do campo estéril.

5. Faz-se a injeção de um botão anestésico subcutâneo no local de punção e, a partir dele, faz-se a anestesia dos planos mais profundos (músculos e fáscias, ligamento interespinhal no espaço interespinhoso, proximidades do periósteo e meninges externas).

6. Após alguns minutos da anestesia local, insere-se a agulha da punção inferiormente ao espaço intervertebral determinado na palpação. A inserção deve ser feita na linha média, na direção da cicatriz umbilical, perpendicular ao plano das costas e paralelo ao plano horizontal do leito. A posição da agulha é tal que entra paralelamente às fibras da dura-máter (que são horizontais), diminuindo a incidência de cefaleia pós-PL.

7. Percurso anatômico percorrido pela agulha:
   - Pele;
   - Tecido subcutâneo;
   - Ligamento supraespinhal;
   - Ligamento interespinhoso;
   - Ligamento amarelo;
   - Espaço epidural;
   - Dura-máter;
   - Aracnoide;
   - Espaço subaracnóideo.

> **ATENÇÃO:** Não se deve mudar o percurso da agulha durante a penetração. Se houver algum obstáculo à introdução da agulha, retire-a totalmente até o tecido subcutâneo, modifique o curso e a reintroduza vagarosamente.

8. Ao passar o ligamento amarelo, a agulha penetra o espaço epidural e o examinador sente uma queda abrupta de resistência. A partir disso, o examinador retira periodicamente o mandril à medida que vai inserindo a agulha, a cada 0,5 cm de avanço, para verificar se alcançou o espaço subaracnóideo.

   • Nos casos de obstáculo ósseo ou punção seca, a agulha deve ser retirada, revisados os pontos anatômicos, e reintroduzida. Não se deve prosseguir com a agulha até planos muito profundos por risco de lesão do disco intervertebral ou plexos venosos extradurais.

   • Em casos de acidente de punção (drenagem de sangue) antes de penetrar o espaço subaracnóideo, a agulha deve ser retirada e substituída. A nova inserção deve ser realizada, preferencialmente, em outro espaço.

9. Alcançado o espaço meníngeo adequado, o manômetro deve ser rapidamente acoplado à agulha para aferição da pressão. Em seguida, deve ser explicado ao paciente que o procedimento está chegando ao fim e solicitar-lhe que relaxe levemente as pernas e pescoço para iniciar a coleta de líquido (por gotejamento) nos tubos coletores (8 a 40 mL).

10. Por fim, faz-se a aferição da pressão final pelo manômetro. Antes da retirada da agulha, é necessário reintroduzir o mandril.

Análise do Líquido Cefalorraquidiano

   • **Quadros infecciosos:** O padrão da análise liquórica diante de cada agente etiológico está descrito na **Tabela 107.2**.

   • **Carcinomatose meníngea:** o diagnóstico da disseminação leptomeníngea tanto de tumores primários do SNC como de metástases, é feito pela demonstração de células malignas no exame citológico do LCR. Outros possíveis achados são o aumento da pressão do LCR, a pleocitose discreta, a hiperproteinorraquia e a hipoglicorraquia.

Tabela 107.2. Quadros infecciosos

Agente etiológico	Pressão do LCR	Leucócitos/mm³	Proteínas (mg/dL)	Glicose (mg/dL)	Testes específicos
Bactéria	Elevada	Predomínio de neutrófilos (> 1.000)	Elevadas (100-500)	Baixa	Gram Látex (antígeno) Cultura PCR
Micobactéria	Geralmente elevada	Entre 25- 100; (Raramente > 500), com predomínio de linfócitos	Elevadas (100-200)	Baixa	Ziehl Cultura PCR
Fungos	Elevada	Contagem variável, com predomínio de linfócitos	Variável	Baixa	Látex (antígeno) Cultura Tinta da China
Vírus	Geralmente normal ou com discreto aumento	Contagem baixa, raramente > 500, com predomínio de linfócitos	Normal ou com discreto aumento	Normal ou com discreta redução	PCR

PCR: proteína C-reativa.

- **Hemorragia subaracnóidea com TC de crânio normal:** é possível demonstrar a presença deste sangramento do SNC a partir da centrifugação com xantocromia da amostra hemorrágica do LCR.

- **Síndromes inflamatórias do SNC:** diversas doenças inflamatórias (p. ex.: lúpus eritematoso sistêmico (LES), vasculites, sarcoidose) podem determinar alterações no LCR inespecíficas (como pleocitose variável, leve proteinorraquia e ocasionalmente síntese intratecal de anticorpos). O diagnóstico é feito pela investigação sistêmica do paciente e a PL, nestes casos, auxilia na exclusão de doenças infecciosas do SNC.

- **Síndrome de Guillain-Barré:** ausência de pleocitose com aumento importante das proteínas totais (dissociação proteinocitológica), sugerindo polirradiculopatias desmielinizantes inflamatórias agudas ou crônicas.

Sugestão de Leitura

1. Agrawal D. Lumbar puncture. N Engl J Med 2007; 356:424; author reply 425.
2. Babar K, Didiano R, MG B. Randomized trial to evaluate optimal recumbent time after lumbar puncture (P2.185). Neurology April 18, 2017 vol. 88 no. 16 Supplement P2.185
3. Baer ET. Post-dural puncture bacterial meningitis. Anesthesiology 2006; 105:381.
4. Boonmak P, Boonmak S. Epidural blood patching for preventing and treating post-dural puncture headache. Cochrane Database Syst Rev 2010; CD001791.
5. Edwards C, Leira EC, Gonzalez-Alegre P. Residency training: a failed lumbar puncture is more about obesity than lack of ability. Neurology March 10, 2015 vol. 84 no. 10 e69-e72
6. Ellenby MS, Tegtmeyer K, Lai S, Braner DA. Videos in clinical medicine. Lumbar puncture. N Engl J Med 2006; 355:e12.
7. Fonseca NM, Alves RR, Pontes JPJ; Sociedade Brasileira de Anestesiologia. Recomendações da SBA para segurança na anestesia regional em uso de anticoagulantes. Rev Bras Anestesiol. 2014;64(1):1-15.
8. Gorelick PB, Biller J. Lumbar puncture. Technique, indications, and complications. Postgrad Med 1986; 79:257.
9. Johnson KS, Sexton DJ. Cerebrospinal fluid: Physiology and utility of an examination in disease states. https://www.uptodate.com/contents/cerebrospinal-fluid-physiology-and-utility-of-an-examination-in--disease-states. (Acesso em 23 de Julho de 2017)
10. Johnson KS, Sexton DJ. Lumbar puncture: Technique, indications, contraindications, and complications in adults. https://www.uptodate.com/contents/lumbar-puncture-technique-indications-contraindications-and-complications-in-adults. (Acesso em 23 de Abril de 2017)
11. KL Roos, AR Tunkel (eds.). B.V. Bacterial Infections. Handbook of Clinical Neurology, Vol. 96 (3rd series). Elsevier; 2010.
12. MC Brian, Babar K. Occurrence of post-lumbar puncture headache in an Academic LP Clinic (P5.107). Neurology April 6, 2015 vol. 84 no. 14 Supplement P5.107.
13. Ruff RL, Dougherty JH Jr. Complications of lumbar puncture followed by anticoagulation. Stroke 1981; 12:879.
14. Sternbach G. Lumbar puncture. J Emerg Med. 1985;2(3):199-203.
15. Wright BL, Lai JT, Sinclair AJ. Cerebrospinal fluid and lumbar puncture: a practical review. J Neurol: Epub Jan 26 2012, 2012.

Sondagem Gástrica e Enteral

Capítulo
108

Patrícia Oliveira Costa
Aécio Flávio Teixeira de Góis

Introdução

Sabe-se que pacientes desnutridos, quando em ambiente hospitalar, tendem a evoluir com maior número de complicações, infecções, tempo de internação e maiores taxas de mortalidade, sendo de fundamental importância iniciar terapia nutricional o mais precoce possível para os pacientes internados.

Quando a via oral (VO) não é tolerada, a nutrição enteral é preferida em relação à parenteral, por ser mais fisiológica, mantendo a mucosa do trato gastrintestinal funcionante, além de ser mais prática, segura e barata.

Descrição do Procedimento

A cateterização do trato gastrintestinal consiste em uma via de acesso, através da boca ou vias aéreas superiores, até o estômago ou intestino delgado – segunda/terceira porção do duodeno ou jejuno. Embora seja um procedimento normalmente realizado pela enfermagem, é de fundamental importância o conhecimento da técnica de toda a equipe multidisciplinar pelo manejo de possíveis complicações e pela importância de se atingir um aporte nutricional adequado nos pacientes hospitalizados.

Cada tipo de sonda apresenta vantagens e desvantagens (**Tabela 108.1**), sendo ambas utilizadas para alimentação. Contudo, pacientes com história de aspiração pulmonar, regurgitações recorrentes de conteúdo gástrico, dismotilidade esofagiana ou gástrica e esvaziamento gástrico prolongado se beneficiam da dieta enteral desde o início.

Tabela 108.1. Vantagens dos métodos de sondagem (gástrica × enteral)	
Sondagem Gástrica	Sondagem Enteral (pós-pilórica)
Mais calibrosa	Mais maleável e fina
Mais fisiológica	Menor risco de aspiração e pneumonia aspirativa
Mais fácil de posicionar	Menor risco de tração e mau posicionamento, se inicialmente bem posicionado
Permite maiores volumes e com maior osmolaridade	Geram menos desconforto para os pacientes
Menor risco de oclusão	

Indicações Clássicas

- Administração de alimentos, líquidos e fármacos em paciente que não toleram a VO ou estão desacordados/sedados;
- Pacientes que não atingem o aporte calórico adequado apenas com alimentação VO;
- Para lavagem gástrica ou uso de agentes como carvão ativado, em casos específicos de intoxicação medicamentosa;
- Descompressão da via digestiva em casos de obstrução ou íleo metabólico (preferência pela sonda gástrica).

Contraindicações Clássicas

Absolutas

- Anormalidades esofagianas, como estenose e divertículos (pelo risco de perfuração e inserção em local não convencional);
- Paciente com rebaixamento do nível de consciência, sem proteção da via respiratória (pelo risco de induzir vômitos e consequente broncoaspiração);
- Obstrução mecânica do trato gastrintestinal.

Relativas

- Trauma bucomaxilofacial extenso;
- Suspeita ou fratura confirmada de base de crânio (evitar inserção pela via nasal);
- Coagulopatia grave (preferir inserção pela via oral).

Material Necessário

- Equipamentos de proteção individual: Máscara, touca, luvas de procedimento;
- Cateter ou sonda (quanto maior a numeração, maior o calibre);
- Anestésico tópico, em forma de gel e *spray*;
- Seringa;
- Estetoscópio;
- Material para fixação: esparadrapo ou fita adesiva.

Passo a Passo

- Inicialmente, deve-se sempre informar sobre o procedimento ao paciente e obter consentimento. Em seguida, organizar todos os materiais a serem utilizados.
- Se inserção pelas vias aéreas superiores, solicitar ao paciente que respire separadamente por cada narina e optar pela inserção na que apresentar melhor fluxo de ar, com menor obstrução ou desvio.
- Delimitar o ponto de introdução máxima da sonda. Mede-se a distância da ponta do nariz até o ângulo da mandíbula e daí até o apêndice xifoide. Em seguida, deve-se marcar o local com uma fita adesiva (distância ideal para o posicionamento nasogástrico).
- Posicionar o paciente em posição sentada ou a 45 graus.

- Aplicar anestésico tópico na ponta da sonda, na região de inserção do cateter e na orofaringe, para reduzir o reflexo de vômito. Pode-se também aplicar vasoconstrictor na narina do paciente, com o intuito de reduzir chances de epistaxe.
- Ao progredir a sonda, se o paciente referir sensação de engasgo ou houver resistência, solicitar que degluta saliva ou água (através de canudo) para facilitar o procedimento (epiglote se fecha sobre a laringe).
- Prosseguir com a introdução até a marca feita na sonda.
- Ainda segurando a sonda, confirmar seu posicionamento. Alguns métodos podem ser utilizados para confirmação: pode-se, com uma seringa, aspirar e visualizar refluxo de conteúdo gástrico; encher a seringa de ar e injetar via sonda, com ausculta de borbulhamento na região epigástrica; colocar extremidade proximal em um copo com água e observar bolhas de ar; e via capnógrafo.
- Fixação do tubo.
- Por último, fechar o cateter ou, então, conectá-lo ao frasco coletor, se o procedimento foi realizado com o intuito de descompressão gástrica.

Para passagem pós-pilórica, diversos procedimentos podem ser realizados, como o endoscópico e o fluroscópico. Alguns autores, por sua vez, relatam o uso de procinéticos, como metoclopramida e eritromicina na tentativa, porém estudos futuros são necessários para comprovação. Vale lembrar ainda que pelo peso da sonda e pelos movimentos peristálticos, ela, em geral, migra espontaneamente para essa região 4 a 24 horas após passagem gástrica.

Exames a Serem Realizados Pós-Procedimento

Normalmente, apenas uma radiografia de tórax inferior ou abdome superior é necessária para visualizar a sonda em posição infradiafragmática e confirmar seu posicionamento.

Complicações

As complicações, em geral, surgem por:
- Mau posicionamento: inserção na traqueia, intracraniana;
- Erro durante a passagem: epistaxe, pneumotórax, laceração do esôfago;
- Erro na fixação, com deslocamento do tubo;
- Irritação do TGI: ulceração e necrose da asa do nariz; ulceração de mucosa nasal, esofagiana, gástrica; sinusopatia;
- Alteração da fisiopatologia do trato gastrintestinal: refluxo, dor ou desconforto em orofaringe, broncoaspiração.

Vale ressaltar que o correto posicionamento e a constatação da confirmação deste reduz o risco de eventos adversos. A remoção da sonda se faz necessária sempre que uma complicação maior é identificada. Em casos de inserção traqueal, por exemplo, o paciente pode apresentar desconforto respiratório, ausência da fala, tosse intensa e cianose, sendo indicado retirada imediata da sonda.

Sugestão de Leitura

1. Heuschkel, R, Duggan, C. Enteral feeding: Gastric versus post-pyloric. UpToDate, 2017. Disponível em: https://www.uptodate.com/contents/enteral-feeding-gastric-versus-post-pyloric.

2. Hodin RA, Bordeianou L. Nasogastric and nasoenteric tubes. UpToDate, 2018. Disponível em: https://www.uptodate.com/contents/nasogastric-and-nasoenteric-tubes.
3. Andy P, Jac P. Técnica de fixação de tubos nasogástrico e nasoentérico. Rev. Col. Bras. Cir., Rio de Janeiro, v. 37, n. 1, p. 070-071, fev. 2010. Disponível em <http://www.scielo.br/scielo.php?script=sci_arttext&pid=S0100-69912010000100014&lng=pt&nrm=iso>. acessos em 06 nov. 2018. http://dx.doi.org/10.1590/S0100-69912010000100014.

Sondagem Vesical

Capítulo 109

Eugênia Jatene Bou Khazaal
Aécio Flávio Teixeira de Góis

Introdução

A sondagem ou cateterismo vesical consiste na introdução de um cateter (sonda vesical) na bexiga, por via uretral (cateterismo uretral) ou via suprapúbica (cistostomia).

Em pacientes internados e sondados, o uso de cateter urinário não é indicado em 21 a 50% dos casos, o que aumenta o risco de complicações. Ressalte-se, assim, a importância do uso correto deste dispositivo.

Indicações

- Retenção urinária aguda;
- Monitoramento do débito urinário (em pacientes graves, sedados, impossibilitados de urinar espontaneamente);
- Avaliação da volemia durante cirurgias de grande porte;
- Esvaziamento vesical em pacientes no pré ou pós-operatório (p. ex.: retenção urinária após raquianestesia com opioides);
- Durante e após cirurgias do trato geniturinário (p. ex.: ressecção transuretral de próstata ou bexiga (RTU) e prostatectomias radicais) e estruturas adjacentes (p. ex.: retossigmoidectomia);
- Hematúria com coágulos (para irrigação vesical contínua);
- Pacientes inconscientes;
- Bexiga neurogênica (cateterismo limpo intermitente);
- Presença de feridas abertas localizadas em região sacral ou perineal em pacientes com incontinência;
- Tratamento farmacológico intravesical (p. ex.: aplicação de BCG em câncer de bexiga);
- Casos específicos de incontinência urinária (com falha de tratamento conservador, comportamental, farmacológico e cirúrgico);
- Instilação de contraste para realização de exames radiológicos (p. ex.: cistotomografia e uretrocistografia retrógrada);
- Obtenção de urina asséptica para exames;
- Realização de estudo urodinâmico;
- Avaliação de resíduo pós-miccional.

Contraindicações

Absolutas

- Lesão uretral (geralmente associada a trauma pélvico);
- Meato uretral com presença de sangue ou uretrorragia associada a trauma ou a tentativa de sondagem.

Relativas

Solicitar avaliação urologista – geralmente, utiliza-se fio-guia para tornar a sonda mais rígida, o que facilita a passagem por obstáculos anatômicos.

- Estenose de uretra;
- Cirurgia do trato urinário recente;
- Presença de esfíncter uretral artificial (deve ser desativado e a cateterização é limitada a um curto período de tempo).

Cateterismo Uretral

O cateterismo uretral tem diversas finalidades, sendo necessárias sondas específicas a depender da indicação clínica e da duração esperada do cateterismo.

1. **Sondagem Vesical de Demora:** procedimento realizado com maior frequência em hospitais para drenagem vesical em curtos períodos ou para manejo de pacientes com retenção urinária crônica refratários ou não candidatos a outras intervenções.

   - **Características da sonda:** sonda do tipo Foley com duas vias (um lúmen para drenagem urinária e outro para inflar o balão, localizado na extremidade da sonda, com água destilada). A sonda pode ser confeccionada de látex – mais utilizada, com preço acessível, porém pode causar inflamação uretral crônica, com possível evolução à estenose uretral, se uso prolongado – ou de silicone (utilizada se alergia à latex, causa menor reação inflamatória e menor irritação da mucosa uretral, apresentando menor risco de ITU). Em adultos, o calibre indicado para o procedimento é de 14 a 18 French (Fr/3 = diâmetro em mm); o comprimento de 21 cm (curto) é apropriado para as mulheres e de 40 a 45 cm (longo), indicado para os homens.

2. **Sondagem Vesical de Alívio:** procedimento realizado para alívio ou coleta de material para exames, sendo retirada a sonda logo após o esvaziamento vesical. No cateterismo uretral simples, utiliza-se técnica asséptica para realizar o procedimento, enquanto no cateterismo limpo intermitente, realizado em pacientes com disfunções miccionais, o procedimento é realizado com técnica semelhante, porém não estéril, para permitir o esvaziamento vesical adequado. Não foi observada diferença na incidência de bacteriúria assintomática ou ITU relacionada a cateter em pacientes que realizavam técnica estéril em relação àqueles que executavam técnica limpa não estéril. Esta opção tem se mostrado segura para realização de cateterismo intermitente, com menor taxa de complicação em comparação à sondagem vesical de demora. A realização de auto cateterismo, no entanto requer que o paciente apresente nível cognitivo e destreza mínimos para a compreensão e execução do procedimento. Esse tipo de sondagem apresenta menos complicações se comparado aos demais e é frequentemente usado para manejo de longo prazo de pacientes com bexiga neurogênica.

   - **Características da sonda:** utiliza-se sonda de cloreto de polinivil, com calibre de 6 a 10 Fr.

3. **Irrigação vesical:** procedimento indicado em casos de hematúria macroscópica com presença ou possibilidade de formação de coágulos sanguíneos no interior da bexiga – frequentemente utilizado em pós-operatórios de cirurgias urológicas (principalmente de próstata ou bexiga). A irrigação vesical pode ser realizada de forma contínua ou intermitente, por meio da infusão de solução fisiológico na bexiga, por uma via específica do cateter (via de irrigação). Quando contínua, a velocidade de infusão de solução fisiológica depende da intensidade do sangramento, podendo ser diminuída quando o líquido que retorna da bexiga estiver claro. A irrigação vesical com antimicrobiano não está indicada, uma vez que além de não prevenir ITU, pode aumentar o risco de infecção por organismos mais resistentes, conforme literatura.
    - **Características da sonda:** utiliza-se sonda de Owens (três vias), de grosso calibre (20 a 24 Fr) – para permitir infusão de solução fisiológica em alto fluxo e seu retorno com facilidade (**Figura 109.1**).

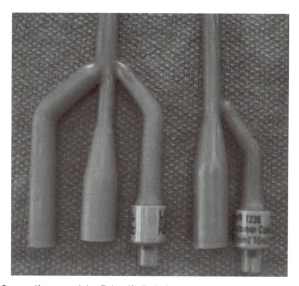

Figura 109.1 – Sonda Owens (à esquerda) e Foley (à direita).

Realização do Procedimento
Sondagem vesical de demora (SVD)
- **Material:**
    - Máscara e gorro
    - Luva estéril
    - Degermante + aquoso
    - Cuba rim
    - Gaze
    - Campo cirúrgico fenestrado
    - Água destilada – 20 mL
    - 1 seringa de 10 mL com bico fino (para instilar água destilada no balão)
    - 1 seringa de 20 mL com bico fino (para injetar lidocaína na uretra)

– 1 seringa da 10 mL com rosca (para testar via de drenagem, caso não retorne urina)
– Cloridrato de lidocaína gel a 2%
– Sonda de Foley 14 a 16 Fr
– Sistema de drenagem fechado
– Esparadrapo
– Passos para sondagem vesical de demora (**Tabela 109.1**)

Tabela 109.1. Passos para sondagem vesical de demora

	Homem	Mulher
1	Explicar o procedimento ao paciente	
2	Colocar o paciente em posição supina	Colocar a paciente em posição ginecológica
3	Colocar máscara e gorro	
4	Calçar luva com técnica asséptica	
5	Antissepsia da região genital e perineal: solução degermante antisséptica seguida de solução tópica aquosa antisséptica (do meato uretral para periferia)	Antissepsia da região genital e perineal (inclusive intravaginal): solução degermante antisséptica seguida de solução tópica aquosa antisséptica
6	Colocar campo cirúrgico fenestrado	
7	Testar balão da sonda com injeção de 10 mL de água destilada – evitar introduzir sonda defeituosa	
8	Preparar uma seringa de 20 mL com lidocaína gel	Lubrificar a ponta do cateter com lidocaína gel
9	Injetar 20 mL de lidocaína gel na uretra e manter uretra ocluída por 10 segundos para que a medicação seja absorvida pela mucosa uretral	-
10	Preparo para inserção do cateter: retrair o prepúcio e segurar o pênis de forma ereta, perpendicular ao plano do corpo	Preparo para inserção do cateter: identificar uretra – afastar grandes e pequenos lábios com mão não dominante e expor meato uretral
11	Inserir o cateter delicadamente – movimentos bruscos podem causar lesões traumáticas e falsos trajetos uretrais. A sonda deve ser totalmente introduzida, até que a bifurcação proximal atinja o meato uretral	
12	Confirmar o posicionamento correto do cateter → aguardar fluxo de urina	
13	Após saída de urina, inflar o balão com 10 mL de água destilada	
14	Conectar o coletor de urina com sistema fechado de drenagem	
15	Fixar o tubo coletor na região hipogástrica	Fixar o tubo coletor na face interna da coxa
16	Certificar-se que o coletor encontra-se abaixo do nível da bexiga do paciente	
17	Reduzir o prepúcio, para evitar parafimose	-

- **Cuidados:**
  - Nunca inflar o balão com soro fisiológico, pois há formação de cristais que podem obstruir a via do balão e impedir a desinsuflação deste;
  - Nunca usar antissépticos alcoólicos em mucosas;
  - Em cateteres de silicone: não se deve testar o balão, pois a região onde ele se encontra pode ficar pregueada e dificultar a inserção do cateter;

- A lubrificação da uretra com cloridrato de lidocaína gel 2% propicia efeito anestésico e, assim como a fixação do tubo coletor, diminui a fricção da sonda com a mucosa uretral, diminuindo risco de lesões;
- Pacientes obesas ou com atrofia genital, a identificação do meato uretral pode apresentar dificuldade, sendo útil a realização de toque vaginal ou introdução do espéculo;
- Caso não venha urina:
  - Em mulheres: checar que o cateter não foi introduzido no intróito vaginal – caso tenha ocorrido, retirar o cateter e inserir no local correto novo cateter estéril;
  - Solicitar que um assistente aplique discreta pressão em região suprapúbica, podendo desencadear fluxo urinário. Se não saiu urina:
    - Conectar seringa com ponta de rosca na via de drenagem e injetar 10 mL de solução salina estéril para lavar a bexiga – lidocaína gel na uretra pode ter obstruído fluxo de urina ou paciente pode estar com pequeno volume de urina na bexiga, que deve ser liberado misturado à solução salina injetada. Se não retornar solução salina ou durante a sondagem existir qualquer resistência à introdução do cateter, solicitar avaliação do urologista.

> **Atenção:** Em caso de saída de sangue pelo meato uretral ou pela via de drenagem da sonda, pode ter ocorrido trauma de uretra → interromper o procedimento, não insuflar o balão e solicitar avaliação do urologista.

Irrigação vesical contínua/intermitente

- **Material:**
  - Semelhante ao utilizado na SVD, exceto a sonda de Foley – utilizada a de três vias. Acrescenta-se uma bolsa de soro fisiológico (1.000 mL) e equipo para conectá-la à terceira via.
- **Passos:**
  - Semelhantes aos utilizados na SVD. Ao final do procedimento, conecta-se uma extremidade do equipo à terceira via da sonda e a outra extremidade à bolsa de soro fisiológico. Orienta-se realizar controle vigoroso do líquido infundido e do débito urinário, para avaliação correta da diurese.

Sonda vesical de alívio

- **Material:**
  - Máscara e gorro;
  - Luva estéril;
  - Degermante + aquoso;
  - Gase;
  - Campo cirúrgico fenestrado;
  - Cloridrato de lidocaína gel a 2%;
  - Sonda de cloreto de polinivil calibre 6 a 10 Fr.
- Os passos para cateterização uretral estão descritos na **Tabela 109.2.**

Tabela 109.2. Passos na cateterização uretral		
	Homem	Mulher
1	Explicar o procedimento ao paciente	
2	Colocar o paciente em posição supina	Colocar a paciente em posição ginecológica
3	Colocar máscara e gorro	
4	Calçar luva com técnica asséptica	
5	Antissepsia da região genital e perineal: solução degermante antisséptica seguida de solução tópica aquosa antisséptica (do meato uretral para periferia) nunca usar alcoólicos!	Antissepsia da região genital e perineal (inclusive intravaginal): solução degermante antisséptica seguida de solução tópica aquosa antisséptica
6	Colocar campo cirúrgico fenestrado	
7	Lubrificar a ponta do cateter com lidocaína gel	
8	Preparo para inserção do cateter: retrair o prepúcio e segurar o pênis de forma ereta, perpendicular ao plano do corpo	Preparo para inserção do cateter: identificar uretra – afastar grandes e pequenos lábios com mão não dominante e expor meato uretral
9	Inserir o cateter delicadamente – movimentos bruscos podem causar lesões traumáticas ou falsos trajetos uretrais. A sonda deve ser totalmente introduzida	
10	Confirmar o posicionamento correto do cateter → aguardar fluxo de urina	
11	Conectar extremidade distal do cateter com saco coletor	
12	Após esvaziamento vesical, retirar o cateter	

Cateterismo Suprapúbico

A cistostomia suprapúbica é um procedimento invasivo, cirúrgico, realizado por urologista. É indicado nos casos de retenção urinária aguda quando o cateterismo uretral não for possível. O procedimento consiste em uma punção percutânea na região suprapúbica, com introdução de uma sonda dentro da bexiga.

As principais vantagens da cistostomia em relação à SVD são:

- Menor risco de trauma e estenose uretral;
- Diminui incidência de bacteriúria/ITU relacionada ao cateter (ao menos temporariamente);
- Garante maior conforto e mobilidade ao paciente ao deixar a região genital livre;
- Permite tentativas de micção espontânea e verificação do resíduo pós miccional sem a instrumentação da uretra.

O procedimento é realizado com técnica estéril, anestesia local e sedação, se necessário. Deve-se identificar a bexiga distendida para fazer a punção. Utiliza-se sonda de Foley 12 ou 14 Fr e a introdução desta é feita mediante punção de direta ou por meio da técnica de Seldinger. Caso o paciente apresente história de cirurgia pélvica ou de região infraumbilical prévia, o cistoscópio é usado para auxiliar a passagem do cateter.

Após a introdução do cateter, orienta-se aguardar de 4 a 6 semanas para que o pertuito formado entre a bexiga e a parede abdominal esteja bem estabelecido. Durante este período, portanto, não se deve trocar o cateter e o manejo deste é realizado pelo cirurgião. Caso a sonda seja sacada acidentalmente dentro deste período, o cirurgião necessita ser chamado.

Manejo do Cateter

A limpeza do cateter com água e sabão durante o banho do paciente é adequada para o cuidado diário. O uso de antissépticos ou antimicrobianos locais não provou ser eficaz na prevenção de ITU, podendo, inclusive, aumentar a resistência bacteriana.

A presença de bacteriúria é um fator de risco para o desenvolvimento de infecções sintomáticas relacionadas ao cateter. Em um trial prospectivo com 676 pacientes, 95% daqueles que utilizaram sistema de drenagem aberto apresentaram bacteriúria ao passo que, naqueles que utilizaram sistema de drenagem fechado, foi evidenciada em apenas 23% dos pacientes. Assim, deve-se dar preferência ao uso de sistemas de drenagem fechado ao meio ambiente e estéreis. O esvaziamento do saco coletor deve ocorrer de maneira periódica, sem contaminações, para evitar ocorrência de ITU.

A troca do cateter deve ser evitada, sendo indicada apenas em casos nos quais há infecção, obstrução ou comprometimento da integridade do sistema fechado de drenagem.

A permanência do cateter deve ocorrer enquanto existir indicação de seu uso. Em pós--operatórios, a retirada da SVD deve ser realizada assim que possível, de preferência na recuperação pós-anestésica, para diminuir a incidência de ITU. Na remoção da sonda vesical de demora, o primeiro passo deve ser o esvaziamento do balão, para evitar possíveis traumas uretrais.

Complicações

As principais complicações relacionadas à sondagem são infecção, obstrução ou vazamento ao redor da sonda e falha na desinsuflação do balão da SVD. Na **Tabela 109.3** estão listadas outras complicações possíveis, porém menos frequentes.

Infecção

A infecção do trato urinário relacionada ao cateter é uma das causas mais comuns de infecção nosocomial. Em até 24 horas após a inserção do cateter, o risco de infecção é de 1 a 2%; já em cateterização de longa duração, a prevalência de bacteriúria chega a alcançar 100% dos casos. Idade avançada, sexo feminino e comorbidades como diabetes melito, hiperplasia prostática e disfunção renal com Cr > 2 mg/dL são fatores que aumentam o risco de desenvolver ITU relacionada ao cateter.

A formação de um biofilme no lúmen do cateter permite aderência de bactérias, que ficam protegidas da força mecânica causada pelo fluxo urinário, das defesas do hospedeiro e da ação de antibióticos. Dessa forma, reforça-se a importância do esvaziamento periódico do sistema coletor sem contaminações, uma vez que o acúmulo de urina facilita a colonização de bactérias, as quais podem ascender do saco coletor ao cateter, causando infecção.

A presença de bacteriúria assintomática é frequente em usuários de sonda vesical e seu tratamento não é recomendado – exceto em gestantes e pacientes com programação de cirurgia urológica. Apenas as ITU sintomáticas relacionadas ao cateter devem ser tratadas com antibioticoterapia e remoção (preferível) ou troca do cateter, se ele foi colocado há mais de 7 dias. Caso seja evidenciada presença de Candida na urocultura, recomenda-se sacar o cateter e considerar tratamento com antifúngico se paciente sintomático.

Obstrução e vazamento

A presença de cristais intraluminais em sondagem de longa duração pode aumentar o risco da formação de cálculos infecciosos e de vazamento de urina em volta do cateter, ocasionando até retenção urinária aguda.

A ocorrência de vazamento pericateter em cistostomia realizada há mais de 6 semanas ou em cateteres uretrais pode ser manejada com a substituição do cateter por outro de maior calibre (de 2 a 4 Fr maior). Se o cateter suprapúbico foi inserido há menos de 6 semanas, orienta-se consultar um urologista.

Desinsuflação incompleta do balão

A falha no mecanismo de válvula do balão ou a cristalização do líquido injetado para inflá-lo (geralmente quando se utiliza solução fisiológica) são as principais causas que impedem o esvaziamento do balão.

O manejo desta complicação consiste no corte da válvula plástica cilíndrica, presente na via que se conecta ao balão. Essa ação geralmente resulta na vinda de fluxo imediato de água proveniente do balão. Caso não se obtenha sucesso, orienta-se solicitar avaliação do urologista, que pode utilizar fio guia e/ou cistoscopia para auxiliar o procedimento. O rompimento do balão por insuflação excessiva não deve ser realizado, uma vez que os fragmentos gerados só conseguirão ser retirados com cistoscópio.

Tabela 109.3. Complicações de Cateteres Urinários	
SVD	Cistostomia suprapúbica
• Infecção	• Infecção
• Obstrução e vazamento	• Obstrução e vazamento
• Desinsuflação incompleta do balão	• Hematoma
• Prostatite	• Falha da inserção
• Epididimite	
• Falso trajeto uretral	

Sugestão de Leitura

1. Josephson EB. Complications of urologic procedures and devices. In: Tintinalli JE, Stapczynski JS, Ma OJ, Yealy DM, Meckler GD, Cline DM. Tintinalli's emergency medicine: a comprehensive study guide. 8 ed. New York: McGraw-Hill Education; 2016. p. 613-618.
2. Kidd EA, Stewart F, Kassis NC, et al. Urethral (indwelling or intermittent) or suprapubic routes for shortterm catheterisation in hospitalised adults. Cochrane Database Syst Rev 2015.
3. Lusardi G, Lipp A, Shaw C. Antibiotic prophylaxis for shortterm catheter bladder drainage in adults. Cochrane Database Syst Rev 2013; CD005428.
4. Nicolle LE. Catheter related urinary tract infection. Drugs Aging 2005; 22:627.
5. Oliveira C, Massaia IFDS. Cateterismo vesical. In: Massaia IFDS, Pinheiro KMK, Saraiva MD, Dinis VG, Marrochi LCR, Oliveira RB. Procedimentos do Internato à Residência. São Paulo: Atheneu; 2012. p 20-24.
6. Schaeffer AJ. Placement and management of urinary bladder catheters in adults, In: www.uptodate.com.

Toracocentese e Toracostomia com Drenagem em Selo d'Água

Capítulo 110

Marcos Alexandre Frota da Silva
Rodrigo José Nina Ferreira

Toracocentese

Introdução

Toracocentese define a punção percutânea do espaço pleural. É considerada diagnóstica quando apenas uma pequena quantidade de líquido é removida para análise, ou terapêutica quando volumes maiores são drenados, proporcionando alívio dos sintomas de derrames volumosos. A ultrassonografia à beira do leito aumenta as taxas de sucesso e reduz o risco de complicações do procedimento.

A literatura recente demonstra que a curva de aprendizado é atingida após cinco procedimentos e que ao menos quatro punções/ano devem ser realizadas para se manter a perícia.

Indicações

Todo derrame identificado deve ser puncionado para investigação etiológica ou alívio sintomático. Existem duas situações clínicas bem estabelecidas nas quais a toracocentese pode ser postergada: (1) derrame pequeno associado a um diagnóstico bem definido ou (2) derrame associado à insuficiência cardíaca (IC) sem características atípicas.

- Quando puncionar derrames associados à IC?
  - Derrames bilaterais principalmente se assimétricos;
  - Sinais infecciosos (febre, dor pleurítica);
  - Derrame refratário ao tratamento clínico da IC;
  - Quando o diagnóstico de IC é duvidoso.

Contraindicações

Alguns cenários clínicos associam-se a maior risco de complicações, no entanto não há contraindicação absoluta à toracocentese mesmo nessas situações. Pacientes com discrasias sanguíneas (< 50.000 plaquetas/mm^3, TTPA 2 vezes maior que ponto médio do intervalo de normalidade ou creatinina sérica > 6 mg/dL) ou sob anticoagulação plena têm maior risco de sangramento. A correção pré-punção desses distúrbios deve ser individualizada.

Pacientes sob ventilação mecânica têm maior risco de pneumotórax associado à punção. Derrames com < 1 cm de espessura na radiografia em decúbito lateral são considerados muito pequenos para justificar a punção (maior risco de pneumotórax). Nessas duas situações, o uso da ultrassonografia pode guiar a punção reduzindo os riscos de complicações.

Finalmente, no caso de infecção cutânea no sítio de punção, basta guiar a escolha de outro sítio preferencialmente pela ultrassonografia.

Material

1. Paramentação estéril (luvas, máscara, gorro);
2. Solução degermante (clorexidina 0,05% ou iodopovidona 10%);
3. Gazes e campos estéreis;
4. Anestésico (lidocaína 1% ou 2%);
5. Agulha 24 G ou 26 G (marrom);
6. Agulha 22 G (preta);
7. Agulha 18 G (rosa);
8. Seringa pequena (10 mL) para anestésico;
9. Cateter venoso agulhado (16-18 G);
10. Seringa grande (20-60 mL) para aspiração e coleta;
11. Seringa pequena (1 mL) heparinizada;
12. Torneira três vias;
13. Tubo conector + coletor no caso de punção terapêutica;
14. Material para curativo.

Técnica

• Preparação

Explique o procedimento ao paciente e obtenha seu consentimento sempre que possível. Posicione o paciente sentado à beira do leito, inclinado para frente com os braços elevados, repousando sobre uma superfície plana. O decúbito lateral pode ser usado quando o paciente for incapaz de permanecer sentado.

Idealmente, defina o sítio de punção guiando-se pela ultrassonografia (**Figuras 110.1** e **110.2**):

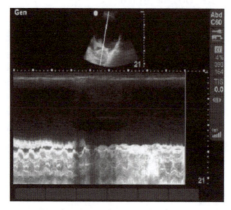

Figura 110.1. Ultassonografia guiando o sítio da punção.

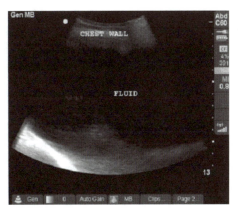

Figura 110.2. Ultassonografia guiando o sítio da punção.

- O *probe* curvilíneo (2-5 MHz) ou o linear de alta frequência (7,5-1 Mhz) podem ser usados. Identifique o diafragma assim como sua incursão durante o ciclo respiratório. Escolha um espaço intercostal onde o diafragma não apareça no final da expiração;
- O modo M é usado para avaliar a profundidade do derrame;
- O ponto ideal de punção será onde houver o maior bolsão de líquido fora do alcance da cúpula diafragmática. Geralmente no ponto médio entre a linha axilar posterior e a linha média dorsal ao nível do 7°-9° espaço intercostal;

Quando isso não for possível, guie a punção por parâmetros anatômicos:

- 1-2 espaços intercostais abaixo do ponto onde a ausculta torna-se diminuída, a percussão maciça e o frêmito toracovocal desaparece;
- Acima da 9° costela, evitando a perfuração de vísceras abdominais;
- 9-10 cm lateral à coluna vertebral (linha axilar posterior) onde os vasos subcostais são menos tortuosos e a chance de haver vasos colaterais cruzando o espaço intercostal é menor.

Prepare a pele com solução degermante (clorexidina 0,05% ou iodopovidona 10%) e campos estéreis.

• Punção e aspiração

O botão anestésico é feito com a agulha menor (24 G) rente à borda superior da costela inferior ao espaço intercostal escolhido para punção. Utilizando a agulha maior (20 G) siga anestesiando os planos profundos sempre aspirando antes de injetar anestésico. Observe o possível retorno de sangue ou líquido pleural que nos indica ter penetrado a pleura parietal.

Atingido o espaço pleural, injete o anestésico restante e retire a agulha. Acople a seringa maior (20 ou 60 mL) ao cateter venoso (16-18 G) e insira-o através do trajeto anestesiado sob aspiração até que haja retorno de líquido. A remoção de 50-60 mL de líquido é suficiente para realizar todas as análises incluindo citologia oncótica quando necessária. A seringa heparinizada é utilizada para análise do pH.

Caso haja interesse em drenar mais líquido para fins terapêuticos, uma torneira de três vias pode ser acoplada ao cateter. Em seguida, conecta-se um sistema coletor e quando disponível um sistema a vácuo. Recomendamos realizar o esvaziamento de forma intermitente e evitar ultrapassar 1.000-1.500 mL de volume total drenado, reduzindo o risco de edema pulmonar de reexpansão.

Ao fim do procedimento, retire o cateter enquanto o paciente segura a respiração. Não se recomenda radiografia de controle rotineiramente a não ser nos casos em que o paciente manifeste sintomas durante o procedimento (tosse, dispneia) ou se aspire ar na seringa.

Complicações

- Pneumotórax (mais comum e clinicamente importante):
  - Geralmente pequeno e de resolução espontânea;
- Sangramentos (hematoma, hemotórax, hemoperitônio);
- Infecção (partes moles, empiema);
- Dor no local de punção;
- Edema pulmonar de reexpansão (associado a drenagens superiores a 1.500 mL).

A realização da toracocentese guiada por ultrassom reduz a incidência da maioria das complicações e por isso deve ser sempre preferida.

Avaliação do líquido pleural

O primeiro parâmetro a ser analisado é o aspecto do líquido pleural, conforme demonstrado na **Tabela 110.1**.

A segunda avaliação importante é classificar o derrame em transudato ou exsudato, o que ajuda a definir suas possíveis causas. Os critérios de Light são empregados para esse fim. Quando pelo menos um dos três critérios for preenchido o derrame é classificado como exsudato, como demonstrado na **Tabela 110.2**.

Tabela 110.1. Análise do aspecto do líquido pleural	
Aspecto	Causa Provável
Amarelo citrino	Transudatos
Amarelo turvo	Exsudatos
Purulento	Empiema
Sanguinolento	Malignidade, acidente de punção, embolia pulmonar
Leitoso	Quilotórax, alta concentração de triglicerídeos
Marrom (chocolate)	Derrame hemorrágico antigo, ruptura de abscesso amebiano ("pasta de anchovas")
Preto	Fístula pancreaticopleural, malignidade, perfuração esofágica
Amarelo-esverdeado	Biliotórax, derrame associado à artrite reumatoide
Odor pútrido	Empiema anaeróbico
Odor de amônia	Urinotórax

Tabela 110.2. Critérios de Light
Proteína pleural/proteína sérica > 0,5
DHL pleural/DHL sérico > 0,6
DHL pleural superior a 2/3 do (0,67 vezes maior) limite superior de normalidade definido pelo laboratório

Uma metanálise de oito estudos (1.448 pacientes) identificou que alguns testes definem derrame exsudativo com acurácia semelhante aos critérios de Light sem a necessidade da dosagem sérica de proteína total e DHL. Quando um dos três critérios for preenchido, temos um derrame exsudativo, como demonstrado na **Tabela 110.3**.

A **Tabela 110.4** sintetiza os derrames transudativos e os exsudativos.

No contexto de derrame parapneumônico, é essencial diferenciá-lo em derrame simples, complicado ou empiema pleural. Todo derrame parapneumônico complicado ou empiema pleural deve ser drenado. (**Tabela 110.5**)

Desse modo, nossa sugestão do que solicitar na análise dos derrames pleurais está sistematizado na **Tabela 110.6** e, na **Tabela 110.7**, os diagnósticos definitivos a partir da análise do líquido pleural.

Tabela 110.3. Regra dos três critérios

Proteína pleural > 2,9 g/dL (29 g/L)
Colesterol pleural > 45 mg/dL (1,165 mmol/L)
DHL pleural 0,45 vezes maior que o limite superior de normalidade definido pelo laboratório

Tabela 110.4. Causas de derrames transudativos e exsudativos

SEMPRE transudativos	PODEM SER transudativos, MAS GERALMENTE exsudativos
Atelectasia	Quilotórax
Fístula liquórica	Amiloidose
Insuficiência cardíaca	Pericardite constritiva
Hidrotórax hepático (raro na ausência de ascite)	Hipotireoidismo
Hipoalbuminemia	Malignidade
Diálise peritoneal (nas primeiras 48 h após diálise)	Embolia pulmonar (20% dos casos é transudato)
Urinotórax (causado por uropatia obstrutiva ipsilateral)	Sarcoidose
SEMPRE exsudativos	Síndrome da veia cava superior
Causas infecciosas	Encarceramento pulmonar

Tabela 110.5. Derrame parapneumônico complicado

Glicose < 60 mg/dL
pH < 7,20
DHL > 1000
Empiema pleural: Líquido pleural purulento Cultura ou gram-positivos

Tabela 110.6. Pedido de exames

Solicitar análise do líquido pleural rotineiramente
Proteína total, DHL, glicose, pH, bacterioscopia direta (Gram), cultura, celularidade total e diferencial, colesterol
Solicitar dosagem sérica
Proteína total, DHL
Solicitar do líquido pleural de acordo com a suspeita
Triglicerídeos (quilotórax), ADA/BAAR/Cultura para BAAR (tuberculose), amilase (ruptura esofágica, pancreatite), citologia oncótica (malignidade), creatinina (urinotórax)

Tabela 110.7. Diagnósticos definitivos segundo análise do líquido pleural

Doença	Teste diagnóstico
Empiema	Observação (pus, odor pútrido), cultura positiva
Neoplasia	Citologia oncótica positiva
Tuberculose pleural	ADA > 35 U/L (mais específico se > 50), BAAR, cultura positiva
Quilotórax	Triglicerídeos > 110 mg/dL
Hemotórax	Hematócrito 0,5 vezes maior que o sanguíneo
Urinotórax	Creatinina pleural/Creatinina sérica > 1 (definitiva se > 1,7)
Fístula liquórica	Detecção de beta-2 transferrina
Ruptura esofágica	Amilase salivar alta, pH baixo, fibras vegetais

Toracostomia com Drenagem em Selo d'Água

Introdução

A toracostomia é um procedimento no qual, através da parede torácica, um tubo é locado no interior do espaço pleural primariamente para drenar ar ou líquido, mas também pode ser usado para infundir medicações no contexto de pleurodese. Pode ser eletiva ou de emergência.

Indicações

- Pneumotórax;
- Hemotórax;
- Derrame pleural complicado ou empyema;
- Pleurodese e tratamento com agentes esclerosantes;
- Pós-operatório (toracostomia).

Contraindicações

Não há contraindicações absolutas ao procedimento.

Material

A maioria dos hospitais já tem *kits* prontos de drenagem torácica. Os componentes essenciais do kit são: cabo de bisturi e lâmina 11; algumas pinças hemostáticas tipo Kelly;

seringas de 10 e 20 mL; agulha pequena (25 G) e grande (18-22 G); porta-agulha; fio de sutura 1.0 não absorvível (Nylon® ou Prolene®), tesoura, dreno em selo d'água; e tubo de drenagem pleural de diâmetro adequado. A **Tabela 110.8** relaciona o diâmetro do tubo de drenagem e a indicação clínica.

Tabela 110.8. Diâmetro do tubo de drenagem de acordo com a indicação clínica	
Indicação clínica	Diâmetro recomendado
Pneumotórax em paciente estável	16-22 French
Pneumotórax em pacientes instáveis ou sob ventilação mecânica	24-28 French
Empiema/derrame pleural complicado	28-36 French

Técnica

• Preparação

Sempre que possível explique e peça autorização para o procedimento. O paciente é posicionado em decúbito dorsal com o braço ipsilateral ao lado da drenagem atrás da cabeça (abdução máxima).

A drenagem pleural é realizada dentro dos limites do "triângulo da segurança" que corresponde à borda anterior do latíssimo do dorso, borda lateral do peitoral maior e ápice da axila.

O local de incisão da pele encontra-se entre o 4º ou 5º espaço intercostal sobre a linha axilar média ou anterior. O local de inserção do tubo será um espaço intercostal acima do sítio de incisão de pele.

Prepare a pele com solução degermante e campos estéreis. Utilizando lidocaína a 1 ou 2% faça um botão na pele e prossiga anestesiando os planos profundos (subcutâneo e músculo intercostal) sempre aspirando antes de infundir. Localize a costela inferior ao espaço intercostal onde o tubo será inserido, anestesie seu periósteo e prossiga em direção ao espaço intercostal acima. Quando atingir o espaço pleural e perceber fluxo de líquido ou ar na seringa, injete o anestésico remanescente, anestesiando a pleura parietal.

• Incisão e dissecção

A incisão é feita 1,5 a 2 cm abaixo e paralela à costela anestesiada. Usando uma pinça Kelly, disseque os planos profundos sempre no sentido da incisão, buscando a margem superior da costela sob o espaço intercostal onde o tubo será inserido. Uma vez encontrada, continue progredindo através do músculo intercostal até atingir a pleura parietal. Esta deve ser rompida através de uma penetração controlada com a pinça Kelly. Use o dedo indicador para explorar o pertuito, alargando o orifício na pleura e certificando-se de que o pulmão se encontra-se distante dela (**Figura 110.3**).

• Inserção do tubo

A quantidade de dreno a ser introduzido deve ser medida topograficamente da fúrcula até o nível da toracostomia, com aproximadamente 5cm da última fenestra dentro do espaço pleural até a fixação na pele. Se necessário, corte a ponta do dreno para evitar sua introdução excessiva.

O tubo deverá ter suas duas extremidades ocluídas por pinças Kelly e orientado com cautela para o interior da incisão. Quando a extremidade distal passar pela incisão, des-

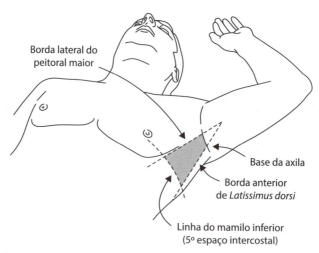

Figura 110.3 – Posicionamento para incisão e dissecção.

clampeie a Kelly proximal e progrida o tubo manualmente até a última fenestra estar dentro do espaço pleural. No caso de derrames pleurais, o tubo deve ser orientado para baixo e posterior. Já na drenagem de pneumotórax o tubo deverá ser voltado para cima, em direção ao ápice pulmonar.

• Fixação do tubo

Com auxílio do porta-agulha, aproxime as bordas da ferida e fixe o tubo com nós tipo bailarina. Com um conjunto coeso, conecte a extremidade distal do tubo ao selo d'água e somente depois solte a segunda Kelly que oclui a parte distal do tubo. Observe agora a drenagem do derrame para o selo ou, no caso de pneumotórax, a formação de bolhas de ar. Cubra o ferimento com curativo compressivo.

• Radiografia de controle

Uma vez fixado, obtenha um radiograma de tórax em incidência anteroposterior para confirmar o posicionamento, observando a linha radiopaca ao longo do tubo. Caso a fenestra distal de drenagem esteja fora da cavidade pleural, o tubo deverá ser removido e um novo introduzido sob técnica asséptica.

Complicações

1. Hemorragia e hemotórax por lesão dos vasos intercostais
2. Neuralgia por lesão dos nervos intercostais
3. Enfisema subcutâneo
4. Edema pulmonar de reexpansão nas drenagens súbitas de volumes > 1.500 mL
5. Infecção

Remoção do dreno torácico

O momento ideal para retirada do tubo depende de sua indicação. No caso de pneumotórax, a completa reexpansão pulmonar no radiograma de tórax obtido 24 horas após a parada do borbulho autoriza sua retirada.

Já nos derrames pleurais, devem ser observados os seguintes fatores antes da retirada do dreno:

- Drenagem < 200 mL nas últimas 24 horas (< 50 mL nos casos de empiema);
- Aspecto claro/seroso do líquido;
- Reexpansão pulmonar na radiografia de tórax;
- Melhora clínica do paciente.

A retirada do tubo carrega consigo risco de pneumotórax. Retire a fixação do tubo com técnica asséptica. A retirada deve ser feita no fim da expiração ou da inspiração (uma prática comum nas enfermarias é realizar no fim da inspiração de pacientes conscientes).

Assim que o tubo for retirado, o ferimento deverá ser coberto com curativo estéril oclusivo por um assistente. O ponto dado para fixação do tubo poderá ser usado para ajudar no fechamento da ferida.

Sugestão de Leitura

1. Dev SP, Nascimiento Jr B, Simone C, Chien V. Chest-Tube Insertion NEJM. N Engl J Med 2007; 357:e15.
2. Heff JE. Diagnostic evaluation of a pleural effusion in adults. Initial testing. Disponível em: www.uptodate.com.
3. Heff JE. Diagnostic thoracentesis. Disponível em: www.uptodate.com.
4. Huggins JT, Carr S. Placement and management of thoracostomy tubes. Disponível em: www.uptodate.com.
5. Thomsen TW, DeLaPena J, Setnik GS. Thoracentesis. N Engl J Med 2006; 356:641.
6. Wilcox ME, Chong CA, Stanbrook MB, et al. Does this patient have an exudative pleural effusion? TheRational Clinical Examination systematic review. JAMA 2014; 31 1:2422.

Capítulo

Ultrassonografia Beira-Leito

111

Ricardo Leal dos Santos Barros
Paulo Ricardo Gessolo Lins

Introdução

A ultrassonografia é um mecanismo gerador de imagem utilizado na medicina há mais de 50 anos, com finalidades diagnósticas, de *screening* populacional, de guiar procedimentos, entre outras. Tem como grandes vantagens não emitir radiações nocivas, ser não invasiva e considerada atualmente um exame de baixo custo.

Um probe (transdutor) é posicionado na pele do paciente, sob a interface de um gel condutor. Por meio da corrente elétrica que alcança seus cristais, o probe lança ondas sonoras em frequências pré-determinadas, que retornarão ao aparelho após o contato com as diversas superfícies (líquidas, sólidas e gasosas), definindo as imagens. A ultrassonografia não é adequada para a avaliação de ossos e gases. Sua grande utilidade se dá na diferenciação entre estruturas líquidas e estruturas parenquimatosas sólidas.

Alguns aspectos técnicos devem de ser conhecidos: frequências maiores visualizam melhor estruturas, mas não alcançam grandes profundidades; frequências menores têm maior penetração em tecidos mais profundos, mas perdem na definição das imagens. Ademais, todo probe de ultrassom tem uma protuberância lateral, chamada comumente de indicador (marcador), que serve para orientar as estruturas visualizadas espacialmente na tela. Por convenção, na ultrassonografia geral e obstétrica, a direção do marcador orientará a visualização das imagens na esquerda da tela. Já na ecocardiografia, por exemplo, a direção do indicador orienta a visualização das estruturas na direita da tela.

A evolução tecnológica permitiu que, de maneira gradativa, os equipamentos utilizados para a obtenção de imagens ultrassonográficas ficassem cada vez mais portáteis e acessíveis em ambientes controlados, como salas de emergência, unidades de terapia intensiva (UTI) e enfermarias clínicas. Esta expansão na acessibilidade, juntamente à crescente compreensão do método, permite atualmente que, em grandes centros, a ultrassonografia beira-leito (*"point-of- care"*) seja uma extensão do exame físico, podendo, dessa forma, trazer informações cruciais na definição de condutas médicas.

O propósito do presente capítulo é introduzir e ilustrar o uso da ultrassonografia beira-leito em ambientes de enfermarias, dado enfoque a duas principais situações: ultrassonografia pulmonar; e diagnóstico de trombose venosa profunda. O ecocardiograma beira-leito e a punção guiada de acessos venosos centrais são discutidos separadamente, em outros capítulos.

Ultrassonografia Pulmonar
Introdução

Uma das grandes limitações da ultrassonografia em visualizar estruturas é, sabidamente, a interposição gasosa. Seguindo este conhecimento, pelo fato de o pulmão ser naturalmente uma cavidade aerada, durante muito tempo o conhecimento a fundo da ultrassonografia de tórax foi preterido em favor de outras localidades do corpo.

Contudo, as mais diversas patologias pulmonares causam alterações parenquimatosas, pleurais ou intersticiais que geram artefatos ultrassonográficos, fato que levou a importante crescimento do estudo e da compreensão do método nos últimos anos. Em grandes centros de saúde, a ultrassonografia torácica atualmente faz parte da avaliação médica inicial nas salas de emergência, em descompensações clínicas em enfermarias e em UTI.

Transdutor e anatomia

O transdutor utilizado para a ultrassonografia pulmonar é preferencialmente curvo, com uma frequência entre 3 e 7 MHz (**Figura 111.1**). Em situações eventuais, por encaixar-se perfeitamente entre dois espaços intercostais, o transdutor da ecocardiografia também pode ser usado.

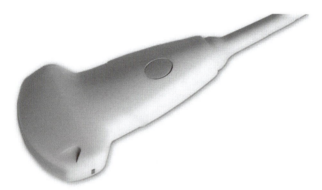

Figura 111.1 – Transdutor curvo, usado na ultrassonografia de tórax.

O paciente é examinado na posição supina, com a cabeceira elevada. Como o exame ultrassonográfico idealmente é precedido pelo adequado exame físico, as alterações achadas neste, quando presentes, guiarão o examinador no correto posicionamento do transdutor. Para algumas patologias, há locais preferenciais de avaliação. O derrame pleural, por exemplo, deve ser buscado em áreas pendentes do tórax, enquanto o pneumotórax deve ser investigado em áreas não pendentes.

Quanto à técnica de posicionamento, o transdutor é colocado de maneira perpendicular às costelas, em um espaço intercostal, com o marcador apontando para a cabeça do paciente. O transdutor deverá ser movimentado horizontalmente entre as linhas axilar anterior e posterior. Caso a avaliação de outros espaços intercostais se faça necessária, o examinador deverá deslizar verticalmente o transdutor.

Achados normais na USG pulmonar

O espaço a ser visualizado é delimitado bilateralmente por áreas de sombra acústica posterior, que resulta da não penetração das ondas sonoras pelas costelas superior e inferior.

A primeira estrutura a ser identificada em um pulmão adequadamente aerado é denominada de linha pleural, uma estrutura hiperecogênica, horizontal, situada a aproximadamente 0,5 cm abaixo das costelas. Este artefato corresponde ao ponto de encontro entre as pleuras parietal e visceral e está ausente em qualquer patologia que altere a adequada mobilidade pulmonar, tais como: derrame pleural; pneumotórax; broncoespasmo severo; síndrome do desconforto respiratório agudo; entre outras.

Além da pleura, a propagação das ondas sonoras é comprometida pela presença do ar. Um artefato de repetição é gerado e identificado no exame como linhas hiperecogênicas paralelas à linha pleural, denominadas de linhas A (**Figura 111.2**).

À movimentação regular da linha pleural durante os ciclos respiratórios, denomina-se deslizamento pleural. No modo M, o deslizamento pleural gera o chamado sinal da praia (**Figura 111.3**), composto por um padrão linear acima da linha pleural correspondente à caixa torácica, e um padrão granular abaixo da linha pleural, que decorre da movimentação do ar durante os ciclos respiratórios.

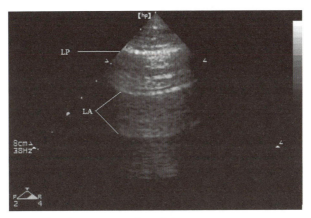

Figura 111.2 – Ultrassonografia pulmonar normal, modo B.
LP: linha pleural; LA: linha A.

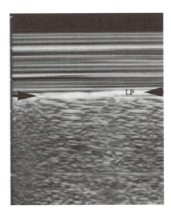

Figura 111.3 – USG pulmonar no modo M. Observe-se que acima da linha pleural, o padrão é linear (caixa torácica). Abaixo da linha pleural, padrão granular correspondente à movimentação do parênquima pulmonar durante o ciclo respiratório.
USG: ultrassonografia; LP: linha pleural.

Pneumotórax

Avaliando as áreas não pendentes do tórax e, partindo do pressuposto da existência de ar no espaço pleural, a alteração mais importante no exame ultrassonográfico do pneumotórax é a ausência do deslizamento pleural. A importância deste achado é tamanha que a presença de deslizamento pleural tem um valor preditivo negativo de 100% para pneumotórax.

O sinal da praia é perdido, pelo desaparecimento do padrão granular, e surge o chamado sinal da estratosfera, representado por um padrão unicamente linear no modo M (**Figura 111.4**). Para fechar o diagnóstico, essa transição precisa ser observada, e o ponto de encontro entre os dois padrões é denominado de ponto pulmonar. O encontro do ponto pulmonar tem uma especificidade de 100% para o diagnóstico de pneumotórax na área avaliada.

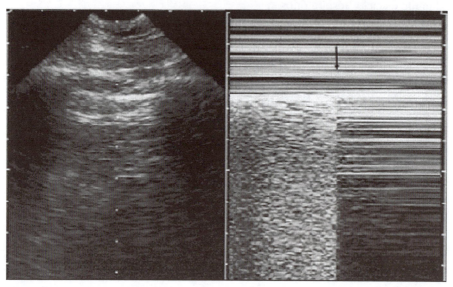

Figura 111.4 – Pneumotórax e ponto pulmonar. Observe que no modo B, a linha pleural é perdida, sinal de perda do deslizamento pulmonar. À direita, no modo M, há alteração do padrão granular (sinal da praia) para o padrão linear (sinal da estratosfera). A seta indica o ponto de transição, denominado "ponto pulmonar".

Patologias intersticiais

Com o acúmulo de líquido no interstício pulmonar, ocorre o espessamento dos septos interlobulares, gerando um artefato denominado de linhas B. São imagens verticais hiperecogênicas, que partem da linha pleural e se movimentam conforme o ciclo respiratório. A presença das linhas B também exclui pneumotórax na área avaliada (**Figura 111.5**).

Mais importante que a simples presença deste artefato é a quantidade de linhas B observada. Considera-se normal a presença de até duas linhas por espaço avaliado. Estudos recentes correlacionam o número de linhas B em uma proporção direta com o grau de congestão pulmonar e nível de peptídeo natriurético cerebral (BNP). Além disso, pacientes que apresentam quadros de insuficiência cardíaca aguda, após correto tratamento, evoluem com redução do número de linhas B nos campos pulmonares observados.

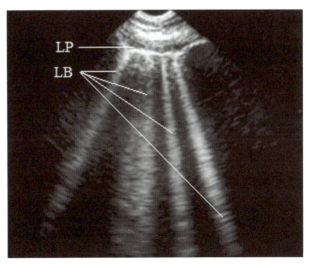

Figura 111.5 – Ultrassonografia de tórax mostrando síndrome intersticial.
LP: linha pleural; LB: linha B.

Derrame pleural

Para a adequada visualização do derrame pleural, as áreas pendentes do tórax devem ser as preferencialmente examinadas. A ultrassonografia tem grande sensibilidade para detecção desta afecção, maior, inclusive, que o exame físico e a radiografia de tórax.

Uma imagem anecoica encontrada em local sugestivo é suficiente para o diagnóstico. É importante o conhecimento do médico assistente da correta anatomia, da ecotextura dos órgãos adjacentes (baço, fígado), parede torácica e diafragma, para a correta identificação da localização intratorácica do artefato (**Figura 111.6**). Para facilitar a diferenciação entre uma área de derrame pleural e um órgão sólido, o modo M pode ajudar, revelando naquele um movimento sinusoidal coincidindo com a inspiração, o sinal do sinusoide. Este sinal tem especificidade de 97% na identificação do derrame.

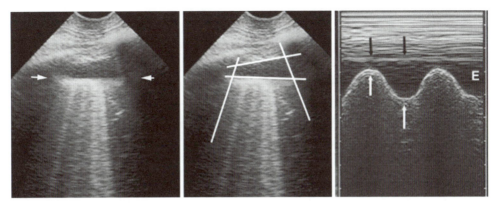

Figura 111.6 – Derrame pleural nos modos B e M. Figura da esquerda: as setas indicam a pleura visceral. A linha da pleura visceral, juntamente à linha pulmonar e a sombra das costelas bilateralmente, forma uma figura quadrangular, representada na figura do meio (sinal do quadrado). Na figura da direita, está representado, no modo M, o sinal do sinusoide.

Para fins de toracocentese guiada, a estimativa do volume é importante na tomada de decisão. Apesar do tema ser controverso, uma regra é sugerida em algumas literaturas: a distância máxima em milímetros entre o pulmão e a parede torácica posterior (com o transdutor posicionado na linha axilar posterior) multiplicada por 20 forneceria uma ideia do volume em mL do derrame observado.

A presença de debris ou septações dentro da área sugestiva do derrame pleural podem, dentro de um contexto clínico adequado, sinalizar a natureza inflamatória/infecciosa do conteúdo. Ao mesmo tempo, em pacientes febris, a ausência destas características em um derrame eventualmente encontrado o descarta como o foco infeccioso.

Consolidação

O preenchimento alveolar por conteúdo não gasoso (sangue ou infiltrado inflamatório), leva à perda da aeração e consolidação pulmonar. O órgão passa a ter um aspecto ecográfico parenquimatoso, semelhante ao fígado, fenômeno denominado de hepatização. Esse achado tem especificidade de 98,5% para o diagnóstico das consolidações.

No interior da área consolidada, imagens hiperecogênicas puntiformes podem ser identificadas, achado que corresponde aos broncogramas aéreos, áreas em que os brônquios penetram o parênquima consolidado (**Figura 111.7**).

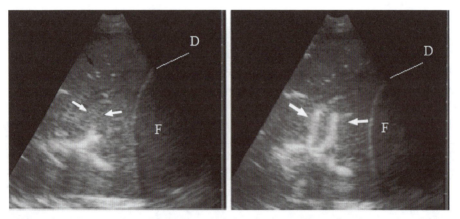

Figura 111.7 – Consolidação pulmonar com presença de broncogramas aéreos. Percebe-se que o diafragma separa o fígado do lobo pulmonar com ecotextura semelhante (hepatização).
F: fígado; D: diafragma; setas brancas: broncogramas aéreos.

Algoritmo – insuficiência respiratória

A utilização do ultrassom com o objetivo de avaliação etiológica de quadros de insuficiência respiratória/dispneia mediante a aplicação de um protocolo padronizado foi avaliada em um estudo e apresentou 90,5% de acurácia sob uso de profissionais experientes. O padrão foi denominado BLUE (*Bedside Lung Ultrasound in Emergency*) protocol e é esquematizado pelo algoritmo abaixo (**Figura 111.8**). Para o seguimento correto do fluxograma, o examinador deve estar familiarizado com outra técnica ultrassonográfica: a análise da compressibilidade de vasos em membros inferiores para avaliar a presença de trombose venosa profunda, descrita adiante.

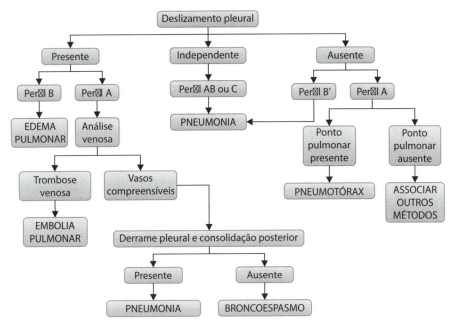

Figura 111.8 – BLUE protocol. Perfil A - presença de deslizamento pleural e linhas A. Perfil AB - assimetria nos achados. Perfil B - deslizamento pleural em associação com predomínio de linhas B. Perfil B' - presença de linhas B sem deslizamento pleural. Perfil C - presença de consolidações ou áreas de atelectasias, associadas ou não à presença de derrame pleural.

Ultrassonografia no Diagnóstico da Trombose Venosa
Introdução, transdutor e anatomia

A internação hospitalar é sabidamente um fator predisponente ao desenvolvimento de trombose venosa profunda e sua principal e mais temível complicação: a embolia pulmonar. Vários fatores corroboram esta associação, tais como: o fato de a internação trazer ao paciente restrição à movimentação; a causa base da internação ser um fator de risco clássico para trombose (neoplasias, pós-operatórios de grandes cirurgias ortopédicas), entre outros.

Em um contexto de descompensação clínica de um paciente internado com hipotensão ou insuficiência respiratória, o uso combinado do ecocardiograma beira-leito, ultrassonografia pulmonar e dos membros inferiores pode levar ao diagnóstico de embolia pulmonar e a tomada rápida de decisões pode influenciar diretamente o prognóstico do paciente.

O transdutor utilizado é o mesmo descrito para a ultrassonografia pulmonar e exemplificado na **Figura 111.1**.

A busca deve ser realizada de maneira objetiva, em dois sítios anatômicos: a virilha; e a fossa poplítea. O membro do paciente deve estar em rotação lateral, com as articulações coxofemoral e do joelho fletidas. O objetivo anatômico é o estudo da veia femoral comum e da veia poplítea, respectivamente, dado que a trombose venosa profunda proximal, isto é, que acomete a veia poplítea ou seus ramos proximais (femoral, ilíaca), é a principal fonte emboligênica para as artérias pulmonares e seus ramos (**Figura 111.9**).

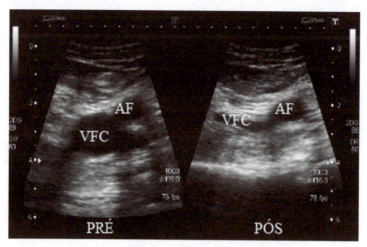

Figura 111.9 – Transdutor posicionado na virilha do paciente. Observe-se que a veia femoral comum após a compressão tem o lúmen substancialmente reduzido, indicando ausência de trombos.
VFC: veia femoral comum; AF: artéria femoral; PRÉ: antes da compressão com o transdutor; PÓS: após compressão com o transdutor.

Alterações ultrassonográficas

A avaliação beira-leito consiste na simples busca pela compressibilidade das veias nos sítios já referidos. Veias são vasos de baixa elasticidade e, portanto, quando aplicada uma pressão, a tendência é o colabamento completo do lúmen venoso. O achado ultrassonográfico técnico mais específico para o diagnóstico de trombose venosa profunda é a compressão incompleta das paredes anterior e posterior, após a aplicação de uma pressão com o transdutor (**Figura 111.10**).

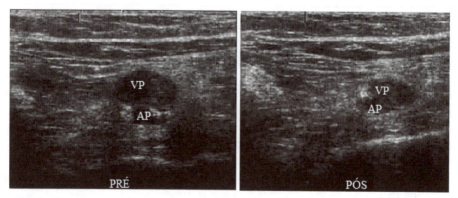

Figura 111.10 – Transdutor posicionado na fossa poplítea do paciente. Observe que a veia poplítea não colaba totalmente após a compressão e contém um material discretamente hiperecogênico no seu interior, indicando presença de trombo.
VP: veia poplítea; AP: artéria poplítea; PRÉ: antes da compressão com o transdutor; PÓS: após compressão com o transdutor

Sugestão de Leitura

1. Dexheimer Neto FL, Dalcin PT, Teixeira C, Beltrami FG. Ultrassom pulmonar em pacientes críticos: uma nova ferramenta diagnóstica. J Bras Pneumol. 2012;38(2):246-256.
2. Lichestein D, Meziere G, Biderman P, et al. The "lung point": an ultrasound sign specific to pneumothorax. Intensive Care Med 2000;26(10):1434-40
3. Lichestein DA, Lascols N, Meziere G, et al. Ultrasound diagnosis of alveolar consolidation in the critically ill. Intensive Care Med 2004;30(2):276-81.
4. Lichestein DA. Ultrasound in the management of thoracic disease. Crit Care Med 2007;35(Suppl 5):S250-61
5. Seif D, Perera P, Mailhot T, Riley D, Mandavia D. Bedside ultrasound in resuscitation and the rapid ultrasound in shock protocol. Critical care research and practice, 2012.
6. Viveta LV, Weingrow D, Perera P, Williams SR, Gharahbaghian L. Thoracic ultrasonography. Crit Care Clin 2014;30:93-117
7. Volpicelli G, Elbarbary M, Blaivas M, et al. International evidence-base recommendations for point-of-care lung ultrasound. Intensive Care Med 2012;38(4):577-91,

Ventilação Mecânica Invasiva e Não Invasiva

Capítulo 112

Alexandre Eiji Kayano
Paulo Ricardo Gessolo Lins

Introdução

O adequado manejo de pacientes com necessidade de ventilação mecânica, seja invasiva ou não invasiva, deve ser realizado em ambiente de departamento de emergência e, posteriormente, de unidade de terapia intensiva (UTI). No entanto, não é raro se deparar com esta situação em enfermarias hospitalares; sendo importante que o médico assistente tenha conhecimento de noções básicas a cerca do assunto.

A ventilação mecânica (VM) pode ser aplicada de forma não invasiva, isto é, por meio de interfaces externas ou de maneira invasiva. Maiores detalhes sobre cada tipo de VM a seguir.

Ventilação Mecânica Não Invasiva (VNI)

Aspectos técnicos (Tabela 112.1)

Tabela 112.1. Tipos de Interface de VNI		
Interface	**Vantagens**	**Desvantagens**
Máscara Nasal	• Menor risco de aspiração; • Fácil para o clareamento de secreções, facilita expectoração; • Menor sensação de claustrofobia; • Facilidade para falar e comer; • Fácil de fixar.	• Vazamento de ar pela boca; • Maior resistência de via aérea; • Irritação nasal; • Menos efetivo se obstrução nasal; • Irritação nasal e rinorreia; • Causa xerostomia.
Máscara Oronasal	• Gera menos vazamento oral; • Mais eficaz para respiradores orais.	• Maior risco de aspiração; • Dificuldade para falar, comer, clareamento de secreções; • a depender da interface, pode haver asfixia se houver pausa do ventilador.
Mouthpiece	• Menor interferência na fala; • Menor espaço morto; • Pode não precisar de *headgear*.	• Menos eficaz para insuficiência respiratória aguda; • Vazamento de ar via nasal; • Não permite administrar medicações por aerossóis.

Continua

Continuação

Tabela 112.1. Tipos de Interface de VNI		
Interface	Vantagens	Desvantagens
Máscara Facial	• Maior conforto para alguns pacientes; • Fácil de fixar; • Menores índices de ulceras de pressão.	• Não permite administrar medicações por aerossóis; • Maior espaço morto.
Capacete	• Maior conforto para alguns pacientes; • Fácil de fixar; • Menores índices de úlceras de pressão.	• Baixa sincronia entre paciente-ventilador • Não permite administrar medicações por aerossóis; • Gera recirculação do ar contido no capacete; • Risco de asfixia de houver mal funcionamento do ventilador; • Dificulta comunicação por dificuldade de audição causada por ruído interno intenso e sensação de pressão nos ouvidos; • Necessita de maiores pressões para compensar o espaço morto; • Gera menos descanso de musculatura respiratória; • Úlcera cutânea em região de axilas.

Com relação à interface, parece não haver diferenças quanto à eficácia. No entanto, em virtude de maiores índices de vazamentos e assincronia com o uso de dispositivo *mouthpiece* e máscara nasal, alguns autores sugerem que a máscara oronasal ou a máscara facial seja a 1ª escolha.

Ainda é controversa a necessidade de umidificação do ar durante VNI. Por fim, pode-se fazer uso de medicações inalatórias sem que se interrompa a VNI, levando-se em conta, no entanto, que uma série de fatores influenciam em sua administração, tais quais: relacionados ao ventilador, ao circuito, a interface e ao dispositivo de administração; relacionados ao medicamento; relacionados aos parâmetros de ventilação; e relacionados ao paciente.

Modos ventilatórios

Existem basicamente dois modos ventilatórios: o BiPAP (Biphasic Positive Airway Pressure), na qual se aplicam pressões positivas tanto no período inspiratório como no expiratório (usualmente, entre 8 e 20 cmH_2O para fase inspiratória e 4 a 10 cmH_2O para fase expiratória), e o CPAP (Continuous Positive Airway Pressure), no qual se aplica constantemente pressão positiva (sendo esta em geral de 5 a 15 cmH_2O).

Em virtude da inclusão de pressão de suporte inspiratório, o BiPAP provê melhora da oxigenação e diminuição do trabalho respiratório de maneira mais eficaz quando comparado com o CPAP.

Indicações

A VNI deve ser indicada para pacientes com evidências clínicas que sugiram insuficiência respiratória aguda (IRpA), como uso de musculatura acessória (tiragem subcostal e intercostal), presença de batimento de asas de nariz, presença de respiração paradoxal e taquipneia, associados a indícios gasométricos caracterizados pela presença de acidose respiratória, podendo ser hipoxêmica (insuficiência respiratória tipo 1) ou hipercápnica (insuficiência respiratória tipo 2). Além disso, deve ser verificada a ausência de contraindicações ao seu uso.

No entanto, a evidência clínica suporta o uso de VNI somente em grupos específicos mencionados a seguir:

- **Doença pulmonar obstrutiva crônica (DPOC) exacerbada:** representa o subgrupo com a evidência mais robusta para uso de VNI, diminuindo com tal medida a necessidade de intubação orotraqueal (IOT) e de mortalidade. Recomenda-se em adição ao tratamento usual para pacientes com exacerbação grave (pH < 7,35 e hipercapnia relativa), enquanto para exacerbações leves ainda não é certo seu benefício.

- **Edema pulmonar cardiogênico:** também apresenta evidência concreta para seu uso, com diminuição da necessidade de intubação orotraqueal (IOT) e mortalidade, sem aumento da incidência de infarto agudo do miocárdio (IAM), que era uma preocupação inicial.

- **Pacientes imunocomprometidos:** uma vez que em tal grupo a IOT se associa a maiores taxas de mortalidade, o uso de VNI por melhorar a oxigenação e diminuir taxa de intubação leva, consequentemente, a uma menor mortalidade. Portanto, o uso de VNI está indicado em seu manejo inicial. Além disso, são fatores associados com falência de VNI para tal população: demora entre admissão e início da VNI; necessidade de vasopressores; necessidade de terapia de substituição renal; e presença de SDRA.

- **Crise asmática:** na ausência de ensaios clínicos randomizados que avaliem seu uso, a despeito de resultados preliminares promissores, para este grupo o uso de VNI permanece controverso. Alguns autores sugerem que VNI possa ser usada em conjunto com tratamento farmacológico em crises asmáticas moderadas a graves.

- **Pneumonia adquirida na comunidade:** em virtude de altas taxas de falha, o benefício de VNI nestes pacientes é controverso. No entanto, pode ser usado em particular no grupo de pacientes com DPOC associado com PAC com hipoxemia e falência respiratória aguda.

- **Síndrome do desconforto respiratório agudo:** seu uso é controverso, mas alguns autores sugerem o uso de VNI para casos de *síndrome* do desconforto *respiratório agudo* (SDRA) leve, devendo-se evitar atrasos de intubação quando malsucedida.

- **Pós-extubação:** usada para prevenir falência de extubação, tendo como fatores de risco para tal: idade > 65 anos; insuficiência cardíaca congestiva; tosse ineficaz; excesso de secreções traqueobrônquicas; mais de uma tentativa falha de teste de respiração espontânea (TRE); mais de uma comorbidade; obstrução de via aérea superior; APACHE II > 12 no dia da extubação; duração de VM invasiva por > 72 horas; pacientes com doenças neuromusculares e obesos. Além disso, a evidência disponível sugere que pacientes que não tenham DPOC a VNI parece não ser efetivo para tratamento de falência respiratória pós-extubação, devendo-se proceder, pois, para IOT.

- **Pacientes paliativos:** há pouca informação disponível na literatura para esta categoria. Pode ser oferecido uso de VNI. Ademais, tosse eficaz e nível de consciência adequados foram os preditores relacionados a maior probabilidade de sobrevivência.

- **Fase de pré-oxigenação antes da IOT:** aparentemente o uso do VNI em comparação com oxigênio puro na fase de pré-oxigenação melhorou os níveis de oxigênio, mensurados via oximetria de pulso e de volume pulmonar de pacientes com obesidade grau III.

- **Falência respiratória em pacientes em período pós-operatório:** necessitam de ensaios clínicos randomizados para sua validação, mas VNI pode ser considerado em pacientes pós-operatórios para melhorar a troca gasosa.

- **Síndrome de hipoventilação relacionada à obesidade (OHS):** pode ser definida pela tríade de obesidade, hipoventilação durante o dia e apneia do sono. Podendo-se fazer uso de CPAP ou VNI tanto em âmbito ambulatorial como hospitalar e em casos de insuficiência respiratória hipercápnica ou pós-extubação.

Contraindicações (Tabela 112.2)

Tabela 112.2. Contraindicações ao uso de VNI	
Contraindicações absolutas	Necessidade de proteção de via aérea e paradas cardíaca e/ou respiratória. Isto é, necessidade de VM invasiva.
Contraindicações relativas	Incapacidade de fixar interface e/ou paciente pouco colaborativo, nível de consciência reduzido, secreção abundante em via aérea, deformidade facial, cirurgia ou trauma facial, anastomose esofágica recente.

Monitorização

VNI deve ser realizada sempre com um profissional da saúde habilitado ao lado do paciente por pelo menos 30 a 120 minutos após sua instalação. É importante que durante a aplicação sejam avaliados sinais de falência e identificação de assincronias do sistema. Pode-se, para tal, mensurar parâmetros de troca gasosa como oximetria de pulso e gasometria arterial, sendo esta última recomendada na 1ª hora do tratamento. Além disso, é importante também a avaliação clínica constante, com verificação de melhora ou piora dos sinais de insuficiência respiratória, avaliação do nível de consciência e do *status* hemodinâmico.

Pode-se considerar bem-sucedida quando os seguintes critérios forem encontrados: redução da frequência respiratória; aumento do volume corrente; melhora do nível de consciência; redução ou cessação do uso de musculatura acessória; aumento da pressão arterial de oxigênio (PaO_2) e/ou saturação arterial ($SatO_2$) e redução da pressão arterial de dióxido de carbono ($PaCO_2$). Estima-se sucesso de VNI em cerca de 75% dos casos de IRpA hipercápnica e 50% das hipoxêmicas, quando aplicada de maneira correta.

Não existe protocolo de desmame de VNI preconizado na literatura. Geralmente o que se faz é a remoção da interface quando requisitada, ou para prover higiene facial e/ou para administração de medicações via oral. No entanto, há evidência de que protocolos de desmames, em comparação com descontinuação sob demanda, seriam capazes de reduzir a duração da mesma e o tempo de internação em UTI. Infelizmente, a literatura ainda carece de protocolos para tal medida.

Falha da VNI

As taxas de falência do uso de VNI podem ser tão altas quanto 40%. Nesse sentido, é importante que se reconheçam seus fatores de risco (**Tabela 112.3**).

Tabela 112.3. Fatores de risco para falha de VNI de acordo com tipo de IRpA	
Insuficiência Respiratória Hipercápnica	Escala de coma de Glasgow (ECG) < 11, FR > 35 rpm, pH < 7,25, respiração assíncrona, desdentados, excesso de vazamento de ar pela interface, agitação psicomotora, excesso de secreção em vias aéreas, ausência de melhora clínica e gasométrica nas primeiras 2 horas de uso de VNI.
Insuficiência Respiratória Hipoxêmica	Diagnóstico de pneumonia e/ou SDRA, > 40 anos de idade, pressão arterial sistólica (PAS) < 90 mmHg, acidose metabólica com pH < 7,25, baixa relação PaO_2/FiO_2, ausência de melhora da relação PaO_2/FiO_2 na 1ª hora de uso de VNI.

Alguns pacientes não toleram o uso de VNI por excessiva ansiedade com o uso da interface. Na prática clínica, teme-se muito o uso de agentes sedativos nesta população pelo risco de se perder parâmetros clínicos usados para avaliação de resposta à VNI, como o nível de consciência. No entanto, o uso de remifentanil e dexmedetomidine parecem ser seguros e eficazes para sedação de pacientes com VNI que falham por agitação psicomotora; diminuindo, dessa forma, a taxa de falência.

Em relação a assincronias, estas podem ocorrer pela presença de vazamentos no equipamento, devendo-se, portanto, sempre buscá-las para ajuste da VNI.

Finalmente, a piora da ventilação, instabilidade hemodinâmica e piora do nível de consciência são indicativos de falência do uso de VNI e necessidade imediata de instalação de suporte ventilatório invasivo.

Complicações da VNI

Trata-se, no geral, de complicações menores como desconforto com o uso da interface, assincronias leves por vazamento, desconforto de vias aéreas superiores por umidificação inadequada, irritação conjuntival, insuflação gástrica de pequena monta. Todavia, podem ocorrer algumas complicações maiores como úlceras cutâneas em pontos de fixação, regurgitação e aspiração em virtude de distinção gástrica e da piora da hemodinâmica secundárias à aplicação de pressões positivas intratorácicas, sendo estas últimas menos frequentes.

Em relação à úlcera de pressão, o local mais frequentemente afetado é a base do nariz pelo uso da máscara nasal ou oronasal, podendo-se adotar para sua redução a rotação entre os tipos de interface, fixação adequada da interface sem que esta esteja muito apertada, higiene cutânea e da interface de maneira adequada, uso de barreiras mecânicas entre a interface e a pele (como fitas e dispositivos com *pads* ajustáveis).

Ventilação Mecânica Invasiva

Aspectos técnicos

Indica-se suporte ventilatório invasivo para pacientes com parada respiratória e/ou cardiorrespiratória, falta de proteção de via aérea pela diminuição do nível de consciência (ECG ≤ 8), obstrução ou lesão de via aérea superior, insuficiência respiratória aguda que não responde às medidas iniciais.

Os aspectos relacionados à IOT e extubação não é o escopo deste capítulo, podendo ser mais bem estudado em capítulo apropriado.

Quanto à traqueostomia para pacientes admitidos em UTI por causas clínicas, se deve esperar 14 dias para sua realização, visto que a realização precoce não reduz as taxas de mortalidade dentro de 30 dias, tempo de estadia em UTI ou necessidade de sedação. A traqueostomia pode ser realizada via percutânea associada com broncoscopia ou de forma convencional em centro cirúrgico, sendo que os dois métodos apresentam taxas similares de complicações como sangramento, enfisema subcutâneo, pneumotórax e taxa de mortalidade.

Ainda, durante fase aguda da condição clínica que levou à VM invasiva, é importante a manutenção de agentes sedativos e analgésicos para conforto e, principalmente, repouso de musculatura respiratória. Quanto ao nível de sedação, este deve ser leve a moderado para permitir mobilização precoce, podendo-se utilizar propofol e midazolam para tal objetivo. Em relação à analgesia, pode-se usar opioides como fentanil, morfina e remifentanil (**Tabela 112.4**).

Por fim, é importante destacar que, assim que a condição clínica do paciente permitir, deve-se realizar diariamente interrupção de sua sedação (despertar diário), sendo que para pacientes acordados ou facilmente despertados e colaborativos para a sedação atual não requer descontinuação ou interrupção.

Tabela 112.4. Características das principais drogas utilizadas para sedoanalgesia durante ventilação mecânica invasiva

Droga	Posologia	Ação	Eventos adversos
Propofol	Manutenção de 5 a 50 mcg/kg/min em BIC.	Agonista GABA com efeitos sedativos, hipnóticos, ansiolíticos e anticonvulsivantes. Gera amnésia e não tem efeito analgésico.	Depressão respiratória dose-dependente. Hipotensão por vasodilatação sistêmica, especialmente quando administrada em *bolus*. Infusão prolongada pode causar a síndrome de infusão do propofol (PRIS)[1].
Midazolam	Manutenção de 0,02 a 0,1 mg/kg/h em BIC.	Agonista GABA com efeitos ansiolíticos, hipnóticos e anticonvulsivante. Gera amnesia.	O uso de benzodiazepínicos para hipnose parece se associar a maiores incidências de *delirium*. Síndrome de abstinência pode ocorrer quando houver infusões por mais de 7 dias.
Fentanil	Manutenção de 0,7 a 10 mcg/kg/h em BIC.	Opioide de rápida ação e alta potência. Não libera histamina.	Pode gerar rigidez de parede torácica. Tende a se acumular no organismo, principalmente em pacientes com disfunção hepática.
Morfina	Manutenção de 2 a 30 mg/h em BIC.	Opioide mais utilizado na prática médica para exacerbação de dor. Libera histamina.	Tende a se acumular em casos de disfunção hepática e/ou renal.
Remifentanil	Manutenção de 0,5 a 15 mcg/kg/h em BIC.	Opioide de potência analgésica similar ao fentanil.	Perfil farmacológico não permite acúmulo, mesmo depois de infusão prolongada. Não tem, pois, efeito analgésico residual.

PRIS é caracterizada por acidose metabólica, hipertrigliciridemia, arritmias e hipotensão.

Modos ventilatórios (Tabela 112.5)

Deve-se evitar o uso de SIMV (*synchronized intermittent mandatory ventilation*), visto que tal modo ventilatório se relaciona a atraso no desmame ventilatório. Seu uso é restrito para pacientes que precisam de mínimo volume-minuto em etapas iniciais do desmame (i.e. neuropatas), devendo-se intercambiar para PSV assim que possível.

Em relação aos parâmetros ventilatórios iniciais, pode-se fazer uso do ajuste genérico de: FiO_2 necessária para manutenção de $SatO_2$ entre 93 e 97%, volume-corrente (Vt) de 6 mL/kg do peso predito, frequência respiratória (FR) entre 12 e 16, com uma taxa de fluxo inspiratório ou tempo inspiratório necessário para manter uma relação inspiratória: expiratória inicial de 1:2 ou 1:3 e pressão positiva ao fim da expiração (PEEP) de cerca de 3 a 5 cmH_2O. É importante frisar que a condição de base do paciente influencia em seus parâmetros ventilatórios; a seguir, a **Tabela 112.6** contém informações relacionadas a tais condições específicas.

Tabela 112.5. Modos ventilatórios básicos e suas características

Modo ventilatório	Ciclo	Gatilho	Ciclagem	Parâmetros de controle	Quando usar
Ventilação controlada a volume (VCV)	Assistido ou controlado	Fluxo/ pressão ou tempo	Volume	Volume minuto e Fluxo inspiratório.	Quando se quer manter um volume minuto estável.
Ventilação controlada a pressão (PCV)	Assistido ou controlada	Fluxo/ pressão ou tempo	Tempo	Pressão alveolar e de via aérea e tempo inspiratório	Quando houver limitação da mecânica ventilatória (baixa complacência e alta resistência)
Ventilação de pressão de suporte (PSV)	Espontânea/ Assistido	Fluxo	Fluxo (devendo ser > 25% para doenças obstrutivas e < 25% para doenças restritivas se ventilador dispor deste parâmetro de controle).	-	Desmame ventilatório

Tabela 112.6. Modos de ventilação mecânica avançados e suas características

Modo ventilatório	Princípio	Vantagens	Desvantagens
Proportional Pressure Support Ventilation (PAV +)	Modo espontâneo. Pressão de suporte é proporcional ao esforço inspiratório do paciente. Leva em consideração a movimentação de diafragma para gerar pressão inspiratória (P vent) sendo esta proporcional ao esforço inspiratório do músculo diafragma (P mus). Em sua última versão PAV + é capaz de estimar o trabalho respiratório (WOB).	Mede de forma automática a resistência e a complacência; gerando, em teoria, melhor sincronia com o ventilador.	Pacientes com drive ventilatório prejudicado ou distúrbios da mecânica ventilatória podem gerar assincronias ventilador-paciente.
Neurally Adjusted Ventilatory Assist (NAVA)	Modo espontâneo. Gera pressão de suporte proporcional ao esforço inspiratório, baseando-se na atividade elétrica muscular diafragmática.	Presume-se melhor sincronia entre ventilador e paciente.	Necessidade de posicionamento de sonda esofágica, a qual se desloca com relativa facilidade.
Adaptative Support Ventilation (IntelliVent--ASV)	O usuário fornece o peso corporal, volume-minuto desejado e volume-corrente, pressões e frequências respiratórias mínimas e máximas. Com base nesses parâmetros e por meio de medidas automáticas da resistência e complacência do sistema respiratório, o ventilador ajusta o volume-corrente e a frequência respiratória que otimizem o trabalho respiratório. Pode ser aplicado de maneira assistida ou controlada. Há ainda o uso de capnografia e oximetria de pulso, os quais permitem ajuste da PEEP e FiO_2 de forma automática.	Diminuí o trabalho respiratório. Gera melhor sincronia entre ventilador e paciente.	Risco de perda de controle por ventilação com parâmetros automatizados. Importante assincronia em pacientes com drive ventilatório prejudicado ou distúrbios da mecânica ventilatória.

Continua

Continuação

Tabela 112.6. Modos de ventilação mecânica avançados e suas características

Modo ventilatório	Princípio	Vantagens	Desvantagens
SmartCare	Permite o desmame de forma automatizada, conduzindo de maneira autônoma o teste de respiração espontânea quando certos critérios presentes em seu algoritmo forem preenchidos.	Permite o desmame de maneira automatizada. E, em teoria, dever-se-ia gerar um desmame mais rápido.	Dificuldade de utilização em pacientes com comprometimento do drive ventilatório, doenças neuromusculares, broncoespasmo grave ou agitação.

A despeito da disponibilidade desses novos modos ventilatórios, seu impacto clínico ainda não foi profundamente investigado. Portanto, fazem-se necessários maiores estudos para que se defina sua utilidade e eficácia na prática médica.

Monitorização

A monitorização ventilatória deve ser realizada a partir de três parâmetros:

- **Sinais clínicos:** observar sinais de desconforto respiratório, oximetria de pulso e indícios de complicações, como pneumonia, relacionados ao ventilador e pneumotórax principalmente; monitorizar diariamente o nível de sedação pelo uso de escalas SAS/RASS, podendo-se utilizar, se disponíveis, métodos de monitoramento de atividade cerebral como EEG contínuo ou BIS (Biespectral Index System). Por fim, devem-se avaliar diariamente parâmetros hemodinâmicos do paciente, tendo em mente que a pressão positiva imposta pelo ventilador e algumas das drogas utilizadas para sedoanalgesia podem predispor à hipotensão.

- **Parâmetros do ventilador:** necessário checar se o volume-corrente se encontra adequado para condição clínica do paciente (em geral, Vt de 6 mL/kg é adequado). Importante também averiguar as curvas de pressão como pressão de pico, pressão platô, pressão de distensão, PEEP intrínseca e extrínseca (ver **Tabela 112.7** para

Tabela 112.7. Parâmetros pressóricos

Parâmetro	Definição	Meta
Pressão de pico	Máxima pressão inspiratória	-
Pressão platô ou pressão alveolar	É aquela mensurada ao fim de pausa inspiratória de 2 segundos.	< 30 cmH$_2$O, se maior é indício de baixa complacência pulmonar estática.
Pressão de distensão	É o resultado da subtração entre a pressão platô e a PEEP	< 15 cmH$_2$O, importante em casos de SDRA
PEEP extrínseca	É a pressão positiva aplicada pelo ventilador em via aérea ao fim da expiração.	Depende da condição clinica subjacente.
PEEP intrínseca ou auto-PEEP	Ocorre quando a pressão expiratória final é maior que a pressão de via aérea pelo esvaziamento pulmonar incompleto (i.e. aprisionamento de ar). Pode ser identificada na curva de fluxo *vs* tempo quando o fluxo expiratório não retornar à linha basal ao final da expiração. É possível pode mensurá-la realizando-se uma pausa ao fim da expiração.	-

mais informações). Faz-se necessário determinar a complacência pulmonar (C), a qual representa a capacidade de acomodação de ar nas unidades alveolares, podendo ser calculada pelas fórmulas (C estática = Vt/Ppico – PEEP e C dinâmica = Vt/Pplat – PEEP). Último parâmetro em destaque é a resistência de via aérea (Rva), sendo, em geral, anormal em doenças pulmonares obstrutivas. Pode-se calcular Rva como Ppico – Pplatô/Fluxo.

- **Parâmetros gasométricos:** devem ser avaliados após 30 minutos de ventilação estável e diariamente durante a fase aguda do problema clínico, também sempre que a condição clínica ou parâmetro ventilatório do paciente mudar. A gasometria arterial permite avaliação do equilíbrio acidobásico e da troca pulmonar por medidas diretas. Além disso, é importante para cálculo da relação PaO_2/ FiO_2, a qual é usada para avaliar eficiência da oxigenação, assim como a progressão clínica do paciente.

É importante manter o trabalho de musculatura respiratória em níveis apropriados, podendo-se utilizar opioides para redução do drive ventilatório e para maior conforto para pacientes com alta demanda de fluxo inspiratório, induzindo-se, portanto, repouso muscular por 24 a 48 horas em pacientes com fadiga muscular ou instabilidade hemodinâmica. Se não for necessário repouso muscular, iniciar modo ventilatório assistido assim que a condição clínica do paciente permitir.

Uso da ventilação mecânica invasiva em grupos específicos (Tabela 112.8 e 112.9)

Tabela 112.8. Uso de ventilação mecânica em grupos de pacientes específicos			
Condição clínica	Parâmetros iniciais	Cuidados adicionais	Terapia adicional
Asma	PVC ou VCV com Vt de 6 mL/kg, P pico < 50 cmH_2O, P platô < 35 cmH_2O, FR 8 a 12 rpm, fluxo inspiratório de 60 a 100 L/min se VCV (o quanto for suficiente para se obter tempo expiratório suficiente) FiO_2 para manter $SatO_2$ > 92% e PEEP entre 3 e 5 cmH_2O (podendo, em determinados casos ser necessários altos valores de PEEP).	Monitorar hiperinflação (vista pela P platô e auto-PEEP). Caso haja hiperinflação, considerar Vt < 5 mL/kg e FR < 10-12 rpm, com hipercapnia permissiva (devendo-se manter $PaCO_2$ < 80 mmHg e pH > 7,2). Pode ainda ser adotada PEEP extrínseca com valores de 80% da PEEP intrínseca para induzir desinsuflação pulmonar. Monitorar resistência de via aérea (P pico - P platô/Fluxo)	Podem ser usados anestésicos como o isoflurano para controle de broncoespasmo refratário ao tratamento usual (devendo ser realizado em < 72 horas e monitorar função hepática). Ainda, para casos refratários de broncoespasmo, pode-se usar Heliox, o qual reduz a resistência de via aérea. Membrana de oxigenação extracorpórea (ECMO) pode ser usada como último recurso.

Continua

Continuação

Tabela 112.8. Uso de ventilação mecânica em grupos de pacientes específicos

Condição clínica	Parâmetros iniciais	Cuidados adicionais	Terapia adicional
Doença Pulmonar Obstrutiva Crônica (DPOC)	PVC ou VCV com Vt de 6 mL/kg de peso corporal predito[1], FR 8 a 12 rpm, FiO_2 para manter $SatO_2 > 92\%$ a 95%, em VCV usar fluxo inspiratório de 40 a 60 L/min, ajustando a relação I:E para $< 1:3$ e P pico < 45 cmH_2O, P platô < 30 cmH_2O.	Monitorar hiperinflação (vista pela P platô e auto-PEEP). Caso haja hiperinflação, considerar Vt < 5 mL/kg e FR < 10-12 rpm, com hipercapnia permissiva (devendo-se manter $PaCO_2 < 80$ mmHg e pH $> 7,2$). Pode ainda ser adotada PEEP extrínseca com valores de 85% da PEEP intrínseca para induzir desinsuflação pulmonar (i.e. ocorre aumento de Vt). Porém, se com PEEP extrínseca houver diminuição do Vt, considera-se piora da hiperinsuflação e, portanto, deve-se diminuir níveis de PEEP extrínseca.	Pode-se realizar a administração de broncodilatadores via inalatória mesmo com uso de ventilação mecânica invasiva. Para o uso de agonistas beta-2 adrenérgicos, via espaçador, sugerem-se 4 *puffs* (em dose de ataque 3 vezes a cada 20 minutos; depois, como manutenção a cada 2 a 4 horas).
Síndrome do Desconforto Respiratório Agudo (SDRA)	PCV ou VCV com estratégia de ventilação protetora, isto é, Vt de 6 mL/kg para casos leves e 3 a 6 mL/kg para casos moderados a grave, manter a pressão de distensão < 15 cmH_2O e a pressão platô < 30 cmH_2O, utilizar altos valores de PEEP (sendo que se > 15 cmH_2O, pode-se tolerar P platô de até 40 cmH_2O); Ademais, titular FiO_2 para garantir $SatO_2 > 92\%$. Pode-se começar com FR de 20 rpm, podendo aumentá-la se necessário de forma a manter a $PaCO_2 < 80$ mmHg e pH $> 7,2$, desde que auto-PEEP não seja induzida.	Monitorar e ajustar o valor de PEEP de acordo com tabelas apropriadas.[2] Importante garantir que o balanço hídrico seja negativo ou neutro uma vez que haja estabilidade hemodinâmica.	Bloqueio neuromuscular com cisatracurio pode ser realizado nas primeiras 48 horas em casos de SDRA com relação $PaO_2/FiO_2 < 150$, a despeito das medidas adotadas. Alternativa, nestes casos, é a realização de posição prona com sessões de pelo menos 16 horas, nas primeiras 48 horas, em centros habilitados.[3] Ainda ECMO pode ser alternativa, quando disponível, em casos de SDRA grave após 3 horas de manobras de resgate adjuvantes sem apresentar melhora. Não se recomenda o uso de óxido nítrico (NO), beta-2-agonistas nem corticosteroides.

Continua

Continuação

Tabela 112.8. Uso de ventilação mecânica em grupos de pacientes específicos

Condição clínica	Parâmetros iniciais	Cuidados adicionais	Terapia adicional
Obesos grau III	Parâmetros ventilatórios iniciais são os mesmos da população geral.	Nestes pacientes, pode ser visto menor complacência pulmonar em virtude de posicionamento anormal do diafragma e aumento da pressão intra-abdo-minal; há ainda diminuição da capacidade residual funcional, diminuição da capacidade pulmonar total e aumento do trabalho respiratório por aumento da resistência da via aérea. Dessa maneira, faz-se necessário posicionamento de Trendelenburg reverso durante ventilação com maiores volumes minutos.	-
Pacientes com comprometimento do Sistema Nervoso Central	A todo custo devem ser evitadas hipoxemia e hiperóxia em casos de lesão neurológica aguda. Preferir o uso de VCV em pacientes com lesão neurológica aguda grave para evitar oscilações no Vt.	Quando associado à SDRA moderada a grave, deve-se adotar estratégia ventilatória protetora acompanhada de monitorização de pressão perfusão cerebral e da pressão intracraniana.	-

Peso corporal predito pode ser calculado, baseado por sexo, como se segue: para homens, PCP = 50 + 0,91 (altura em cm - 152,4); para mulheres, PCP = 45,5 + 0,91 (altura em cm - 152,4). Correspondente aos estudos ALVEOLI e LOVS, ver Tabela 112.8. São contraindicações para a posição prona: hipertensão intracraniana; fratura pélvica; fratura espinhal; laparotomia recente; tórax flácido; e instabilidade hemodinâmica grave. Considera-se resposta positiva, se em gasometria arterial obtida após 1 hora do posicionamento prono houve aumento de pelo menos 20 da relação PaO_2/FiO_2 anterior ou se PaO_2 aumentou em pelo menos 10 mmHg. E resposta negativa se houver dessaturação para menos de 90%, em oximetria de pulso, por mais de 10 minutos, devendo-se, neste caso, mudar paciente para posição supina novamente.

Tabela 112.9. Ajuste da PEEP para altos valores em casos de SDRA moderada a grave

Estudo ALVEOLI								
FiO_2	0,3	0,3	0,4	0,4	0,5	0,5	0,5 ↔ 0,8	0,8 ↔ 0,9	1,0
PEEP	12	14	14	16	16	18	20	22	22 ↔ 24

Estudo LOVS								
FiO_2	0,3	0,4	0,5	0,6	0,7	0,8	0,9	1,0	-
PEEP	5 ↔ 10	10 ↔ 18	18 ↔ 20	20	20	20 ↔ 22	22	22 ↔ 24	-

Assincronias

Pode ser definida como a falta de coordenação entre o ciclo ventilatório do paciente e o ciclo imposto pelo ventilador. Sendo um evento frequente em pacientes sob VM invasiva e que determina maior tempo de VM e de estadia em UTI quando presente.

• Assincronias de disparo (Tabela 112.10)

Tabela 112.10. Características das assincronias de disparo

Tipo	Definição	Identificação	Correção
Disparo Ineficaz	Esforço inspiratório do paciente não é suficiente para gerar disparo pelo ventilador.	Esforço torácico e abdominal desacoplado com o início do ciclo ventilatório.	Ajustar sensibilidade do ventilador com o cuidado para não gerar auto-disparo e sugere-se troca de disparo mediado por pressão para fluxo, o qual é usualmente mais sensível. Ajustar também fatores relacionados ao paciente como fraqueza de musculatura respiratória, depressão de drive ventilatório e auto-PEEP (hiperinsuflação dinâmica).[1]
Duplo Disparo	Dois ciclos ventilatórios consecutivos são disparados com apenas 1 esforço inspiratório do paciente (tempo inspiratório do ventilador é menor do que o tempo inspiratório neural do paciente).	Dois ciclos consecutivos sem intervalo entre eles.	No modo VCV, aumentar o fluxo inspiratório e/ou volume corrente, ou mudar para PCV, no qual pode-se aumentar o tempo inspiratório. Se PSV, pode-se tentar diminuir a porcentagem de fluxo necessário para finalizar o ciclo ventilatório.
Auto Disparo	Existe disparo do ventilador na ausência de esforço inspiratório do paciente.	A frequência respiratória é maior do que a ajustada pelo ventilador, e os ciclos não procedem pelo esforço inspiratório do paciente.	Avaliar equipamento, buscando por vazamentos no sistema ou condensação em seu circuito; checar se há alta sensibilidade do ventilador.

[1] Sugere-se que na presença de auto-PEEP, a PEEP extrínseca seja aumentada em 70 a 85% da auto-PEEP. Ainda, pode-se corrigir auto-PEEP pela redução do tempo inspiratório (PCV) ou aumento do fluxo inspiratório e redução do tempo de pausa (se VCV).

• Assincronias de fluxo (Tabela 112.11)

Tabela 112.11. Características das assincronias de fluxo

Tipo	Definição	Identificação	Correção
Fluxo inspiratório insuficiente	O fluxo oferecido é menor do que as demandas ventilatórias do paciente.	Paciente se apresenta clinicamente em desconforto respiratório.	No VCV, aumentar fluxo inspiratório. Ou se pode mudar para PCV, no qual o fluxo não é fixo. E se deve corrigir as causas de aumento de demanda ventilatória como febre, dor, ansiedade e acidose.
Excesso de Fluxo Inspiratório	Pode ocorrer no VCV quando o fluxo é imposto a níveis superiores do desejado pelo paciente, ou no PCV/ PSV quando há altas pressões e/ou *rise time* estabelecidos.	No VCV, a curva de pressão por tempo tem um pico precoce. No PCV/ PSV, a pressão nas vias aéreas se torna maior do que os níveis estabelecidos (fenômeno conhecido como *overshoot*).	No VCV, reduzir a taxa de fluxo. No PCV/ PSV, reduzir o *rise time*.

Capítulo 112 – Ventilação Mecânica Invasiva e Não Invasiva

• Assincronias de ciclagem (Tabela 112.12)

Tabela 112.12. Características das assincronias de ciclagem

Tipos	Definição	Identificação	Correção
Ciclagem prematura	Há parada precoce do ventilador antes do desejo do paciente.	Pelo traçado do ventilador.	No VCV, o fluxo inspiratório pode ser reduzido e/ou Vt pode ser aumentado de acordo com os limites de segurança. No PCV, pode-se aumentar o tempo inspiratório. No PSV reduzir a porcentagem do critério de ciclagem, ou aumentar a pressão de suporte.
Ciclagem tardia	Há parada tardia do ventilador em relação ao paciente.	Pelo traçado do ventilador.	No VCV, aumentar fluxo inspiratório e/ou diminuir Vt para que se diminua o tempo inspiratório. No PCV, basta corrigir o tempo inspiratório. Sendo que em doenças obstrutivas, o aumento da resistência e da complacência do sistema ventilatório diminui a taxa de fluxo inspiratório, aumentando, pois, o tempo inspiratório.

Sugestão de Leitura

1. Comitê da Associação de Medicina Intesiva Brasileira – AMIB e Sociedade Brasileira de Pneumologia e Tisiologia – SBPT. Recomendações brasileiras de ventilação mecânica Parte 1 e 2. J Bras Pneumol. 2014; 40 (5): 458-486.
2. Guérin C, et al. A glossary of ARDS for beginners. Intensive Care Med. 2016; 42:659-662.
3. Hess DR. Noninvasive ventilation for acute respiratory failure. 2013. Respiratory Care; 58: 950-972.
4. Rose L, et al. Management of critically ill patients receiving noninvasive and invasive mechanical ventilation in the emergency department. Open Access Emergency Med. 2012; 4 5-15.
5. Spieth PM, et al. Approaches to ventilation in intesive Care. Dtsch Arztebl Int. 2014; 111: 714-20.
6. Sweeney RM, McAuley DF. Acute respiratory distress syndrome. www.thelancet.com. 2016.

SEÇÃO

APÊNDICES

13

Correção de Medicações para Função Renal

Capítulo 113

Juliana de Oliveira Martins
Paulo Ricardo Gessolo Lins

Tabela 113.1. Correção de medicações para função renal

Droga	ClCr > 50 (mL/min)	ClCr 10-50 (mL/min)	ClCr < 10 (mL/min)	Dose suplementar após hemodiálise
Antimicrobianos				
Aciclovir	A cada 8 h	A cada 12-24 h	A cada 24 h	Dose após HD
Amicacina	7,5mg/kg a cada 12 h	A cada 24-48 h	A cada 48-72 h	2/3 da dose após HD
Amoxicilina	A cada 8 h	A cada 12 h	A cada 24 h	Dose após HD
Ampicilina	A cada 6 h	A cada 6-12 h	A cada 12-24 h	Dose após HD
Cefalexina	A cada 6-8 h	A cada 8-12 h	A cada 12-24 h	Dose após HD
Cefazolina	A cada 8 h	A cada 12 h	A cada 24 -48 h	Dose após HD
Cefepime	100%	50% a cada 24 h	25-50% a cada 24 h	Dose após HD
Ceftazidima	A cada 8-12 h	A cada 12-24 h	A cada 24-48 h	1g após HD
Ciprofloxacino	100%	75%	50%	Dose após HD
Claritromicina	100%	75%	50%	Dose após HD
Daptomicina	ClCr ≥30: a cada 24 h	ClCr <30: a cada 48 h		Nenhuma
Etambutol	A cada 24 h	A cada 24-36 h	A cada 48 h	Dose após HD
Fluconazol	100%	50%	50%	Dose após HD
Ganciclovir	A cada 12 h	A cada 24-48 h	A cada 48-96 h	Dose após HD
Gentamicina	A cada 8 h	A cada 12- 48 h	A cada 48- 72 h	Dose após HD
Isoniazida	100%	100%	50%	Dose após HD
Meropenem	100% a cada 8 h	50-100% a cada 12 h	50% a cada 24 h	Dose após HD
Metronidazol	100%	100%	50%	50% da dose após HD
Levofloxacino	100%	50%	25-50%	Nenhuma
Sulfametoxazol/ trimetoprim	A cada 6-12 h	A cada 12-24 h	A cada 24 h (uso não recomendado)	Dose após HD
Penicilina G	100%	50%	20-50%	Dose após HD
Piperacilina/ Tazobactam	4,5g a cada 6-8 h	2,25g a cada 6-8 h	2,25g a cada 8 h	750 mg após HD
Teicoplanina	A cada 24 h	A cada 48 h	A cada 72 h	Dose para ClCr <10
Vancomicina	500 mg a cada 12 h	500mg a cada 24-48 h	500mg a cada 48-96 h	Dose para ClCr <10

Continua

Continuação

Tabela 113.1. Correção de medicações para função renal

Droga	ClCr > 50 (mL/min)	ClCr 10-50 (mL/min)	ClCr < 10 (mL/min)	Dose suplementar após hemodiálise
Anti-hipertensivos e antiarritmicos				
Atenolol	100% a cada 24 h	50% a cada 48 h	30-50% a cada 96 h	25-50 mg após a HD
Bisoprolol	100%	75%	50%	Desconhecida
Captopril	100% a cada 8-12 h	75% a cada 12-18 h	50% a cada 24 h	Dose após HD
Digoxina	100% a cada 24 h	25-75% a cada 36h	10-25% a cada 48%	Nenhuma
Enalapril	100%	75-100%	50%	Dose após HD
Metildopa	A cada 8 h	A cada 8-12 h	A cada 12-24 h	250 mg após a HD
Procainamida	100%	50-75%	25-50%	Dose após HD
Anticoagulantes				
Apixaban	100%	Evitar em ClCr < 30		Evitar o uso
Dabigatran	100%	Evitar em ClCr < 30		Evitar o uso
Enoxaparina	ClCr ≥30: 40 mg/dia (profilaxia); 1 m/kg a cada 12 h (tratamento)	ClCr 20-29: 30 mg/dia (profilaxia); 1 mg/kg/dia (tratamento)		Nenhuma
Heparina não fracionada	100%	100%	100%	Nenhuma
Rivaroxaban	100%	Evitar em ClCr < 30 mL /min		Evitar o uso
Varfarin	100%	100%	100%	Nenhuma
Anticonvulsivantes				
Fenobarbital	A cada 8-12 h	A cada 8-12 h	A cada 12-16 h	Dose após HD
Gabapentina	400 mg 3x/d	300 mg a cada 12-14 h	300 mg a cada 24 h	Dose após HD
Topiramato	ClCr <70: Reduzir a dose em 50%			Dose após HD
Anti-heméticos/Inibidores da secreção gástrica				
Metoclopramida	100%	75%	50%	Nenhuma
Omeprazol	100%	100%	100%	Desconhecida
Ondansetrona	100%	100%	100%	Desconhecida
Ranitidina	A cada 8-12 h	ClCr < 50: a cada 24 h		Nenhuma
Analgesia/Sedação				
Codeina	100%	75%	50%	Desconhecida
Meperidina	100%	75%	50%	Evitar o uso, não removido pela HD
Metadona	100%	100%	50-75%	Nenhuma
Midazolam	100%	100%	50%	NA
Morfina	100%	75%	50%	Nenhuma
Tramadol	CrCl ≥30 mL/min: A cada 4-6 h (máximo 400 mg/dia)	ClCr < 30mL/min: a cada 12 h (máximo 200 mg/dia)		Nenhuma

Tabela 113.2. Antimicrobianos sem necessidade de ajuste para função renal

Anfotericina B[1]	Eritromicina
Azitromicina	Itraconazol
Caspofungina	Linezolida[2]
Ceftriaxone	Micafungina
Cetoconazol	Minociclina
Clindamicina	Moxifloxacino
Cloranfenicol	Oxacilina
Dapsona	Polimixina B
Doxiciclina	Tigeciclina

1. Se a disfunção renal é devida à droga, a dose diária total pode ser reduzida em 50% ou administrada a cada 2 dias. Sem necessidade de dose suplementar ou ajuste posológico em pacientes em hemodiálise.

2. Necessita de dose suplementar após diálise.

Considerações

Antibióticos

A redução inadequada na dose de ataque é um risco nos pacientes com prejuízo da função renal. Uma dose única de ataque do antibiótico, equivalente à dose de manutenção usual para paciente com função renal normal, deve ser sempre administrada.

Anticoagulantes

Deve-se estar atento a sinais de hemorragia em pacientes com insuficiência renal em uso de heparina de baixo peso molecular (HBPM). Já a heparina não fracionada (HNF) não tem depuração dependente primariamente da função renal, sendo a opção de escolha para pacientes com ClCr < 20 mL/min, insuficiência renal ou em diálise.

Opioides

A meperidina deve ser evitada na insuficiência renal, pois produz um metabólito ativo que se acumula na disfunção renal. Os metabólitos da morfina têm excreção renal, os quais podem precipitar efeitos adversos em pacientes com insuficiência renal, por isso deve ser administrada com cautela nesses pacientes, monitorizando sinais de intoxicação. Tanto a codeína como o tramadol podem sofrer efeito cumulativo em pacientes com insuficiência renal, prolongando seus efeitos. A hidromorfona, por sua vez, produz metabólitos ativos em baixas concentrações se comparada à morfina. Quanto ao fentanil e à metadona, ambos podem ser considerados no contexto de insuficiência renal, uma vez que não produzem metabólitos ativos.

Sedativos, hipnóticos e drogas usadas em psiquiatria

A sedação excessiva é a complicação mais comum dos agentes de ação central na insuficiência renal. Com relação aos benzodiazepínicos, deve-se evitar agentes de ação prolongada e aqueles com metabólitos ativos (p. ex.: diazepam). Pacientes com insuficiência renal sedados com midazolam podem apresentar sedação mais prolongada, mesmo após dias da descontinuação da droga.

O carbonato de lítio, usado no tratamento do transtorno bipolar, apresenta excreção renal e tem uma faixa terapêutica estreita. A redução da dose e a monitorização do nível plasmático do lítio são necessários em pacientes com comprometimento da função renal. A intoxicação por lítio pode ser manejada com diálise, em geral, repetidas vezes, consequente a rebote nos níveis séricos após a diálise.

Sugestão de Leitura

1. Aronoff GR, Bennett WM, Berns JS, et al. Drug prescribing in renal failure: dosing guidelines for adults and children, 5 ed. Philadelphia, PA: American College of Physicians; 2007.
2. Brenner & Rector. O Rim. 7 ed. Artmed, 2017.

Drogas Vasoativas

Capítulo 114

Juliana de Oliveira Martins
Paulo Ricardo Gessolo Lins

Aspectos Práticos no Manejo de Drogas Vasoativas (Tabela 114.1)

Tabela 114.1. Diluição, titulação, modo de ação e efeitos adversos das drogas vasoativas

Droga	Dose usual	Diluição	Ação/Indicações	Efeitos adversos
Norepinefrina	0,05-2 mcg/kg/min	1 amp = 4 mg/4 mL 4 amp + 234 mL SG5% (conc.: 64 mcg/mL)	Atua em receptores $\alpha 1$ e $\beta 1$ adrenérgicos, sendo um potente vasoconstritor. É o vasopressor inicial de escolha no choque séptico, cardiogênico e hipovolêmico.	• Arritmias • Isquemia periférica • Cefaleia • Ansiedade • Dispneia
Epinefrina	1-10 mcg/min	1 amp = 1 mg/mL 10 amp + 90 mL SG5% (conc.: 100 mcg/mL)	Predomínio da ação β-adrenérgica em baixas doses e α-adrenérgica em doses mais elevadas. 1ª escolha no choque anafilático. É a droga de escolha em associação à norepinefrina no choque séptico refratário ($> 0,5\ \mu g/kg/min$)	• Taquiarritmias • Vasoconstrição esplâncnica • Hiperlactatemia
Dopamina	5-20 mcg/kg/min	1 amp = 50 mg/10 mL 5 amp + 200 mL SG5% (conc.: 1.000 mcg/mL)	Apresenta efeitos dose-dependentes: • < 3 mcg/kg/min: ação em receptores dopaminérgicos com vasodilatação esplâncnica e renal (não recomendado o uso para este fim). • 5-10 mcg/kg/min: predomina o efeito β-adrenérgico, com aumento do débito e da frequência cardíaca. • > 10 mcg/kg/min: predomina o efeito α-adrenérgico com vasoconstrição, aumentando os níveis pressóricos. Alternativa de 2ª linha à norepinefrina em pacientes selecionados (baixo risco de taquiarritmia e com bradicardia absoluta ou relativa).	• Ação α-adrenérgica fraca em relação à norepinefrina • Mais arritmogênica (principalmente em doses ≥ 20 mcg/kg/min) e está associada a maior mortalidade quando comparada à norepinefrina no choque séptico e no choque cardiogênico.

Continua

Continuação

Tabela 114.1. Diluição, titulação, modo de ação e efeitos adversos das drogas vasoativas				
Droga	Dose usual	Diluição	Ação/Indicações	Efeitos adversos
Vasopressina	0,01-0,03 UI/min (0,6-1,8 UI/h)	1 amp = 20 UI 1 amp + 200 mL SG5% (conc.: 0,1 UI/mL)	Vasopressina ou hormônio antidiurético podem ser utilizados no manejo do choque séptico e anafilático refratários. Podem ser associados a outro vasopressor (p. ex.: norepinefrina) para aumentar a eficácia e reduzir a dose do agente de primeira linha. Não recomendado como vasopressor de 1ª linha.	• Hipotensão rebote após suspensão abrupta (reduzir a dose lentamente em 0,01 UI/min a cada 30 min). • Hiponatremia, • Vasoconstrição pulmonar • Evitar doses > 0,04 UI/min
Dobutamina	Dose: 2,5 a 20 mcg/kg/min Doses > 20 mcg/kg/min não são recomendadas na insuficiência cardíaca	1 amp = 250 mg/20 mL 1 amp +230mL SG5% (conc.: 1000mcg/mL) Solução concentrada: 2 amp + 210 mL SG5% (conc.: 2.000 mcg/mL) ou 4 amp + 170 mL SG5% (conc.: 4.000 mcg/mL)	Com ação predominantemente β-adrenérgica, é um inotrópico que causa vasodilatação. Aumenta a contratilidade e a frequência cardíaca, além de reduzir as pressões de enchimento do ventrículo esquerdo. Deve se administrada na disfunção miocárdica e na ausência de anemia e hipoxemia. Agente inicial de escolha no choque cardiogênico. Associar a norepinefrina no choque séptico com disfunção miocárdica.	• Hipotensão • Taquiarritmias

Considerações

- Podem causar hipotensão e hipertensão, arritmias e isquemia miocárdica, e por isso devem ser administradas por meio de uma bomba de infusão com paciente sob monitorização hemodinâmica.
- A hipovolemia deve ser corrigida antes da instituição da terapia vasopressora.
- A taxa de infusão deve ser reduzida gradualmente, evitando a interrupção abrupta.
- O extravasamento dos vasopressores pode levar à vasoconstrição local e consequente isquemia tecidual. Desse modo, devem ser administrados por veia central. Podem ser administrados temporariamente em baixa concentração por veia periférica calibrosa até que o cateter venoso central seja inserido.

Sugestão de Leitura

1. Manaker S. Use of vasopressors and inotropes. Disponível em: Uptodate, 2017, www.uptodate.com. Acessado em 6 de Fevereiro de 2017.
2. Vincent J L, Backer D. Circulatory Shock. N Engl J Med 2013; 369:1726-1734.

Guia Prático para Correção de Distúrbios Hidroeletrolíticos

Capítulo 115

Wallace Stwart Carvalho Padilha
Gabriel Teixeira Montezuma Sales
Igor Gouveia Pietrobom

Hiponatremia: < 135 mEq/L

- **Fórmula de Adrogué-Madias =** [(Na+ infusão + K+ infusão) - Na sérico]/ Água corporal total + 1
- **Água corporal total:** 0,6 × peso (kg) se homem ou 0,5 × peso (kg) se mulher; idosos: homem 0,5 × peso e mulher 0,45 × peso;
- Utilizar variação segura em 24 horas de sódio de 8-10 mEq/dia ou 18 mEq/48 horas;
- **Como solução para reposição sódio:**
  - Soro fisiológico 0,9% se hipovolemia;
  - Cloreto de sódio a 3% (24 mL de Nacl 20% em 126 mL de água destilada ou SG 5%).
- **Casos graves:** Monitorizar sódio sérico a cada 4 horas para evitar variações inapropriadas.

Obs.: Casos sabidamente agudos (< 48 h de evolução) ou com sintomas neurológicos graves: cloreto de sódio 3% 150 mL em 20 minutos. Repetir até melhora dos sintomas ou variação de 10 mEq ou Na > 130 mEq/L. Em condições ideais, monitorizar sódio a cada 20 minutos.

Em casos de hiponatremia hiperosmolar, suspender administração da sustância causadora.

Hipernatremia: > 145mEq/L

- Calcular Volume de água necessário (L);
- Utilizar variação segura em 24 h de sódio de 10 mEq/dia;
- **Como solução para a reposição de água livre:** soro fisiológico 0,9% se desidratação/hipovolemia. Água mineral VO ou solução glicosada 5% EV quando paciente euvolêmico;
- **Casos graves:** Monitorizar sódio sérico a cada 6 horas para evitar variações inapropriadas.

Obs.: Dependendo do caso, considerar na reposição a perda atual aproximada de água livre (p. ex.: diarreia e sudorese).

Hipocalemia: < 3,5mEq/L

- **3-3,5 mEq/L:** xarope de KCl 6%, 15-30 mL (12-24 mEq), VO, a cada 6 horas; ou comprimido de KCl de 600 mg (8 mEq): (p. ex.: Slow K) 2 comprimidos, VO, a cada 6 horas.
- **< 3 mEq/L:** KCl 19,1% 1 ampola (25 mEq) diluída em 500 mL de SF 0,9%, EV, fazer em BIC à 200-400 mL/hora (10-20 mEq/h), se em veia periférica. Caso use veia central, KCl 19,1% três ampolas diluídas em 1.000 mL de SF0,9%, EV, em BIC a 200-400 mL/hora.

Obs.: Em casos de emergências ou risco iminente de morte, pode-se aumentar a velocidade de infusão e/ou chegar a até quatro ampolas em 1L de SF 0,9% em veia central.

Hipercalemia: > 5 mEq/L

- **Se ECG alterado:** gluconato de cálcio 10% 1-2 ampolas (1-2 g) diluído em 100 mL de SF 0,9%, EV, correr em 10-20 minutos, até reversão das alterações.
- **Para excreção do K:**
  - Furosemida 1 mg/kg EV (apresentação da ampola é 10 mg/mL, em 2 mL). Se preciso, deixar a cada 6 a 8 horas.
  - Poliestirenossulfonato de cálcio (p. ex.: sorcal) de 15-30 g diluído em 50-100 mL de água ou manitol por via oral. Se preciso, deixar de horário a cada 6 a 8 horas. Pouco eficiente.
  - Hemodiálise se demais medidas ineficazes.
- **Para transporte intracelular:**
  - **Solução polarizante:** insulina regular 10 UI em 100 mL de SG 50% (10 ampolas de 10 mL), EV. Correr em 30-60 min. Repetir a cada 8 horas.
  - **Beta-2-agonista:** nebulização com 10-20 gotas de fenoterol (berotec) em 5 mL de SF 0,9%. Se preciso, repetir a cada 4 horas.
  - **Bicarbonato de sódio 8,4%:** em caso de acidose metabólica associada.

Hipomagnesemia: < 1,8 mg/dL

- **Grave (< 1 mg/dL) dose de ataque:**
  - Sulfato de magnésio 10% 1-2 ampolas (1-2 g) em 50-100 mL de SG 5% EV correr em 30-60 minutos.
  - **Manutenção:** sulfato de magnésio 10% 4-8 ampolas (4-8 g) em 500 mL de SG5% EV correr em 12-24 horas em BIC.
- **Assintomático (preferir via oral):**
  - Pidolato de magnésio (flaconetes de 10 mL) 2 flaconetes/dia OU óxido de magnésio, 400 mg, 3-6 comprimidos ao dia
  - **Se via venosa:** níveis de 1-1,5 mg/dL = sulfato magnésio 10% 2-4 ampolas em 500 mL de SG5% em 4-12 horas em BIC.

Hipermagnesemia: > 2,4 mg/dL

- **Dependente da função renal:**
  - Se normal: cessar administração da fonte de Mg;
  - Se taxa de filtração glomerular (TFG) de 15-45 mL/min/1,73 m^2: hidratação com SF 0,9% associado a furosemida EV;

- TFG < 15 mL/min/1,73 m²: diálise.

Obs.: Independentementeda função renal, em casos sintomáticos: gluconato de cálcio 10% 2 ampolas + SF 0,9% 50 mL EV em 5-10 minutos.

Hipocalcemia < 8,5 mg/dL

- **Gluconato de Cálcio 10%:** 2 ampolas (2 g) + SF 0,9% 100 mL EV em 20-30 minutos. Repetir se necessário.
- **Carbonato de cálcio oral e calcitriol:** em hipocalcemia crônica ambulatorial a depender da etiologia.

Hipercalcemia > 105, mg/dL

- **Hidratação vigorosa:** SF 0,9% 4-6L em 24 horas;
- **Se necessário, bifosfonatos:** pamidronato 60-90 mg + SF 0,9% 250 mL EV em 4 horas OU ácido zoledronico 4 mg em 15 minutos;
- **Outros:**
  - Glicocorticosteroides: prednisona 40mg/dia ou hidrocortisona 100 mg a cada 8 horas – em caso de linfoma ou doença granulomatosa;
  - Calcitonina: 4-8U/kg SC a cada 12 horas – casos refratários a outras medidas.

Obs.: Em caso de sobrecarga hídrica, pode-se utilizar furosemida EV. Em casos de disfunção renal grave, hemodiálise.

Hipofosfatemia: < 2,5 mg/dL

- **Assintomático e nível < 2 mg/dL:** reposição VO;
- **Sintomático e nível entre 1-1,9 mg/dL:** reposição VO;
- **Sintomático e nível < 1 mg/dL:** reposição EV até atingir 1,5 mg/dL, quando, então, passar para reposição VO.

Obs.: cessar reposições quando nível sério > 2 mg/dL.

- **Reposição VO:** 40-80 mmol/dia fracionado em 3-4 doses no dia;
  - Para reposição VO, preferir aumentar aporte com alimentos ricos em fósforo na dieta (leite e derivados).
- **Reposição EV:** 0,25-0,5 mmol/kg em 12 horas (máximo de 80 mmol);
  - Apresentação:
    - Fosfato de potássio: Ampola EV de 10 mL (2 mEq/mL de fósforo e 2 mEq/ml de potássio) – pode ser feito via oral ou SNE também.

Hiperfosfatemia: > 4,5 mg/dL

- **Aguda:**
  - Infusão de solução salina (10-30 mL/kg EV).
  - Furosemida 1 mg/kg EV;
  - Lesão renal aguda com sintomas de hipocalcemia = considerar hemodiálise.
- **Crônica:**

- Restrição de fósforo na dieta;
- Quelante de fósforo (sevelamer 800 mg – dose conforme quantidade de fósforo na dieta);
- Hemodiálise: maior eficiência com diálise diária ou hemodiafiltração.

Principais Causas de Distúrbios Acidobásicos

A **Tabela 115.1** traz as causas de acidose metabólica.

Tabela 115.1. Causas da acidose metabólica

Ânion gap aumentado	Hiperclorêmica
Lesão renal aguda	Diarreia
Cetoacidose diabética e alcoólica	Acidose tubular renal
Doença renal crônica estágio IV e V	Doença renal crônica estágio IIIb a V
Intoxicação por salicilato	Ureteroileostomia
Acidose láctica	Cetoacidose diabética em melhora
Intoxicação por álcoois (metanol, polietilenoglicol)	Acidose diluicional (soluções hiperclorêmicas)
D lactato	Fístula de trato gastrintestinal

A **Tabela 115.2** esquematiza as causas de acidose respiratória.

Tabela 115.2. Causas de acidose respiratória

Redução de drive respiratório	Doenças neuromusculares	Doenças pulmonares e de caixa torácica
AVE de tronco	Guillain Barré	TEP grave
Encefalite	Esclerose lateral amiotrófica	Doença intersticial grave
Sedativos	Miastenia gravis	Asma e DPOC graves
Apneia obstrutiva do sono	Trauma raquimedular cervical	Cifoescoliose
Hipotermia	Tétano	Pectus escavatum
	Botulismo	

AVE: acidente vascular encefálico; TEP: tromboembolismo pulmonar; DPOC: doença pulmonar obstrutiva crônica.

A **Tabela 115.3** resume as causas de alcalose metabólica.

Tabela 115.3. Causas de alcalose metabólica

Acúmulo de base	Perda de ácido
Uso de bicarbonato de sódio	Hiperaldosteronismo
Diuréticos em altas doses	Alcalose pós-hipercapnia
Vômitos em grande quantidade	Vômitos
Síndrome de Bartter e Gitelman	Síndrome leite álcali
Abuso de laxativos	Hipocalemia

Sugestão de Leitura

1. Berend K, Vries APJ, Gans ROB. Physiological approach to assessment of acid-base disturbances. N Engl J Med. 2014;371,:1434-45, 2014.
2. Emmett M, Szerlip H. Clinical manifestations and evaluation of metabolic alkalosis. UpToDaTe. OutOct, . 2015.
3. Floege J, Johnson RJ, Feehally J. Comprehensive Clinical Nephrology 5 ed. St. Louis: Elsevier Saunders, 2015.
4. Spasovski G, Vanholder R, Allolio B. Clinical practice guideline on diagnosis and treatment of hyponatraemia. European Journal of Endocrinology. BioScientifica Ltd. 2014.
5. Kraut JA, Madias NE. Differential diagnosis of nongap metabolic acidosis: value of a systematic approach. Clin J Am Soc Nephrol 2012;7, 671–679, 2012.
6. Kraut JA, Madias NE. Metabolic acidosis: pathophysiology, diagnosis and management. Nat Rev Nephrol. 2010;6, 274-285. 2010.
7. Mehta A, Emmett M. Treatment of metabolic alkalosis. UpToDaTe. Mar, ch 2015.
8. Reilly R, Perazella M. Nephrology in 30 Days. US: McGraw-Hill Professional, 2013.
9. Schor N, Durão Junior M, Kirsztajn G. Lesão renal aguda: manual prático: uso diário ambulatorial e hospitalar. São Paulo: Livraria Balieiro, 2017.
10. Steddon S, Ashman N. Oxford Handbook of Nephrology and Hypertension. UK: Oxford University Press., 2014.
11. Vieira Neto OM, Neto M. Distúrbios do equilíbrio hidroeletrolítico. Medicina, Ribeirão Preto. abr./dez. 2003;36: 325-337.

Medicações que Não Podem Ser Administradas por Sonda

Capítulo 116

Patrícia Oliveira Costa
Márcia Valéria de Andrade Santana

O uso de sondas gástricas e enterais, em pacientes hospitalizados, é fato comum na atual prática clínica. Em diversas situações, serve como via para terapia nutricional e administração de medicamentos em pacientes impossibilitados de utilizar a via oral, sendo esta segunda prática verdadeiro desafio para os profissionais de saúde.

Com relação à administração de medicações via sonda, inicialmente devemos observar o tipo de sonda e sua localização no trato gastrintestinal. Em seguida, observar a forma farmacêutica, sítio de absorção e de ação do fármaco, entre outros. Dessa forma, antiácidos, bismuto e sucralfato não devem ser administrados em sondas de localização enteral, já que agem primariamente no estômago.

Sobre a forma farmacêutica, formulações sólidas, como comprimidos, pílulas e pastilhas não devem ser administrados de forma intacta via sonda, já que aumentam o risco de obstrução. Na maioria dos casos, é possível triturar, misturar com água e administrá-los. Entretanto, em alguns casos, a trituração não é possível pelo risco de redução da efetividade da droga, aumento da toxicidade ou obstrução da sonda, sendo necessária a substituição de tais drogas por formulações líquidas, fármacos distintos com ação semelhante ou por outras vias de administração como intravenosa, subcutânea e intramuscular.

A seguir, os principais fármacos que, nas formulações descritas, não devem ser administrados via sonda (**Tabela 116.1**).

Tabela 116.1. Fármacos que não devem ser administrados via sonda	
Medicamento	Forma farmacêutica
Ácido Acetilsalicílico	Comprimido revestido de liberação entérica
Ácido Fólico	Comprimido revestido de liberação entérica
Ácido Micofenólico	Comprimido revestido gastrorresistente
Ácido Valproico	Cápsula; comprimido revestido de liberação entérica
Alendronato de Sódio	Comprimido; comprimido revestido
Amiodarona	Comprimido revestido
Amoxicilina	Cápsula
Aprepitanto	Cápsula
Azitromicina	Comprimido revestido

Continua

Continuação

Tabela 116.1. Fármacos que não devem ser administrados via sonda	
Medicamento	Forma farmacêutica
Bisacodil	Drágea com revestimento entérico
Bromoprida	Cápsula; cápsula com microgrânulos de liberação prolongada
Bupropiona	Comprimido revestido de ação prolongada
Calcitriol	Cápsula gelatinosa mole
Carbamazepina	Comprimido de liberação prolongada
Carbonato de Lítio	Comprimido revestido
Cefadroxila	Cápsula
Cefalexina	Drágea
Cefuroxima	Comprimido
Cetoprofeno	Comprimido revestido; cápsula
Ciclosporina	Cápsula gelatinosa mole
Claritromicina	Comprimidos de liberação prolongada
Cloreto de Potássio	Drágea
Cloridrato de Ciclobenzaprina	Comprimido revestido
Digoxina	Comprimido
Diltiazem	Cápsula de liberação prolongada
Dinitrato de isossorbida	Comprimido
Divalproato de sódio	Comprimido revestido de liberação entérica; comprimido de liberação prolongada
Dexametasona	Comprimido
Dexclofeniramina	Drágea; comprimido revestido
Donepezila	Comprimido revestido
Doxazosina	Comprimido de liberação controlada
Doxiciclina	Drágea
Duloxetina	Cápsula de liberação retardada
Escitalopram	Comprimido revestido
Escopolamina	Drágea
Escopolamina + Dipirona	Comprimido revestido
Esomeprazol	Comprimido revestido de liberação retardada
Finasterida	Comprimido revestido
Galantamina	Cápsula de liberação prolongada

Continua

Continuação

Tabela 116.1. Fármacos que não devem ser administrados via sonda

Medicamento	Forma farmacêutica
Gliclazida	Comprimido de liberação modificada
Glimepirida	Comprimido
Indapamida	Comprimido revestido de liberação prolongada
Itraconazol	Cápsula com microesferas
Lipase + Amilase + Protease	Cápsula com microesferas com revestimento acidorresistente
Lopinavir + Ritonavir	Comprimido revestido
Mebeverina	Cápsula de liberação prolongada
Memantina	Comprimido revestido
Mesalazina	Comprimido revestido de liberação entérica; comprimido com microgrânulos de liberação prolongada
Micofenolato de mofetila	Comprimido revestido
Moxifloxacino	Comprimido revestido
Nifedipino	Comprimido revestido; comprimido de liberação lenta
Nimodipino	Comprimido revestido
Nitrofurantoina	Cápsula
Olanzapina	Comprimido revestido
Omeprazol	Comprimido revestido
Oxcarbazepina	Comprimido revestido
Oxicodona	Comprimido revestido de liberação controlada
Pantoprazol	Comprimido revestido gastrorresistente
Paroxetina	Comprimido revestido
Pentoxifilina	Comprimido revestido com núcleo de liberação controlada
Prometazina	Comprimido revestido
Ranitidina	Comprimido revestido de liberação entérica
Rivastigmina	Cápsula
Rosuvastatina	Comprimido revestido
Salbutamol	Comprimido
Simeticona	Cápsula gelatinosa
Sirolimo	Drágea
Succinato de Metoprolol	Comprimido revestido de liberação controlada

Continua

Continuação

Tabela 116.1. Fármacos que não devem ser administrados via sonda	
Medicamento	Forma farmacêutica
Sulfassalazina	Comprimido revestido gastrorresistente
Sulfato Ferroso	Drágea
Tansulosina	Comprimido revestido de liberação prolongada
Tiamina	Comprimido revestido
Venlafaxina	Cápsula de liberação prolongada
Verapamil	Comprimido revestido

Dessa forma, apesar de ser uma prática comum, a administração de medicamentos por sondas gástricas e enterais é, muitas vezes, realizada sem obedecer a critérios técnicos adequados. Melhorar o conhecimento sobre este tema entre os profissionais de saúde pode evitar problemas de eficácia e segurança, relativos às medicações prescritas para um determinado paciente.

Sugestão de Leitura

1. Beckwith MC, et al. A guide to drug therapy in patients with enteral feeding tubes: dosage form selection and administration methods. Hospital Pharmacy, Volume 39, Number 3, pp 225–237. Wolters Kluwer Health, Inc., 2004.
2. Gorzoni ML, Torre AD, Pires SL. Medicamentos e sondas de nutrição. Rev Assoc Med Bras 2010; 56(1): 17-21.

Intervalos de Referência Laboratorial

Capítulo **117**

Adagmar Andriolo
Desirée Mayara Nery Ferraro
Alessandra Lima Santos

Os valores aqui referidos devem ser entendidos apenas como uma indicação genérica, podendo variar entre diferentes laboratórios clínicos, na dependência da metodologia utilizada e de condições pré-analíticas específicas. Os intervalos de referência utilizados por um determinado laboratório devem constar no laudo e serem considerados como os adequados para a correta interpretação dos resultados desse laboratório. A **Tabela 117.1** sistematiza valores da bioquímica clínica.

Tabela 117.1 Valores da Bioquímica Clínica

Analito	Amostra	Unidade tradicional
Acetoacetato	P	0,5-3,0 mg/dL
Albumina	S	3,5-5,5 g/dL
Aldolase	S	0-6 U/L
Alfa-1-antitripsina	S	85-213 mg/dL
Alfafetoproteína	S	< 15 ng/mL
AST	S	H: 0-38 U/L e M: 0-32U/L
ALT	S	H: 0-41 U/L e M: 0-31U/L
Amônia (NH3+)	P	10-80 μg/dL
Amilase	S	60-180 U/L
Enzima conversora de angiotensina	S	< 40 U/L
Ânion gap	S	7-16 mmol/L
Apolipoproteína A1	S	H: 110-205 e M: 125-215 mg/dL
Apolipoproteína B	S	H: 55-140 e M: 55-125 mg/dL
Gases sanguíneos arteriais:		
• Bicarbonato (HCO_3-)		22-30 mEq/L
• Pressão parcial de dióxido de carbono (PCO_2)	ST – arterial	35-45 mm Hg
• pH		7,35-7,45
• Pressão parcial de oxigênio (PO_2)		80-100 mm Hg

Continua

Continuação

Tabela 117.1 Valores da Bioquímica Clínica

Analito	Amostra	Unidade tradicional
ß-hidroxibutirato	P	< 3 mg/dL
ß2-microglobulina	S/U	S: 1,2-2,8 mg/L U: 200 µg/L
Bilirrubina Total	S	0,3-1 mg/dL
Bilirrubina Direta	S	0,1-0,3 mg/dL
Bilirrubina Indireta	S	0,2-0,7 mg/dL
Peptídeo natriurético cerebral (BNP)	P	< 167 pg/mL (idade e sexo-dependente)
Cálcio	S	8,7-10,2 mg/dL
Cálcio ionizado	ST	1,1-1,4 mmol/L
CA15-3	S	0-30 U/mL
CA19-9	S	0-37 U/mL
CA27-29	S	0-32 U/mL
CA125	S	0-35 U/mL
Calcitonina	S	(> 18 anos): Homens < 8,4 pg/mL Mulheres < 5,0 pg/mL
Antígeno carcinoembrionário (CEA)	S	Fumantes: 0-5 ng/mL Não fumantes: 0-3ng/mL
Ceruloplasmina	S	27-37 mg/dL
Colinesterase	S	5-12 U/mL
Cloreto	S	98-106 mEq/L
Colesterol Total	S	(> 18 anos): < 190 mg/dL
Lipoproteína de baixa densidade (LDL)	S	Ideal < 100 mg/dL Normal: 100-129 mg/dL Limítrofe: 130-159 mg/dL Alto: 160-189 mg/dL Muito alto: 190 mg/dL
Lipoproteína de alta densidade (HDL)	S	Baixo < 40 mg/dL Alto > 60 mg/dL
Cobre	S, U	S: 70-140 µg/dL U: 15-60 µg/24 h
Coproporfirinas, tipos I e III	U	100-300 µg/24 h
Peptídeo C	S	0,5-2 ng/mL
Creatinoquinase Total	S	M: 40-167 U/L H: 60-190 U/L

Continua

Continuação

Tabela 117.1 Valores da Bioquímica Clínica

Analito	Amostra	Unidade tradicional
CK Isoenzima MB	S	0-7 ng/mL
Creatinina	S	M: 0,5-0,9mg/dL H: 0,6-1.2mg/dL
Eritropoietina	S	5-36 UI/L
Ácidos graxos, livres (não esterificados)	P	< 8-25 mg/dL
Ácido fólico	CVS	150-450 ng/mL/células
Gamaglutamiltransferase (GGT)	S	M: 7-32 U/L H: 11-40 U/L
Glicose jejum	P	75-99 mg/dL
Hemoglobina A1c	ST	3,8%-6,4%
Homocisteína	P	4-12 µmol/L
Hidroxiprolina	U	0-1,3 mg/24 h
Ferro	S	50-150 µg/dL
Capacidade de ligação ao ferro	S	250-370 µg/dL
Capacidade de ligação ao ferro, saturação	S	20%-45%
Cetona (acetona)	S, U	Negativo
Lactato	P, venoso e arterial	A: 4.5-14.4 mg/dL V: 4,5-19,8 mg/dL
Lactato desidrogenase	S	115-480 U/L
Chumbo (adulto)	S	< 10-20 µg/dL
Lipase	S	0-160 U/L
Magnésio	S	1,8-3 mg/dL
Mercúrio	ST, U	S: 0,6-59 µg/L U: < 20 µg/L
Mioglobina	S	H: 19-92 µg/L M: 12-76 µg/L
5'-Nucleotidase	S	0-11 U/L
Osmolalidade	P	275-295 mOsm/kg água
Fosfatase alcalina	S	30-120 U/L
Fósforo, inorgânico	S	3-4,5 mg/dL
Potássio	S	3,5-5,0 mEq/L
Antígeno específico da próstata (PSA)	S	< 2,5 ng/mL
Proteína total	S	5,5-8,0 g/dL

Continua

Continuação

Tabela 117.1 Valores da Bioquímica Clínica

Analito	Amostra	Unidade tradicional
Globulina	S	2,0-3,5 g/dL
Piruvato	P, venoso	0,5-1,5 mg/dL
Sódio	S	135-145 mEq/L
Transferrina	S	230-390 mg/dL
Troponina T	S	0,0-0,1 ng/mL
Ácido úrico	S	H: 2,5-8 mg/d M: 1,5-6 mg/dL
Vitamina A	S	20-100 μg/dL
Vitamina B1 (tiamina)	S	0-2 μg/dL
Vitamina B2 (riboflavina)	S	4-24 μg/dL
Vitamina B6	P	5-30 ng/mL
Vitamina C (ácido ascórbico)	S	0,4-1 mg/dL
Vitamina D3 (1,25-di-hidroxivitamina D)	S	25-45 pg/mL
Vitamina D3 (25-hidroxivitamina D)	P	10-68 ng/mL
Vitamina E	S	5-18 μg/mL
Vitamina K	S	0,13-1,19 ng/mL
Progesterona	S	Mulher: - Fase folicular: 20-130 ng/ml - Fase lútea: 100-450 ng/ml - Pós-menopausa: 20-90ng/ml Homem: 47-270 ng/ml

P: plasma; ST: sangue total; S: soro; U: urina; CVS: células vermelhas do sangue; CBS: células brancas do sangue.

A **Tabela 117.2** sistematiza os valores da hematologia e coagulação.

A **Tabela 117.3** sistematiza os valores de metabólicos e endócrinos.

A **Tabela 117.4** sistematiza os valores da urianálise.

A **Tabela 117.5** sistematiza os valores da imunologia.

Capítulo 117 – Intervalos de Referência Laboratorial

Tabela 117.2. Hematologia e Coagulação

Analito	Amostra	Unidade tradicional
Tempo de coagulação ativado	ST	70-180 segundos
Resistência à proteína C ativada (fator V de Leiden)	P	Proporção > 2.1
Alfa-2-antiplasmina	P	87%-155%
Painel de anticorpos antifosfolípideos		
• Tempo parcial de tromboplastina – triagem de anticoagulante lúpico	P	Negativo
• Procedimento de neutralização de plaquetas	P	Negativo
• Triagem para veneno de víbora diluído	P	Negativo
Anticorpo anticardiolipina	S	IgG: 0-15 unidades GPL IgM: 0-15 unidades MPL
Antitrombina III	P	22-39 mg/dL
Ensaio do anti-Xa (ensaio da heparina)	P	
• Heparina não fracionada		0,3-0,7 UI/mL
• Heparina de baixo peso molecular		0,5-1 UI/mL
• Danaparoid		0,5-0,8 UI/mL
Tempo de sangramento	-	< 7,1 min
Retração do coágulo	ST	50%-100%/2 h
Criofibrinogênio	P	Negativo
D-dímero	P	< 0,5 μg/mL
Contagem sanguínea diferencial	ST	
• Neutrófilos		40%-70%
• Células em bastão		0%-5%
• Linfócitos		20-50%
• Monócitos		4-8%
• Eosinófilos		0-6%
• Basófilos		0-2%
Contagem de eritrócitos	ST	H: 4,5-5,9 × 106/mm3 M: 4-5,2 × 106/mm3
Sobrevida do eritrócito	ST	N: 120 dias Marcação com cromo, meia--vida: 25-35 dias
Taxa de sedimentação eritrocitária	ST	H: 0-17 mm/h M: 1-25 mm/h
Fator II, protrombina	P	60%-140%
Fator V	P	60%-140%
Fator VII	P	60%-140%

Continua

Continuação

Tabela 117.2. Hematologia e Coagulação

Analito	Amostra	Unidade tradicional
Fator VIII	P	50%-200%
Fator IX	P	60%-140%
Fator X	P	60%-140%
Fator XI	P	60%-140%
Fator XII	P	60%-140%
Triagem para fator XIII	P	Nenhuma deficiência detectada
Ensaio do fator inibidor	P	< 0,5 unidade de Bethesda
Ferritina	S	H: 30-300 ng/mL M: 10-200 ng/mL
Fibrina e produtos da degradação do fibrinogênio	P	< 2,5 μg/mL
Fibrinogênio	P	150-400 mg/dL
Folato (ácido fólico)	S, P	N: 3,1-17,5 ng/mL Limítrofe: 2,2-3 ng/mL Deficiente: < 2,2 ng/mL Excesso: > 17,5 ng/mL
Glicose-6-fosfato desidrogenase, eritrócito	ST	Nenhuma deficiência grave
Teste de Ham (teste do soro acidificado)	ST	Negativo
Haptoglobina	S	16-199 mg/dL
Hematócrito	ST	H: 41%-53% M: 36%-46%
Hemoglobina	P	H: 13,5-17,5 g/dL M: 12-16 g/dL
Eletroforese de hemoglobina	ST	
• Hemoglobina A		95%-98%
• Hemoglobina A2		1,5%-3,5%
• Hemoglobina F		0%-2%
• Hemoglobinas diferentes de A, A2, ou F		Ausente
Anticorpo da trombocitopenia induzida pela heparina	P	Negativo
Capacidade de ligação ao ferro	S	228-428 μg/dL
Contagem de leucócitos	ST	4,5-11 × 103/mm3
Hemoglobina corpuscular média (MCH)	ST	26-34 pg/célula
Concentração de hemoglobina corpuscular média (MCHC)	ST	31-37 g/dL
Volume corpuscular médio (MCV)	ST	80-100 μm3
Metemoglobina	ST	= 1% de hemoglobina total

Continua

Continuação

Tabela 117.2. Hematologia e Coagulação

Analito	Amostra	Unidade tradicional
Fragilidade osmótica dos eritrócitos	ST	Nenhuma hemólise aumentada, em comparação ao controle normal
Tempo parcial de tromboplastina, ativada	P	22,1-35,1 segundos
Plasminogênio	P	Antigênico: 8,4-14 mg/dL Funcional: 80%-130%
Inibidor do ativador de plasminogênio-1	P	4-43 ng/mL
Agregação plaquetária	PRP	> 65% de agregação em resposta ao difosfato de adenosina, epinefrina, colágeno, ristocetina e ácido araquidônico
Contagem de plaquetas	ST	150-350 × 103/mm³
Ensaio da pré-calicreína	P	60%-140%
Triagem para pré-calicreína	P	Deficiência não detectada
Proteína C	P	Antígeno total: 70%-140% Funcional: 70%-140%
Proteína S	P	Antígeno total: 70%-140% Funcional: 70%-140% Antígeno livre: 70%-140%
Mutação no gene da protrombina G20210A	ST	Ausente
Tempo de protrombina		12,7-15,4 segundos
Contagem de reticulócitos	ST	0,5%-2,5% CVS
Cofator da ristocetina (fator de von Willebrand funcional [vWF]):	P	
• O		Em média 75% do normal
• A		Em média 105% do normal
• B		Em média 115% do normal
• AB		Em média 125% do normal
Teste da célula falciforme	ST	Negativo
Tempo de trombina	P	16-24 segundos
Vitamina B12	P	Normal: > 250 pg/mL Limítrofe: 125-250 pg/mL Deficiente: < 125 pg/mL

Continua

Continuação

Tabela 117.2. Hematologia e Coagulação

Analito	Amostra	Unidade tradicional
Antígeno do vWF (fator VIII: antígeno R)	P	
• O		Em média 75% do normal
• A		Em média 105% do normal
• B		Em média 115% do normal
• AB		Em média 125% do normal

Tabela 117.3. Metabólicos e Endócrinos

Analito	Amostra	Unidade tradicional
Hormônio adreno corticotrófico (ACTH)	P	6-76 pg/mL
Aldosterona		
• Supino, dieta com conteúdo de sódio normal	S, P	2-9 ng/dL
• Vertical, dieta com conteúdo de sódio normal	S, P	2-5 vezes o valor medido em supino sob dieta com conteúdo de sódio normal
• Supino, dieta com baixo conteúdo de sódio	S, P	2-5 vezes o valor medido em supino sob dieta com conteúdo de sódio normal
• Aleatório, dieta com baixo conteúdo de sódio	U	2,3-21 μg/24 h
Androstenediona	S	50-250 ng/dL
Cortisol	S	Jejum, manhã: 5-25 μg/dL
	U	Livre: 20-70 μg/24 h
Desidroepiandrosterona DHEA	S	H: 10-619 μg/dL M (pré-menopausa): 12-535 μg/dL M: (pós-menopausa): 30-260 μg/dL
Desoxicorticosterona (DOC)	S	2-19 ng/dL
Dopamina	P	< 87 pg/mL
	U	65-400 μg/dia
Epinefrina	P	Supino 30 min: < 50 pg/mL Sentado: < 60 pg/mL Em pé 30 min: < 900 pg/mL
Estradiol	S, P	
• Mulher		Folicular: < 20-145 pg/mL Pico: 112-443 pg/mL Lútea: < 20-241 pg/mL Pós-menopausa: < 59 pg/mL
• Homem		< 20 pg/mL

Continua

Continuação

Tabela 117.3. Metabólicos e Endócrinos

Analito	Amostra	Unidade tradicional
Estrona	S, P	Folicular: 1,5-15 pg/mL Pico: 1,5-20 pg/mL Lútea: 1,5-5,5 pg/mL Pós-menopausa: 1,5-6,5 pg/mL
Hormônio foliculoestimulante (FSH)	S, P	Pico: 3-20 mUI/mL Lútea: 9-26 mUI/mL Pós-menopausa: 1-12 mUI/mL
Frutosamina	S	1,61-2,68 mmol/L
Gastrina	S	< 100 pg/mL
Glucagon	P	20-100 pg/mL
Hormônio do crescimento (repouso)	S	0,5-17 ng/mL
Gonadotrofina coriônica humana (hCG) (mulheres não grávidas)	S	< 5 mUI/mL
Ácido 5-hidroxi-indoleacético (5-HIAA)	U	< 6 mg/24 h
Insulina	S, P	2-20 µU/mL
17-cetoesteroides	U	3-12 mg/24 h
Hormônio luteinizante (LH)	S, P	Pico: 2-15 mUI/mL Ovulação:22-105 mUI/mL Lútea: 0,6-19 mUI/mL Pós-menopausa: 16,0-64 mUI/mL
Metanefrina	P U	< 0,5 nmol/L 0,05-1,2 µg/mg creatinina
Norepinefrina	U P	15-80 µg/24 h Supino < 110-410 pg/mL Sentado 120-680 pg/mL Em pé 125-700 pg/mL
Hormônio da paratireoide	S	10-60 pg/mL
Progesterona	S, P	Mulher: - Fase folicular: 20-130 ng/mL - Fase lútea: 100-450 ng/mL - Pós-menopausa: 20-90 ng/mL Homem: 47-270 ng/mL
Prolactina	S	M: 0-20 ng/mL H: 0-15 ng/mL

Continua

Continuação

Tabela 117.3. Metabólicos e Endócrinos

Analito	Amostra	Unidade tradicional
Serotonina	ST	50-200 ng/mL
Globulina ligadora de hormônio sexual	S	H: 13-71 nmol/L M: 18-114 nmol/L
Somatostatina	P	< 25 pg/mL
Somatomedina C (fator de crescimento insulina-símile-I [IGF-I])	S	16-24 anos: 182-780 ng/mL 25-39 anos: 114-492 ng/mL 40-54 anos: 90-360 ng/mL > 54 anos: 71-290 ng/mL
Testosterona	S	Total, matinal: M: 6-86 ng/dL H: 270-1.070 ng/dL Não ligada, matinal: M: 0,2-3,1 pg/mL H: 12-40 pg/mL
Tiroglobulina	S	0-60 ng/mL
Globulina ligadora da tireoide	S	16-24 μg/mL
Hormônio estimulador da tireoide	S	0,5-4,7 μU/mL
Tiroxina	S	Livre: 0,8-2,7 ng/dL Total: 4,5-10,9 μg/dL
Tri-iodotironina	S	Livre: 1,4-4,4 pg/mL Total: 60-181 ng/dL
Ácido vanililmandélico (VMA)	U	0,15-1,2 mg/24 h
Polipeptídeo intestinal vasoativo (VIP)	P	< 75 pg/mL

Tabela 117.4. Valores da Urianálise	
Analito	Unidade tradicional
Acidez, titulável	20-40 mEq/24 h
Amônia	30-50 mEq/24 h
Amilase	4-400 U/L
Proporção de depuração amilase/creatinina	1-5
Cálcio (com cálcio dietético de 10 mEq/24 h ou 200 mg/24 h)	< 300 mg/24 h
Creatinina	1-1,6 g/24 h
Eosinófilos	< 100 eosinófilos/mL
Glicose	50-300 mg/24 h
Microalbumina	0-2 mg/dL
Oxalato	2-60 mg/24 h
pH	5-9
Fosfato (fósforo)	400-1.300 mg/24 h (varia com ingestão)
Potássio	25-100 mEq/24 h (varia com ingestão)
Proteína	< 150 mg/24 h
Sedimento:	
• Bactérias	Negativo
• Células da bexiga	Negativo
• Cilindros amplos	Negativo
• Cristais	Negativo
• Cilindros de células epiteliais	Negativo
• Cilindros granulares	Negativo
• Cilindros hialinos	0-5/campo de pequeno aumento
• Cilindros de CVS	Negativo
• CVS	0-2/campo de grande aumento
• Células escamosas	Negativo
• Células tubulares	Negativo
• Cilindros de cera	Negativo
• CBS	0-2/campo de grande aumento
• Cilindros de CBS	Negativo
Sódio	100-260 mEq/24 h (varia com ingestão)
Nitrogênio ureico	6-17 g/24 h
Ácido úrico (com dieta normal)	250-800 mg/24 h

Tabela 117.5. Valores da Imunologia

Analito	Unidade tradicional
Anticorpo antiadrenal	Negativo na diluição 1:10
Anti-DNA de fita dupla (nativo)	Negativo na diluição 1:10
Anticorpo antimembrana basal glomerular	Qualitativo: Negativo Quantitativo: < 5 U/mL
Anticorpo antigranulócito	Negativo
Anticorpo anti-Jo-1	Negativo
Anticorpo anti-La	Negativo
Anticorpo antimitocôndria	Negativo
Anticorpo antiantígeno neutrofílico citoplasmático, citoplasmático (c-ANCA)	Qualitativo: Negativo Quantitativo (anticorpo antiproteinase 3): < 2,8 U/mL
Anticorpo antiantígeno neutrofílico citoplasmático, perinuclear (p-ANCA)	Qualitativo: Negativo Quantitativo (anticorpo antimieloperoxidase): < 1,4 U/mL
Anticorpo antinuclear	Negativo na diluição 1:40
Anticorpo anticélula parietal	Negativo na diluição 1:20
Anticorpo anti-Ro	Negativo
Anticorpo antiplaqueta	Negativo
Anticorpo anti-RNP	Negativo
Anticorpo anti-Scl-70	Negativo
Anticorpo anti-Smith	Negativo
Anticorpo antimúsculo liso	Negativo na diluição 1:20
Anticorpo antitiroglobulina	Negativo
Anticorpo antitireoide	< 0,3 UI/mL
Proteína inibidora de esterase C1	Antigênico: 12,4-24,5 mg/dL Funcional: Presente
Proteína C reativa	Alta sensibilidade: 0,02-8 mg/L
C3	86-184 mg/dL
C4	20-58 mg/dL
Complemento total, imunoensaio enzimático	63-145 U/mL
Fator B	17-42 mg/dL
Crioproteínas	Negativo
Imunofixação	Negativo

Continua

Continuação

Tabela 117.5. Valores da Imunologia

Analito	Unidade tradicional
• IgA	60-309 mg/dL
• IgD	0-14 mg/dL
• IgE	10-179 UI/mL
• IgG	614-1.295 mg/dL
• IgG1	270-1.740 mg/dL
• IgG2	30-630 mg/dL
• IgG3	13-320 mg/dL
• IgG4	11-620 mg/dL
• IgM	53-334 mg/dL
Fator reumatoide	< 30 UI/mL

Sugestão de Leitura

1. Andriolo A. Medicina laboratorial – Guias de medicina ambulatorial e hospitalar da EPM/UNIFESP. 2 ed. Barueri (SP): Manole; 2008.
2. Badrick T. Evidence-based laboratory medicine. Clin Biochem Rev. 2013; 34(2): 43–46.
3. Butzke BL, Butzke M, Butzke M, Jimenez LF, Uzeika L, Toralles EK. Solicitação de exames na internação de um hospital escola. In: São Paulo: Blucher. 2014; 1(5): 52.
4. Elnenaei MO, Campbell SG, Thoni AJ, Lou A, Crocker BD, Nassar BA. An effective utilization management strategy by dual approach of influencing physician ordering and gate keeping. Clin Biochem. 2016;49(3):208-12.
5. Kratz A, Ferraro M, Sluss PM, Lewandrowski KB. Laboratory reference values. N Engl J Med. 2004; 351:1548-63.
6. Kratz A, Pesce MA, Basner RC, Einstein AJ. Laboratory values of clinical importance. In: Kasper DL, Loscalzo J, Fauci AS, Hauser SL, Longo DL, Jameson JL, eds. Harrison's principles of internal medicine. 19th ed. New York: McGraw-Hill, 2015.
7. Machado FO, Silva FSP, Argente JS, Moritz RD. Avaliação da necessidade da solicitação de exames complementares para pacientes internados em unidade de terapia intensiva de hospital universitário. Rev Bras Ter Intensiva. 2006;18(4):385-389
8. Ozarda Y. Reference intervals: current status, recent developments and future considerations. Biochem Med. 2016; 26(1): 5–11.
9. Ramentol CCL, Fexas GR, Machado ML, Socarrás IPP. Irrational use of the clinical laboratory tests by the assistance doctors. MEDISAN. 2105; 19(11): 130-8
10. Young DS. Effects of drugs on clinical laboratory tests. 3 ed. - Suplement. Ohio: AACC Press; 1991.
11. Young DS. Effects of drugs on clinical laboratory tests. 3 ed. Ohio: AACC Press; 1990.

Índice Remissivo

A

Abdome, 192
  agudo, 291
Abstinência
  a benzodiazepínicos, 526
  a nicotina/tabaco, 529
  a opioides, 527
  a outras substâncias, 530
Abuso de álcool, 804
Acesso(s)
  à via aérea, 861
  venoso central, 835
    guiado por ultrassom, 837
Acidemia, 106
Acidente vascular
  cerebral, 265, 345, 346
    isquêmico, 347
  encefálico, 552
    hemorrágico, 596
    isquêmico, 594
    transitório, 276
Ácido
  acetilsalicílico, 227
  úrico, 445
Acidose, 106
  metabólica, 106, 938
  respiratória, 109, 938
    aguda, 106
    crônica, 106
Acometimento das vias aéreas e/ou do parênquima pulmonar, 181
Actigrafia, 241

Adrenalina, 304, 389
Afasia, 598
Agentes
  anticolinérgicos, 557, 576
  antivirais, 576
Agitação psicomotora, 117
Agonistas beta-adrenérgicos, 557, 576
  parenterais, 557
Aine, 586
Albumina, 221, 387, 684
Alcalemia, 106
Alcalinização da urina, 452
Alcalose, 106
  metabólica, 106, 111, 938
  respiratória, 110
    aguda, 106
    crônica, 106
Álcool, 523
Alfa-agonistas de ação central, 643
Alinhamento institucional, 9
Alopurinol, 446
ALT, 685
Alta hospitalar, 743
Alteração(ões)
  da condução cardíaca, 647
  do nível de consciência, 123
  qualitativa e quantitativa da consciência, 156
Amido, 387
Amilase, 193, 685
Amiloidose, 714

Aminofilina, 557

Aminoglicosídeos, 459, 586, 779

Amiodarona, 323, 332

Anafilaxia, 301, 303

Analgesia, 18, 20

Analgésicos, 586, 673

Análise do líquido
  ascítico, 871
  cefalorraquidiano, 879
  sinovial, 844

Andrógenos, 645

Anemia(s), 307, 584
  de doença crônica, 315
  falciforme, 714
  hemolítica, 312, 314
  hiperproliferativas, 311, 312
  hipoproliferativas, 311, 312
  macrocítica, 309
  microcítica, 309
  normocítica, 309
  por deficiência
    de ferro, 311
    de vitamina B12 e ácido fólico, 313

Anfetaminas, 531

Anfotericina B, 459

Angina instável, 503

Anion gap, 106, 107
  estimado, 108
  sérico, 108
  urinário, 108

Ansiedade, 560, 669

Antagonista(s)
  da aldosterona, 435, 586
  do ADP, 512
  do receptor 5HT, 166
  do SRAA, 586
  dopaminérgicos, 254

Anti-histamínicos, 261, 285, 286, 304
  de 1ª geração, 642

Anti-inflamatórios
  não esteroides, 646
  não hormonais, 378

Antiarrítmicos, 332, 643

Antibioticoprofilaxia cirúrgica, 795

Antibióticos, 248, 254, 558, 576, 931

Anticoagulação, 513, 543
  na FA, 333

Anticoagulantes, 378, 434, 545, 587, 931
  orais, 714

Anticolinérgicos, 253

Anticonvulsivantes, 261, 287

Antidepressivos, 242, 287
  inibidores seletivos da recaptação da
    serotonina, 261
  tricíclicos terciários, 643

Antídotos, 452

Antieméticos, 253, 285

Antiepilépticos, 149

Antiespasmódicos gastrintestinais, 645

Antifúngicos, 586

Antimicrobianos, 586
  no ambiente hospitalar, 785

Antiparkinsonianos, 642

Antipsicótico(s), 165, 655
  atípicos, 166
  de 1ª geração, 642

Anuscopia com toque retal, 380

Apendicite aguda, 291

Apneia obstrutiva do sono, 560

Apraxia de fala, 598

Aquecimento, 76

Áreas assistenciais de atuação da medicina
  hospitalar, 10

Argotraban, 513

Arritmias cardíacas, 313, 518, 828
  ventriculares, 518

Arteriografia com embolização
  endovascular, 233

Artrite(s), 339, 343
  gotosa aguda, 343
  séptica, 343

Artrocentese, 341, 841
  seca, 845

Ascite, 565
  maligna, 222

Asma, 182, 555, 921

alérgica na fase estável, 559
e comorbidades, 559
no idoso, 560
Aspectos éticos e legais, 748
Aspergilose broncopulmonar alérgica, 560
Aspirina, 378, 643
Assincronias, 923
de ciclagem, 925
de disparo, 924
de fluxo, 924
Assistência
ao fim da vida, 675
de pacientes no final da vida, 676
AST, 685
Ataque isquêmico transitório, 345
vertebrobasilar, 265
Atelectasia, 826
Atenolol, 514
Atestado
de óbito, 737
médico, 741
Atividade(s)
elétrica sem pulso, 474
bem planejadas, 10
Atrasos na alta hospitalar, 745
Atropina na bradicardia instável, 322
Attention screening examination (ASE), 158
Avaliação
da aparência do líquido ascítico, 871
da hemostasia, 809
da *performance status* do paciente, 659
da volemia, 853
do conhecimento da doença pelo
paciente e seus familiares, 661
do líquido pleural, 896
do *Nutritional Risk Screening*, 26
do paciente com suspeita de delirium/
diagnóstico, 157
do paciente em cuidados paliativos, 657
dos sintomas, 658
pré-operatória e risco cirúrgico, 803
Aztreonam, 779

B

Bactérias
extensivamente resistentes (XDR), 773
pan-resistentes (PDR), 773
resistentes a múltiplos antimicrobianos
(MDR), 773
Bacteriúria assintomática, 407
Balanço hídrico, 33, 37, 585
Barbitúricos, 642, 673
Benzodiazepínicos, 166, 242, 254, 285,
286, 526, 642, 672
Betabloqueador, 323, 434, 514, 586
não seletivo, 378
Bicarbonato, 364
na PCR, 474
Bifosfonato, 444
Bilirrubina, 193, 221
total, 686
Biomarcadores, 457
Biópsia
percutânea
de fígado, 713
renal, 711
transbrônquica com agulha, 710
Bivalirudina, 513
Bloqueadores
alfa-1, 643
de canais de cálcio, 286, 323
do receptor de angiotensina, 434
Bloqueios atrioventriculares, 318
de 1º grau, 318
de 2º grau
Mobitz I, 318
Mobitz II, 319
de 3º grau, 319
BNP, 687
Bomba de infusão
contínua (BIC) de adrenalina e de
dopamina, 322
de amiodarona, 331
Bradiarritmias, 317, 519
Bradicardia, 317
sinusal, 318
Broncodilatadores, 304
Broncoespasmo, 826

Broncoscopia, 233, 710

Bronquiectasias, 580

C

Cálcio, 445

Calcitonina, 444, 494, 688

Câncer de mama, 651

Candida, 372

Candidíase orofaríngea e esofageana, 617

Candidúria, 410

Capacidade de exercício físico, 803

Capsaicina, 260

Cardiotoxicidade induzida por tratamento oncológico, 608

Cardioversão
elétrica, 327, 331
química, 331

Carvão ativado, 452

Carvedilol, 514

Catarata, 61

Catatonia, 130

Cateter(es), 636
nasal, 440

Cateterismo
de câmaras cardíacas direitas, 573
suprapúbico, 890
uretral, 886

Cefaleia, 133
pós-punção lombar, 877
primária, 133
secundária 2, 134

Ceftazidima/avibactam, 780

Ceftolozana/tazobactam, 780

Celularidade total e contagem diferencial, 872

Cetoacidose diabética, 361, 362

Cetorolaco, 646

Choque, 385
anafilático, 390
cardiogênico, 390, 435, 520
hipovolêmico, 390
neurogênico, 390

obstrutivo, 390
séptico, 390, 497

Ciclofosfamida, 65, 66

Cineangiocoronariografia, 427

Circulação extracorpórea na RCP, 475

Cirrose hepática, 31, 217, 563, 706

Cirurgia cardíaca, 320

Cistite
complicada em mulheres, 405
em homens, 408
não complicada em mulheres, 404

Cistostomia suprapúbica, 890

Clonazepam, 242

Clopidogrel, 378, 512

Clorpromazina, 271, 672

Clorpropamida, 645

Clostridium
difficile, 168, 172
perfringens, 168

Coagulação intravascular disseminada, 483

Cocaína, 531

Codeína, 645

Cognição, 157

Coinfecções, 611
com tuberculose, 611

Colangiopancreatografia retrógrada endoscópica, 705, 707

Colchicina, 647

Colecistite aguda, 293

Colestase, 259

Colesterol, 220

Colocação de tubo de jejunostomia, 705

Coloides, 34, 387

Colonoscopia, 381, 699, 705

Comanejo clínico-cirúrgico, 5, 12, 815, 816, 821

Complexo *Mycobacterium avium*, 621

Complicações
cardiovasculares, 827
gastrintestinais, 824
pós-operatórias, 824
respiratórias, 824

Compressão
- medular, 448
- torácica, 471

Comprometimento cognitivo, 650

Concentração total de proteínas, 872

Concentrado
- de hemácias, 71
- de plaquetas, 72

Confusão mental, 153, 154

Confusion Assessment Method (CAM), 160

Consentimento informado, 716

Consolidação, 908

Constipação, 668
- crônica, 648
- funcional, 141
- intestinal, 141
- orgânica, 141
- primária, 141
- secundária, 141

Contagem de reticulócitos, 309

Contenção química, 120

Controle
- anti-hipertensivo, 49
- de FC, 328
- de ritmo, 328, 330
  - em longo prazo, 331
- de sintomas, 663
- glicêmico, 41

Convulsões, 653

Coordenação do cuidado, 9

Corcova de Hampton, 542

Corpo estranho, 181

Correção
- de distúrbios hidroeletrolíticos, 935
- de medicações para função renal, 929

Corticoide, 444, 475

Corticosteroides, 254, 260, 646, 654

Corticoterapia, 59, 62

Creatinina, 220, 689

Crioprecipitado, 74

Crise(s)
- adrenal, 418
- asmática, 915
- convulsivas, 265, 598
- de origem hospitalar, 147
- epiléptica, 145, 146
- focais, 147
  - com perda de consciência, 148
- miastênica, 591
- tônico-clônicas generalizadas, 148

Cristaloides, 35, 387, 388

Critérios
- de Beers, 641
- de Duke modificados, 368

Cuidados
- com a pele, 82
- paliativos, 657
- pós-operatórios, 821

D

D-dímero, 209, 688

Dabigatran, 655

Declaração de óbito, 737, 738

Deficiência de ferro, 260

Delirium, 153, 154, 636, 649

Demência, 164, 650

Depressão, 560, 598

Dermátomos torácicos, 208

Derrame
- pericárdico, 850
- pleural, 907

Descontaminação, 452

Desfibrilação, 473

Desinsuflação incompleta do balão, 892

Desnutrição, 29
- em ambiente hospitalar, 25

Desorientação espacial, 278

Determinação do gradiente de albumina soroascite, 871

Dexametasona, 62, 254

Diabetes melito, 29, 649

Diálise, 452
- peritoneal, 706

Diário do sono, 238

Diarreia, 167

associada ao *Clostridium difficile*, 172
na terapia nutricional enteral, 28
Diazepam, 526
Dieta
branda, 27
enteral, 28
geral, 27
hipossódica e restrição hídrica, 432
hospitalares, 26
leve, 27
líquida, 27
para populações específicas, 27
pastosa, 27
geriátrica ou disfagia, 27
liquidificada, 27
tipos de, 27
Dietoterapia, 29
Difenidramina, 304
Digit spam, 158
Digital (digoxina), 323
Digitálicos, 434
Digoxina, 586, 644
Dipiridamol, 644
Dipirona, 227
Disartria, 598
Disfagia, 598
Disfunção
autonômica, 266
sistólica do VE, 852
Dispepsia, 175, 176
Dispneia, 179, 440, 666
Dispositivos supraglóticos, 866
Dissecção de aorta, 551
aguda, 208, 209, 210, 212
Distúrbio(s)
acidobásicos, 105, 938
da comunicação, 598
do cálcio e fósforo, 101
do magnésio, 97
do potássio, 93
do sódio, 89
eletrolíticos, 320
hemorrágicos, 647
hidroeletrolíticos e nutrição, 585

metabólicos, 265
V/Q (ventilação/perfusão), 437
Diurese forçada, 452
Diuréticos, 432, 458
de alça, 644
Diverticulite aguda, 294
Dobutamina, 389, 433, 934
Documentos médicos, 737
Doença(s)
arterial coronariana, 580, 609
cardiovascular o uso de glicocorticoides, 61
de Buerger, 534
de Ménière, 274, 276
de Mondor, 534
de Parkinson, 653
do refluxo gastresofágico, 208, 580
do sistema de condução, 320
psiquiátricas primárias, 164
pulmonar obstrutiva crônica, 182, 575, 649, 922
e comorbidades, 580
exacerbada, 915
renal crônica, 259, 509, 583, 649
valvar, 606
Dopamina, 389, 933
Dor, 663
abdominal, 189, 190, 191
difusa, 191
epigástrica, 190
quadrante inferior direito, 191
quadrante inferior esquerdo, 191
quadrante superior direito, 190
quadrante superior esquerdo, 190
lombar, 199
referida, 189
somática, 189
torácica, 207
não cardíaca, 208
visceral, 189
Drenagem
biliar, 705
da necrose pancreática difusa, 705
DRESS (reação a droga com eosinofilia e sintomas sistêmicos), 247
Drogas vasoativas, 388, 933

Dronedarona, 332

Drop attacks, 278

E

Ecocardiografia, 210
  beira-leito, 847
  transtorácica, 573
Ecocardiograma, 221, 427, 509
  transesofágico, 715
Edema, 217
  agudo de pulmão hipertensivo, 549
  causas de, 218
  generalizado, 220
  idiopático, 222
  pulmonar, 221
    cardiogênico, 915
Educação dos cuidadores, 85
Efeito
  espaço morto, 437
  shunt, 437
Eficiência da medicina hospitalar, 3
EGSYS (*Evaluation of Guidelines in Syncope Study*), 265
Eletrocardiograma (ECG), 194, 209, 264, 427, 809
  de fibrilação atrial, 325
  de *flutter* atrial 3:1, 325
  de taquicardia
    atrial, 324
    sinusal, 324
    supraventricular por reentrada nodal, 324
Eletroencefalografia, 162
Eletrólitos, 194, 221, 809
Elevação da cabeceira, 22
Embolia
  de artéria mesentérica, 297
  pulmonar, 509
    com disfunção aguda de VD, 851
Emergência hipertensiva, 547
Encefalopatia
  hepática, 31, 568
  hipertensiva, 550
Endocardite, 320

infecciosa, 367
Endoscopia, 708
  de rotina, 705
Enemas, 144
Enfermidades neurológicas, 591
Engajamento, 9
Enoxaparina, 513
Enterococos, 372
Enxaqueca vestibular, 276
Enxertos vasculares sintéticos, 706
Epilepsia, 145
Epinefrina, 933
Equilíbrio alterado sem vertigem, 278
Eritrodermias, 248
Eritromicina, 254, 377
Escala
  de avaliação da atividade comportamental, 118
  de Braden, 82, 723
  de coma de Glasgow, 125
  de depressão geriátrica, 634
  de Fischer modificada, 358
  de Hunt-Hess, 358
  de Katz de independência para atividades básicas de via diária, 633
  de sonolência de epworth (ESS-BR), 239
  four (full outline of unresponsiveness score), 126
  Morse, 725
  para avaliação das incapacidades nas atividades instrumentais de vida diária, 634
Escore
  de Genebra (revisado) para TEP, 540
  de Wells
    para TEP, 540
    para TVP, 539
  Grace, 211, 510
  hospital, 747
  TIMI, 511
    Risk modificado, 211
Espasticidade, 598
Espironolactona, 515
Estado(s)

confusionais, 153
de mal epiléptico, 149
epiléptico não convulsivo, 164
hiperdinâmico/hipercinético, 385
hiperosmolar hiperglicêmico, 361, 362
hipodinâmico/hipocinético, 385
minimamente consciente, 130
vegetativo, 130
Estafilococos, 400
Estatinas, 515, 587
Estenose aórtica, 509
Estimuladores de eritropoiese, 584
Estreptococos do grupo viridans e *S. bovis*, 370
Estresse, 560
Estrógenos, 644
Eventos adversos
a drogas, 638
no paciente internado, 733
Exacerbação da asma, 183
Exame(s)
complementares no pré-operatório, 804
de controle após o procedimento, 870
físico, 127
para análise do líquido ascítico, 870

F

Fadiga, 669
Falência respiratória em pacientes em período pós-operatório, 916
Fast-hug, 17
Fator(es)
estimulador de colônia de granulócitos, 467
psicossociais, 560
que alteram valores de exames laboratoriais, 683
Febre, 223, 461
de origem indeterminada, 224
induzida por droga, 225, 226, 228
no idoso, 224
nosocomial, 22
pós-operatória, 830
Feeding (alimentação), 17, 20

Fenobarbital, 673
Fenofibrato, 587
Fenotipagem de antígenos eritrocitários, 76
Fibrilação
atrial, 324, 328, 519
ventricular, 473
Fibrinogênio, 688
Filtração (leucorredução), 75
Flecainida, 332
Fluconazol, 401
Fluidos, 34
Flumazenil, 570
Flunitrazepam, 242
Fluoroquinolonas, 404
Fluorquinolonas, 586
Flutter atrial, 324, 519
Fondaparinux, 56, 513
Formadores de bolo fecal, 143
Fosfatase alcalina, 193
Fosfomicina, 779
Fósforo, 445
Fração de excreção de sódio, 220, 457
Fraqueza muscular, 592
Fratura lombar, 200
Função
hepática, 221
renal, 194, 220, 809
Furosemida, 444

G

Gabapentina, 261
GAP osmolar, 108
Gasometria arterial, 441
Gastroparesia, 668
Gastrostomia endoscópica percutânea, 705
Gentamicina, 370
Glaucoma, 61, 651
Glibenclamida, 645
Glicemia, 20, 23, 193, 809
Glicocorticoides, 44, 59, 67, 304, 557, 576

características dos, 60

efeitos adversos dos, 60

intensidades das doses, 60

Glucagon, 304

Gota, 342, 651

Gradiente álveolo-arterial, 437

Graduação do nível de consciência, 125

Gravidade dos casos de asma, 183

H

Haloperidol, 165

Head of the bed elevated (elevação da cabeceira do leito), 19

Hematócrito, 804

Hemocomponentes, 75

Hemodiálise, 444

Hemofilia, 714

Hemoglobina, 690, 804

Hemograma, 193

Hemoptise, 231

maciça, 231

Hemorragia

digestiva

alta, 375

baixa, 380

intraparenquimatosa, 356

subaracnóidea, 357

Hemorreológicos, 287

Hemostasia, 809

Hemotransfusão, 378

Heparina

de baixo peso molecular, 56, 587

não fracionada, 56, 513

Hérnia discal, 200

Herpes-zóster ótico, 274

Hidratação, 33, 364

Higiene das mãos, 724

Hiperatividade colinérgica, 592

Hipercalcemia, 102, 937

da malignidade, 443

Hipercalemia, 93, 447, 936

Hipercapnia, 438, 439

Hiperfosfatemia, 104, 447, 937

Hiperlactatemia, 386

Hipermagnesemia, 98, 936

Hipernatremia, 92, 935

Hiperpirexia, 223, 226

Hiperplasia prostática benigna, 653

Hipersecretividade vias aéreas, 667

Hipertensão, 30, 653, 828

arterial e terapia com glicocorticoides, 61

arterial sistêmica, 49

intra-hospitalar, 50

intracraniana, 668

portopulmonar, 573

Hipertermia, 223, 226, 228

Hipertireoidismo, 260, 327

Hipertrofia ventricular esquerda, 604

Hiperuricemia, 447

Hipervolemia, 447

Hipnóticos, 931

Hipocalcemia, 101, 447, 937

Hipocalemia, 94, 936

Hipodermóclise, 855

Hipofosfatemia, 103, 937

Hipoglicemia, 46

Hipoglicemiantes, 587

Hipolipemiantes, 587

Hipomagnesemia, 97, 936

Hiponatremia, 89, 654, 935

hiperosmolar, 89

hiposmolar, 89, 90

isosmolar, 89

Hipotensão, 385, 827

ortostática, 263, 266

postural persistente, 653

Hipotermia, 223, 228

acidental, 230

grave, 229

leve, 229

moderada, 229

secundária, 229

Hipovolemia × desidratação, 34

Hipoxemia, 320, 437, 439

Histaminérgicos, 287

História pessoal ou familiar de complicações anestésicas, 804

HIV, 714

Holter, 267

Hormônio do crescimento, 645

Hospitalista, 9

I

Ibuprofeno, 227

ICC, 30

Idade, 803

Identificação do paciente, 722

IECA, 514, 586

Ilusão de inclinação, 277

Imobilidade, 636

Imunobiológicos, 68

Imunoglobulina IV, 593

Imunomoduladores, 593

Imunossupressão causada por medicamentos biológicos, 68

Imunossupressores, 65

Incontinência, 84
  urinária e fecal, 597

Índice(s)
  de qualidade de sono de Pittsburgh (PSQI-BR), 240
  hematimétricos, 308
  Lace, 747

Indometacina, 646

Infarto
  agudo do miocárdio, 209, 320
    com supra de ST, 503
    sem supra de ST, 503
  cerebral, 347
  de ventrículo direito, 518
  lacunar, 347

Infecção(ões)
  bacteriana, 462

causadas por bactérias Gram-negativas multirresistentes, 777

de corrente sanguínea, 397
  associada a cateter, 637
    central, 767

de sítio cirúrgico, 795

do trato urinário, 637
  em idosos, 408
  relacionada ao cateter, 409, 891

fúngicas, 462

hospitalar nos idosos, 636

oportunistas, 611, 620

pelo HIV, 260, 611

pelo *Staphylococcus aureus*, 501

por bactérias multirresistentes, 773

por *Clostridium difficile*, 170

relacionada à assistência à saúde (IRAS), 767

urinária, 403

virais, 462

Infliximabe, 68

Inibidor(es)
  da calcineurina, 260
  da enzima conversora de angiotensina, 434
  de bomba de prótons, 377, 646
  diretos da renina, 586

Injeção com agulha fina em cistos ou tumores, 705

Inotrópicos, 433

Insônia, 235, 653
  classificação da, 236
  crônica, 235
  de curto prazo, 235
  secundária, 236

Instabilidade
  adrenal, 413
    aguda, 418
    iatrogênica, 415
    primária, 413
    relativa, 416, 419
    secundária, 415
    terciária, 415
  cardíaca, 185, 217, 509, 580, 603, 606, 651
    aguda, 423
    descompensada, 829

sem choque, 520
hemodinâmica nas arritmias, 313
postural e da marcha, 277
renal crônica, 714
respiratória, 908
  aguda, 437
venosa, 222
Insulina, 587
  IV, 45
  SC, 45
Insulinoterapia, 42, 364
Interações medicamentosas, 620
Intervalos de referência laboratorial, 945
Intervenção coronariana percutânea517
Intoxicação(ões)
  digitálica, 327
  medicamentosas, 451
Intubação orotraqueal, 861
IRA, 30
IRC
  dialítico, 30
  não dialítica, 30
Irradiação de hemocomponentes, 75
Irrigação vesical, 887
  contínua/intermitente, 889
Isolamento/precauções
  de contato, 754
  respiratórias para gotículas, 754
Isquemia
  colônica, 296
  do tronco encefálico, 276
  intestinal, 296
  mesentérica aguda, 297

J

Janelas ecográficas, 847
  apical, 849
  paraesternal, 848, 849
  subcostal, 847
Jejum, 43

L

L-ornitina-laspartato, 570

Labirintite, 274
Lactato, 683
  desidrogenase, 684
Laringoespasmo, 827
Lavagem
  dos hemocomponentes, 75
  gástrica, 452
Laxantes estimulantes, 144, 703
Laxativos
  irritantes, 144
  lubrificantes, 144
  osmóticos, 143
Lesão(ões)
  miocárdica, 829
  orgão alvo, 547
  por pressão, 81
  pós-renal, 458
  pré-renal, 457
  renal
    aguda, 455
      induzida por contraste, 459
      induzida por contraste, 715
    intrínseca, 458
  de pele, 597
  dermatológicas agudas, 245
  nervosas da coluna lombossacral, 203
Leucócitos, 690
Leucoencefalopatia multifocal progressiva, 68
Levomepromazina, 672
Levosimendam, 433
Liderança, 9, 10
Linfedema, 222
Linha reta (assistolia), 473
Lipase, 193, 686
Líquido(s)
  ascítico, 871
  cefalorraquidiano, 879
  sinovial, 342, 844
  via oral, 27
Lítio, 587
Loperamida, 645
Lorazepam, 166, 242, 526, 672

M

M. tuberculosis, 621

Má nutrição, 637

Maconha, 531

Macrolídeos, 586

Manejo
das vias aéreas, 471
do cateter, 891
pós-operatório, 821

Manobra de Dix-Hallpike, 280

Manutenção e recrutamento de
profissionais qualificados, 10

Marca-passo, 327
provisório transvenoso, 321

Marcadores de necrose miocárdica, 508

Máscara facial, 440

MASCC (*Multinational Association for
Supportive Care in Cancer Risk-Index
Score*), 462

Mecanismos de resistência bacteriana aos
antimicrobianos, 773

Medicações
antitérmicas, 227
que não podem ser administradas por
sonda, 941

Medicina hospitalar, 3
no Brasil, 5

Medidas para profilaxia de infecção
hospitalar, 767

Meningites, 598

Meningoencefalite criptocócica, 616

Mentol, 260

Mesilato de codergocrina, 642

Metas pressóricas, 49

Metformina, 587

Metilprednisolona, 62

Metoclopramida, 271, 645

Método
de avaliação da confusão, 159
fast-hug, 17

Metoprolol, 514

Metotrexate, 587

Metronidazol, 570

Micofenolato, 67

Midazolam, 672

Milrinona, 389

Miocardiopatia, 603
hipertrófica, 604
restritiva, 604

Miocardite, 509

Mobilidade, 598

Modos ventilatórios, 914, 918

Monitor de eventos cardíacos (*loop event
recorder*), 267

Monitorização hemodinâmica, 391

Monoterapia, 777

Morfina, 512

Morte
não natural, 738
natural, 738

*Multinational Association For Supportive
Care In Cancer Risk-Index Score*, 463

Mutismo acinético, 130

N

N-acetilcisteína, 459

Nadolol, 378

Naproxeno, 227

Náuseas, 251, 277, 667, 824

Necessidades nutricionais de acordo com o
IMC, 29

Necrose
epidérmica tóxica, 246
miocárdica, 327

Nefrotóxicos, 585

Neomicina, 570

Nesiritide, 433

Neurite vestibular, 274

Neurolépticos, 672

Neuronite vestibular, 274

Neurotoxoplasmose, 612

Neutropenia febril, 461

Nifedipino, 644

Nistagmo, 279

Nitratos, 514

Nitrofurantoína, 647

Nitroglicerina, 433

Nitroprussiato, 433

Níveis plasmáticos de Acth, 417

Nível de cortisol plasmático, 417

Noradrenalina, 389

Norepinefrina, 571, 933

Nutrição, 84, 578
- enteral
  - contínua, 43
  - intermitente, 43
- parenteral, 43
- pós-operatória, 823

O

Obesidade, 804

Obstrução
- da circulação proveniente da carótida, 347
- de artérias cerebelares, 348
- intestinal, 667

Oclusão
- da(s) artéria(s)
  - basilar, 347
  - central da retina, 347
  - cerebral anterior, 347
  - cerebral média, 347
  - cerebral posterior, 347
  - oftálmica, 347
  - vertebrais, 347
- de circulação vertebrobasilar, 347

Octreotide, 378

Olanzapina, 166

Óleo mineral, 645

Oligúria, 447

Oncologia, 30

Ondasentrona, 254

Opioides, 586, 647, 931

Oscilopsia, 278

Osmolalidade sérica, 108

Osteoporose, 61, 580

Oxigênio, 511

Oxigenoterapia, 440, 556, 576
- domiciliar, 579
- suplementar, 432

P

Paciente(s)
- críticos, 31
- idoso, 631
- imunocomprometidos, 915

Palliative
- *Performance Scale* (PPS), 659
- *Prognostic Index* (PPI), 660

Pancreatite, 30
- aguda, 295
- grave, 296
- leve, 296

Paracentese, 867
- terapêutica, 870

Paracetamol, 227

Parada cardiorrespiratória, 469

Paroxetina, 261

Patologias intersticiais, 906

PCR, 687

Penicilina, 586

Peptídeos natriuréticos, 427

Perda auditiva neurossensorial unilateral, 280

Perioperatório, 45

Peritonite bacteriana espontânea, 378, 566

Petidina, 647

Pielonefrite, 405

Planejamento, 9

Plaquetas, 691

Plaquetopenia, 479
- induzida por heparina, 483

Plasma fresco congelado, 73

Plasmaférese, 593

Plazomicina, 783

Pneumocistose, 614

Pneumocystis jirovecii, 621

Pneumonia, 826
  adquirida na comunidade, 915
  associada à ventilação, 489
  hospitalar, 489, 637
  nosocomial, 489
Pneumonite química, 826

Pneumopatia(s)
  aspirativa, 184
  obstrutivas crônicas, 182
Pneumotórax, 208, 210, 213, 906

Polietilenoglicol, 569

Polissonografia, 240

Ponto de McBurney, 292

Pós-extubação, 915

Pós-operatório, 818

Potássio, 221, 445

Prasugrel, 512, 655

Precauções
  de isolamento, 753
  padrão, 753
Pregabalina, 261

Preparos para exames e procedimentos, 699

Pressão
  arterial média, 393
  intracraniana, 616
Prevenção
  das infecções
    urinárias (ITUS), 769
    por bactérias multirresistentes, 770
  de pneumonia associada à assistência à
    saúde, 769
  de quedas, 598, 721, 725
  de úlcera por pressão, 723
  quaternária, 733, 734
Primum non nocere, 733

Privação do sono, 636

Pró-calcitonina, 494

Programa de uso racional de antimicrobianos,
  789

Prontuário do paciente, 739

Propafenona, 332

Propanolol, 514

Propofol, 673

Propranolol, 378

Proteínas totais e frações, 220

Prótese de articulações, 706

Protocolo(s)
  de ajuste de Ttpa, 693
  de isolamento do paciente
    após transferência entre unidades
      hospitalares, 762
    internado, 753
  de vancocinemia, 695
Prurido, 257
  crônico, 257, 258
  urêmico, 259
Pseudogota, 342, 343

Pulsoterapia, 62

Punção lombar, 162, 875

Púrpura trombocitopênica
  imune, 486
  trombótica, 486
Pustulose exantemática generalizada aguda,
  248

Q

Quedas, 636, 651, 652

Questões de organização do pensamento,
  158

Quetiapina, 166

QuickSofa, 498

R

Radiografia, 194, 209, 341
  de coluna lombar, 204
  de tórax, 221, 233, 426, 509, 810
Ranitidina, 304

Rasburicase, 446

Reabilitação
  comunitária, 598
  pulmonar, 580
  vestibular, 287
Reações

adversas
a drogas, 245
a medicamentos, 641
transfusionais, 79
imediatas, 76
Readmissão hospitalar, 746
Reanimação volêmica, 387
Reavaliação, 37
Recursos, 9
Red flags, 202
Redistribuição, 36
Redução da pressão, 83
Reflexo
oculocefálico, 128
vagal, 320
vestibulococlear, 128
Refluxo
do paciente em terapia nutricional
enteral, 28
gastroesofágico, 559
Relaxantes musculares, 646
Remoção do dreno torácico, 900
Reposição, 36
de albumina humana, 870
de potássio, 364
Resistência bacteriana a múltiplos
antimicrobianos, 785
Responsabilidades no transporte
enfermeiro, 729
médico, 729
técnico/auxiliar de enfermagem, 729
Ressonância magnética, 204
cardíaca, 427
Ressuscitação, 36
Rifaximin, 569
Ringer lactato, 35
Rinite alérgica, 560
Risco
cardíaco, 810
cirúrgico, 810
de reinfarto e morte, 510
hepático, 812
nutricional, 25
pulmonar, 812

Risperidona, 166
Rituximabe, 68
Rotina/manutenção, 36

S

Sedação, 18, 21
paliativa, 671
Sedativos, 931
Segurança do paciente, 721
Sepse, 497, 502
grave, 497
Sequência de Murphy, 292
Sertralina, 261
Sigmoidoscopia flexível, 381, 705, 707
Sinal(is)
da bandeira, 538
da impressão digital, 296
de Blumberg, 292
de Homans, 538
de McConnel, 542
de morte eminente, 675
de Palla, 542
de Westermark, 542
Síncope, 263, 654
e TEP, 267
reflexa, 263, 266
Síndrome(s)
condroesternal, 208
coronariana aguda, 208, 503, 552
costocondral, 208
da fragilidade do idoso, 631
da imunodeficiência adquirida, 611
da veia cava superior, 447
de abstinência, 523
alcoólica, 523
de Cushing, 61
de hipoventilação relacionada à
obesidade, 916
de Lemierre, 534
de lise tumoral, 444
de pré-excitação, 334
de Ramsay Hunt, 274
de Stevens-Johnson, 245
de Trousseau, 534
do cativeiro (locked-in), 130

do desconforto respiratório agudo, 915, 922

focais, 163

hepatopulmonar, 572

hepatorrenal, 570

inflamatória de reconstituição imune, 618

nefrótica, 30, 217, 222

Sinovite, 341

Sódio, 221

Sofa score, 498

Solicitação de exames na rotina de pacientes internados, 679

Solução

glicosada 5%, 36

laxativa, 700

Soluços, 269

Solventes, 531

Somatostatina, 378

Sonda vesical de alívio, 889

Sondagem

gástrica e enteral, 881

vesical, 885

de alívio, 886

de demora, 886, 887

Soro fisiológico 0,9%, 35

Sotalol, 332

Staphylococcus aureus, 168, 372

Status volêmico, 36

Stress-dose corticosteroids, 63

Sulfato de magnésio, 558

Sulfoniureias, 587

Sundowning, 163

Suporte

avançado de vida, 471, 474

básico de vida, 471

transfusional, 71

ventilatório, 592

Supressão ácida, 377

T

Tabagismo, 579, 804

Tacrolimo, 260

Tamponamento cardíaco, 850

Taquiarritmias, 323, 509

com pulso, 336

com QRS estreito, 337

instáveis, 326

Taquicardia(s)

atrial, 324

repetitivas de curta duração, 327

sinusal, 323

supraventricular(es), 323

por reentrada nodal, 324

estável, 327

ventricular(es), 325

monomórfica, 473

TARV, 618

Técnica

do acesso venoso central às cegas, 836

ultrassonográfica para acesso venoso central, 838

Teofilina, 654

Terapia

combinada, 777

de controle de estímulos, 241

de substituição renal, 434, 459

fibrinolítica sistêmica para tep, 546

imunossupressora, 65

multimodal, 822

nutricional, 25

Terlipressina, 378, 571

Teste(s)

curto de estimulação com Acth, 417

de atenção e pensamento no delirium, 158

de atropina, 323

de audição no consultório, 280

de avaliação de pensamento, 158

de função

hepática, 809

pulmonar, 809

de gravidez, 809

de impulso da cabeça (*head thrust test*), 281

de latência múltiplas do sono, 241

de Rinne, 280

de vigilância auditiva ou visual do "a", 158

de Weber, 280

Tetraciclinas, 586

Ticagrelor, 512

Ticlopidina, 378, 644

Tigeciclina, 779

Tilt teste, 267

Time de resposta rápida, 469

Tioridazina, 643

Tomografia computadorizada, 194, 210, 204

multidetector de tórax, 233

Tontura, 273

Toracocentese, 893

Toracostomia com drenagem em selo d'água, 893, 898

Toxoplasma gondii, 621

Toxoplasmose, 612

Trabalho em equipe e centrado no paciente, 10

Transaminases, 193, 221

Transfusão

de concentrado de hemácias, 315
profilática, 73

Transplante hepático, 573

Transporte

intra/inter-hospitalar, 727
pré-hospitalar e intra-hospitalar, 727

Transtornos

do sono, 239
mentais, 118

Trauma cranioencefálico, 266

Trazodona, 166

Triglicerídeos, 220

Trombectomia mecânica, 355

Tromboangeíte obliterante, 534

Trombocitopenia, 479

Tromboembolismo, 22

pulmonar, 184, 208, 540
agudo, 537
venoso, 19, 55, 638, 651

Tromboflebite superficial, 533

Trombolítico, 515

Trombose

da artéria mesentérica, 297
de veia mesentérica, 298
venosa profunda, 537, 539

Troponina, 209, 508, 689

de alta sensibilidade, 509

Tuberculose, 623

U

Úlcera

de estresse, 19, 22, 53
de pressão, 637, 723
péptica, 652
perfurada, 298

Ultrassonografia, 194, 210, 341

beira-leito, 903
com Doppler venoso, 221
de rins e vias urinárias, 221, 457
endoscópica
com aspiração com agulha fina, 705
intervencionista, 705
no diagnóstico da trombose venosa, 909
pulmonar, 427, 904

Ureia, 220, 689

Urgência hipertensiva, 547

Urina, 193, 221, 456

USG point-of-care, 441

Uso

de medicamentos, 804
de ultrassom à beira do leito, 12

Usuário crônico de glicocorticoide, 63

V

Valvopatias mitrais, 606

Vancomicina, 695

Varfarina, 587

Vasoconstricção, 298

Vasoconstritores esplâncnicos, 378

Vasodilatadores, 433, 655

Vasopressina, 389, 934

Vasopressores, 434

Veia

femoral, 837
jugular interna, 836

safena
    magna, 533
    parda, 533
  subclávia, 837
Ventilação
  invasiva, 578
  mecânica, 593
    invasiva em grupos
      específicos, 921
    não invasiva, 441, 577, 592, 913
Vertigem, 273
  associada à doença de Ménière, 276
  posicional paroxística benigna, 274
VHS, 687
Via(s)
  aérea
    crash, 865
    difícil, 864
    falha, 865
    invasiva de emergência, 866
  oral, 26
  de alimentação, 26
Volemia, 33
Vômitos, 251, 277, 667, 824

X

Xerostomia, 667

Z

Zaleplon, 242
Zolpidem, 242
Zopiclona, 242